1 MONTH OF
FREE
READING

at

www.ForgottenBooks.com

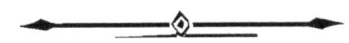

By purchasing this book you are eligible for one month membership to ForgottenBooks.com, giving you unlimited access to our entire collection of over 700,000 titles via our web site and mobile apps.

To claim your free month visit:

www.forgottenbooks.com/free684485

ISBN 978-0-483-17756-7
PIBN 10684485

DICTIONAIRE

DES

SCIENCES MÉDICALES.

〰〰〰〰

TOME VINGT-TROISIÈME.

Agen, H. Noubel.

Aix, Lebouteux.

Aix-la-Chapelle, Schwartzenberg.

Alexandrie, Caprianlo.

Amiens, { Allo. Caron-Berquier. Darras. Wallois.

Amsterdam, { Dufour. Van Clef, frères.

Angers, Fourrier-Mame.

Anvers, Ancelle.

Arras, { Leclercq. Topineau.

Auch, Delcros.

Autun, De Jussieu.

Avignon, Laty.

Baïonne, { Bonzom. Gosse.

Bayeux, Groult.

Besançon, { Deis. Guard

Blois, Jahier.

Bois-le-Duc, Tavernier.

Bordeaux, { Baume. Lafite. Melon. Mery de Bergerey.

Boulogne, Isnardy, biblot.

Bourges, Gille.

Brest, { Belloy-Kardovick. Lefournier et Depériez

Bruges, Bogaert-Dumortiers.

es, { Berthot. Demat. Gambier. Lecharlier. Stapleaux. Weissenbruch

Caen, { Mme. Hél. Blin Manoury.

Calais, Bellegarde.

Chàl.-sur-Marne, Briquet

Chàlons-sur-Saòne, Dejussieu.

Charleville, Raucourt.

Chaumont, Meyer.

Clermont, Landriot et Vivian

Colmar, { Neukire Panneti

Coutances, Raisin.

Crépy, Rouget.
Coquet.

Dijon, { Noella. Madame Yon.

Dinant, Huart.

Dole (Jura), Joly.

Epernay, Fievet-Varin.

Falaise, Dufour.

Florence, { Molini Piatti

Fontenay (Vend.) Gandin

Gand, { Degoesin-Verhaeghe. Dujardin.

Genève, { Dunand. J.J.Paschoud

Grenoble, Falcon.

Groningue, Vanbokeren.

Hambourg, Besser et Perthes.

Hesdin, Tullier-Alfeston.

Langres, Defay.

La Rochelle, { V.Cappon. Mlle Pavie.

Londres, { Dulau. Bossange et Masson. Berthoud.

Leipsick, Grieshammer.

Lons-le-Saulnier, Gauthier frères

Laval, Grandpré.

Lausanne, Knab.

Le Mans, Toutain.

Liége, { Desoer. Ve. Collardin.

Lille, { Leleux. Wanackere.

Limoux, Melix.

Lyon, { Et. Cabin et C. Maire. Roger.

Madrid, { Denné fils. Rodriguez.

Maëstrecht, Nypels.

Manheim, Fontaine.

Mantes, Reffay.

Marseille, { Camoin frères Chaix. Masvert. Mossy.

Meaux, Dubois-Berthault.

Mayence, AugusteLeroux

Metz, Devilly.

Milan, Grégier.

Mons, Leroux.

Mont-de-Marsan, Cayret.

Moscou, Risse et Saucet.

Moulins, { Desrosiers. Place etBujon.

Nancy, Vincenot.

Nantes, { Forest. Sicard.

Naples, Borel.

Neufchâteau, Husson.

Neufchâtel, Mathou fils.

Nîmes, { Melquion. Triquet.

Niort, mad. Elie Orillat.

Noyon, Amoudry.

Périgueux, Dupont.

Perpignan, { Alzine. Ay.

Pise, Molini.

Poitiers, Catineau.

Provins, Lebeau.

Quimper, Derrien.

Reims, { Brigot. Le Doyen. Topino.

Rennes, { Cousin-Danelle Duchesne. Mlle. Vatar.

Rochefort, Faye.

Rouen, { Frère aîné. Renault. Dumaine-Vallée

Saintes, Delys.

S.-Etienne, Colombet aîné

Saint-Malo, Rottier.

S.Mihel, Dardare-Mangin

S.Quentin, Moureau fils.

Saumur, Degony.

Soissons, Fromentin.

Strasbourg, { Levrault fr. Trenttel et Wurtz.

Toulon, { Barallier. Curet.

Toulouse, Senac.

Tournay, Donat Casterman.

Tours, Mame.

Troyes, Sainton.

Turin, Pic.

Valenciennes, Giard.

Valognes, { Bondesseiu. Clamorgani

Varsovie, Glucksberg et Compagnie.

Venise, Fuchs.

Verdun, { Benit jeune. Herbelet. Villet.

Versailles, Ange.

DICTIONAIRE

DES SCIENCES MÉDICALES,

PAR UNE SOCIÉTÉ

DE MÉDECINS ET DE CHIRURGIENS :

MM. Adelon, Alard, Alibert, Barbier, Bayle. Bérard, Biett, Bouvenot, Boyer, Breschet, Cadet de Gassicourt, Cavol, Chamberet, Chaumeton, Chaussier, Cloquet, Coste, Cullerier, Cuvier, De Lens, Delpech, Delpit, Dubois, Esquirol, Flamant, Fodéré, Fournier, Friedlander, Gall, Gardien. Geoffroy, Guersent, Guilbert, Guillié, Hallé, Hébréard, Heurteloup, Husson, Itard, Jourdan, Keraudren, Kergaradec, Laennec, Landré-Beauvais, Larrey, Laurent, Legallois. Lerminier, Loiseleur-Deslongchamps, Lullier-Winslow, Marc, Marjolin, Mérat, Montfalcon, Montègre. Mouton, Murat, Nacquart, Nysten, Pariset, Pelletan, Percy, Petit, Pétroz, Pinel, Renauldin. Richerand, Roux, Royer-Collard, Rullier, Savary. Sédillot, Spurzheim, Tollard, Tourdes, Vaidy, Villeneuve, Virey.

HYG-ILÉ

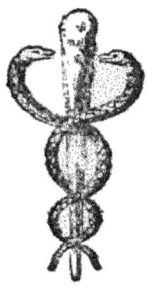

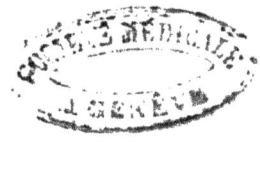

PARIS,

C. L. F. PANCKOUCKE, ÉDITEUR, RUE SERPENTE, N°. 16.

1818.

IMPRIMERIE DE C. L. F. PANCKOUCKE.

FLORE

DU

DICTIONAIRE DES SCIENCES MÉDICALES;

NON COLORIÉE,

Offerte, par souscription, au prix de un franc vingt-cinq centimes. — Chaque cahier de quatre planches. — Chacun des cuivres a été retouché avec le plus grand soin. — Il paraîtra une livraison tous les vingt jours.

———————

La Flore du Dictionaire des sciences médicales, qui fait partie essentielle de ce grand ouvrage, a obtenu un succès mérité.

La pureté et l'exactitude des dessins ont été reconnues par les plus habiles botanistes.

Toutes les plantes ont été dessinées sur les modèles en fleurs, et, lorsqu'ils n'existaient pas dans nos climats, sur des plantes recueillies dans des herbiers.

Les descriptions ont été approuvées de tous les savans ; une nombreuse correspondance ne nous offre pas une seule observation, pas un seul reproche.

Trois souverains ont daigné faire placer dans leurs bibliothèques les trois exemplaires imprimés sur peau de vélin.

Le succès de l'ouvrage a été tel, que les cuivres ne doivent plus désormais être employés à une impression en couleur. On pourrait sans doute tirer encore un grand nombre d'exemplaires ; mais ils n'offriraient plus que des épreuves imparfaites.

Nous avons donc fait tirer seulement *vingt-cinq exemplaires*

Nous n'offrons pas une vaine promesse, puisqu'en moins de quatre mois, nous avons eu la satisfaction d'imprimer deux volumes entiers. Tout le manuscrit du tome 24e, et une partie de celui du tome 25e, sont déposés à l'imprimerie.

Plusieurs circonstances nous ont empêché de mettre au jour le Journal complémentaire; nous avons pensé qu'il serait convenable d'attendre jusqu'aux premiers mois de cette année 1818. Nous allons nous en occuper très-activement, et nous publierons bientôt le prospectus.

DICTIONAIRE

DES

SCIENCES MÉDICALES.

HYGIÈNE MILITAIRE, *hygiene militaris.*

CHAPITRE PREMIER. Les savans collaborateurs qui ont enrichi ce Dictionaire de l'article *hygiène*, ont tracé les règles générales que l'homme doit suivre, pour conserver sa santé, mais chaque profession a une influence particulière sur les individus qui l'exercent; et la profession des armes est celle qui présente les conditions les plus variées; c'est aussi celle dans laquelle l'homme est le plus irrésistiblement entraîné à l'inobservance des lois de l'hygiène. Il est donc important que le médecin militaire connaisse toutes les causes qui influent sur la santé du soldat, afin d'éviter celles qui sont nuisibles, autant que les circonstances le permettent, ou du moins afin de prévenir les maux qu'elles pourraient occasioner.

Si j'écrivais une hygiène générale, je la diviserais suivant les divers ordres d'agens qui entretiennent ou modifient la santé. Mais, dans une hygiène spéciale, cette marche me conduirait à répéter les préceptes déjà exposés dans d'autres articles. Il me semble plus convenable de considérer l'homme de guerre, depuis le moment où le devoir et l'honneur l'appellent sous les drapeaux, jusqu'à celui où il trouve une retraite dans l'asile que la patrie reconnaissante a destiné aux militaires épuisés par les fatigues de la guerre, ou rendus invalides par de glorieuses mutilations.

CHAPITRE II. COMPOSITION D'UNE ARMÉE.

Tous les hommes qui composent une armée ne combattent pas de la même manière; il en est même plusieurs dont la destination principale n'est pas de combattre. Il résulte de là divers genres de services, qu'on peut rapporter aux divisions suivantes: *Infanterie, Cavalerie, Artillerie, Génie, Fonctionnaires militaires, Agens d'administration, Officiers de santé,*

Chacun de ces genres de service a une influence particulière sur la santé des militaires ; c'est ce que j'indiquerai sommairement dans les articles qui suivent.

Art. 1. *Infanterie.* Le fantassin passe sa vie dans les alternatives d'une oisiveté absolue et des plus rudes travaux. Devant exécuter tous ses mouvemens, et combattre à pied, il est dans l'obligation, toutes les fois qu'il change de place, de porter son armement, son équipement, son havresac, et souvent des vivres pour plusieurs jours, des ustensiles de cuisine, et des outils de campement, tels que haches, pelles, pioches, etc. Il fait les mêmes marches que le cavalier ; il est beaucoup plus fréquemment que celui-ci exposé à bivaquer, et il n'a pas autant de moyens de se préserver du froid et de l'humidité. Enfin, dans les siéges, soit qu'il attaque ou qu'il défende une place, son service est toujours le plus continu et le plus fatigant. On le ménage ordinairement moins que les autres soldats, peut-être parce qu'il coûte moins cher à équiper, et qu'il est plus facile à remplacer. Il résulte, de toutes ces circonstances réunies, que l'infanterie compte toujours une plus grande proportion de malades que les autres armes.

Art. 2. *Cavalerie.* Le cavalier est constamment occupé, et il éprouve rarement de grandes fatigues. Dans les marches, il est couvert d'un manteau qui le met à l'abri des intempéries de la saison. En campagne, il bivaque rarement, et quand cela lui arrive, il a, pour se couvrir, un manteau, une couverture, et une chabraque de peau de mouton. Dans les siéges, il combat presque toujours parmi les assaillans. Dans toutes ces occasions, la cavalerie a moitié moins de malades que l'infanterie, et la mortalité, chez ses malades, est aussi beaucoup moins forte.

Art. 3. *Artillerie.* Dans cette arme, toute d'élite, on n'admet que des hommes robustes, et l'on surveille leur conduite avec un soin scrupuleux. Des sujets ivrognes et querelleurs, que les bons exemples et une discipline sévère ne peuvent corriger, sont renvoyés du corps. Outre ces dispositions, physiques et morales, si favorables à la santé, le canonnier, dans l'intérieur, est toujours occupé, sans être surchargé de travaux. A l'armée, s'il essuie de grandes fatigues, il ne porte point son sac. D'une autre part, les moyens de transport qui sont à sa disposition, et une paye plus forte que dans l'infanterie, lui donnent la facilité d'avoir presque toujours des vivres en abondance. Aussi voyons-nous très-peu d'artilleurs dans les hôpitaux, excepté après les batailles.

Art. 4. *Génie.* C'est également une arme d'élite, qui réunit les conditions les plus propres à préserver la santé des soldats. Elle offre, à cet égard, les mêmes avantages que l'artillerie.

Art. 5. *Fonctionnaires militaires et administrateurs*. Les agens compris dans ces deux catégories sont rarement exposés à de grandes fatigues, et ils ont, par la nature de leurs fonctions, par leur solde, et par le rang qu'ils occupent dans l'armée, plus de moyens d'éviter les maladies, que les militaires combattans. Les sous-employés des administrations sont plus exposés que leurs chefs, et moins que les soldats.

Art. 6. *Agens de l'administration des hôpitaux en particulier*. Ceux-ci sont une classe à part, sous le rapport de l'hygiène militaire. Ils sont constamment en relation immédiate avec les malades; et, quand il règne des épidémies contagieuses, ce qui ne manque jamais d'arriver dans les grandes armées, les employés inférieurs, et surtout les sous-employés, éprouvent souvent des pertes qui excèdent la proportion des soldats morts sur le champ de bataille C'est un danger, toujours imminent, qu'ils partagent avec les officiers de santé, dont il sera parlé ci-après.

On exige, avec raison, que les employés des hôpitaux soient intègres et dévoués; mais on doit, pour compensation, les traiter honorablement, et garantir à ceux qui appartiennent aux établissemens sédentaires la conservation de leur place, et une solde de retraite, après trente ans de service. On adjoindrait à ceux-ci, particulièrement en temps de guerre, une classe d'employés et de sous-employés temporaires ou auxiliaires, qui seraient appelés successivement à remplacer les titulaires, d'après les notes avantageuses qu'ils auraient méritées pendant leur noviciat. Cette disposition les mettrait tous dans la nécessité de bien faire leur devoir.

Art. 7. *Officiers de santé*. Sous ce titre sont compris les médecins, les chirurgiens et les pharmaciens. Je les mentionne les derniers, à raison de la grande influence qu'ils ont sur la conservation des armées. On ne saurait apporter un soin trop scrupuleux dans le choix des sujets destinés à parcourir cette honorable carrière. On doit aussi leur fournir des moyens d'instruction et d'encouragement. La France offre, en ce genre, des modèles supérieurs à ce qu'on observe dans le reste de l'Europe, et qui laissent très-peu à désirer. Une ordonnance du 30 décembre 1814, crée un hôpital militaire d'instruction, dans chacune des villes de Paris, de Strasbourg, de Metz et de Lille. A la fin de l'année scolaire, on distribue des prix aux élèves les plus distingués, et l'on n'admet, à l'hôpital de Paris, que ceux qui ont été couronnés dans l'un des trois autres. Ceux-ci sont remplacés par les sous-aides des hôpitaux ordinaires, ou par les surnuméraires des hôpitaux d'instruction. Ainsi, tous les jeunes gens attachés au service de santé militaire ont la perspective de venir, un jour, terminer leurs études dans la capitale, et de ne devoir cet avantage qu'à leurs talens.

Les élèves qui aspirent aux places de surnuméraires dans les hôpitaux d'instruction, ou de sous-aides dans les autres hôpitaux, sont examinés, par le conseil de santé des armées, sous le double rapport scientifique et littéraire. Ce n'est qu'après avoir subi cette épreuve, qu'ils peuvent espérer d'être commissionnés. Puisse la faveur ne jamais éluder cette mesure équitable!

Me sera-t-il permis de proposer quelques additions aux sages dispositions que je viens de faire connaître? J'y suis porté par l'importance du sujet, et parce que j'ai l'honneur d'appartenir au corps des médecins militaires. Voici les articles supplémentaires qui me paraissent devoir être adoptés.

1°. Placer comme surnuméraires dans les hôpitaux d'instruction, tous les élèves en chirurgie et en pharmacie qui demandent du service, et qui auront répondu, d'une manière satisfaisante, aux questions du conseil de santé; doubler le nombre des surnuméraires.

2°. Ne donner les places de sous-aides, dans les hôpitaux ordinaires, qu'aux surnuméraires, d'après les notes que donnent les chefs des hôpitaux d'instruction sur leur capacité, leur instruction, leur zèle et leur moralité.

3°. Ne donner les places de sous-aides, dans les hôpitaux d'instruction de Strasbourg, de Metz et de Lille, qu'aux sous-aides les mieux notés dans les hôpitaux ordinaires; accorder à ces sous-aides le supplément de solde dont jouissent ceux de la capitale.

4°. Ne placer à l'hôpital d'instruction de Paris que les sous-aides qui auront remporté des prix dans les autres hôpitaux.

5°. Prendre les aides-majors et les médecins adjoints, exclusivement parmi les sous-aides des quatre hôpitaux d'instruction, d'après leurs réponses à de nouvelles questions adressées par le conseil de santé.

6°. Ne donner les places de démonstrateurs et de professeurs adjoints qu'à des sous-aides qui auront remporté des prix dans l'un des quatre hôpitaux d'instruction.

7°. Distinguer tous les officiers de santé militaires, suivant l'ancienneté de service, en entretenus et en auxiliaires; fixer le nombre des entretenus, d'après les besoins de l'armée, sur le pied de paix.

8°. Encourager l'enseignement de l'anatomie, de la physiologie et de la clinique, chirurgicale et médicale, dans les hôpitaux ordinaires.

CHAPITRE II. *Recrutement.*

La première condition, pour être soldat, est d'avoir un corps

sain et vigoureux, capable de résister aux fatigues de la guerre.
S'il ne s'agissait que de se mettre en ligne, et de se battre avec
courage, tout homme animé par l'amour de la patrie pourrait prétendre à l'honneur de verser son sang pour elle. Mais il
faut faire de longues marches pour atteindre l'ennemi; il faut
supporter alternativement la pluie, l'âpreté des frimats et l'ardeur d'un soleil brûlant ; il faut endurer la faim et la soif;
souvent il faut veiller pendant la nuit, après avoir marché tout
le jour. Telles sont les chances auxquelles est exposé l'homme
de guerre, indépendamment des hasards des combats. Le soldat qui n'est pas robuste tombe malade, et va périr dans un
hôpital, avant d'avoir eu la satisfaction de combattre. On doit
donc apporter le soin le plus scrupuleux dans le choix des recrues, si l'on a la sagesse de préférer une bonne armée à une
armée nombreuse.

Art. 1. *Age propre au service militaire.* Il ne suffit pas
de recruter des hommes vigoureux et bien portans; il faut
encore les prendre à l'âge où ils ont acquis toutes leurs
forces. Cet âge, dans nos climats, me paraît devoir être fixé à
vingt ans. On ne devrait admettre, audessous de cet âge,
que les hommes qui s'engagent volontairement, et encore
ne devrait-on les envoyer aux bataillons ou aux escadrons de
guerre, qu'à vingt ans accomplis. Lorsqu'on viole cette règle,
on multiplie les victimes, et l'on accroît les dépenses, sans
augmenter la force réelle de l'armée. Parmi un grand nombre
d'exemples frappans, qui serviraient à prouver mon assertion,
je n'en citerai qu'un seul dont j'ai été témoin. Dans la campagne d'hiver de 1805, l'armée, partie des côtes de l'Océan,
avait fait une marche continue d'environ quatre cents lieues,
pour arriver sur les champs d'Austerlitz, et elle n'avait presque
pas laissé de malades sur la route. C'est que les plus jeunes
soldats étaient âgés de vingt-deux ans, et avaient deux ans de
service. Dans la campagne d'été de 1809, l'armée, cantonnée
dans les diverses provinces du nord et de l'ouest de l'Allemagne, avait une distance beaucoup moins grande à parcourir. Avant d'arriver à Vienne, elle avait rempli tous les hôpitaux de ses malades, indépendamment des blessés de Ratis-
bonne et de Landshut. C'est que plus de la moitié des soldats
étaient des jeunes gens audessous de vingt ans, levés prématurément. Ceux qui ont fait cette campagne savent que l'infanterie française n'agit point avec sa vigueur accoutumée, et
que la victoire de Wagram fut due principalement aux efforts
de l'artillerie, composée d'hommes plus âgés et plus robustes.

S'il est un âge audessous duquel il ne faut jamais enrôler
les recrues, il en est un autre qu'on ne doit point dépasser,
quoique ce second terme soit moins précis que le premier. En

général, on ne doit pas appeler au service, par la voie du sort, après l'âge de vingt-cinq ans, et l'on devrait ne pas même admettre d'enrôlemens volontaires après trente ans révolus.

Art. 2. *Visite des recrues par un médecin.* L'officier de recrutement ne regarde guère qu'à la taille, à la jeunesse, et à une apparence extérieure de santé. Comme les apparences sont souvent trompeuses, et qu'un officier ne peut reconnaître l'état des organes internes, ce soin doit être confié à un médecin militaire. Il faut avoir vécu parmi les soldats, et bien connaître les devoirs qu'ils ont à remplir, ainsi que leurs habitudes, pour procéder avec discernement, dans cette opération délicate, et pour ne point être dupe des hommes qui simulent ou dissimulent des infirmités. *Voyez* DISSIMULÉES et SIMULÉES (*maladies*).

Le médecin, chargé de la visite, doit faire déshabiller l'homme, et l'examiner attentivement par devant et par derrière, voir si la tête est saine, si la poitrine est bien conformée et suffisamment large; si les membres sont musculeux, d'une longueur et d'une force égale, si toutes les articulations sont à la fois flexibles et solides; enfin s'il n'existe aucune des infirmités mentionnées dans le paragraphe suivant.

Art. 3. *Infirmités qui rendent inhabile au service militaire.* Il me paraît convenable de faire connaître ici le tableau formé par ordre du ministre de la guerre, des infirmités ou maladies qui peuvent exempter du service militaire, ou nécessiter la réforme. J'y joindrai quelques réflexions, fruit de mon expérience sur cette matière.

I. *La cécité.* Celle qui provient de l'amaurose peut être simulée. J'ai connu un jeune homme qui avait obtenu ainsi une exemption de service militaire. Dans des cas de cette nature, si, après avoir tenu les yeux fermés pendant quelque temps, on les expose subitement à une vive lumière, la contraction de la pupille découvre aussitôt la fraude.

II. *La perte de l'œil droit.* Un homme privé de l'œil droit peut servir dans toutes les armes, excepté dans l'infanterie. Mais nous ne devons pas être plus sévères que la loi; et, s'il arrive que des officiers de recrutement violent cet article, et enrôlent un homme qui a perdu l'œil droit, nous ne devons point sanctionner, par notre approbation, cet acte d'injustice.

III. *La fistule lacrymale, et les maladies irrémédiables des paupières, qui gênent sensiblement la vision.* On aurait dû désigner ici spécialement l'ophthalmie habituelle, qui rend un homme absolument incapable de faire campagne. J'ai vu des soldats languir plusieurs années dans les hôpitaux, parce que des officiers de santé trop scrupuleux ne voulaient pas motiver la réforme sur une maladie qui n'est pas nominativement énoncée dans l'instruction ministérielle.

IV. *Les défauts permanens de la vue, qui empêchent de distinguer les objets à la portée nécessaire pour le service de guerre.* La myopie est un de ces défauts les plus fréquens ; il ne peut être bien constaté que par l'épreuve de lunettes concaves, d'un foyer très-rapproché. Et encore y a-t-il des hommes, qui sans être affectés de myopie, parviennent, par un long exercice, à lire avec des verres marqués du n°. 4.

On aurait dû mentionner aussi, dans cet article, ou après, l'héméralopie et la nyctalopie.

V. *La perte du nez.*

VI. *Les ulcères incurables du nez, et sa difformité, capable de gêner sensiblement la respiration.*

VII. *Les polypes incurables.*

VIII. *L'ozène.* Cet article n'est-il pas contenu dans le sixième ?

IX. *L'haleine fétide, provenant de causes irremédiables.* Il est certain que l'haleine fétide est très-incommode pour les camarades. Mais, à quel degré cette fétidité doit-elle exister, pour être un cas de réforme ? L'instruction ne pouvait pas être plus précise. C'est au médecin qu'il appartient de décider si cet accident est irremédiable, ou s'il ne dépend point de la seule malpropreté. Il suffit souvent à un homme de se nettoyer les dents, pour faire disparaître une odeur désagréable qui s'échappe de sa bouche.

X. *La perte totale ou partielle de la mâchoire inférieure ou supérieure.*

XI. *La perte des dents incisives et canines, supérieures et inférieures.* J'ai vu plusieurs fois des hommes se faire arracher les dents pour se mettre hors d'état de servir. Lorsque le fait est bien constaté, il serait juste qu'on les fît servir dans une autre arme que l'infanterie ; mais ici il s'agit d'un délit dont la connaissance et la punition ne sont pas de la compétence du médecin.

XII. *Les lésions ou difformités incurables, capables de gêner la mastication ou la parole.*

XIII. *La mutité permanente.*

XIV. *L'aphonie permanente.* Comme cette infirmité peut être simulée, le médecin doit exiger un certificat d'hommes notables de la même commune.

XV. *La fistule salivaire et l'écoulement involontaire de la salive, reconnus incurables.*

XVI. *La difficulté de la déglutition résultante de la paralysie, ou la lésion de quelques parties servant à cette fonction.*

XVII. *La surdité complette*. Avec de l'adresse et de la persévérance, on découvre toujours la surdité simulée ; mais cette infirmité peut être artificielle, ou déterminée à dessein, et le médecin est alors exposé à exempter un homme valide. Un jeune homme parvint, il y a quelques années, à se soustraire au service, en se rendant sourd, par le moyen d'une liqueur irritante qu'il introduisait dans ses oreilles, à l'aide d'un pinceau. Les oreilles, frappées d'une inflammation érysipélateuse, rendaient une humeur extrêmement fétide. Quand il eut obtenu sa reforme, il cessa d'irriter ses oreilles, et la suppuration et la surdité disparurent bientôt. Si l'on soupçonnait un sourd d'employer cet artifice, il faudrait d'abord l'enfermer dans une chambre où toute communication avec ses parens et ses amis lui serait interdite, et ensuite le fouiller, pour lui enlever la fiole contenant la liqueur : on ne tarderait point, de cette manière, à découvrir la vérité.

XVIII. *Les maladies et les lésions incurables des organes de l'ouïe, qui empêchent d'entendre à la portée nécessaire pour le service de guerre.*

XIX. *Les goîtres volumineux et incurables.*

XX. *Les écrouelles ulcérées.* On aurait dû ajouter *incurables* ; car j'ai vu des soldats qui en avaient été atteints, et qui ont continué de servir après leur guérison.

XXI. *La phtisie des poumons et des autres viscères.* La phtisie pulmonaire peut être simulée. Par exemple, un homme ayant ou feignant d'avoir la voix enrouée, peut présenter au médecin tous les matins un crachoir rempli de crachats purulens et striés de sang ; il lui suffit, pour cela, d'emprunter le crachoir d'un camarade qui serait véritablement dans ce triste état, et un pareil acte de complaisance n'est point impossible. Avant de donner un certificat de phtisie, il faut donc bien reconnaître l'état du poumon, par la percussion de la poitrine, par l'exploration du pouls et de tous les signes caractéristiques de cette maladie.

XXII. *L'asthme confirmé.* La dyspnée nerveuse qui constitue l'asthme est assez rare chez les soldats : on observe plus fréquemment chez eux une difficulté de respirer dépendante de l'anévrysme du cœur, qui n'est point indiquée dans l'instruction ministérielle, et qui devrait l'être.

XXIII. *L'hémoptysie habituelle ou périodique.* Elle peut être simulée comme la phtisie ; d'une autre part, le médecin peut se tromper, et prendre une hémorragie buccale pour une hémoptysie.

XXIV. *La gibbosité antérieure ou postérieure, assez considérable pour gêner la respiration, ou le port de l'équipement militaire.*

XXV. *Les hernies irréductibles et celles qui ne peuvent être contenues.* Tout homme qui a une hernie, même réductible, est incapable d'être soldat. Comment pourra-t-il faire de longues marches, porter des fardeaux, sauter des fossés, courir après l'ennemi? Nous voyons toujours nos hôpitaux encombrés de hernieux, qui ne peuvent faire le service, et qu'il ne nous est pas permis de réformer. A la fin, quand nous sommes fatigués de les voir languir au milieu des malades, nous tranchons la difficulté, en les déclarant atteints de hernies *non susceptibles d'être contenues.*

XXVI. *Les hydropisies reconnues incurables.*

XXVII. *Le calcul, la gravelle.*

XXVIII. *L'incontinence d'urine, et toutes les lésions graves des voies urinaires reconnues incurables.* L'incontinence d'urine est une des maladies que les hommes appelés sous les drapeaux ont le plus souvent simulées. Lorsqu'un jeune soldat se plaint d'en être affecté, il faut lui ordonner d'uriner sur le champ; si le fluide coule à plein canal, et s'il en sort une grande quantité, l'imposture est decouverte. Si cette épreuve manque, il faut arriver auprès de l'homme, le matin, pendant qu'il est encore endormi, le réveiller en sursaut, et le sonder. Si le lit est sec, et si l'on tire beaucoup d'urine, on est certain que l'incontinence n'existe pas.

XXIX. *La perte des testicules, le sarcocèle, l'hydrocèle, le varicocèle, et toutes les autres maladies et lésions graves du scrotum, des testicules et du cordon, reconnues incurables.*

XXX. *Les hémorroïdes ulcérées, le flux hémorroïdal habituel, l'incontinence permanente des matières fécales, la chute habituelle du rectum.*

XXXI. *Les fistules urinaires, ainsi que celles à l'anus, reconnues incurables.*

XXXII. *La goutte, la sciatique et les autres affections rhumatismales invétérées, qui empêchent les mouvemens habituels des membres et du tronc.* Les jeunes gens qui craignent d'entrer au service, et les soldats qui veulent en sortir, se plaignent souvent de douleurs rhumatismales. Quoique le rhumatisme soit une affection commune chez les militaires, elle est néanmoins suspecte, lorsqu'elle dure longtemps. Quelques médecins mettent les rhumatisans à un régime sévère, dans l'intention d'arriver ainsi à la connaissance de la vérité. Ce moyen est incertain, cruel et injuste. Si le malade a de l'argent, il achète des vivres, et il attend que le médecin perde patience; s'il est dépourvu de moyens pécuniaires, il endure la faim; c'est une véritable torture, punition qui n'est plus dans les mœurs européennes, et que, d'ailleurs, nous n'avons pas le droit d'infliger. Si nous avons la certitude que le soldat nous trompe, nous devons le renvoyer; mais nous ne devons pas anticiper sur les fonctions de l'exécuteur des 1 autes-œuvres; si nous avons des doutes, nous pouvons les éclaircir par l'observation des signes diagnostics.

Quand la maladie est véritable, elle éprouve des alternatives d'exacerbation et de rémission, par l'effet du traitement, et suivant la température, la pesanteur et l'état hygrométrique et électrique de l'atmosphère; si elle est ancienne, la partie affectée maigrit, et offre un aspect de débilité, qui n'échappera point à un œil exercé. Le malade, visité inopinément, à différentes 1eures du jour, sera trouvé au lit, ou se promenant tranquillement.

Quand le r1umatisme est simulé, l'1omme se plaint toujours, également de ses douleurs, quel que soit l'état de l'atmosp1ère; il invoque le témoignage de ses camarades; il n'est point soulagé par l'emploi des saignées, locales, des douc1es, des bains de vapeur, du moxa; il dit qu'il a en même temps la poitrine ou l'estomac faible; la partie à laquelle il rapporte ses douleurs ne maigrit point. Si on le surprend par des visites inopinées, on le voit jouant à divers jeux, ou se livrant à des exercices plus ou moins violens.

XXXIII. *Les anévrysmes des gros troncs artériels.*

XXXIV. *Les varices volumineuses ou multipliées.*

XXXV. *Les cancers et les ulcères invétérés reconnus incurables.* Avant de prononcer sur l'incurabilité d'un ulcère, il faut s'assurer s'il n'est pas entretenu par des applications irritantes ou par un mauvais pansement. Il y a aujourd'1ui beaucoup moins d'ulcères incurables qu'autrefois, depuis qu'on les traite par le bandage compressif, et par la réunion des bords, au moyen de bandelettes agglutinatives.

XXXVI. *Les caries et nécroses considérables,* le spina ventosa, *les tumeurs des os qui gênent les mouvemens; le ramollissement des os.*

XXXVII. *La perte d'un membre, d'un pouce, d'un gros orteil, du doigt indicateur de la main droite, de deux doigts de la même main, de deux doigts du même pied.* On a vu souvent des jeunes gens se couper le pouce et le doigt indicateur pour se soustraire au service militaire. Ce délit doit être puni par les tribunaux; il est 1ors de notre compétence.

XXXVIII. *La perte irrémédiable du mouvement d'un membre, d'un pouce, d'un gros orteil, du doigt indicateur de la main droite, de deux doigts de la même main, de deux doigts du même pied.*

XXXIX. *La rétraction considérable et permanente des muscles fléchisseurs ou extenseurs d'un membre.* On aurait dû ajouter, *et d'un doigt.* J'ai vu plusieurs fois réformer des hommes pour la flexion permanente d'un doigt, car cette infirmité empêche absolument le maniement des armes. L'amputation du doigt fléchi ferait disparaître cette cause d'exemption. Nous pouvons la proposer; mais si l'individu ne veut pas s'y soumettre, nous ne pouvons refuser de constater son inaptitude au service militaire.

XL. *La claudication.* Pour reconnaître la claudication simulée, il faut visiter l'homme inopinément, à différentes heures du jour, et le faire épier par des personnes qui sont à même de l'observer journellement.

· XLI. *Les difformités incurables des pieds, des mains, d'un membre, du col et de la tête, du corps, capables de gêner l'exercice des facultés intellectuelles, la marche, le maniement des armes, l'équitation.*

XLII. *Le marasme.*

XLIII. *L'atrophie d'un membre.*

XLIV. *L'œdème général ou partiel, reconnu incurable.*

XLV. *La teigne reconnue incurable.*

XLVI. *Les dartres étendues et reconnues incurables.* Comme les dartres peuvent être simulées ou entretenues par l'application de substances irritantes, le médecin ne doit pas se hâter de prononcer l'incurabilité de celles qui sont soumises à son inspection.

XLVII. *La lèpre et l'éléphantiasis.*

XLVIII. *Les cachexies vénériennes, scorbutiques et autres, invétérées et reconnues incurables.* Les affections morales ont la plus grande influence sur le développement du scorbut, et souvent un congé de convalescence dissipe cette maladie, parvenue à un degré qui paraissait incurable.

LIX. *La transpiration habituellement fétide.* Cette infirmité est un cas légitime d'exemption; mais elle donne beaucoup de latitude à l'arbitraire du médecin, et il n'est pas impossible qu'elle soit déterminée par l'usage de certains alimens pris à dessein pour en imposer.

L. *L'épilepsie.* Voilà encore une maladie que les jeunes soldats simulent fréquemment, et il est à ma connaissance que plusieurs ont obtenu ainsi leur réforme. Si le médecin était témoin des accès, il lui serait facile de reconnaître la vérité. L'application de la cire à cacheter brûlante, ou d'un fer rougi au feu, pendant le paroxysme, est une épreuve cruelle et incertaine, car on a vu des hommes la supporter sans donner le moindre signe de douleur. Il est plus humain et plus sûr d'exposer l'œil subitement à une vive lumière. Si la pupille ne se contracte point, il est lors de doute que la sensibilité est suspendue, et que la maladie est réelle.

Il y a une épreuve morale dont je me suis servi avec succès, encore cette année (1817). Un jeune soldat était réputé épileptique, et attendait sa réforme. Je lui dis que l'épilepsie se manifestait toujours le matin, et que j'aurais la certitude qu'il me trompait, si ses paroxysmes lui venaient l'après-midi. Dès le surlendemain, il joua son rôle dans la matinée, et il réitéra plusieurs autres fois, à la même époque. Lorsque je lui annonçai que j'avais découvert sa supercherie, et que j'allais en instruire son colonel, il témoigna une grande confusion, et rejoignit aussitôt son régiment.

LI. *Les convulsions ou mouvemens convulsifs habituels, généraux ou partiels, reconnus incurables.* Cette infirmité peut être simulée. Dans ce cas, ainsi que dans le suivant, le médecin doit demander une attestation de plusieurs habitans notables de la commune du jeune soldat.

LII. *Le tremblement habituel de tout le corps ou d'un membre, reconnu incurable.* J'ai vu cette infirmité simulée avec une adresse tout à fait singulière.

LIII. *La paralysie générale ou partielle.*

LIV. *La démence, la manie et l'imbécillité.* Ces infirmités peuvent être simulées ; elles doivent être constatées par le médecin qui a donné des soins au malade, ou par les habitans de la commune.

Art. 4. *Divers modes d'enrôlement.* Il y a des enrôlemens volontaires, des enrôlemens par la voie du sort, des enrôlemens par punition, et des levées en masse. Je vais tâcher d'exposer les avantages et les inconvéniens de chaque mode en particulier.

§. 1. *Enrôlemens volontaires.* Dans plusieurs Etats de l'Europe, on a l'habitude, en temps de paix, de recruter l'armée par des enrôlemens volontaires. Cette méthode a l'avantage de n'enlever à la société que des hommes peu laborieux, et par conséquent peu nécessaires à l'accroissement de son industrie et de sa prospérité. Mais aussi elle a l'inconvénient d'introduire dans les troupes une foule de sujets paresseux, adonnés au vin, au jeu ou à la débauche, et dont la santé est souvent altérée. En garnison, ces hommes ont besoin d'être soumis à une discipline sévère, pour se plier à tous les devoirs de leur état ; en campagne, ils sont enclins à la désertion, et ceux qui restent sous les drapeaux supportent difficilement les fatigues de la guerre.

L'enrôlement volontaire produit des résultats encore plus désavantageux, quand les recrues reçoivent une somme quelconque pour prix de leur engagement. Les jeunes gens que l'appât de l'argent attire, dissimulent souvent des infirmités du genre de celles qui rendent inhabile au service. Après les avoir gardés quelques mois dans les hôpitaux , on les réforme, et ils peuvent réitérer le même manège plusieurs fois, en changeant de régiment. D'autres sont bientôt désolés d'avoir cédé à un mouvement de cupidité; ils n'osent, par amour propre, manifester leurs regrets, et ils deviennent nostalgiques.

Enfin l'enrôlement volontaire offre les chances les plus défavorables possibles, lorsqu'il est confié à des recruteurs. Le cabaret, le jeu, les filles publiques, la ruse, la fraude, tels sont les moyens odieux dont ceux-ci font ordinairement usage pour attirer des dupes. Ainsi il arrive souvent qu'un jeune homme inexpérimenté se laisse séduire, et signe, dans un moment d'ivresse, un *engagement volontaire*, sur lequel il exprime, le lendemain, d'inutiles regrets. Il est humilié, désespéré d'avoir été entraîné dans un piége, tandis que, s'il eût été désigné par le sort, il aurait subi sa destinée sans murmurer. On peut appliquer ici ce principe conservateur des sociétés, que tout ce qui est immoral est en même temps impolitique, et doit finir par avoir des conséquences funestes.

Ces réflexions ne me conduiront pas à rejeter absolument l'enrôlement volontaire : mais je pense qu'on ne doit point le payer, et encore moins faire faire cette opération par des recruteurs ; et que les hommes qui s'engagent volontairement doivent être soigneusement visités avant d'être admis. Le médecin doit être alors aussi attentif à rechercher les infirmités dissimulées, qu'il l'est à découvrir les maladies simulées dans l'enrôlement forcé. On devrait se servir plus particulièrement de l'enrôlement volontaire, pour recruter les pionniers et les régimens coloniaux.

§. 11. *Enrôlement par la voie du sort.* Le mode de recrutement le plus susceptible de fournir des soldats sains, robustes et faciles à discipliner, est l'enrôlement par la voie du sort, pour un temps limité. Les hommes étrangers au métier des armes peuvent croire que des soldats levés par force ne servent qu'avec répugnance, et ne sont point propres à exécuter ces attaques impétueuses qui décident souvent la victoire. Cette opinion erronée est démentie par l'expérience de tous les temps. Nous savons, en effet, qu'en temps de guerre, on est toujours obligé d'avoir recours aux enrôlemens forcés. Et, quelle nation de l'Europe n'a pas à citer des traits de la plus haute valeur, qui ont couvert de gloire des soldats enlevés naguère aux ateliers ou aux travaux des champs? On dira encore qu'il est fort désagréable, pour des jeunes gens destinés à des fonctions paisibles, d'être obligés, contre leur vocation, de suivre la carrière des armes. Oui, c'est fort désagréable, s'il s'agit d'aller conquérir ou ravager des provinces étrangères. Mais, comme toutes nos institutions doivent être en harmonie avec les principes de la justice, et, comme la guerre de défense est la seule que la justice avoue, et que l'intérêt de la patrie commande, je considère le service militaire, dans ce cas, comme une dette sacrée, que tous les citoyens doivent acquitter sans exception. En raisonnant toujours d'après la même hypothèse, on ne peut s'empêcher de conclure que ; permettre le remplacement sous les drapeaux, à prix d'argent, c'est conserver le privilège de la richesse, c'est faire une loi d'exception, c'est rendre odieuse une mesure de laquelle peut dépendre le salut de la patrie. Mais je sens combien l'opinion d'un simple citoyen a peu de poids, dans la solution d'une question qui se rattache au principe des monarchies constitutionnelles. C'est aux législateurs à décider si le remplacement militaire est devenu indispensable, vu le relâchement de nos mœurs, ou si l'exécution rigoureuse et sans exception, d'une loi fondamentale, est nécessaire pour retremper nos ames et nous inspirer la première des vertus sociales.

§. III. *Enrôlement par punition.* On a vu quelquefois, chez nos voisins, des malfaiteurs condamnés à servir, pendant un certain nombre d'années, comme soldats. Ces jugemens blessent également les lois de la politique et celles de l'équité. Quelque pénible que soit l'état militaire, il ne doit jamais être considéré comme une punition. Les fatigues qui en sont inséparables ont des compensations que le commun des hommes ne connait point. Il faut avoir vécu au milieu des camps, pour savoir combien le soldat est sensible à l'honneur d'avoir contribué à assurer la gloire et l'indépendance de son pays. J'ai vu souvent des soldats sortir de l'hôpital avant d'être complétement guéris, parce qu'ils savaient que leur régiment devait se trouver à quelque affaire périlleuse. Sans doute la marche d'une grande armée est inevitablement accompagnée de désordres. Mais ce n'est point l'amour du pillage qui conduit le soldat sur le champ de bataille, qui le porte à franchir des retranchemens, à enfoncer des bataillons ennemis. Un sentiment plus noble enflamme son courage. L'honneur national, l'honneur de son régiment en particulier, et l'exemple des braves qui combattent à ses côtés, voilà les véritables causes qui font d'un paysan grossier un soldat intrépide, un héros. Si le service militaire devenait une punition, le vrai soldat serait humilié, découragé, et la force morale de l'armée serait anéantie.

Quand on forme des régimens coloniaux avec des hommes notés, dans les corps de la ligne, pour leur mauvaise conduite, on fait une sorte d'enrôlement par punition. L'objet du système colonial est de conserver les colonies, en les administrant avec justice, en favorisant le développement de leur in-

dustrie agricole et commerciale, en un mot, en les attachant
à la métropole par l'intérêt, le plus puissant de tous les liens.
Peut-on espérer d'atteindre ce but, quand on compose leurs
garnisons de soldats adonnés à des vices qu'on n'a pu parvenir
à réprimer par la discipline la plus sévère? Et, à ne considérer cet objet que sous le rapport de l'hygiène, des hommes
livrés à la crapule ou à la débauche conserveront-ils leur
santé, pourront-ils s'acclimater sous un ciel dévorant, où l'u-
sage modéré de toutes les choses nécessaires à la vie est la première condition pour ne pas mourir? Non, certes. Ils ne tar-
deront point à remplir les hôpitaux et à grossir le nombre des
victimes qui vont, tous les ans, s'engloutir dans les colonies.

§. IV. *Enrôlement en masse.* On a vu plusieurs fois en Europe, et notamment en France, ordonner des levées en masse,
lorsque de vastes provinces étaient envahies par un ennemi
puissant et aguerri, et que l'armée de ligne avait essuyé de
grandes pertes dans des combats précédens. La crainte d'être
entièrement subjugué, et l'agitation des esprits, suite ordinaire des grands desastres, ont pu seules, sinon justifier, du
moins excuser les autorités qui ont eu recours à ce déplorable
mode d'enrôlement. Quelle résistance peuvent opposer à des
troupes disciplinées et victorieuses, ces bourgeois inhabiles au
maniement des armes, arrachés tout à coup à leurs familles
dont ils sont les soutiens, mal équipés, marchant sans ordre,
et avec la certitude d'être dispersés à la première rencontre?
Les fatigues, la famine, le découragement, et par suite la
nostalgie, la diarrhée, le typhus, ont bientôt moissonné ces
bandes levées si inconsidérément; et les ressources de toute
nature dont on aurait pu faire un usage avantageux, sont consommées sans fruit. Dans ces grandes calamités, qui ne permettent plus de procéder à des enrôlemens réguliers, il ne reste
plus qu'à faire un appel au patriotisme des citoyens capables
de soutenir une guerre à outrance, et à les former en compagnies franches, qui doivent être licenciées immédiatement après
la cessation des hostilités. Les indomptables Espagnols, réso-
lus de briser le joug des étrangers ou de périr glorieusement,
ont pris deux fois ce parti : la fortune n'a point trahi leurs
efforts; et, avec les plus faibles moyens, avec de simples compagnies franches, ils ont triomphé deux fois des premières armées du monde.

Art. 5. *Durée du service militaire.* Chez plusieurs nations
de l'Europe, l'enrôlement est à vie. Je ne m'attacherai point
à démontrer combien cette disposition est contraire à la justice, mais je dois faire observer qu'elle est nuisible à l'intérêt
bien entendu de l'Etat. Après l'âge de quarante ans, le soldat
n'est plus aussi propre au service qu'auparavant, surtout s'il y

reste contre son gré. Il contracte souvent des infirmités qui lui font passer une partie de sa vie dans les hôpitaux. On a plus d'avantages à n'avoir que de jeunes soldats, qui sont dans les conditions les plus favorables pour bien servir et pour conserver leur santé.

Le principe des enrôlemens limités étant admis, il convient de diviser les soldats en deux classes, suivant le temps et les frais qu'exigent leur instruction et leur équipement. La première, comprenant l'infanterie et les soldats du train, serait engagée pour cinq ans. La seconde, composée de la cavalerie, de l'artillerie et du génie, serait enrôlée pour sept ans. D'ailleurs, les militaires de la seconde classe seraient dédommagés de cette prolongation d'engagement, par un service plus agréable et par une paye plus forte. Comme je suis persuadé qu'un Etat qui a la sagesse de renoncer à toute idée d'agrandissement peut exister longtemps en paix avec les Etats voisins, et que, d'une autre part, les progrès de la civilisation doivent nécessairement rendre les guerres beaucoup moins fréquentes et moins longues, la durée que je propose pour les engagemens me paraît concilier tout à la fois l'intérêt général et les droits des individus.

Mais, lorsqu'un soldat aura terminé son engagement, et qu'il désirera le renouveler, on doit l'y encourager en lui donnant une haute paye. Encore on ferait bien de consulter son capitaine, et de ne point l'admettre s'il a été souvent puni. Quand un homme, après plusieurs engagemens successifs et volontaires, aura atteint sa quarantième année, on ne devrait plus le recevoir que dans l'arme des vétérans, pour les raisons qui viennent d'être exposées.

Il est bien évident que l'enrôlement, pour un temps limité, ne peut avoir lieu qu'en temps de paix. Si l'on a la guerre, surtout si le territoire est occupé par l'ennemi, la première de toutes les lois, la nécessité de sauver l'Etat de la honte d'obéir à une puissance étrangère, ne permet plus de fixer un terme aux engagemens.

Art. 6. *Choix des soldats, suivant les différentes armes.* Les diverses classes de la société ne sont pas également propres à tous les genres de service. La profession, le genre de vie, les habitudes, donnent plus de disposition pour telle ou telle arme. C'est ainsi que la cavalerie, le train d'artillerie, etc., doivent être recrutés, principalement parmi les paysans, dans les provices où l'on est dans l'usage de labourer avec des chevaux. Les montagnards sont éminemment propres à l'arme de l'infanterie légère. C'est dans les villes qu'on doit prendre les agens de l'administration militaire, les ouvriers et les soldats pour les armes qui exigent quelque talent. Les paysans, les artisans, et tous les hommes robustes, sans distinction de profession ou de pays, peuvent servir dans l'infanterie de ligne.

Art. 7. *Formation des régimens avec les recrues des mêmes provinces.* On doit avoir l'attention de placer, dans les corps, les recrues, et, autant que possible, les officiers d'une même province. Le soldat qui se retrouve parmi les compagnons de son enfance, avec des hommes qui parlent son patois et partagent ses habitudes, sent beaucoup moins la gêne de son nouvel état ; il a pour camarades d'anciens amis, des parens, des frères ; les souvenirs de son enfance se perpétuent au milieu d'objets qui parlent à son cœur. Il s'attache à son régiment par tous les liens qui l'attachaient autrefois à sa famille, à son pays natal. Au contraire, le jeune homme qui est placé tout à coup au milieu de soldats d'une province éloignée de la sienne, ne rencontre plus les mêmes habitudes, n'entend plus le même langage ; il ne forme pas d'abord de liaisons avec ses nouveaux camarades ; il est peu attaché à ses drapeaux ; il est triste, taciturne, et souvent il devient nostalgique. En adoptant la mesure que je propose, et qui est très-praticable, on préviendra ces inconvéniens.

Art. 8. *Conduite des recrues à leurs régimens respectifs.* Les nouveaux soldats sont, en général, très-disposés à tomber malades. Ceux qui se sont engagés volontairement, y ont été excités par la misère, par un amour malheureux, par des séductions, ou bien, ce qui est beaucoup plus fréquent, par la débauche. Ceux qui ont été désignés par le tirage au sort, s'éloignent à regret de leur famille, et de tous les objets qui leur sont chers. Pour diminuer l'influence de ces causes de maladie, il est important de faire partir les recrues le plus tôt possible. Mais on doit les faire visiter par un médecin ou un chirurgien, la veille de leur départ, afin de ne pas emmener les hommes qui ne seraient pas en état de faire la route. Tous ceux qui sont malades doivent rester à l'hôpital, d'où on les expédie vers la garnison, après leur rétablissement. On a coutume de ne pas laisser les hommes qui n'ont que la gale, ou de légers symptômes syphilitiques. Mais cette dernière affection s'aggrave beaucoup pendant le voyage ; la gale s'aggrave aussi, et elle infecte tous les gîtes dans lesquels ont couché ceux qui en sont atteints. Il vaut donc beaucoup mieux laisser les galeux et les vénériens à l'hôpital, au moment du départ, comme tous les autres malades.

Les détachemens de recrues ne doivent jamais excéder cent hommes, pour éviter l'encombrement des gîtes, et afin que les officiers, chargés de la conduite de ces détachemens, puissent plus facilement y maintenir l'ordre.

Pendant la route, les détachemens de recrues doivent être

conduits comme toute autre troupe , avec les précautions que j'indiquerai ci-après, lorsque je parlerai des *marches*. Mais il faut ici, de la part des chefs, une surveillance beaucoup plus active. Au moment de l'arrivée, on doit faire de nouveau une visite exacte, et envoyer immédiatement les malades à l'hôpital. Les hommes bien portans sont distribués dans les compagnies, suivant l'ordre de l'autorité militaire.

Art. 9. *Ecole militaire.* Il ne suffit pas d'avoir recruté des soldats sains et robustes ; il faut encore des officiers habiles, pour les commander. Cet art de commander les troupes est un des plus difficiles de ceux qui peuvent exercer la sagacité humaine ; il exige des talens supérieurs et une grande instruction. Tous les gouvernemens de l'Europe moderne en ont fait l'objet d'un enseignement spécial, pour lequel ils ont fondé des *écoles militaires*. Etudes littéraires et scientifiques, exercices militaires, application des connaissances acquises à l'art de la guerre, tout a été établi dans ces écoles, d'une manière grande et digne de leur objet. Mais on y trouve un vice radical, qui détruit une grande partie du bien qu'elles devraient produire. Dans plusieurs Etats, les seuls nobles y sont admis ; dans d'autres, on paye une pension fort chère. Ces deux conditions en excluent une foule de bourgeois peu fortunés, qui n'ont d'autres titres qu'un courage indomptable, une éducation soignée, une conduite exemplaire, un dévouement sans bornes à la patrie et au prince, l'enthousiasme de la gloire, et la noble ambition de s'élever aux premiers grades. Ces jeunes gens, ayant peu d'espoir d'obtenir de l'avancement, ne servent point avec le zèle que leur eût nécessairement inspiré une perspective plus heureuse.

Pour qu'une école militaire puisse remplir sa destination, il faut qu'elle soit ouverte à tous les jeunes soldats et sous-officiers de l'armée indistinctement, et qu'on n'y admette que des hommes déjà sous les drapeaux. A cet effet, on ouvrirait tous les ans, dans chaque régiment, pour les soldats et sous-officiers âgés de moins de vingt-quatre ans, un concours, d'où l'on écarterait, d'après une délibération du conseil d'administration, tous ceux qui seraient connus pour s'enivrer, ou pour avoir une mauvaise conduite. On exigerait des concurrens les connaissances énoncées sur le programme de l'école polytechnique ; les élèves admis seraient instruits, pendant deux ans, dans les écoles militaires, aux frais de l'État, et seraient ensuite placés dans les divers corps de l'armée, avec le grade de sous-lieutenant. Ces officiers instruits formeraient une sorte de pépinière, d'où sortiraient d'habiles généraux, capables de commander de grandes armées, et de faire respecter l'indépendance de leur pays.

Si je ne me trompe, les institutions que je propose auraient une influence prodigieuse sur le moral de l'armée. Les jeunes gens sans fortune, qui ont reçu une éducation libérale, entreraient sans répugnance dans une carrière qui leur présenterait un aussi brillant avenir ; les soldats apprécieraient l'avantage de l'instruction et d'une bonne conduite ; ils se sentiraient honorés, en voyant sortir de leurs rangs, par une voie ouverte à tous, les hommes destinés à les conduire à la victoire. Les officiers traiteraient, avec toute la douceur que la discipline peut permettre, des soldats qui auraient la chance de devenir un jour leurs égaux ou leurs supérieurs. Enfin, cette amélioration générale aurait pour effet certain, de rendre plus rares beaucoup de maladies, que des excès de tout genre font ordinairement naître parmi les soldats.

CHAPITRE III. *Des alimens.*

On ne peut pas concevoir une armée régulière, sans un système de subsistances militaires. Les grands capitaines, ceux qui ont obtenu, par les armes, des succès éclatans et durables, donnaient le plus grand soin à cet objet important. Frédéric l'unique disait souvent à ses généraux, *que les soldats ont le cœur dans le ventre*, pour faire sentir la nécessité de pourvoir toujours abondamment à leur nourriture. Faute de cette précaution, les armées les plus formidables périssent sans avoir combattu, et l'on voit échouer les expéditions les plus habilement conçues.

Je ne parlerai pas ici de toutes les subsistances qui peuvent servir à la nourriture de l'homme ; l'histoire en a déjà été présentée à l'article ALIMENT (*Voyez* ce mot). Je me bornerai à indiquer celles qui sont, ou qui peuvent être seulement usitées parmi les troupes européennes.

Art. 1. *Alimens tirés du règne végétal.* La base de la nourriture des soldats doit être un aliment substantiel, facile à transporter, agréable à manger, et qui n'exige aucune préparation. Le pain réunit toutes ces conditions ; c'est aussi l'aliment le plus convenable aux troupes. Il peut, jusqu'à certain point, remplacer tous les autres, et ceux-ci ne le remplacent que très-imparfaitement. Le pain de fleur de froment est le plus nourrissant, le plus facile à digérer, et il est généralement le plus agréable. On observe cependant, à cet égard, beaucoup d'exceptions. Les peuples germaniques, et tous les habitans du nord de l'Europe, préfèrent souvent à notre beau pain blanc, un pain très-bis, composé de seigle, en totalité ou en très-grande partie. Beiul (Voyez *Versuch einer militaerischen Staatsarzneikunde*, V. *Hauptst.*), jugeant d'après le goût de sa nation, et sans doute d'après son propre goût, prononce que le seigle est préférable au froment, pour le pain de munition. A la vérité, le pain de froment pur a le défaut de se dessécher trop promptement. C'est ce qui a déterminé le ministère français à prescrire le mélange de trois quarts de froment avec un quart de seigle. Cette proportion paraît être la plus avantageuse. Si le seigle prédomine, et surtout s'il est employé seul, il donne un pain disposé à l'acescence, et qui occasione souvent la diarrhée chez les personnes dont il n'était pas auparavant la nourriture habituelle. Dans les pays qui produisent beaucoup de froment, on devrait adopter ce grain seul, pour une autre raison ; c'est que tout mélange offre des occasions de fraude. Or, il est impossible de reconnaître, à l'inspection du pain ou de la farine, si le mélange du froment et du seigle a été fait dans les proportions prescrites par le réglement.

On croyait autrefois le pain bis plus nourrissant que le blanc. Cette erreur n'existe plus maintenant que chez les gens du peuple. Le son augmente la masse du pain : mais il ne peut être assimilé, et il ne sert qu'à tromper la faim. Par conséquent, il n'y a point de véritable économie à consommer de la farine brute. L'extraction de quinze livres de son par quintal de farine, comme cela se pratique en France, fournit un pain de bonne qualité. Il a pourtant encore le défaut de ne pas bien tremper dans le bouillon. Les soldats français, dans l'intérieur, y substituent quatre onces de pain blanc pour la soupe, ce qui porte leur consommation effective à vingt-huit onces de pain par jour.

Dans certaines expéditions, où l'on manque du temps ou des ustensiles nécessaires pour établir une manutention, le pain *biscuité* devient une grande ressource, parce qu'il peut se conserver plusieurs semaines en bon état. J'en ai mangé, en Portugal, après plus d'un mois de fabrication, et je l'ai trouvé bien préférable au biscuit.

§. 1. *Ration de pain.* La ration de pain n'est pas la même, chez les diverses puissances de l'Europe. En France, elle est d'une livre et demie; en Prusse et en Autriche, elle est de deux livres, qui équivalent à environ trente onces, poids de marc. J'ai acquis la certitude que notre ration est trop faible, surtout pour des jeunes gens qui n'ont pas terminé leur accroissement. En Espagne, nos soldats n'étaient point nourris par les paysans, ils vivaient de leurs rations. Lorsqu'un régiment était cantonné dans des villages, les commandans des cantonnemens faisaient souvent donner deux livres de pain par jour à chaque homme, et la totalité était réellement consommée. Comme j'avais dès-lors l'intention d'écrire sur l'hygiène militaire, je m'en suis assuré, en prenant des informations exactes auprès de capitaines qui avaient bien soin de leurs soldats, et qui savaient tout ce qui se passait dans leur compagnie. Or, si les soldats mangeaient *tout leur pain*, lorsqu'ils en recevaient deux livres, il est évident qu'ils n'en ont pas assez avec une livre et demie. D'après cette observation, que j'ai faite plusieurs fois, je pense qu'on devrait composer la ration de vingt-huit onces de pain de munition, et de quatre onces de pain blanc.

§. II. *Le biscuit.* Le biscuit, quoique fait avec de la fleur de froment, ne plaît pas autant aux soldats, que le pain de munition. Il est aussi moins profitable. J'ai vu souvent, en route, que les soldats avaient mangé leur ration de biscuit, avant d'être arrivés au gîte. Outre cela, comme le biscuit est toujours délivré en fragmens, on distribue les rations *à vue d'œil*, c'est-à-dire, que les distributeurs subalternes peuvent frauder avec impunité, et le soldat, au lieu de dix-huit onces, n'en reçoit que seize, et quelquefois moins. J'ai vu des sous-officiers tromper ainsi les soldats, de la manière la plus odieuse. Il faut, autant que possible, réserver le biscuit pour les approvisionnemens de siége, où il devient un objet de première nécessité.

§. III. *Alimens végétaux supplémentaires.* Le riz, l'orge, le maïs et le millet (*Voyez* ces mots), qui contiennent la fécule presque pure, ne sont pas susceptibles de subir la fermentation panaire, et ne peuvent former un véritable pain, à moins qu'ils ne soient unis à une grande quantité de froment. Mais ces grains fournissent un bon aliment, si l'on ne veut pas s'obstiner à en faire du pain. La meilleure manière de les employer, est de les faire cuire, simplement mondés de leur enveloppe, ou réduits en farine, avec de l'eau, du sel et une graisse quelconque, ou bien avec du bouillon. La farine, avec laquelle on fait une sorte de bouillie, a l'avantage, précieux à l'armée, de ne point exiger une longue préparation. L'une ou l'autre de ces farines, suivant les convenances de prix et de localités, devrait toujours faire partie d'un approvisionnement de siége. Rumford a prouvé, par des expériences répétées, que le riz n'est pas le plus nourrissant de ces grains, bien qu'il soit partout le plus cher. Ce savant philanthrope a trouvé plus de substance nutritive dans l'orge, qui d'ailleurs sert à faire des soupes et des bouillies. La farine d'orge est un ingrédient essentiel des soupes dites *économiques.* L'orge mondé, dont j'ai vu faire une grande consommation en Bavière et en Autriche, a l'inconvénient d'être très-long à cuire. Dans le midi de l'Europe, où le maïs est très-abondant, on en fait, avec de l'eau, une bouillie épaisse, que les Italiens appellent *polenta*, et qui est connue en Franche-Comté sous le nom de *gaudes.*

Les légumes secs, tels que les pois, les haricots, les fèves et les lentilles, forment aussi une très-bonne nourriture supplémentaire. Mais la préparation en est extrêmement longue, et demande beaucoup de soins, deux circonstances qui ne sont pas sans inconvénient dans la cuisine militaire. J'ai observé que ces divers légumes ne sont pas également nourrissans. Je les ai employés comparativement, dans la confection des soupes économiques, et j'ai vu que les haricots absorbent plus d'eau, et font une soupe plus agréable et plus substantielle que tous les autres. Parmentier n'a point noté cette différence, dans son ouvrage sur les soupes économiques.

Les navets, les betteraves, les choux, l'oseille, les épinards, la chicorée, les légumes verts, et beaucoup d'autres végétaux frais, fournissent également une nourriture très-agréable, dont les soldats jouissent en garnison. Mais la pomme de terre, à raison de son abondance et de sa qualité nutritive, obtient généralement la préférence. Dans certains cas, les soldats pourraient cultiver eux-mêmes cette précieuse racine. C'est ce qu'ils faisaient au camp de Boulogne, en 1804 et 1805, dans des jardins qu'ils avaient formés derrière leurs baraques. Ne pourrait-on pas leur abandonner, en temps de paix, autour des places fortes, une partie du terrain des fortifications, pour cet usage? J'ai vu à Varsovie, auprès d'une caserne prussienne, un grand terrain que le général de Thiel avait réparti entre tous ceux de ses soldats qui étaient mariés, pour y cultiver des pommes de terre. Cette concession assurait la subsistance d'un grand nombre de familles, qui bénissaient leur bienfaiteur.

Art. 2. *Alimens tirés du règne animal.* Après le pain, la viande est la nourriture la plus essentielle à l'homme de guerre. En campagne, les soldats la reçoivent des magasins du gouvernement; en temps de paix, ils sont obligés de l'acheter, et le prix en est retenu sur leur solde. Dans l'un et l'autre cas, les chefs militaires doivent veiller scrupuleusement à ce qu'elle soit de bonne qualité (*Voyez* ALIMENT, COMESTIBLE). Celle qui provient du bœuf est la plus nourrissante, et la plus propre à faire de bonne soupe. Si le bœuf manquait absolument, comme cela arrive dans certaines circonstances, on pourrait le suppléer par du mouton. Il ne peut guère arriver qu'on soit dans la nécessité de donner du veau, puisque là où l'on trouve cette viande, on a aussi du bœuf. Le porc peut convenir dans des places assiégées, ainsi que je le dirai ci-après.

§. 1. *Ration de viande.* La ration de viande est, en France, d'une demi-livre, ou deux cent cinquante grammes. Elle peut suffire, en garnison Mais elle est trop légère pour des hommes en marche; on devrait alors la porter à douze onces, indépendamment des autres supplémens qu'il conviendrait d'y ajouter. Et ces douze onces que je propose ne seraient pas entièrement consommées par les soldats, car il s'est établi, dans la distribution et la répartition de la viande, des abus que je regarde comme irrémédiables. Les colonels et les capitaines peuvent néanmoins atténuer ces abus, par une surveillance active et persévérante.

§. II. La meilleure manière d'employer la viande, pour les soldats, est d'en faire de la soupe. Il paraît, d'après les belles expériences de Rumford, que, dans la coction avec des substances gélatineuses et amylacées, l'eau acquiert la faculté de s'assimiler à nos organes. Ainsi, la viande bouillie fournirait plus de nourriture que celle qui est rôtie, et l'on a observé que les hommes qui sont obligés de vivre très-frugalement, ont une grande prédilection pour la soupe. Cette prédilection est bien prononcée chez les Français; elle l'est peut-être encore davantage chez les Allemands.

§. III. La viande fraîche est la seule nourriture animale dont les troupes fassent un usage régulier, en garnison et en campagne. Mais, dans les places assiégées, on est quelquefois obligé de distribuer du bœuf salé ou fumé, du porc salé, du poisson salé ou fumé, du beurre salé, du saindoux et du fromage. Dans aucun cas, le poisson frais, le beurre frais, le lait et les œufs, ne peuvent être fournis à titre de rations. Omodei (Voyez *Polizia economico-medica delle vettovaglie* §. LXXXV), recommande, pour les cas extraordinaires, les œufs desséchés et réduits en poudre. Mais, où trouver la quantité d'œufs nécessaire? qui sera chargé de cette préparation? comment éviter les difficultés et les abus sans nombre qu'une pareille opération entraînerait inévitablement? Les tablettes de bouillon, que propose aussi cet auteur, sont sujettes aux mêmes inconvéniens, et elles reviennent à un prix exorbitant. Si néanmoins le gouvernement voulait supporter cette dépense énorme, la plus grande partie serait donnée aux officiers-généraux, aux fonctionnaires et aux agens supérieurs de l'armée, qui ne sont jamais complétement au dépourvu, et il n'en resterait plus pour les soldats, auxquels elles auraient été primitivement destinées.

Art. 3. *Assaisonnemens.* Les plus usités sont le sel, le poivre, le vinaigre, l'oignon, l'ail, les porreaux et les carottes. En temps de paix, les soldat les achètent, comme les légumes; en temps de guerre, ils reçoivent des magasins le sel et le vinaigre. L'habitude rend ce premier assaisonnement indispensable, et tous les autres sont fort utiles à des hommes qui sont obligés de se contenter d'une nourriture peu succulente et peu variée.

Art. 4: *Ustensiles de cuisine et de table.* Ces ustensiles sont une marmite d'une douzaine de litres, une gamelle d'une capacité proportionnée, pour manger en commun la soupe et les légumes, de petites gamelles d'une portion, pour porter les vivres aux hommes de service, et un bidon, de la grandeur de la marmite, pour contenir l'eau. Le couvercle de la mar-

mite sert de casserole pour apprêter les légumes. En garnison , la marmite et la grande gamelle sont ordinairement en
terre cuite, et une cruche remplace le bidon. Mais, en campagne, tous ces objets doivent être en fer blanc, pour être
portatifs. On sent qu'il serait dangereux de les faire en cuivre.
Notre cavalerie n'est pas dans l'usage de porter ses ustensiles
à l'armée. Comme elle campe rarement, elle trouve dans les
villages les objets dont elle a besoin. Mais elle est pourtant
obligée quelquefois de bivaquer ; elle peut aussi ne rien trouver dans les villages dévastés, car les soldats qui font la
guerre ont la détestable habitude de briser tous les vases dont
ils se sont servis, lorsqu'ils partent d'un logement, sans aucun
égard pour leurs camarades qui doivent les remplacer le lendemain. Il conviendrait donc, pour ne pas laisser nos cavaliers à la merci d'une rencontre fortuite d'ustensiles, de leur
donner des vases qu'ils pussent porter sur leurs chevaux. C'est
ce qu'ont fait les Prussiens. Leur marmite, destinée pour quatre
ou six hommes, s'emboîte dans une extrémité du porte-manteau, qui est toujours cylindrique ; le couvercle s'adapte à
l'autre extrémité, et le tout est fixé avec des courroies, de sorte
que le cheval n'est ni chargé, ni embarrassé. Un autre soldat
porte une gamelle, et ainsi du reste. Je suis surpris que cet
usage ne soit pas encore introduit dans notre cavalerie.

Art. 5. *Préparation des alimens.* Quelques auteurs ont proposé de placer dans chaque compagnie un cuisinier, afin que
les soldats ne soient point détournés de leurs occupations par
les soins de la cuisine. Si ce conseil était suivi, comment feraient les soldats quand leur cuisinier serait malade ? Comment feraient-ils quand la moitié d'une compagnie serait dé-
tachée ? Je ne m'arrêterai pas à réfuter cette proposition singulière. Il est évident que tout soldat doit savoir préparer ses
alimens et ceux d'un certain nombre de ses camarades ; et pour
cela il faut que la cuisine militaire soit la plus simple possible.
Dans notre armée, les compagnies sont divisées par escouades
de dix à douze hommes qui mangent ensemble, sous la prési-
dence d'un caporal ou d'un brigadier. En campagne, cette
disposition change pour la cavalerie ; elle est constante pour
les troupes à pied. La cuisine est une *corvée*, dont chaque
homme s'acquitte à son tour. Les nouveaux soldats ont bientôt
fait leur apprentissage, et, en général, la soupe des militaires
est fort bonne.

Art. 6. *Heures des repas.* Les soldats font deux repas réglés
par jour, celui du matin à dix heures, et celui du soir à
quatre heures. Au premier, qu'ils appellent *dîner*, ils ont la
soupe et un morceau de bœuf bouilli ; au second, qui est le
souper, ils mangent des légumes. Quand les circonstances ne
leur permettent pas d'avoir ce plat supplémentaire, ils sont

quelquefois réduits à ne manger que la soupe, le matin, et à réserver le bœuf pour le soir. Ceux qui veulent déjeûner se contentent, pour l'ordinaire, d'un morceau de pain. L'ail et l'oignon, dont les méridionaux font beaucoup d'usage pour relever la saveur de leur pain, sont des condimens aussi salutaires qu'agréables. Comme le déjeûner ne fait point partie des repas réglés, les militaires le prennent quand ils veulent. C'est alors qu'ils aiment à boire leur ration d'eau-de-vie, lorsqu'on la leur distribue; c'est aussi l'époque du jour où elle leur convient le mieux, parce que c'est le moment des exercices, des manœuvres et des marches.

CHAPITRE V. *Boissons.*

Les boissons usitées parmi les soldats européens sont l'eau, la bière, le cidre, le vin et l'eau-de-vie. Les boissons chaudes, telles que le chocolat, le café et le thé, ne doivent point être admises dans le régime militaire, soit à cause de leur cherté et de l'embarras de leur préparation, soit parce qu'elles feraient contracter aux gens de guerre des habitudes de délicatesse, dont le dérangement deviendrait funeste à leur santé. Les médecins anglais ont quelquefois proposé de distribuer du thé à leurs troupes stationnées dans les Pays-Bas. On reconnaît dans ce conseil l'influence du goût national, plutôt que l'avis de médecins éclairés. Ce n'est point en buvant de l'eau chaude, qu'on peut soutenir l'organisme au degré de ton nécessaire pour résister à l'action d'une atmosphère humide et chargée d'émanations infectes. Il faut alors des boissons plus stimulantes, comme je le dirai ci-après.

Art. 1. *De l'eau.* Cette boisson est la seule que la nature ait destinée à tous les animaux; c'est la plus salutaire pour l'homme sain, faisant un exercice modéré, et remplissant toutes les autres conditions prescrites par l'hygiène. Il est de la plus grande importance que l'homme de guerre en soit toujours abondamment pourvu, et que cette eau soit d'une bonne qualité (*Voyez* EAU). Les médecins militaires sont souvent consultés, pour savoir si l'eau de tel puits, ou de tel ruisseau, est bonne à boire. Comme ils ne sont pas tenus de donner une analyse rigoureuse, et qu'ils n'ont presque jamais à leur disposition les ustensiles et les réactifs nécessaires à une opération compliquée, ils doivent procéder par la voie la plus simple, qui est la dégustation, et l'épreuve par le savon. Toute eau qui n'a point de saveur désagréable, et qui dissout bien le savon, est bonne à boire, et propre à tous les usages de la cuisine. Un rapport, fait seulement d'après ces deux épreuves, suffit pour éclairer l'autorité militaire sur ce point essentiel de salubrité. L'eau qui ne réunit point les conditions requises doit être sévèrement interdite aux soldats, ou plutôt on ne de-

vrait jamais établir de casernes ou de camp, dans le voisinage.
J'ai vu en Espagne une belle caserne de cavalerie, construite
à grands frais, dont le puits fournissait une eau gypseuse
(*Voyez* GYPSE) ou *crue*, comme on dit vulgairement. Tous les
hommes qui buvaient de cette eau étaient incommodés de coliques et d'indigestions. D'après mon conseil, une garde fut
placée auprès du puits, pour en empêcher l'approche. Cette
mesure n'atteignit qu'imparfaitement le but proposé; car souvent les hommes de garde, pressés par une soif dévorante, violaient eux-mêmes la défense qu'ils devaient faire respecter. On
fut obligé de jeter du fourrage dans le puits, pour le rendre
absolument impraticable. Combien il était facile, avant de
bâtir ce quartier, de s'assurer des qualités de l'eau qui devait
servir à l'un des premiers besoins de la vie!

L'eau, mêlangée avec du vinaigre, a été recommandée comme
une excellente boisson, par plusieurs auteurs modernes, sur la
foi de quelques historiens latins. C'est sans doute un sentiment
fort respectable qui nous porte à admirer tout ce qui vient de
l'antiquité; mais ces anciens étaient, ainsi que nous, sujets à
l'erreur, et leurs connaissances en physique n'égalaient assurément pas les nôtres. Il est indubitable aussi que nos descendans
seront meilleurs physiciens que nous. Combien de closes sur
lesquelles nous sommes forcés d'avouer notre ignorance! Combien d'autres que nous croyons connaître, et qui doivent être
un jour rectifiées ou démontrées fausses! Hé bien! nous serons
à notre tour les anciens pour les hommes qui vivront dans
vingt siècles. Il y aura alors des érudits qui proclameront, avec
un respect religieux, les noms et les écrits des *anciens philoso-*
phes du dix-neuvième siècle. Il y en aura, j'aime à le croire,
qui passeront leur vie à faire des *commentaires* et des *gloses*
sur le *Dictionaire des sciences médicales*; ils n'apercevront
pas une seule erreur dans cet *ancien* ouvrage. Quelle gloire
pour nous, qui sommes des *anciens futurs!*

Pour revenir à l'eau vinaigrée, l'expérience des modernes
vaut bien, sur ce point, l'autorité des livres anciens; et l'expérience a démontré que l'usage des boissons acidulées débilite
promptement l'action des organes digestifs et du système musculaire, et provoque des sueurs extrêmement abondantes. Ces
boissons, fort agréables pour des hommes qui coulent leurs
jours dans une douce oisiveté, ne peuvent convenir à des soldats exposés aux exercices les plus pénibles.

Art. 2. *Des boissons fermentées.* En temps de paix, le gouvernement ne fournit point de boisson aux soldats; mais ceux-
ci en achètent suivant leurs goûts et leurs facultés pécuniaires.
Les autoritées civiles et militaires doivent en ordonner fréquemment l'inspection, pour empêcher que la cupidité des

marchands ne livre aux soldats des boissons mal préparées, ou gâtées, ou sophistiquées. Les procédés à suivre dans cette inspection appartiennent à la police médicale ; ils sont exposés, en particulier, aux articles *boisson*, *bière*, *cidre* et *vin*. *Voyez* ces mots.

Art. 3. *Des boissons spiritueuses.* Les soldats, de même que tous les gens du peuple, persuadés que les boissons enivrantes donnent des forces, recherchent avidement l'eau-de-vie, parce qu'un petit verre de cette liqueur *échauffe* plus qu'une bouteille de bière, ou qu'une demi-bouteille de vin, et coûte beaucoup moins cher. C'est dans le Nord, où le vin est rare, et où le froid invite à prendre des boissons fortes, qu'on en fait le plus grand abus. Les inconvéniens graves qui en résultent pour la santé ont été exposés à l'article *crapule* (*Voyez* ce mot). Outre cela, l'ivrognerie, à laquelle les buveurs d'eau-de-vie sont particulièrement enclins, a une influence funeste sur le moral du soldat, et sur la discipline militaire. Les hommes adonnés à ce vice sont ordinairement querelleurs, insubordonnés, malpropres, et ils sont toujours d'un mauvais exemple pour leurs camarades. C'est un objet sur lequel les officiers ne doivent jamais cesser d'avoir un œil vigilant.

Mais si l'eau-de-vie, prise avec excès, est très-nuisible aux soldats, l'usage modéré de cette boisson peut être avantageux, dans plusieurs circonstances du service. Elle convient particulièrement pendant les nuits froides et humides de l'hiver, pour entretenir une réaction générale et une transpiration continue. Pendant les chaleurs de l'été, elle est également utile dans les marches et dans les grandes manœuvres, pour soutenir le ton des organes, et arrêter ces sueurs abondantes qui épuisent les forces, et qui rendent les refroidissemens extrêmement dangereux. Mais alors il faut la mélanger avec de l'eau, ce qui constitue le *grog* des Anglais. L'eau-de-vie à 20 degrés de l'aréomètre de Baumé, mêlée avec cinq ou six fois autant d'eau, forme une boisson excellente. Si l'on a de l'eau-de-vie plus forte ou plus faible, il faut faire le mélange de façon qu'il marque au moins 10 degrés à l'aréomètre.

Art. 4. *Vases portatifs pour la boisson.* Le bidon de fer blanc, que portent nos soldats, se rouille promptement, se perce, et a besoin de réparations fréquentes. La petite outre des Espagnols (*botilla*, diminutif de *bota*, d'où le mot français *bouteille*) ne peut servir que pour le vin : l'eau y prend un goût fort désagréable, et l'eau-de-vie passe à travers la peau, en dissolvant l'enduit goudronneux qui est à l'intérieur. Le bidon de bois, que les Hongrois nomment *czudora*, est sujet à se gercer. La gourde, dite des pèlerins, fruit du *cucur bita lagenaria*, L., est le plus commode et le moins coûteux de tous les vases portatifs. Il serait à souhaiter qu'on en adoptât l'usage pour toutes nos troupes. Du reste, quel que soit le vase auquel on donne la préférence, on doit toujours veiller à ce que les soldats le portent, en marche et en campagne.

CHAPITRE VI. *Usage du tabac.*

Dans tous les pays, les soldats aiment à fumer ou à mâcher du tabac, et je ne pense pas qu'ils renoncent jamais à cette dégoûtante habitude. Les inconvéniens qui en résultent seront exposés à l'article *tabac* (*Voyez* ce mot). Il me suffit ici de dire que cette plante irritante est souvent nuisible, et toujours inutile, et qu'on a raison de n'en point délivrer, à titre de ration. On peut cependant se relâcher à cet égard, dans quelques circonstances graves, par exemple, dans des places assiégées.

Bien que je reconnaisse l'inutilité du tabac, je ne proposerais pas de l'interdire aux militaires qui en veulent acheter, parce que ce serait une mesure vexatoire et inexécutable. On doit se borner à leur enjoindre de ne fumer ni dans leurs chambres, ni dans les salles des hôpitaux, et encore, je sens combien il est difficile d'obtenir d'eux un aussi grand sacrifice.

CHAPITRE VII. *Vêtemens.*

Qui croirait que la mode a toujours exercé, et exerce encore aujourd'hui, sur l'habillement des troupes, son ridicule empire ? La chose dont on s'est le moins occupé, c'est de donner aux soldats des vêtemens qui les préservent du froid et de la pluie, et qui ne gênent point leurs mouvemens. On voulait, à quelque prix que ce fût, avoir un bel uniforme, et l'intention de plaire aux dames, en garnison, n'a point été étrangère aux formes et aux couleurs qu'on a successivement adoptées. De là est venu l'abus du grand et du petit uniforme, de la tenue de garnison et de la tenue de campagne ; de là est venu ce goût ruineux des broderies et des brandebourgs d'or et d'argent, des fourrures précieuses, des panaches, des aigrettes, des aiguillettes, des ceintures, et de mille autres colifichets qui figureraient à merveille dans le *Journal des modes*. On veut avoir de belles troupes, et l'on a raison. Mais, ce qui constitue un beau régiment, ce sont des hommes robustes et bien nourris, c'est la propreté des vêtemens, c'est le bon entretien des armes, c'est la précision et l'ensemble dans les manœuvres. Le soldat est essentiellement destiné à faire la guerre ; il doit être toujours prêt à entrer en campagne et à combattre. Tout ce qui ne tend point vers ce but est inutile, assujétissant, nuisible. J'ai souvent entendu à l'armée, d'excellens officiers de troupes légères, se plaindre de la dépense et des embarras que leur causent tous les vains ornemens dont ils sont surchargés. Le seul qui me paraît utile est celui qui distingue les compagnies d'élite.

Art. 1. *Coiffure*. La coiffure du soldat doit être, en même temps, une arme défensive. C'est une condition que les anciens peuples guerriers ont toujours soigneusement observée, et qui a été entièrement négligée par les Européens modernes. Jusqu'au commencement du dix-neuvième siècle, presque toute l'infanterie de l'Europe portait encore le chapeau. Cette bizarre coiffure se déformait, se couvrait bientôt d'une crasse dégoûtante; elle gênait pour le port d'arme; elle était facilement enlevée par le vent; elle ne garantissait ni les yeux, ni le cou, contre la pluie ou le soleil; elle ne défendait point la tête des coups de sabre; elle avait besoin d'être fréquemment renouvelée. Le chako, qui est d'un usage aussi universel aujourd'hui que le chapeau l'était autrefois, est un cône de feutre, dont la base, tournée en haut, est couverte de cuir. Après le chapeau, on ne pouvait inventer rien de plus incommode. Le soldat place dans le fond évasé, qui devait rester vide, son porte-feuille, sa pipe, son tabac, son briquet, son mouchoir, son couteau, sa cuiller, sa fourchette. C'est un lourd réceptacle d'ustensiles et d'immondices. La seule coiffure qui me paraisse convenir à l'homme de guerre est le casque. On reproche, avec raison, à celui qui est de métal, d'être pesant, et d'acquérir, en été, une chaleur insupportable, et quelquefois funeste. Rien n'est plus facile que de remédier à ces inconvéniens. Il ne faut plus faire les casques avec du métal, mais avec du cuir vernissé. Cette substance est légère, durable et propre; on la rend plus capable de résister aux coups de sabre, en la couvrant de bandes légères de métal, auxquelles on donne une forme plus ou moins agréable. Ce casque de cuir doit être garni d'une visière par devant, et d'un couvre-nuque par derrière, et avoir un petit soupirail, ouvert sous le cimier, pour laisser évaporer la transpiration. Il convient à l'infanterie comme à la cavalerie. On pourrait varier la forme et la couleur du cimier et des garnitures, suivant les armes. J'ai consulté un grand nombre de militaires de tout grade, sur cet objet. Presque tous m'ont dit qu'ils regardaient cette coiffure comme infiniment préférable au chako.

Lorsque le soldat n'est point en grande tenue, il a besoin d'une coiffure légère, commode, économique, et qui lui serve, en même temps, pour coucher. Le bonnet de police réunit tous ces avantages. Mais la forme qu'on lui donne n'est pas indifférente. Celui qui a une longue pointe pyramidale, qu'on relève sous le bord, est gênant, et occasione une grande perte de drap. On devrait adopter un bonnet, ayant à peu près la forme d'un melon à côtes, coupé transversalement. On pourrait l'orner d'un rebord circulaire, de passepoils, et d'une houppette au centre.

Art. 2. *Habillement proprement dit.* Lorsque les soldats ne portaient point de capotes, l'habit devait avoir des pans longs et larges, afin de couvrir amplement les cuisses. Maintenant que cette condition n'existe plus, on a adopté partout l'habit-veste. Les revers de cet habit doivent se boutonner ou s'agraffer du haut en bas, pour que toute la partie antérieure de la poitrine soit couverte d'un double drap. Cet habit doit être aisé, et assez large pour recevoir, en hiver, une veste à manches. Quand le soldat est à la chambre, ou quand il fait des corvées qui pourraient endommager son habit, il ne devrait être vêtu que de cette veste. Mais, dans les villes, et à la promenade, il doit toujours porter son habit. On a observé, dans le temps où les soldats sortaient habituellement en gilet ou en capote, qu'ils devenaient mal propres, s'accoutumaient à une mauvaise tenue, et commettaient plus souvent des actions avilissantes, que lorsqu'ils portent leur habit. D'ailleurs, lorsqu'ils se livrent au désordre, l'habit est un moyen qui les fait plus facilement reconnaître.

§. 1. L'habit-veste dont je viens de parler convient particulièrement à l'infanterie. On pourrait donner à la cavalerie un habit qui fût en même temps une arme defensive. On atteindrait ce but, en faisant une veste ronde, de la forme des dolimans de nos hussards, dont le corps serait en cuir de bœuf, et les manches en drap. J'ai vu des paysans espagnols, dans les environs de Ciudad-Rodrigo, vêtus de la sorte, et ils étaient tout aussi agiles que s'ils avaient eu sur le corps un habit de drap. La veste que je propose garantirait suffisamment des coups de sabre et de lance. Or le cavalier est essentiellement destiné à combattre contre des troupes de son arme. Ce simple cuir ne le préserverait pas, à la vérité, contre la fusillade. Mais la plupart de nos cuirasses de fer ne sont pas, non plus, à l'épreuve de la balle. D'ailleurs, quand la cavalerie charge un corps d'infanterie, ou elle l'enfonce, et alors elle n'a plus besoin d'arme défensive; ou bien elle éprouve une résistance insurmontable, et dans ce cas, elle s'éloigne aussi vite qu'elle était arrivée. Si elle est sous le feu de l'artillerie, aucune arme défensive ne la préserverait des coups de cette arme redoutable. La veste-cuirasse n'a point les inconvéniens qu'on reproche à la cuirasse de fer (*Voyez* ci-après *armement*), et elle en offre tous les avantages. Pour en faire un vêtement d'un beau coup d'œil, il faudrait la passer à l'ocre jaune, et faire les manches d'un drap de la même couleur.

Chaque soldat doit avoir une veste ronde, à manches, avec

laquelle il fait toutes les corvées et le service intérieur du quartier. Cette veste est surtout nécessaire aux cavaliers, pour le service de l'écurie. Si l'on ne donnait point de veste aux soldats, leur habit serait toujours mal propre, et il faudrait le renouveler beaucoup plus souvent.

§. 11. La culotte courte, que portait autrefois le soldat français, comprimait fortement le jarret, surtout quand la jarretière était recouverte par la guêtre, qui montait audessus du genou. Elle n'était pas moins gênante pour le cavalier, qui était obligé de serrer sa jarretière, pour que le mouvement du cheval ne la fît pas monter audessus du genou. On a remplacé la culotte, avec avantage, par le pantalon, qui descend jusqu'aux malléoles, et qu'une bride en étrier retient sous le pied. Le pantalon doit être assez large pour laisser la liberté de tous les mouvemens, et pour qu'on puisse l'ôter facilement, lorsqu'il est mouillé. La courroie à boucle avec laquelle les Hongrois le fixent, comprime douloureusement les hanches. La ceinture ordinaire et les bretelles dont se servent les Français, valent beaucoup mieux. Ces bretelles devraient être de laine tricotée; elles seraient suffisamment élastiques, et les soldats pourraient les faire eux-mêmes. Les pantalons, trop bas de ceinture, autrefois, montent maintenant trop haut sur la poitrine. Les mouvemens de cette cavité peuvent en être gênés, et cette hauteur du pantalon rend d'ailleurs l'émission de l'urine fort incommode.

La même forme de pantalon peut servir pour les fantassins et pour les cavaliers. Ceux-ci avaient adopté, depuis plusieurs années, un pantalon doublé en cuir, et boutonné par dessus les bottes, qu'ils nommaient *charivari*. Mais ce pantalon laisse pénétrer l'air froid par les intervalles des boutons; il est lourd, incommode pour aller à pied, et il est fort laid, lorsque le cuir commence à s'user. Le pantalon *ajusté*, au contraire, est chaud, léger, et il laisse au cavalier démonté la facilité d'aller à pied. Ceci est un objet important, qu'on ne doit jamais perdre de vue, dans l'équipement des troupes à cheval. Comme il arrive souvent, par les chances de la guerre, qu'un cavalier perde son cheval, il faut, si ce malheur lui arrive, qu'il puisse suivre une colonne d'infanterie, jusqu'à ce qu'il soit rendu à sa première destination.

Au lieu de culottes, les soldats écossais portent un petit jupon qui descend jusqu'aux genoux, et de dessous lequel on voit sortir leurs jambes et leurs cuisses nues. Puisque j'écris pour des médecins, je n'ai pas besoin de dire combien cette nudité est préjudiciable à la santé d'hommes destinés à éprouver toutes les inclémences de l'air, et à coucher par terre, lorsque les circonstances de la guerre l'exigent. Elle ne con-

vient point surtout dans le climat rigoureux de l'Ecosse. Ensuite, elle est tout à fait contraire aux mœurs européennes,
et l'on est surpris de la rencontrer chez un peuple qui professe,
par écrit, les principes de la plus austère morale. Des Français, qui ne sont pas encore guéris de la manie d'admirer tout
ce qui vient d'outre-mer, et qui ne connaissent point l'empire
de la discipline militaire, prétendent que les soldats écossais
ne veulent pas porter de culottes. C'est comme si l'on disait
que les soldats français *ne voulaient pas* autrefois avoir les
cheveux courts, parce que tous portaient des catogans. Les
soldats *veulent* nécessairement ce que les réglemens *prescri-*
vent. La nudité des soldats écossais a tout simplement pour
cause cette bizarrerie inexplicable, empreinte dans tous les
usages des peuples de la Grande-Bretagne. C'est pourquoi, à
côte d'institutions qui attestent le plus haut degré de civilisation, nos singuliers voisins ont conservé plusieurs coutumes
barbares du moyen âge.

§. III. Il manque à l'habillement de nos soldats un caleçon
de toile, qui serait aussi avantageux pour la santé que pour la
propreté. Le pantalon, sans caleçon, s'imprègne des émanations du corps, et contracte bientôt une odeur infecte. Les
hommes qui ont la peau délicate éprouvent souvent de vives
démangeaisons, des éruptions d'une apparence dartreuse, et
des excoriations, qui proviennent de la malpropreté ou de la
rudesse du pantalon. Un caleçon descendant jusqu'aux malléoles, tel que le portent les soldats autrichiens, ferait disparaître ces inconvéniens.

§. IV. L'habit, le gilet et le pantalon doivent être faits d'un
drap serré et de bonne qualité. Les colonels et les capitaines
d'habillement doivent veiller attentivement à ce que le drap
soit mouillé avant d'être coupé. Faute de cette précaution, les
vêtemens éprouvent un rétrécissement tel, que les hommes qui
les mettaient d'abord avec facilité ne peuvent plus les porter.
La couleur du drap n'est pas la même dans tous les pays. Les
Russes sont habillés en vert, les Autrichiens en blanc, les
Prussiens et les Bavarois en bleu, les Suisses, les Danois et les
Anglais en rouge. Les Français ont adopté toutes les couleurs,
en les variant suivant les armes. Dans le choix de ces couleurs, on a cherché ce qui plaît à l'œil, plutôt que ce qui est
commode en campagne. Si l'on ne perdait pas de vue qu'une
armée est essentiellement destinée à faire la guerre, et que
toutes les institutions qui la régissent doivent tendre à ce but,
on aurait donné la préférence à une couleur peu salissante et
peu coûteuse. Le gris mélangé, adopté pour les redingottes
d'officiers, dans plusieurs états, réunit ces deux conditions,
et il plaît généralement aux militaires. On distinguerait faci-

lement les diverses armes par la coupe de l'habit, et par le
collet, les revers, les parcmens, les retroussis et les boutons.

§. v. Le même goût pour une vaine parure de garnison,
dont j'ai déjà fait sentir l'inconvenance, a fait adopter, dans
quelques régimens, un pantalon de toile blanche pour l'été.
Cette mode cause un double emploi tout à fait inutile, et est
la cause d'un grand nombre de maladies. Le pantalon de toile
n'est pas toujours mis d'après la température de l'atmosphère ;
il l'est aussi quelquefois d'après le caprice du colonel. Il peut
arriver d'ailleurs, en été, qu'un jour très-froid succède à un
jour extrêmement chaud, qu'une soirée glaciale suive une matinée échauffée par les rayons du soleil. Cependant, si l'ordre
de mettre le pantalon de toile est donné de la veille, il ne sera
pas révoqué ; le colonel, vêtu d'un bon pantalon de drap, ne
s'aperçoit pas que ses hommes, qui l'ont attendu, immobiles
sous les armes, pendant une heure avant la manœuvre ou le
départ, sont transis de froid ; et quelques jours après on voit
arriver à l'hôpital un grand nombre de soldats, atteints de
flux de ventre, et même d'une inflammation de l'estomac ou
des intestins, qui ne reconnaît pas d'autre cause.

§. vi. Les généraux et les officiers d'état-major, étant rarement obligés de bivaquer, peuvent, sans inconvénient, porter
l'habit bleu, ce qui sert d'ailleurs à les distinguer, sur-le-
champ, des officiers de troupes. Mais leur tenue doit être
simple, afin qu'ils se trouvent en harmonie avec le reste de
l'armée. Trop de luxe dans leurs vêtemens les décréditerait
dans l'esprit des soldats, accoutumés à la mise modeste de
leurs propres officiers.

§. vii. Quelles que soient la forme et la couleur de l'habit,
de la veste, du gilet et du pantalon, les soldats ne doivent
jamais avoir qu'un seul de ces objets de vêtement à la fois.
S'ils les ont doubles, ils sont surchargés d'un bagage embarrassant et inutile. Les officiers eux-mêmes doivent, autant que
possible, se contenter de ce simple équipage. De là la nécessité pour eux, de ne plus être obligés d'avoir une grande et
une petite tenue. La véritable tenue, pour un militaire, est
celle avec laquelle il est toujours prêt à marcher à l'ennemi.
Alors, si le fourgon qui porte les effets des officiers vient
à manquer, chacun peut aisément sauver ce qui lui appartient,
jusqu'à ce qu'on ait trouvé un autre moyen de transport.

§. viii. On a proposé d'habiller les soldats en drap imperméable. Cet usage aurait l'avantage de garantir de la pluie ;
mais il aurait l'inconvénient, plus grave encore, de retenir la
transpiration, ce qui le rendrait d'une chaleur insupportable,
et exposerait continuellement les hommes aux maladies qui
sont causées par le dérangement de cette importante fonction.

Le drap ordinaire est bien préférable. Il faut inévitablement que l'homme de guerre s'accoutume à supporter la pluie. D'ailleurs, dans beaucoup d'occasions, un chef attentif peut épargner ce désagrément à ses soldats, soit en ne partant pas, sans nécessité, pendant une forte pluie, soit en cherchant à propos un abri, lorsque cette précaution ne dérange point le service. Mais, s'il s'agit de combattre l'ennemi, toutes ces précautions seraient inexécutables; on doit alors, autant que les circonstances le permettent, prendre les mesures nécessaires, pour prévenir les suites d'un inconvénient qu'il était absolument impossible d'éviter *Voyez*. ci-après *Marches*.

§. ix. Outre les vêtemens dont je viens de parler, chaque soldat d'infanterie doit avoir une ample capotte de drap, à manches, qu'il puisse mettre facilement par dessus son habit, et qui ne l'empêche, ni de porter son équipement, ni de manier son arme. Le drap de cette capotte doit être d'un tissu assez serré, pour que la pluie ne le pénètre pas facilement. Si le drap est lâche, spongieux, il s'imbibe d'une grande quantité d'eau, et devient alors d'une pesanteur accablante.

Les cavaliers font usage du manteau, qui les abrite suffisamment contre la pluie et le froid. Mais ce manteau ne permet pas le maniement des armes, et une troupe surprise, par un temps de pluie, peut se trouver, pour cette raison, hors d'état de déployer tous ses moyens de défense et d'attaque. La capotte à manches et à rotonde, telle que la portent nos soldats du train, a tous les avantages du manteau, sans en avoir les inconvéniens. Aussi, la plupart de nos officiers de cavalerie, dans ces dernières années, l'avaient adoptée pour leur propre usage. Cette capotte devrait être donnée à toutes les troupes à cheval, sans distinction.

Art. 5. *Linge et objets accessoires*. §. i. Chaque soldat doit avoir trois chemises, pour pouvoir les entretenir propres. S'il n'en avait que deux, comme cela a lieu dans les troupes allemandes, il se trouverait souvent hors d'état d'en changer toutes les semaines, par la nécessité de les raccommoder, par la faute de la blanchisseuse, et à raison de plusieurs autres circonstances imprévues. La toile de ces chemises, d'un bon tissu, doit être mouillée avant d'être coupée, pour prévenir les inconvéniens du raccourcissement qui a toujours lieu au premier blanchissage. La toile bleue, en usage chez les marins, n'est point nécessaire aux troupes de terre, qui ont presque toujours la faculté de blanchir leur linge. L'aspect dégoûtant qu'offre la toile blanche, lorsqu'elle est malpropre, a d'ailleurs l'avantage d'appeler l'attention de l'officier, et d'obliger le soldat à faire laver ou à laver lui-même son linge, aussi souvent que cela est nécessaire.

La chemise de laine, qui a été proposée pour les militaires, offrirait, sous quelques rapports, de grands avantages. En hiver, elle préserve merveilleusement du froid, en été, elle absorbe la sueur, et garantit des maux qui proviennent d'un refroidissement subit. Mais aussi, elle irrite beaucoup les organes génitaux, au point d'empêcher de marcher ; elle est insupportable pour les personnes qui ont des dartres, ou d'autres affections prurigineuses ; elle entretient facilement la vermine ; elle communique rapidement les contagions ; et, dans les circonstances où l'on ne peut la renouveler, la privation de cet objet, devenu nécessaire par l'habitude, deviendrait la source de graves inconvéniens. Ceux qui en ont fait l'essai y ont bientôt renoncé, et sont revenus à la chemise de toile, comme plus favorable à l'entretien de la propreté et de la salubrité. Cependant, si la chemise entière de laine ne peut être admise, pour l'universalité des soldats, le gilet de flanelle, porté sur la peau, n'en est pas moins fort utile aux hommes qui sont disposés aux inflammations chroniques de la poitrine, et aux douleurs rhumatismales. On doit en recommander l'usage aux officiers, qui ont toujours les moyens de les acheter et de les entretenir propres. Les chirurgiens-majors pourraient aussi en conseiller l'acquisition à ceux des sous-officiers et des soldats de leurs régimens, qui en auraient un besoin urgent, pour la même cause, et qui pourraient supporter cette dépense.

§. II. Nulle part les soldats ne portent des suspensoires. Cet objet leur serait pourtant d'une grande utilité, principalement pour ceux qui servent à cheval. Il empêcherait le froissement, et la compression d'organes délicats, et il préviendrait les sarcocèles et les varicocèles, qu'on observe si fréquemment chez les cavaliers, et qui deviennent souvent incurables. Les chirurgiens-majors pourraient en démontrer l'utilité à leurs colonels, et en faire adopter l'usage dans leurs corps respectifs.

§. III. Il est encore une autre pièce de linge que je voudrais voir donner aux soldats ; c'est un torchon, qu'ils mettraient devant eux, quand ils font la cuisine, ou quand ils nettoient leurs armes. Il leur servirait aussi d'essuie-main, ce qui leur ferait perdre la mauvaise habitude de s'essuyer les mains avec leurs draps, comme ils ne manquent pas de le faire, chaque fois qu'ils se lavent. Ce linge leur serait également utile pour aller chercher des légumes, et pour une foule de petits détails qu'il est inutile de rapporter ici.

§. IV. Le col doit être d'une substance noire et très-durable. Les cols blancs, de bazin, sont trop salissans ; les cols noirs, de soie ou de velours, s'usent trop vite. Le cuir noir me paraît être ce qu'il y a de préférable. La bordure blanche, qu'on y a quelquefois ajoutée, est un ornement inutile, et qui a besoin d'être fréquemment réparé et renouvelé. Le plus simple est toujours le plus convenable pour des militaires.

§. v. Les mouchoirs sont un accessoire que la propreté rend indispensable. Chaque soldat doit en avoir, suivant son besoin particulier, qui n'est pas le même, à beaucoup près, chez tous les hommes. On doit diriger son choix sur les mouchoirs de toile, qui servent souvent, sur le champ de bataille, pour le premier pansement, et qui ne causent point d'inflammation au nez, comme le font ceux de coton.

Art. 4. *Chaussure, et objets accessoires.* §. 1. Le soldat devant être toujours prêt à marcher, une chaussure solide et commode, qui protège le pied, sans le gêner dans ses mouvemens, est d'une grande importance dans les vêtemens militaires. Le soulier que porte l'infanterie française est bien plus commode que le brodequin des Suisses, et que la bottine des Bavarois. Cette dernière chaussure, nécessairement béante par le haut, reçoit souvent de petits cailloux, qui forcent les soldats à s'arrêter pendant la marche, pour les ôter, ou qui leur blessent les pieds, s'ils n'ont pas le temps ou la patience de s'en débarrasser. Outre cela, elle comprime toujours plus ou moins le bas de la jambe, à l'endroit où la tige forme des plis qu'il est impossible d'éviter. Aussi, les troupes qui en font usage, laissent en arrière, dans les longues marches, un grand nombre de *traînards*, suivant l'expression consacrée aux armées. Lorsque la campagne est rapide, il arrive souvent que ces hommes ne peuvent plus rejoindre leurs drapeaux ; et, après qu'ils ont surchargé pendant quelque temps les hôpitaux, ils viennent grossir ces bandes de soldats isolés, qui commencent par endurer tous les genres de misère, et qui finisssent par se livrer à des excès que la discipline la plus sévère peut à peine réprimer. Le brodequin gêne les mouvemens du pied, plus encore que la bottine, et il est long à lacer, ce qui peut être funeste, dans les alertes où le soldat doit être debout en un instant. Ces deux genres de chaussure ont encore un inconvénient commun, relativement à la santé, c'est que le soldat, en sortant du lit, ne pouvant les mettre commodément, pose les pieds nus par terre, et marche ainsi autour de la chambre, jusqu'à ce qu'il ait fini de s'habiller. Le soulier, au contraire, se met facilement et promptement ; il ne gêne point l'articulation tibio-tarsienne, et il n'admet ni la boue, ni les cailions, lorsqu'il est recouvert par la guêtre. Chaque soldat doit toujours avoir deux paires de souliers à la fois, en bon état, et il est du devoir des sons-officiers de veiller à ce qu'ils en changent tous les jours. Les souliers, portés plusieurs jours de suite, s'imbibent d'une humidité qui les rend beaucoup moins durables, et qui occasione souvent des maladies.

La guêtre complette la chaussure du fantassin. Elle doit être faite de drap noir, garnie d'un bon sous-pied de cuir, et ne monter qu'à mi-jambe. Celle qui s'étendait autrefois jusqu'au-dessus du genou, comprimait fortement cette articulation, ainsi que les muscles du gras de jambe, et elle était très-longue à boutonner. Le drap noir que je propose est toujours propre, et il convient dans toutes les saisons. La guêtre de toile grise ne serait bonne que pour l'été; celle de toile blanche doit être proscrite, comme tout ce qui appartient à la *tenue de garnison* ou de parade. Comme la guêtre de drap noir convient dans tous les temps et dans tous les lieux, le soldat doit toujours en avoir deux paires, pour pouvoir les réparer, ou les sécher, au besoin, parce qu'il ne peut jamais s'en passer un seul jour.

§. 11. Si le soulier est la meilleure chaussure pour le fantassin, la botte est la seule qui convienne au cavalier pour monter à cheval; mais on ne doit pas oublier que le cavalier démonté doit pouvoir, provisoirement, prendre rang dans l'infanterie; il faut donc que la botte soit assez légère et assez flexible pour lui permettre de faire une marche à pied. La forme adoptée pour notre cavalerie légère devrait être donnée à toutes les troupes à cheval. La grosse botte, que portent nos cuirassiers et nos gendarmes, n'a aucun avantage sur l'autre, et elle les livre à la merci de l'ennemi, lorsqu'ils ont été démontés dans une affaire. Tous les cavaliers doivent avoir deux bonnes paires de bottes, et outre cela une paire de souliers pour le service de l'écurie; ces souliers servent aussi de pantoufles, au sortir du lit, ce qui empêche les soldats de courir nu-pieds, le matin, dans la chambre, comme je l'ai remarqué en parlant des bottines et des brodequins. En garnison permanente, les souliers sont remplacés avec avantage par une paire de sabots.

Pour que les soldats soient bien chaussés, on doit faire faire les bottes et les souliers sur deux formes, pour le pied droit et le pied gauche, avec le bout arrondi; on doit les tenir suffisamment larges et longues pour éviter des compressions douloureuses, qui font cruellement souffrir le soldat, et le mettent souvent hors de service; la forme symétrique, commune aux deux pieds, gêne nécessairement, chaque fois qu'on change la chaussure de côté : or, tout ce qui gêne les mouvemens, doit être rejeté de l'équipement militaire, nonobstant toute autre considération.

On devrait employer, pour les semelles des bottes et des souliers, un cuir bien tanné, rendu imperméable au moyen du goudron, dans lequel on l'a fait bouillir. Ce cuir

empêcherait les soldats de souffrir de l'humidité des pieds,
cause ordinaire des catarres et des flux de ventre, que nous
observons si souvent dans les hôpitaux. Le cuir de l'empeigne
ou de la tige devrait être plus mou que celui qu'on emploie
habituellement; le cuir trop dur forme des plis persistans,
qui compriment les pieds, et occasionent plusieurs accidens;
d'ailleurs ce cuir se coupe plus tôt qu'il ne s'use, et l'on n'y
trouve pas même l'économie qui en motive l'usage.

C'est avec raison que les soldats ne mettent point de bas
dans leurs chaussures. Les bas ont besoin d'être souvent rac-
commodés, lavés et même renouvelés, ce qui ne s'accorde ni
avec la modicité de la solde des militaires, ni avec une foule
de circonstances dans lesquelles ils se trouvent nécessairement.
Dans les marches, les vieux soldats ont l'habitude de se
graisser les pieds avec du suif; par ce moyen, ils rendent
leurs pieds moins sensibles à l'impression du froid et de l'humidité, ainsi qu'au frottement du soulier, et ils sont moins
sujets à avoir des ampoules aux orteils. Cependant les cavaliers, qui n'ont point de guêtres, ont besoin de mettre des
chaussettes ou demi-bas dans leurs souliers, pour le service du
quartier et de l'écurie; ils quittent ces chaussettes lorsqu'ils
doivent faire un service extérieur. En hiver, ils se garantissent
du froid, en mettant au fond de leurs bottes une espèce de
semelle faite avec du foin, et qu'ils remplacent chaque fois
qu'elles deviennent humides par la transpiration des pieds.

§. III. A l'exception de la grosse cavalerie, nos troupes ne
portent point de gants : si les soldats des autres armes en sont
dépourvus, ils souffriront beaucoup en hiver, et ils pourront se
trouver dans l'impossibilité de manœuvrer leur arme avec des
mains engourdies. Si on laisse à chaque homme le soin de se
ganter à sa fantaisie, il en résultera défaut d'uniformité, et
beaucoup de soldats imprévoyans négligeront de s'en pourvoir.
Il me semble donc convenable de donner à tous les soldats
une paire de gants de peau de daim, dont on leur ferait la re-
tenue sur la *masse de linge et chaussure.*

Art. 5. *Observations générales sur les vêtemens.* Si l'on veut
que les soldats aient des vêtemens de bonne qualité, et qui ne les
gênent point, on doit tenir strictement la main à ce qu'ils les es-
saient en présence de l'officier de semaine de leur compagnie et
du capitaine d'habillement; il serait même nécessaire que ce dernier eût un registre sur lequel chaque officier consignerait la
déclaration que tel jour, tel soldat a essayé en sa présence tel
objet de vêtement, dont il a été satisfait. L'inobservance d'une
précaution aussi simple est cause qu'un grand nombre de soldats
portent un habit qui les gêne, ou des souliers qui les blessent.
A l'égard de la chaussure, cet abus peut avoir des consé-

quences assez graves, puisqu'il empêche quelquefois un soldat de suivre son corps, et le force d'entrer à l'hôpital.

CHAPITRE VIII. *Soins de propreté; inutilité des cosmétiques.*

Pourvu qu'un soldat entretienne ses vêtemens, son équipement et ses armes en bon état, il est réputé propre, et l'on ne s'inquiète guère s'il change de linge et s'il se lave les pieds. On devrait prescrire aux militaires de remplir ces devoirs de propreté, en garnison, tous les huit jours ; en route, à chaque séjour ; et en campagne, toutes les fois que les circonstances le permettent. Outre cela, il est nécessaire de les faire baigner, en été, dans une eau courante, sous la conduite des sous-officiers. Le moment le plus convenable pour le bain est le matin, avant d'jeûner. Il serait dangereux de faire baigner les soldats après l'exercice ou après une longue marche.

Autrefois les soldats avaient les cheveux liés en queue, et garnis de suif et de farine. Lorsqu'ils avaient chaud, ou qu'ils étaient exposés à la pluie, ce mastic dégoûtant leur coulait sur le visage, et salissait leurs vêtemens : ils étaient très-longtemps à s'habiller, et se trouvaient, pour leur toilette, à la discrétion d'un perruquier. En campagne, ils avaient nécessairement les cheveux dans un grand désordre; dans tous les temps, il leur était assez difficile de se décrasser complétement la tête ; aujourd'hui, ils ont les cheveux courts dans tous les pays de l'Europe; ils peuvent se peigner facilement, ils ne tachent plus leurs habits par la poudre et la pommade, et ils n'ont plus besoin de l'assistance de personne pour faire leur toilette.

La coutume de cirer les moustaches est tout aussi absurde que celle de mastiquer les cheveux, et elle doit être également abandonnée.

CHAPITRE IX. *Equipement.*

Je comprends sous cette dénomination, le havre-sac, le porte-manteau, le baudrier, le ceinturon, le porte-carabine, le porte-giberne et la giberne.

Le havre-sac des troupes françaises est, en général, trop grand; cela tient à la fatale coutume de donner aux militaires une tenue de parade et une tenue de guerre. En campagne, lorsque les soldats sont obligés de porter des vivres pour une dixaine de jours, et plusieurs paquets de cartouches, avec des outils de campement ou des ustensiles de cuisine, ils se débarrassent promptement de tous ces vains objets de parure qui remplissent si inutilement leur sac.

Le porte-manteau de notre grosse cavalerie a les mêmes inconvéniens. Toutes les troupes à cheval devraient avoir le petit porte-manteau cylindrique, attribué chez nous à la cavalerie légère.

Le baudrier, le ceinturon, le porte-carabine et le porte-gibeine doivent être larges et d'un buffle solide, pour ne pas blesser la partie du corps qui les porte, et pour servir d'arme défensive. Beaucoup de chasseurs et de hussards doivent la vie à cette bufleterie large dont ils sont couverts en partie.

La giberne doit avoir les dimensions nécessaires pour contenir les cartouches dont le soldat peut avoir besoin.

CHAPITRE X. *Armement.*

Les armes ne doivent pas être considérées uniquement comme des moyens d'attaque ou de défense ; elles méritent l'attention du médecin, par l'influence qu'elles peuvent avoir sur la santé. Elles sont ou offensives ou défensives.

Art. 1. *Armes offensives.* Les armes offensives de l'artillerie sont les différentes bouches à feu ; leur poids nous intéresse, parce qu'elles sont souvent traînées par des hommes. On regarde généralement les pièces françaises comme trop longues, ce qui les rend plus pesantes et plus difficiles à manœuvrer. L'explosion des pièces d'artillerie occasione quelquefois des hémorragies et des tintemens d'oreille, et même la surdité. Ces inconvéniens sont bien connus ; mais il n'est pas en notre pouvoir de les prévenir.

L'arme essentielle du fantassin est un fusil avec sa baïonnette, ce qui forme un poids d'environ quatorze livres. Le sabre, que portent les compagnies d'élite, est utile ou non ; dans le premier cas, tous les soldats doivent le porter ; dans le cas contraire, on ne devrait pas le laisser aux compagnies d'élite, car c'est un instrument de duel et de désordre, et l'on sait combien l'occasion a d'influence sur les actions des hommes.

Les officiers d'infanterie ne portent qu'une arme courte, absolument insuffisante, soit pour attaquer l'ennemi, soit pour leur défense personnelle. Ne conviendrait-il pas de les armer d'une pique légère, longue d'environ six pieds, avec laquelle ils pourraient combattre contre un ennemi qui croise la baïonnette ?

Le cavalier est armé d'une carabine, d'une paire de pistolets, d'un sabre, et quelquefois d'une lance. La carabine, la moins utile de toutes ces armes, est la seule qui puisse incommoder par son poids.

Art. 2. *Armes défensives.* §. 1. Pour toutes les troupes qui combattent à pied, la principale arme défensive est le casque, dont j'ai déjà parlé, en traitant de la coiffure des militaires. Les épaulettes à écaille de laiton sont aussi très-propres à garantir les épaules des coups de sabre, et elles ne sont point gênantes. On pourrait encore préserver les bras et les avant-bras, soit avec deux rangées d'écailles semblables, brisées vis-à-vis le pli du coude, ou bien avec des chaînes de laiton ou de fer. La cuirasse est tout à fait inadmissible pour l'infanterie.

§. II. Outre l'arme défensive de la tête, certains corps de grosse cavalerie portent une cuirasse de fer ou de laiton. Cette cuirasse est très-pesante, elle s'échauffe promptement, et elle retient la transpiration; ces inconvéniens la rendent extrêmement incommode et funeste à la santé. Beaucoup de jeunes cavaliers ne peuvent la supporter, et, pour s'en débarrasser, demandent à passer dans la cavalerie légère. Parmi ceux qui continuent de servir dans les cuirassiers, on en voit un grand nombre contracter des maladies de poitrine, auxquelles ils succombent tôt ou tard. Si l'on mettait en parallèle les hommes que cette arme préserve du fer de l'ennemi, et ceux qu'elle fait périr dans les hôpitaux, on verrait qu'elle est infiniment plus nuisible qu'utile. Les officiers du génie, qui doivent la porter lorsqu'ils sont de service à la tranchée, aiment mieux rester exposés à la mousqueterie de l'ennemi, que de se charger de cette arme embarrassante.

§. III. Les cuissarts ne sont plus usités; néanmoins on en pourrait faire avec des écailles ou des chaînettes, qui seraient assez légers pour ne point gêner les mouvemens; et si la cavalerie légère dédaignait de s'en servir, on les réserverait pour la grosse cavalerie, qui charge plus rarement, mais qui doit enfoncer les rangs ennemis chaque fois qu'elle exécute une charge.

Du reste, la meilleure arme défensive pour le cavalier est un courage impétueux. Celui qui ne songe qu'à frapper est plus rarement blessé, et celui qui cherche à parer les coups ne frappe point son ennemi, et finit par être atteint.

CHAPITRE XI. *Logement des gens de guerre.*

Lorsqu'on a une armée permanente, il faut que les soldats soient logés chez les bourgeois ou dans des casernes. Le premier mode est sujet aux plus graves inconvéniens; il favorise la débauche et tous les excès, et relâche inévitablement la discipline, qui est le premier besoin d'une armée. D'une autre part, ce n'est pas sans une grande incommodité, et sans danger pour la corruption des mœurs, et pour la propagation de certaines maladies contagieuses, que les citoyens sont forcés de recevoir dans leur maison, des hommes sur lesquels ils n'ont point d'autorité. Mais ces désavantages ont été sentis dans tous les États de l'Europe, et l'on a adopté le sage parti de construire des édifices particuliers pour les troupes.

Art. I. *Casernes.* Ce sont les édifices dont je viens de parler. Comme ils ont la plus grande influence sur la santé des soldats, le médecin devrait, concurremment avec l'architecte militaire, présider à leur construction. La première condition est de choisir un emplacement convenable. Malheureusement, cette condition est subordonnée à une foule de circonstances impérieuses, et notamment à la défense de la place, premier objet de l'ingénieur, dans toute ville de guerre. Si l'on a le choix du local, on doit préférer un terrain sec, élevé, exposé au midi, à l'orient, ou au moins à l'occident, et accessible aux vents. Si l'on est forcé de s'établir auprès des fortifications, on doit faire en sorte que ce soit du côté du nord ou de l'ouest, afin d'avoir le soleil et les vents dans les autres directions. Le voisinage d'une rivière ou d'un ruisseau rapide, est très-avantageux, surtout pour la cavalerie. Si l'on n'a point d'eau courante, il faut y suppléer par des fontaines ou des puits qui fournissent une grande quantité d'eau potable (*Voyez* EAU). Sans eau pure, et très-abondante, point de propreté dans les casernes, et par conséquent point de salubrité.

La forme d'un carré long, fermé de tous les côtés, ne convient ni aux casernes, ni à aucun grand édifice, parce que l'intérieur n'est pas suffisamment ventilé. Il vaut mieux construire deux grands corps-de-logis parallèles, et un petit pavillon séparé à chaque extrémité, le tout clos par une grille. L'un de ces pavillons serait pour l'état-major du régiment; l'autre pour les ateliers, pour les femmes et enfans des sous-officiers et soldats, ou pour tout autre usage. Les officiers subalternes devraient loger dans des chambres particulières, au milieu de leurs compagnies, pour être plus à portée de maintenir l'ordre et la propreté.

Si la caserne est au bord d'une rivière, il importe d'établir les latrines audessus de l'eau, afin que les matières soient entraînées par le courant. Dans le cas contraire, on les construit à la manière accoutumée. Elles doivent toujours être fermées par deux portes battantes. Il est nécessaire de les faire nettoyer tous les jours par les hommes de corvée, et les capitaines de police devraient en faire, chaque jour, l'inspection. Il faut recommander aux soldats de n'y point jeter d'eau de savon, qui en dégagerait des émanations infectes.

Il y a une grande variété dans la grandeur des chambres dont se composent les casernes. Dans quelques-unes, elles ne contiennent que quatre lits; dans d'autres, elles en renferment quarante à cinquante. Celles-ci sont évidemment beaucoup trop vastes; il y a toujours de l'inconvénient pour la santé, comme pour la morale, à réunir un grand nombre d'individus dans un même local. Si les chambres sont trop petites pour contenir une escouade entière, il y aura quelques hommes soustraits à la surveillance du caporal ou du brigadier, ce qui nuit à la discipline. D'une autre part, les petites chambres sont plus dispendieuses sous le rapport de la construction et de la réparation, et plus coûteuses pour le chauffage et l'éclairage. Or, l'économie est une condition qu'on ne doit jamais perdre de vue dans les établissemens publics. D'après ces considérations, je pense que les chambres capables de contenir deux escouades, ou environ vingt-quatre hommes, réunissent le plus d'avantages. Chaque homme devant avoir au moins cinq toises cubes d'espace, il s'ensuit que la capacité des chambres ne peut être de moins de cent vingt à cent cinquante toises cubes. Pour faciliter le renouvellement de l'air dans ces chambres, il faut que la porte et les fenêtres soient directement opposées.

Comme le froid est la cause d'un grand nombre de maladies, les chambres des casernes devraient être planchéiées et non carrelées. Cette précaution est d'autant plus nécessaire, que les soldats négligent souvent de mettre leurs souliers, en se levant et restent nu-pieds sur le carreau, pendant qu'ils s'habillent.

Le poêle est le seul moyen convenable de chauffer les chambres, pendant l'hiver. La cheminée, préconisée par les personnes accoutumées aux jouissances du luxe, serait insuffisante pour échauffer un grand local, et son large tuyau admet, durant la nuit, une grande masse d'air froid, aussi insalubre que désagréable.

La coutume de faire coucher deux soldats dans un lit, favorise la propagation de la gale, et donne lieu à plusieurs autres inconvéniens. Mais la raison de l'économie empêchera probablement toujours de donner un lit à chaque homme.

Si l'on veut que les chambres soient propres, il faut défendre aux soldats d'y faire chauffer de l'eau ou des alimens, et d'y blanchir ou d'y sécher leur linge. Tout ce qui peut répandre de l'humidité doit être fait dans les cuisines, qui sont naturellement placées au rez-de-chaussée. C'est là aussi que les soldats devraient nettoyer leurs armes. La construction des foyers, dans les cuisines, est susceptible d'une grande amélioration, pour ménager le combustible : mais cet objet regarde plutôt l'architecte que le médecin.

Les casernes de cavalerie exigent quelques dispositions particulières. Par exemple, les écuries, dans lesquelles il y a toujours des hommes de garde, doivent être bien percées, et entretenues dans la plus grande propreté. Il faut placer les tas de fumier sur un terrain bien battu, et les enlever fréquemment.

De toutes les conditions nécessaires pour avoir des casernes salubres, celle qui est la plus importante et la plus négligée, est de ne pas permettre qu'on y traite de prétendues maladies légères, sous quelque prétexte que ce soit. D'abord, ce qu'on

appelle si inconsidérément *maladie légère*, n'est, le plus souvent, que le début d'une *maladie grave*. Si l'on veut traiter
dans la ciambre l'iomme qui en est atteint, on n'a à sa disposition ni bains, ni seringue, ni bassinoire, ni sangsues, ni
médicamens, à l'exception d'un purgatif et d'un émétique. Ce
dernier remède est celui qu'on emploie dans presque tous les
cas. Lorsque cette espèce de panacée n'a point produit les bons
effets qu'on en attendait, on envoie le soldat à l'iôpital, le
sixième ou le iuitième jour, avec une maladie devenue très-
giave, par le défaut de moyens appropriés pour la combattre.
Et si cette affection est de nature contagieuse, elle se communique promptement aux camarades, ce qui peut avoir des
conséquences funestes pour un régiment.

On ne doit point non plus entreprendre, dans les casernes,
le traitement de la gonorrhée et de la gale. Le motif d'économie, qui a fait adopter cette mesure, cesserait d'exister, si
l'on voulait bien s'entendre. Il faut envoyer à l'iôpital les
hommes atteints de gale ou de gonorrhée, mais ne leur donner que les vivres de la caserne, à moins qu'ils n'aient une
autre maladie. Dans ce dernier cas, ils seraient mis au régime
des fiévreux, d'après la prescription du médecin.

Art. 2. *Hôpitaux.* Cet objet est de la plus iaute importance
dans l'iygiène militaire. Mais il a déjà été traité par le véné-
rable doyen des officiers de santé des armées; et je me félicite
de n'avoir ici d'autre tâcie à iemplir, que de renvoyer à l'article *Hôpital.*

CHAPITRE XII. *Mœurs des gens de guerre.*

L'état militaire qui ciange toutes les iabitudes sociales,
change aussi les mœurs en bien, sous quelques rapports, et
en mal sous plusieurs autres. D'abord, les soldats s'accoutument à une vie métiodique et réglée par une discipline sévère; ils savent se suffire à eux-mêmes, et pourvoir à tous
leurs besoins, avec les moyens les plus simples; ils s'élèvent
audessus du commun des iommes, par le mépris de la mort,
et par l'amour de la gloire; ils sont très-recommandables pour
leur loyauté et leur franciise; ils répondent à la confiance
qu'on leur témoigne par une fidélité inviolable; ils regardent
la traiison comme le plus déshonorant de tous les vices; ils
sont toujours prêts à protéger l'être faible et opprimé; ils
portent le dévouement à l'amitié jusqu'au sàcrifice de leur
vie; ils sont faciles à émouvoir, et ce n'est jamais en vain qu'on
fait un appel à leur sensibilité. Telles sont les bonnes qualités
qu'on observe généralement ciez les gens de guerre; mais il
y a aussi des défauts auxquels ils sont plus enclins que les autres citoyens. Par exemple, ils sont portés à l'ivrognerie, au
libertinage, au jeu et aux rixes; il prennent souvent, dans

l'oisiveté des casernes, une sorte d'horreur pour tout travail permanent et libre, de sorte que, rentrés dans leur famille, ils ne sont plus capables d'exercer leur ancien métier. Ces défauts ont une influence plus ou moins marquée sur la santé, et c'est à ce titre que je suis obligé d'en parler. On ne doit rien négliger pour les prévenir, et ce ne sera pas sans succès qu'on l'entreprendra, si l'on procède avec mesure et persévérance.

L'ignorance et l'oisiveté sont les causes les plus actives de la dépravation des hommes. D'après ce principe, l'instruction et le travail sont les moyens qu'on doit employer pour perfectionner le moral, et, par conséquent, pour conserver la santé du soldat. Cette vérité, annoncée par des amis éclairés de l'humanité, a été sanctionnée par une heureuse expérience. On a vu, à différentes époques, des colonels fonder, dans leurs régimens, des écoles de lecture, d'écriture, d'arithmétique, et même de dessin. Ces dignes chefs ont obtenu la plus belle de toutes les récompenses ; ils ont eu la satisfaction d'atténuer et d'éteindre des vices que des hommes irréfléchis regardent comme inhérens à la profession des armes. Je me plais à espérer que ce touchant exemple ne sera point perdu pour nous. Les colonels de l'armée actuelle, guidés par une noble émulation, suivront une route ouverte sous de si favorables auspices ; ou plutôt, l'autorité elle-même régularisera ces utiles institutions, et en fera jouir les corps de toutes les armes. La méthode d'enseignement mutuel, inventée en France, et perfectionnée en Angleterre, permettra d'obtenir, à très-peu de frais, de grands et prompts résultats.

Il serait fort à désirer qu'on pût empêcher les soldats de s'enivrer, puisque c'est ordinairement alors qu'ils se rendent coupables de délits plus ou moins graves. Mais je doute qu'on y parvienne par des dispositions réglementaires. Ce pourrait être plutôt la suite de l'instruction que je viens de proposer, et des conditions d'admissibilité à l'école militaire. D'ailleurs, un chef habile sait quelquefois profiter de certaines circonstances, pour obtenir, de l'honneur, un sacrifice qu'il eût en vain demandé à la raison. C'est ainsi que le maréchal de Richelieu, assiégeant Mahon dans l'île de Minorque, mit à l'ordre du jour, que le soldat qui s'enivrerait serait privé de l'honneur de monter à l'assaut. Un pareil ordre ne pouvait manquer de produire son effet sur des Français, et le général put dès-lors compter sur le sang-froid de ses soldats, autant que sur leur valeur.

Comme les soldats ont presque toutes leurs rixes au milieu des excès du vin, si l'on pouvait les rendre tempérans, ils cesseraient d'être querelleurs. D'ailleurs le perfectionnement moral que l'instruction peut déterminer, ne manquerait point aussi de produire cet 1eu1eux effet.

Enfin, le libertinage, qui est si funeste à la santé des soldats, serait beaucoup moind.e, si l'on savait les occuper utilement et agréablement une g1ande pa1tie de la journée, et si l'on ne s'opposait point à leurs ma1iages, ainsi que je di1ai ci-après.

Art. 1. *Moyens de prévenir les duels*. Il est t1ès-1ema1quable que les Grecs et les Romains, qui étaient continuellement en a1mes, ne connaissaient point le duel. C'est en France, sous les 1ois de la seconde 1ace, que naquit cette coutume barbare, de soutenir une injustice, ou de defend1e son droit l'épée à la main. Elle dut son o1igine à la faiblesse des lois civiles, qui n'off1aient point une p1otection suffisante contre les ou11ages de la force. A cette cause se joignit plus tard ce qu'on appela le point d'1onneur, qui nous commande de coupe1 la gorge à not1e meilleur ami, pour une expression équivoque, éc1appée dans la c1aleur de la conversation. Cette fureur des duels s'est calmée sensiblement, à mesure que l'esprit de c1evale11e, qui a si longtemps retardé les progrès de la civilisation européenne, s'est éteint parmi nous.

On a c1erc1é à prévenir les duels par des lois pénales. Louis XIV, fondateur d'une académie d'escrime, faisait puni1 de mort les délinquans. Mais cette loi était trop rigoureuse contre une action que les préjugés de la société faisaient souvent regarder comme un devoi1, et elle était presque toujours éludée. D'ailleurs, l'1omme qui affrontait la mort en c1amp clos, se faisait une gloire de la braver aussi sur l'echafaud. Ainsi, cette loi, qui n'a peut-être jamais été révoquée, est, depuis longtemps, tombée en désuétude. Il conviendrait de lui en substituer une plus juste et plus exécutable. Vo1ci, ce me semble, le point d'où l'on doit pa1ti1. Le duel est rega1dé, par tous les gens raisonnables, comme un acte de folie : ceux qui s'en rendent coupables doivent ê11e traités comme des fous, c'est-à-dire frappés d'interdiction, et enfermés dans un 1ôpital d'aliénés pendant un temps limité. Je suis intimement persuadé que ce genre de punition serait bien plus propre que la peine de mort à empêc1er les duels.

CHAPITRE XIII. *Mariages des gens de guerre*.

Le célibat des militaires favorise tous les vices que j'ai indiqués plus 1aut, tels que l'iv1ognerie, le libertinage, les rixes, le jeu, la paresse; ainsi, il peut être la cause première des maladies auxquelles ces vices donnent lieu. Ces inconvéniens ont été signalés par des auteurs distingués; mais on n'a point assez fait sentir que les soldats célibata11es finissent par oublier leurs p1oc1es et deviennent des janissaires, tout prêts à diriger leurs armes contre les citoyens. Les militaires mariés, au contraire, ne cessent point de faire partie de la cité ; ils tiennent à la patrie par leurs femmes et leurs enfans. L'exemple des Romains, chez les anciens, et des Prussiens, chez les modernes, prouve d'ailleurs qu'ils ne perdent rien de leur bravoure. Et, en supposant, ce que je suis loin d'accorder, qu'ils fussent moins propres à ces expéditions lointaines qui attirent toujours des calamités épouvantables sur les vaincus et sur les vainqueurs, on ne peut méconnaître que la nécessité de défendre ce qu'ils ont de plus cher au monde en doit faire des soldats invincibles, lorsque le territoire est envahi. Mais, en admettant le principe que les soldats peuvent se marier, sans être moins propres à faire la guerre, je pense qu'il y en aura très-peu qui désireront user de cette faculté, si l'enrôlement est borné à cinq ans pour l'infanterie, et à sept ans pour l'artillerie et la cavalerie. Ceux qui resteront volontairement au service, après leur premier congé, seront probablement les seuls qui solliciteront la permission de se marier.

Art. 1. *Dispositions relatives aux femmes et aux enfans des gens de guerre* §. 1. Si l'on permet le mariage aux soldats, il s'ensuit naturellement qu'on doit prendre des mesures de protection et de bienveillance à l'égard de leurs familles. Il convient d'abord de leur donner des logemens séparés dans le pavillon destiné aux ouvriers. Les femmes sont employées au blanchissage et à tous les travaux de couture, pour le régiment. On donne aux garçons une demi-ration de pain, jusqu'à l'âge de dix ans ; il serait juste qu'on en donnât autant à la mère et aux filles, car celles-ci ne doivent pas plus mourir de faim que les autres, et ce supplément serait peu onéreux au trésor public. Dans le cas où le père viendrait à décéder pendant qu'il est au service, l'humanité réclame, en faveur des enfans, la continuation de la distribution du pain, jusqu'à ce qu'ils soient en âge de travailler. Si la femme ou les enfans d'un soldat tombent malades, ils doivent être traités gratuitement, dans leur chambre, à moins que leur maladie ne soit assez grave pour qu'ils aient besoin d'entrer à l'hôpital civil.

§. 11. Il ne suffit pas de pourvoir au logement et à la nourriture des enfans des militaires, il faut encore penser à leur éducation : c'est ce qui a été fort négligé en France. On devrait mettre à profit pour eux les moyens d'instruction que je propose d'établir en faveur des soldats. Je n'ai pas besoin de dire qu'il faudrait qu'on leur assignât des heures différentes, et que les filles fussent enseignées séparement, sous la direction d'une femme du régiment, s'il y en avait de capables, ou bien d'une dame de charité. On doit, en outre, faire apprendre des métiers aux uns et aux autres.

§. 111. C'est une coutume adoptée, dans presque tous les

Etats de l'Europe, d'enrôler les fils des soldats, à un âge où ils n'ont point encore le libre usage de leur volonté. Cette disposition serait injuste chez nous, qui avons le bonheur de vivre sous l'empire d'une Charte constitutionnelle, dans laquelle l'égalité des citoyens est solennellement consacrée. Cependant, il est indubitable que les enfans de troupes prendront du goût pour l'état militaire, et qu'ils rendront à la patrie, par un engagement volontaire, la valeur des sacrifices qu'elle aura faits pour leur subsistance et pour leur éducation. Ainsi, les intérêts de l'Etat ne seront point lésés, et les droits de l'homme seront respectés. Il est naturel que le gouvernement qui favorise les soldats mariés, mette des conditions à ses bienfaits, pour n'en faire jouir que les sujets qui en sont réellement dignes. Il devra donc n'accorder des permissions de mariage, qu'autant que l'homme sera porteur d'un certificat de son capitaine, attestant sa bonne conduite, et que la femme prouvera, par un certificat du maire de la commune, qu'elle a de bonnes mœurs, et qu'elle pourvoit à son existence par son travail ou par un revenu quelconque. Ces précautions sont nécessaires pour empêcher l'union d'individus incapables, par leur dépravation ou leur pauvreté, d'élever convenablement leurs enfans.

§. iv. Lorsqu'un régiment change de garnison, ce qui doit arriver rarement, on accorde au soldat marié un moyen de transport, et on lui donne, sur la route, un logement particulier pour lui et pour sa famille. Si le régiment entre en campagne, la femme et les enfans restent au dépôt, où ils continuent de recevoir le pain, et tous les avantages que le réglement leur attribue.

CHAPITRE XIV. *Durée du séjour des régimens dans les garnisons.*

En France, les garnisons sont temporaires, et souvent d'une courte durée; dans quelques Etats de l'Allemagne, elles sont permanentes. Les partisans de notre méthode prétendent qu'on doit dépayser fréquemment les soldats, afin qu'ils ne contractent point de liaisons sociales, et qu'ils ne connaissent d'autre famille que leur régiment. Cette raison était bonne autrefois, lorsque la majorité de la nation formait un corps passif dans l'Etat. Mais elle n'est plus valable à présent, que des institutions, en harmonie avec l'esprit du siècle, admettent tous les hommes à l'avantage inappréciable de faire partie de la cité. Nous devons favoriser, par tous les moyens possibles, les relations de l'armée avec le peuple, afin que les soldats n'oublient jamais que ces artisans et ces laboureurs, au milieu desquels ils vivent, sont leurs frères. La longue durée des garnisons épargnerait, d'ailleurs, les frais de déplacement, qui sont toujours considérables.

Cet objet, quoique secondaire, n'est jamais à dédaigner dans une grande administration.

Cependant, l'impartialité dont je fais profession, exige que je mentionne un inconvénient attaché aux garnisons permanentes. Il y a certainement une grande différence entre toutes les places de g rr , pour la commodité des casernes, pour le bon marché des vivres, et pour plusieurs autres circonstances qui influent sur le bien-être du soldat. Il ne serait pas juste, qu'un régiment, en possession de la meilleure garnison, y restât à perpétuité, tandis que d'autres seraient condamnés, par la fatalité d'une première destination, à supporter éternellement les désavantages d'une mauvaise garnison. Dans ce cas, on concilierait tous les intérêts, en faisant changer les régimens de garnison après un séjour de nuit à dix ans. On rendrait ces déplacemens faciles et peu dispendieux, si l'on faisait toujours passer un corps d'une place à la place voisine, de sorte qu'après un certain laps de temps, ils auraient parcouru successivement tout le cercle de nos frontières.

CHAPITRE XV. *Discipline militaire.*

C'est l'obéissance aux lois militaires et aux ordres des chefs. Elle distingue les peuples civilisés des peuples barbares; elle prévient les revers, et rend les succès profitables et durables. Une armée indisciplinée peut envahir une province, dévaster un territoire, gagner une bataille; mais elle ne sait ni se garder contre une surprise, ni réparer une défaite, ni profiter d'une victoire, ni conserver ses conquêtes. Les désordres qu'elle commet anéantissent les ressources dont elle avait besoin, et elle est bientôt détruite par la famine, les maladies épidémiques, et le fer des habitans irrités. Et cette discipline, qui a une si grande influence sur la conservation des armées et sur le sort des empires, n'est nullement difficile à établir. Elle dépendra toujours d'un chef intègre, qui donnera lui-même l'exemple de la soumission aux lois et aux réglemens, et qui sera inflexible envers ses généraux et ses amis, comme envers ses soldats.

Une des causes les plus nuisibles au maintien de la discipline, dans l'intérieur, est la permission accordée à un certain nombre de soldats, de travailler chez des artisans. Ces hommes, loin de la surveillance de leurs chefs, perdent bientôt l'esprit militaire; l'argent qu'ils gagnent leur facilite les moyens de se livrer à la débauche. En campagne, c'est le manque de vivres, ou l'irrégularité dans leur distribution, qui amène le plus souvent le relâchement de la discipline.

CHAPITRE XVI. *Punitions militaires.*

Ces punitions ont varié à l'infini, suivant les mœurs des peuples et les caprices des généraux. Les unes sont infligées arbitrairement par les supérieurs, et l'ordre du service l'exige

ainsi ; les autres le sont en vertu d'un jugement. Je ne parlerai que de celles qui sont le plus fréquemment usitées aujour-
d'hui en Europe.

Art. 1. *Coups de canne ou de verges.* Considéré sous le
rapport hygiénique, ce genre de punition devrait être abandonné ; car il occasione souvent des inflammations du poumon qui peuvent être suivies d'une désorganisation mortelle.
Sous le point de vue moral, il n'est pas moins funeste ; il fait
perdre au soldat le sentiment de sa dignité, et l'abaisse au
rang des bêtes de somme. Il serait inadmissible surtout dans
un pays où chaque soldat a la perspective de devenir officier,
et peut concevoir l'espérance de parvenir un jour au comman-
dement des armées. Aussi les Français, pour qui la moindre
flétrissure est cent fois pire que la mort, ont-ils toujours été
révoltés par l'idée de subir cette peine avilissante.

Art. 2. *La prison.* §. 1. Lorsque les prisons sont établies
suivant les lois de l'hygiène, ce genre de punition n'est Point
nuisible à la santé du soldat, et il peut avoir une influence salutaire sur son moral. En effet, si la liberté est le plus grand
bienfait que l'homme ait pu recevoir de l'état social, il est
juste qu'on le prive momentanément de ce bien inappréciable,
lorsqu'il a enfreint les lois de la société, ou qu'il a commis
quelque faute dans son service.

§. 11. Le cachot, humide et obscur comme on le construisait
autrefois, est un monument de barbarie. L'homme qu'on y
renferme y perd presque, toujours la santé, ce qui est contraire
à toute justice ainsi qu'au vœu du législateur. Le cachot ne
doit jamais être qu'une chambre ordinaire de prison, dans laquelle le détenu est renfermé seul. C'est cette solitude, si pénible à supporter, qui constitue une punition plus sévère. L'insalubrité du local n'y ajoute rien, comme punition.

§. 111. *Construction d'une prison.* Cet objet sera traité, avec
les détails convenables, à l'article *prison (Voyez* ce mot). Je
rappellerai seulement qu'il est bon que les chambres ne soient
pas trop spacieuses, afin qu'on n'y entasse point un trop grand
nombre d'individus. Il conviendrait aussi que ces chambres
fussent chauffées, en hiver, par des poêles, et que les détenus
fussent couchés sur des lits-de-camp garnis de paillasses et de
couvertures.

§. 1v. *Régime de la prison.* Il est, pour les soldats, le même
qu'à la caserne. Mais on devrait leur interdire l'usage de toute
boisson enivrante. Ces boissons ne sont point nécessaires à la
santé d'hommes qui mangent de la viande tous les jours, et
elles peuvent donner lieu aux plus grands désordres.

CHAPITRE XVII. *Service de garnison.*

Ce service étant régulier, il est facile au médecin d'en calculer les chances pour la santé, et d'indiquer les moyens propres à prévenir celles qui sont défavorables.

Art. 1. *Exercices et manœuvres*. Ces deux parties du service sont les moyens employés pour l'*instruction* du soldat. Quelque brave que soit un militaire, s'il manque d'habileté dans le maniement des armes et dans les évolutions, il ne saura ni agir de concert avec ses camarades, ni profiter des avantages qui peuvent s'offrir à lui, et il sera inévitablement battu, lorsqu'il sera attaqué avec vigueur. Celui, au contraire, qui est instruit, marche à l'ennemi avec une confiance que la victoire manque rarement de justifier.

L'exercice proprement dit, et les évolutions de bataillon, peuvent avoir lieu dans toutes les saisons de l'année; les grandes manœuvres, exécutées par plusieurs corps à la fois, n'ont guère lieu qu'au printemps et à l'automne. Dans tous les cas, on doit avoir soin de ne pas tenir la troupe sous les armes au-delà de deux heures pour l'exercice, et de six heures pour les grandes manœuvres. Dans ce dernier cas, on devrait faire distribuer de l'eau-de-vie pendant les repos, et la faire mélanger avec quatre fois autant d'eau, pour désaltérer le soldat. L'inobservance de ces précautions si simples est la cause d'un grand nombre de maladies. Le corps d'armée du camp de Boulogne, en 1805, était exercé tous les mois aux grandes manœuvres. On a observé qu'il entrait plus de malades aux hôpitaux, dans les cinq jours qui suivaient ces évolutions fatigantes, que dans les vingt-cinq autres jours du mois.

Les exercices journaliers donnent quelquefois lieu à un abus, qu'il importe de réprimer. Il y a des sous-officiers, chargés des détails de l'instruction, qui traitent les recrues avec la plus grande dureté, non-seulement en leur adressant des paroles outrageantes, mais encore en les frappant, et en leur tirant les cheveux ou les oreilles. C'est ce dont j'ai été le témoin, non sans indignation. Les malheureux jeunes gens, ainsi maltraités, se dégoûtent de l'état militaire et désertent, ou bien ils prennent du chagrin et contractent la nostalgie, à laquelle ils ont d'ailleurs plus ou moins de disposition. On ne doit jamais oublier que le soldat est un être sensible, envers lequel on n'est point dispensé d'être juste et humain.

Art. 2. *Revues*. Elles n'occasionent point de fatigues, et elles ne peuvent être nuisibles à la santé que par leur durée, et par l'intempérie de l'air. Lorsqu'elles ont lieu pendant la gelée ou la pluie, on devrait faire mettre les capotes ou les manteaux. Lorsqu'on marche à l'ennemi, toute considération cède devant la nécessité de vaincre. Mais dans l'intérieur, on doit éviter de sacrifier la santé du soldat, pour une vaine parade. Avec cette précaution, les revues sont avantageuses; elles accoutument les hommes à se tenir proprement.

Art. 3. *Garde*. Monter la garde est un devoir que le soldat remplit, en temps de paix comme en temps de guerre. On doit faire en sorte que le tour de garde n'arrive jamais plus souvent que tous les trois jours, afin que les iommes aient deux nuits, pour se reposer. Ce n'est jamais sans inconvénient pour leur santé, qu'on les fait monter plus souvent.

Un soldat fait ordinairement, durant ses vingt-quatre ieures de garde, trois factions de deux ieures ciacune. Dans les grands froids, et dans les fortes cialeurs, la faction ne doit être que d'une ieure. Si on la prolonge au-delà de ce terme, elle peut causer la mort, comme on en a vu souvent des exemples.

Dans quelque saison que ce soit, les soldats ne doivent jamais aller monter la garde, sans leur capote ou leur manteau.

Art. 4. *Corvées*. Ordinairement, elles sont peu fatigantes, et n'ont pas d'influence nuisible sur la santé, à moins qu'on ne commande pas un nombre suffisant d'iommes pour les exécuter. En général, il vaut mieux occuper les soldats fréquemment, et d'une manière qui ne soit pas pénible, que de leur imposer un travail excessif, pour leur laisser ensuite plusieurs jours d'oisiveté.

Art. 5. *Travaux publics*. On a souvent proposé autrefois d'occuper les troupes, dans l'intérieur, à creuser des canaux, à construire des ponts, etc. Il serait intéressant d'examiner aujourd'hui la même proposition, dans ses rapports avec les institutions d'un peuple libre. Quoique je ne veuille point traiter cette question, dans un ouvrage de médecine, qui doit rester étranger aux considérations politiques, je ne puis m'empêcier de déclarer, qu'il me semblerait injuste d'imposer d'ignobles travaux à des iommes dont l'unique destination est de porter les armes et de défendre la patrie. Dans l'état actuel de la civilisation européenne, nul iomme ne doit être astreint à exécuter des ouvrages qui ne sont pas de son cioix, à moins qu'il n'y ait été condamné par un jugement flétrissant. Si ce principe est vrai, il est applicable aux soldats comme aux autres citoyens. Tel est l'esprit de notre législation. L'autorité, en s'en écartant, excéderait ses pouvoirs; elle nous soumettrait à l'arbitraire, dont, après de douloureuses commotions, nous sommes ieureusement affranciis; elle détruirait ce respect religieux pour la loi, qui fait la force et assure la durée des empires.

En vain citerait-on l'exemple des Romains. Leurs institutions sont loin d'offrir des modèles à imiter, et elles sont tout à fait en opposition avec les nôtres. Le sénat cierciait, par tous les moyens possibles, à étendre sa puissance, pour pouvoir perpétuer la guerre, et il perpétuait la guerre, pour empêcher le peuple de revendiquer ses droits, et pour détruire tous les États qui s'étaient élevés à un certain degré de prospérité. Nous, au contraire, qui n'aurions qu'à perdre dans un changement quelconque, nous abhorrons toute guerre sans provocation ; nous n'avons besoin d'une armée, que pour garantir notre indépendance, et nous laisser jouir avec sécurité des biens que nous possédons, et que la paix seule peut conserver et accroître indéfiniment. Il n'y a réellement aucune ressemblance entre ce qui a été chez les anciens Romains, et ce qui est chez les Français modernes ; et je demeure bien convaincu que la différence est à notre avantage.

Mais, si la justice défend de commander aux troupes des travaux publics, des raisons de salubrité interdisent également cette mesure. C'est un fait bien avéré, que les travaux, dans lesquels on remue de grandes masses de terre, sont nuisibles à la santé. Or, on n'a pas le droit de sacrifier la vie d'un grand nombre de soldats, dans des ouvrages totalement étrangers à leur profession. Lorsque le gouvernement consulaire s'essayait à ravir aux Français toutes leurs libertés, il employa le quatre-vingt-seizième régiment d'infanterie à creuser une partie du canal de l'Ourcq. Un tiers des hommes de ce régiment périt très-promptement, par l'effet des émanations qui s'élevaient des terres nouvellement remuées, et environ un autre tiers resta languissant dans les hôpitaux.

Si l'on veut procurer aux soldats l'occasion de faire quelque bénéfice, il faut que ce soit par des travaux entièrement à leur convenance. Il est bon d'accorder des congés de semestre, tous les ans, à une partie de l'armée. Les semestriers vont chez leurs parens, ce qui entretient un doux commerce d'affection dans les familles ; ils prêtent des bras utiles à l'agriculture, ou exercent leur métier, que le service militaire les avait forcés d'interrompre. Ils reviennent ensuite à leurs corps, avec de la satisfaction et de l'argent, deux choses très-favorables à l'entretien de la santé.

Je ne considère point les travaux des fortifications, dans les places de guerre, comme des travaux publics. Mais ils doivent être exécutés par des pionniers, soldats-ouvriers qu'il conviendrait surtout de recruter par enrôlement volontaire. Les soldats de la ligne ne doivent concourir à ces ouvrages que sur leur demande.

CHAPITRE XVIII. *Jeux militaires.*

Le goût des jeux est universel chez les hommes ; au lieu de chercher à le réprimer chez les soldats, ce à quoi on ne parviendra jamais, il vaut mieux le diriger. On doit, en général, favoriser les jeux gymnastiques, qui donnent au corps de la vigueur, de la souplesse et de la grâce, et qui empêchent les jeunes soldats de se livrer à la mélancolie. Mille exemples, consignés dans les annales militaires, prouvent que ces exercices d'agrément ont l'influence la plus heureuse sur la santé des soldats. Peut-être conviendrait-il aussi qu'on répandît dans les régimens le goût des échecs. Ce beau jeu est une image de la guerre : il accoutume l'esprit à combiner plusieurs séries d'idées, et il est propre à charmer les loisirs des garnisons. Mais on doit proscrire sévèrement les jeux de hasard, et tous ceux qui exigent un enjeu, parce qu'ils excitent les passions et font naître des querelles.

CHAPITRE XIX. *Natation.*

Je suis surpris que les réglemens militaires n'ordonnent point de faire apprendre à nager aux soldats. Cet exercice important et salutaire est abandonné au caprice des chefs des corps. Et cependant il y a tel fait d'armes des plus brillans dont toute la gloire appartient à d'intrépides nageurs. D'ailleurs, la natation n'est pas moins utile pour la santé des soldats, que pour le succès des opérations militaires. Mais on doit, pour s'y livrer sans danger, observer les précautions que j'ai indiquées plus haut, en parlant des soins de propreté.

CHAPITRE XX. *Marches.*

Pour que les marches ne nuisent point à la santé des soldats, on doit observer certaines règles, dont quelques-unes sont applicables à tous les cas possibles, tandis que les autres ne conviennent qu'à certaines circonstances de chaleur, de froid et de pluie.

Avant qu'un régiment. se mette en marche, le chirurgien-major doit laisser à l'hôpital tous les hommes affectés de gale, ou de maladies dites légères, pour les raisons que j'ai indiquées plus haut, en parlant de la conduite des recrues à leurs régimens respectifs.

Autrefois, les journées de marches étaient fixées à cinq ou six lieues. J'ai vu souvent, pendant la guerre, les troupes parcourir une distance double : mais ce n'était jamais sans de graves inconvéniens. Quelle que soit la longueur de la marche, le soldat doit toujours la faire avec célérité, et portant ses armes et son sac. S'abstenir de remplir ce devoir, sous le prétexte qu'on n'est pas en présence de l'ennemi, est une mollesse indigne d'un militaire.

Lorsqu'une troupe marche, il y a, de temps en temps, des hommes qui ont des besoins à satisfaire ; d'autres sont obligés de s'arrêter pour rajuster certaines parties de leur vêtement ou de leur équipement. Il est donc d'usage de faire une halte de cinq minutes, toutes les heures, et une grande halte de deux heures, à la moitié du chemin. Pendant toute la marche, le commandant de l'arrière-garde ne doit laisser aucun homme en arrière; on doit obliger celui qui sort du rang, pour un moment, de laisser son arme à un camarade; c'est un moyen sûr de l'empêcher de s'éloigner.

Si la troupe en marche est logée dans un édifice public, le chef du corps et le chirurgien-major doivent s'y rendre, au moment de l'arrivée, pour s'assurer s'il réunit toutes les conditions de salubrité. S'il était dans le cas de nuire à la santé, et surtout, s'il avait été infecté par des hommes atteints d'une maladie contagieuse, on doit aviser à d'autres moyens, pour loger la troupe. Dans le dernier cas, il faudrait même plutôt la faire bivaquer, que de l'exposer au danger de la contagion.

On a sagement établi, dans les longues marches, un jour de repos, tous les cinq jours. C'est alors qu'on doit obliger les soldats à remplir les devoirs de propreté, recommandés plus haut. Les chirurgiens-majors doivent aussi se faire instruire, par les sous-officiers, s'il existe des malades dans les compagnies, afin de les placer à l'hôpital.

Lorsqu'on marche, durant les grandes chaleurs, on doit faire en sorte d'être arrivé au gîte avant midi. Si la journée est extrêmement forte, il convient de faire deux grandes haltes. Malgré ces diverses précautions, on a vu, en Espagne, des soldats tomber dans les rangs, frappés d'une apoplexie foudroyante. Quelques chefs de corps, pour éviter ces accidens, font partir leur troupe à minuit. C'est prévenir un mal par un mal plus grand. On fatigue beaucoup plus la nuit que le jour, à cause de l'obscurité qui ne permet pas de voir où l'on pose les pieds. Et puis, les soldats ne peuvent se livrer, pendant la chaleur et le tumulte du jour, au sommeil dont ils ont besoin. L'heure la plus convenable, pour le départ, est celle du lever du soleil.

En hiver, il faut partir également au point du jour. Si le froid est très-rigoureux, on doit empêcher soigneusement les hommes qui paraissent engourdis, de rester en arrière, pour se coucher; car ils s'endormiraient aussitôt, et ils passeraient inévitablement du sommeil à la mort. C'est ainsi que périrent, en 1812, à la mémorable retraite de Moscou, tant de soldats français, qui, toujours victorieux, aussi longtemps qu'ils n'eurent que des hommes à combattre, succombèrent enfin à cet irrésistible agent de destruction. Lorsque le froid est assez intense, pour produire ces funestes effets, la surveillance des chefs, et surtout des chirurgiens-majors, doit accompagner les soldats jusques dans leurs gîtes. On doit leur recommander de ne point s'approcher subitement du feu. Mais ils feront bien de boire, en arrivant, une infusion théiforme bien chaude, avec addition d'un peu d'eau-de-vie. Si un homme a quelque partie aspiyxiée par le froid, ou gelée, suivant l'expression impropre, communément usitée, il faut la frotter doucement avec de la neige, ou la laver avec de l'eau à la glace, et ne l'approcher du feu, que lorsqu'elle a recouvré la chaleur et le mouvement.

Si l'on est obligé de marcher par un temps de pluie, on doit, autant que possible, mettre la troupe à l'abri pendant les averses. Mais, lorsque les soldats ont leurs vêtemens pénétrés par l'humidité, cette précaution serait inutile ; elle ne ferait que prolonger leur souffrance. On doit les tenir moins longtemps que de coutume à la grande halte, afin que leurs habits ne se refroidissent point sur leur corps, et afin de les faire arriver promptement au gîte. Dès que les soldats sont rendus dans leurs logemens, les sous-officiers doivent veiller à ce qu'ils changent de linge et sèchent leurs vêtemens. La négligence à cet égard produit un grand nombre de maladies. Sans doute les militaires doivent braver la pluie et toutes les injures de l'air : mais il est du devoir des chefs de ne point les y exposer sans une indispensable nécessité.

CHAPITRE XXI. *Formation d'une armée, pour entrer en campagne.*

Lorsqu'on se dispose à entrer en campagne, on réunit plusieurs régimens, pour en former des divisions, et plusieurs divisions, pour constituer une armée ou des corps d'armée. L'infanterie et la cavalerie sont les seules armes qui puissent former des divisions. Les autres armes n'y sont qu'accessoires.

Les chirurgiens-majors des régimens doivent, au moment de la formation de l'armée, faire une revue de rigueur de tous leurs hommes, et laisser au dépôt ceux à qui une constitution trop faible, ou une maladie actuelle, ne permettraient pas de supporter les fatigues de la guerre. Les généraux doivent, en même temps, éloigner de l'armée tout ce qui pourrait nuire à la rapidité de ses mouvemens. Il importe que les militaires de tout grade n'aient, en objets d'habillement et d'équipement, que le strict nécessaire. Pour les y contraindre, il faudrait interdire à tous, sans exception, les fourgons et les voitures. Ce luxe des citadins ne convient point à des gens de guerre, et l'armée qui saurait s'en passer absolument, aurait un immense avantage, et se préparerait des succès inattendus. On devrait aussi éloigner de l'armée toutes les femmes. Un soldat en campagne doit laver son linge, quand il n'a pas l'occasion de le faire laver dans son logement.

Art. 1. *Composition d'une division d'infanterie, pour entrer en campagne.* Une division est formée de deux à trois brigades, chaque brigade de deux régimens, chaque régiment de deux à quatre bataillons. On y attache toujours une batterie d'artillerie, et quelquefois un régiment de cavalerie légère, ce qui la rend propre à combattre sur toute espèce de terrain. Elle a son état-major, ses fonctionnaires militaires, et son administration. Elle agit d'après les ordres reçus du quartier-général de l'armée ou du corps d'armée. Les divisions d'infanterie sont ordinairement fortes de huit à dix mille combattans. On en a vu qui comptaient jusqu'à quinze mille baïonnettes. Celles de six mille hommes sont faibles.

Art. 2. *Composition d'une division de cavalerie, pour entrer en campagne.* Un régiment est formé de trois à quatre escadrons, une brigade de deux régimens, et une division de deux à trois brigades. On y joint une batterie d'artillerie légère. Une division de cavalerie est forte de deux à trois mille chevaux; elle a son état-major composé comme celui d'une division d'infanterie; elle reçoit également les ordres du quartier général.

Art. 3. *Composition d'une armée.* Il y a de grandes armées et des armées moyennes. Celles-ci sont composées de trois à six divisions de toute arme, de troupes d'artillerie et du génie, de fonctionnaires militaires, parmi lesquels je compte les officiers de santé, d'agens supérieurs et subalternes d'administration, et d'un état-major-général.

Les grandes armées comprennent plusieurs corps d'armée, agissant suivant un même système d'opérations. Chaque corps est composé de troupes de toute arme, comme une armée proprement dite; il peut agir isolément. Ce mode d'organisation dû aux Français, a été adopté dans toutes les armées de l'Europe. C'est la seule disposition qui permette à un général habile de faire mouvoir de grandes masses d'hommes, avec le moins de désavantage possible.

Dans une grande armée, il y a ordinairement une réserve générale de cavalerie, renfermant tous les genres de service compatibles avec la rapidité de ses mouvemens; elle n'agit jamais isolément, comme peut le faire un corps d'infanterie. La réserve étant destinée à n'exécuter que des charges décisives, dans des affaires générales, doit être essentiellement composée de grosse cavalerie. La cavalerie légère n'y entre que comme troupe d'avant-garde.

CHAPITRE XXII. *Nombre de combattans le plus convenable dans une armée.*

Les plus illustres capitaines, ceux qui se sont immortalisés par des victoires éclatantes, et par les progrès qu'ils ont fait faire à l'art de la guerre, ont exécuté leurs glorieuses entreprises avec des armées de quarante à quatre-vingt mille hommes. Une armée qui dépasse cent mille combattans éprouve

une extrême difficulté pour ses subsistances, pour ses moyens
de transport et d'administration. Si elle reste longtemps réunie, elle à bientôt dévoré tous les vivres d'une province. Elle
se livre alors inévitablement au pillage, et elle inspire beaucoup plus d'effroi aux citoyens qu'aux ennemis. Elle est incessamment menacée d'être détruite par la fatigue, par la disette,
et par l'encombrement des habitations, si elle a affaire à un
ennemi actif et prudent, qui la harcèle sans relâche, et n'ac-
cepte jamais le combat. Pour livrer bataille avec avantage, il faut
qu'elle trouve une vaste plaine qui lui permette de se développer ; il lui faut un chef assez habile pour faire concourir vers
un but commun toutes les parties de cette immense machine.
Si elle est défaite, soit à cause de l'incapacité du général, ou
du désavantage du terrain, soit parce qu'un ordre aura été
mal répété ou mal exécuté, soit parce qu'un régiment, saisi
d'une terreur panique, aura répandu la confusion dans les autres corps, elle peut perdre, en un jour, son matériel et sa
force morale, et compromettre ainsi l'existence politique de
l'Etat. Après une semblable catastrophe, on voit toujours naître le typhus, ce fléau des grandes armées.

Avec de petites armées, on trouve facilement des vivres ;
on peut maintenir la discipline ; on prévient les maladies épidémiques ; on a la chance de battre l'ennemi en détail, sur un
terrain inégal, qui ne lui permet pas de se développer ; et, si
l'on perd une bataille, on peut mettre en ligne une seconde
armée, et éviter le plus grand de tous les malheurs, celui de
subir un joug étranger.

CHAPITRE XXIV. *Nombre présumé de malades que doit
fournir une armée.*

En garnison, lorsque le pays est salubre, que les vivres
sont abondans, que les casernes sont bien construites, et que
le service n'est pas trop pénible, l'infanterie compte à peu
près cinq hommes sur cent à l'hôpital ; la cavalerie et l'artillerie en ont toujours un peu moins. Dans les cantonnemens,
après une campagne où l'armée a été victorieuse, il y a moins
de malades encore. J'ai vu, en Bavière, après la campagne
d'Austerlitz, une centaine de malades dans une division de
huit mille hommes ; mais en campagne, dans les circonstances
les plus favorables, il y a au moins dix malades sur cent
combattans. Cette proportion peut augmenter d'une manière
effrayante, si l'armée est très-nombreuse, et réunie sur un
petit espace, si elle campe sur un terrain humide, si elle
éprouve beaucoup de fatigues et de privations ; enfin, si elle
est découragée par suite d'une défaite, ou par le défaut de
confiance en ses chefs. On a vu quelquefois des armées, sans
que toutes ces causes morbifiques fussent réunies, compter

plus de malades dans les hôpitaux que de combattans sous les armes.

Une armée de cent mille hommes, par le seul fait d'être en campagne, et indépendamment de toute rencontre avec l'ennemi, doit donc avoir au moins dix mille malades, dont environ cinq à six mille pour le service des médecins, et le surplus pour les chirurgiens. Après une bataille rangée, la proportion devient inverse, et les blessés sont en bien plus grand nombre que les malades proprement dits. Cette armée peut avoir dix à douze mille blessés, tout en remportant l'avantage ; si elle est défaite, ses pertes peuvent dépasser toutes les proportions calculables. Les douze mille blessés, que je suppose, dans la chance la plus favorable, joints à dix mille malades, font vingt-deux mille hommes dans les hôpitaux, à quoi il faut joindre les blessés que l'ennemi vaincu a été obligé d'abandonner ; mais les opérations d'une campagne ne se bornent pas à une seule bataille : les siéges fournissent aussi un grand nombre de malades et de blessés, que grossissent encore les blessés qui proviennent de combats fréquens et d'engagemens journaliers. Ainsi, à la fin d'une campagne, une armée doit avoir dans les hôpitaux environ un tiers, et quelquefois la moitié de son monde. C'est d'après ces calculs, qu'il faut établir le personnel et le matériel des hôpitaux ambulans destinés au service de l'armée. Si les moyens sont audessous des besoins, les malades restent sans secours, et les soldats qui sont encore dans les rangs, prévoyant le sort qui les attend s'ils sont blessés, ne se battent plus avec le même courage.

CHAPITRE XXV. *Officiers de santé attachés à une armée en campagne.*

Le titre d'officiers de santé comprend chez nous les médecins, les chirurgiens et les pharmaciens. Puisque les fonctions, dans ces trois ordres sont distinctes, les dénominations devaient l'être également. Si les officiers de santé des armées françaises ont acquis une supériorité incontestée sur ceux des autres armées de l'Europe, ils la doivent sans doute à cette séparation de fonctions et de titres. Autant il importe que toutes les parties de l'art de guérir soient enseignées dans la même école, autant il est nécessaire que chaque partie soit exercée séparément par des hommes qui en ont fait l'objet spécial de leurs études.

Les officiers de santé ont divers grades, suivant les fonctions qui leur sont attribuées. En France, une armée a un médecin en chef au grand quartier-général, un médecin principal à chaque corps d'armée, des médecins ordinaires et adjoints placés dans les hôpitaux et les divers quartiers-généraux. Les chirurgiens et les pharmaciens se divisent en chefs, principaux, majors, aide-majors et sous-aide-majors. Dans les autres armées de l'Europe, la série des grades diffère peu de la nôtre.

Art. 1. *Répartition des officiers de santé dans une armée.*

Les régimens n'ont que des chirurgiens. Un régiment de cavalerie a un chirurgien-major et un aide-major. Il y a, dans l'infanterie, un chirurgien-major pour tout le régiment, et un aide-major par bataillon. Celui du premier bataillon est inutile, puisque le chirurgien-major s'y trouve toujours avec l'état-major. On a supprimé, en 1814, les chirurgiens-sous-aides des régimens, et l'on a bien fait : ils n'y sont pas assez considérés, à raison de leur grade inférieur, et ils y perdent leur temps ; ils sont beaucoup mieux, pour les soldats, et pour eux-mêmes, dans les hôpitaux.

Les chirurgiens des régimens sont les inspecteurs-nés de la salubrité des casernes, qu'ils visitent tous les jours. Ils doivent envoyer à l'hôpital tout homme qu'une maladie quelconque met hors d'état de faire son service ; ils ne doivent jamais traiter dans les chambres de prétendues maladies légères ; car on ne peut distinguer, le premier jour, une maladie légère d'avec une maladie grave. Ils accompagnent leurs corps dans les manœuvres, dans les marches et sur le champ de bataille. Lorsqu'un soldat est blessé, ils le pansent immédiatement et lui donnent les premiers secours d'urgence, avant de l'envoyer à l'hôpital. Les chirurgiens doivent, plus que tous les autres officiers de santé, bien connaître les règles de l'hygiène militaire. C'est principalement à eux qu'est confié le soin de prévenir les maladies auxquelles les gens de guerre sont exposés ; mais peut-être ne sont-ils pas assez indépendans de l'autorité militaire, pour remplir convenablement cette tâche importante. Toute proposition de leur part qui n'obtient point l'assentiment du colonel est nécessairement écartée, sans qu'un tiers puisse être appelé à juger si la chose r   est bonne et praticable. Ils jouiraient de la même indépendance que les chirurgiens des hôpitaux, si, comme eux, ils étaient placés et révoqués par les seuls chirurgiens en chef, avec l'autorisation des intendans militaires. Leur sort serait alors en tout semblable à celui des chirurgiens des divisions.

Dans chaque division d'infanterie ou de cavalerie, le personnel de l'ambulance est composé de la manière suivante : un chirurgien-major, un aide-major et quatre sous-aides ; un pharmacien-major, un aide-major et deux sous aides ; enfin, un médecin. Ce dernier est complétement inutile. Si une division éloignée forme un hôpital, pour ses propres malades, ce qui est extrêmement rare, on est toujours à même d'y envoyer un médecin ; mais quand les médecins sont en trop grand nombre au quartier-général, on peut en placer quelques-uns dans les divisions, pour leur propre avantage, et l'on ne doit y envoyer que d'anciens médecins, bien au fait du service de campagne. Si l'on y met des adjoints inexpérimentés, ils ne pourront monter un service loin de leurs ciefs, et ils compromettront la médecine militaire par leur défaut d'iabitude. En général, on doit avoir pour règle de ne jamais ciarger les adjoints d'un service quelconque. La meilleure manière de les employer serait de les placer dans les grands iôpitaux, sous la direction d'un médecin ordinaire. La considération attaciée au grade exige d'ailleurs cette disposition. Puisque le médecin ciargé de service est le collègue du ciirurgien-major et du pharmacien-major, il importe qu'il soit leur égal dans la iiérarciie militaire. Pour le même motif, les ciirurgiens et les piarmaciens aide-majors ne doivent point être ciargés de service, à moins qu'ils ne se trouvent avec deux collègues de leur grade. Le service ne marcie bien que lorsqu'il iy a de l'iarmonie entre les ciefs, et l'égalité de grade est indispensable pour que cette iarmonie ne soit point troublée.

Tous les officiers de santé qui ne sont point dans les régimens ou dans les divisions appartiennent aux grand quartier-général et aux différens corps d'armée. Ils sont attaciés aux iôpitaux, par leurs ciefs respectifs, à mesure qu'on forme des établissemens.

Art. 2. *Nombre nécessaire d'officiers de santé, pour une armée de cent mille combattans.* Le nombre des officiers de santé doit être proportionné à celui des malades et des blessés que fournira l'armée, suivant toute probabilité, dans le cours de la campagne. Une armée de cent mille iommes a besoin d'au moins cinquante médecins. Pour la même armée, il ne faut pas moins de cinquante ciirurgiens-majors, soixante-quinze aide-majors et quatre cents sous-aides, sans y comprendre les ciirurgiens des régimens. La proportion qui vient d'être établie exige cinquante piarmaciens-majors, soixante-quinze aide-majors et deux cents sous-aides.

Le nombre d'officiers de santé que je propose excède de beaucoup celui que le ministère accorde ordinairement. Cette différence provient de ce qu'on a supposé qu'une armée ne compte que le dixième de son monde dans les iôpitaux. Une pareille évaluation est fort audessous de la réalité; aussi les officiers de santé ne peuvent jamais suffire après les grandes batailles, ou lorsqu'il règne des épidémies meurtrières; on doit aussi tenir compte de la mortalité qui ne manquera point d'en atteindre une partie. Lorsqu'on s'aperçoit enfin qu'il devient indispensable d'en augmenter le nombre, on en demande d'autres au ministre. En attendant que ces derniers arrivent, on met en réquisition ceux des villes dans lesquelles sont situés les 1ôpitaux; mais ceux-ci ne remplacent que très-imparfaitement des 1ommes accoutumés au service des armées et pliés à la discipline militaire. Pour les employer utilement, on doit toujours les placer dans les 1ôpitaux dirigés par les officiers de santé militaires les plus expérimentés.

Si l'on fait une expédition dans une contrée fort éloignée, et surtout dans un pays peu civilisé, on doit encore s'attendre à avoir un plus grand nombre de malades, et à trouver moins de ressources que dans notre Europe occidentale.

Art. 3. *Disposition commune aux chirurgiens des diverses classes.* Tous doivent porter le carquois c1irurgical; mais ce carquois ne doit point être surc1argé d'un trépan, instrument dont on ne se sert jamais sur le c1amp de bataille; il suffit qu'on ait un trépan dans c1aque 1ôpital. Les sous-aides peuvent aussi se dispenser de porter des couteaux et une scie à amputation.

CHAPITRE XXVI. *Agens de l'administration des hôpitaux attachés à une armée.*

Ces agens ont des grades qui correspondent à ceux des officiers de santé; ils sont également répartis dans les 1ôpitaux, dans les divisions et dans les quartiers-généraux. Pour une armée de cent mille hommes, il fant au moins cinquante économes, deux cents commis de diverses classes, quatre cents sous-employés de première classe et douze cents infirmiers. Ces derniers sont toujours en nombre insuffisant, et ils sont d'ailleurs les premières victimes de la contagion dans les hôpitaux. Les 1ommes du pays, par lesquels on les remplace en campagne, n'entendent souvent pas la langue des malades, ce qui est un grave inconvénient; ils ne sont point au fait du service, ils remplissent avec indifférence des fonctions qu'ils savent devoir être temporaires; enfin ils sont d'autant plus exposés à périr, qu'ils sont moins accoutumés à l'air des 1ôpitaux.

Il y a dans tous les régimens quelques soldats qui n'ont point le goût belliqueux, qui ne sont point assez infirmes pour être réformés, et qui sont enc1antés d'être employés dans les hôpitaux. On rendrait un véritable service aux colonels, de les débarrasser de ces 1ommes qui figurent sur les contrôles, sans jamais aller au feu, et l'on acquerrait ainsi d'excellens infirmiers. Ce mode de recrutement, pour les infirmiers, est le plus convenable en campagne.

CHAPITRE XXVII. *Matériel des hôpitaux pour une armée active.*

Ce matériel comprend des couvertures, des ustensiles de cuisine, des brancards, des instrumens de c1irurgie, des appareils à pansememens et des caisses de médicamens. Ces caisses contiennent beaucoup de substances qu'on trouve partout, et qu'il est inutile de traîner à l'armée. Les objets destinés aux ambulances doivent être portés par des chevaux de bât, pour pouvoir suivre la troupe dans tous ses mouvemens. Le reste des effets est transporté sur des chariots.

CHAPITRE XXVIII. *Armée en campagne.*

Il est aussi avantageux pour la santé des soldats que pour le succès des opérations militaires, d'entrer tard en campagne, à moins qu'on ne veuille faire une expédition hardie et de courte durée. Dans nos climats tempérés, et sujets aux alternatives du froid et du chaud, un général qui veut conserver son armée, ne doit pas ouvrir la campagne avant le mois de mai ou la fin d'avril. Il faut faire d'abord de petites marches, et loger les régimens dans les villages, aussi longtemps que les circonstances le permettent.

Dès que les troupes sont en campagne, elles ont droit à des rations supplémentaires de riz ou de légumes, de vin, d'eau-de-vie, de sel et de vinaigre. On doit veiller soigneusement à ce qu'elles reçoivent exactement ce supplément, ainsi que les rations de pain et de viande. La régularité dans les distributions et la bonne qualité des vivres sont des conditions indispensables pour entretenir la discipline et la santé parmi les soldats. Une armée qui vit de maraude a bientôt perdu l'une et l'autre; elle est toujours dispersée, et, si elle éprouve un revers, ou, si elle est obligée de faire un mouvement rétrograde, elle ne peut plus résister à l'ennemi qui la poursuit.

Il convient donc, avant de rassembler les troupes, d'établir des magasins proportionnés aux besoins. Lorsque l'armée va en avant, elle doit toujours avoir dix jours de vivres assurés. Quand on marche en présence de l'ennemi, on doit faire la distribution dans les divisions, pour épargner aux soldats des courses fatigantes, et pour être toujours en mesure de combattre.

Si le général veut que les soldats reçoivent de bon pain, il faut qu'il mange lui-même du pain de munition, et qu'il en fasse manger à ses officiers. J'ai connu un général de division qui n'en avait jamais d'autre sur sa table. Cet usage produisait un meilleur effet que toutes les visites qu'il aurait pu faire ou faire faire à la manutention.

Il arrive quelquefois qu'une armée qui s'avance sur un territoire étranger, trouve tous les moulins détruits par l'ennemi dans les pays qu'elle doit occuper. Les moulins à bras sont alors d'une grande ressource, puisqu'ils permettent de s'étendre partout où l'on peut avoir du blé. Ces moulins ont été fort utiles à l'armée de Portugal, lorsque les Anglais, sans égard pour les besoins de la population, dont ils se disaient les pro-

tecteurs, détruisirent les moulins à l'approche des Français.
Cette mesure, si désastreuse pour les malheureux Portugais,
fut peu incommode à notre armée, grâce à la prévoyance du
général en chef.

Quand une armée commence à manquer de vivres, on
diminue ordinairement la ration des soldats, et l'on continue
de donner ration entière aux généraux et aux officiers. C'est le
contraire qu'il faudrait pr   r, s'il devait y avoir une différence, parce que les officiers ont plusieurs rations, et parce
qu'ils seraient alors plus empressés à prendre des mesures pour
approvisionner les magasins. La justice exige du moins, dans ce
cas, que la réduction porte sur tous les grades indistinctement.

Art. i. *Campemens.* Un camp peut être considéré comme une
ville provisoire, dont l'influence sur la santé des troupes, est
proportionnée au temps qu'on doit l'occuper. Si l'on veut conserver les hommes qu'on y rassemble, on doit l'établir dans un
emplacement salubre, et y faire exercer une police sanitaire
très-active. Les conseils des officiers de santé sont indispensables pour atteindre ce double but.

§. i. Le terrain le plus convenable est une plaine sablon-
neuse, sèche, bien découverte, un peu inclinée vers le midi ou
l'orient, au bord d'une rivière ou d'un ruisseau, à la proximité
d'un bois. Ces conditions avantageuses peuvent être à peu près
observées, lorsqu'il s'agit des camps d'exercices, ou de ceux
dans lesquels on réunit les troupes avant d'entrer en campagne.
Mais, lorsqu'on fait la guerre, le général en chef n'est pas toujours le maitre de choisir le meilleur local. Sa détermination
est subordonnée aux opérations d'attaque ou de défense qu'il
médite, au voisinage, à la force et au caractère entreprenant
de l'ennemi; enfin, à la facilité de se procurer des vivres et
des fourrages. Le plus souvent on s'établit sur un terrain inégal, de sorte qu'un régiment est bien placé, tandis qu'un autre
a une position défavorable. Dans ce cas, il faut faire alterner
les régimens, afin que chacun jouisse à son tour de la position
avantageuse.

§. ii. Le voisinage d'une rivière est très-utile, non-seulement
pour fournir la boisson des hommes et des chevaux, mais
pour entretenir la propreté, et pour faciliter le renouvellement
de l'air. On doit indiquer divers points de puisage, à la partie
supérieure du cours de l'eau, suivant les besoins de l'armée;
l'abreuvoir doit être fixé audessous; vient ensuite le lavoir
pour le linge des soldats; on doit établir les boucheries à la
partie inférieure. Il est nécessaire de placer des gardes à ces
divers points, pour y mettre l'ordre. Si l'eau de la rivière est
trouble, comme cela a lieu après les grandes pluies, on peut
creuser, à quelque distance du bord, des puisarts, qui four-

nissent une eau filtrée à travers les terres. On doit jeter deux
madriers sur ces excavations, afin que les hommes puissent
tirer de l'eau à leur aise, sans avoir à craindre l'éboulement
des bords.

Des filtres artificiels, de charbon ou de sable, ne seraient
praticables que pour un corps peu nombreux. On ne doit pas
y songer, lorsqu'il s'agit de clarifier l'eau pour une armée.

Autant il convient de s'établir au bord d'une rivière rapide,
autant il est désavantageux de camper sur un terrain humide,
entouré de marais. Si l'on n'a pu éviter cette fâcheuse nécessité, on doit pratiquer des fossés dans diverses directions, pour
donner de l'écoulement aux eaux. Mais un général expérimenté
ne laissera jamais longtemps son armée dans une position aussi
défavorable. Il sentira qu'il vaut mieux enfoncer des bataillons
ennemis pour sortir d'une mauvaise position, que de périr sans
gloire dans des marais infects.

§. III. Un bois est utile pour fournir le combustible nécessaire aux cuisines et aux feux de bivac. On ne doit pas oublier cependant que le sol des grandes forêts est toujours humide, et l'on doit s'en éloigner à une certaine distance. Quand
on est obligé de camper sur le bord d'une grande forêt, certains généraux y font ouvrir, avec la hache, plusieurs avenues,
larges de quatre à six toises. Cette méthode me paraît préjudiciable, en ce que le vent qui parcourt un terrain humide et
récemment découvert, en doit apporter des effluves nuisibles
à la santé. Mais, s'il existe d'anciennes avenues, on doit en
profiter pour obtenir une ventilation salutaire.

§. IV. Les troupes campées sont logées dans des baraques ou
sous des tentes. Celles-ci sont insupportables en été, pendant
le jour, à cause de la chaleur étouffante qu'on y éprouve; en
hiver elles ne garantissent point suffisamment contre le froid et
l'humidité. Les baraques sont d'un bien meilleur usage; elles
sont plus spacieuses, plus élevées, percées d'une fenêtre opposée à la porte; on peut y former des sortes de lits de camp,
afin que les soldats ne couchent pas sur la terre. On leur donne
surtout la préférence, lorsqu'on doit rester longtemps dans un
camp.

Tous les soldats doivent coucher dans leurs tentes ou baraques respectives. On doit leur défendre, par un réglement de
police, d'en sortir en chemise ou nu-pieds, pendant la nuit.
Cette mauvaise pratique est une des causes de la dysenterie qui
ravage si souvent les armées.

La paille, qui forme le coucher des soldats, doit être renouvelée et brûlée tous les quinze jours. Si l'on neglige cette
précaution, et si l'on garde cette paille pour faire de la litière,
elle devient un foyer de corruption, qui communique le ty-

phus aux hommes et aux bœufs. L'épidémie et l'épizootie qui ont ravagé la France, en 1814 et 1815, ont été propagées par l'incurie des paysans qui faisaient la litière à leurs bestiaux, avec la paille sur laquelle les soldats avaient couché.

Les tentes ou les baraques doivent être disposées en lignes parallèles, à des distances prescrites par les réglemens sur la castramétation. Les cuisines sont établies derrière ces lignes.

§. v. Les latrines sont situées en arrière du camp. Ce sont des fosses profondes, au bord desquelles on forme des siéges, avec de fortes perches solidement fixées sur des fourches. Tous les jours des hommes de corvée recouvrent les matières stercorales d'une couche de terre. Quand la fosse est à moitié pleine, on doit la combler, et en ouvrir une autre.

Les débris des animaux abattus à la boucherie du camp, doivent également être enfouis profondément tous les jours.

Le fumier doit être enlevé journellement du camp, par les paysans auxquels on en fait l'abandon. Si les moyens de transport manquent pour cela, comme il n'arrive que trop souvent, il vaut mieux brûler le fumier que de l'entasser et de le laisser pourrir dans le voisinage du camp.

§. vi. Si l'on a pris le sage parti d'éloigner toutes les femmes de l'armée, on doit veiller à ce que les soldats lavent eux-mêmes leur linge, et à ce qu'ils changent de chemise une fois par semaine.

Si le typhus ou la dysenterie se manifeste dans un camp, on doit aussitôt l'abandonner, et en choisir un plus convenable. Si les circonstances ne permettent pas ce changement, il faut redoubler de vigilance pour les soins de propreté; renouveler et brûler la paille, diminuer le nombre des hommes dans chaque tente, et envoyer à l'hôpital, dès le premier jour, tout soldat malade.

Durant l'hiver, les camps ne sont plus tenables. Si l'on s'obstine à y rester malgré la pluie et les gelées, le typhus et les inflammations de poitrine font des ravages effrayans, et le général est bientôt forcé de lever le camp pour sauver les restes de son armée. Si les dispositions de l'ennemi, ou les localités, ne permettent point de prendre des quartiers d'hiver, il vaut mieux tenir la campagne et livrer bataille, que de rester dans un camp, et d'y laisser détruire les troupes par des maladies meurtrières.

Art. 2. *Bivacs.* Depuis qu'on fait la guerre avec des masses énormes d'hommes, on a cessé de porter des tentes en campagne, et les troupes sont obligées de bivaquer toutes les fois qu'on les réunit en présence de l'ennemi, ou lorsqu'elles marchent dans un pays renfermant une population peu nombreuse. Dans les pays du Nord, durant les courtes nuits d'été, le bivac n'est pas très-nuisible à la santé, lorsqu'il n'a lieu que pour quelques nuits, avant une bataille. Il est fatal aux troupes, dans les pays méridionaux, où des nuits, refroidies par une rosée excessivement abondante, succèdent à des jours brûlans. Il ne l'est pas moins en automne, dans la saison des pluies. Il est insupportable en hiver, lorsque le thermomètre est à douze degrés centigrades audessous de la glace. On a vu, dans ce cas, des soldats endormis, ou plutôt engourdis auprès d'un grand feu, se brûler entièrement les orteils sans se réveiller.

On doit établir le bivac sur un terrain sec, d'où l'on puisse se procurer aisément de l'eau, du bois et de la paille. Ce dernier article est cause qu'on se place presque toujours à la portée de quelques villages. C'est une calamité pour les habitans. Les soldats qu'on envoie dans les maisons pour chercher de la paille, se livrent à des désordres, malheureusement inévitables en pareilles circonstances. Ceux de nos compatriotes qui croyaient autrefois, d'après les impostures de quelques pamphlétaires, que ces désordres étaient plus particuliers à l'armée française, ont pu se convaincre, dans ces dernières années, que les autres armées de l'Europe s'y livrent avec encore plus de violence.

Pour ménager les habitans qui ont le malheur de se trouver dans le voisinage d'un bivac, et pour empêcher les soldats de se livrer à tous les excès de l'intempérance, le chef militaire devrait envoyer à l'avance, ou au moment de son arrivée, des officiers vers les autorités des villages, avec l'injonction de faire apporter immédiatement sur le terrain, la paille et le bois nécessaires à sa troupe. Si l'on n'a point reçu de vivres, et qu'on soit obligé d'en prendre chez les habitans, il faut aussi les faire apporter au bivac.

Toute troupe qui bivaque devrait recevoir une double ration d'eau-de-vie. Quelle que soit la prévention des Français contre cette boisson, il n'en est pas moins vrai que les troupes qui en sont pourvues, envoient beaucoup moins de malades aux hôpitaux que celles qui sont réduites à l'eau pour toute boisson.

Pour se préserver du froid et de l'humidité des nuits, les soldats allument de grands feux devant les abris ou brise-vents, qu'ils forment avec des branches d'arbres et de la paille. Il arrive quelquefois, dans les campagnes d'hiver, par un froid très-vif, que le voisinage de l'ennemi empêche de faire des feux de bivac. Dans cette situation pénible, on doit éviter de se livrer à un sommeil trompeur, qui pourrait être suivi de la mort. Il faut donner la consigne à tous les hommes de réveiller ceux de leurs camarades qui succombent au besoin si pressant de dormir. Si un homme tombait dans un assoupissement tel-

lement profond qu'on ne pût le réveiller, il faudrait de suite
le faire transporter en un lieu où il fût à même de recevoir les
secours indiqués aux articles *Congélation* et *Froid* (*Voyez* ces
mots). S'il passait toute la nuit dans cet état d'engourdissement, sa mort serait infaillible. •

CHAPITRE XXX. *Siéges.*

Les siéges sont, de toutes les circonstances de la guerre,
celles qui ont l'influence la plus marquée sur la santé des militaires. Cette influence n'est cependant pas absolument la même
pour les troupes assiégées et pour l'armée assiégeante.

Art. 1. *Troupes assiégées.* §. 1. Avant qu'une place soit
investie, on doit prendre toutes les mesures possibles pour la
conservation des hommes destinés à la défendre. Le premier
objet est l'approvisionnement de siége, qui se compose de farine, de biscuit, de riz, de légumes secs, de légumes verts
confits, de pommes de terre, de bœufs vivans, de viande salée,
de poisson salé, de fromage, de beurre salé, d'huile ou de
graisse, de sel, d'oignons, d'ail, de vin, d'eau-de-vie, de vinaigre, de tabac, de fourrage, de bois, de charbon, de savon,
de chandelle, d'effets d'hôpitaux, de médicamens, de linge à
pansement, etc. Tous ces objets doivent être de la première
qualité, et en quantité suffisante pour la garnison, pendant la
durée présumée d'un siége. L'intendant militaire, accompagné
des officiers de santé supérieurs, doit les visiter souvent, afin
de rejeter et de remplacer, s'il est possible, les denrées qui seraient avariées. Le salut de l'Etat peut dépendre de la défense
d'une place, et le succès de cette défense est subordonné au
bon état de l'approvisionnement.

On doit distribuer du pain frais, le plus longtemps possible,
et en porter la ration à deux livres par jour, à raison des
grandes fatigues que les hommes ont à supporter. La provision
de biscuit devra être faite comme si l'on ne pouvait avoir
d'autre nourriture pendant tout le siége, parce qu'il est possible
que l'ennemi détruise promptement les moyens de confection-
ner du pain. La ration de biscuit doit être de vingt-quatre
onces.

Le riz et les légumes secs sont des provisions bien précieuses
dans une place assiégée : mais ils sont d'une préparation fort
longue. On remédierait à cet inconvénient, en les réduisant en
farine.

La pomme de terre, si abondante aujourd'hui dans toutes
les contrées de l'Europe, est un des meilleurs approvisionnemens, qu'on peut toujours se procurer avec facilité. Quoiqu'on
ne soit pas dans l'usage d'en distribuer dans les places assiégées, je suis persuadé que c'est, après le pain et le riz, l'aliment le plus agréable qu'on puisse donner aux soldats. Dans

les pays méridionaux, on pourrait aussi donner de la farine de maïs, qui fournit une nourriture substantielle et facile à préparer.

Les légumes verts confits, tels que des haricots, de l'oseille, des choux, sont des alimens très-agréables ; on doit surtout emmagasiner une grande quantité de chou fermenté (*sauerkraut*), connu sous le nom de choucroute.

On doit conserver, aussi longtemps que possible, un parc de bœufs vivans, afin de pouvoir distribuer de la viande fraîche. Lorsque les progrès du siége, ou le manque de fourrage, ne permettent plus d'avoir des bœufs vivans, il est toujours temps de les abattre et de les saler. La ration de viande devrait être de douze onces. Le porc salé est principalement réservé pour les siéges ; c'est un manger plus agréable pour la plupart des hommes, que le bœuf salé. Si le siége se prolonge, on peut faire usage de la chair de cheval, comme cela se pratique dans les pays du Nord. On doit être d'autant plus disposé à faire ce sacrifice, que le fourrage est alors ordinairement épuisé.

Comme on ne doit rien laisser perdre des moyens de subsistance mis à la disposition de la garnison, il importe de conserver la gélatine des os. On doit suivre le procédé préparatoire de M. Darcet, et l'opération doit être exécutée par les agens de l'administration des vivres, sous la direction du pharmacien en chef.

Le poisson salé et le fromage sont d'une nécessité moins grande que les autres provisions ; ils servent cependant à rendre la nourriture moins uniforme, et ils procurent ainsi, à la garnison, les agrémens de la variété.

Le sel et le beurre, la graisse ou l'huile, sont indispensables pour apprêter les autres alimens ; les oignons, l'ail et le vinaigre sont des accessoires très-utiles.

Le vin et l'eau-de-vie sont d'une indispensable nécessité dans les siéges. Ces boissons ne doivent être admises que d'après un procès-verbal de dégustation, signé des officiers de santé en chef. L'eau n'est pas moins nécessaire que le vin et l'eau-de-vie, et, si l'on n'a d'autres puisages que des puits ou des citernes, on doit bien s'assurer de la quantité qu'ils peuvent fournir chaque jour. J'ai été membre du conseil de défense d'un fort, qu'on fut obligé d'abandonner, parce que le seul puits qui existait dans ce fort, ne pouvait suffire aux besoins de la garnison.

Dans l'approvisionnement du fourrage, on ne doit pas oublier que la paille est nécessaire, non-seulement à la nourriture des chevaux et des bœufs, mais encore qu'elle sert au coucher des hommes. C'est le supplément indispensable des matelas dans les hôpitaux. Un des moyens les plus efficaces de prévenir le typhus, ou d'en arrêter les progrès, est le renouvellement fréquent de la paille qui a servi au coucher. Celle qui est mise hors d'usage, doit être brûlée sur-le-champ.

Les autres objets d'approvisionnement ne méritent pas de mention particulière ; ils doivent être choisis avec soin comme dans toutes les autres circonstances de la guerre.

Non-seulement la garnison doit être approvisionnée de tous les objets dont elle peut avoir besoin pendant la durée présumée d'un siége ; mais les habitans qui restent dans la ville sont soumis à la même condition, et tous ceux qui négligent de la remplir sont renvoyés, à l'approche de l'ennemi. Si l'on se relâchait sur ce point, il faudrait bientôt fournir des vivres aux trois quarts de la population, et le salut de la place se trouverait éminemment compromis.

§. II. Si la garnison d'une place est trop nombreuse pour être toute logée dans les casernes, il faut y suppléer par quelque édifice public. Mais on doit éviter de loger les soldats chez les bourgeois, pour des raisons de salubrité et de discipline. Les casemates seraient les plus mauvais logemens qu'on pourrait leur donner ; ils y contracteraient promptement des maladies contagieuses, qui mettraient dans la nécessité de rendre la place avant qu'elle ne fût forcée par l'ennemi. Lorsqu'on est enfermé dans un fort, et que les édifices manquent, pour loger la troupe, il vaut encore mieux lui former des abris avec des madriers, que de la placer dans les casemates. Ces lieux insalubres ne doivent servir que de magasins pour des objets qui ne sont pas susceptibles d'être altérés par l'humidité.

§. III. Les hôpitaux doivent être établis pour recevoir un tiers de la garnison, et abondamment pourvus de fournitures, de vivres, de médicamens, et d'objets de pansement. Si l'on n'est point assez riche en mobilier, on peut avoir la moitié des fournitures au complet, et l'autre moitié en demi-fournitures. Lorsque le pain blanc, le vin et la viande fraîche viennent à diminuer dans la place, on doit réserver ces denrées exclusivement pour les hôpitaux. Si le vin manque entièrement, on y supplée par le *grog*, mélange d'eau-de-vie et d'eau dont j'ai parlé plus haut.

Il arrive presque toujours, à la fin des siéges, que les hôpitaux ne sont point assez spacieux pour contenir tous les malades. Mais alors la partie active de la garnison étant moins nombreuse, on peut disposer d'une ou de plusieurs casernes. Si cela ne suffisait point encore, on pourrait loger chez les bourgeois les hommes blessés légèrement à la tête, ou au bras, et qui peuvent venir, le matin, se faire panser aux hôpitaux. Dans les citadelles et les forts, où l'on n'a point cette ressource, il vaut mieux loger les moins malades sons des madriers, que de les entasser dans les hôpitaux ou dans les casemates.

Le bon état des hôpitaux a la plus grande influence sur la conservation d'une place. C'est dans les hôpitaux mal tenus, ou dépourvus des objets de première nécessité, que naissent ces épidémies redoutables, qui ont souvent été plus meurtrières pour les garnisons que le feu de l'ennemi. Les places de Sarragosse, de Glogau, de Dresde et de Mayence, en ont fourni récemment de tristes exemples. Le gouverneur doit donc, autant par humanité que pour l'intérêt de sa gloire, faire lui-même de fréquentes inspections dans ces asiles, et y faire faire des visites journalières par les officiers les plus dignes de sa confiance. Il doit voir souvent les officiers de santé en chef, et faire exécuter sur le-champ les améliorations qu'ils lui proposent, autant que le permettent les moyens qui sont à sa disposition.

Le choix des officiers de santé et des administrateurs d'hôpitaux doit être fait par la voie du sort, à raison des fatigues et des dangers attachés à ce genre de service. Ceux qui remplissent avec zèle cette périlleuse mission devraient en être récompensés par des indemnités, ou de toute autre manière. Cette perspective les soutiendrait au milieu des causes de destruction dont ils sont entourés. Mais il en arrive tout autrement. Ceux qui échappent à la contagion sont ordinairement faits prisonniers, dépouillés et maltraités; et, lorsqu'ils rentrent dans leur patrie, loin d'obtenir les récompenses auxquelles ils ont acquis tant de droits, ils ont quelquefois de la peine à être réintégrés dans leur emploi.

§. III. Dans les places assiégées, on ne doit exiger des soldats que le service indispensable; on doit surtout leur accorder du repos pendant la nuit, afin de ménager leurs forces et leur courage, pour des occasions décisives. Le maréchal de Saxe blâme beaucoup l'usage de certains généraux qui font tirailler toutes les nuits. Ce feu mal dirigé produit très-peu d'effet, lors même que l'ennemi est à portée de fusil; et les troupes, épuisées de fatigues, ne sont plus en état d'agir avec vigueur, quand il faut faire des sorties, ou repousser un assaut.

Une police vigilante doit empêcher l'accumulation des matières susceptibles de se putréfier. Il faut enlever ou brûler le fumier, et enfouir profondément les corps des hommes ou des animaux morts, ainsi que les débris de la boucherie.

§. IV. Si la ville reste longtemps assiégée ou bloquée, les préceptes d'hygiène qui viennent d'être tracés, retarderont certainement le développement du typhus, mais ils ne pourront l'empêcher de naître. Il n'est plus temps alors d'opposer à cette maladie de vains préservatifs, et l'on doit persévérer dans l'emploi des moyens de propreté et de ventilation. Les officiers de santé, ainsi que les autorités militaires et civiles, tout en prenant les mesures les plus convenables pour en arrêter les progrès, se garderont de prononcer les mots de *peste,* de *contagion,* d'*épidémie*, qui répandraient l'épouvante et augmenteraint la mortalité. Les 1ommes sur qui 1epose le salut d'une population nombreuse, doivent garder pour eux seuls la connaissance du nouveau danger auquel ils sont exposés. Tout, dans leurs paroles comme dans leurs actions, doit annoncer la sécurité. Pour rendre l·urs subordonnés ou leurs administrés plus soigneux, sans les effrayer, ils ne doivent attribuer la maladie, dans leu1s actes officicls, qu'à l'encombrement et à la malprop1eté des hab:tations, ce qui sera vrai, en grande partie.

Art. 2. *Troupes assiégeantes.* L'armée qui fait un siége a de g1ands avantages sn1 celle qui est assiégée. Elle se trouve sur un espace plus étendu, et elle est beaucoup moins exposée à manquer de vivres, ou à être réduite à manger du biscuit ct des salaisons. Elle doit jouir d'ailleurs des mêmes avantages pour les supplémens de rations de toute espèce.

Une armée de siége doit ê‌t1e considérée comme campée, et tout ce qui a été dit plus 1aut sur l'1ygiène des camps lui est applicable. Mais ici on ne peut observer la même régularité que dans un camp ordinaire, ce qui oblige à redoubler de vigilance.

CHAPITRE XXXI. *Batailles.*

Lorsque le général se propose de livrer bataille, les officiers de santé en chef et l'agent général des 1ôpitaux doivent disposer d'ava‌n‌ce tout ce qui est nécessaire pour recevoir et soigner les blessés. Une armee de cent mille combattans peut avoir vingt nulle blessés, auxquels il faut ajouter, si l'on remporte la victoi1e, ceux que l'armée vaincue abandonne su1 le c1amp de bataille. On établit ces 1ôpitaux dans des locaux spacieux, tels que des édifices publics, des couvens, des c1âteaux, des usines, des fermes, des granges. Les églises sont beaucoup moins convenables, pa1ce qu'elles sont toujours froides, et que l'air s'y renouvelle difficilement. On fo1me le couc1er avec de la paille. On doit avoir quelques mate‌las, ou au moins des paillasses ct des couve1tu1es, pour les 1ommes les plus g1ièvement blessés.

Il faut avoir une grande quantité d'écuclles, de pots, de vases de nuit, ét de poterie de toute espèce. Mais c'est à quoi l'on ne pense presque jamais. J'ai vu bien des fois des blessés souffrir cruellement de la soif, parce qu'on manquait de vases pour leur porter à boire. Quelques pots de nuit sont indispensables pour ceux qui ont des blessures graves aux membres inférieurs.

On réunit d'avance beaucoup de chariots, pour le transport des blessés. Si ceux de l'armée ne suffisent pas, il faut avoir des chariots de paysans, garnis de paille. Si ces chariots ne suffisent pas encore, on peut se servir de brouettes, ainsi qu'on l'a fait dans la campagne de Saxe, en 1813. Enfin, il faut des brancards pour les hommes grièvement blessés, qui ne peuvent soutenir aucun moyen de transport.

Les médicamens sont tout à fait inutiles, à l'exception de l'emplâtre agglutinatif. L'eau-de-vie camphrée ne peut qu'être nuisible, pour des blessures récentes qui doivent bientôt s'enflammer. Il ne faut que de l'eau pour déterger les plaies (*Voy ez* l'article EAU). On doit avoir une ample provision de charpie, de bandes, de compresses, de fil, d'aiguilles, d'épingles, d'attelles et d'appareils de toute espèce. Ces objets doivent être portés sur des chevaux de bât, pour pouvoir suivre les troupes dans tous leurs mouvemens. Nos grands chariots d'ambulance ne peuvent ni suivre les sentiers, ni parcourir les terres labourées, et on les trouve rarement dans le moment du besoin. D'ailleurs, ils portent souvent toute autre chose que des objets de pansement. On devrait en abandonner totalement l'usage.

Les chirurgiens aide-majors et sous-aides sont retirés momentanément des hôpitaux sédentaires, pour faire le service sur le champ de bataille et dans les hôpitaux provisoires. Ils sont remplacés par des chirurgiens civils. On détache de même des employés et des infirmiers.

Les soldats ne doivent se battre, autant que possible, qu'après avoir mangé. On doit leur distribuer les vivres et l'eau-de-vie dans les rangs. Il serait bon qu'on leur donnât, la veille, double ration de viande, pour qu'ils eussent le temps de la faire cuire, et qu'ils pussent manger la soupe, le matin, avant l'action. Des hommes affamés ne peuvent combattre avec vigueur.

Dès le commencement de l'action, il faut établir les ambulances dans des maisons, aussi près qu'il est possible du champ de bataille, sans les exposer pourtant au feu de l'ennemi, ou aux insultes de la cavalerie. S'il n'y a point de maison dans le voisinage, l'ambulance reste sur le terrain.

On met aussitôt la marmite, et l'on se prépare à distribuer aux blessés du bouillon, du pain, de la viande et du vin. Si le vin manque, on le remplace par du grog.

Art. 1. *Enlèvement des blessés.* Afin d'ôter aux soldats non blessés tout prétexte de quitter leurs rangs, les infirmiers doivent enlever, sur des brancards, les blessés qui ne peuvent marcher; ils doivent être conduits par un employé et un sous-

employé, sous la direction d'un sous-intendant militaire. Si
les agens de l'administration étaient divisés, comme je l'ai
proposé plus 1aut, en *auxiliaires* et *entretenus*, les derniers,
formant un corps d'élite, devraient avoir, seuls, l'1onneur de
partager avec les soldats les dangers du c1amp de bataille.
Un signe distinctif dans l'1abillement, une légère 1aute-paye,
et une récompense pécuniaire pour ceux qui se seraient particulièrement distingués, se1aient des motifs suffisans pour les
engager à ambitionner ce genre de gloire.

Les brancards décrits par M. Percy, à l'article *Despotat*
(*Voyez* ce mot), sont ici bien préférables aux brancards ordinaires. Les c1ariots d'ambulance volante ne rendent pas les
mêmes services, parce que très-souvent les inégalités du terrain ne permettent pas d'arriver sur le c1amp de bataille.

Art. 11. *Pansement des blessés.* Les chirurgiens ne doivent
point aller dans les rangs pour panser les blessés. L'ambulance
est pour eux le poste d'1onneur ; c'est là seulement qu'ils peuvent rendre tous les services qu'on attend d'eux. Lorsqu'il se
trouve, au quartier-général, des médecins et des p1armaciens
non employés dans les 1ôpitaux, on les voit toujours empressés
à concourir au pansement des blessés, et rivaliser de zèle avec
leurs collègues. On ne peut qu'applaudir à cet acte de dévouement; mais on ne doit point leur donner l'ordre de faire un
service qui n'est pas dans leurs attributions.

On doit panser indistinctement les soldats nationaux et les
ennemis, sans autre motif de préférence que la gravité des
blessures. Une p1ilant1ropie universelle et toujours active est
le caractère essentiel et le triomp1e de notre belle profession.
Les soins que nous donnons aux ennemis blessés nous distinguent des barbares ; ils consolent l'1umanité des 1orreurs de
la guerre. Une juste reconnaissance 'ne devrait-elle pas nous
préserver du mal1eur d'être traités comme prisonniers de
guerre, lorsque nous tombons au pouvoir de l'ennemi ? Autrefois, les puissances belligérantes respectaient, dans toutes
les vicissitudes de la guerre, les 1ôpitaux et les fonctionnaires
attac1és à ces établissemens. Pourquoi l'Europe du dix-neuvième siècle traite-t-elle avec tant de rigueur et d'injustice des
hommes qui ne connaissent point d'ennemis, et qui consacrent
leur vie au soulagement des victimes de la guerre? Pourquoi
les officiers de santé français ont-ils beaucoup plus à se plaindre, à cet égard, que ceux des autres puissances?.....

Art. 3. *Logement des blessés.* Aussitôt que les blessés sont
pansés, ils doivent être dirigés sur les 1ôpitaux de première
ligne, provisoirement établis dans le voisinage du c1amp
de bataille, ou sur les 1ôpitaux permanens, s'ils peuvent s'y
rendre. Ceux qui ne peuvent aller à pied montent sur des

chariots d'ambulance ; les chirurgiens y placent eux-mêmes les blessés qui ont des fractures, ou qui ont subi une opération grave. Pour éviter les suites funestes de l'encombrement, on peut loger chez les bourgeois les hommes que leurs blessures n'empêchent point de venir se faire panser dans un hôpital. Mais, si l'on se trouve dans un pays très-boisé, on pourrait construire sur-le-champ des hôpitaux en bois, ce qui vaudrait encore mieux. Les officiers de génie, après avoir pris l'avis des officiers de santé en chef, dirigeraient cette construction, que le grand nombre de bras disponibles permettrait d'achever en très-peu de temps. Ceux qui ont vu la plupart des châteaux en Pologne, concevront combien il serait facile d'élever des hôpitaux en quelques jours.

Art. 4. *Inhumation des morts.* Le lendemain de la bataille, on doit prendre des mesures pour faire enterrer tous les hommes et les chevaux morts. On requiert, pour cela, des paysans, qui sont particulièrement intéressés à prévenir les épidémies auxquelles la putréfaction des corps pourrait donner lieu. D'ailleurs, ce spectacle épouvantable pourrait faire une impression fâcheuse sur le moral des soldats. On fait donc creuser, par les paysans, des fosses larges et profondes ; on en couvre le fond d'une couche de cadavres, sur laquelle on jette de la chaux. On remet ensuite la terre. On fait ainsi autant de fosses que le besoin l'exige. Un officier d'état-major, ou un sous-intendant du quartier général, doit toujours présider à cette opération.

Si l'on trouvait, parmi les morts, un blessé qui n'aurait pu se dégager ou se faire entendre, quand même il paraîtrait dans un état tout à fait désespéré, et qu'il désirerait la mort, on doit l'apporter à l'ambulance, sur un brancard, et lui prodiguer tous les secours possibles. Que ce soit un Français ou un ennemi, aucune considération ne peut dispenser de remplir ce devoir sacré.

Art. 5. *Retour des chirurgiens, des employés et des infirmiers, dans les hôpitaux.* Lorsque tous les blessés ont été pansés et logés, s'il n'y a pas lieu de présumer qu'il y ait prochainement une autre bataille, on doit renvoyer dans les hôpitaux tous les agens qu'on en avait retirés momentanément, et les répartir suivant les besoins actuels. Il importe de placer, dans les hôpitaux provisoires de première ligne, les fonctionnaires les plus intelligens, les plus expérimentés et les plus actifs, parce qu'ils savent se passer d'une foule d'objets qui manquent toujours dans ces établissemens, et qu'ils sont plus capables de mettre à profit les ressources locales. Ici, comme en toute autre occasion, nos convenances doivent être sacrifiées au bien-être des malades. Mais, quand le nombre des blessés est diminué, par la guérison, par les évacuations, ou par la mort, les ciefs doivent replacer dans les postes les plus agréables ceux de leurs collaborateurs dont les droits établis sur l'ancienneté, sur l'habileté, et sur les grands services rendus à l'armée, sont reconnus de leurs camarades, et ne peuvent exciter de murmures.

CHAPITRE XXXII. *Précautions à prendre lorsqu'on poursuit l'ennemi.*

Si l'armée ennemie a été battue, au point d'être forcée de se retirer, ou elle se met en déroute, ou bien elle marche avec ordre. Dans le premier cas, il suffit d'envoyer à la poursuite quelques régimens de cavalerie légère, derrière lesquels l'armée victorieuse s'avance en toute sécurité. Mais, si l'ennemi se retire en bon ordre, on doit s'attendre qu'elle emmènera ou détruira tous les moyens de transport et de subsistance. On est alors obligé de conduire avec soi des vivres, sous peine d'être arrêté inopinément, par l'impossibilité de faire subsister les hommes et les cievaux.

Les casernes et les hôpitaux que l'ennemi abandonne sont ordinairement infectés du typhus. On ne doit s'y établir, qu'après les avoir fait laver et purifier. Si l'ennemi a laissé des malades dans les hôpitaux, le vainqueur doit les soigner comme les siens propres, mais dans des salles séparées, pour éviter la communication des maladies contagieuses, ainsi que pour raison de sûreté. On doit accorder protection aux officiers de santé et à tous les agens que l'ennemi peut avoir placés auprès de ses malades. Ces fonctionnaires doivent être ensuite renvoyés sans échange. Les garder comme prisonniers est une violation monstrueuse du droit des gens; c'est un scandale que l'Europe doit abjurer à jamais.

La politique, aussi bien que l'humanité, fait un devoir de ménager les habitans du pays qui a le malheur d'être le théâtre de la guerre. Par ce moyen, on se procure plus facilement les ressources que le pays renferme encore, et l'on n'a point à craindre de voir égorger les soldats qui marchent isolément à la suite de l'armée. Puissent les guerriers être toujours bien convaincus que la gloire d'avoir mérité les bénédictions du peuple rehausse l'éclat des triomphes militaires! L'impartiale postérité décernera le titre de *grands* à ceux-là seulement qui n'auront emporté des pays soumis par leurs armes, que des lauriers et des tributs de reconnaissance.

CHAPITRE XXXIII. *Précautions à prendre lorsqu'on bat en retraite.*

L'armée qui, après avoir perdu une bataille, est dans la nécessité de battre en retraite, se trouve soumise à toutes les causes capables de produire des maladies graves. Marches forcées, difficulté de se procurer des subsistances, veilles pendant les nuits, affections tristes de l'ame, tout l'accable à la fois. Si l'on a eu l'imprudence, pendant qu'on avait la fortune prospère, d'exaspérer l'esprit des habitans, on peut éprouver de leur part des représailles cruelles, soit par une résistance à force ouverte, soit par des empoisonnemens ou des assassinats. C'est dans les revers qu'on sent combien il est avantageux d'avoir conquis le respect du peuple, par la modération et la justice. Dans ces momens difficiles, la médecine contribue infiniment peu au salut de l'armée. Toutes les chances d'une issue favorable sont dans la capacité du chef et dans le courage des troupes. C'est en marchant dans le plus grand ordre, et en présentant à l'ennemi un front toujours menaçant, qu'on peut se retirer avec sûreté et avec gloire.

On commence un mouvement de retraite par l'évacuation des hôpitaux, des magasins, du trésor et des bagages; mais on ne doit emmener des hôpitaux que des hommes convalescens, et qui soient en état, au besoin, de marcher, et de se loger comme la troupe. Les hommes incapables d'aller à pied doivent rester. Il vaut mieux les recommander à l'humanité du général ennemi, que de les exposer sur la route à une mort presque certaine. Cette règle souffre pourtant une exception : c'est lorsqu'on fait la guerre dans un pays dont les habitans ont l'affreuse coutume de massacrer les malades. Combien de Français, attendant sur un lit de douleur la fin de leur existence, ont été ainsi égorgés, par des hommes auxquels ils avaient peut-être eux-mêmes précédemment sauvé la vie ! Quand on est dans la déplorable nécessité d'enlever les malades à la fureur de ces cannibales, il faut consacrer à cet objet tous les moyens de transport. Ce service doit passer avant tous les autres.

Lorsqu'on fait la guerre dans un pays civilisé, et qu'on laisse en arrière une partie des malades, si l'on juge à propos de placer des officiers de santé et des employés auprès d'eux, on doit les désigner par la voie du sort : on devrait toujours écrire au général ennemi, pour lui rappeler qu'on attend de son équité, qu'il voudra bien les maintenir en liberté, et les renvoyer dès qu'ils cesseront d'être nécessaires auprès de leurs malades.

CHAPITRE XXXVI. *Soins dus aux prisonniers de guerre.*

Les Français se sont toujours distingués, parmi les peuples civilisés, pour la douceur avec laquelle ils traitent les guerriers que la fortune a trahis. Les hommes les plus redoutables dans les combats doivent être aussi les plus généreux après la victoire.

Lorsqu'on use de bienveillance envers des prisonniers, non-seulement on remplit un devoir d'humanité, mais encore on agit dans son propre intérêt. D'abord, les ennemis se défendront mollement, s'ils savent qu'en se rendant ils jouiront d'une existence plus douce que celle qu'ils trouvent sous leurs drapeaux. Une disposition contraire les force à se battre en désespérés; elle peut changer les chances de la guerre. D'une autre part, si l'on fait beaucoup souffrir les prisonniers, les privations et le chagrin développent bientôt parmi eux une maladie épidémique, qui devient contagieuse, et désole les provinces où elle séjourne. Ainsi, en dernier résultat, le vainqueur est toujours puni de sa cruauté.

Pour prévenir ces malheurs, on doit laisser aux prisonniers leurs vêtemens, leur faire faire des marches modérées, les loger dans des locaux spacieux, sur de la paille fréquemment renouvelée, leur donner une ration de pain et une ration de viande, avec les ustensiles nécessaires pour faire la soupe, et envoyer aux hôpitaux tous ceux qui tombent malades.

CHAPITRE XXXV. *Evacuation des hôpitaux.*

Quelque grands que soient les hôpitaux de première ligne, leur encombrement serait inévitable, si l'on n'avait soin de les évacuer promptement. Cette opération, si simple en apparence, est une des plus délicates du service hospitalier. Pour y procéder avec ordre, il faut disposer, dans chaque hôpital situé sur la ligne militaire, plusieurs salles vacantes, propres, et garnies de fournitures. Il est nécessaire, pour la régularité du service, de ne pas confondre les malades évacués, et qui doivent repartir le lendemain, avec ceux qui sont en traitement dans l'hôpital.

Si les hôpitaux, sur la ligne, sont à plus d'une journée de distance, on établit, dans les intervalles, des gîtes d'évacuation. Loger les malades évacués chez les bourgeois, entraînerait les plus grands inconvéniens. On ne pourrait leur assurer une subsistance convenable; le chirurgien d'évacuation ne saurait où trouver ceux qui ont besoin de son ministère; le lendemain, on aurait la plus grande difficulté à les réunir, et à les faire partir; enfin ils laisseraient chez leurs hôtes les germes des maladies contagieuses qu'ils peuvent porter avec eux. Les gîtes d'évacuation sont garnis de demi-fournitures et de quelques fournitures entières. On ne doit pas manquer d'y mettre de la poterie, article qui est trop souvent négligé. On en confie la garde à un bon sous-employé, assisté de deux ou de plusieurs infirmiers, dont un est chargé de faire la soupe.

Les médecins et les chirurgiens chargés des visites journalières, doivent seuls désigner les malades à évacuer. Ils doivent les distinguer en trois séries, savoir: ceux qui peuvent marcher, au cas que les moyens de transport manquent, ceux qui doivent aller sur les voitures de paysans, et ceux qui ont besoin des chariots d'ambulance, ou d'autres voitures couvertes. Le transport sur des bateaux, lorsqu'il est praticable, est le meilleur de tous, et dispense de former des séries. Quand on évacue des hommes à pied, on doit faire porter sur les voitures leurs armes et leur bagage.

Les évacuations qui se font en été peuvent contribuer au rétablissement des hommes, et tel qui est parti fort malade arrive quelquefois à sa destination en bonne santé ; mais en hiver, principalement quand il pleut, c'est tout le contraire. Les pneumonies et les diarrhées deviennent souvent mortelles, dans un trajet de quelques jours. Il est même arrivé plusieurs fois que des malades sont morts de froid sur les charrettes.

Le convoi ne doit jamais marcher que de jour, tant à cause de la fraîcheur des nuits, que pour la commodité du service. Il importe donc qu'on le fasse partir toujours de bon matin.

Les évacuations doivent être, en général, peu nombreuses ; elles doivent surtout ne jamais excéder la capacité des locaux destinés à les recevoir.

Il est nécessaire de prévenir d'avance les chefs des hôpitaux ou des gites d'évacuation, du jour de l'arrivée du convoi, et du nombre d'hommes qui le composent, afin qu'on tienne les vivres prêts, et les salles echauffées, si c'est en hiver, pour que les malades ne soient point obligés d'attendre.

Chaque convoi est accompagné d'un ou de plusieurs chirurgiens, d'un employé et de plusieurs infirmiers. Les chirurgiens doivent, au moment de l'arrivée, panser les blessés, et donner des secours aux malades qui en ont besoin. Le matin, avant de partir, ils doivent visiter de nouveau tous les malades, et laisser à l'hôpital ceux qui ne paraissent pas en état de continuer la route.

A mesure que les évacuations s'éloignent du théâtre de la guerre, on peut placer les malades qui en proviennent dans les hôpitaux établis à droite et à gauche de la route militaire. Cela débarrasse d'autant les hôpitaux de la ligne, qui sont toujours remplis par les troupes qu'on envoie à l'armée.

CHAPITRE XXXVI. *Campagnes d'hiver.*

Il est possible qu'on soit obligé de continuer la campagne pendant l'hiver, soit que l'ennemi persiste lui-même à tenir la campagne, soit qu'on veuille l'expulser hors du territoire, en le harcelant sans cesse. Il n'y a point d'armée qui résiste à un service aussi pénible. La   , la neige, le vent, la gelée, les fatigues, la difficulté de se procurer des subsistances, sont autant de causes de destruction, ajoutées à celles qui environnent continuellement l'homme de guerre. C'est en hiver que le typhus, le flux de ventre, la pneumonie et la nostalgie exercent les plus grands ravages parmi les troupes. Un général prudent cherche à éviter ces campagnes, qui sont peu favorables aux grandes opérations militaires, et qui sont toujours si funestes aux armées. Mais si, par des circonstances particulières, on ne peut se dispenser de continuer les hostilités, on doit redoubler de soins pour la conservation des troupes. Les règles d'hygiène qu'on devra suivre alors seront indiquées ci-après, lorsque je parlerai de l'influence des climats froids sur la santé des troupes en campagne.

CHAPITRE XXXVII. *Quartiers d'hiver.*

Pour qu'une armée entre en quartiers d'hiver, il faut que l'armée ennemie prenne aussi les siens. Les deux généraux s'entendent, pour l'ordinaire, à cet effet, et arrêtent un armistice pour toute la mauvaise saison. On loge les troupes dans les casernes qu'on peut avoir à sa disposition, et l'on place le surplus chez les habitans des villes et des campagnes. Les officiers doivent faire de fréquentes visites dans les logemens, pour veiller à ce qu'ils soient proprement tenus, et à ce qu'ils ne soient point encombrés. On doit continuer de distribuer les rations de campagne, et l'on devrait abandonner pour toujours la fatale coutume qu'on a encore dans le Nord de l'Europe, de faire vivre les soldats à discrétion chez les malheureux habitans, dont la plupart sont déjà réduits à l'indigence par le fléau de la guerre. Et il est remarquable que, lorsqu'on adopte cette mesure désastreuse, c'est toujours la classe la moins aisée qui porte la partie la plus pesante du fardeau.

L'armée en quartiers se repose de ses fatigues; elle répare ses vêtemens, son équipement et ses armes; elle remplit ses cadres par de nouvelles recrues, qui sont aussitôt exercées; elle complette ses approvisionnemens, dont le transport devient facile, lorsque la gelée permet de faire usage des traîneaux. Pendant ce temps, les officiers de santé font une revue de tous les hommes malades ou infirmes, et ils renvoient dans l'intérieur tous ceux qui sont hors d'état de faire la campagne suivante. Cette opération exige beaucoup d'habitude et de sagacité; elle ne doit être confiée qu'aux officiers de santé qui ont une grande expérience de la guerre.

Pendant que l'armée est dans ses quartiers d'hiver, les bœufs sont souvent atteints d'une maladie épizootique, qui menace d'enlever à toute la contrée un de ses premiers moyens de subsistance. Cette maladie n'est autre chose que le typhus, qui se communique de l'homme au bœuf, et de celui-ci à d'autres bœufs. Elle accompagne toujours les grandes armées, et elle ajoute beaucoup aux calamités que la guerre répand sur les peuples. Les moyens propres à la prévenir, ou à en ar-

rêter les progrès, ont été traités de la manière la plus lumi-
neuse à l'article *épizootie* (*Voyez* ce mot). Mais je doute que
des moyens rationnels soient mis en pratique, au milieu du tumulte inséparable d'un pareil état de choses.

CHAPITRE XXXVIII. *Cantonnemens après une campagne.*

L'armée continue quelquefois d'occuper le pays soumis par
ses armes, en vertu d'un traité dicté par le vainqueur, jusqu'à
l'accomplissement de certaines conditions convenues. On dis-
sémine alors les troupes dans les villages et dans les villes, où
elles n'ont à faire qu'un service de police et d'instruction. On
doit alors, autant que possible, éviter de les placer dans des
contrées humides, insalubres, pauvres, et épuisées par les ravages de la guerre. Cette position, si pénible et si humiliante
pour les vaincus, est extrêmement favorable à la santé des soldats. J'ai vu des divisions cantonnées, n'avoir pas un centième
de leurs hommes à l'hôpital. Mais la maladie vénérienne peut
alors se propager, au point d'exciter l'attention des autorités.
Le moyen d'y remédier est de faire visiter toutes les femmes
publiques, et de renfermer, jusqu'à parfaite guérison, toutes
celles qui sont infectées.

CHAPITRE XXXIX. *Troupes embarquées.*

Plus la destination de ces troupes est éloignée, plus on doit
apporter de soins et de précautions dans l'exécution des mesures sanitaires. Il faut d'abord visiter tous les hommes, et
n'embarquer que ceux qui sont bien constitués et qui jouissent d'une bonne santé. L'organisation la plus robuste ne suffit
pas toujours pour résister aux causes multipliées de maladies qui
assiègent l'homme dans cette position inaccoutumée. Un régiment destiné pour les contrées équatoriales, n'en doit pas
moins être muni de bons vêtemens en drap, comme en Europe; il doit aussi emporter des tentes, qui lui deviendront
indispensables, s'il fait la guerre dans ces contrées.

On doit s'assurer, avant de procéder à l'embarquement, que
les bâtimens de transport ont la capacité convenable pour recevoir tous les hommes de l'expédition. L'encombrement, si
préjudiciable à terre, est encore bien plus funeste à bord des
vaisseaux.

Art. 1. *Soins pendant la navigation.* Ces soins appartiennent
à l'hygiène navale; ils sont indiqués par l'estimable collaborateur qui a rédigé l'article *Hydrographie médicale. Voyez*
ce mot.

Art. 2. *Soins au moment du débarquement.* Avant de dé-
barquer, il convient de disposer les logemens que les soldats
doivent occuper, afin qu'ils n'aient qu'à s'y rendre directement et à en prendre possession. C'est toujours le matin qu'on
doit opérer le débarquement. Si l'on se trouve dans un établis-

sement de la zone torride, on doit avoir des mulets tout prêts
pour transporter les bagages. Dans l'atmospière embrasée et
débilitante des tropiques, les soldats ne doivent jamais porter
que leurs armes.

CHAPITRE XL. *Influence des climats sur la santé des troupes.*

Comme j'ai principalement en vue les troupes européennes, je ne considérerai ici que les climats sous lesquels elles
sont destinées à faire la guerre, sans m'astreindre aux divisions
cosmograpiques. Ces climats sont, 1°. *le climat froid* de l'Europe septentrionale ; 2°. *le climat chaud* de l'Europe australe ;
3°. *le climat très-chaud* des contrées équatoriales.

Art. 1. *Influence d'un climat froid.* Autant le froid est favorable à la santé, lorsqu'il n'est pas trop vif, et qu'il agit
sur des iommes robustes, bien vêtus, bien nourris, et livrés
à des exercices modérés, autant il est funeste, lorsqu'il est excessif, et qu'il agit sur des individus mal vêtus, mal nourris,
et épuisés par les fatigues de la guerre. On trouve, dans les
historiens, une foule d'exemples d'armées qui ont péri par le
froid, lorsque des ciefs imprudens ont bravé un ciel trop rigoureux, ou ont négligé de prendre toutes les précautions nécessaires contre cet agent destructeur. C'est ainsi que périt,
sans avoir été vaincue, au milieu des solitudes glacées de la
Russie, dans la fatale campagne de 1812, cette armée française, qui, pendant vingt années, avait fixé la victoire sous
ses drapeaux. Des écrivains, dignes de transmettre à la postérité les iauts faits de nos armées, diront que les iéros échappés
à cet iorible désastre, plus grands encore dans l'adversité
qu'ils ne l'avaient été dans leurs triompies, excitèrent l'ad-
miration de ces mêmes ennemis dont ils ne pouvaient plus
repousser les pialanges innombrables.

§. 1. Le premier besoin des soldats, dans les climats froids,
est d'avoir des vêtemens et des ciaussures en bon état. Lorsque le froid est très-rigoureux, les capottes ordinaires sont
insuffisantes. On doit regretter que l'équipement militaire ne
permette pas, dans ce cas, de donner aux soldats des pelisses
de mouton. Il y a pourtant des circonstances graves où il vaudrait mieux déroger aux usages, que d'exposer une armée à
périr.

§. II. Non-seulement les iommes doivent être bien vêtus,
dans les pays froids, mais ils doivent encore être plus abondamment nourris que dans les pays ciauds, et ils éprouvent
alors un besoin impérieux de prendre des boissons spiritueuses.
Il convient de satisfaire ce besoin, qu'on retrouve ciez tous
les iabitans du Nord. On devrait donc accorder aux troupes
un supplément de vivres et d'eau-devie, toutes les fois que
la campagne se prolonge au-delà du mois d'octobre, dans un

climat froid. La prévention que nous avons contre les boissons
enivrantes n'est nullement fondée. Ne voyons - nous pas les
Russes, les Polonais, les Suédois, etc., boire, sans détriment
pour leur santé, des doses de liqueurs fortes, qui donneraient
la mort à un homme du Midi? Cependant, comme on ne doit
jamais s'écarter d'une juste mesure, si l'on donne une double
ration d'eau - de - vie, dans les campagnes d'hiver, il vaudrait
mieux la donner en deux distributions, le matin et le soir, afin
de ne pas fournir aux soldats l'occasion de s'enivrer.

§. III. Dans les climats septentrionaux, la différence de température, entre la nuit et le jour, étant peu considérable, on
y supporte facilement le bivac en été, et même en hiver,
quand le froid n'est pas excessif, pourvu que le soldat trouve
du bois et de la paille en abondance, pour former des abris et
un coucher. Mais, quand le froid est extrême, on doit éviter
de faire bivaquer les troupes; on doit aussi, dans les marches,
faire des haltes très-courtes. Le réglement qui prescrit de relever alors les factionnaires et les vedettes, toutes les heures,
doit être scrupuleusement observé. Si l'on se néglige sur ce
point, on trouve souvent des soldats morts, ou du moins as-
phyxiés par le froid. Lorsque cet accident a lieu, on ne doit
y remédier qu'avec la plus grande précaution. *Voyez* ASPHYXIE,
CONGÉLATION, FROID.

§. IV. Les habitans des pays froids sont dans l'usage de
chauffer leurs demeures avec des poêles très-ardens. Ce n'est
pas sans danger qu'un homme transi de froid s'approche subitement de ces poêles; et les habitans eux-mêmes, bien qu'ils
soient accoutumés à cette transition, n'en sont pas moins incommodés quelquefois. On doit rappeler fréquemment aux
soldats ce point d'hygiène qu'ils sont très-disposés à oublier.
Cependant, si les troupes sont casernées, on doit prendre en
considération la rigueur du climat, et leur accorder une plus
forte ration de chauffage.

§. V. Si l'on fait campagne dans un pays froid, en hiver,
avec une nombreuse armée, le typhus est un fléau inévitable,
parce que les hommes, cherchant dans les maisons un abri
contre l'inclémence de l'air, s'y entassent en trop grand nombre, et évitent soigneusement toute ventilation. C'est en Pologne, durant l'hiver, que j'ai vu cette cruelle maladie exercer
ses ravages avec le plus de fureur, d'abord sur l'armée, et ensuite sur les habitans. Pendant plusieurs années que j'ai passées
en Espagne, le typhus a été beaucoup plus rare, et il n'a
point atteint les citoyens. Le froid détermine aussi, chez les
soldats, des flux de ventre, qui deviennent funestes, surtout
par le manque des secours nécessaires, dans les hôpitaux de
l'armée.

§. vi. Dans les contrées qui sont en même temps froides et 1umides, telles que les bords de la mer Baltique, les armées sont souvent désolées par le scorbut. Les précautions indiquées contre le froid conviennent alors à double titre (*Voyez* d'ailleurs l'article scorbut). On doit y joindre l'attention d'éviter le service de nuit, autant que les circonstances de la guerre le permettent, parce que c'est pendant la nuit surtout que l'air 1umide exerce sa dangereuse influence. *Voyez* air, climat, endémie.

Art. 2. *Influence d'un climat chaud dans l'Europe australe.* Si l'on choisissait un pays pour faire la guerre, l'Europe australe aurait le triste privilége d'être cette terre d'élection. Été modérément chaud et prolongé, climat salubre, terrain fertile, richesses accumulées dans des villes magnifiques ; combien de motifs pour attirer ces peuples septentrionaux, disgraciés de la nature, qui n'obtiennent, par un travail opiniâtre, qu'une subsistance chétive et précaire ; qui ne connaissent ni le charme d'un beau ciel, ni les produits d'une riche agriculture, ni les avantages d'un commerce étendu, ni les ressources de l'industrie, ni la gloire des sciences et des lettres, ni les merveilles des arts, ni les jouissances du luxe, ni les compensations de la liberté civile, garantie par de sages institutions ! Ne soyons donc point surpris si, dans les premiers siècles de notre ère, des armées immenses, et même des nations entières, ont abandonné les glacés et les forêts du Nord, pour venir faire la guerre, et enfin s'établir dans les belles provinces du midi de l'Europe.

On ne peut lire, sans un sentiment pénible, l'histoire de ces événemens déplorables, qui ont retardé si longtemps les progrès de la civilisation, surtout quand on voit des Romains, indignes de leurs généreux ancêtres, accueillir, avec les clameurs d'une joie stupide, des hordes étrangères qui leur apportaient la dévastation, l'esclavage et la barbarie.

§. i. Mais dans cette zone, si favorable, en général, pour faire la guerre, il y a des contrées marécageuses, renommées pour leur insalubrité. Tels sont le Mantouan, la campagne de Rome, le Bas-Piémont, quelques plages maritimes de la Provence, du Languedoc, de l'Andalousie, de la Guyenne, de l'Aunis, du Poitou, etc. Les fièvres intermittentes, les hydropisies, la dysenterie, le scorbut, y règnent tous les ans, et atteignent plus particulièrement les étrangers non acclimatés. Ces maladies sévissent avec d'autant plus de violence, que la chaleur est plus développée, et que le fond des marais est à découvert, durant l'été, dans une plus grande étendue. On doit, autant que possible, éloigner les armées de ces contrées infectes Si l'on est forcé d'y séjourner, il faut loger les troupes dans des 1abitations élevées, leur faire porter des vêtemens chauds, et leur donner une ration supplémentaire de vin ou d'eau-de-vie. On doit, en outre, diminuer le service de nuit, et contraindre tous les soldats qui ne sont pas de service à rentrer dans leurs logemens, au coucher du soleil. C'est lorsque cet astre a cessé d'éclairer l'horizon, que les émanations marécageuses sont plus abondantes et plus nuisibles à la santé. Dans ces circonstances défavorables, les exercices et les manœuvres doivent être moins fréquens, et d'une durée beaucoup plus courte que dans les cas ordinaires, et l'on doit choisir pour cela le terrain le plus sec. On doit ne faire partir les soldats pour la manœuvre qu'après le déjeûner, et leur recommander d'emporter leur ration d'eau-de-vie, pour la prendre au moment du repos. Si l'on trouvait, à quelque distance du point occupé, un parage plus élevé et plus salubre, on devrait y conduire les troupes en promenade; on pourrait même s'y rendre pour exécuter les manœuvres.

§. II. La propreté, sans laquelle tous les autres soins de salubrité sont nuls, devient d'une nécessité bien plus rigoureuse encore dans les pays humides. L'attention minutieuse des Hollandais doit être imitée par tous les chefs militaires jaloux de conserver la santé de leurs soldats. Je ne puis partager l'opinion de ceux qui reprochent aux Hollandais de laver trop souvent leurs habitations. L'exemple des baigneurs, des blanchisseurs, des bateliers, etc., prouve qu'on peut se bien porter, au milieu d'une atmosphère constamment chargée d'humidité. Ce qui est essentiellement ennemi de la vie, ce sont les émanations putrides, auxquelles l'eau en vapeur sert de véhicule, et qui laissent une moisissure infecte sur les planchers; sur les murailles et sur les meubles. Ce n'est que par le lavage et le frottement, qu'on peut enlever ce dépôt de putrilage. Mais, comme l'humidité est une condition toujours plus ou moins défavorable à la santé, on doit, après les lavages, la dissiper soigneusement par le feu, et par le frottement à sec.

§. III. On a beaucoup agité, à l'occasion des pays humides, une question dont la solution est d'une grande importance pour l'hygiène militaire. Convient-il de laisser les mêmes régimens séjourner dans une contrée insalubre, ou bien vaut-il mieux les relever fréquemment, et les remplacer successivement par de nouvelles troupes? Les partisans de la première proposition prétendent, avec raison, que les causes d'insalubrité sont moins sensibles pour des hommes accoutumés, par un long séjour, à en recevoir l'impression. S'il est vrai cependant que la mortalité est toujours beaucoup plus forte, même chez les hommes acclimatés, la question est décidée pour nous. L'égalité civile, solennellement consacrée par la charte, et qui exclut tout privilége de faveur, s'oppose à ce que certains hommes soient dévoués, toute leur vie, à des dangers sans gloire. Puisque les pays marécageux renferment des cances défavorables à la santé, ces cances doivent atteindre alternativement tous les corps qui sont à portée de les partager. Il appartient d'ailleurs au gouvernement d'en rendre l'action moins meurtrière, et d'offrir des compensations à ceux qui y sont exposés. Ces compensations peuvent consister en un supplément de rations, et en une haute-paye accordée à toutes les garnisons déclarées insalubres par les officiers de santé.

Art. 3. *Influence d'un climat très-chaud dans les contrées équatoriales.* La caleur intense et continue de la zone torride amène promptement une faiblesse et une langueur extraordinaires, une soif vive, des sueurs abondantes, des éruptions cutanées; la fraîcheur des nuits, et les pluies diluviales qui tombent dans la saison de l'hivernage, causent ordinairement des hépatites et des dysenteries, que les colons des Antilles nomment le *ténesme.* Les blessures y sont fréquemment compliquées du tétanos. Lorsque le terrain est marécageux, les effluves qui s'en élèvent, occasionent la fièvre jaune, ce fléau des établissemens européens dans les deux Indes. Ces diverses circonstances nécessitent quelques modifications dans les règles d'hygiène établies pour les autres contrées.

§. 1. D'abord, le cioix des soldats destinés à servir dans les régions équatoriales, mérite une attention particulière. Tous les hommes ne sont pas également exposés aux maladies que je viens d'indiquer. Ces maladies atteignent plus rarement les individus robustes, actifs et sobres, ceux qui sont nés ou qui ont vécu longtemps dans des pays cauds. Les indigènes en sont presque toujours exempts. Si les garnisons des colonies n'étaient pas frappées d'une plus grande mortalité que les autres, il conviendrait de les recruter dans nos provinces méridionales. Mais, puisque la justice réprouve ce cioix exclusif, on doit favoriser particulièrement, pour ce genre de service, les enrôlemens volontaires, et ce n'est qu'avec ces sortes de recrues qu'il conviendrait de former des régimens coloniaux. Quand on destine un régiment de la ligne à occuper une colonie, on devrait l'envoyer passer une année dans une des possessions européennes les plus méridionales, afin de l'accoutumer peu à peu à l'influence d'un climat caud. Les soldats qui, après avoir p   par ce premier degré d'acclimatement, arrivent à leur destination définitive, doivent être envoyés immédiatement dans l'intérieur des terres, sur des points secs et élevés. On ne devrait les amener dans des places maritimes qu'après un séjour plus ou moins prolongé dans les parties les plus salubres de la colonie. Si ces mesures de précautions étaient mises en pratique, elles sauveraient indubitablement la vie à un grand nombre de soldats, qui meurent victimes de la routine ordinaire.

§. ii. Lorsque les troupes sont arrivées sur les plages brûlantes de la zone torride, le premier soin de l'autorité doit être de les préserver de l'impression de la chaleur. Mais on ne peut guère employer pour cela que des instructions et des conseils. Si l'on consigne les soldats dans les quartiers, ils sont bientôt atteints de la nostalgie, affection beaucoup plus meurtrière que le soleil ardent dont on voulait les garantir. Cette chaleur si incommode exige aussi des attentions particulières dans l'ordre du service.

On doit faire monter la garde au point du jour, ou au coucher du soleil. L'heure du soir, adoptée par les Espagnols dans leurs colonies, paraît préférable. Les sentinelles doivent être relevées toutes les heures.

§. iii. Les exercices et les manœuvres ne doivent pas durer plus d'une heure et demie, et il est nécessaire de les interrompre par deux repos. Lorsque dans les fêtes ou les solennités publiques, on tient la troupe sous les armes, plusieurs heures de suite, il arrive quelquefois que des hommes tombent dans les rangs. Le commandant de la compagnie doit les faire conduire aussitôt à l'hôpital, car la fièvre jaune commence souvent ainsi, et cette redoutable maladie peut, du jour au lendemain, faire des progrès extrêmement rapides.

§. iv. Les marches doivent être aussi plus courtes qu'en Europe. Il faut les commencer deux heures avant le lever du soleil. Dès que cet astre est sur l'horizon, il convient de faire, toutes les demi-heures, une halte de cinq minutes. On doit recommander alors aux soldats qui vont boire, de se laver d'abord les mains et le visage, et de mettre dans l'eau un peu de rhum, de talia ou d'eau-de-vie.

§. v. Dans les marches, comme dans tous les autres exercices, les soldats ne doivent porter que leurs armes. Les sacs, les ustensiles de cuisine, et tous les objets de campement doivent être portés par des mulets. Toutes les fois que la troupe se rend d'un port à un autre port, il vaut mieux faire le trajet par mer. Ce moyen est, à la vérité, plus dispendieux ; mais les frais sont bien compensés par l'avantage de conserver des hommes, et de ménager des journées d'hôpitaux.

§. vi. Les troupes reçoivent, dans les colonies, le même pain qu'en Europe. Mais, au lieu de viande fraîche, on leur donne du bœuf ou du porc salé, afin de mettre en consommation les approvisionnemens qu'on est obligé de renouveler sans cesse. Les soldats ne mangent cette viande qu'avec la plus

grande répugnance ; ils lui préfèrent toujours des productions
du pays, telles que la pomme de terre, le topinambour, la
patate douce, l'igname, etc. Lorsqu'on n'est point en guerre,
on ne serait pas obligé de former des approvisionnemens de
viande salée, si l'administration voulait faire nourrir des bestiaux dans l'intérieur de la colonie, et il n'en est aucune où
cela ne soit praticable. Si une déclaration de guerre imprévue
mettait dans l'obligation d'approvisionner subitement les magasins, on serait de suite à même de tuer et de saler les bœufs
qu'on avait à sa disposition. On aurait du moins l'avantage de
manger de la viande fraîche, tout le temps que les colonies
jouissent des douceurs de la paix.

Pour entretenir parmi les soldats une activité salutaire, et
pour leur procurer un supplément de nourriture très-agréable,
il serait nécessaire de leur accorder la permission de cultiver
des jardins sur les glacis, ou dans les fossés des places fortes,
ou sur tout autre terrain qui leur serait assigné. Cette culture
serait moins nuisible aux fortifications que la multitude de
plantes sarmenteuses et frutescentes, qui les couvrent généralement.

On doit recommander au soldat d'user très-modérément
des fruits acides, qui leur plaisent par leur saveur délicieuse
et par le prix qu'on y attache en Europe. L'usage de ces fruits
affaiblit promptement les organes digestifs, et favorise les fièvres rémittentes et les inflammations abdominales.

§. VII. Dans nos colonies de la zone torride, l'eau pure est
rarement de bonne qualité ; elle n'étanche point d'ailleurs
suffisament la soif, et elle n'est pas propre à soutenir le ton
d'organes affaiblis. On corrige les mauvaises qualités de cette
eau, et on la rend plus désaltérante et plus tonique, en la mêlant à une certaine quantité de rium, ou de tafia. Ce mélange
est plus économique, et au moins aussi convenable que le vin,
dont l'approvisionnement d'ailleurs est soumis à toutes les
incertitudes du commerce maritime, et à toutes les chances
d'un blocus. Si l'on ne peut avoir à sa disposition que de l'eau
bourbeuse, on doit la filtrer avant de la mêler avec le rium.
Toutes les fois qu'on est dans une position permanente, on
peut établir facilement des filtres de charbon suffisans pour les
besoins d'une garnison.

Le mélange d'eau et de vinaigre, ainsi que toutes les boissons acides, pour lesquelles les soldats ont une grande appétence, sont très-nuisibles, parce qu'elles affaiblissent les organes digestifs, et augmentent les sueurs qui sont déjà trop
abondantes. Ceux qui veulent user de ces boissons, d'ailleurs
fort agréables, doivent les rendre plus toniques, en y ajoutant
du rium ou de l'eau-de-vie.

· Le café est une boisson propre à réveiller l'action de l'esto-mac, et qu'on se procure très-facilement dans les contrées équatoriales. On devrait en distribuer aux soldats, surtout lorsqu'ils font un service très-actif. Mais, si j'approuve l'usage des substances légèrement aromatiques, je suis loin de recommander les condimens âcres, vantés par plusieurs auteurs. La vive excitation, déterminée par ces substances, est nécessairement suivie d'une faiblesse qui, à la longue, doit devenir irrémédiable.

§. viii. Le bain froid est, dans les climats chauds, une jouissance, ou plutôt un besoin de première nécessité. Il modère la sueur, prévient les éruptions cutanées, et diminue la disposition aux inflammations des viscères du bas-ventre. Mais on ne doit pas en abandonner l'usage aux caprices des soldats. La fréquence et l'heure des bains doivent être réglées par les officiers de santé, et les soldats ne doivent se baigner que sous la surveillance d'un certain nombre de sous-officiers.

§. ix. Des administrateurs économes et irréfléchis ont, à une certaine époque, substitué aux vêtemens de drap des soldats, des habits et des culottes de coton. Cette pratique produisit les plus mauvais effets sur des hommes qu'on ne peut pas toujours garantir des pluies, et qui sont obligés de faire un service de nuit. On a observé, en général, que les Européens qui conservent leurs vêtemens de drap, résistent beaucoup plus à l'influence du climat que ceux qui s'habillent en toile de coton.

§. x. Le casernement n'offre rien de particulier, sous la zone torride, excepté que les lits seraient remplacés avantageusement par des cadres, sur lesquels les hommes coucheraient seuls, ce qui les préserverait de plusieurs maladies contagieuses.

§. xi. Pour vaincre l'inertie à laquelle tous les hommes s'abandonnent dans ces climats, les jeux militaires y sont plus nécessaires qu'en Europe. Ils ont encore l'avantage d'occuper les soldats, et de modérer le penchant qu'ils ont à se livrer avec excès aux femmes de couleur. Cet objet exige des mesures de police, qui tiennent un juste milieu entre une sévérité trop rigide et une coupable indulgence.

§. xii. Lorsque les troupes font campagne, il est indispensable qu'elles soient munies de tentes, pour se mettre à l'abri des rosées, extrêmement abondantes dans ces climats. Ces rosées, et l'abaissement considérable de la température, pendant la nuit, impriment une sensation de froid très-pénible, et font naître ces dysenteries opiniâtres qui règnent sur tous les points de la zone torride. On a vu des régimens envoyer à l'hôpital la moitié de leurs hommes, atteints de la dysenterie, pour avoir bivaqué une seule nuit. On pense généralement que l'ophthalmie, si fréquente en Egypte, provient aussi du refroidissement que la rosée occasione aux individus qui passent la nuit sans abri.

§. xɪɪɪ. Les pluies, qui tombent par torrens dans la saison de l'hibernage, sont des causes très-actives de maladies, contre lesquelles il est bien difficile de se prémunir, lorsqu'on fait la guerre. Les Anglais, stationnés dans les Antilles, ont adopté les parapluies, et ils s'en trouvent fort bien. Mais un préjugé, plus fort que toutes les raisons de santé, empêchera probablement toujours les Français d'imiter cet exemple.

§. xɪv. Les inconvéniens que je viens de signaler appartiennent, à peu près, à tous les climats chauds. Mais ceux qui sont en même temps humides ont une influence bien plus meurtrière. Outre que les maladies communes aux pays chauds y sont plus fréquentes et plus intenses, ils ont encore la propriété funeste de faire naître la fièvre jaune, ce fléau des établissemens européens dans les deux Indes. Je renvoie le lecteur, pour la propɪylactique de cette cruelle maladie, à l'article *Fièvre jaune*, inséré dans le tome xv de ce Dictionaïre.

CHAPITRE XLI. *Invalidité.*

Les militaires deviennent invalides par ancienneté de service, par des infirmités ou par des blessures. J'ai déjà établi plus ɪaut que l'âge de quarante ans constitue, pour les sous-officiers et soldats, un état d'invalidité relative qui ne leur permet plus de faire campagne, mais qui leur laisse la faculté de faire un service de garnison. Ceux qui ne veulent point être réformés, et qui préfèrent passer leur vie sous les drapeaux, doivent être formés en compagnies de vétérans. Ce sont des soldats très-utiles dans l'intérieur, soit pour garder les places en temps de paix, soit pour les défendre, conjointement avec la troupe de ligne, en temps de guerre.

On doit également admettre aux vétérans les militaires que des blessures ou des infirmités mettent ɪors d'état de faire campagne, mais qui peuvent manier leur arme, et monter la garde, si toutefois ils en témoignent le désir. Dans le cas contraire, ils doivent être réformés.

L'incapacité de servir dans l'armée active devrait être fixée à cinquante ans pour les officiers subalternes, à cinquante-cinq ans pour les officiers supérieurs, et à soixante ans pour les officiers-généraux. Au delà de ce terme, un ɪomme n'a plus la vigueur nécessaire pour faire la guerre. Si l'on cite quelques vieillards qui ont supporté les fatigues d'une campagne, ce sont des exceptions : or, la loi ne doit établir que des dispositions générales, d'après les facultés de l'universalité des ɪommes dont elle détermine les fonctions.

Tous les militaires que des blessures graves, ou des infirmités contractées à la guerre, rendent incapables de servir et de pourvoir à leur subsistance, ont droit à une pension de retraite, ou bien on doit les admettre à l'hôtel des Invalides. Les vétérans acquièrent le même droit, sans même avoir reçu de blessures, lorsqu'ils ont au moins soixante ans d'âge et trente ans de service.

CHAPITRE XLII. *Asile pour les invalides.*

Avant que le meilleur et le plus vaillant de nos rois montât sur le trône, les militaires que l'âge, les fatigues de la guerre, ou de glorieuses blessures, mettaient hors d'état de servir, étaient placés dans des abbayes royales, sous le titre de *religieux lais* ou *oblats.* Officiers et soldats étaient astreints aux plus vils travaux, et ils partageaient d'ailleurs cet asile avec des valets ou cliens des abbés. Plusieurs fois leurs plaintes furent portées au pied du trône. Elles ne pouvaient manquer de toucher le cœur de Henri IV. En 1597, ce prince généreux ouvrit un asile spécial aux militaires invalides, dans la maison royale de la *Charité chrétienne*, et il affecta à leur subsistance et à leur entretien les revenus de cette maison. En 1600, il augmenta la dotation de cet hospice militaire. Mais, aussitôt que le poignard du fanatisme eut enlevé aux soldats leur digne chef, et à tous les Français leur père, l'hospice militaire fut détruit, et les invalides qu'il renfermait furent dispersés.

En 1633, Louis XIII, ou plutôt Richelieu, rétablit la maison royale de la Charité chrétienne. Mais, afin que l'on ne confondît pas avec les hospices de charité un établissement purement militaire, il donna à celui-ci la forme d'une chevalerie, et le nom de *Commanderie de Saint-Louis.* A la mort du cardinal-ministre, les invalides furent de nouveau renvoyés chez eux, avec de légères pensions qu'on appelait *Morte-payes.*

Enfin, en 1654, Louis XIV ordonna, par un édit, l'établissement d'un hôtel royal des Invalides, pour y recevoir, nourrir et entretenir tous les officiers et soldats vieux ou estropiés. C'est à cet édit que nous devons l'un des plus beaux monumens du règne de Louis XIV.

A la fin du dix-huitième siècle, lorsque le besoin d'institutions nouvelles faisait fermenter tous les esprits, des écrivains, plus recommandables par leur zèle que par leurs connaissances en administration militaire, proposèrent de supprimer l'hôtel des Invalides. Cette proposition eut heureusement le même sort que celle qui fut aussi faite alors, de fermer les hôpitaux et les hospices, dans l'intérêt des malades indigens. On a reproché à l'hôtel des Invalides les frais indispensables d'entretien des bâtimens et d'administration, et peut-être quelques frais de luxe, et l'on a dit qu'avec la même somme on nourrirait un plus grand nombre d'invalides dans leurs familles, où ils pourraient encore être utiles à la société. On a blâmé aussi l'établissement de cet hôtel dans la capitale, ce qui en rend l'entretien beaucoup plus coûteux. Le dernier reproche me parait le seul qui soit réellement fondé. Il eût mieux valu établir un asile pour les invalides dans une province centrale de la France. Le bas prix des denrées aurait offert au trésor de grandes économies ; et, d'une autre part, la circulation journalière d'une masse de numéraire, aurait été d'un immense avantage pour un pays pauvre.

Mais si l'on supprimait l'hôtel des Invalides, où placerait-on tous ces vieux militaires dont les familles sont éteintes ? Et ces soldats privés de plusieurs membres, ou aveugles, ou atteints d'infirmités qui requièrent l'assistance de plusieurs servans, où trouveraient-ils les soins que leur état exige ?

Dans l'état actuel des choses, non-seulement l'hôtel des Invalides doit être religieusement conservé, mais encore il n'est pas suffisant pour une armée comme la nôtre, après les guerres sanglantes que nous avons eues à soutenir. Or, comme on ne peut agrandir le local, il faut diminuer le nombre des postulans. Pour y parvenir, sans porter atteinte aux droits des nobles victimes de la guerre, on pourrait proposer à tous les militaires qui réunissent les conditions d'âge ou d'infirmités, d'opter entre leur admission à l'hôtel et une pension d'invalide, équivalente aux quatre cinquièmes ou aux trois quarts du prix que doit coûter leur entretien annuel. Par exemple, si la dépense moyenne, pour les soldats, est de six cents francs, ils auraient la faculté de recevoir, dans un domicile de leur choix, une pension de cinq cents ou de quatre cent cinquante francs. Je suis persuadé qu'un grand nombre préféreraient la pension, ce qui diminuerait les charges du trésor, et laisserait plus de places disponibles pour les hommes mutilés qui en ont un indispensable besoin.

CHAPITRE XLIII. *Peut-on espérer qu'un jour les hommes n'auront plus besoin d'étudier l'hygiène militaire ?*

Le dix-neuvième siècle, si fécond en discussions politiques du plus haut intérêt, voit agiter de nouveau la question de la possibilité d'une paix perpétuelle. Des écrivains respectables, en France et en Allemagne, l'ont résolue par l'affirmative. Je partage bien sincèrement leurs vœux : mais je ne puis partager leurs espérances.

Tant que les peuples seront gouvernés par des hommes, et que ces hommes auront des passions, la guerre sera un mal inévitable. Cependant nous ne devons pas préjuger sur la fréquence des guerres à venir par la fréquence des guerres passées. La différence des institutions amènera nécessairement des résultats différens. Les nations européennes commencent une ère nouvelle, qui doit avoir la plus heureuse influence sur leurs destinées. La plupart jouissent ou vont jouir des avantages du gouvernement représentatif; l'éducation et l'industrie répandent leurs bienfaits sur toutes les classes de la société. Les hommes plus éclairés et plus heureux craindront de voir la guerre tarir les sources de tant de prospérités; on sentira généralement qu'on trouve plus de profit à bien cultiver ses champs qu'à ravager ceux de ses voisins; l'esprit chevaleresque se tempérera et sera remplacé par une tendance universelle vers l'accroissement de l'industrie. Les princes belliqueux auront plus de difficultés à entreprendre des conquêtes; le patriotisme des citoyens fournira, au contraire, des ressources immenses pour repousser avec vigueur une injuste agression. Les guerres seront alors nécessairement beaucoup plus rares qu'elles ne l'ont été jusqu'à l'époque mémorable de la fondation du régime constitutionnel. Voilà sans doute tout ce qu'il nous est permis d'espérer. Ainsi l'hygiène militaire conservera toujours son rang parmi les sciences pratiques.

CONCLUSION. J'ai consulté très-peu de livres pour composer cet article, bien que je connaisse l'existence d'un assez grand nombre. Les seuls ouvrages que j'aie quelquefois mis à contribution sont l'Hygiène militaire de M. Biron, insérée dans le Journal de médecine militaire; l'Hygiène militaire de Beiul; l'Hygiène des Antilles de M. Moreau de Jonnès; le Traité des alimens d'Omodei; et la partie militaire de l'Encyclopédie. J'ai puisé la plupart des matériaux de cet ouvrage dans mes souvenirs. C'est pendant vingt-trois années de service dans la première armée de l'Europe que j'ai étudié la science de la guerre; c'est à cette illustre armée que je fais hommage du fruit de mes veilles. Puisse mon travail être de quelque utilité aux anciens guerriers dont j'ai longtemps partagé les fatigues, et aux jeunes soldats qu'une noble émulation conduit sur leurs traces! Puissé-je consacrer ma vie toute entière à ces hommes généreux, l'honneur et l'espérance de notre patrie!

GALENI, *Epistola de mutandá victús ratione iis qui castra sequuntur,* in-4°. Colonue, 1544.

SNEBERGER (Antonius), *De boná militum valetudine conservandá, liber ex veteribus rerum bellicarum excellentissimorum medicorum libris erutus, et secundum sex rerum, ut medici vocant, non naturalium, conscriptus;* in-8°. Cracoviæ, 1564.

MINDERER (Raymund), *Medicina militaris; das ist gemeines Handstuecklein zur Kriegsarznei gehoerig; mit wohl gegruendeten Experimenten gezieret, und gemeinen Soldaten, Rittern und Knechten zum Nutzen am Tag gegeben,* c'est-à-dire : Médecine militaire, ou Manuel commun appartenant à la médecine militaire, orné d'expériences bien fondées; mis au jour pour l'avantage des simples soldats, des chevaliers et des valets; in-8°. Augsbourg, 1620; deuxième édition in-12: Augsbourg, 1633

RHUMEL (janus conrad), *Auserlesene experimentirte Kriegsarzney, mit welcher jeder Soldat versehen seyn soll;* c'est-à-dire : Médecine militaire choisie et éprouvée, dont chaque soldat devrait être pourvu; in-12. Nuremberg, 1632.

ROMANUS (Franciscus), *Liber de militaris medicinæ conditione;* in-4°. *Neapoli,* 1664.

SCHMIDT (Joseph), *Kriegsarzneykunde;* c'est-à-dire : Médecine militaire; in-12. Francfort, 1664.

WILLIUS (Joann. valentinus), *Tractatus medicus de morbis castrensibus internis;* in-8°. *Havniæ,* 1676.

REMYFORT (J.), Le Médecin d'armée, ou les entretiens de Polémiatre et de Leoceste sur les maladies des soldats; in-12. Paris, 1686.

BEHRENS (Conr. Barthold), *Gutachten, wie ein Soldat im Felde vor Krankheit sich hütten konne;* c'est-à-dire : Pensées sur les moyens par lesquels un soldat peut préserver sa santé, en campagne; in-8°. Hildesheim, 1689.

VAN RUSTINGH (salomon), *Nieuwe Veldmedicyne en Chirurgie;* c'est-à-dire : Nouvelle médecine et chirurgie militaire; in-8°. Amsterdam, 1693. .

LECANIUS (Jos. pol.), *Advice to a Gentleman in the Army of his Majesty's forces in Spain and Portugal,* c'est-à-dire : Avis à un officier de l'armée de sa majesté, en Espagne et en Portugal; in-8°. Londres, 1708.

MURALTO (Johann.), *Kriegs-und Soldaten-Diaet;* c'est-à-dire : Régime des gens de guerre; in-8°. Zurich, 1712.

EWALDT, *Dissertatio de conservandá militum sanitate;* in-4°. *Regiomonti,* 1719.

DIEKEL (Mart.), *Antidotarium militare;* in-12. *Erfordiæ,* 1727.

ALBERTI (Mich.), *Dissertatio de militum valetudine tuendá;* in-4°. *Halæ;* 1727.

— *Dissertatio de præservatione morborum militarium;* in-4°. *Halæ,* 1744.

STORCH (Carolus Lodovicus), *Tractatus philosophico-medicus de militum valetudine tuendá. Editio altera,* in-8°., 30 p. Berolini, 1731.

HILSCHER, *Diss. de principum militiam sequentium tuendá valetudine;* in-4°. *Ienæ,* 1734.

HOFFMANN (Fridericus), *De militum valetudine tuendá in castris;* in-4°. *Halæ,* 1735.

MOLITOR (Francisc. Jos.), *Diss. de febre continuá malignâ, et intermittente tertianâ, utraque ad Rhenum, anno 1734 et 1735, epidemicá et castrensi. Heidelb.,* 1736. Voyez Haller , *Collect. diss.,* pr. V, n. 165.

PORTIUS (Lucas Antonius), *De militis in castris sanitate tuendá;* in-8°. *Lugd. Bat.,* 1741.

DELIUS, *Dissertatio. Nonnulla ad diætam castrensem;* in-4°. *Erlangæ,* 1757.

POISSONNIER, Mémoire pour servir d'instruction sur les moyens de conserver la santé des troupes pendant les quartiers d'hiver; in-8°. Halberstadt, 1757.

BUECHNER (Andr. Elias), *respond.* Math. KNECHT; *Diss. de habendá climatis ratione in considerandá militum valetudine;* in-4°. *Halæ,* 1758.

KRUGER (J. Gottlob), *Unterricht, wie eine Soldat ohne arzneyen seine gesundheit erhalten und sich curiren konne;* c'est-à-dire : Instruction sur la manière dont un soldat peut préserver sa santé sans médicamens; in-8°. Halle, 1758.

GAMET, *An medicinæ castrensi plurimæ cautiones , pauciora remedia;* in-4°. *Parisiis,* 1762.

ROEDERER (Joann. Georgius), *Diss. de causis frequentiæ morborum et mortium inter cives in sedibus bellorum;* in-4°. *Gottingæ,* 1762.

SICWART, *Dissertatio de aere et alimentis militum, præcipuis hygieines militaris momentis;* in-4°. *Tubingæ,* 1762.

BOEHMER (Georg. Rudolph.), respond. SINZ, *Dissertatio inauguralis de bello morborum causâ*; in-8°. *Vittenbergæ*, 1763.

MONRO (Donald), *An account of the diseases which where most frequent in the British military hospitals in Germany, from january 1761 to march 1763. To which is added an essay on the means of preserving the health of soldiers, and conducting military hospitals*; c'est-à-dire : Histoire des maladies qui furent les plus fréquentes dans les hôpitaux militaires anglais, en Allemagne, depuis janvier 1761 jusqu'en mars 1763 ; suivie d'un essai sur les moyens de préserver la santé des soldats, et de conduire les hôpitaux militaires ; in-8°. Londres, 1764.

— *Observations on the means of preserving the health of soldiers and of conducting military hospitals*; c'est-à-dire : Observations sur les moyens de préserver la santé des soldats et de conduire les hôpitaux militaires ; in-8°. Edinbourg, 1780.

Cette dernière partie, qui contient l'hygiène militaire, est une nouvelle édition de la fin de l'ouvrage précédent.

BUCHNER (Andr Elias), *Diss. de militum valetudine ab aëris injuriis defendendâ*; in-4°. *Halæ*, 1766.

COLOMBIER (Jean), Préceptes sur la santé des gens de guerre, ou Hygiène militaire; in-8°. Paris, 1775.

ROWLEY (William), *Medical advice for the use of the army and navy in the American expedition*; c'est-à-dire : Instruction médicale, à l'usage de l'armée et de la marine, dans l'expédition d'Amérique; in-8°. Londres, 1776.

MARSHALL, *Diss. de tuendâ salute militum*; in-8°. *Edinburgi*, 1782.

HUNTER (John), *Observations on the diseases of the army in Jamaica and on the best means of preserving the health of Europeans in that climate*; c'est-à-dire : Observations sur les maladies des soldats à la Jamaïque, et sur les moyens de préserver la santé des Européens dans cette contrée; deuxième édition; in-8°. Londres, 1788.

BELL (John), *An inquiry into the causes which produce, and the means of preventing diseases among British officers, soldiers, and others, in the West-Indies*; c'est-à-dire : Recherches sur les causes qui produisent les maladies, parmi les officiers et les soldats anglais, dans les Indes-Occidentales; in-8°. Londres, 1791.

WADE (J. P.), *A paper on the prevention and treatment of the disorders of seamen and soldiers in Bengal*; c'est-à-dire : Mémoire sur les moyens de prévenir et de traiter les maladies des marins et des soldats dans le Bengale ; in-8°. Londres, 1793.

LECOINTRE (Jovidan), La santé de Mars; in-12. Paris, 1794.

SINNOT (N.), *Observations tending to shew the mismanagement of the medical department in the army*; c'est-à-dire : Observations tendantes à faire connaître la mauvaise administration du département médical dans l'armée; in-8°. Londres, 1795.

DAS NEVES (A. A.), *Compilaçao de reflexoes a cerca das causas prevençoes, e remedios das doenças dos exercitos*; c'est-à-dire : Compilation de réflexions sur les causes des maladies des armées, et sur les moyens de les prévenir et de les guérir; in-12. Lisbonne, 1797.

BLAIR(William), *The soldiers friend; or the means of preserving the health of military men who may be called into the service of their country, in the present crisis*; c'est-à-dire : L'ami du soldat, ou moyens de préserver la santé des militaires appelés au service dans la crise présente, in-8°. Londres, 1798.

MACLEAN (Hector), *An inquiry into the nature and causes of the great mortality among the troops at St.-Domingo; with practical remarks on the fever of that Island; and directions for the conduct of Europeans on their first arrival in warm climates*; c'est-à-dire : Recherches sur la nature et les causes de la grande mortalité qui a régné parmi les troupes à Saint-Domingue ; avec des remarques pratiques sur la fièvre propre à cette contrée; suivies d'instructions adressées aux Européens sur la conduite qu'ils ont à tenir à leur arrivée dans les pays chauds; in-8°. Londres, 1798.

MARTIN (jean-jacques), Manuel de l'officier de santé; in-8°. Paris, Strasbourg, 1801.

Le premier volume de cet ouvrage est une hygiène militaire.

DESGENETTES (rené), Histoire médicale de l'armée d'Orient; in-8°. Paris, 1802.

JACKSON (robert), *Remarks on the constitution of the medical department of the British army; with a detail of hospital management*; c'est-à-dire: Remarques sur la constitution du département médical de l'armée anglaise, avec un exposé du service des hôpitaux; in-8°. Londres, 1803.

LA CHESE (G.), Essai sur l'hygiène militaire; in-4°. Paris, 1803.

MACGREGOR (james), *Medical sketches of the expedition to Ægypt from India*; c'est-à-dire : Esquisse médicale de l'expédition de l'Inde pour l'Egypte; in-8°. Londres, 1804.

REVOLAT (C. B.). Nouvelle hygiène militaire, ou préceptes sur la santé de l'homme de guerre considéré dans toutes ses positions, comme les garnisons, les cantonnemens, les campemens, les bivouacs, les ambulances, les hôpitaux, les embarquemens; in-8°. Lyon, 1804.

COSTE et PERCY, De la santé des troupes à la grande armée; in-8°. Strasbourg, 1807.

CANTARUTTI (P.), *Saggio filosofico - medico sopra i mezzi di conservare la salute dei soldati*; c'est-à dire : Essai philosophico-médical sur les moyens de conserver la santé des soldats; in-8°. Udine, 1807.

OMODEI, *Sistema di polizia medico-militare*; c'est-à-dire, Système de police médico-militaire; in-8°. Milan, 1807.

CUTBUSH (edward), *Observations on the means of preserving the health of soldiers and sailors*; c'est-à-dire : Observations sur les moyens de préserver la santé des soldats et des marins; in-8°. Philadelphie, 1808.

PERGOT (guillaume), De l'hygiène militaire; Dissertation inaugurale; in-4°. Paris, 1808.

SOUVILLE (pierre), Examen des infirmités ou maladies qui peuvent exempter du service militaire, et nécessiter la réforme (Dissertation inaugurale); in-4°. Paris, 1810.

KERCKHOFFS, Hygiène militaire, ou Avis sur les moyens de conserver la santé des troupes, ouvrage pour le service de terre; in-8°. Maestricht, 1815.

(VAIDY)

HYGIÈNE NAVALE, *Voyez* HYDROGRAPHIE MÉDICALE.

HYGIÈNE PUBLIQUE, *Voyez* HYGIÈNE, POLICE MÉDICALE.

HYGROBLEPHARIQUE , adj. , *hygroblepharicus* ; de νγρος, humide, et de βληφαρον, paupière. Ce nom, parfaitement synonyme de celui d'*hygrophtalmique*, employé par Olaus Borrich, est usité, dans plusieurs anciens traités d'anatomie, pour désigner les conduits excréteurs de la glande lacrymale, dont l'existence n'est plus un problême aujourd'hui, après avoir été si longtemps contestée, même par d'habiles scrutateurs de la structure du corps humain. *Voyez* LACRYMAL.

(JOURDAN)

HYGROMÈTRE ou HYGROSCOPE , s. m. , *hygrometrum*, de ὑγρός, humide, et de μέτρον, mesure. Instrument ou appareil destiné à mesurer l'humidité et la sécheresse de l'air. Il est plusieurs espèces d'hygromètres qui sont presque tous fondés sur les variations de volume que les substances organiques éprouvent par l'introduction ou le dégagement de vapeurs. Les cordes à boyau qu'on emploie dans les instrumens de musique, et qui changent de tension et de ton, suivant l'humidité de l'air, sont très-propres à former des hygroscopes ; aussi s'en sert-on pour construire ces petites figures, qui indiquent par leurs mouvemens la sécheresse et la pluie.

Les cheveux sont une des substances où les propriétés hygrométriques sont le plus marquées ; pour cela, il faut avoir soin de les lessiver dans une faible dissolution de potasse, afin de leur enlever la graisse dont ils sont enduits dans l'état naturel. Après cette préparation, le cheveu se raccourcit par la sécheresse et s'alonge par une température humide. C'est à l'aide du cheveu ainsi préparé, que Desaussure construisit l'hygromètre qui porte son nom. Cet hygromètre qui offre une grande précision dans ses résultats, est composé de la manière suivante : l'extrémité supérieure du cheveu, est fixée par une pince qui la retient ; le bout inférieur est attaché de la même manière, à la circonférence d'une poulie très-mobile qui est tirée de bas en haut par le cheveu, et de haut en bas par un petit poids ; quand le cheveu se raccourcit, il fait tourner la poulie dans un sens ; s'il l'alonge, le petit poids la fait tourner dans le sens opposé. La poulie à son tour fait marcher une longue aiguille qui, sur un arc de cercle gradué, indique le raccourcissement ou l'alongement que le cheveu subit par suite des variations d'humidité de l'air qui l'environne. Au moyen de cet instrument, dont on a bien constaté la marche, M. Gay-Lussac est parvenu, non-seulement à fixer l'état hygrométrique d'une manière reconnaissable, mais encore à mesurer la quantité absolue d'eau contenue dans l'air.

En chimie et en physique, les hygroscopes sont très-utiles pour connaître exactement la quantité d'eau qui se trouve actuellement vaporisée dans l'air atmosphérique ou dans un gaz. Ils ne sont pas moins nécessaires dans la pratique médicale pour apprécier le degré d'humidité ou de sécheresse de l'air qui circule dans la chambre d'un malade. Cet examen est peut-être trop négligé par les gens de l'art.

Dans les affections aiguës de la poitrine, rien n'est plus nuisible qu'une température sèche, qui tend à accroître l'éréthisme local et général ; au contraire, un air humide et chaud adoucit, calme, résout l'irritation fixée sur la membrane muqueuse du larynx, de la trachée et des bronches, et remplace jusques à un certain point ces fumigations d'herbes émollientes que quelques médecins font aspirer avec avantage dans les maladies de poitrine. Ce moyen qui agit directement sur le siége du mal, n'est-il pas plus puissant que les tisanes béchiques qui sont élaborées, altérées, avant d'arriver aux poumons ?

Cette remarque est également applicable à la plupart des

23.   7

maladies inflammatoires. On parvient à rendre l'air d'une chambre humide et chaud, en laissant vaporiser de l'eau très-chaude. L'hygromètre sert à mesurer le degré d'humidité dont on veut charger l'air. Une température sèche est convenable aux personnes atteintes d'écrouelles, de leucophlegmatie, et dans toutes les maladies où il faut redonner du ton aux fibres affaiblies.

Ces réflexions suffisent, je crois, pour prouver combien il est utile de faire attention à l'état hygrométrique de l'air environnant les malades, et combien cet état peut produire, prolonger ou rendre plus rebelles certaines maladies. Aussi tous les bons observateurs, dans les constitutions médicales qu'ils ont tracées, ont-ils noté soigneusement le degré d'humidité ou de sécheresse de l'air atmosphérique. (M. P.)

HYGROSCOPE. *Voyez* HYGROMÈTRE.

HYMEN (anatomie), s. m. Ce mot qui signifie *membrane*, a été employé spécialement par les anatomistes, pour désigner la membrane, ou plutôt le repli membraneux qui forme, dans les vierges, une cloison incomplette entre la vulve et le vagin, et rétrécit l'entrée de ce dernier canal.

Pendant longtemps il y a eu des disputes assez ridicules sur l'existence de cette membrane; on avait peu d'occasions de la voir, à une époque où l'anatomie ne s'exerçait que sur les cadavres des criminels, et l'on s'appuya ensuite sur des observations incomplettes, pour soutenir des systèmes hasardés.

Depuis que l'existence de l'hymen a été reconnue constante dans les filles dont l'état n'a point été altéré, on s'est livré à d'autres systèmes. Quelques anatomistes, et entre autres Haller, ont prétendu que c'est un organe accordé uniquement à l'espèce humaine, et dans des vues morales de la part de la Providence.

Cette opinion n'est pas moins erronée que celle de la non-existence de l'hymen. Un grand nombre d'animaux ont offert des rétrécissemens ou des replis analogues à l'hymen, en sorte qu'on doit le regarder comme entrant naturellement dans la composition des organes de la génération des mammifères femelles.

Si l'on devait croire que la nature a voulu établir dans ces parties un caractère propre à l'espèce humaine, ce serait plutôt dans les nymphes qu'il faudrait le chercher, car il est bien plus rare d'en trouver quelques vestiges dans les animaux.

Quoi qu'il en soit, l'hymen, dans les jeunes filles où aucun accident ne l'a détruit, forme au fond de la vulve, derrière les nymphes, une cloison transversale, mince, consistant en un repli de la membrane muqueuse, et représentant une portion considérable de circonférence fort rétrécie, ou même interrompne par le haut, et entourant un orifice étroit qui donne dans le vagin ; mais cet orifice ne se montre que lorsqu'on écarte les lèvres de la vulve. Dans l'état ordinaire, ses bords sont rapprochés et ferment le vagin.

La substance de l'hymen est pulpeuse et rougeâtre ; des vaisseaux s'y distribuent, et répandent du sang lors de sa rupture, qui cause d'ordinaire une douleur assez vive.

Lorsque les approches de l'homme, ou telle autre cause capable d'exercer les mêmes effets mécaniques, ont déchiré cette membrane, ses lambeaux, raccourcis et épaissis, forment des caroncules auxquelles on a donné le nom de myrtiformes; communément on en compte quatre; mais leur nombre et leur position varient; et il n'est pas rare de trouver dans cette région des tubercules ou des verrues, indépendantes de la déchirure de l'hymen, qui même accompagnent un hymen intact. La présence de l'hymen ne prouve ni la pureté, ni même absolument la virginité de la personne qui le possède ; pas plus que son absence ne prouve absolument du désordre dans la conduite ; on cite des femmes qui l'ont conservé même après leurs couches, et des jeunes filles qui n'en ont jamais eu : et en effet on conçoit qu'une membrane aussi frêle peut, en certains cas, s'étendre, céder à de fortes pressions, et reprendre ensuite son premier état ; et en d'autres cas, se déchirer par de légers mouvemens, ou s'effacer et se confondre avec les plis moins apparens qui existent au dessus et au dessous. Il n'en est pas moins vrai que dans la règle les vierges ont un hymen, et le conservent ; et qu'on l'a trouvé dans des filles de tout âge.

Il n'est pas très-rare que l'hymen ne soit pas ouvert et qu'il ferme entièrement le vagin. Les filles ainsi conformées, ne s'en aperçoivent quelquefois qu'à l'époque où leur écoulement périodique commence à se manifester, et alors des accidens graves ne tardent pas d'avertir qu'une opération est nécessaire.

Elle est facile et sans danger, quand la cloison est simplement membraneuse ; mais on a des exemples où elle était charnue, et assez épaisse pour que l'on n'ait osé y porter l'instrument. Il y a aussi des exemples d'hymens qui, sans être fermés, étaient trop solides pour céder au moyen ordinaire de rupture, et où le chirurgien dut ouvrir la voie au mari. C'est à M. le docteur Duvernoy que l'on doit la découverte de l'hymen dans les animaux. Il l'a vu dans plusieurs sujets, formant deux replis semi-lunaires et latéraux ; dans les jumens et les ânesses qui n'ont pas été couvertes, il consiste en une membrane semi-lunaire. Dans l'ourse brune, l'orifice du vagin était réduit à une simple fente transversale, par un repli épais de la membrane interne, formant en dessus une sorte de lèvre.

Dans beaucoup de carnassiers et de ruminans, le vagin est bien séparé de la vulve par un repli circulaire saillant ; et ces différentes conformations s'effacent toutes plus ou moins par suite des approches du mâle ou du part. Il est donc certain que l'hymen doit avoir un autre objet que de servir de témoin de la pureté virginale. Il est possible que son utilité consiste à préserver des parties délicates du contact de l'air dans les jeunes animaux, afin d'en maintenir la sensibilité pour l'époque où elle doit éveiller le désir.   (CUVIER)

HYO-CHONDRO-GLOSSE, adj. pris subst., *hyo-chondro-glossus*. C'est le nom que Dumas donne au muscle *hyo-glosse*. *Voyez* ce mot.   (JOURDAN)

HYO-ÉPIGLOTTIQUE, adj., *hyo-épiglotticus*. Certains anatomistes ont donné cette épithète à un prétendu ligament ayant pour usage de fixer la base de l'épiglotte à la face postérieure du corps de l'hyoïde, mais qui n'est autre chose qu'un tissu cellulaire dense et serré.   (JOURDAN)

HYO-GLOSSE, adj. pris subst., *hyoglossus ;* muscle étendu de l'os hyoïde à la partie postérieure, inférieure et latérale de la langue, qu'il sert à retirer en arrière, et à aplanir dans toute son étendue, quand il agit de concert avec son congénère. Quand, au contraire, son action est contrebalancée par celle du génio-glosse, et conséquemment la langue fixée, il relève l'hyoïde et le porte un peu en avant. Ses fibres naissent de différens points de l'étendue de l'os hyoïde, ce qui l'a fait partager par divers anatomistes en plusieurs portions distinctes. On a appelé muscle basio-glosse, celles qui s'insèrent à la partie supérieure de la face antérieure de l'os ; muscle grand cérato-glosse celles qui prennent leur attache à la face supérieure de la grande corne, jusqu'à son sommet ; muscle petit cérato-glosse celles qui proviennent de la petite corne ; et enfin muscle chondro-glosse celles qui s'attachent aux ligamens par lesquels cette dernière est maintenue. Ordinairement l'artère linguale passe dans un intervalle existant entre le basio-glosse et le grand cérato-glosse. Toutes ces fibres se confondent avec celles des autres muscles de la langue.   (JOURDAN)

HYO-GLOSSO-BASI PHARYNGIEN, adj. pris substant., *hyo-glosso-basi-pharyngeus*. Dumas appelle ainsi le constricteur moyen du pharynx. *Voyez* CONSTRICTEUR.   (JOURDAN)

HYOÏDE, adj. pris quelquefois subst., *hyoïdes*, ὑοειδὴς des Grecs. On donne fort improprement le nom d'os hyoïde à une sorte de chaîne ou de demi-ceinture composée de cinq pièces bien distinctes dans l'homme. Cet arceau est suspendu, par les deux extrémités, à la partie postérieure et inférieure du crâne, derrière l'articulation de la mâchoire. On l'aperçoit au haut du col et audessus du larynx. Des muscles et des ligamens le retiennent seuls en situation.

La pièce principale, qu'on nomme le corps, est plate et presque carrée. Elle forme un peu plus d'un demi-anneau. Elle occupe l'intervalle qui sépare le larynx de la base de la langue. La disposition en est horizontale, et la convexité tournée en avant ; les muscles qui en partent pour aller à la langue le fixent à cet organe, aussi bien qu'un prolongement de la membrane palatine qui s'attache à son bord supérieur. De sa partie inférieure se détache une sorte de substance ligamenteuse qui va s'insérer au bord supérieur du cartilage thyroïde. Sa face antérieure est convexe et chargée d'aspérités : la postérieure est, au contraire, concave.

Les quatre autres pièces portent le nom de cornes. On les distingue en grandes et en petites.

Les grandes cornes, plus minces et moins courbées que le corps, prolongent latéralement l'arc qu'il décrit en avant : elles s'amincissent et s'arrondissent jusqu'à leur sommet, qui repose sur les cornes supérieures du cartilage thyroïde, avec lequel elles sont unies par un ligament appelé thyro-hyoïdien.

Les petites cornes, de la forme et de la grandeur d'un grain d'orge, sont implantées sur l'articulation des grandes avec le corps, et disposées de manière que leur extrémité supérieure se dirige en arrière. C'est à leur sommet que s'attache le ligament qui suspend l'hyoïde au crâne, et qui se fixe à l'extrémité de l'apophyse styloïde.

L'hyoïde demeure pendant fort longtemps cartilagineux ; mais avec les progrès de l'âge, les différentes pièces qui le composent finissent par se souder complétement ensemble, comme aussi le ligament stylo-hyoïdien se rencontre assez fréquemment ossifié chez les vieillards. Les usages de cet arceau sont de servir de point d'appui à la langue et au larynx. Le sterno-hyoïdien, le mylo-hyoïdien, l'omoplat-hyoïdien, le génio-hyoïdien, l'hyo-glosse, le stylo-hyoïdien et le thyro-hyoïdieu, servent, en l'abaissant ou la relevant, à pousser la langue en avant ou en arrière, et le larynx en haut ou en bas.

On a trouvé plus d'une fois le corps de l'hyoïde rongé par la carie. Valsalva cite aussi le cas d'une grande difficulté de parler produite par la luxation de l'une de ses cornes. La déglutition ne peut manquer d'être gênée, dans les cas d'ossification du ligament stylo-hyoïdien, puisque l'arceau osseux n'exécute plus alors, avec la même facilité, les mouvemens qui le font coopérer d'une manière si puissante à l'ingestion des substances alimentaires. (JOURDAN)

HYO-PHARYNGIEN, adj. pris subst., *hyo-pharyngeus*.

Le muscle hyo-glosse porte ce nom dans les écrits de Wins-low, Santorini, Valsalva et Morgagni. *Voyez* HYO-GLOSSE.

(JOURDAN)

HYO-THYROIDIEN, adj. pris subst., *hyo-thyroideus*. Le muscle qui porte ce nom, parce qu'il s'étend du cartilage thyroïde à l'os hyoïde, est plus généralement connu sous celui de *thyro-hyoidien*. *Voyez* ce mot. (JOURDAN)

HYPEROSTOSE. *Voyez* EXOSTOSE.

HYPERICÉES, *hyperica*, Juss. Les hypericées contiennent un suc gommo-résineux, jaune, visqueux, amer, souvent purgatif et anthelmintique. Ce suc s'obtient des *hypericum bacciferum* et *sessilifolium*.

Il a une telle ressemblance avec la gomme-gutte, qu'il est confondu avec cette substance, et a reçu le nom de gomme-gutte d'Amérique.

Plusieurs hypericées, joignant à la saveur amère la saveur astringente, sont fébrifuges. D'autres renferment un principe résineux contenu dans des glandes pellucides. L'*hypericum hircinum*, cultivé à cause de ses fleurs dans les jardins d'agrément, exhale une forte odeur de bouc. (TOLLARD aîné)

HYPERSARCOSE, *hypersarcosis*; de ὑπέρ, au-delà, et de σαρξ, chair; excroissance de chair dans quelque partie du corps. On donne particulièrement ce nom aux bourgeons charnus, lorsque, dans les plaies avec perte de substance, ils acquièrent un volume considérable, et dépassent beaucoup le niveau des bords de la plaie. Ces tumeurs formées par le développement du tissu cellulaire, ont l'aspect tantôt de cerises, tantôt de champignons. Comme elles empêchent la cicatrisation de la plaie, il faut les détruire par l'incision, l'excision, la cautérisation. *Voyez* FONGUS. (M. P.)

HYPERTROPHIE, s. f., *hypertrophia*. Ce mot dérive du grec ὑπερ, *super*, et τροφή, *nutritio*. D'après son étymologie, on devine qu'il doit servir à désigner l'accroissement excessif et contre nature du corps entier, ou de quelqu'un des organes qui entrent dans sa composition, ou enfin la prédominance d'un système organique en particulier.

Ce terme entraîne donc après lui une idée plus générale que ceux d'*obésité*, de *polysarcie*, de *corpulence*, d'*adéliparie*, etc.

Il ne signifie pas seulement, en effet, augmentation de la masse du tissu adipeux ou des muscles; il indique cette altération dans tous les tissus, dans toutes les parties où elle peut arriver; l'anévrysme actif du cœur peut être considéré comme une hypertrophie des parois de cet organe; l'obésité n'est qu'une hypertrophie du tissu adipeux; beaucoup d'exostoses et d'énostoses sont des hypertrophies des os; on observe aussi des hypertrophies des poils, des mamelles, des glandes, etc.

L'hypertrophie n'est pas seulement non plus un phénomène physiologique; souvent elle est une véritable maladie, tout aussi bien caractérisée et tout aussi redoutable que l'atrophie, son contraire. Il semble que les êtres vivans ne puissent point dépasser sans danger les limites que la nature a fixées à leur développement.

La connaissance des diverses hypertrophies est donc très-importante; ou en prendra une idée exacte en consultant les mots *corpulence*, *exostose*, *géant*, *nutrition*, *obésité*, *polysarcie*, *physconie*, etc.   (HIPPOLYTE CLOQUET)

HYPERZOODYNAMIE, s. f., de ὑπερ, sur, ζωὸς, vivant, et δύναμις force : mot inventé, par N. P. Gilbert, pour désigner l'exaltation des forces vitales qui accompagne les maladies inflammatoires. Ce n'était vraiment pas la peine de grossir notre vocabulaire d'un mot composé de trois radicaux; le mot *hypersthénie* des browniens exprime mieux la chose; il existait le premier, et il a l'avantage d'être plus court. Mais Gilbert a voulu nous donner une classification des maladies; il a cru de bonne foi, comme tous les nosologistes, qu'il suffisait de forger quelques mots dérivés du grec, et de grouper arbitrairement quelques symptômes de maladies, pour fonder une ère nouvelle en médecine, et pour attacher son nom à l'histoire de l'art.   (VAIDY)

HYPNOBATE, s. m., *hypnobates;* du grec ὑπνος, sommeil, et du verbe βαω, je marche; qui marche en dormant. *Voyez* SOMNAMBULE.   (VILLENEUVE)

HYPNOLOGIE, s. f., *hypnologia*, de ὑπνος, sommeil, et de λογος, discours. On donne ce nom à la partie de l'hygiène qui traite du sommeil, et qui apprécie ses effets pour la conservation de la santé. On peut dire, en général, que le sommeil est une conséquence nécessaire de la fatigue qu'amène dans nos organes l'exercice de la veille; que nous ne pouvons pendant longtemps maîtriser ce besoin naturel; qu'il suspend momentanément les fonctions sensoriales; que les enfans dorment d'autant plus longtemps, qu'ils sont moins éloignés de leur naissance; que les vieillards dorment peu, et d'un sommeil facile à troubler; que la durée du sommeil pour les adultes varie du quart au tiers de l'espace nyctémère; que l'époque la plus favorable au sommeil est la nuit; qu'un sommeil trop prolongé nuit autant à l'activité des facultés intellectuelles, que les veilles excessives sont pernicieuses au développement physique du corps. Peut-être serait-il nécessaire d'éclairer et de rendre plus palpables ces vérités en les soumettant à quelques discussions; mais celles-ci seront mieux placées à l'article *sommeil. Voyez* SOMMEIL.   (M. P.)

HYPNOTIQUE, adj. , *υπνοτικος*, somnifère, de *υπνος*, sommeil. Les auteurs de matière médicale ont donné ce nom à toutes les substances qui possèdent ou qu'on suppose posséder la faculté de faire dormir.

D'après cette définition, rien ne devrait être plus facile que de déterminer la classe des médicamens hypnotiques; mais ici, comme dans toutes les classifications des remèdes, fondées sur leurs vertus présumées, on trouve un grand mécompte. La même substance est hypnotique, selon certains auteurs, et stimulante selon d'autres. Il en est qui réunissent ces deux propriétés, en apparence opposées. Classera-t-on celles-ci parmi les hypnotiques ou parmi les excitans? De plus, où est la limite entre les hypnotiques et les anodins, et les sédatifs, et les narcotiques?

Lorsqu'on voit le dissentiment des auteurs sur les classes des médicamens, lorsqu'on observe, surtout au lit des malades, combien l'action des médicamens est encore peu connue, et combien elle est variable, suivant les circonstances d'âge, de sexe, de tempérament, de climat, d'habitude, de maladie, etc.; on est porté à conclure qu'une classification satisfaisante des médicamens est aussi impossible que celle des maladies.

(VAIDY)

HYPOCAUSTE, s. m., *hypocaustum*, fourneau placé dans un lieu souterrain, et qui servait à échauffer les bains chez les Grecs et les Romains. (M. P.)

HYPOCHYMA, s. m., *υποχυμα* des Grecs, *suffusio* des Latins.

L'opacité du crystallin et de ses annexes a été désignée sous les noms de *hypochyma*, par les Grecs; de *glaucosis*, par Hippocrate; de *hypochisis*, par Galien; *de gutta opaca, obscura, caliginosa, aqua* par les Arabes; de *suffusio*, par les Latins, ainsi que par Joinston et Rumphius : de *glaucome*, par Wolhouse et par quelques autres auteurs, et enfin sous celui de *cataracte*, par presque tous les modernes.

Cette maladie se manifeste à travers et derrière la pupille par une tache, le plus souvent de couleur blanche, grise, parfois jaunâtre: quelquefois, rarement à la vérité, l'obstacle à la transmission des rayons lumineux se présente sous une forme noirâtre; tantôt la tache est sans mouvement; tantôt elle est mobile; ce dernier état constitue la cataracte branlante. La vue est presque nulle dans cette maladie. Les personnes qui en sont affectées peuvent apprécier seulement la différence qui existe entre le jour et la nuit; elles aperçoivent aussi l'ombre des corps qu'on agite devant l'œil, à peu près comme celles qui, ayant la vue dans une parfaite intégrité, voient au grand jour la main qui passe devant et très-près de leurs yeux, lorsque les paupières sont closes.

J'engage le lecteur à consulter, dans le quatrième volume de ce Dictionaire, l'article *cataracte*, si savamment traité par mon ancien et excellent ami M. le professeur Delpech

(MURAT)

HYPOCISTE ou CYTINET, *cytinus hypocistis*, L., plante de la gynandrie octandrie, L., et de la famille des aristoloches, Juss. Sa tige est épaisse, rougeâtre ou jaunâtre, un peu charnue, haute de deux à trois pouces, garnie de petites feuilles imbriquées, charnues, ayant la forme d'écailles, et de la même couleur que la tige. Ses fleurs sont petites, presque sessiles, jaunâtres comme le reste de la plante, disposées au sommet de la tige, au nombre de cinq à dix; elles sont dépourvues de corolle, ont un calice monophylle à quatre lobes, huit à seize étamines sessiles, et un ovaire inférieur, surmonté d'un style à stigmate, partagé en huit rayons en forme d'étoile. Ses fruits sont des baies ovoïdes, couronnées par les débris du calice, et partagées en huit loges, qui contiennent chacune plusieurs graines. L'hypociste est parasite sur les racines des cistes ligneux; il croît dans le midi de la France et dans les autres parties méridionales de l'Europe.

L'hypociste qu'on trouve dans les pharmacies, est le suc retiré par expression des baies de la plante dont nous venons de donner la description, et épaissi en consistance d'extrait solide, au soleil ou au feu. Il doit être pur, d'un noir brillant, point brûlé, d'une saveur acide et austère. On l'apporte de Provence, de Languedoc, et des pays du midi. Il est très-astringent, et comme tel recommandé dans les hémorragies, les dysenteries, les diarrhées rebelles, les gonorrhees. Sa dose à l'intérieur est d'un demi-gros à un gros, dans quelques onces d'un véhicule aqueux et sucré. A Paris, et dans le nord de la France, ce médicament est aujourd'hui peu employé; ou en fait plus d'usage dans les parties méridionales.

L'hypociste entre dans plusieurs préparations pharmaceutiques, comme la thériaque, le mithridate, les trochisques de karabé, l'emplâtre royal pour les hernies, etc., dont quelques-unes sont aujourd'hui très-peu ou point du tout usitées dans la pratique ordinaire.   (LO'SELEUR–DESLONGCHAMPS)

HYPOCHONDRE, ou, suivant l'orthograpie vicieuse de quelques écrivains, HYPOCONDRE, s. m., *hypochondrium*, d'υπο, sous, et de χονδρος, cartilage. On donne le nom d'*hypochondres* aux parties latérales de la région épigastrique ou précordiale, parce qu'elles correspondent au contour cartilagineux des côtes qui les borne et les couvre dans presque toute leur étendue.

L'hypochondre droit renferme le grand lobe du foie, la vésicule du fiel, et une partie de l'intestin colon. On trouve dans
le gauche la rate et la grosse tubérosité de l'estomac, avec une
portion de l'épiploon et du pancréas.

La capacité de l'hypochondre gauche est un peu moindre
que celle du droit, parce que la voûte du diaphragme présente moins d'élévation de ce côté. Il en résulte que l'hypochondre droit est plus relevé que le gauche, circonstance qu'on
ne doit point perdre de vue, quand on explore cette partie de
l'abdomen chez une personne en mauvaise santé.

L'examen des hypochondres présente un haut degré d'intérêt au médecin, et le séméiologiste en tire un assez grand
nombre de signes précieux. Il est en général de mauvais augure que ces parties soient tendues, tuméfiées et douloureuses,
qu'elles perdent subitement leur embonpoint, ou que le malade y ressente un sentiment de pulsation, de fremissement
profond. Cependant la tuméfaction est moins suspecte du
côté gauche, parce qu'elle peut dépendre de la nature des alimens ingérés dans l'estomac, ou d'un léger derangement des
fonctions de ce viscère. De même, lorsque la pression n'augmente pas notablement la douleur, et que le gonflement ne
semble point fixe et inamovible, on a lieu de soupçonner que
les accidens, alors peu dangereux, sont dus à des flatuosités ou
à la présence de quelqu'irritation locale dans l'intérieur du
canal intestinal. En toute autre occasion, on doit craindre,
suivant le côté affecté, une lésion des propriétés vitales de
l'estomac, ou du foie et de la vésicule du fiel, une gastrite,
une inflammation du foie ou du réservoir de la bile, des calculs biliaires, un abcès ou des engorgemens hépatiques, après
plus ou moins de danger, suivant la gravité des symptômes,
l'organe qui en est le siége, la nature de la cause qui la détermine, et le degré d'irritation déterminé par cette cause.

La mollesse, la flexibilité et l'indolence des hypochondres
dans les maladies, sont, au contraire, toujours de bon présage; elles annoncent l'intégrité des viscères abdominaux,
dont les moindres lésions influent d'une manière si rapide et si
perturbatrice sur le restant de l'économie, à raison des sympathies sans nombre qui existent entre eux et toutes les parties
du corps.

Quand on veut explorer les hypochondres avec attention,
pour s'assurer, par exemple, de l'etat du foie, il faut que le
malade s'incline légèrement du côté qu'on se propose d'examiner, afin de mettre les parois du bas-ventre dans un état de relâchement qui facilite les recherches.

BUCHNER (André-Élie de), *Dissertatio de inflatione hypocoudriorum fre-*
quentiùs sinistrum quam dextrum infestante; in-8°. *Halæ*, 1758.
                                                        (JOURDAN)

HYPOCONDRIE, s. f., *hypochondria*, de ὑπο, sous, χονδρος, cartilage. Cette expression a sans doute été destinée à indiquer le siége de cette maladie, qui occupe les parties situées
dans les hypocondres. Peut-être devrait-on écrire hypochondrie, parce que le χ des Grecs est représentatif du cι; mais la
plupart des auteurs modernes, et surtout le Dictionaire de
l'Académie, ayant retranché cette dernière lettre, nous défé-
rons à l'usage et à l'autorité.

Synonymie. Hypocondrie des Français; *hypochondria* des Latins; *névrose gastro-intestinale* de quelques modernes; *morbus
flatuosus* de Dioclès et Aétius; *mater scorbuti* de Barbette; *morbus resiccatorius*, *quod in aliquibus corpus exsiccet et mani-
festè emaciet; morbus ructuosus, quod plurimos nimirùm exci-
tet ructus; morbus, niger nomine, vel quod ægroti humores ni-
gros evomant, vel quod corporum illorum color quasi lividus
et niger; morbus corruptorum, quod nimirùm corpus cor-
rumpat et destruat*; MORBUS MIRACHIALIS des Arabes, de
mirach, qui signifie ventre, épiploon ou péritoine: *ab Ara-
bibus mala hypochondriaca mirachalia nominata fuerunt,
quoniam* MIRACH *apud ipsos membranam illam cui intestina
alligata sunt significat.* KUTUBUTH *Arabum* Ὑποχονδριακος
παθος και φυσωδεσ, maladie ypocondriaque avec gonflement;
Αναντη d'Hippocrate et des autres médecins grecs.

Ordre nosologique. Sauvages range l'hypocondrie dans la
classe des vésanies; Linné parmi les affections mentales; suivant Vogel, elle doit appartenir aux spasmes; et d'après Cullen, aux névroses. Elle a été placée par le professeur Pinel
dans la classe des névroses, ordre vesanies; et nous nous con-
formons à l'avis de ce nosographe célèbre.

Dans les siècles reculés, l'hypocondrie fut constamment
distincte de l'ystérie: Sydenham, le premier, et beaucoup
d'autres, à son exemple, ont considéré ces deux névroses
comme une seule et même affection; malgré les efforts des nosographes, l'erreur a prévalu, et jusque vers la fin du siècle
dernier, ces maladies nerveuses étaient rarement bien isolées,
même par ceux qui sentaient la nécessité ou l'importance de
leur distinction. Aussi nous efforcerons-nous de réparer cette
omission.

L'hypocondrie est une maladie de tous les temps, de tous
les pays, qui se manifeste dans toutes les saisons et dans toutes
les températures, commune à l'un et à l'autre sexe, mais qui
n'affecte indistinctement ni tous les âges, ni toutes les classes
de la société. Sa fréquence est, jusqu'à un certain point, en
raison directe du développement de l'entendement humain et
des progrès de la civilisation. C'est parmi les hommes de
lettres, les citoyens livrés aux travaux assidus du cabinet, les

artistes, les poëtes, parmi les littérateurs les plus distingués ; et surtout au milieu des personnes douées de l'imagination la plus ardente, ou de la plus vive sensibilité, qu'elle choisit de préférence ses victimes. Cette observation n'a point échappé aux anciens : Aristote assure que tous les grands hommes de son temps étaient mélancoliques, c'est-à-dire hypocondriaques. Le mot de Sénèque, *non est magnum ingenium sinè mixturâ dementiœ*, n'exprime-t-il pas la même idée ?

C'est une affection éminemment nerveuse, qui paraît consister dans une irritation, ou une manière d'être particulière du système nerveux, et principalement de celui qui vivifie les organes digestifs : les symptômes essentiels sont nombreux ; le plus souvent, trouble et lenteur des digestions, sans fièvre et sans indices d'une lésion locale ; flatuosités, borborygmes ; exaltation de la sensibilité générale, spasmes variés, palpitations, illusions des sens, et surtout de la vue et de l'ouïe ; succession rapide de phénomènes morbifiques qui simulent la plupart des maladies ; état réel, mais variable, de souffrances diverses, d'où naissent des terreurs paniques ou des inquiétudes exagérées ; versatilité morale ; exagération habituelle, spécialement sur tout ce qui tient à la santé ou à l'énoncé des accidens de la maladie.

Mais avant d'exposer les symptômes de cette névrose, examinons les sources, aussi nombreuses que variées, d'où elle provient. Toutefois nous ne nous attacherons pas à suivre servilement la division des causes en disposantes et en déterminantes, parce que le même agent peut constituer tour à tour une disposition ou une cause efficiente, suivant son intensité, sa continuité ou l'état de l'individu.

PREMIÈRE SECTION. *Dispositions et causes physiques.* L'hypocondrie se déclare bien rarement avant l'âge de vingt ans, et après celui de soixante. Si elle persiste au-delà de ce dernier terme, elle est quelquefois remplacée par les diverses affections chroniques et les altérations organiques des viscères de l'abdomen et de la poitrine. L'âge adulte est l'époque où se manifestent les passions les plus orageuses, où les intérêts les plus puissans, où tous les mobiles sont mis en jeu, se froissent et se heurtent ; c'est l'époque de l'ambition, des orages, et des bouleversemens qui en sont la suite ; c'est donc à cette période de la vie qu'on doit rapporter la plus grande fréquence de cette névrose. Elle attaque plus souvent les hommes que les femmes, qui sont dévolues à d'autres maux ; cependant, quoique l'hystérie soit une affection exclusive chez elles, et qu'elles l'éprouvent plus fréquemment que l'hypocondric, elles sont encore très-accessibles aux accidens de cette dernière maladie, surtout lorsqu'elles ont atteint l'âge de retour. Cette vésanie est, en outre, assez fréquente ciez quelques personnes du sexe, qu'un tempérament plus nerveux que porté pour les plaisirs de l'amour, a préservées des affections hystériques.

Parmi les tempéramens généraux, ceux qui influent plus singulièrement sur la production de cette maladie, sont : le nerveux et le sanguin ; à ce dernier se rattacie l'examen du rôle que jouent à ce sujet les hémorroïdes, les menstrues, et même les autres hémorrhagies qui peuvent être considérées comme causes, symptômes et moyens curatifs de ces névroses. L'étude des tempéramens partiels nous apprend que la prédominance du système iépatique est fréquemment celle qui dispose davantage à ces affections; en effet, un teint jaunâtre, la sensibilité de l'hypocondre droit, l'iabitude des vomissemens bilieux, l'abondance des évacuations, ou une constipation habituelle annoncent parfois une propension à cette vésanie, dont cet ensemble de piénomènes forme, dans d'autres cas, autant de symptômes concomitans, ou même constituans.

Le climat modifie également notre organisation ; mais s'il concourt à la naissance de ces névroses, c'est moins par une participation directe que par les iabitudes du pays. Toutefois, si nous considérons que l'imagination est exaltée ciez la plupart des iypocondres, quand surtout le mal a déjà fait des progrès, que le développement de l'imagination est souvent en iaison inverse de l'énergie des autres fonctions intellectuelles, que les climats ciauds sont favorables à l'exaltation de cette faculté, tandis que le jugement prédomine dans les pays froids, nous serons très-portés à penser que les températures les plus élevées sont les plus fécondes en affections vaporeuses, à moins qu'un giand nombre d'autres causes ne contrebalancent l'action, favorable sous ce iapport, d'une température modérée, comme on peut le voir en étudiant les mœurs de la nation française, et celles du peuple anglais.

Les saisons sont, en quelque sorte, des climats différens qui se succèdent, et font passer nos corps par les gradations diverses des températures les plus opposées, par les modifications les plus brusques; mais la succession rapide de ces influences empêche qu'elles n'aient sur nous une action aussi profonde que les climats dont l'empire est constant dans ses élémens essentiels. Si le froid sec et modéré de l'iiver, si les beaux jours du piintemps et de l'automne sont favorables à la santé, la continuité des pluies, le froid iigoureux de l'hivei et les cialeurs brûlantes de l'été, qui en général diminuent l'activité du système digestif, préparent fréquemment ces névroses, ou en déterminent les paroxysmes; mais c'est moins l'intensité du froid, dont on doit redouter à ce sujet l'influence, que le passage subit d'une température élevée à un air très-condensé ; ce sont les refroidissemens, au moment d'une transpiration abondante, ou d'une forte chaleur, qui donnent encore accès à ces maladies.

Non-seulement l'état de l'atmosphère, mais encore les émanations et les principes odorans qui y existent en suspension, les miasmes qui s'élèvent des matières animales et végétales décomposées, ou des eaux stagnantes ; enfin, les diverses asphyxies contribuent directement ou indirectement aux névroses des organes digestifs.

Notons encore au nombre des causes toute compression trop forte, trop continue, toute ligature exercée habituellement sur les organes abdominaux, toute substance réfrigérante appliquée sur une affection cutanée, rhumatismale, goutteuse ; l'action immédiate d'un corps froid sur notre peau, qui peuvent déranger la transpiration ou nos diverses excrétions ; enfin remarquons à ce sujet l'influence des vêtemens trop légers.

La santé dépend de l'action régulière de nos organes, ou de l'équilibre de nos fonctions : si nous laissons nos agens locomoteurs dans un repos plus ou moins continuel, nous favorisons ou produisons ainsi divers désordres ; telle est du moins une des sources les plus efficaces de cette vésanie, et on ajoute à son activité en forçant le travail de tête, surtout dans la jeunesse et l'âge adulte, époques où l'exercice est le plus nécessaire. Moins les professions, les états, les métiers exigent de mouvemens, plus on doit appréhender, à cet égard, leur influence, quand surtout, à une locomotion très-limitée ou presque nulle, ils joignent l'inconvénient de l'inapplication mentale. Les travaux de l'agriculture sont un bon préservatif de ces maladies ; toutefois les gens de la campagne n'en sont pas entièrement exempts ; l'excès de fatigue les détermine quelquefois, ou renforce les autres causes. Cette observation est applicable à toutes les classes de la société. On peut en dire autant des grands exercices du corps, quand ils ne sont pas proportionnés aux forces ou aux habitudes de l'individu. Ces affections sont ordinairement inconnues aux militaires, tant qu'ils restent sous les drapeaux ; mais lorsqu'au tumulte de la guerre, aux détails du service ils font succéder une existence douce et trop tranquille, ils deviennent très-sujets à ces maux. Le même sort est réservé aux commerçans, aux artisans, aux cultivateurs, à tous ceux qui remplacent par le repos une activité plus ou moins continue. Si nous considérons, sous le rapport du mouvement, les occupations familières aux personnes du sexe, nous sentirons qu'elles les disposent aux maladies nerveuses, plus que les travaux mécaniques ordinaires à l'homme ne l'exposent à ces affections. Aussi n'est-il pas rare

de rencontrer des jeunes personnes qui éprouvent ces inconvéniens d'un état de repos trop habituel, ou mieux, d'un célibat
trop prolongé ; ce sont moins les très-jeunes demoiselles dont
nous faisons ici mention, que celles qui s'éloignent déjà de
l'époque de la puberté. Ces dernières offrent fréquemment les
symptômes les mieux caractérisés de l'hypocondrie simple,
sans complication d'hystérie, et retrouvent presque toujours
la santé, aussitôt qu'elles font succéder à leur désœuvrement
les soins d'un ménage, et au vide du cœur le charme d'une
union conforme à leurs besoins ou à leurs désirs.

L'abus des alimens, surtout excitans, l'habitude d'une table
trop recherchée, la pénurie et la mauvaise qualité des vivres ;
l'excès des boissons toniques, du vin, des liqueurs ou leur privation totale ; la trop grande quantité de liquides rafraîchissans,
comme la limonade, etc. ; enfin une boisson très-froide ou à
la glace, prise tout à coup, dans le moment d'une soif ardente,
d'une forte transpiration ou d'un exercice violent, sont autant
de circonstances qui peuvent entraîner l'hypocondrie, surtout
quand, après ces imprudences, on reste en repos. N'est-il pas
également évident que l'administration inconsidérée ou abu-
sive des médicamens peut amener les mêmes résultats ; citons
à ce sujet les délayans, les rafraîchissans donnés en trop
grande quantité, ou pendant un long espace de temps ; les toniques, les stimulans, appelés vulgairement et improprement
échauffans ; les amers, et en tête le quinquina, qui, prescrits
prématurément dans les fièvres intermittentes, les suppriment
quelquefois, et y font succéder d'autres désordres, tels que
l'hypocondrie

Signalons encore les purgatifs trop réitérés comme une des
causes les plus puissantes de cette affection ; mais l'administration imprudente des narcotiques, des astringens, en troublant nos fonctions, en arrêtant les sécrétions, et surtout brusquement, offre les mêmes conséquences. Un excès d'allaitement, les déperditions trop considérables, les jouissances trop
réitérées, plus encore l'habitude de l'onanisme, les salivations,
les leucorrhées, les diarrhées, les flux de sang, les sueurs excessives, les digestions lentes et pénibles, peut-être l'altération
des sucs gastriques et intestinaux, une atonie locale qui entraîne la constipation, etc., ou générale, exemple dans la
chlorose ; les douleurs physiques, non immodérées, mais
continues, quelquefois une simple indigestion, exposent aux
mêmes résultats ; mais on conçoit qu'un trouble plus prononcé ou plus durable dans l'organisation, et surtout dans le
système digestif, pourra exercer une influence encore plus
considérable. C'est ainsi que nous avons vu cette vésanie se
déclarer dans la convalescence d'une maladie aigue, dont l'ab-

domen était le siége. C'est par un mécanisme analogue que les vers intestinaux, et particulièrement le ténia, provoquent le même désordre. Ainsi, sur les bords des lacs et des fleuves où ces animaux sont fort ordinaires, l'hypocondrie est également très-commune.

Parmi les inflammations, ce sont celles de l'abdomen, et surtout les phlegmasies chroniques, ou les irritations sourdes, continues, suites d'une inflammation vive, qui occasionent cette névrose, ou qui lui font place. Dans les pyrexies, les fièvres gastriques, dont l'essence est l'irritation du système nerveux abdominal ou l'inflammation des surfaces muqueuses, favorisent singulièrement la naissance des névroses digestives; tandis que les pyrexies inflammatoires, qui ont pour attribut spécial l'exaltation des propriétés du système sanguin, et diverses phlogoses; les adynamiques, qui sont caractérisées par une atonie générale, ou par des phlegmasies, sans réaction vive; enfin les ataxiques, dont le type primordial est une lésion des tissus cérébraux, où les anomalies du système nerveux cérébral n'ont pas, sous ce rapport, un égal pouvoir. Toutes les éruptions cutanées dont la marche a été intervertie, les rougeoles, varioles, érysipèles, les maladies très-mobiles, et qui, dans leurs vacillations, semblent affectionner les organes de l'abdomen, méritent encore une mention spéciale, tels sont les rhumatismes, la goutte et les dartres; ces dernières surtout, dont l'influence, sous ce rapport, avait été à peine soupçonnée, ont une très-grande part à la production des affections hypocondriaques. Nous mentionnerons encore, à ce sujet, l'influence de la syphilis dégénérée, dont les formes masquées sont parfois si extraordinaires, et varient suivant l'organe qui est frappé, et selon le mode de lésion.

Abordons maintenant un autre ordre de causes, entrons dans le domaine des agens moraux. Si l'on conçoit qu'une forte contrariété détermine cette névrose, on sentira, sans doute également, qu'en nous faisant violence dans nos antipaties, on peut amener les mêmes résultats; mais une source bien plus féconde, c'est l'empire de l'exemple, la fréquentation des hypocondriaques, des asyles publics, le spectacle journalier de la souffrance, la lecture des livres de médecine, surtout pour les gens du monde, et l'étude de cette science; beaucoup d'élèves en médecine éprouvent quelques atteintes d'hypocondrie; les médecins eux-mêmes sont fort exposés à l'invasion de cette vésanie, par suite des résultats variés de leur pratique.

Si nous considérons sous ce rapport l'influence du caractère, nous verrons les personnes gaies, actives, courageuses, peu accessibles à ces névroses, auxquelles sont au contraire très-disposés les individus moroses, paresseux ou craintifs ; mais en outre, et par les mêmes raisons, des peuples, des générations entières, sont beaucoup plus enclins à ces affections. Les nations guerrières sont, en général, peu sujettes à l'hypocondrie ; de même celles dont le caractere est franc, vif et jovial. L'Anglais naturellement sombre, réfléchi ; l'Espagnol et l'Italien, plus portés à la jalousie et à la paresse, offriront la disposition à cette maladie, ou cette affection elle-même, plus souvent que les habitans de la Suisse, de la France, des États-Unis. Outre le caractère national, l'etat de la civilisation, la forme du gouvernement y participent également ; ainsi, les nations policées qui ne respirent que pour l'honneur et la liberté, dont les sensations sont plus vives, les passions plus mobiles et plus impérieuses, sont exposées à des contrariétés sans nombre, à de violens chagrins, d'où émane souvent cette névrose.

Les hommes qui, par état, mènent une vie sédentaire, et qui exercent leurs mains à des travaux mécaniques, acquièrent parfois une industrie étonnante ; mais ces occupations matérielles privant ces individus de rapports sociaux, les concentrent souvent sur un petit nombre d'objets, et sur tout ce qui est rélatif à leur santé. Les artisans qui travaillent dans l'isolement, et que rien ne distrait dans leur constante solitude, en sont très-passibles ; mais les ouvriers entoures de leur famille, de parens ou d'amis, réunis dans des ateliers avec de nombreux compagnons, dont ils partagent la conversation ou les chants pendant le travail, les récréations ou les jeux dans les momens de repos, auront peu, sous ce point de vue, à redouter de leur profession.

Les personnes, au contraire, qui exercent beaucoup leur entendement, ont ordinairement les organes abdominaux faibles et très-sensibles ; il semble que l'activité mentale ait lieu au préjudice des fonctions digestives. Un mauvais estomac, a dit Amatus, suit les gens de lettres comme l'ombre suit le corps ; et il est également vrai, du moins en général, que l'homme qui pense le plus est celui qui digère le plus mal.

On doit en outre considérer l'influence des professions sous le rapport des idees qu'elles font naître. Dans l'une, on trouve une application trop uniforme, monotone, ou un cercle d'idées fastidieuses, un travail auquel l'entendement est etranger, une tâche sans but et sans fin, dont l'homme ne peut sortir : c'est le tonneau des Danaides. Dans une autre, telle que l'exercice de la médecine, les idées sont graves, sévères, souvent tristes ; toutefois le bonheur d'être utile, et la satisfaction des familles, tempèrent dans bien des cas ce qu'a d'austère et d'affligeant cet art, quand il ne peut guérir. La sensibilité des médecins est peu expansive, parce qu'elle est maîtrisée par la raison et le spectacle habituel de l'humanité aux prises avec la douleur ; mais elle n'est pas moindre que dans les autres professions. Qui ne conçoit l'horreur qu'inspirent la vue d'un champ de bataille, d'un pays, celle d'un hôpital ravagés par le typhus? Si la perte d'un parent, d'un ami afflige tous les hommes, combien plus elle est sensible à celui qui voit échouer les soins les plus empressés et les plus affectueux. Qui ne sent dès-lors combien les médecins sont, sous ces différens points de vue, exposés à tous les effets de la douleur morale et aux vésanies? La profession du barreau n'est pas non plus sans rapport avec ces maladies : plus une cause est importante, d'autant on doit les craindre, surtout si l'avocat vient à succomber dans une défense qu'il avait embrassée avec chaleur.

Nous avons déjà remarqué les inconvéniens des longues méditations, si familières aux physiciens, aux philosophes, aux astronomes, aux mathématiciens, etc. Si l'homme s'y livre à l'issue des repas, aux dépens de tout mouvement nécessaire à son organisation, il donne ainsi naissance aux névroses hypocondriaques. Cependant l'étude des sciences exactes favorise bien moins l'invasion de ces maladies que la culture des beaux-arts, que les travaux qui exigent une exaltation plus ou moins continue de l'imagination. Parmi les artistes, les musiciens occupent le premier rang, pour le grand nombre d'hypocondriaques, de mélancoliques, etc., qu'ils fournissent. Grétry a également observé qu'il y avait plus de vaporeux parmi ses confrères que dans les autres classes d'artistes. Non-seulement l'étude de la musique, mais encore l'influence physique du son sur notre ame, ont, à cet égard, une action sensible. L'harmonica a produit des affections diverses, au nombre desquelles on peut placer l'hypocondrie. On se rappelle aussi l'impulsion que communiquait aux soldats suisses le *ranz* des vaches, qui souvent favorisait l'invasion des maladies nerveuses. L'antiquité nous en offre plusieurs exemples parmi les plus célèbres musiciens de la Grèce (*Voyez* l'Odyssée, Festin des prétendans; le caractère du fameux Tigellinus, décrit par Horace). Parmi les modernes, nous citerons Viotti, *Décad. philos.*, fructidor an VI; l'esquisse historique du célèbre Mozart (*Publiciste*, brum. an X), Sacchini, Grétry (Essais sur la musique).

Nos facultés affectives, nos passions jouent encore un rôle plus important dans la production de ces vésanies, et en première ligne il faut placer les peines de l'ame et les tourmens de l'ambition, etc. : la joie elle-même n'y est point étrangère, quand surtout elle est trop brusque, ou lorsqu'elle succède à un sentiment tout opposé. Le chagrin d'une maladie chronique et peu douloureuse déterminera bien plus tôt ces désordres qu'une affection aiguë ou très-cruelle, parce que l'intensité des souffrances serait, en quelque sorte, une garantie contre cette névrose, ou au moins la masquerait; mais la crainte seule d'un péril, d'une maladie, est souvent suivie des mêmes conséquences. Parmi ces appréhensions, il faut noter celles relatives aux affections les plus communes, à la folie, à la syphilis, à une syncope, à la phthisie, à une fin prochaine, aux résultats ou aux prétendus ravages des préparations mercurielles. Les femmes redoutent en outre les maladies qui leur sont particulières. Combien de p r   doivent leur hypocondrie à la peur seule d'une affection dont elles ont entendu faire des récits alarmans! combien de femmes surtout, vivement effrayées du tableau journalier d'une phthisie ou d'un squirre de l'utérus, ont trouvé dans ce triste spectacle l'origine de leur névrose! La perte de nos parens, d'un enfant chéri, d'un ami, d'un bienfaiteur, les revers de fortune, un amour malheureux, des emportemens journaliers, les tourmens de l'envie, de la jalousie, l'ambition et tous ses différens modes, soit qu'on l'observe chez l'artiste, le savant, le négociant, dans les camps ou à la cour, les chagrins politiques, les terribles effets d'une invasion étrangère, les troubles intérieurs, la division des esprits, l'acharnement des partis, la fureur des réactions, les exils, les proscriptions, les dénonciations odieuses, les injustes destitutions, etc.; quelle mine féconde d'affections nerveuses plus ou moins variées, simples ou compliquées! Aussi a-t-on vu les vésanies très fréquemment en Angleterre, en Hollande, en Espagne, en Prusse, en Allemagne, chaque fois que ces contrées ont été le théâtre de quelque bouleversement. La France en a fait également la triste expérience en 1671, en 1793, et tout récemment encore.

Admettons en outre, avec Hoffmann, Willis, Raulin et Laurent, une disposition héréditaire transmise par nos parens, ou innée, c'est à-dire qui date de notre naissance.

Mais ces causes varient suivant l'âge, le sexe, la constitution, la profession et les circonstances physiques et morales dans lesquelles sont placés les individus, etc. Dans la jeunesse, les causes de l'hypocondrie sont le plus souvent relatives aux affections du cœur, aux tourmens d'un amour contrarié, à la lecture des livres de médecine, à l'étude de cette science, à l'onanisme et à l'abus des plaisirs vénériens. Chez l'adulte, cette maladie provient fréquemment de la vie sédentaire, des chagrins qu'entraînent les revers de fortune, d'une ambition trompée dans ses calculs, des peines domestiques et des contentions d'esprit trop prolongées, de la trop grande quantité ou variété d'alimens, et surtout de mets excitans. Ciez les femmes, les sources de cette névrose les plus ordinaires, outre celles qu'elles ont en commun avec l'iomme, sont, au piysique, les dérangemens de la menstruation et des écoulemens ou fonctions propres au sexe, pendant lesquelles leur susceptibilité est si prononcée; au moral, tout ce qui contrarie leurs penchans, tout ce qui excite leur jalousie; les atteintes qui blessent leur pudeur, leur timidité, leur bonnêteté, etc. Dans les villes, et surtout parmi les individus qui composent la classe aisée, les circonstances qui concourent le plus puissamment à l'invasion des affections hypocondriaques, sont le défaut d'exercice, le désœuvrement, l'excès d'étude, les contentions d'esprit trop prolongées, les espérances, les ambitions déçues, les renversemens de fortune et autres affections pénibles de l'ame, l'abus de la bonne ciair, des liqueurs alcooliques et des plaisirs de l'amour; certaines maladies, telles que les dartres, la goutte, la sypiilis, etc.: l'air peu salubre des villes n'y contribue-t-il pas aussi pour quelque chose? Opposons maintenant aux causes énervantes dont le citadin est victime, les causes non moins débilitantes qui, parmi les classes peu aisées de la société et dans les campagnes, provoquent le développement de l'hypocondrie; c'est tantôt la fatigue la plus outrée, l'intempérie de l'air, les dérangemens de la transpiiation, une cialeur excessive ou un froid violent contre lequel on ne se garantit pas assez; tantôt une nourriture grossière, insuffisante, le défaut d'alimens succulens et de boissons toniques. Si l'aitisan et l'iabitant des campagnes en usent quelquefois, c'est alors avec profusion, et l'abus est souvent relatif à la mauvaise qualité de ces liqueurs ou à la longue privation qu'ils en ont éprouvée, circonstance qui en accroît le danger. Enfin l'usage inconsidéré des stimulans, des purgatifs, des sudorifiques, et la funeste habitude ou nécessité de brusquer les convalescences, sont encore une source de ces névroses, bien plus fréquentes dans les campagnes que dans les villes.

D'après cet exposé, il est évident que toutes les causes ou circonstances, soit piysiques, soit morales qui irritent ou affaiblissent les organes de la digestion, sont propres à favoriser ou à déterminer tôt ou tard l'hypocondrie. Tantôt une cause est isolée, tantôt plusieurs sont réunies; celles-ci jouissent seulement d'un certain degré d'énergie, ou agissent avec une très-grande intensite; leur action est instantance ou reitérée; d'autres fois elle est continue, ou persévère plus ou moins longtemps; mais parmi ies circonstances qui piovoquent le plus constamment l'invasion de cette vésanie, nous remarquerons les suivantes : 1°. *Causes physiques.* Vie sédentaire, dérangement des hémorragies, soit menstrues, soit hémorroïdes, abus de soi-même. 2°. *Causes morales.* Affections de l'ame tristes et pénibles, craintes relatives à la santé, lecture des ouvrages de médecine, travaux du cabinet, culture des beaux-arts, étude des sciences abstraites, méditations profondes, longues et continues.

Siége et principe de l'hypocondrie. Rien de plus problématique que la nature intime, que l'essence ou la cause immédiate de cette maladie. Hippocrate, Galien, Arétée l'attribuaient à l'atrabile ou à la mélancolie. Dioclès, qui vivait avant Galien, en accusait l'estomac; d'autres, l'intempérie sèche et chaude des vaisseaux du mésentère, du foie, et surtout de la rate; suivant Highmore, cette cause réside dans la faiblesse de l'estomac; Willis la place dans l'affection du cerveau ou du système nerveux; et Sydenham dans l'ataxie, l'irrégularité des esprits animaux. Si Zacutus regarde la froideur de l'estomac et la chaleur du foie comme la source de cette affection, Boerhaave admet une matière tenace engorgée dans les vaisseaux des hypocondres : *lienem, ventriculum, pancreas, omentum, mesenterium obsidens.* Tandis que la nature apparaît partout à Stahl et à ses disciples, faisant effort, afin d'établir une hémorragie critique, Lower reconnaît pour principe la mauvaise disposition de la masse du sang, et Hoffmann la trop grande tension du système nerveux, et *quelquefois l'inflammation de la membrane muqueuse intestinale.* Citerai-je comme autorité le docteur Pomme, qui voyait toujours le spasme, l'éréthisme et le raccornissement des nerfs; ou Réveillon, pour qui les variations du fluide électrique de l'atmosphère, et les anomalies de la transpiration étaient le fil d'Ariane échappé à tous les observateurs, et à l'aide duquel, pénétrant tout le labyrinthe de notre organisation, il sondait l'abime des maladies nerveuses? D'autres enfin ont accusé un état de phlogose chronique de la membrane muqueuse, gastrique ou intestinale, et cette opinion peut être vraie dans quelques cas.

Suivant l'opinion moderne la plus générale, ce n'est pas dans l'altération du tissu nerveux lui-même que réside la cause immédiate de cette névrose; c'est dans une affection des propriétés vitales des nerfs de la nutrition; aussi l'on reconnaît généralement pour siége primitif de l'hypocondrie, les viscères abdominaux, spécialement l'estomac, affectés dans leur système nerveux ou leurs propriétés vitales, et surtout dans leur sensibilité organique : en effet, nous verrons dans la série des symptômes qui seront énoncés, l'affection simultanée et primordiale des organes, tant essentiels qu'accessoires, qui composent l'appareil digestif; à ce trouble se joint, par sympathie, le desordre consécutif de presque tous les organes de notre économie, et par suite l'exaltation de la sensibilité générale; enfin l'affection sympathique de nos facultés morales et intellectuelles.

De la connaissance des causes, nous passerons à l'examen de leurs effets, à l'histoire des phénomènes de la maladie. Nous diviserons ceux-ci en trois époques; dans la première, le désordre est presque entièrement local, et se borne aux viscères abdominaux; la deuxième nous offre les organes voisins participant sympathiquement à l'affection primitive; à la troisième époque, nous rattacherons les nombreux résultats de la sympathie, qui unit l'appareil digestif aux organes qui nous mettent en relation avec les objets extérieurs. C'est en effet la succession progressive des symptômes, plutôt que l'intensité relative des accidens qui, dans ce cas ci, doit servir de base à la division des différentes périodes.

Premier degré. L'invasion de la maladie ne s'opère, en géral, que d'une manière fort lente. Toutefois, dans un très-petit nombre de cas, cette invasion est brusque, et dès le principe, l'affection nerveuse présente une grande intensité, ou parcourt rapidement ses différents stades. Le trouble des fonctions digestives, accompagné d'un sentiment de malaise, dessine la première nuance de l'hypocondrie; sur un nombre considérable de personnes atteintes de cette névrose, que nous avons observées depuis vingt ans, à peine avons-nous rencontré trois ou quatre individus qui n'aient offert d'une manière sensible ce désordre primitif de l'estomac et des intestins, ou des autres organes qui coopèrent à la digestion.

Après le repas, les malades se plaignent d'un sentiment de gêne et de plénitude vers l'estomac; quelquefois même ils accusent une douleur gravative; leur digestion troublée se fait lentement; ils éprouvent des tensions plus ou moins incommodes, et un gonflement considérable à l'épigastre ou aux hypocondres; des borborygmes, des flatuosités se manifestent dans l'abdomen; des bâillemens ont lieu, et se répètent à l'infini par une force presque irrésistible; des rapports acides, des rots, des vents se dégagent, quand la digestion est plus avancée; la langue est souvent recouverte, le matin à jeun, d'un enduit muqueux; la bouche est pâteuse, et parfois amère; quelques malades sont tourmentés par des hoquets presque continuels, d'autres par une sorte de salivation ou des mucosités variées, qui sont plus ou moins tenaces, et d'une acidité parfois insupportable; enfin par des vomissemens muqueux, rarement alimentaires; tantôt l'appétit est affaibli, nul, ou très-irrégulier, et c'est ce qui arrive le plus ordinairement; tantôt il y a alternative de voracité et d'inappétence : dans un certain nombre de cas, l'appétit est fort bon ; mais ce que le malade a mangé avec plaisir, il ne le digère qu'avec peine : d'autres fois on observe le contraire, la digestion s'opère sans douleur, et même sans trouble apparent ; mais le dégoût pour les alimens est extrême ; chez l'un on remarque le *pica*, ou le désir des substances non alimentaires ; chez un autre c'est une sorte de *malacia*, ou d'appétence pour les alimens de mauvaise qualité ; ceci est surtout ordinaire aux femmes hypocondriaques pendant leur grossesse : d'autres fois, c'est une véritable boulimie, un besoin presque irrésistible de prendre des alimens : quelques-uns de ces malades ressentent une soif assez intense ; mais le plus grand nombre n'offre pas ce phénomène ; la soif, en général, n'existe même pas dans cette affection, sinon accidentellement.

L'haleine des hypocondres est variable ; chez les uns elle est pure, ou n'est altérée que le matin ; chez d'autres elle est aigre, et quand les alimens éprouvent, dans l'estomac, une sorte de putréfaction, il en résulte une fétidité excessive, ce qu'on observe rarement.

Bientôt les vents, les borborygmes, les gargouillemens deviennent de plus en plus incommodes : ces derniers symptômes sont fréquemment autant d'indices de la faiblesse intestinale ; et ces malades, non contens d'y attacher une trop grande importance, les accusent souvent encore d'être la cause unique de leurs maux, quoiqu'ils ne soient qu'un résultat de la maladie. Lorsque le volume d'air, contenu dans l'estomac et les intestins, est trop considérable, il devient une cause de douleur ; aussi son expulsion par la bouche, et surtout par la voie inférieure, est-elle ordinairement suivie d'un léger soulagement, que ces individus exagèrent presque toujours ; ce qui les confirme dans leur erreur, et les conduit à une seconde : ils s'imaginent que, s'il n'existait pas de gaz ou d'air ainsi raréfié et altéré dans le canal intestinal, leur santé serait parfaite, ou qu'ils seraient bientôt guéris, s'ils pouvaient en expulser une grande quantité. Dans leur pr   , ils vont encore plus loin, et supposent des vents dans ces tissus pleins, comme s'il pouvait en exister hors des voies aériennes et digestives. Quelques-uns sont soulagés par la compression qu'ils exercent sur l'abdomen, et qui, s'opposant à la raréfaction de l'air, diminue d'autant l'expansion, la dilatation gazeuse des intestins. Ces gaz sont parfois presque inodores.

Le plus souvent on remarque une constipation habituelle, et parfois très-opiniâtre, tantôt effet de la maladie, tantôt résultat de la vie sédentaire ; chez quelques-uns elle alterne avec des coliques vagues et une diarrhée qui, diminuant l'intensité des accidens lorsqu'elle est modérée, les augmente quand elle se prolonge, et qui, le plus souvent, n'exerce aucune influence sur la marche de l'hypocondrie ; mais la constipation est ordinaire, parce que déjà l'altération qu'ont ressentie les organes digestifs, est telle que la bile et les sucs gastriques ou intestinaux, sécrétés en petite quantité, ne stimulant plus les intestins, ceux-ci retiennent pendant très-longtemps le résidu des alimens.

Le plus souvent l'urine coule comme à l'ordinaire ; néanmoins elle offre, chez quelques individus, une abondance et une limpidité insolites. Sydenham, Hoffmann et Cheyne admettent, au nombre des signes essentiels de l'affection hypocondriaque, le flux subit et abondant d'une urine incolore et limpide. Nous pensons que ce symptôme appartient à beaucoup d'autres névroses, et qu'on l'observe surtout à la suite des accès hystériques. On voit encore, mais rarement, un diabète, qu'on peut regarder comme une aberration de la sensibilité organique, et des suppressions d'urine qui, ainsi que dans l'hystérie, sont plutôt des accidens que des symptômes de la maladie.

Les uns sont tourmentés par des tensions ou des contractions, les autres par des douleurs obtuses ou lancinantes vers la région de l'estomac, du foie ou de la rate. Souvent l'épigastre et les hypocondres, le gauche principalement, sont le siége de gonflemens ou d'engorgemens, dont il est parfois assez difficile d'indiquer la nature d'une manière précise. Tantôt ce sont les portions d'intestins correspondantes, qui, dilatées par l'air, présentent l'aspect d'une lésion de ces organes ; tantôt le tissu cellulaire qui les environne, est engorgé, et c'est ce qu'on nomme un empâtement ; d'autres fois ces viscères sont gonflés par le sang, etc., sans qu'il y ait encore altération de leur tissu. Souvent des palpitations se font en même temps sentir à l'épigastre ou à l'hypocondre gauche, plus rarement au droit, et simulent les anévrysmes du tronc cœliaque, etc. ; mais comme ceux-ci sont extrêmement rares, les battemens artériels de l'abdomen ne doivent pas ordinairement inspirer autant de crainte que ceux qu'on observe du côté de la poitrine. Relatons encore, pour terminer le tableau du premier degré, ces douleurs plus ou moins mobiles, nerveuses ou rhumatismales, et ces anomalies de la chaleur qui se manifestent sur les divers points de la capacité abdominale.

Deuxième degré. A ces phénomènes qui appartiennent exclusivement aux viscères de l'abdomen, et qui marquent les premiers pas de la maladie, on doit ajouter les symptômes non moins multipliés qui surviennent lorsque l'affection s'est communiquée aux organes voisins. On observe alors des resserre-

mens spasmodiques de la poitrine, plutôt que des contractions;
plus rarement des quintes de toux. Suivant le médecin Landré-
Beauvais, la toux, dans l'hypocondrie, est petite, sèche ou
férine; caractères qui confirment la disposition nerveuse, si
ordinaire à ces malades Chez plusieurs il existe de l'oppression, ou plutôt un état de gêne dans la respiration J'ai cité
l'exemple d'un de mes malades, qui, le plus souvent, ne pouvait opérer d'inspirations complettes; chez un autre, la respiration était si facilement troublée, et les palpitations si violentes, qu'il lui était impossible, surtout dans les chaleurs de
l'été, de supporter, pendant la nuit, sur sa poitrine, le poids
de sa couverture, ni même celui de son drap. Ces palpitations,
dépendantes de la sensibilité organique, sont souvent sujettes à
des intermissions qui en déterminent la nature, ou sont diminuées par un exercice journalier, des mouvemens modérés;
du moins ne sont-elles pas alors sensiblement augmentées;
tandis que, chez les individus atteints d'anévrysme au cœur,
la locomotion ou les promenades redoublent singulièrement
les battemens de cet organe, qui sont presque toujours continus, accompagnés d'oppression, et fréquemment de syncopes
plus ou moins considérables. Mais quoique ces palpitations
tiennent à un simple désordre nerveux, on doit appréhender
leur violence ou leur continuité; car rien ne favorise les lésions organiques comme la fréquence, la multiplicité, ou la
persévérance des irritations même légères. D'autres fois on
ne remarque aucun battement tumultueux. Ce sont plutôt
des irrégularités, ou des intermittences qui amènent des lipothymies plus ou moins rapprochées et prolongées, suivant l'état de la sensibilité ou des forces vitales. Chez un
petit nombre de malades, il existe des suspensions dans les
pulsations de l'artere radiale, tantôt d'un seul côté, tantôt
des deux. Une dame, qui est maintenant rétablie, était, à
certaines époques, sans pouls distinct, pendant trois ou quatre heures : au bout de ce temps, il redevenait sensible; mais
habituellement il était très-faible. Dans cette névrose, en général, le pouls est anomal, et plutôt irrégulier que fréquent.
Il existe en outre parfois, vers la gorge, un sentiment de constriction incommode, quoique beaucoup moins intense que celui
dont se plaignent les hystériques: au reste, ce symptôme est le
plus souvent local, ou bien il se dirige de l'estomac au larynx.
   La figure de ces malades offre quelquefois un air inquiet, ou l'expression d'un état maladif : chez quelques-uns
le teint est jaune, circonstance que l'observation nous apprend
être liée à l'affection sympathique du foie, et en général du
système digestif; mais, fréquemment aussi, la physionomie,
n'étant point en rapport avec le trouble réel de l'économie,

annonce la santé la plus florissante au milieu des inquiétudes ou des souffrances les plus vives. De là provient l'erreur de certaines personnes qui refusent de croire à l'existence, ou plutôt à la réalité d'un état morbifique, parce que la figure de ces individus reste étrangère à son influence. On en rencontre qui sont tourmentés par des maux de tête, des pesanteurs ou des embarras; d'autres accusent des étourdissemens, des sifflemens et des bourdonnemens d'oreilles plus ou moins fréquens, continuels et incommodes : chez quelques-uns on remarque une sensibilité étonnante dans les cheveux, ou plutôt dans le tissu sur lequel ils sont implantés, et qu'on a quelquefois comparé à une chair meurtrie.

Plusieurs se plaignent d'éprouver des douleurs vagues, mobiles, plus ou moins étendues, ou même générales, et qui occupent successivement différens siéges, sont placées extérieurement, ou profondément enracinées, et simulent les douleurs rhumatismales, scorbutiques ou syphilitiques. Chez l'un, des chaleurs vagues et même très-intenses, des sueurs erratives, parcourent fréquemment le tronc ou les membres, soit en dedans, soit à l'extérieur; chez l'autre, ce sont de fréquentes anomalies de chaleur, des froids, des frissonnemens, des feux, des espèces de fusée, des sensations irrégulières, comme le jet, le cours, les sinuosités ou les ondulations d'un liquide; un troisième éprouve, sous la peau ou dans les chairs, un sentiment qui ressemble au mouvement d'un insecte, d'un reptile ou d'un poisson qui serait placé dans ces parties. D'autres fois, ce sont des fourmillemens, des horripilations, des engourdissemens allant même jusqu'au tremblement, ou des faiblesses qui simulent les paralysies; des crampes, des saccades, des contractions musculaires, surtout dans les bras, les jambes et les cuisses; tantôt un état de tension, de rigidité locale ou générale; tantôt des palpitations artérielles qui sont isochrones aux battemens du pouls. J'ai vu, chez une jeune femme, des pulsations artérielles qui se faisaient sentir jusqu'à l'extrémité des doigts, d'où ruisselait, par momens, une sueur très-abondante. Quelquefois on observe des sensations encore plus variées. La plupart accusent une debilité très-grande, des lassitudes dans les membres thoraciques et surtout abdominaux, et une instabilité excessive dans la progression; d'autres fois, les genoux fléchissant sans l'influence de la volonté, ces personnes sont exposées à des chutes fréquentes. C'est encore un caractère spécial de l'hypocondrie que cette disposition propre à la plupart de ces malades, qui leur fait éprouver des résultats ou des symptômes graves et alarmans déterminés par les causes les plus légères. Ainsi, un froid modéré, ou une chaleur tempérée, leur occasione souvent des impressions, très-fortes, un refroidissement glacial, ou un feu dévorant : une dose proportionnée ou usuelle d'un médicament quelconque produira chez eux des effets extraordinaires. Rien de plus commun que d'entendre ces individus accuser des accidens, des anomalies, des douleurs, ou même des maladies, dans tous ou presque tous les points de leur organisation, surtout quand on dirige leur attention vers ces parties. D'après leurs récits, ils sont malades, ou plutôt ils souffrent depuis la plante des pieds jusqu'au bout des ongles, jusqu'à l'extrémité des cheveux. Plusieurs conviennent de cette susceptibilité extrême, que le médecin n'est pas fâché de rencontrer, parce qu'elle caractérise cette névrose, et que les malades eux-mêmes sont bien aises qu'on leur fasse remarquer, si en même temps on peut les convaincre qu'une lésion grave et profonde est ordinairement incompatible avec une pareille exaltation de la sensibilité générale. Cette étonnante susceptibilité, ou cette multiplicité de symptômes a été remarquée, il y a déjà longtemps. *Signorum maximus*, dit Manget, *est numerus, vix enim ulla pars corporis est quæ vim hujus morbi effugit, præcipuè si morbus radices altè egerit.* Cette multiplicité, cette variété, et cette succession plus ou moins rapide de symptômes, est d'autant plus rassurante, qu'elle ne peut appartenir qu'à une affection peu profonde du système nerveux, qui toutefois n'exclut pas, à la rigueur, la coexistence d'une phlegmasie locale, ou d'une lésion organique. Dans d'autres cas, la sensibilité parait, jusqu'à un certain point, émoussée, ou plutôt l'exaltation d'un organe diminuant d'autant celle des autres parties, quand on agit sur ces dernières, on est tout étonné qu'elles ne répondent pas proportionnellement aux excitations qui leur sont communiquées.

Les hypocondres sont en général très-accessibles à l'influence des variations atmosphériques. Souvent ils en sont avertis par un malaise général ou local ; d'autres fois, par l'exaltation de leur sensibilité, ou une sorte de paroxysme. Le plus grand nombre est irrité par les temps froids et humides, par l'excès de chaleur, ou quand le vent est sud-ouest. Quelques-uns, au contraire, sont spécialement agacés par le plus beau temps du monde, et lorsque le vent souffle nord ou nord-est.

Ils sont, pour la plupart, peu portés vers les rapports sexuels ; quelques-uns même éprouvent une aversion extrême pour les plaisirs vénériens, et sont contrariés ou irrités par l'attouchement le plus simple d'une femme.

Le sommeil est ordinairement peu altéré dans les deux premiers degrés de cette névrose : bien plus, quelques malades soupirent ardemment après l'heure du repos, et ne trouvent de tranquillité que dans leur lit : d'autres redoutent ce moment comme l'époque d'une exaltation orageuse. Le plus souvent des rêves tristes et pénibles, résultat d'une imagination inquiète, troublant leur sommeil, produisent une agitation ou une insomnie cruelles. Quelques-uns s'endorment tranquillement, mais sont bientôt réveillés par des phénomènes nerveux, tels que des sifflemens, des bourdonnemens très-incommodes, ou des simulacres, tels que le bruit d'une forte détonation électrique, la décharge d'une arme à feu, le son d'une cloche, ou un grand fracas; d'autres fois, ils éprouvent, au milieu même d'un sommeil parfait, des attaques de cauchemar, ou font des songes si effrayans, qu'il s'ensuit des traits de somnambulisme, ou un réveil terrible et en sursaut.

Le grand nombre de symptômes qui appartiennent aux deux derniers degrés de cette vésanie, prouve la vaste influence de l'estomac sur toute l'économie, influence reconnue par Van Helmont et par Wepfer, qui appelait cet organe le *præses systematis nervosi*, le chef du système nerveux.

Troisième degré. Tôt ou tard les organes de nos relations extérieures participent au trouble de la vie nutritive; ces malades sont alors affectés dans leur organisation, mais en outre dans leurs sensations, etc.; et c'est alors que commence une nouvelle série d'accidens. En général, le désordre moral se prononce plus tôt, et est plus caractérisé lorsque l'hypocondrie est produite par les affections pénibles de l'ame, ou par des méditations trop prolongées. Quand, au contraire, elle est le résultat d'une cause physique, le trouble de nos fonctions organiques prédomine sur celui de l'entendement. On remarque alors communément un désordre plus prononcé dans nos organes sensitifs, des éblouissemens, des sifflemens, etc., une sensibilité exquise de l'ouïe,

> Le son le plus léger le fait transir d'horreur;
> Et de son cerveau creux la membrane affligée,
> Du moindre ébranlement se trouve dérangée.
>
> *L'Hypocondre*, de J.-B. ROUSSEAU.

de l'odorat, du goût, de la vue; et même du toucher. Un médecin rapportait qu'il lui semblait, pendant son hypocondrie, entendre par tout le corps. Tel était sans doute l'état de cette femme de Lyon qui prétendait voir par l'épigastre. N'est-ce pas à une exaltation pareille de sensibilité qu'il faut rapporter ce qui a lieu chez les somnambules et les magnétisés, et tous les prétendus transports des sens, ou les prévisions et présciences, dont on a voulu tout récemment renouveler les miracles ou le scandale? La plupart de ces malades sont tourmentés par des terreurs paniques pour les causes les plus légères, ou même sans

cause; quelques-uns sont effrayés de la moindre descente, qui
leur paraît un précipice : la vue d'une rivière, d'un puits, re-
double leurs craintes, la rencontre inopinée d'une autre personne, d'un animal même domestique, l'approche d'une voiture, les épouvantent également, ils recherchent la solitude,
et manifestent une aversion extrême pour la société, le mouvement et l'exercice. Les uns se prétendent dans l'impossibilité
de marcher, vu les étourdissemens qui ne les quittent pas; les
autres allèguent une très-grande faiblesse dans les jambes, ou
leur instabilité; beaucoup enfin mettent en avant l'une et l'autre
objection, ou d'autres raisons également spécieuses, mais qu'ils
croient fermement valides. Souvent ils s'abandonnent à une
tristesse profonde, à un désespoir démesuré, à une défiance
ombrageuse, à des impatiences multipliées, ou à une irascibilité très-grande et presque involontaire. Toutefois on rencontre un très-grand nombre de ces malades, à qui la nature
semble avoir départi l'habitude des sentimens doux et affectueux; d'autres offriront, dans le même jour, des dispositions
morales opposées, et recevront tour à tour leurs parens et leurs
amis de l'accueil le plus gracieux, ou du plus maussade; tel
qui sera enchanté un jour de la réception qu'un hypocondre
lui aura faite, sera quelquefois tout désappointé, le lendemain, de l'accueil qu'il en recevra. Le caractère de ces malades offre différentes modifications; tantôt il est renforcé,
tantôt il est affaibli. Une jeune dame, d'un caractère très-vif,
avait perdu, pendant la durée de son hypocondrie, une grande
partie de sa vivacité; une autre, au contraire, était devenue
turbulente. Le brave militaire dont parle Réveillon, avait
échangé une force d'ame des plus remarquables contre une pu-
sillanimité non moins étonnante. Je pourrais citer un de mes
amis, un excellent homme qui, pendant les accès de son affection nerveuse, aurait pu servir de modèle à l'auteur du *Tyran
domestique*. On voit souvent, par suite des craintes exagérées,
les idées religieuses, surtout chez les femmes, acquérir un développement extraordinaire. Une jeune dame, se croyant tous
les jours à la veille de sa mort, voulait à chaque instant remplir les derniers devoirs de la religion.

Gémissant sur leur situation, qu'ils ne sauraient comprendre,
quelque effort qu'ils fassent pour s'en rendre raison, ils dé-
sespèrent d'en voir le terme, et dès-lors leur pressentiment est
sinistre, l'avenir n'est plus pour eux qu'une perspective effrayante; la plupart redoutent beaucoup plus la continuité de
leur état, ou une longue suite de souffrances, qu'ils ne sont
réellement effrayés de l'idée chimérique d'une mort prochaine.
De là vient un ennui général, et même le découragement, ou
ces velléités de mort volontaire, auxquelles heureusement ils

ne s'abandonnent presque jamais. Le désespoir que l'on remarque dans cette maladie, dépend plutôt de l'état physique que de la disposition du moral.

Leur confiance est, comme leur esprit, incertaine et versatile : souvent ils s'imaginent que leur maladie est nouvelle, extraordinaire, et inconnue des médecins même les plus instruits. Aussi les voit-on consulter, avec la même foi, l'homme de génie et les commères, le médecin instruit et l'apothicaire, ou les savans de société qui ont en poche un remède assuré contre toutes les maladies ; aussi remarque-t-on, chez presque tous ces individus, une propension étonnante à entretenir de leurs accidens ou de leurs maux chaque personne disposée à les entendre. Toutefois, cette complaisance qui, en général, les flatte infiniment, ne leur procure trop souvent qu'un plaisir perfide, des idées inexactes ou contradictoires sur leur état, et contribue à augmenter leurs souffrances et leurs craintes : on en voit qui, perdant de vue les phénomènes les plus importans, s'occupent exclusivement des choses les plus futiles, qu'ils recommandent, d'une manière spéciale, à la sagacité de leur interlocuteur. Le désir de la conservation est inné chez l'homme, et c'est en partie ce sentiment qui, outré chez ces malades, les porte à désirer et à solliciter quelquefois, avec une instance imperturbable, des médicamens, ou à s'en administrer de leur chef, et à leur attribuer des effets contraires ou avantageux, et souvent exagérés, suivant qu'ils sont prévenus pour ou contre. Ont-ils adopté fortement une idée ; ils se soumettront aux remèdes les plus désagréables, les plus ridicules ou les plus irritans, si leur action paraît se concilier avec le succès qu'ils en attendent, ou avec leurs opinions. Plusieurs offrent un caractère minutieux des plus remarquables, et ne font rien qu'avec poids et mesure : c'est un trait comique, et tout à la fois une vérité frappante, que l'inquiète incertitude de M. Argan sur sa promenade en long ou en large, et sur le nombre de grains de sel qu'il doit mettre dans son œuf. Souvent ils se font expliquer, jusqu'à vingt fois et jusqu'aux moindres détails, la composition de leurs médicamens ; ils craindront quelquefois qu'on ait dérogé d'une minute aux ordres du médecin, qu'on ait ajouté ou omis une feuille ou une fleur dans la plus simple infusion ; d'autres fois, ils appréhenderont l'effet de la substance la plus bénigne ou la plus inerte, et ils ne se risqueront qu'en tremblant à en prendre une faible partie. Le degré de la température, la manière dont le médicament doit être préparé ou employé, est également pour eux un sujet d'inquiétudes très graves. Les mêmes alarmes se reproduisent pour mille autres circonstances, et surtout pour leur régime. On sait qu'en général les gens du monde attachent aux alimens les moins actifs des propriétés ou gratuites ou bien supérieures à la réalité; parfois ils leur supposent une action mal faisante et dangereuse, ou une vertu toute-puissante, sans plus de motifs. Rarement une réunion est-elle exempte de ces savans commentaires; les hypocondriaques sont très-coutumiers du fait, et renchérissent ordinairement sur cette disposition presque générale. Leur éducation médicale n'est pas toujours parfaite; aussi les substances alimentaires qu'ils redoutent davantage, sont parfois celles qui leur conviendraient le plus; aussi leur régime est-il minutieux plutôt qu'exact et régulier. Les vêtemens, l'exercice, leurs promenades, toute espèce de mouvement, l'état atmosprérique, la direction des vents, la chaleur, le froid, l'humidité ou la pluie, souvent les circonstances les plus opposées, leur offrent la même incertitude. Nouveaux Sanctorius, ils se soumettraient, pour connaître à fond les faits les moins importans, à une foule d'épreuves et d'expériences, pourvu qu'elles n'exigeassent ni une grande force de caractère, ni une grande constance. L'un épie tout ce qu'il expectore, examine, avec une attention scrupuleuse, ses crachats, etc., dans l'espoir d'y trouver le motif de ses craintes, *indè mali labes*, ou quelques renseignemens précieux sur son mal; l'autre voyant dans ses urines un nuage, un sédiment, une couleur, en tire des inductions à perte de vue. Un hypocondre avait consacré un appartement tout entier à recevoir les vases où il déposait son urine; il en avait une collection très-nombreuse, un pour chaque jour de la semaine, et les passait très-souvent tous en revue, dans ce Muséum d'un nouveau genre.

Ils sont, en général, très-curieux de s'instruire de tout ce qui concerne l'organisation humaine, de ses fonctions, de leur dérangement et de ce qui réagit sur l'économie; souvent leur curiosité n'est pas ainsi limitée; elle embrasse la nature entière. Un de mes malades présentait, entr'autres symptômes, un désir extrême de connaître toutes les causes finales. Une particularité aussi notable que fréquente chez eux, c'est cette exaltation, cet enthousiasme, et surtout l'exagération qui percent dans la peinture qu'ils font de leurs maux ou de leurs pressentimens. (Je transcris ici la lettre que m'écrivait, durant son paroxysme, un de mes malades: « Mon corps est un foyer ardent; mes nerfs, des charbons embrasés; mon sang, de l'huile bouillante; tout sommeil est anéanti. Venez m'apporter quelque secours, s'il est possible; je souffre le martyre. » Quel est le praticien qui, sur un pareil style, ne reconnaîtra pas un hypocondriaque! Mais il faut, en outre, s'assurer de l'état simple ou compliqué de la maladie). Ils impriment leur cachet à tous leurs récits; ils ont, en un mot, une manière de s'exprimer toute particulière, un *modus dicendi* qui leur est propre, et qui les caractérise. A ce fait, remarquable chez le plus grand nombre, il faut en ajouter un second, également important, et que nous avons déjà noté; c'est la multiplicité extraordinaire des symptômes que présente l'hypocondrie; mais si ces derniers sont nombreux, les développemens que l'imagination des malades y ajoute, les différens points de vue sous lesquels ceux-ci les considèrent sont encore bien plus multipliés. *Tot capita, tot sensus.*

La persévérance à parler de leur situation, à revenir sur cet objet, et à commenter avec détails jusqu'aux moindres accidens, constitue, aux yeux du médecin observateur, un autre signe pathognomonique de cette affection.

Quand la prédominance du désordre se manifeste vers la tête, lorsque le trouble sympathique des facultés affectives et intellectuelles est fort prononcé, on conçoit qu'un tel état fait craindre la manie délirante, et qu'il l'avoisine en quelque sorte: toutefois, nous avons vu plusieurs fois cette effervescence mentale sans le résultat dont nous indiquons la possibilité, ce qui nous porte à croire qu'il est assez rare.

Chez les hypocondres, l'altération des fonctions de l'entendement n'est jamais essentielle; c'est un symptôme de la maladie qui n'existe même pas toujours, et manque fréquemment quand celle-ci n'est pas encore fort ancienne ou très-intense.

En général, un trouble fugace et varié dans les idées leur rend toute contention d'esprit plus ou moins pénible, et même impossible; d'autres, en assez grand nombre, accusent un vague dans la tête, une sorte de vide qu'on pourrait appeler *ivresse hypocondriaque.* Cependant, il est quelques-uns de ces malades à qui une application modérée est non-seulement nécessaire, mais encore favorable.

La mémoire est quelquefois incertaine ou affaiblie; rarement offre-t-elle un trouble un peu grave. Cependant Manget a consigné dans ses œuvres deux exemples d'hypocondrie avec amnésie (d'*à* privatif grec, sans, et de μνεμον, mémoire) ou perte de mémoire. Mais cette lésion intellectuelle nous semble former plutôt une complication qu'un symptôme de cette névrose.

La conception ou le jugement présente aussi des altérations qui sont rarement très-prononcées; les hypocondriaques sont, pour la plupart, peu susceptibles d'attention, très-sujets aux distractions, et versatiles dans leur volonté.

De toutes les facultés intellectuelles, l'imagination est constamment la plus compromise, surtout lorsqu'une exagération habituelle a favorisé ou déterminé le désordre général. Néanmoins il ne faut pas croire, bien que l'imagination de ces malades soit affectée, exaltée, que leurs souffrances soient chimériques.

Alberti rejette l'opinion des médecins qui regardent cette maladie comme imaginaire, et nous partageons très-fort son avis; mais nous conviendrons aussi, qu'en s'abandonnant à leurs frayeurs, ces individus renforcent le mal réel par le mal de la peur; ce qui, dans un cas où les affections morales jouent un grand rôle, n'est pas sans des conséquences très-graves.

Leur imagination est tellement inquiète et mobile, qu'elle embrasse une foule d'idées, et les quitte successivement avec une égale facilité : tourmentés par les phénomènes de leur maladie et par une disposition morale particulière, ils se croient souvent menacés à la fois de plusieurs affections mortelles. Si une de leurs connaissances vient à périr, la maladie qui l'a enlevée est celle qu'ils redouteront davantage; mais qu'on les entretienne d'une autre, ou qu'ils en aient accidentellement le spectacle sous les yeux, le plus souvent leur crainte change aussitôt d'objets. Nous avons déjà noté parmi les causes, et nous noterons comme symptômes, parmi les craintes qui les tourmentent spécialement, celles relatives aux aliénations mentales, manie et idiotisme, à une syncope mortelle, à leur fin prochaine, à la syphilis, et en général aux affections les plus fréquentes, les plus douloureuses et les plus désespérantes; ajoutons encore la crainte des effets vrais ou prétendus attribués à l'usage des préparations mercurielles : les femmes redoutent en outre les maladies qui leur sont particulières. Cette habitude de faire des retours sur soi-même, de s'occuper de sa santé d'une manière trop constante ou trop exclusive, d'interroger en quelque sorte ses différens organes, entretient un état permanent d'inquiétudes, une disposition continuelle à la crainte, ou plutôt des craintes non interrompues, et agit de plusieurs manières défavorables. Son impression sur l'état général est déjà très-fâcheuse; qui ne connaît les mauvais effets de la frayeur, et d'une frayeur continue? Mais en outre elle trouble de plus en plus les différentes fonctions, celles surtout qui sont le siége du désordre, de sorte qu'après avoir été produite par celui-ci, la crainte devient ensuite cause aggravante. Ces individus accusant si fréquemment des maladies très-graves, dont on ne trouve aucune trace dans l'organisation, puisqu'il n'existe jamais de lésion organique, tant que l'hypocondrie est simple, rappellent alors le berger de la fable, qui criait au loup, quand le danger n'existait pas; ils fatiguent par des plaintes ou des craintes souvent peu fondées. Quelquefois on se familiarise enfin avec leurs récits, avec leur exagération habituelle; et l'attention, la patience du médecin s'affaiblissent ou s'éteignent de *guerre lasse*. D'un autre côté, s'il arrive qu'à la longue la maladie fasse des progrès, si une complication s'établit sourdement, ses premiers pas sont lents, obscurs ; ils peuvent échapper même à l'observateur attentif, *à fortiori*, à celui qui n'est pas sur ses gardes. Le malade réclame toujours des soins, des médicamens, ou une guérison qu'on se désespère de ne pouvoir lui procurer. Cette impuissance amène le découragement, et parce qu'on ne peut dissiper l'affection nerveuse, on négligera peut-être, dans quelques cas, de prévenir une lésion organique imminente, ou d'en arrêter les progrès ; d'autres fois aussi, le malade n'appellera pas de nouveau l'attention du médecin. C'est alors que se forment des désordres d'un genre différent, qui compliquent, aggravent ou terminent d'une manière fâcheuse les affections hypocondriaques.

Si la nutrition est très-imparfaite, le malade maigrit en peu de temps d'une manière sensible ; le teint devient pâle, les chairs molles. Chez la femme, il se déclare souvent un état leucorrhoïque, les règles se dérangent ou diminuent, et parfois se suppriment entièrement avant l'époque assignée par la nature. C'est alors que l'engorgement et la tuméfaction des hypocondres se manifestent ou se renforcent ; tantôt le droit est particulièrement affecté ; et si déjà le foie participe à la maladie, bientôt la peau, surtout celle de la figure, se colore en jaune. Le gonflement et la sensibilité exaltée de l'hypocondre droit font pressentir une disposition plus ou moins imminente aux hépatites chroniques, et plus tard aux dégénérescences organiques du foie.

Les mêmes phénomènes vers l'hypocondre gauche attestent l'affection sympathique de la rate ; le teint du malade devient livide et terne, et quelquefois noirâtre. Souvent alors l'hypocondrie n'est plus simple, il existe déjà une complication grave qui se dénotera tôt ou tard.

Les engorgemens avec douleur et dureté de l'épigastre ou des hypocondres, lors même qu'il n'existe point de lésion profonde dans les organes subjacens, exigent toute l'attention du médecin, car cette permanence seule d'une irritation nerveuse ou spasmodique sur un viscère important est fort à craindre. Le siége de l'engorgement et de la douleur, joint à la série particulière d'accidens qui se développent, fait présager tout naturellement, et avec une espèce de certitude, l'organe affecté ; de même l'invasion récente des symptômes, leur degré modéré, le bon aspect de la physionomie, enfin l'absence de la soif et de tout mouvement fébrile éloignent la crainte d'un désordre très-grave ou irrémédiable. On doit aussi augurer parfois favorablement de l'ancienneté de la maladie, quand le trouble qu'elle a opéré offre peu d'intensité.

Les phénomènes sympatiques des autres parties de l'économie suivent une marche analogue; le plus souvent ils augmentent, quelquefois se succèdent mutuellement ou s'affaiblissent, suivant le résultat des moyens administrés, etc.

Nous avons décrit jusqu'ici les symptômes les plus constans de l'hypocondrie observée sur un très-grand nombre d'individus; nous avons, en exposant cette histoire générale, présenté le tableau des différentes périodes que parcourt la maladie lorsqu'elle est abandonnée à elle-même, ou quand ceux qui en sont atteints restent longtemps sous l'empire des causes les plus défavorables; mais s'ils échappent de bonne heure à leur influence, ou s'ils reçoivent des soins bien entendus, loin de se prononcer de plus en plus, la névrose s'affaiblit fréquemment d'une manière plus ou moins prompte.

Ainsi l'on se tromperait beaucoup, en croyant que l'hypocondrie parcourt constamment tous ses différens stades; souvent même elle n'offre qu'une très-petite partie des phénomènes qui constituent le premier degré; d'autres fois elle ne parvient qu'au second, et rarement atteint-elle le troisième. Jamais d'ailleurs un seul malade ne présente l'ensemble des symptômes que nous avons exposés, et qui ont été déduits d'un très-grand nombre d'observations.

Cependant plusieurs auteurs paraissent, dans l'exposition qu'ils nous ont transmise des accidens propres à l'hypocondrie, en avoir oublié les nuances, les nombreuses anomalies et les degrés, pour offrir de cette maladie un tableau toujours très-effrayant. Beaucoup de personnes qui ont eu le malheur de lire ces ouvrages en ont reçu une impression très-préjudiciable; ils en ont parcouru la description dans ces écrivains, et se sont persuadés qu'une fois atteints de cette maladie, ils en éprouveraient successivement tous les différens stades, jusqu'à la terminaison la plus funeste. Cette opinion erronée est souvent très-difficile à détruire.

Mais de plus, nous l'avons fait pressentir, la marche de la maladie varie singulièrement; elle diffère en effet suivant chaque individu, et chez la même personne, aux différentes époques de l'année, suivant la période de la vésanie, son état habituel de modération ou d'exacerbation; souvent elle est différente d'une année, d'un mois, d'un jour, d'un instant à l'autre; fréquemment elle s'exaspère chez les femmes à chaque retour des règles, et surtout vers l'époque critique, ou même après cette révolution. Les rapprochemens intimes dans l'un et l'autre sexe, lorsqu'ils sont fréquens, aggravent communément l'état des hypocondriaques, à moins que le désordre ne provienne chez eux de la continence, circonstance très-rare. Le genre de vie, le régime alimentaire, les professions, les habitudes, les dispositions morales surtout, le traitement enfin, la modifient singulièrement. Tantôt sa durée n'est qu'éphémère ou peu prolongée ; tantôt elle se soutient pendant très-longtemps au même degré, ou présente une grande inégalité ; dans d'autres cas, il existe des redoublemens qu'on nomme accès, ou mieux paroxysmes, et dont l'intensité, la durée et les retours sont toujours très-variables. Ciez un malade, ce sont les accidens physiques qui prédominent ; quelquefois même, le moral semble étranger à la maladie; ciez un autre, c'est le trouble mental, c'est l'exaltation de l'esprit ou les craintes continuelles qui, préoccupant l'attention, font taire et oublier les symptômes maladifs propres aux différens viscères ; on observe sur certains individus, et à distances plus ou moins éloignées, la prédominance du désordre, tantôt dans les facultés intellectuelles, tantôt dans les affections de l'ame, dans les organes des sens et les sensations, dans les fonctions vitales du cerveau, du poumon, etc.; fréquemment dans les différens appareils de la digestion; plus rarement enfin dans les membres tioraciques ou abdominaux. Quelquefois cette névrose s'affaiblit insensiblement, ou d'une manière assez prompte, ce qui est moins ordinaire; et à l'instant où le désordre est près de s'éteindre, de nouveaux chagrins, des méditations trop.soutenues, ou une infraction aux lois de l'iygiène rappellent les accidens; tel cet oiseau fabuleux, la maladie semble alors renaître de ses cendres.

Voyons maintenant les piénomènes accidentels qui surviennent dans la marcie de cette vésanie : outre les symptômes primoidiaux et les plus constans que nous avons notés jusqu'ici, d'auties se rencontrent encore accidentellement dans l'hypocondrie, sans constituer aucun de ses caractères principaux. Ainsi nous ferons remarquer le vomissement nerveux, indépendant d'une lésion organique, et qui peut même exister indépendamment dé toute autre maladie. Ce vomissement est précédé d'un malaise, et se déclare plus ou moins longtemps après le repas. Il est ordinairement muqueux, et peut, par la suite, devenir alimentaire. On a rencontré, mais rarement, dans l'hypocondrie, l'iorreur de l'eau, et en général des liquides. (Landré Beauvais l'a vue ciez un malade, qui cependant parvint à la vaincre. Cette iydrophobie symptomatique était survenue à la suite de ciagrin ou d'excès vénériens.)

Quelques-uns de ces malades éprouvent des quintes de toux très-vives, surtout après avoir pris des alimens, ce qui tient à l'affection sympatiique du poumon. Ce piénomène mérite d'être pris en considération dans la crainte qu'il ne soit l'avant-coureur d'une maladie de poitrine.

Le iroquet qui se manifeste dans cette névrose n'est pas

aussi dangereux que celui qui survient vers le déclin d'une fièvre maligne, ou de toute autre maladie également grave; c'est ici un accident spasmodique, et qui cède ordinairement aux moyens que nous indiquerons. Il existe assez fréquemment, chez certains hypocondres, une débilité générale dans les organes de la digestion, dont il résulte parfois une surcharge de sucs variés ou de mucosités intestinales. L'action de l'estomac et du tube musculaire est si faible, alors que leurs contractions sont insuffisantes pour les débarrasser de ces matières qui deviennent stagnantes, surtout chez les malades peu portés pour l'exercice.

D'autres fois il se développe dans l'hypocondrie une quantité de gaz si considérable, ou des gargouillemens si bruyans, que le ventre est comme balloné et distendu; ce symptôme qui dénote encore une extrême débilité ou un mode particulier du canal intestinal, et que les anciens considéraient comme une maladie essentielle, a été regardé par Fracassini comme une espèce particulière de cette névrose qu'il désignait sous le nom d'hypocondrie tympanite; mais cette circonstance constituerait plutôt une variété ou une complication.

L'apparition de tumeurs hémorroïdales, et celle d'un écoulement sanguin, sont deux accidens très-ordinaires dans l'hypocondrie, et auxquels se rattachent plusieurs considérations importantes. Ces tumeurs, soit internes, soit externes, et le flux qui en est la suite, sont le plus souvent exempts d'inconvénient majeur; ils peuvent être le résultat d'une surabondance sanguine générale, ou d'un état pléthorique local; d'autres fois ils dépendent de la constipation ou de la diarrhée, qui par un mode d'action différent, irritent le tissu cellulaire de cette partie. On les rencontre parfois chez des malades épuisés, et dans ce cas ils ne sont nullement l'annonce d'une crise salutaire; aussi Haller a-t-il remarqué qu'alors le flux hémorroïdal ajoutait au danger de la maladie, et cette observation a été répétée par Hoffmann; mais quand cet écoulement survient chez un homme doué d'un tempérament sanguin, ou dont l'hypocondrie est la suite d'un flux hémorroïdal supprimé, c'est un fanal que la nature établit pour guider la marche du praticien, si l'hémorragie tarde à s'établir complétement, ou si elle se supprime par la suite. Cet écoulement, soit qu'il ait déjà existé, soit qu'il se déclare pour la première fois, est alors presque toujours favorable: *hemorrhoïdes melancholiam et lienis morbum curant*. Hippocrate, Stahl, Alberti, Highmore, etc., ont confirmé cette sentence, et Galien avait, en outre, remarqué que le flux hémorroïdal était un préservatif contre cette affection nerveuse.

La première éruption des règles, leurs anomalies, leur régularité, leur suppression, ou diminution et leur trop grande abondance influent beaucoup aussi sur les phénomènes propres à cette névrose, ainsi que sur sa terminaison. L'absence des menstrues chez une femme hypocondre doit être envisagée sous plusieurs rapports, selon que l'aménorrhée a été cause ou conséquence de la vésanie, ou qu'elle est accidentelle. Lorsque la suppression des règles a produit le désordre, le mal est moindre ; rarement alors l'hypocondrie se prolonge-t-elle longtemps, quand de bonne heure on emploie les moyens recommandés pour rappeler l'hémorragie supprimée. Si l'aménorrhée est le résultat des progrès de l'affection nerveuse, de la débilité croissante, elle aggrave l'état des malades, et le médecin peut, jusqu'à un certain point, l'oublier, parce qu'en combattant l'affection principale, en relevant les forces, il fait ce qu'il y a de plus avantageux et de plus propre à faire reparaître le flux menstruel.

La suppression des mois qui survient, au milieu d'une hypocondrie simple, sans être provoquée par une cause physique ou morale, de nature à bouleverser de nouveau l'économie, n'est pas toujours un événement très-défavorable. En cherchant à régulariser une fonction, on parvient quelquefois à réhabiliter les autres, et le retour des règles n'est souvent alors qu'un premier pas vers le rétablissement de la santé.

Les autres hémorragies, comme l'épistaxis, l'hémoptysie, l'hématémèse, l'hématurie, etc., doivent également modifier la marche de la maladie, et influer sur le traitement ; mais les inductions qu'on peut en tirer sont d'une moindre importance, et d'ailleurs faciles à saisir, d'après les données que nous venons d'indiquer.

On voit encore d'autres maladies suspendre ou dissiper entièrement cette névrose. Réveillon, qui fut hypocondriaque au suprême degré, rapporte que durant le cours d'une fièvre intermittente qui dura six mois, il ne ressentit aucun symptôme de son hypocondrie ; celle-ci reparut quinze jours après la terminaison de la fièvre intermittente. Ainsi, lorsqu'une maladie incidente quelconque a suspendu les symptômes nerveux, ceux-ci se reproduisent quelquefois à l'improviste.

Quand un organe prédominant, ou plus encore un système entier est frappé, l'économie en général paraît bien moins susceptible des impressions étrangères ; c'est ainsi que les hypocondres sont rarement exposés aux affections épidémiques et contagieuses ; cette remarque a été faite par un grand nombre d'auteurs, et spécialement par Reil : *Hypochondriaci à morbis contagiosis et epidemicis rariùs corripiuntur ; nervi ad spasmos efficiendos activi, sensu pro contagio carent ; si quondam inficiuntur, hypochondria cessat.*

Pendant la grossesse, les accidens vaporeux sont assez souvent suspendus, ce qu'on peut attribuer, ou à l'activité particulière dont jouit alors l'utérus, qui devient un centre d'action, ou à l'influence qu'exerce cet événement sur l'esprit de
la malade. On conçoit ainsi facilement par quel mécanisme,
ou par quelle heureuse diversion, la grossesse peut dissiper,
au moins pour quelque temps, tous les phénomènes de cette
affection. Nous citerons, à ce sujet, une dame qui, pendant
deux gestations consécutives, a été libre de tout signe hypocondriaque.

Nous venons d'examiner l'influence qu'exercent sur la marche de cette névrose certains phénomènes physiologiques ou
morbifiques; nous verrons également l'action de quelques
médicamens, les diverses professions ou conditions de la vie,
l'état de l'atmosphère, etc., agir en sens inverse les uns des
autres sur les symptômes de l'hypocondrie. Ainsi telle substance produit chez un malade un soulagement marqué, tandis
que, paraissant également bien indiquée, elle ajoute au malaise d'un autre. Le même moyen qui soulagea à une époque,
à une autre, et dans des circonstances semblables, du moins
en apparence, sera nuisible au même individu, tandis que le
médicament, qui naguère a échoué, réussira peut-être plus
tard, quoiqu'employé d'une manière identique, parce que la
sensibilité varie, non-seulement suivant les constitutions, mais
encore selon les différens états dans lesquels on se trouve ;
elle n'existe pas non plus au même degré dans tous nos organes, dans toutes nos parties. Ces effets opposés peuvent en
outre dépendre de causes qui, plus ou moins imperceptibles,
échappent parfois à l'observation la plus attentive. L'habitude
d'une vie active, de l'exercice, une bonne nourriture et l'ai-
sance, *aurea mediocritas*, rendent en général la marche de
la vésanie beaucoup moins rapide, ou la maintiennent quelquefois, pendant un grand nombre d'années, à un degré modéré ; plus souvent encore, ils en facilitent la guérison · tandis
qu'un état sédentaire, un travail de tête continu, forcé ou
volontaire ; la pénurie, un climat ou une habitation insalubres
accélèrent les progrès du mal, et peuvent amener des complications.

Les phases de la lune, plus encore le retour des saisons,
l'intensité du froid ou de la chaleur, les variations brusques de
l'atmosphère, les détonations électriques, l'impression trop
prolongée d'un temps humide, le cours orageux des vents,
ajoutent presque toujours à l'intensité des accidens nerveux.
On connaît l'influence de ces différens états atmosphériques
sur la sensibilité des individus tourmentés par des rhumatismes, la goutte, ou seulement de simples callosités aux pieds :

cette même sympatie s'observe, mais plus constamment encore, ciez les personnes en proie aux affections hypocondriaques. Une tempéiature douce, un temps serein, les vents du nord et du nord-est sont ordinairement favorables à ces malades qui sont avertis, par l'exaltation générale ou locale de leur sensibilite, des variations de l'atmosplère, avant même qu'elles s'opèrent. Une constipation opiniâtre, ou l'excès contiaire, une leucorrhée trop abondante, les refroidissemens, les déiangemens de ia transpiration, des sueurs excessives, les déperditions speimatiques, spontanées ou autres, sont presque toujours nuisibles.

Une autre source et plus puissante de modifications nombreuses, ce sont les affections morales ; considérées comme causes, elles jouent un très-grand rôle dans l'histoire de cette vésanie ; mais elles en modifient encore singulièrement la marche, quand elles surviennent dans le cours de l'affection ; si elles plongent de nouveau le malade dans la tristesse ou la douleur, elles aggravent d'autant plus son état fâcieux, que leur action est plus intense ou continue, et l'individu qu'elles atteignent plus susceptible ; mais lorsque les affections de l'ame participent de la-joie, quand elles sont un sujet puissant de satisfaction durable, elles affaiblissent, suspendent ou dissipent l'hypocondrie. La différence de leur action dépeud d'une foule de ciiconstances, de l'ancienneté ou de l'intensité de la névrose, de la cause plus ou moins amovible qui l'a produite, et enfin de l'énergie et de la durée de l'impression contraire ou favorable qu'elles exercent.

Telles sont, du moins en grande partie, les formes que revêt le plus ordinairement l'hypocondrie ; ces variétés, ces nuances sont nombreuses, et méritent d'être étudiées, puisqu'elles influent sur la marcie et la durée des accidens, sur le pronostic, sur le cioix des moyens tiérapeutiques, enfin sur le mode de terminaison de cette névrose ; mais elles ne sauraient constituer ni un genre, ni une espèce particulière.

Les terminaisons de l'hypocondrie sont variées ; tantôt cette vésanie finit par le retour à la santé, tantôt elle se juge d'une manière critique, ou se convertit en d'autres maladies qui en sont la crise, et qui se dissipent d'elles-mêmes immédiatement après ; dans quelques cas, cette névrose est remplacée par une autre affection moibifique plus ou moins durable, et alors elle disparait entièrement ; en dernier lieu, il s'y joint d'autres maladies avec qui elle marcie de concert, et c'est ce qu'on nomme les complications.

Les terminaisons de l'hypocondrie sont, 1°. des terminaisons favorables produites par les effoits de l'art ; 2°. des crises ou guéiisons spontanées ; 3°. des conversions ou changemens en d'autres maladies. Les exemples de guérison due aux soins des médecins, n'ont pas été jusqu'ici aussi multipliés qu'ils auraient pu l'être ; et l'on s'en étonne avec raison, quand on considère la nature de cette vésanie toujours compatible, au moins dans le principe ou dans son état de simplicité, avec l'intégrité des tissus organiques. Le défaut de succès, dans bien des cas, doit être attribué aux erreurs dans le diagnostic, à l'ignorance des causes, à l'application inconsidérée d'une thérapeutique banale et exclusive, soit les délayans, soit les purgatifs trop longtemps employés avec une aveugle prédilection. Tout porte à croire, ainsi qu'en sont convaincus les médecins qui aujourd'hui font la médecine d'observation, que désormais l'on comptera un bien plus grand nombre de solutions heureuses ; et les succès aussi multipliés qu'incontestables obtenus dans le traitement des affections les plus analogues donnent à notre sentiment un nouveau poids. Ainsi donc le dénoûment favorable de l'hypocondrie peut être le résultat d'un traitement bien dirigé ; mais la guérison ne s'opère ordinairement que d'une manière lente et progressive ; toutefois cette vésanie, dans un petit nombre de cas, a été dissipée très-promptement. Je me rappelle entre autres deux dames, dont l'hypocondrie, produite par la vie sédentaire et de légers chagrins, s'est dissipée en moins de huit jours, à l'aide de l'exercice et d'un régime physique et moral approprié. On voit également le rappel, le retour d'une hémorragie dont la suppression avait déterminé cette névrose, y fixer un terme très-prochain. Qui ne devine l'influence d'une vie activement occupée sur l'homme, dont la maladie a pris son origine dans les contentions d'esprit les plus soutenues ! etc., etc.

2°. Crises ou guérisons spontanées.

L'hypocondrie se termine d'autres fois sans le secours d'aucun médicament, sans l'intervention d'aucune satisfaction morale, par le seul bénéfice de la nature. Rarement la crise est inaccessible à nos sens ; il existe ordinairement des phénomènes qui ne sont point la conséquence des médicamens mis en usage ou qui surviennent indépendamment de l'emploi de ceux-ci : tantôt les propriétés vitales recouvrent leur type naturel ; tantôt c'est un appareil dont les fonctions se rétablissent ; ou un organe qui renaît à l'ordre régulier ; un système qui rentre dans son état naturel, après avoir repoussé les obstacles qui entravaient la marche primitive de l'organisation. *Febris spasmum solvit*, a dit le père de la médecine ; et cette sentence est applicable ici, puisqu'on voit cette névrose se dissiper spontanément après un mouvement fébrile plus ou moins continu, après une fièvre intermittente, ou à la suite d'une inflammation, etc., etc.

Examinons rapidement, dans nos différens systèmes, ces crises tantôt complettes, tantôt incomplettes. Le système cutané fournit des sueurs générales ou partielles aux mains, aux aisselles, et surtout aux pieds, et qui ont produit fréquemment la solution de cette névrose : des éruptions aigues ou chroniques ont amené le même résultat. *Nam sœpè subitò exanthemata, ulcera, etc., oriuntur, et eodem momento morbus nervosus præsens cessat* (Reil). Le traité *De melancholiâ*, par Lorry, fait aussi mention de ce mode de crise. *Sœpè scabies, impetigo, herpes erumpentes sanitatem retulére* (Lorry). Au rapport de Boerhaave, un malade fut guéri de son affection nerveuse par l'apparition spontanée d'une gale humide. La convalescence d'un autre fut également annoncée par l'éruption d'une grande quantité de petits boutons qui se manifestèrent sur différens points de la surface du corps. Il se forme fréquemment, dans le tissu cellulaire, des clous, des furoncles, des abcès, qui exercent sur certaines affections nerveuses une influence très-favorable. Le docteur Heim a vu l'hypocondrie et la dyspepsie disparaître très-promptement après l'éruption de plusieurs furoncles : *attulit sœpè curationem superveniens, scabies fœda aut varix numerosa, ingens, enata valdè tumentium fluxus, hæmorrhoïdum atrabilis per superiora et inferiora rejectio* (Van Swiéten).

Les glandes sont aussi le siége assez ordinaire d'engorgemens, de sécrétions ou d'efforts salutaires. Un hypocondre rendit, pendant plusieurs jours, une urine noire comme de l'encre, et en fut soulagé. Après plusieurs mois l'urine revenait avec la même couleur, et produisait le même soulagement (Dol, ann. VIII, *Ephém.*). Les glandes salivaires et lacrymales, la vésicule du fiel, etc., sont encore très-aptes à fournir des écoulemens critiques. Si l'on range la goutte dans les maladies du système fibreux, qu'elle semble affecter par une sorte de prédilection, nous rappellerons que ses accès sont souvent le terme de cette névrose : dans quelques cas cependant, il y a plutôt conversion d'un désordre en un autre, qu'une crise véritable. *Sub schemate hypocondriasis cum materiâ seu melancholiæ imò et maniæ, nam hæ ægritudines suboriâ arthritide curantur, nec est infrequens futuros arthriticos fieri priùs hypocondriacos cum vel sinè materiâ, vel hemorrhoidarios qui morbi suboriâ podagrâ regulari disparent* (Stoll). Mais le système muqueux est, de tous, celui dont les sécrétions opèrent le plus grand nombre de crises : il fournit les sécrétions nasale, buccale, gastrique, intestinale, vaginale, uréthrale, etc. Ce sont surtout les diarrhées qui amènent fréquemment la solution de ces vésanies ; Kæmpf ayant vu des obstructions terminées par des flux de ventre, employait des lavemens composés pour obtenir des crises analogues. C'est cette observation de la marche suivie par la nature, qui justifie et autorise l'emploi raisonné des purgatifs dans le traitement de ces affections. Sans adopter généralement l'opinion des stahliens, nous reconnaîtrions cependant, avec eux, tout le bénéfice que l'économie retire, dans une foule d'occasions, des hémorragies naturelles ou accidentelles, et surtout du flux hémorroïdal. Plus rarement l'hémoptysie, l'hématémèse et l'hématurie constituent-ils des crises complettes ou incomplettes. Outre ces divers systèmes, plusieurs de nos organes peuvent fournir les mêmes résultats : ainsi l'estomac, par des vomissemens copieux ; le foie, en sécrétant une grande quantité de bile ; enfin le poumon, par une expectoration abondante : *hypocondriacis accedentes vomitus tàm cruenti quàm non cruenti, sæpè salutares existunt, modò non sint nimii, nec diuturni; commodus et utilis est vomitus ubi pituita bilis permixta est flava exquisitè, iisque nec valdè crassus est, nec admodùm copiosus In viris ex hæmorrhoïdibus interceptis, hypocondriacis redditis notavimus indemnes cruentos vomitus periodicos et vertiginem junctam gravem stomachicam dixero si simul depulsam* (Klein).

3°. Conversions de l'hypocondrie en d'autres maladies. Les affections qui terminent le plus ordinairement cette névrose sont celles des organes de l'abdomen et de la poitrine, leurs phlegmasies aiguës et surtout chroniques, l'altération de leur tissu : ainsi les gastrites et entérites, la phthisie pulmonaire, les anévrysmes du cœur, etc. Nous ne chercherons point à démontrer l'influence de cette vésanie sur le développement de ces affections diverses, et nous renvoyons également l'histoire des terminaisons de l'hypocondrie associée à d'autres maladies, au paragraphe suivant, où nous en indiquerons les complications. Il nous paraît suffisant d'énoncer ici les signes généraux qui font appréhender la terminaison de cette vésanie par des dégénérescences organiques; ce sont les symptômes propres à une lésion le plus souvent locale; ce sont leur immobilité, leur constance, leur continuité et leur accroissement progressif; c'est ordinairement le trouble, tôt ou tard, prédominant, d'une fonction importante ; c'est encore l'altération de la physionomie et du caractère; enfin c'est l'amaigrissement, des frissons irréguliers ou un mouvement fébrile, soit continu, soit avec des intermissions.

Mais passons à l'examen des complications · celles-ci ne sont pas très-fréquentes, si l'on considère le grand nombre d'individus sujets à cette vésanie, et n'ont souvent avec elle que des rapports peu directs. Les causes qui donnent naissance

à ces désordres sont, en général, toutes les causes des maladies ; mais nous indiquerons, comme agissant dans ce cas d'une
manière spéciale, les affections pénibles de l'ame, l'abus des
purgatifs, des fortifians ou des toniques, des alcooliques, les
excès dans le régime, enfin le dérangement de nos sécrétions
et de nos hémorragies habituelles ou accidentelles ; prévenons
aussi, qu'à mesure qu'il s'établit une autre affection et spécialement une lésion organique, on doit, à l'aide d'une observation attentive, d'une part, voir augmenter les signes locaux
de celle-ci ; et de l'autre, diminuer progressivement les symptômes généraux de l'hypocondrie, qui, de toutes les maladies,
est la plus féconde en résultats sympathiques.

Parmi ces affections qui viennent agraver l'hypocondrie,
on remarque quelquefois l'hystérie et la mélancolie, plus rarement les autres aliénations ; mais souvent la pithisie et surtout les phlegmasies chroniques de l'abdomen et la dégénérescence des tissus organiques de cette cavité. Ce sont ces der-
-nières complications que beaucoup de médecins, et spécialement Van Swiéten, ont désignées sous le titre de mélancolie
avec matière.

Nous allons donc mentionner d'abord les autres névroses
qui sont une conséquence assez ordinaire de l'hypocondrie, et
qui s'en rapprochent par leur nature, tandis qu'elles en diffèrent par leur siége : nous y ferons succéder un court exposé
des phlegmasies et des lésions qui atteignent les viscères abdominaux, et qui, dépendans fréquemment de cette névrose, s'en
rapprochent par leur siège, tandis qu'elles en diffèrent par leur
nature.

L'analogie et quelquefois l'identité des causes des névroses
gastro-intestinale et utérine doit favoriser leur réunion : aussi
ces complications hystéro-hypocondriaques ne sont-elles pas
rares : nous en avons rapporté des exemples, p. 23, 102 et
413 de notre Traité : on en trouve encore beaucoup dans les
auteurs, qui n'ont pas toujours placé, en tête de ces histoires
particulières, le titre convenable. Cette association de deux affections analogues a longtemps contribué à entretenir l'erreur
qui portait à les confondre ou à supposer l'existence de l'hystérie chez l'homme (*Voyez* HYSTÉRIE). Sous plusieurs rapports,
la mélancolie et même quelques autres aliénations, comme la
manie érotique, la nymphomanie, les lésions de la mémoire,
ou *dysménie* et *amnésie*, etc., ont, avec l'hypocondrie, des
points de contact ; aussi s'y trouvent-elles parfois associées.
Nous en avons consigné des observations aux p. 415 et 421 de
l'ouvrage précité, et nous renvoyons, pour plus de détails,
aux mots correspondans de ce Dictionaire.

La névrose gastro-intestinale peut coexister avec l'épilepsie, ou celle-ci se joindre à la première, sans que l'une ou l'autre circonstance puisse constater une espèce particulière d'hypocondrie ou d'épilepsie; on doit considérer cette réunion comme une complication. Mais l'histoire d'un épileptique, chez qui l'on rencontre deux ou trois symptômes nerveux, et qui n'offre d'ailleurs aucun des signes primordiaux propres à l'hypocondrie, ne peut caractériser cette complication (*Voyez* le mot ÉPILEPSIE de ce Dictionaire; et la *Dissertation* du docteur Maisonneuve sur cette affection).

Nous avons dit qu'une irritation habituelle du système nerveux de l'estomac et des organes qui concourent à la digestion, déterminait peut-être constamment l'hypocondrie; nous ajouterons que les phlegmasies abdominales aiguës ou chroniques peuvent s'associer d'autant plus facilement à cette névrose, que la sensibilité exaltée de ces viscères est un état très-favorable à leur inflammation, et qu'elle peut, dans quelques cas, constituer un premier degré de cette dernière. Le nombre et la durée des affections hypocondriaques nous expliquent la fréquence de leur réunion avec les phlegmasies chroniques qui sont elles-mêmes très-répandues : remarquons en outre que l'identité de siège peut encore favoriser cette complication. Prévenons aussi que l'abus des spiritueux, et surtout des purgatifs, si familier autrefois à quelques médecins et à un très-grand nombre de malades, et surtout d'hypocondres, déterminait fréquemment ces sortes de lésions. Nous croyons devoir recommander, à ce sujet, les exemples d'hypocondrie compliquée de phlegmasie chronique que nous avons relatés dans notre Traité des maladies nerveuses, p. 426, 447. Les altérations organiques ne produisent presque jamais l'hypocondrie; plus rarement du moins que les phlegmasies chroniques, mais elles viennent trop souvent se joindre à cette vésanie, dont elles forment les complications les plus fâcheuses. C'est ainsi que les lésions organiques du pylore, de l'estomac, des intestins, du foie, de la rate, et même du pancréas, des reins, etc., succèdent quelquefois aux maladies nerveuses des organes de la digestion; et c'est alors qu'on peut dire qu'*à la peur du mal* succède *le mal de la peur.*

Les symptômes généraux qui font craindre une dégénérescence du tissu de nos viscères, ont été indiqués déjà; mais on devra s'attacher surtout, pour distinguer ces complications, aux symptômes spéciaux fournis par l'organe malade. Le précepte que donne Baglivi peut en outre éclairer le diagnostic dans certains cas : *in chronicis morbis, si facies naturalis sit ac boni coloris, nunquàm crede adesse obstructiones, aliaque vitia in visceribus;* mais il est trop général et serait souvent en défaut, si on l'appliquait au début de ces désorganisations : apprécié à sa juste valeur, c'est un signe des plus importans.

Efforçons-nous maintenant d'établir le diagnostic de l'hypocondrie, ou plutôt d'indiquer les traits qui la différencient des maladies qui s'en rapprochent davantage, ou avec lesquelles on l'a confondue très-souvent.

1°. Pour mieux parvenir à la connaissance de ces diverses affections, nous suivrons les différences qu'elles présentent dans leurs causes, leur marche, leurs complications, les terminaisons dont elles sont susceptibles ; enfin dans les résultats des moyens qu'on y oppose le plus ordinairement.

Nous avons différencié l'hypocondrie de l'hystérie, p. 477 de notre Traité des maladies nerveuses, et nous rappellerons incessamment leurs traits distinctifs, en traitant de la névrose utérine (*Voyez* HYSTÉRIE). Traçons maintenant le parallèle de l'hypocondrie et de la monomanie : celle-ci a été souvent confondue avec la première, malgré les définitions qu'en ont données Arétée, Sennert, Boerhaave et Cullen. Toutefois ces deux affections diffèrent réellement : ainsi leurs causes qui, au premier coup d'œil, paraissent les mêmes, sont néanmoins distinctes sous bien des rapports. La mélancolie, par exemple, est plus souvent héréditaire ; elle dépend plus fréquemment encore d'une disposition physique remarquable, soit une taille très-élevée ou l'excès contraire, soit un trait trop saillant ou une difformité. Une éducation vicieuse, et surtout l'habitude de remplir la tête des enfans de contes, d'histoires de sorciers, de revenans, de diables, etc., les préparent de loin aux maladies de l'imagination. Les pays méridionaux, les chaleurs de l'été, les alimens trop excitans, l'habitude des liqueurs alcooliques, certaines professions, comme celles de poete, de musicien, de comédien ; en un mot tous les agens, toutes les circonstances propres à exalter l'imagination, sont encore plus favorables aux lesions de cette faculté intellectuelle qu'au trouble nerveux des viscères de la digestion. La vie sédentaire, si propice à ce dernier, n'influe pas autant sur la production de la mélancolie. L'invasion de celle-ci est, beaucoup moins que l'hypocondrie, favorisée par une sensibilité nerveuse exaltée ; mais aussi une extrême susceptibilité morale exerce une influence toute contraire.

La névrose gastro-intestinale provient fort ordinairement de la vie sédentaire, du dérangement de nos fonctions, de nos sécrétions, de nos hémorragies, de l'onanisme, etc. ; qui n'ont pas une part aussi active au développement des affections mélancoliques. L'excès d'étude, et surtout les peines de l'ame, donnent bien plus souvent lieu à l'hypocondrie, comme l'indiqueraient les corrélations sympathiques, si l'observation ne l'avait démontré. Cependant, il est vrai de dire que les sources

d'où dérive la monomanie sont encore plus morales : ainsi
elle tient parfois à une vanité prétendue philosophique, exemple : J. J. Rousseau ; à un amour propre démesuré ou à quelque circonstance où ce grand mobile a été compromis : je connais deux femmes, entre autres, qui toutes deux ont été très-
jolies et qui sont également devenues mélancoliques par le
chagrin d'avoir perdu leurs charmes les plus flatteurs, l'une à
la suite de la petite vérole, l'autre par un accident. La monomanie est due, bien plus souvent que l'hypocondrie, à des
craintes exagérées, ou même à des terreurs paniques ; Pascal,
les poëtes satiriques Juvénal, Gilbert, etc. : à une ambition
immodérée ; témoins la plupart des grands conquérans. Les
remords sont encore une mine féconde d'affections mélancoliques, et ne coopèrent presque jamais à l'hypocondrie ; exemple : Théodoric, Caligula, le misérable Santerre, qui voyait
partout des gendarmes chargés de l'arrêter. Nous noterons encore, à ce sujet, les deux extrêmes dans la culture de l'entendement ; des méditations trop continues ou l'inaction mentale
la plus absolue ; de là vient que les plus beaux génies sont
souvent mélancoliques sur la fin de leur carrière, et qu'on rencontre aussi beaucoup de ces malades parmi les paysans et les
artisans les plus bornés.

Tous les grands événemens politiques d'un siècle, les découvertes importantes, ou plutôt toutes les innovations les plus
remarquables, qui forment autant de circonstances propres à
exalter l'imagination, favorisent encore d'une manière spéciale
et plus directe, la naissance de la monomanie, et même indépendamment des peines de l'ame et des revers de fortune.
Enfin l'influence des opinions religieuses, qui est presque
nulle et très-indirecte sur la production de l'hypocondrie, contribue singulièrement à l'invasion de l'autre affection : aussi
voit-on beaucoup de mélancolies ascétiques, et très-peu d'hypocondries par cause religieuse : Charles-Quint, le duc de Ma-
zarin, Swedemborg, etc., etc., sont des mélancoliques par
religion. En résumé, nous dirons que si les mêmes causes produisent quelquefois l'une et l'autre vésanie, il est également
vrai que l'hypocondrie est le plus souvent la conséquence des
causes qui agissent particulièrement sur les nerfs qui vivifient
les organes de la digestion, tandis que la mélancolie est ordinairement le résultat des mobiles dont l'action tend à troubler
l'intégrité de nos facultés intellectuelles, et surtout de l'imagination. En poursuivant la recherche des disparités qui
existent entre ces deux maladies, nous en trouverons de plus
saillantes encore dans leurs phénomènes respectifs. Ainsi,
nous avons vu dans l'hypocondrie un trouble manifeste, mais
lent des fonctions digestives, l'exaltation de la sensibilité gé-

nérale, des aberrations, légères et fugaces, des terreurs paniques relatives surtout à la santé, etc., etc. L'invasion de l'autre vésanie a lieu très-souvent d'une manière rapide; il y a délire exclusif et permanent sur un objet particulier et sur une série d'idées qui s'y rattachent, une passion dominante, souvent une propension à la defiance, à la jalousie, sur les motifs les plus frivoles, etc., etc. Ajoutons à ces caractères distinctifs propres à cette aliénation, l'intégrité des fonctions digestives, qui, hors les cas de complication, ne sont jamais lesees, ou le sont seulement par accident. L'imagination du mélancolique est comme l'aiguille aimantée; on veut en vain le détourner de sa passion dominante, c'est son point d'attraction, auquel il revient toujours; tandis que l'imagination de l'hypocondriaque est obsédée par une foule d'idées disparates qui se succèdent souvent avec une rapidité étonnante. Dans la première, c'est le *moi moral* qui est mis en jeu; dans la seconde, c'est le *moi physique* qui est particulièrement affecté. On observe fréquemment deux formes opposées que revêt la mélancolie : c'est tantôt une bouffissure, un orgueil gigantesque, comme on le voit chez la plupart des prétendus prophètes, empereurs, rois, généraux, etc.; tantôt une timidite démesurée, ou une habitude de craintes et de terreurs sans cesse renaissantes; telle était cette femme, qui s'imaginait constamment être entourée de serpens; d'autres fois une tristesse constante, une morosité désespérante ou une gaîté folle, une joie aussi permanente qu'exagérée. Le fou d'Athènes, qui regardait tous les vaisseaux du Pyrée comme sa propriété, était toujours ivre de bonheur.

Il existe en outre une espèce distincte de monomanie caractérisée par un penchant très-prononcé au suicide, que la raison ne surmonte que difficilement; tandis que chez les hypocondres, on n'observe ordinairement que des velléités de mort ou de suicide. Quand ceux-ci appellent la mort à leur secours, c'est comme le bucheron de la fable, pour qu'elle leur aide à porter le fardeau de la vie.

En un mot, les diverses monomanies sont une sorte de désorganisation intellectuelle ou morale, à laquelle nos fonctions vitales restent ordinairement étrangères, et surtout dans le principe.

Les terminaisons de l'hypocondrie diffèrent aussi de celles propres aux affections mélancoliques; la première se termine plus fréquemment par la réhabilitation des fonctions affectées; mais si la guérison de la mélancolie est plus rare, elle est quelquefois aussi plus rapide. Cette vésanie se complique rarement avec les phlegmasies de l'abdomen et avec les lésions des viscères qu'il renferme; elle s'associe plus souvent avec la

manie, et le penchant au suicide, etc.; aussi se termine-t-elle
très-rarement d'une manière funeste, lors dans ce dernier
cas.

Qui ne conçoit qu'une altération partielle de l'entendement
ou des affections de l'ame, doit conduire facilement, et en
quelque sorte naturellement à une altération plus générale des
facultés intellectuelles et morales, tandis qu'un état habituel
d'irritation nerveuse doit être, pour les viscères abdominaux,
une disposition à l'érosion, à la dégénérescence de leurs
tissus.

Le traitement de ces deux maladies présente aussi quelques
dissemblances générales. Dans l'une, le mode de curation peut
être indiqué ou déterminé d'une manière précise; celui de la
monomanie est en général plus incertain. A la première, on
oppose quelquefois exclusivement les moyens d'hygiène et les
médicamens qui ne sont qu'accessoires dans l'autre. Il faut
cependant excepter les purgatifs, qui conviennent rarement
dans l'hypocondrie, où la sensibilité abdominale est exaltée,
tandis que dans le délire mélancolique et maniaque, on doit
souvent exciter des irritations vers l'abdomen, pour faire cesser la sur-excitation cérébrale. Contre cette dernière affection,
on dirige parfois avec succès les facultés morales et intellectuelles, qui ont aussi une application utile, mais moins fréquente et moins puissante, contre l'hypocondrie. Il faut souvent, afin de ramener à la raison le mélancolique, dérai-
sonner avec lui, employer des subterfuges, etc. Enfin, pour
mettre dans tout leur jour les différences et les rapports
que présentent ces trois maladies, si souvent confondues
ensemble, nous dirons que l'hypocondrie est une névrose ou
une affection du système nerveux abdominal, et par suite
du système nerveux général; l'hystérie une maladie du système nerveux utérin; et la mélancolie, une affection du système nerveux cérébral, ou plutôt une altération partielle de
l'imagination.

*Caractères distinctifs de l'hypocondrie et des phlegmasies
de l'abdomen.* Si on compare l'hypocondrie aux catarres
chroniques de l'estomac et des intestins, on conçoit que l'analogie de leur siége et de quelques symptômes a pu, malgré la
différence de nature et de leurs principaux phénomènes,
occasioner des erreurs dans le diagnostic de ces affections diverses. C'est le docteur Broussais qui a, le premier, appelé
l'attention des médecins sur la possibilité d'une méprise, dont
l'occasion se présente fréquemment. Afin de les prémunir
contre un pareil écueil, remplissons cette lacune qu'il a laissée;
établissons, dis-je, les caractères propres et à la névrose et à
ces affections lentes. Celles-ci attaquent tous les âges; elles

sont très-ordinaires aux enfans, plus fréquentes chez les
jeunes gens que dans l'âge viril, où elles sont encore fort
communes; tandis que l'hypocondrie est le partage presque
exclusif de l'adulte; on les remarque très-souvent chez les
hommes qui fatiguent beaucoup, comme les laboureurs, les
artisans, et surtout les militaires, à la suite des marches et
des travaux forcés; elles sont, comparativement, beaucoup
plus rares chez les citadins, et surtout parmi les individus
livrés à une vie molle et sédentaire; et, par les mêmes raisons,
plus familières à l'homme qu'à la femme. Si la mollesse et les
habitudes sédentaires sont une source de névroses des plus fréquentes, l'excès contraire, les fatigues excessives favorisent
puissamment l'invasion des phlogoses chroniques. Les vêtemens qui ne garantissent ni du froid, ni de la pluie, ni de
l'humidité, qui n'absorbent pas la transpiration ou la sueur,
et qu'on garde sur soi, quoique mouillés, offrent au suprême
degré le même inconvénient. On peut en dire autant du trouble
apporté dans nos différentes fonctions, et surtout du dérangement de la transpiration. Aussi regardai-je cette cause, c'est-à-
dire tout mode de refroidissement, comme l'origine du plus
grand nombre de ces irritations. L'humidité, jointe à une
température élevée, les émanations contagieuses répandues
dans l'atmosphère, les exhalaisons par suite du desséchement
ou des substances décomposées et putréfiées, produisent souvent encore ces désordres; il faut en outre noter, comme
agissant à cet égard d'une manière spéciale, l'humidité éprouvée
aux pieds, une habitation froide, humide, insalubre, et surtout
les bivouacs; tandis que les névroses des organes de la digestion
dérivent bien plus rarement de ces différentes sources. Citerai-je comme causes de ces inflammations, les coups, les
chutes, les commotions vers l'abdomen? Qui ne sait combien
leur influence est étrangère à la production des affections hypocondriaques, et combien au contraire elle favorise les phlogoses et les lésions organiques de l'abdomen!

La suppression ou rétention des règles et du flux hémorroïdal concourt, davantage peut-être, à la production des maladies nerveuses; l'onanisme, par l'épuisement qui en résulte,
et plus encore par la honte qu'entraîne toujours ce funeste
penchant, est également une cause bien plus puissante d'hypocondries que d'inflammations lentes. L'habitude de la bonne
chair, ou plutôt la surcharge journalière de l'estomac dispose
au contraire beaucoup plus à ces dernières; l'abus des liqueurs, des vins qui souvent sont de mauvaise qualité, les
boissons stimulantes ou excitantes données pour faire transpirer
dans un moment d'irritation, les médecines de précaution, les
vomitifs et purgatifs réitérés, les préparations mercurielles, et

surtout le sublimé, administrés inconsidérément, ont également
sur le développement des catarrhes chroniques une influence
beaucoup plus active que sur celui de l'hypocondrie. Remarquons en outre que les premiers succèdent très-communé-
ment aux phlegmasies aiguës terminées sans crise, ou jugées
incomplétement, dont la convalescence a été brusquée, ou qui,
après une guérison parfaite, récidivent à un degré modéré,
par suite d'imprudences ou de refroidissement.

Le désœuvrement, les méditations trop soutenues, ou seulement l'habitude d'un travail sédentaire, sans forte application mentale, plus alors par le défaut d'exercice, de locomotion, que par la fatigue de l'entendement, déterminent, comme
nous l'avons dit, bien fréquemment ces névroses, et très-rarement les affections de l'autre genre ; enfin le chagrin et tous
ses différens modes exaltent la sensibilité organique des viscères de la digestion, et provoquent l'hypocondrie plus souvent qu'ils ne donnent lieu aux phlogoses chroniques de l'abdomen ; mais ces affections morales amènent aussi très-ordi-
nairement les lésions de tissus.

Si nous poursuivons cet examen comparatif dans les phénomènes de ces maladies diverses, nous retrouverons encore des
oppositions non moins tranchées : ainsi, dans la première, les
digestions sont en général plus ou moins difficiles ; cependant
la plupart des malades mangent avec assez de plaisir et di-
gèrent enfin, quoiqu'avec une peine dont le degré varie ; de
plus, la constipation est ici fort ordinaire. Dans les gastrites ou
entérites chroniques, les digestions sont bien plus pénibles, et
souvent même impossibles ; quand l'estomac est le siége de
l'inflammation, il y a défaut d'appétit ; souvent des vomissemens muqueux et alimentaires et une douleur plus vive à l'é-
pigastre. Les phlogoses intestinales lentes ont aussi leurs symptômes particuliers : ici ce sont des coliques plus ou moins
intenses, la sensibilité de l'abdomen augmente par instant,
surtout quand on le comprime ; quelquefois il y a intégrité de
l'appétit, surtout chez les enfans et les jeunes gens ; ou remarque presque toujours une diarrhée plus ou moins fréquente ; chaque évacuation est précédée de coliques vagues
et suivie d'un soulagement éphémère. La soif est aussi fréquente dans les inflammations même chroniques, que rare
dans les névroses ; cependant dans celles-là (et surtout
au début de la maladie, ou quand celle-ci est modérée),
la soif est parfois peu intense ou non continue ; mais en
général, et surtout chez les adultes, elle existe spécialement le
soir ou la nuit, et s'accompagne de sécheresse de la bouche,
d'aridité et de rongeur de la langue ; il y a chaleur générale
relative à l'intensité de la phlogose, et ardeur à l'arrière-bouche ;

(Lorsque les forces sont diminuées, quand la vie commence à s'éteindre, il y a un commencement de froid ; mais ce symptôme est constant à la fin de toutes les maladies funestes). Le pouls est petit, serré, fréquent, et presque toujours le soir ou la nuit il survient des redoublemens ; le sommeil est agité, mais d'une agitation différente de celle qu'on observe dans l'hypocondrie, où l'insomnie est causée ordinairement par un trouble plus moral que physique ; la figure est souvent altérée, alongée ou un peu grippée. La plupart de ces accidens sont non-seulement étrangers à la névrose, mais ils procèdent avec une lenteur qui, comparée à la marche ordinaire de cette dernière, est un mouvement accéléré. Les médicamens trop actifs ou irritans, le moindre écart dans le régime, une faible quantité d'alimens et surtout de mets excitans ou de boissons stimulantes, l'impression réfrigérante la plus légère, les contrariétés morales, toutes ces circonstances sont suivies, chez les malades en proie aux irritations chroniques, d'accidens beaucoup plus violens que chez les hypocondriaques. Considérons en outre que celles-ci sont exemptes des innombrables phénomènes sympathiques, de ces aberrations mentales que nous avons exposés dans la description de cette vésanie. Ici les symptômes sont non-seulement plus nombreux, mais plus variables ; là, ils sont plus fixes, plus locaux ; on peut dire des maladies de ce genre : *stabilibus magis quam vagis molestum ;* c'est l'opposé de ce qu'Alberti appliquait à l'hypocondrie. Tout annonce dans ces maladies chroniques, non une affection plus ou moins générale de la sensibilité organique, mais une affection locale de la sensibilité animale. Si l'on considère que celles-ci se terminent quelquefois par la guérison, et plus souvent par une désorganisation mortelle, dont le terme s'étend depuis deux à trois mois à deux ou trois ans au plus, on ne pourra leur assimiler les névroses des organes de la digestion, qui se maintiennent parfois au même degré et sans aucune apparence de lésion organique, d'altération de tissu, pendant des dix, douze, vingt et trente ans, qui, dans quelques cas, se dissipent au bout de peu de jours par le seul exercice auquel on avait renoncé, ou par d'autres moyens également simples et prompts dans leurs effets.

Ne sait-on pas en outre que leur traitement diffère de celui des phlogoses chroniques. Les délayans, la diète la plus sévère, le repos du lit sont nécessaires dans ce cas, tandis que parmi les hypocondriaques, il en est beaucoup qui se trouvent très-bien d'un régime tonique, de boissons un peu amères, de l'usage modéré du vin, des distractions, de l'habitude des spectacles, des voyages, et surtout des différens modes d'exercice. Les terminaisons varient également ; la mort est souvent

le terme des phlegmasies chroniques, tandis qu'elle n'est
peut-être jamais le résultat direct de l'hypocondrie; mais à la
longue, celle-ci se dénature, ou plutôt se complique, et c'est
en se dénaturant ainsi qu'elle peut indirectement se terminer de
la manière la plus funeste. L'hypocondrie est d'abord simple;
elle se complique ensuite avec une inflammation lente ou une
lésion organique, dont la terminaison est fréquemment
mortelle.

Le passage de cette névrose simple à un état complexe se
manifeste tantôt ostensiblement, plus souvent d'une manière
lente, sourde et imperceptible, par un trouble des fonctions
digestives, qui ne tarde pas à devenir plus prononcé que dans
l'hypocondrie simple. Si c'est une gastrite qui s'établit, c'est
alors que l'appétit diminue, qu'il survient un dégoût qu'on
attribue, et bien à tort, aux caprices du malade, que les alimens sont rejetés par le vomissement, surtout s'ils sont de
digestion peu facile ou trop abondans; en même temps, la
bouche devient mauvaise, surtout pendant la nuit et le matin;
il se manifeste une soif légère, qui varie selon les mets dont
on fait usage, ou qui d'abord n'existe que par momens, le
soir ou la nuit; quelquefois alors la phlogose se dessine par
un sentiment de constriction vers l'épigastre, un sentiment
d'ardeur à l'arrière-bouche, la fréquence modérée du pouls
qui est petit, faible, serré; la chaleur et la sécheresse de la
peau plus ou moins continues; les urines moins claires,
moins abondantes, se troublent plus facilement. Jusqu'à cette
époque, la constipation peut encore exister; mais quand l'inflammation se propage aux intestins, ou affecte tout d'abord
ces organes, on observe d'autres phénomènes : le désordre
qui, dans la névrose, est ordinairement plus prononcé vers
l'estomac et les hypocondres, devient plus manifeste vers la
partie moyenne et inférieure de l'abdomen : le malade se
plaint de coliques, dont la vivacité et la fréquence varient;
les selles se rapprochent, deviennent muqueuses, glaireuses;
les symptômes d'irritation coexistent en même temps, ou
plus tard les phénomènes nerveux, sympathiques de l'hypocondrie, s'affaiblissent par la prédominance du désordre
local.

Il nous reste encore à examiner les caractères distinctifs de
l'hypocondrie avec les lésions organiques de l'abdomen.

En exposant les symptômes propres aux principales altérations de l'estomac, du pylore, du foie et de la rate, nous cher-
chons à éclairer de plus en plus la marche du praticien dans le
diagnostic de cette vésanie simple ou compliquée : il sera du
moins plus difficile de la confondre avec ces dernières. Les lésions organiques, squirre ou cancer de l'estomac, du cardia ou du

pylore, sont annoncées par des souffrances plus ou moins vives
dans la région de l'estomac : celles-ci sont augmentées après
le repas, et d'autant plus que celui-ci aura été plus copieux,
ou que les alimens seront plus indigestes. Les liquides en général, s'ils ne sont pas trop excitans, provoquent moins les douleurs; quand ils sont doux et bus par gorgées, ils passent assez
facilement. Si les alimens pénètrent avec peine dans l'estomac,
si leur entrée excite au cardia une sensibilité obtuse, qui ensuite devient plus intense, on doit soupçonner une lésion de
cette ouverture; quelquefois, en approchant l'oreille de l'épigastre, on entend les alimens ou les boissons franchir l'obstacle
qui existe à l'orifice œsophagien, et le malade sent lui-même
une sorte de difficulté vaincue. Les vomissemens sont rares
alors; surtout dans le principe, et la constipation est moins
prononcée. Si les alimens ne sont reçus qu'en petite quantité,
s'ils sont repoussés peu après le repas, on doit alors redouter
davantage l'épaississement squirreux de la membrane muqueuse de l'estomac. Dans d'autres cas l'appétit subsiste, les
alimens sont pris avec plaisir et en abondance; l'estomac les
digère; mais au bout de deux heures, plus tôt ou plus tard, il
les repousse, parce qu'ils ne peuvent franchir le pylore qui
s'est épaissi, durci, rétréci. Le siége de la douleur est ordinairement entre l'épigastre et l'hypocondre droit. Dans ce dernier
genre de lésion, le vomissement devient de plus en plus fréquent; les boissons mêmes sont souvent rejetées, à moins que
le malade ne se borne, pour toute nourriture, aux boissons
gommo-sucrées ou gélatineuses, etc., bues par très-petites frac-
tions. C'est de toutes ces maladies celle où la constipation est
la plus prononcée et la plus constante : non-seulement parce
qu'une irritation chronique dans la partie supérieure du canal
intestinal arrête la sécrétion de la bile et des sucs gastrique et intestinaux, mais encore parce qu'elle s'oppose au cours des alimens et des liquides.

Ces lésions organiques, considérées d'une manière générale,
offrent encore d'autres caractères qui faciliteront et assureront
le diagnostic du médecin. Outre leur siége différent, le trouble
qu'elles occasionent est plus local, plus grave, quoique souvent moins apparent; les rots, les rapports sont plus acides,
plus aigres, plus nidoreux, plus corrosifs; la douleur est fixe,
permanente, plus vive et souvent lancinante; l'amertume de
la bouche et les envies de vomir sont continuelles; aussi la
plupart de ces infortunés appellent à grands cris les vomitifs,
parce qu'ils prennent pour la cause de la maladie ses effets.
Leurs plaintes sont constamment les mêmes, et ne varient pas
comme dans l'hypocondrie. Elles sont exprimées sans exaltation, sans exagération, mais avec un accent calme, grave, et

avec un pressentiment sinistre ou un morne désespoir. On remarque en outre, dans l'expression de leur physionomie, une
altération bien plus profonde et plus constante que chez les
hypocondres. La figure s'alonge; les yeux deviennent ternes et
caves; la nutrition ne s'opère qu'avec peine; bientôt l'amaigrissement est considérable; on sent tôt ou tard, du moins le
plus souvent, une tumeur squirreuse, rarement au cardia lui-
même qui est peu accessible au toucher, mais fréquemment au
pylore, à l'estomac, quelquefois enfin à sa partie cardiaque.
Plus tard, la nature des vomissemens change; après avoir été
liquides, ils sont composés d'alimens plus ou moins digérés,
et par la suite de matières ou de bile brunes et noirâtres, ou
de lambeaux de tissu désorganisés. Ces lésions sont quelquefois stationnaires; elles peuvent même reculer; mais le plus
souvent elles n'ont été que masquées momentanément, et bientôt elles reviennent pour ne plus rétrograder. Leur durée est
bien plus limitée que celle de l'hypocondrie et de certaines
phlegmasies chroniques.

Un autre ordre de phénomènes est observé dans les engorgemens du foie: ceux-ci sont assez souvent précédés par des douleurs vagues, des jaunisses; ils reconnaissent pour origine le
chagrin et le dérangement de nos hémorragies, plus souvent
que la vie sédentaire ou les travaux du cabinet; quelquefois
des concrétions biliaires, souvent la longue durée des fièvres
intermittentes, moins fréquemment les doses trop fortes de
quinquina ou son administration prématurée; l'abus des vomitifs, des purgatifs, etc.; des substances stimulantes, des
boissons alcooliques; les déplacemens des dartres, des rhumatismes, etc., etc. Ils sont beaucoup plus fréquens chez les
adultes qu'à tout autre âge. Au trouble des fonctions digestives se joint presque toujours une douleur d'abord obtuse,
plus tard lancinante, qui occupe l'épigastre et surtout l'hypocondre droit, s'étend quelquefois jusqu'à l'épaule droite, ou
s'y produit sympathiquement. Tôt ou tard le gonflement de
l'organe hépatique devenant sensible, se fait remarquer, ou en
avant, vers la région épigastrique; ou dans l'hypocondre droit
et plus ou moins bas. Les nausées et les vomissemens ne sont
pas aussi fréquens que dans les lésions de l'estomac. Le *decu-
bitus* qui, dans ces dernières et dans la névrose, est assez facile
à droite et à gauche, ne peut communément avoir lieu dans
ce cas-ci que du côté malade. La physionomie s'altère, et prend
une teinte plus ou moins forte d'un jaune brun. L'œdème des
extrémités inférieures, la péritonite latente ou chronique, rarement aigue; enfin l'ascite consécutive, sont ici très-ordinaires et ne se rencontrent jamais dans l'hypocondrie simple,
et rarement dans les altérations du tissu gastrique.

Un désordre très-analogue dans l'hypocondre gauche an-
-nonce l'engorgement squirreux de la rate; celui-ci est assez rare
chez les adultes, plus fréquent dans la première enfance. Toutefois les symptômes locaux de l'affection hypocondriaque étant
beaucoup plus continus et prononcés de ce côté, doivent favoriser les lésions de la rate plus que celles du foie; celles-là sont
peut-être encore plus souvent occasionées par la suppression
des hémorroïdes, vu la corrélation plus directe qui existe entre
les vaisseaux hémorroïdaux et ce viscère, mais moins fréquemment déterminées par les peines de l'ame que les lésions du foie
qui est lié plus intimement au système digestif; elles ne gènent
pas autant les mouvemens, parce que le volume de la rate,
considéré isolément de l'augmentation morbifique, est bien
moindre que celui de l'autre viscère : aussi le malade n'éprouve-
t-il pas une aussi grande difficulté à se coucher du côté opposé.
La rate étant placée plus profondément, ou plutôt étant moins
accessible à nos moyens explorateurs, on ne distingue en général que très-tard la tumeur formée par ce viscère ainsi engorgé. Celui-ci n'adhérant au diaphragme que dans un espace
très-limité, il est, quand il a acquis un volume contre nature,
plus facilement entraîné par son propre poids, et occupe souvent le voisinage de la fosse iliaque correspondante. Ces altérations se jugent plus souvent que les hépatites chroniques,
par les hémorragies, et sont moins susceptibles d'une terminaison funeste, par suite probablement d'une organisation moins
délicate, de fonctions moins importantes et de rapports plus
limités; enfin elles sont plus facilement guéries, soit par les
efforts de la nature, soit par les ressources de l'art, et principalement par l'application des sangsues qui, en vidant les vaisseaux hémorroïdaux, dégorgent presqu'immédiatement l'organe lésé. En comparant, par un rapprochement approfondi,
ces maladies diverses, on s'assure qu'elles sont très-distinctes
des affections hypocondriaques; mais il n'est pas moins important de se rappeler qu'elles s'y associent trop fréquemment;
aussi n'est-ce pas assez de reconnaître l'hypocondrie ou une
autre affection que l'on confondrait avec cette dernière; il faut,
en outre, examiner si l'une ou l'autre n'est pas compliquée;
car il peut arriver que l'obscurité qui existe dans ce dernier
cas fasse adopter trop facilement par le médecin l'existence
d'une affection simple. Plein de son idée, il considère les phénomènes de la maladie naissante comme une de ces anomalies
nerveuses si fréquentes; et cette erreur est d'autant plus difficile
à détruire, qu'elle est plus vraisemblable, et que souvent tout
semble la confirmer jusqu'à l'époque où les progrès de la dégénération et le dépérissement, devenant plus sensibles, signalent le désordre véritable. Souvent l'erreur provient d'une

autre source, et divers symptômes nerveux ou hypocondriaques sont gratuitement qualifiés d'anévrysmes du cœur, de squirres au pylore, au foie, etc., etc.

Parallèle de l'hypocondrie avec les maladies qui s'en rapprochent, mais à un degré moindre. Ces affections sont loin sans doute de simuler cette névrose par leur ensemble, cependant, comme quelques-uns des traits qu'elles présentent, soit ordinairement, soit accidentellement, ont pu être rapportés à cette vésanie, pour continuer la marche que j'ai adoptée, je les examinerai l'une après l'autre, mais rapidement.

Les rhumatismes et la goutte occupent des siéges si variés, et sont sujets à un si grand nombre de déplacemens, qu'ils peuvent primitivement ou consécutivement se fixer sur les organes de l'abdomen et se dérober à la sagacité du médecin ; ils peuvent, et la goutte surtout, par leur présence sur les viscères abdominaux, donner lieu à diverses maladies, à l'hypocondrie même ou à des accidens analogues. Or, il importe de distinguer ces différens états. On reconnaît le plus souvent le rhumatisme à ses causes spéciales, qui sont presque toujours l'impression du froid, l'humidité et surtout les refroidissemens ; à sa mobilité, à une intensité extrêmement variable depuis la disparition totale, mais momentanée, jusqu'aux crises les plus violentes qu'occasionent les changemens de température, et plus rarement les affections morales. On sait que la goutte provient communément d'une disposition héréditaire, de l'abus des liqueurs, de la bonne chère, des plaisirs vénériens, et de la vie molle et sédentaire ; quelquefois aussi de la pénurie et de la mauvaise qualité des alimens, en un mot de la misère. Elle se déclare ordinairement depuis quarante jusqu'à soixante ans ; tandis que l'hypocondrie survient de vingt à trente et quarante. Leurs phénomènes sont également différens : la goutte primitive attaque spécialement les petites articulations, où elle cause des douleurs aiguës et forme des nodosités ; elle revient par accès irréguliers, avec chaleur, rougeur et gonflement des parties ; tandis que la névrose abdominale est continue, bien que sujette à des redoublemens : celle-ci est accessible aux efforts de l'art, aux moyens moraux, aux règles hygiéniques qui échouent presque toujours contre la goutte. Leur analogie la plus frappante résulte de leurs terminaisons : l'une et l'autre présentent parfois, et après un laps de temps plus ou moins long, des complications ou des résultats très-graves, soit des phlegmasies, soit des dégénérescences organiques ; mais la goutte offre cette particularité, qu'elle donne lieu plus fréquemment, par son transport, à des accidens aigus. Ces terminaisons fâcheuses sont, pour la première, une suite commune des traitemens indiscrets ; tandis que, dans la seconde, elles sont une conséquence plus naturelle et plus immédiate de la marche de l'affection.

L'estomac et les intestins sont, de tous nos organes, ceux que la goutte anomale consécutive affecte le plus souvent; et les phénomènes qui résultent de ce déplacement se rapprochent beaucoup des symptômes ordinaires de l'hypocondrie : on reconnaîtra ce désordre aux attaques régulières de goutte qui auront précédé, aux applications inconsidérées sur les articulations malades; enfin à la nature des accidens plus circonscrits dans l'abdomen, à l'absence de l'exaltation mentale, si familière aux hypocondriaques. Il se peut aussi que la sensibilité exaltée des organes abdominaux, dans ces névroses, appelle, en quelque sorte, sur ces parties, la maladie arthritique. En résumé les causes, les accidens, les signes, le siége, la nature et les terminaisons de l'hypocondrie et des affections goutteuses ou rhumatismales diffèrent essentiellement.

Qui ne s'étonnerait qu'on ait confondu le scorbut avec cette vésanie? cependant des auteurs ont pensé qu'il devait être considéré comme le dernier degré de celle-ci ; d'autres ont même avancé que le scorbut ét l'hypocondrie n'étaient qu'une seule et même affection : cette opinion a compté pour partisans Eugalenus, Sennert, Etmuller, Willis et Barbet, qui appelait cette névrose la mère du scorbut ; *mater scorbuti à Barbetto salutatur*. Mais l'auteur qui a donné le meilleur traité sur le scorbut, a rallié de nos jours tous les praticiens à une observation plus exacte. « L'hypocondrie, dit Lind, n'a aucune connexion avec cette maladie ; le siège, les causes et surtout les symptômes de celle-ci en sont entièrement distincts, de sorte qu'il est très-difficile de trouver un symptôme constant qui leur soit commun. »

Bornons ici ces parallèles, qu'il serait facile d'étendre davantage, et voyons à présent l'opinion que le médecin doit se former de l'issue probable de l'hypocondrie, puisqu'outre la nécessité de reconnaître une maladie et une application soutenue pour la guérir, ce qu'on exige de lui le plus ordinairement, c'est d'en exposer les dangers ou d'annoncer les espérances qu'il est permis de concevoir.

On peut, en général, considérer cette vésanie comme une affection dont le traitement, quoique difficile, est cependant très-souvent suivi d'heureux résultats, quand on fait choix des moyens appropriés à la cause du désordre, aux circonstances dans lesquelles le malade se trouve placé, et à la nature des accidens qu'il éprouve. En général, le pronostic de l'hypocondrie a été trop sévère dans un temps où l'on confondait fréquemment avec cette affection simple, ses complications les plus graves ; par la suite on reconnaîtra qu'il doit être au contraire beaucoup plus favorable et plus consolant que propre à décourager. Mais ce pronostic diffère en bien des cas : lorsque la maladie est récente, que les symptômes sont en petit nombre et peu prononcés, quand le sujet est jeune et vigoureux, la cause bien connue et amovible, on peut conserver l'espoir d'une prompte et parfaite guérison. Si les circonstances sont opposées, si des affections morales irrémédiables ont assailli le malade, s'il a déjà éprouvé plusieurs atteintes d'hypocondrie, le succès sera moins certain : plus on aura opposé d'efforts sans fruit, et mieux ils auront été indiqués, plus on devra craindre une névrose longue et rebelle, à moins qu'ils n'aient été dirigés contre un symptôme ou un effet de la maladie plutôt que contre celle-ci ou contre la cause qui l'a produite ou qui l'entretient. Qu'un homme sujet à un flux hémorroïdal, le supprime, et contracte par suite une hypocondrie : dès-lors le système digestif ne fait plus ses fonctions ; le malade accuse de la faiblesse et dépérit ; on a recours à la médecine du symptôme, aux toniques, à un régime fortifiant ; mais le mal persiste : on se détermine à rechercher la cause et à l'application des sangsues ; le flux hémorroïdal reparaît, les digestions se rétablissent, et tout rentre dans l'ordre. Le pronostic est encore modifié par les symptômes de cette vésanie. Quand le malade est privé du sommeil, ou ne peut se le procurer qu'à l'aide des narcotiques, il est dans une position défavorable ; de même, lorsque l'imagination est fortement frappée, les phénomènes physiques étant même peu prononcés ; ou si à la moindre douleur, au plus léger désordre, l'hypocondriaque s'affecte et se tourmente d'une manière démesurée.

Le jugement varie en outre suivant le degré auquel est parvenue la maladie ; on reconnaît généralement qu'au premier et deuxième stade elle est peu dangereuse et très-susceptible de curation. Au troisième degré les chances sont moins favorables, et cependant on parvient souvent encore à la dissiper par un traitement convenable. Les peines de l'âme et les méditations trop prolongées sont deux des causes les plus puissantes de cette névrose : si le malade est enchaîné sous l'empire de ces affections morales, ou s'il ne peut renoncer à cette contention d'esprit habituelle, il est à craindre qu'il ne reste longtemps en proie au désordre qu'il éprouve.

D'autres circonstances peuvent encore faire pencher la balance : ainsi, chez un individu, le défaut de fortune sera l'obstacle à la guérison qui dépendra d'un mode d'exercice, d'un déplacement, d'un voyage hors de son pouvoir. Tel autre, véritable Crésus, faute d'un état, d'une occupation mécanique, reste plongé dans une hypocondrie stationnaire, malgré tous les efforts de la médecine : c'est à ces malades qu'il ne manque, pour être promptement rétablis, que l'obligation du travail ; comme il ne manquait à un jeune prince doué d'un beau talent pour la peinture, qu'un peu de *nécessité* pour devenir un grand peintre. Aussi, parmi les ouvriers, le changement d'état, plus facile, favorise, dans bien des cas, le succès du traitement. J'ai guéri plusieurs artisans atteints d'hypocondrie, par l'échange seul d'une profession sédentaire pour une plus active, secondé de quelques moyens hygiéniques et moraux.

Terminons l'histoire du pronostic en comparant celui de deux médecins qui ont envisagé cette maladie d'une manière bien différente, Tissot et Baglivi. Le jugement du premier est beaucoup trop sévère : *at verò morbus profectò rebellis est et vix curationis capax :* ce qu'on peut attribuer au choix des moyens qu'il employait, ou plutôt à ce qu'il n'isolait pas l'hypocondrie de ses complications. Tandis que Baglivi, plaçant principalement sa confiance dans les nombreux avantages de l'hygiène, présente un pronostic bien plus satisfaisant et plus conforme à l'observation : *et licèt talium hominum morbi primo aspectu perniciosi et incurabiles videantur ; sanari tamen solent facilè non quidem per nimiam remediorum copiam, sed aut per grata amicorum colloquia, aut per honesta ruris oblectamenta et equitationes frequentes, aut tandem per vivendi normam à sagaci medico institutam.* Le nom de Tissot est plus connu des gens du monde ; mais le suffrage de Baglivi, journellement confirmé par l'expérience, doit être pour nous une autorité du plus grand poids. Le médecin de Lausanne n'a pu d'ailleurs observer cette maladie comme le célèbre praticien de Rome, placé dans un cercle immense, dans une ville où se trouvent réunies toutes les causes productrices de ce genre de désordres. Si des complications se joignent à cette névrose, le pronostic est relatif à la gravité de celles-ci. La complication n'offre-t-elle qu'une hypocondrie récente ou peu prononcée, et une autre affection d'une nature bénigne ; le jugement du médecin sera basé sur la difficulté que présentera le traitement de deux maladies marchant simultanément, et qui réclament quelquefois des médicamens de nature opposée : nous en voyons un exemple, lorsqu'à cette vésanie il s'associe une disposition dartreuse ; souvent alors la constitution est affaiblie ; les toniques sont, par cette raison, indiqués ; et en même temps, la plupart sont contre-mandés par l'affection cutanée ; mais quand, avec la névrose, il coexiste une altération organique, la vie de l'individu est fortement compromise, et le médecin doit témoigner, avec prudence, les craintes les

plus fâcheuses; mais c'est alors la complication, et non la vésanie, qui devient cause de mort.

L'hypocondrie étant une maladie chronique, dont la cause
immédiate réside probablement dans une affection des propriétés vitales imperceptibles à nos sens, et dont le siége spécial paraît occuper les extrémités nerveuses du plexus solaire;
on doit s'attendre à ne trouver, le plus souvent, aucune altération dans le tissu des organes de la digestion, ni dans celui
des nerfs qui s'y distribuent. On connaît le résultat différent
qu'on observe dans les névroses et les névralgies : dans la plupart des premières, nulle trace d'une lésion quelconque; dans
les névralgies, au contraire, il existe presque constamment un
désordre, un changement plus ou moins sensible dans le tissu
des nerfs. Ici on peut soupçonner une inflammation; tandis
que dans les névroses, au moins dans l'hypocondrie, on est
réduit à supposer une exaltation des propriétés vitales inhé-
rentes aux nerfs, en un mot une irritation. Il est aisé sans doute de
faire participer à cet état pathologique des extrémités nerveuses, les dernières ramifications des vaisseaux capillaires; mais
cette opinion ne nous paraît qu'une hypothèse ingénieuse ajoutée à une explication beaucoup plus probable; car il nous
semble que c'est l'affection limitée au système nerveux qui
distingue les névroses proprement dites des phlegmasies où le
tissu des organes, nerfs, membranes, etc., et les extrémités
vasculaires sont compromises. Il en est de l'hypocondrie simple
comme de l'hystérie et de la mélancolie, etc. Elle ne fait
presque jamais périr l'individu qui en est affecté; et quand
celui-ci succomberait, il est encore vraisemblable que les recherches les plus exactes, faites après la mort, ne nous procu-
reraient aucun renseignement positif, en un mot aucune lumière sur la cause organique, sur la nature et les phénomènes
locaux ou sympathiques de la maladie, parce qu'il n'existe
dans ces vésanies aucune altération de tissu. Celles qu'on a
rencontrées jusqu'ici dépendaient presque toujours d'une complication, et non de l'affection nerveuse.

Ne sait-on pas que la même lacune existe et subsistera probablement dans une foule d'autres cas : c'est ainsi que nous ne
pouvons nous rendre compte, même par l'examen des cadavres, de la cause qui entraîne la ruine des individus affectés
de tétanos, etc., etc. Pour qu'on pût procéder, avec espoir de
certitude, à la connaissance du désordre organique, intérieur,
d'où émanent les accidens locaux de l'hypocondrie, il faudrait
avoir examiné cette affection bien simple et bien prononcée
chez un homme qui, un peu plus tard, succomberait accidentellement à une maladie non susceptible de modifier l'état des
organes digestifs; telle serait une blessure suivie d'une hémor-

1agie mortelle, et jusqu'à un certain point une inflammation
étrangère aux viscères de l'abdomen ; et ce triste avantage, que
personne jusqu'ici n'a rencontré, serait seul propre à nous donner
quelques notions positives. Mais remarquons encore qu'il pourrait résulter, même de ces perquisitions faites avec soin ; à
moins qu'elles ne fussent très-multipliées, une assez grande incertitude, puisqu'on trouve très-souvent chez l'1omme atteint
d'un plomb meurtrier, au milieu de la santé la plus florissante ;
des désordres plus ou moins sensibles, des p1legmasies locales ,
des ad1érences, des épanchemens séreux, et surtout des vers
ascarides et lombricoïdes, circonstances auxquelles il serait
permis de rapporter la mort, si on n'en connaissait la cause
véritable, étrangère à ces dispositions physiques compatibles
avec l'intégrité des p1énomènes vitaux. C'est ainsi que dans les
inflammations, surtout chroniques, de la plèvre et du poumon,
dont l'issue est funeste, on observe sur la membrane muqueuse
de l'estomac et des intestins, des traces de p1logose ; il n'en
est pas moins certain que le sujet a été enlevé par une pneumonie, une pleurésie ou une phthisie, et non par une affection
aiguë ou c1ronique de la membrane muqueuse intestinale.

Il faut cependant tenir compte des altérations que l'autopsie
démontre sur les personnes qui ont succombé (dans un état
d'hypocondrie) à une autre maladie formant complication : la
connaissance de ces terminaisons n'est pas un objet purement
spéculatif ; elle est, au contraire, susceptible d'un grand nombre d'applications utiles dans le traitement de ces névroses ,
dont elle contribuera souvent à prévenir les complications par
l'écart des causes capables de les déterminer. Je passse sous silence les lésions observées sur un grand nombre d'hypocondriaques, à l'estomac, au pylore, au foie, à la rate, etc., etc.,
et dont les différens recueils m'ont fourni de nombreux exemples, que j'ai consignés p. 588 et suiv. (ouvrage précité). Ce
sont les résultats des complications.

Voyons maintenant les ressources qu'offre la médecine dans
le traitement de cette névrose, et prévenons d'abord que si la
nature a fixé des limites, établi des barrières, que le médecin
le plus instruit ou le plus zélé ne saurait franchir ; dans beaucoup de cas aussi les secours de l'art sont d'une très-grande
efficacité.

La médecine des anciens, dans le traitement de l'hypocondrie, a varié comme les idées qu'ils s'étaient faites de la maladie elle-même ; elle a reçu l'impulsion des doctrines régnan-
tes, et a manqué, en général, de ses bases premières, une exposition claire des symptômes de l'hypocondrie, de ses causes
et des différences qui la séparent des autres affections avec lesquelles elle a des points de contact ; de plus, nous signalerons

une confiance trop peu limitée, ou exclusive dans les médicamens pharmaceutiques.

On doit également éviter l'écueil d'une médecine invariable, et prendre en considération les circonstances les plus notables de ces névroses, telles que leurs causes, l'âge, le tempérament, les habitudes du malade, le degré ou l'ancienneté de l'affection, etc.

Nous divisons le traitement général de l'hypocondrie, 1°. en traitement de la maladie ; 2°. en traitement des symptômes ; 3°. en celui des complications. Après avoir émis quelques principes généraux, dont nous cherchions à démontrer la justesse, nous examinons les trois bases principales de la méthode curative, qui sont, 1°. l'application du régime physique ou alimentaire, et des ressources de l'hygiène ; 2°. la direction donnée aux affections de l'ame et aux facultés intellectuelles ; 3°. un choix convenable de médicamens. Cette troisième série de moyens curatifs nous paraît devoir être subordonnée, le plus souvent, aux deux précédentes.

Dans la médecine des symptômes, nous suivons leur développement, selon les différens systèmes ou organes auxquels ils appartiennent, suivant les fonctions ou propriétés vitales qui sont lésées, enfin suivant que l'affection paraît exister dans les solides ou les liquides de notre économie. Enfin, nous terminons par l'énoncé des mesures les plus capables de prévenir le retour de la maladie.

Rien ne constate mieux l'avantage de varier le traitement, que la multiplicté des causes souvent opposées, que les nombreuses nuances dont se revêt cette affection, que le grand nombre d'individus de tous les tempéramens, de tous les pays, de toutes les classes de la société qui en sont passibles. Arétée, Forestus, Rivière, Boerhaave, Réveillon, sont du petit nombre de ceux qui peuvent revendiquer l'avantage d'avoir donné ce conseil ; et quelle raison puissante pour modifier le traitement de cette névrose, que les succès avérés, obtenus par les moyens les plus contraires ! Sans doute ces guérisons n'auraient pu être produites, dans des circonstances identiques, par des moyens tout à fait différens. Puisque les circonstances de la maladie varient singulièrement et sont souvent opposées, la méthode curative ne doit-elle pas changer également ? La connaissance des causes importe donc beaucoup pour fixer le plan de la meilleure méthode curative. « Les causes, dit Fernel, sont si étroitement liées avec les maladies, qu'il est impossible que celles-ci disparaissent, tant que celles-là subsistent. » « J'en appelle, dit Tissot, à tout homme sensé qui voudra bien réfléchir un moment sur les différentes causes des maladies, sur l'opposition de ces causes et sur l'absurdité de vouloir les com-

battre toutes avec le même remède. Quand on sera bien rempli
de ce principe, on ne s'en laissera plus imposer par des tissus
de sophismes destinés à prouver que toutes les maladies viennent d'une même cause, et que cette cause est de nature à céder au remède vanté » (*Avis au peuple*). Nous avons fait pressentir, en traitant du diagnostic, avec quel soin le médecin
devait s'informer des sources de l'hypocondrie, et combien
cette connaissance influait sur le choix des moyens curatifs,
et en favorisait le succès. L'affection est-elle produite par des
causes mentales; on oppose, en général, les moyens moraux
et une médecine expectante, ou une application très-mesurée
des agens pharmaceutiques. Si l'habitude des contentions d'esprit trop prolongées a donné naissance à cette névrose, on
écarte cette cause, en recommandant de fréquentes promenades,
l'équitation, etc. Si le désordre provient des peines de l'ame,
on s'efforce d'y remédier par les ressources morales, les consolations, l'empire de la diversion, et l'usage des antispasmodiques ou des calmans. On combat le résultat des causes physiques, telles que la suppression d'une hémorragie, d'une affection cutanée, par des moyens plus actifs, par les médicamens dont l'expérience a démontré l'efficacité. Lorsque la vie
sédentaire a provoqué cette maladie, on insiste sur la nécessité
d'occupations diverses, de courses journalières, ou plutôt d'un
voyage. Si la négligence d'une saignée habituelle, ou la suppression d'une hémorragie, ont causé le désordre, on cherche
à le dissiper par la saignée, ou par l'application des sangsues.
On varie encore le traitement suivant que la névrose dérive
de l'onanisme, de la suppression d'une diarrhée habituelle,
de l'abus des médicamens, des purgatifs, du déplacement d'une
affection rhumatismale, goutteuse. La température d'un climat, la nature particulière de l'air, les saisons et l'exposition
des lieux où l'on habite, etc., apportent encore diverses modifications dans le mode de curation. Le tempérament ou la
constitution du malade, son idiosyncrasie, l'état général des
forces vitales, certaines dispositions accidentelles, comme la
puberté, l'époque des règles, un état de grossesse, un accouchement, l'âge critique, enfin la prédominance locale des
symptômes le font également varier.

On a remarqué qu'autant les pays chauds étaient favorables
aux personnes dont la poitrine est délicate, autant les températures opposées agissaient favorablement sur les individus
qui ont l'estomac faible et languissant. Mais, en hiver, du
moins dans nos pays, les beaux jours sont rares; les personnes en proie aux affections nerveuses ne sortent pas fréquemment; elles préfèrent, en général, rester près d'un bon
feu, plutôt que de s'exposer à une atmosphère rigoureuse. Si

le froid est moins vif, elles craignent, avec raison, l'humidité, la pluie, ou la neige, et devenant de plus en plus sédentaires, elles aggravent souvent, sans le savoir, leurs infirmités. Au contraire, dans le printemps, l'été et l'automne des régions tempérées, tout engage à l'exercice ou aux voyages ; la nature est vivante, l'activité est générale et surtout aux champs ; la beauté du ciel et de la campagne, le temps plus constamment sec, la longueur des jours, les promenades plus fréquentées, les routes plus sûres et plus belles ; toutes ces circonstances, en un mot, éloignent l'isolement et l'oisiveté, empêchent les continuels retours sur soi-même, et présentent les plus puissans motifs de diversion. Sous ce point de vue, ou doit placer, en première ligne, les beaux pays de la France, comme Nice, Montpellier, Toulouse ; ceux de l'Espagne, comme la riche et brillante Andalousie ; les rians parages de l'Italie, ceux de la Sicile, et les bords jadis fortunés de l'Ausonie. Aussi a-t-on remarqué que presque tous les Anglais en proie aux maladies nerveuses, en guérissaient par l'abandon du ciel nébuleux de leur pays pour un climat mieux partagé.

Mais outre une température convenable et un site agréable, il n'est point indifférent de quelle manière l'habitation des malades est exposée. Dans les pays où le froid prédomine, celles au sud doivent être préférées · on recherchera, au contraire, dans les températures très-élevées, un séjour à l'est, à l'ouest, et même au nord ; mais on évitera avec soin les appartemens humides, un long séjour dans des chambres où la chaleur est portée à un très-haut degré, le repos après un violent exercice qui aura déterminé une transpiration abondante, et spécialement tout passage subit d'une température plus élevée dans un air très-concentré.

Les vêtemens, considérés comme intermédiaires entre notre corps et l'atmosphère, exigent une attention particulière dans l'étude des moyens curatifs de l'hypocondrie. Ils diffèrent d'après la nature de leur tissu, leur volume, leur forme générale, l'influence de l'habitude, etc. Tous les hommes en général, et surtout ceux qui sont nerveux, agiraient prudemment en ayant recours, avant même les premiers froids, aux habillemens d'hiver, et s'ils ne les quittaient qu'à l'approche des grandes chaleurs. Les tissus de flanelle méritent la préférence, sous plusieurs rapports : ils conservent d'abord beaucoup mieux la chaleur intérieure, ils absorbent promptement la transpiration ; on doit, en outre, tenir compte de l'excitation qu'ils excercent sur tout le système cutané. Il serait donc très-convenable d'engager ces malades à porter, et spécialement sur la peau, de la flanelle. Ou contribue encore à leur rétablissement par l'habitude des frictions pratiquées avec une brosse à peau, ou avec un tissu chargé de vapeurs ou de substances aromatiques solides ou liquides ; elles ont l'avantage de répartir, d'une manière plus uniforme, le principe vital, d'augmenter l'action vers la périphérie, etc., etc. Par un mécanisme analogue, l'exercice agit sur l'organisation, donne de la force aux agens locomoteurs, facilite le jeu de toutes nos fonctions, excite l'appétit, aide la digestion, la nutrition et le mouvement circulatoire. Son action sur le moral n'est pas moins salutaire ; il provoque l'activité des sens, des facultés morales et des fonctions intellectuelles : en amenant des sensations ou des rapports nouveaux, il détourne l'attention du malade de ses idées chagrines, de ses craintes continuelles, et le fait sortir du cercle de pensées relatives au dérangement de sa santé ; mais l'exercice nécessaire à l'un, ne convient pas à un autre : aux personnes très-irritables, il ne faut qu'un mouvement doux, modéré, progressif. Aux constitutions molles, lymphatiques, on doit, au contraire, conseiller un exercice rude, et porté même jusqu'à la fatigue ; de plus il sera toujours proportionné aux forces de l'individu.

Les différens modes d'exercice sont la marche, l'équitation, l'action d'être porté, la navigation ; on distingue, en outre, les voyages, les promenades, les occupations mécaniques, la culture des terres, les soins du jardinage, et les jeux, comme la danse, la course, la paume, le billard, etc. A certains malades, les voitures seront contraires, parce qu'ils en ont l'habitude ; il faut faire, de ces hommes casaniers, des piétons, des fantassins, et vous les verrez bientôt s'applaudir d'avoir renoncé à leur indolence habituelle. Pour augmenter le bénéfice de la locomotion, il faut, autant que possible, qu'elle ait un but, un motif qui occupe l'esprit : par cette attention, on ajoute beaucoup aux avantages de la promenade. On insiste principalement sur tous les genres de mouvement, lorsque l'hypocondrie tire son origine du passage subit d'une vie très-active à l'inaction et à un repos efféminé, comme on l'observe souvent chez les négocians qui abandonnent le commerce, et chez les militaires qui ont renoncé à leur profession.

- L'exercice à pied, ou la marche, est à la portée du plus grand nombre, et convient à presque tous les hypocondriaques. Il leur sera d'autant plus utile, qu'ils se promeneront en bon air, accompagnés de quelques amis, et dans un pays ou varié, ou nouveau pour eux, afin que leur esprit soit occupé davantage, et distrait agréablement. Mais, quand le mauvais temps empêche de sortir, il faut alors recourir aux moyens supplémentaires, engager ces personnes à s'adonner à des jeux qui nécessitent du mouvement, tels que ceux du volant, de la balle, du billard, etc. Souvent l'exercice au dehors n'est

pas même suffisant ; il faut chez soi une occupation active ;
c'est pour cette raison qu'on oblige parfois ces malades à des
soins domestiques multiplies. Sous le double rapport du déplacement et de la distraction, nous recommanderons les travaux
du jardinage, la chasse surtout. Nous mentionnerons également
les promenades sur l'eau, parce qu'elles sont ordinairement le
prétexte d'une réunion agréable, et présentent une diversion utile ;
mais le cabotage, ou les petits voyages qui se font le long des
côtes, sont d'une efficacité encore plus incontestable. Lorsque les
sujets nerveux en auront la force, ils devront ramer de temps
en temps, ou tenir le gouvernail : *Quand nos mains sont in-
dustrieusement occupées, notre esprit suit leurs mouvemens,
et ne peut errer sur des idées pénibles.* Parmi les exercices du
corps, l'équitation est un des plus avantageux, par la surveillance active à laquelle il assujétit le cavalier, par le renouvellement continuel de l'air, par les secousses qu'il communique,
et par l'empire de la distraction : il est susceptible d'applications sans nombre, surtout à Paris, où la beauté et la variété
des promenades et des routes, leur fréquentation et leur spectacle animé, ajoutent encore aux avantages qu'on peut en espérer. Loin de rechercher les endroits déserts, on devra donner
la préférence à ceux qui sont les plus fréquentés : à cet égard,
la foule ou l'encombrement des routes a un côté utile, par
l'attention plus soutenue à laquelle on est alors obligé. Ce
mode d'exercice est surtout approprié, quand le malade, faible
naturellement ou par suite de la maladie, sera peu en état de se
promener à pied, ou éprouvera une extrême fatigue pour une
marche momentanée. On doit proportionner l'allure à son état
particulier : s'il est fort affaibli, l'on adoptera de préférence
le pas, qui est le train le plus doux ; mais, en général, le trot
et le galop sont les deux allures les plus favorables.

Quand la sensibilité des individus est fort exaltée, et surtout
quand on les arrache à un long repos, à une vie trop sédentaire, on doit préférer d'abord des voitures très-douces, et on
tâche de les habituer progressivement aux plus rudes, puis à
la marche. Les voitures, découvertes comme les calèches, les
cabriolets, outre le mouvement qu'elles procurent, offrent
une source féconde en distractions. Quand les malades conduisent eux-mêmes, ils sont contraints à une application continuelle qui leur fait perdre peu a peu l'habitude de s'occuper
de leur situation maladive ; et quelque assujétissant que soit
le soin de diriger une voiture dans la capitale ou dans ses environs, ce moyen pourra être souvent fort utile.

Les voyages seront spécialement recommandés dans les cas
où une affection morale très-violente aura déterminé l'hypocondrie ; ils seront surtout propices, quand ils éloigneront

le malade de l'objet de ses peines : on l'engagera à visiter de préférence les pays qui, par la variété des sites, et le mouvement ou les inégalités du sol, sont propres à agir sur les sens et sur l'esprit; tels sont la Suisse, l'Italie, la France. Sous ce rapport, Paris mérite une mention particulière; c'est de toutes les capitales de l'Europe celle dont l'air est le plus salubre; aucune n'est aussi avancée sous le rapport de l'édilité, et n'est aussi fertile en sujets de distraction, etc.

Quand une profession sédentaire entretient le désordre, il faut la quitter, s'il est possible, ou au moins compenser cette influence fâcheuse par de fréquentes promenades, et par des occupations domestiques variées. Mais, en outre, on ne se livrera aux contentions d'esprit, ou même au travail de bureau, que longtemps après le repas, et on se gardera surtout de ces positions vicieuses, où l'estomac et les autres organes sont très-gênés dans leurs fonctions. Les considérations qui se rattachent à l'influence du régime sur la marche et la cure de l'hypocondrie, appellent aussi la sollicitude du médecin; toutefois nous indiquerons seulement les substances alimentaires les plus appropriées à l'état de ces malades. Les panades, les potages gras ou maigres, les œufs frais, le café au lait et le chocolat préconisé par Zacutus Lusitanus, formeront un déjeûner convenable. Ces deux dernières substances peuvent à volonté être rendues plus ou moins excitantes. On recommandera en outre les viandes douces et fraîches, le mouton, le bœuf, les volailles, le poisson léger, et surtout les légumes herbacés, les fruits bien mûrs, le raisin principalement, la fraise avec du sucre et un peu de vin, enfin l'usage habituel du vin rouge, à dose modérée, et relative à l'état des forces ou aux habitudes de l'individu. Mais conciliez en outre le régime avec la nature des médicamens : si le malade a besoin d'être fortifié, prescrivez une nourriture tonique ; s'il est au contraire d'un tempérament sanguin, d'une constitution robuste, habituellement resserré, mettez-le à l'usage d'un régime doux et végétal, etc. Toutefois, il est une classe d'alimens non moins préférables, ce sont les mets appétés par l'estomac; quand ceux-ci sont facilement digérés, lorsque *cibi appetitui non nocent*, on se gardera de les interdire, à moins d'un motif puissant. L'utilité d'un bon régime est généralement reconnue; mais son importance ne saurait être trop proclamée. Alexandre de Tralles prévient qu'il a plus guéri de ces malades par le régime que par les médicamens : *Quod plerosque potius victu quàm medicamentis sanaverim*, lib. 1, cap. 16.

Le résultat de nos alimens doit fournir à la nutrition, aux diverses sécrétions et aux excrétions; nous avons déjà fait mention de ces dernières, en conseillant les vêtemens de flanelle, l'habitude des frictions, et nous y reviendrons en trai--

tant des évacuations intestinales et sanguines. Rappelons, pour le moment, que certains individus sont sujets à des transpirations très-fortes, souvent incommodes et désagréables, qui ont lieu par les aisselles, les mains, et plus fréquemment par les pieds : ce sont des émonctoires naturels qu'il faut favoriser, et dont on retire avantage quand leur suppression a contribué à l'invasion de cette névrose. Mais l'ordre rétabli dans d'autres fonctions peut également être utile. Ainsi, un mariage assorti terminera l'affection nerveuse produite par la continence. De même, en faisant cesser l'onanisme, on pourra affaiblir, ou même dissiper la maladie qui en est la conséquence. Si elle provient de la suppression d'une diarrée habituelle, il faut, à l'aide des purgatifs, rappeler cette dernière, puis y opposer un traitement convenable, le plus souvent la diète et les mucilagineux, quelquefois aussi les exutoires. Un hypocondre, sujet à une transpiration abondante des pieds, s'est bien trouvé de l'usage des chaussons de taffetas gommé, portés pendant la nuit. Un autre, sujet à de fréquens catarres du nez, en a été délivré par l'habitude des chaussons de flanelle, etc., etc. Mais le plus grand nombre des affections hypocondriaques réclame encore l'application raisonnée des médicamens.

L'emploi de ceux-ci doit être subordonné à la connaissance de la source d'où provient la maladie ; en effet, que pourront-ils contre une névrose dont le principe est la vie sédentaire, et qui est entretenue constamment par la même circonstance ; le meilleur remède alors est un nouveau genre de vie, l'exercice, les voyages, etc.; d'un autre côté, en considérant les causes les plus ordinaires de l'hypocondrie, souvent débilitantes, on est conduit à prescrire fréquemment, mais non d'une manière exclusive ni même générale, les toniques ou excitans, parmi lesquels on choisit d'abord les plus légers. *Huic morbo sanando prosunt quæ corpus roborant* (Sauvages). Ne sait-on pas que la vie sédentaire, les chagrins, les travaux trop assidus du cabinet, sont les causes les plus puissantes de ces névroses, et qu'elles entraînent toujours une débilité plus ou moins grande : dès-lors n'importe-t-il pas de détruire leurs mauvais effets en relevant l'énergie vitale. De plus, l'exaltation de la sensibilité organique, presque toujours en rapport inverse avec le développement des forces vitales, n'indique-t-elle pas également l'emploi des fortifians; mais quand la sensibilité animale est trop vivement excitée, quand il existe des signes d'irritation, il faut recourir à une méthode différente, et opposer les adoucissans. Ces principes ont été appréciés par tous les praticiens qui ont vu ces deux ordres de moyens, tantôt réussir, tantôt échouer; mais quand les stimulans sont indiqués, on doit choisir ceux qui exercent une action exci-

tante, prompte et durable, de préférence aux moyens analogues qui provoquent une excitation vive et instantanée.; ainsi
l'on préférera les amers, comme le ciocolat, le cacrou, les
extraits de rıubarbe, de quinquina, de génièvre, aux boissons
alcooliques et aux teintures. Les sirops et les vins amers fortifient, en général, sans exciter d'irritation vive. Dans bien des
occasions, les eaux ferrugineuses et acidules gazeuses, dont
nous parlerons, pourront encore être employées avec succès.
La rhubarbe mérite une place particulière parmi les nombreux
excitans des organes digestifs, parce qu'elle joint à sa vertu
stimulante une propriété légèrement purgative. Le mode de
préparation que nous avons employé avec le plus de bénéfice,
c'est une simple macération dont on fait usage aux repas, en
y ajoutant un filet de vin. Les amers les plus puissans et les
martiaux seraient surtout appropriés aux femmes dont l'hypocondrie reconnaîtrait pour cause l'absence des règles entretenue par une atonie habituelle ou un état chlorotique. Les
toniques seront propres à remédier aux effets de l'onanisme et
favoriseront puissamment la cure du malade, si d'ailleurs il
devient docile à la voix de la raison. Enfin, quand ils produisent ou augmentent la constipation, on remédie à cet inconvénient par des lavemens simples ou rendus purgatifs.

Plusieurs de ces médicamens remplissent un double but ;
tels sont la tıériaque, le diascordium, les gouttes de Rousseau, le laudamum et les potions avec l'opium gommeux et
les eaux distillées aromatiques, les sirops, etc.; ils fortifient
et calment l'excès de sensibilité ou les douleurs. Tantôt on
emploie les narcotiques isolément, tantôt on les associe à
d'autres médicamens, tels que les toniques; d'autres fois, on
ordonne ceux-ci le matin, et on réserve les calmans ou somnifères pour le soir. Toutefois il ne suffit pas qu'un malade
soit faible pour croire à l'indication de ces moyens; il peut
exister une exaltation de la sensibilité animale ou une irritation chronique et masquée qui les repousse. Les toniques ne
fortifient pas toujours donnés ainsi *à priori*, ils peuvent
même déterminer une pılogose locale plus ou moins gıave :
lors donc qu'on remarquera de la douleur vers l'épigastre,
l'abdomen ou la poitrine, de la soif, de la cıaleur, et un
mouvement fébrile, même obscur, continu ou intermıttent, on
les ajournera jusqu'à la disparition de ces symptômes, auxquels on oppose les délayans et les adoucissans, tant à l'intérieur qu'à l'extérieur.

C'est surtout aux narcotiques qu'on a reproché un inconvénient réel, qu'on a cependant exagéré, la constipation ; mais ıl
est prévenu facilement par un régime doux et ıumectant, ou
par des lavemens mucilagineux et même laxatifs. *Sed lene*

*clysma facilè emendabit hoc vitium, si somniferorum medi-
camentorum usum sequatur* (Van Swieten, *de melancholiâ*).
On ne doit, en général, prescrire ces médicamens, qu'après
avoir dissipé les circonstances qui pourraient contremander leur
usage, soit un embarras des premières voies, ou une surabondance sanguine, soit une irritation locale latente : dans les cas
d'épuisement ou d'une débilité excessive, on les unit aux toniques.

Parmi les substances auxquelles on ne peut refuser une
vertu antispasmodique et légèrement excitante, sans être narcotique, nous placerons en première ligne le camphre, l'éther,
la liqueur d'Hoffmann, la poudre tempérante de Stahl, celle
de Carignan, l'extrait de valériane, les oxides de zinc, de
bismuth, etc.; enfin le safran, qui paraît avoir une action
spéciale sur l'utérus.

Les absorbans, tels que la magnésie, la poudre d'yeux
d'écrevisses, de cloportes, d'éponges calcinées, d'ivoire, etc.,
sont très-usités. On les unit parfois, et avec succès, aux toniques, comme la poudre de rhubarbe, de quinquina, le cachou, le safran de mars, etc.; ils absorbent les mucosités gastriques, et provoquent les évacuations intestinales; associés aux
amers, ils sont en outre aptes à fortifier les organes digestifs.
Les sucs des plantes amères sont indiqués, quand surtout il
existe un léger embarras au foie, ou une constipation habituelle. On peut les rendre laxatifs, en y ajoutant des sels
neutres; et s'ils passent difficilement, on les remplacera par
les apozèmes.

Si les malades sont maigres, irritables, sujets aux coliques
hépatiques ou néphrétiques, avec resserrement du ventre, soif
même légère, sécheresse de la peau, on a recours alors aux
délayans, au petit-lait, à l'eau de veau, de laitue, etc. On
trouve dans l'ouvrage du docteur Pomme des exemples de
guérison dus aux délayans; mais pourquoi cet auteur se
montre-t-il aussi exclusif? Si ses malades guérissent, ils le
doivent aux humectans; s'ils succombent, c'est qu'ils n'ont
pas pris les délayans assez tôt ou en quantité suffisante. Ceux-ci
conviennent en outre aux individus qui ont fait abus des remèdes irritans ou échauffans, et favorisent l'action consécutive
des restaurans ou analeptiques et des excitans les plus doux, etc.,
qu'on remplace ensuite par des toniques plus actifs.

Si l'appétit ne revient pas, si la bouche est pâteuse ou
amère, si les alimens n'offrent pas leur goût naturel, on est
fondé dans ce cas à soupçonner un embarras gastrique; l'émétique, et surtout l'ipécacuanha seront administrés avec avantage; mais avant de les ordonner, il faut se bien assurer de
leur indication, ou qu'il n'existe ni complication grave ni

lésion organique imminente ou occulte. En général les vomitifs réussissent mieux dans l'enfance et la vieillesse ; du moins
n'a-t-on pas à ces époques autant à craindre les altérations de
tissu, si fréquentes chez les adultes.

L'emploi des purgatifs ou même des laxatifs, n'est pas
aussi limité ; mais il faut n'en pas abuser, et rien autrefois n'é-
tait plus ordinaire que leur administration routinière ou inconsidérée. Sauvages s'est élevé contre ce fâcheux système.
Nil magis nocet, dit-il, *quàm repetita evacuantia*. Ils cons-
titueront l'agent par excellence contre une hypocondrie, suite
d'un flux intestinal supprimé, et conviendront quelquefois
aussi pour rappeler l'écoulement des hémorroides (*Voyez*
l'Observation 48 d'Hoffmann), surtout s'ils sont pris dans la
classe des aloétiques.

Lorsque les viscères de l'abdomen affaiblis sont surchargés
de mucosités gastriques et intestinales, il est utile de prescrire
alors quelques laxatifs ou purgatifs ; on évitera les drastiques ;
et toutes les fois qu'il y aura une sensibilité un peu vive ou
des douleurs vers l'estomac et les intestins grêles, on se bor-
nera aux lavemens purgatifs qui tendent à déplacer l'irritation
d'un organe important sur un autre d'une moindre importance, et à débarrasser l'un et l'autre des substances incommodes. Alberti les préconise également : *imprimis clysterum
usu sublevantur ; clysteres purgantia verò, quàm sæpissimè
purgationes quidem ibi familiarissimè ancipites ; clysteres
certissimè utiles.*

Passant sous silence une foule de médicamens d'une application moins directe, et dont les avantages, en quelque sorte
accidentels, nous semblent leur avoir fait donner des éloges
exagérés, nous arrivons à l'examen des eaux minérales, qu'on
distingue suivant leur température et leurs principes constituans ; en froides et en thermales, en acidules, salines, ferrugineuses, sulfureuses et gazeuses. Deux établissemens également recommandables, nous les présentent à Paris en très-
grande abondance. Le premier est le dépôt des eaux minérales
naturelles de messieurs Arnault et Poulart (rue Plâtrière,
n°. 14), et qui justifie depuis bien longtemps l'entière confiance des praticiens ; le deuxième est celui de Tivoli, où on
les prépare par des procédés fort ingénieux qui les rendent
très-utiles, surtout pour l'usage extérieur. Les eaux sulfureuses de Barèges, de Bagnères, de Bonnes, sont parmi les
thermales les plus renommées ; les eaux d'Aix-la-Chapelle,
recommandées tout récemment contre l'hypocondrie par le
docteur Hufeland, revendiquent de nombreux succès ; viennent ensuite les eaux d'Aix, en Savoie, de Bade, de Loccie et
d'Enguien, près Paris : elles trouvent leur application, sur-

tout contre les maladies nerveuses compliquées ou produites par les affections de la peau. Les eaux minérales acidules sont excitantes : on remarque surtout celles du Mont-d'Or, de Clermont-Ferrand, de Mont-Brisson, de Seltz. Cette dernière est d'un usage très-répandu ; on les prend ordinairement le matin à jeun, ou aux repas, avec un filet de vin. En général, la debilité des organes digestifs réclame leur usage.

Les eaux ferrugineuses acidules thermales sont fortifiantes, très-salutaires aux personnes nerveuses et débiles. On a surtout préconisé l'usage intérieur des eaux de Vichy et de Bourbon-l'Archambaud, contre l'hypocondrie, la mélancolie et l'hystérie ; ces dernières sont encore administrées fréquemment en douches et en bains ; on a également recommandé les eaux ferrugineuses acidules froides de Spa, de Forges, de Vals, de la fontaine de Jonas à Bourbon-l'Archambaud, de Bussang, de Provins, de Dinan, en Bretagne ; celles de Passy, près Paris, ont été éminemment utiles dans un grand nombre de circonstances, et méritent tous les éloges qu'on leur a donnés : la proximité ajoute à leur utilité l'avantage d'un prix très-accessible, et d'une promenade fort agréable. Les médecins ont souvent prescrit les eaux salines thermales ou froides. Parmi les premières, on distingue celles de Plombières, bains de Luxeuil, Lamotte, Balaruc, Bourbonne-les-Bains et Baguères ; les plus accréditées parmi les secondes sont celles de Pyrmont et de Sedlitz, dont Hoffmann obtenait parfois les plus heureux effets ; enfin celles d'Egra et d'Epsom ont encore été conseillées : les unes et les autres peuvent être d'un grand secours contre les névroses avec embarras des premières voies.

La composition et la température des eaux minérales leur donnent sans doute des propriétés utiles et variées ; mais ce qui ajoute à leur efficacité, c'est l'exercice, le déplacement, c'est l'empire des impressions agréables qu'y reçoivent les malades, c'est l'espoir qu'inspire un moyen nouveau, enfin c'est la diversion qui résulte des rapports nouveaux que produisent le voyage, un climat inconnu, des habitudes différentes, et surtout le spectacle d'une société variée ; mais autant les plaisirs plus ou moins bruyans qu'on trouve en ces lieux sont favorables aux individus dont la sensibilité est seule affectée, sans lésion profonde des tissus organiques, autant ils seraient contraires aux personnes atteintes d'altérations dans les viscères.

Ici nous bornons l'examen des principaux moyens intérieurs applicables au traitement de l'hypocondrie ; voyons maintenant les agens extérieurs, parmi lesquels nous plaçons d'abord la saignée et l'application des sangsues. L'usage de ceux-ci doit encore être déterminé par la cause qui a provoqué le désordre, par l'âge des malades, par l'état général des forces vitales, et par les signes qui font préjuger un état de pléthore sanguine. Si l'affection nerveuse est le résultat de la suppression d'une hémorragie, on doit chercher à la rappeler par l'usage rationnel des moyens préalables avoués généralement, par les fumigations, les bains locaux et les mélanagogues ou emménagogues. Si ces premières tentatives sont insuffisantes, on a recours à la saignée ou aux sangsues. Quand on se propose de rappeler un flux hémorroïdal, c'est à l'anus qu'on les applique; mais chez les femmes encore jeunes, on doit préférer, pour faire reparaître les menstrues, la saignée du pied ou l'application des sangsues à la vulve ou à la partie interne des jambes et des cuisses. On choisit pour ces opérations l'époque où les règles avaient coutume de se reproduire.

Lorsque l'hypocondrie dérive ou est accompagnée d'une surabondance sanguine, l'effusion du sang est encore indiquée; mais le lieu d'élection varie : on peut opter, pour un homme, entre les sangsues à l'anus et l'ouverture de la veine saphène, ou de celles du bras; quand la femme est jeune, on appelle également le sang vers les extrémités inférieures; mais si l'âge de retour est dépassé, si on n'aperçoit aucun indice d'irritation vers l'utérus, ou s'il existe une turgescence hémorroïdaire, on fait désemplir les vaisseaux hémorroïdaux. Lorsqu'au contraire cet organe menace de devenir le foyer d'une congestion sanguine ou d'une désorganisation, la saignée du bras est la seule praticable, et doit être préférée à l'application des sangsues qui, sous le rapport de l'hypocondrie, serait plus rationnelle. En général, ce dernier procédé est fort utile dans l'hypocondrie, et c'est avec raison qu'un disciple de Stahl en fait un très-grand éloge. *Minimè reticenda utilitas hirudinum in hoc affectu.* (Georg. Clacius).

On se décide, à cet égard, d'après l'examen des malades et de leurs habitudes, enfin d'après les signes qui dénotent la surabondance sanguine : maux de tête ou pesanteur, étourdissemens, éblouissemens, vertiges, somnolence, sommeil lourd ou agité et parfois prolongé, réveil difficile, rougeur et injection des yeux, coloration de la figure, bouffées de chaleur, surtout après le repas, démangeaison générale ou locale, palpitations ou oppression, battemens du pouls très-prononcés et fréquens, engourdissemens. Très-souvent un petit nombre de ces accidens démontre la nécessité d'une saignée, tandis que dans quelques cas, rares à la vérité, la majeure partie ne présente qu'une indication trompeuse; car, il faut en prévenir, tout cet appareil peut être produit, non par un état de pléthore, mais par l'exaltation seule de la sensibilité.

Parmi les topiques admissibles dans-la cure de cette maladie, on doit encore faire une mention expresse des vésicatoires ou exutoires qui, contre ces névroses, ont été beaucoup trop negligés, et ne sauraient cependant être remplacés dans bien des cas; ainsi, lorsqu'une affection rhumatismale ou goutteuse, une irritation cutanée, dartreuse, etc., est, par son déplacement, le principe de la vésanie; le plus souvent une seule application serait insuffisante, il faut ordinairement y revenir à plusieurs reprises, ou les entretenir fort longtemps.

Celui qui sait combien les dartres, les rhumatismes, etc., sont rebelles et sujets aux récidives, sentira quelle continuité d'efforts est nécessaire pour détruire radicalement ces maladies : on doit placer les exutoires sur différens points, en mettre un d'abord sur le siége primitif de l'affection qui a été déplacée; d'autres fois, c'est sur l'épigastre qu'il faut l'appliquer, ou enfin dans la région qui manifeste un sentiment douloureux. Ces topiques sont des révulsifs par excellence, et bien propres à dissiper les irritations locales si fréquentes dans la plupart des hypocondries. Un de mes malades, outre les symptômes ordinaires de cette affection, éprouvait de temps à autre une sorte de *raptus* vers l'organe cérébral, qui déterminait tantôt des étourdissemens, des syncopes, et plus tard de la céphalalgie; tantôt la coloration du visage, la rougeur et la vivacité des yeux, une sorte de manie momentanée. On ne pouvait recourir aux saignées ou aux sangsues, dont on avait abusé précédemment; il fallut donc établir un autre mode de révulsion : on le détermina bientôt à se faire appliquer un vésicatoire au bras, et depuis lors, non-seulement il est exempt de tout accident cérébral, mais, sous tous les rapports, sa névrose s'est singulièrement améliorée.

Les sinapismes, les rubéfians, etc., agiront dans le même sens, et avec une intensité moindre, tandis que le moxa, le séton auront une action analogue, et en général plus prononcée. Mais avant de recourir à ces procédés, on peut essayer des agens d'une activité moindre; tels sont les emplatres de thériaque, de cigue, d'opium, etc.; les linimens avec les huiles aromatiques, le laudanum, les gouttes de Rousseau; car en adoucissant localement, on réussit quelquefois aussi bien qu'en établissant des irritations plus ou moins éloignées. On peut ajouter à ces toniques des gouttes d'ether ou d'alcali.

Il est encore d'autres moyens egalement employés à l'extérieur, et dont l'usage est mieux éprouvé et plus général : ce sont les bains. Tièdes, ils conviennent communément dans les mêmes cas que les boissons délayantes, c'est-à-dire aux personnes à fibres sèches; tandis que les individus qui ont beaucoup d'embonpoint et dont la peau est flasque, retirent plus d'avantages des bains froids, et surtout de ceux de mer ou d'eau courante. Les pédiluves et les demi-bains sont souvent plus ou moins utiles (*Voyez* BAIN). Nous ne nous étendrons pas plus sur le traitement hygiénique et médicamenteux, et nous allons passer à l'exposition du parti dont est susceptible un mode d'agens, bien supérieur par sa nature et ses fonctions.

Le traitement moral de l'hypocondrie consiste dans la bonne direction donnée à tous les attributs qui constituent nos facultés mentales, ou qui se rattachent à cette fonction étonnante par laquelle nous nous élevons au-dessus de tous les êtres animés, en un mot à notre intelligence. On ne peut mettre en doute le plus glorieux apanage de l'homme, et bien que l'ame, en elle-même, soit inaccessible à nos sens, ses effets sont évidens pour nous, et son existence incontestable. Nos sensations, nos perceptions, nos affections, nos passions, nos fonctions intellectuelles sont isolément autant de phénomènes qui doivent-être considérés comme les résultats de notre entendement. Tous ces attributs moraux, bien maniés, peuvent coopérer au rétablissement des personnes atteintes d'hypocondrie ; mais il faut leur imprimer une direction toute opposée à celle qu'ils reçoivent de cette névrose. Ainsi ces malades rapportent à eux, ou plutôt à leur santé, toutes leurs facultés mentales ; ils paraissent ne sentir que leurs maux, et semblent presqu'étrangers à tout autre objet ; leur santé est leur idée mère, leur passion dominante, exclusive ; ils sont maîtrisés par leur *moi* physique ou moral, tandis qu'ils devraient être entièrement *hors d'eux* ou à des idées constamment étrangères à eux et à leurs pensées habituelles. Dans l'âge des passions, ils n'en éprouvent que faiblement le besoin impérieux ; leurs craintes prédominantes sont toujours relatives à leur existence ; le jour et la nuit, les mêmes idées sinistres se représentent à leur esprit. Le but que se proposera le médecin n'est donc pas seulement d'éloigner ces pensées de l'imagination des hypocondres ; il faut encore qu'il s'efforce de l'attacher sur d'autres objets, de lui offrir d'autres sujets qui le frappent et appellent son attention toute entière, soit dans la conversation, soit dans ses méditations, quand il est en repos ou en mouvement, et aux époques si différentes de la journée ; tels sont en partie les avantages qu'on peut espérer également des différens modes de diversion, de la fréquentation des sociétés, des spectacles, des voyages, des promenades, des lectures agréables, et propres à remplacer la crainte ou la tristesse par des affections douces et plus convenables.

Mais c'est surtout dans les maladies nerveuses qui ont succédé à l'influence des peines de l'ame, et qui sont remarquables par le désordre de l'imagination et l'exaltation mentale, qu'il faut appliquer les moyens dont l'ensemble forme le traitement moral. Celui-ci, comme nous l'avons fait pressentir, se compose de tout ce qui peut agir sur nos sens, et modifier nos sensations ou affections, et des impressions diverses que reçoivent nos passions et nos facultés intellectuelles. Toutes les circonstances de la vie propres à faire naître le calme de l'ame, le plaisir ou la joie, et par conséquent capables d'affaiblir et d'effacer la peine, devront être recherchées par ces malades, ou leur être offertes, quand rien ne s'y opposera; c'est aux sensations agréables, ou à l'empire de la distraction, qu'on doit rapporter les succès brillans attribués à l'habitude des sociétés particulières et des réunions plus nombreuses, aux pélerinages de la Grèce, de l'ancienne Thébaïde, enfin aux voyages vers les sources d'eaux minérales. A ces moyens de diversion, on peut ajouter les différens modes de récréation, les jeux de paume, de balle, de billard, de cartes, les diverses occupations mécaniques; mais ce n'est pas un ou deux de ces agens qui peuvent rétablir de suite l'économie, c'est leur concours, leur continuité ou leur succession. Des observations réitérées ont appris, qu'en général les personnes gaies, actives, payaient moins souvent tribut aux affections hypocondriaques que les individus d'un caractère opposé. N'est-ce pas encore préparer la solution heureuse de ces maladies, que de faire contracter à ceux qui en sont atteints, l'habitude des affections agréables, et de leur conseiller le commerce des personnes portées à la gaîté, ainsi que la lecture des ouvrages qui excitent des sensations analogues; on les engagera, en outre, à s'adonner aux professions qui, n'exigeant pas de profondes méditations, permettent l'exercice, la distraction, et les plaisirs d'une récréation variée, comme autant de circonstances de nature à modifier avantageusement leur état Ils s'étudieront à fuir la solitude et l'inaction, chercheront à provoquer la confiance, en payant d'exemple, en fournissant le témoignage d'une franchise éclairée, et s'efforceront de se mettre à l'unisson de leur société, afin de concourir à son agrément, en travaillant à leur propre bien-être.

Il est encore facile de sentir qu'en les éloignant des hommes affectés des mêmes maux, qui, par leur présence ou leurs discours, les entretiennent dans des craintes continuelles, et leur rappellent sans cesse la maladie à laquelle ils sont en proie; il est, disons-nous, évident qu'en détruisant l'action puissante de l'exemple, on fait un nouveau pas vers leur guérison. C'est donc offrir à ces individus un conseil favorable, que de les engager à fuir la société, et surtout la conversation des malades qui éprouvent les mêmes désordres, ainsi que la lecture des ouvrages de médecine. En effet, n'est-ce pas prolonger ou augmenter sa frayeur, que de la communiquer à un homme également effrayé ? n'est ce pas aggraver sa peine, que de s'en repaître constamment, et de se refuser à toute distraction ? Enfin ne devront-ils pas se garder de faire du récit de leurs souffrances l'éternel sujet de leurs entretiens ?

On affaiblira les effets d'une douleur profonde, en écartant tous les objets et toutes les circonstances propres à en retracer le souvenir. On connaît, en outre, tout le parti qu'on peut attendre du temps, d'une heureuse diversion, et des moyens appropriés aux différens symptômes qui se déclareront.

Il est sans doute difficile de consoler les malheureux, parce que, fréquemment, on oppose le sang-froid à leur égarement, l'indifférence à leur agitation ; dès-lors leur confiance s'éloigne, leur peine se concentre davantage. La conduite que devra tenir, dans bien des cas, le médecin, nous est tracée par Horace écrivant à Virgile, pour l'exhorter à supporter avec calme la mort de Quintilius. Il lui dépeint la perte irréparable qu'ils ont faite ; il l'engage à se résigner à la patience qui adoucit les maux qu'on ne saurait guérir :

> *Durum, sed levius fit patientiá,*
> *Quidquid corrigere est nefas.*
>
> HOR., od. xx.

Voulez-vous combattre le chagrin ? provoquez la confiance de celui qui est affligé ; partagez sa douleur ; insinuez-vous dans ses affections. Vous chercherez en même temps à diminuer l'excès de son désespoir et l'étendue de ses justes regrets. Plus tard vous ferez valoir, avec adresse et ménagement, les moindres sujets de consolation. Quelquefois vous rappellerez les pertes plus cruelles que d'autres ont éprouvées, ou vous laisserez apercevoir que des malheurs plus sensibles pouvaient l'atteindre. Par cette première tentative, vous vous emparez de son esprit, afin de l'arracher à ses méditations, à la cause qui absorbe toutes ses pensées, toutes ses affections, enfin toutes les sensations qu'il éprouve. Employez ensuite les moyens de diversions ; faites succéder, aux épanchemens que vous avez amenés, des conversations variées, étrangères à la peine prédominante ; repoussez vous-même toute dissipation trop joyeuse : quel surcroît de douleur exciterait le contraste d'une gaîté folle et souvent irréfléchie, avec la contrainte imposée et un simple retour sur soi-même ; mais offrez-lui la société de ses amis les plus intimes ; qu'ils excitent ses larmes : oh ! combien elles soulagent le cœur ! non-seulement elles procurent ce bien moral ; elles sont, en outre, une sorte de garantie contre les effets sourds et insensibles d'un chagrin intérieur et profond ; plus son action est expansive, moins il est à craindre ; mais redoutez, avant tout, une douleur muette, sombre, concentrée, en un mot, une peine *rentrée* : c'est un principe septique mortifère, qui a pénétré jusqu'aux sources de la vie; bientôt elles seront troublées, infectées ou épuisées.

D'autres fois il faut éloigner la personne, ainsi attristée, d'un séjour qui lui retrace des souvenirs pénibles, quand surtout rien ne l'y attache, si elle n'est pas obligée d'y revenir peu de temps après, ou lorsque les objets de ses affections les plus chères peuvent la suivre dans sa retraite.

Quelle puissante distraction et quelle sensibilité douce exercent la vue de la campagne, le spectacle de la belle nature, et même parfois la contemplation des chefs-d'œuvre de l'art et des monumens célèbres! L'imagination est absorbée; toutes les facultés intellectuelles et morales sont agréablement occupées; déjà la douleur a perdu de son empire, et l'ame devient accessible à des idées de consolation; elle peut insensiblement renaître aux affections douces, à l'amitié, aux plaisirs tranquilles du sage. Il ne suffit donc pas de dire à l'homme, plongé dans la peine, de changer de sentiment; la joie ne se commande pas plus que l'amour ou la haine; aussi doit-on observer les nuances successives, et conduire l'infortuné à travers les peines morales et les orages jusqu'au but, jusqu'au port où il trouvera un asile assuré. Tantôt il faut faire naître l'espoir dans un cœur accablé sous le poids de ses maux, tantôt dissiper la tristesse, par une heureuse diversion; ici, ménager; là, parler avec énergie; ailleurs, consoler, distraire, afin de remplacer le désespoir par des regrets réfléchis; et plus tard, afin de diminuer le chagrin, ou de faire succéder à la peine des sensations douces et agréables. *Magnus mihi erit Apollo,* dit Brunérius, *qui hypochondriacum, non sublato priùs animi aculeo, ad sanitatem reduxerit.*

Efforcez-vous donc, pour guérir ces malades, d'effacer le chagrin qui les opprime, et qui souvent est le principe de l'hypocondrie.

La société des femmes, dont l'ame est en général si compatissante, offre un précieux avantage pour les personnes en proie à la douleur morale; elle en tempère l'amertume, provoque des affections douces, ou nous inspire l'espoir d'un meilleur avenir. « C'est dans la société des femmes, dit M. le Camus, que l'homme perd son caractère farouche. Cicéron, après avoir écouté les leçons d'éloquence que lui donnait Scévola, son maître, venait se récréer dans la société de son épouse Lælia, dont les discours, suivant l'expression de l'orateur romain, avaient la teinte la plus élégante » (*Méd. de l'esprit*). Tissot, dans son Avis aux gens de lettres, nous offre le même conseil.

Le devoir du médecin est rempli, quand il a opposé à la

peine de l'ame toutes les ressources d'une consolation douce et adroitement amenée ; mais le malade doit aussi seconder ces efforts et appeler la raison à son secours. Trop souvent celui qui gémit sous le poids des affections les plus cruelles, désespère de trouver en lui-même aucune ressource. Cependant, dit l'auteur des Tusculanes, la nature nous a été libérale, et en nous donnant tant de remèdes pour le corps, elle en a aussi destiné à l'ame ; celle-ci même a été le mieux partagée ; car les remèdes pour ce dernier lui viennent de l'extérieur, et ceux de l'ame sont en elle.

Les passions peuvent également concourir à la guérison de ces névroses ; elles sont la source de nos peines et de nos plaisirs ; elles sont l'origine de nos maux, et souvent aussi le moyen d'y apporter un terme. On a mis en problème, si nos passions étaient subordonnées à l'empire de notre volonté. Cette question, qu'il y a dix-huit ans nous avions osé juger affirmativement, a reçu une nouvelle sanction du retour à l'ordre et aux vrais principes de morale. Sans doute l'homme peut maîtriser ses passions ou leur être asservi ; ces combats intérieurs que nous éprouvons lorsque les sens nous portent vers un but dont nous éloignent le jugement et la réflexion ; ces deux volontés opposées, dont saint Augustin, après saint Paul, nous a donné l'idée ; l'*homo duplex* de Buffon, et cette distinction de l'homme des passions et de l'homme de la raison, admise par les philosophes ; ces combats enfin, s'ils attestent le pouvoir que les passions tendent à usurper sur nous, démontrent cependant en dernier lieu l'empire que peut toujours obtenir une raison forte et éclairée. « L'ame est condamnée à se prêter aux besoins du corps, mais non pour en être l'esclave ; elle revendique continuellement ses droits ; et jamais la partie de nous-mêmes qui, selon le témoignage de Cicéron, nous met en rapport avec les dieux, ne peut être soumise à celle qui nous ravale à la condition des brutes, sans que tout l'ordre social n'en soit renversé, et qu'il n'en naisse les plus grands malheurs (Mably). »

En s'armant d'une forte détermination, en opposant un grand courage et une volonté ferme à l'ascendant des passions, l'homme parviendra donc fréquemment à les maîtriser. Qui ne sait qu'on peut réprimer ou arrêter un mouvement de colère ? et n'est-il pas également possible de borner ses désirs, et de n'être pas dévoré par des espérances chimériques ou des projets ambitieux ? Nous avons connu des individus qui, très-emportés, ont cependant, à force de soins, dompté leur irascibilité naturelle. Socrate lui-même, fut dans sa jeunesse fort enclin à la débauche ainsi qu'au vin, et sut, par la supériorité de sa raison, résister à l'impulsion de ces honteux penchans.

Nous signalerons ici deux sources, auxquelles nous renvoyons
les hommes jaloux d'approfondir ces importantes questions :
1°. Le beau travail du professeur Hallé sur les affections de
l'ame (*Encyclop. méth.*); 2°. la Dissertation du docteur Esquirol qui, en éclairant l'histoire des passions, a sans contredit le mieux démontré les avantages qu'on pouvait en retirer,
dans la cure des aliénations.

On doit donc recommander aux personnes menacées ou atteintes d'hypocondrie, de contracter l'habitude de subjuguer
leurs passions, de ne pas s'asservir à l'empire des sens, et de
s'appliquer surtout à ne connaître que la raison pour règle et
pour mobile de leurs discours et de leur conduite. Rien ne
peut mieux disposer à cette étude, et spécialement à cet empire
de soi-même, qu'une bonne éducation, dont le but principal
aura été de former ou de rectifier le jugement.

A l'hypocondrie produite par le chagrin d'un amour malheureux, opposez les consolations de l'amitié, la perspective
d'un prochain adoucissement, les voyages, et laissez entrevoir
la possibilité d'un nouvel attachement, ce dernier moyen est
le plus puissant de tous. Ovide, pour guérir d'une inclination
contrariée, conseille également de faire contracter de nouveaux liens :

> .... *binas habeatis amicas,*
> *Alterius vires subtrahit alter amor.*

Et c'est le même avis qu'on trouve dans les Tusculanes :
*Etiam novo quodam amore, veterum amorem, tanquàm
clavo clavum, ejiciendum.* Tel est aussi le conseil que nous
donne un philosophe qui connaissait bien le cœur humain.
« Vouloir oublier un objet, c'est penser à lui ; pour l'oublier,
il faut penser à d'autres objets » (Labruyère). Ce n'est plus le
même sentiment qui dirige Ovide dans les règles qu'il trace
plus loin pour détourner d'une passion malheureuse :

> *Exige quod cautet, si quæ est sinè voce puella, etc.*

Ce précepte a été depuis répété par Sauvages : *Vitia objecti
amati detegenda, exageranda.* Il faut l'avouer, ce moyen,
en écartant ce qu'il offre d'odieux et de contraire aux convenances sociales, peut être utile dans quelques cas, et même
parfois est le seul susceptible d'opérer une guérison parfaite.

C'est alors que le médecin méritera le nom d'ισοθεος (médecin du corps et de l'esprit) qu'Hippocrate donnait à ceux qui
s'occupaient, non-seulement des maladies physiques, mais
aussi de consoler et de guérir les peines de l'ame. Cependant
s'il était possible d'écarter les obstacles qui s'opposent à l'union
désirée, le parti le plus utile serait d'exaucer les vœux du
cœur. En fouillant l'histoire des temps plus reculés, nous trou-
vons un beau modèle, un bel exemple de la médecine pri-

lanthropique dans la conduite d'Erasistrate, appelé près d'Antiochus. Ce médecin s'attache à découvrir la cause des accidens; l'émotion que produit la présence de Stratonice sur le jeune prince est comme un trait de lumière pour cet observateur; et bientôt l'hymen assura le salut du malade, et confirma la juste célébrité du médecin philosophe.

Les principes du traitement sont alors faciles à saisir. On doit conseiller le mariage quand il n'existe point d'obstacles; dans le cas contraire, l'éloignement de l'objet aimé, les voyages, tous les sujets de distraction; quelquefois un nouvel amour; l'on doit, surtout, proscrire l'inaction physique et morale. En effet, rien n'est plus propre à dissiper l'hypocondrie érotique qu'une activité continuelle; elle est donc bien juste, cette allusion de la mythologie, qui nous représente la divinité de la chasse comme ennemie de l'amour; mais cette passion peut contribuer elle-même à la guérison de certains malades; ainsi, quand l'ennui du célibat, quand un veuvage prématuré ont causé cette névrose, un mariage assorti et conforme à nos désirs peut devenir très-favorable. De plus, dans beaucoup d'autres cas, on pourra encore s'applaudir d'avoir fait naître ce sentiment. Ne sera-t-il pas un préservatif excellent ou le meilleur remède contre une foule de chagrins, tels qu'une humiliation, une offense non méritée, une injuste destitution, les mauvais procédés d'un ami. Rappelons à ce sujet ce que dit Montaigne dans son style naïf : « Ayant besoin d'une véhémente diversion, pour m'en distraire, je me fis par art amoureux, et par estude, à quoy l'âge m'aydait : l'amour me soulagea, et retira du mal qui m'était causé par l'amitié. » (t. III, l. 3, p. 73).

Combattez l'hypocondrie qui provient de méditations abstraites, de chagrins, etc., par une passion nouvelle; celle de la chasse, des voyages, la culture des beaux-arts, de la musique, de la peinture, etc.; d'autres fois mettez en jeu les mobiles les plus puissans; intéressez l'amour propre, ou plutôt le sentiment de l'honneur; chargez le médecin hypocondre du soin d'arrêter une épidémie meurtrière; confiez à un savant qui languit dans l'oubli, une entreprise scientifique importante; à un compositeur découragé, la musique d'un poème intéressant; que le pinceau de l'artiste nous retrace ces beaux faits d'armes, si honorables pour la nation opprimée, ou que son burin fasse revivre ces guerriers patriotes, sitôt oubliés; présentez au courtisan morose les appâts de l'ambition; enfin chargez l'avocat, en proie au même mal, d'une cause périlleuse, de la défense d'un illustre accusé; vous ferez ainsi diversion à leurs idees maladives, à leurs craintes habituelles, à leurs maux, et vous favoriserez leur rétablissement.

Le retour vers le pays natal, ou l'espérance seule de revoir la terre de prédilection, dissipera presque toujours les affections hypocondriaques, suites de la nostalgie. Lorsqu'une autre maladie, par sa réaction sur notre moral, a entraîné le trouble nerveux, il faut dissiper l'impression produite sur l'esprit du malade, et attaquer en même temps l'affection première, dont la guérison assurerait celle de la névrose.

La crainte peut aussi concourir à la cure de ces désordres. Les malades se refusent-ils à suivre les conseils qu'on leur donne, et surtout à rompre des habitudes casanières, il faut alors les effrayer, mais avec mesure, non sur leur état présent, mais sur l'avenir, mais sur les malheurs auxquels ils s'exposent, en n'adoptant pas un genre de vie plus actif. Peignez à leurs yeux, quelquefois même avec exagération, les dangers de l'inaction ; représentez-leur que l'affection dont ils gémissent, est, en grande partie, le résultat de la vie sédentaire, et que plus ils resteront inactifs, indolens, plus ils aggraveront leurs maux ; prévenez-les enfin qu'à la vérité leur maladie n'est pas inquiétante, tant qu'elle reste simple, mais qu'une complication peut arriver, et que leurs coutumes favorites, loin d'y apporter aucun obstacle, la favoriseront au contraire. Rien ne m'avait réussi pour décider une femme de beaucoup d'esprit à quitter ses appartemens ; je lui fis observer combien cette inaction coutumière enrayait tous mes efforts, et pouvait lui devenir préjudiciable ; j'insistai sur l'*imminence* d'un désordre beaucoup plus grave, et je parvins, à l'aide de ce stratagème, à lui faire changer un repos trop absolu pour un exercice journalier, dont elle ressentit bientôt les heureux résultats.

De la peur, bien dirigée, on retire encore, dans certaines circonstances, un parti avantageux. Quand la crainte d'une maladie devient prédominante chez un hypocondre, occupez-le d'un autre sujet d'effroi ; faites-lui le tableau d'une affection plus dangereuse encore, et annoncez-lui qu'à cette frayeur vous en ferez succéder à volonté une troisième, une quatrième, etc. En procédant ainsi, vous l'obligez indirectement à se convaincre, ou à convenir, au moins tacitement, qu'il se tourmente, sinon sans raison, du moins sans mesure, et que son imagination lui exagère ses souffrances, et plus encore les dangers de sa situation. La crainte et la frayeur peuvent donc opérer, dans beaucoup de cas, une action salutaire.

En suivant une autre route, on parvient également à diminuer les inquiétudes de ces malades : représentez-leur que des personnes atteintes de la même maladie, en ont cependant guéri parfaitement, et que d'autres, dont l'affection n'a été que modérée, ont néanmoins fourni une très-longue carrière. Non-seulement il faut les assurer, et itérativement, de cette vérité; mais on fera davantage, on leur citera, nommera les individus, et il sera même très-important de les mettre en rapport avec ces derniers. Vous tendrez encore à écarter de leur esprit l'idée d'un mal irrémédiable, en leur faisant remarquer que l'exaltation générale de la sensibilité, et l'étonnante multiplicité de symptômes propres à leur vésanie, sont incompatibles avec une lésion organique, qui presque toujours masque, ou dissipe tôt ou tard les symptômes sympatiques et locaux de la première. Enfin, on les rassurera de nouveau, en présentant fréquemment à leur mémoire, le pronostic précité de Baglivi. J'ai engagé maintefois ces malades à placer, sur le manteau de leur cheminée, cette sentence du célèbre praticien de Rome, et à remplacer ainsi les terreurs paniques qui les tourmentaient, par l'impression consolante qui résultait pour eux de cette lecture, et par l'espoir dont elle leur retraçait constamment l'image.

Dans d'autres cas, pour agir plus efficacement sur leur imagination, il faut accorder quelque chose à leurs opinions, et même à leurs erreurs, tout en combattant ces dernières : ainsi, convenez avec eux de cette vérité, à laquelle ils tiennent singulièrement, c'est qu'ils sont réellement malades; mais tâchez aussi de leur démontrer qu'ils exagèrent quelquefois leurs souffrances, et presque toujours le péril qui peut en résulter : dites-leur que les accidens dont ils se plaignent amèrement, et qui les tourmentent si cruellement, sont cependant de nature à céder aux médicamens les plus simples, à des habitudes actives, ou à un emploi mieux ordonné de leurs facultés mentales. Par cette conduite, vous vous conciliez leur confiance, et ils se persuaderont alors facilement que vous connaissez leur maladie, que vous la jugez bien; et vous en préparez ainsi la guérison. En agissant autrement, en leur répétant sans cesse qu'ils sont malades imaginaires, et qu'ils ne souffrent pas, vous les révoltez, vous justifiez leur éloignement pour vos conseils, et leur versatilité; ils se convaincront alors, et non sans quelque raison, que vous méconnaissez la nature de leurs maux. Du moins les jugerait-on mal, en les considérant comme une affection toujours idéale, chimérique, ou produite par la seule imagination. Le médecin doit donc s'efforcer de gagner la confiance de ses malades : c'est en faisant naître ce sentiment, qu'il pourra obtenir les guérisons les plus étonnantes, par les moyens les plus simples, quelquefois même par des médicamens sans action. Le succès, dans ces cas, est dû plutôt à l'impression exercée sur l'imagination, qu'à l'influence physique de la substance médicamenteuse. Qui n'a pas vu de ces individus prétendant avoir le sang gâté, etc., et qui ont été guéris avec des bols de mie de pain? Mais on se gardera bien de les mettre dans la confidence.

Il convient, en outre, dans d'autres cas, de déférer à la confiance exagérée d'un malade pour tel ou tel médicament, pourvu cependant que son action soit bénigne.

Toutefois, les médecins doivent se persuader que l'hypocondrie est une maladie véritable, et accueillir avec attention le récit des malades. Qu'ils soient surtout bien convaincus que rien n'est moins propre à calmer l'inquiétude, même exagérée, d'un être souffrant, que l'incrédulité présomptueuse. En exposant ce double écueil, nous avons indiqué implicitement le juste milieu qu'il sied au médecin d'observer. Il faut, nous le répétons, qu'il s'attache à concilier l'opinion du malade avec la vérité : qu'il lui présente sa maladie comme une affection réelle des plus pénibles, mais peu dangereuse, et très-souvent susceptible d'une guérison prochaine et durable. En consolant ainsi l'esprit, on imprime souvent à l'organisation physique une impulsion avantageuse. L'imagination n'étant plus aussi alarmée, l'homme renaît à l'espérance, et ne tarde pas ordinairement à éprouver les bons effets de cette déférence. Par cette condescendance raisonnée, si on ne guérit pas constamment, du moins on n'aggrave jamais le mal, et toujours on tranquillise, on soulage, et on ranime l'espoir des malades : c'est en outre un procédé sûr pour gagner et fixer leur confiance ; celle qu'ils ont dans le médecin qui les dirige, entraîne une prévention favorable pour les conseils et les médicamens qu'il prescrit. Cette disposition morale, et la sécurité qui en émane, sont également capables des plus heureux effets.

Dans d'autres occasions, il faut suivre une route opposée. C'est ainsi qu'on a quelquefois excité, avec avantage, chez ces individus, de l'impatience et même certains mouvemens de colère. Sans doute on ne doit risquer ces essais qu'avec la plus grande circonspection. Cependant, quand tous les efforts du médecin auront échoué, quand les exemples cités, les autorités rapportées et les ressources du raisonnement, n'auront nullement ébranlé un hypocondriaque en proie à des craintes exagérées ou chimériques, on peut alors démentir ce qu'il avance, et, après avoir usé de douceur et de ménagement, mettre dans la discussion de la fermeté et de la vivacité : le malade s'emportera ; mais le médecin, conservant son sang-froid, profite quelquefois de l'exaltation qu'il lui a communiquée pour combattre, avec plus d'avantage et avec succès, ses argumens ou ses frayeurs.

Nous en avons rapporté (*Traité des mal. nerv.* , pag. 720. Paris, 1816) un exemple d'autant plus remarquable, qu'il a été observé sur un médecin doué d'un grand mérite, et qui continue, depuis quatre ans, à jouir d'une très-bonne santé. Nous avons vu l'habitude des méditations profondes et trop

continues favoriser le développement des affections hypocondriaques; mais l'expérience nous offre en même temps une
consolation bien certaine; elle nous atteste que la plupart des
névroses provenant de cette cause, ou s'affaiblissent, ou se
dissipent par l'interruption ou la cessation des travaux du cabinet, ou par leur compensation, à l'aide d'un exercice soutenu
et journalier.

Le travail, dit Hésiode, est la sentinelle de la vertu; nous
ajouterons et de la santé. Le désœuvrement est une cause fréquente de cette maladie; une vie active et bien remplie en
sera souvent le meilleur préservatif ou le secours assuré. Ce
conseil d'une occupation de l'esprit n'est point, de notre part,
une contradiction, puisqu'on voit de ces malades qui ont un
besoin presque irrésistible d'exercer leurs facultés intellectuelles, et pour qui une application exclusivement mécanique,
ou des courses continuelles, seraient insuffisantes. Il faut composer avec ces derniers, leur permettre de se livrer à l'étude,
mais exiger qu'ils compensent les réflexions du cabinet par
l'exercice du corps, qui est le plus souvent indispensable. On
évitera d'appeler leurs pensées sur des matières abstraites, ou
d'une conception difficile. L'étude de la géographie, de la bo-
tanique; la culture des beaux arts; la lecture des comédies
de Molière, Regnard, Destouches, etc.; les voyages du capitaine Cook, ceux du jeune Anacharsis, etc., offriront à leur
imagination un aliment facile et agréable. Mais, de plus, l'exercice modéré de notre entendement a été, dès longtemps, considéré comme une consolation réelle contre les peines de l'ame:
C'est vous, disait Ovide à sa muse, qui seule faites ma
consolation, vous qui calmez mes inquiétudes, vous qui êtes
l'unique remède à mes maux :

> .... tu solatia præbes;
> Tu curæ requies, tu medicina venis.
>
> OVID. : l. IV, trist. eleg.

C'est ainsi qu'un de nos philosophes a prétendu qu'il ne
connaissait pas de chagrins qu'une heure de travail n'affaiblît
ou ne dissipât.

Outre ces moyens moraux, il existe des agens mécaniques,
dont l'action est remarquable au moral, et qui sont quelquefois
mis à contribution par le médecin. Voyons, à ce sujet, l'influence
de la musique qui, dans le traitement des maladies nerveuses, a
produit de bons résultats, bien qu'elle soit plus applicable à certains cas de mélancolie ou d'aliénations mentales. On connait
les effets surprenans de la musique grecque, de la lyre du
centaure Chiron, dont les heureux accords calmaient la colère
d'Achille :

…puerum cithara perfecit Achillem,
Atque animos molli contudit arte feros

Les résultats non moins surprenans de la lyre de Timotée sur Alexandre, de la harpe de David sur Saül, sont des exemples célèbres, et qui suffisent pour autoriser le recours à ce procédé dans la curation de cette névrose.

Mais quel est le genre de musique le plus convenable, c'est celui qui porte à l'ame des impressions promptes, légères et agréables; tels sont la musique guerrière, les airs dansans et villageois, ou ceux de nos plus jolis opéras comiques. Toutefois elle doit être aussi relative, ainsi que le genre d'instrument, à la susceptibilité des individus, ou à leur goût particulier. Nous nous bornerons à un seul fait qui prouve le singulier ascendant de ce mobile. M. D... fut longtemps hypocondre et goutteux au plus haut degré; néanmoins, il se *traînait* tous les jours à l'Opéra, qu'il aimait passionnément. Tel était sur son organisation l'empire de la musique, qu'après le spectacle il revenait leste et dispos, et d'autant mieux portant, qu'il avait été plus vivement ému.

Nous bornons ici l'exposé des avantages que nous offrent les agens moraux appliqués à la cure de cette affection, et qui complettent la thérapeutique générale de l'hypocondrie. Cependant l'étonnante multiplicité des symptômes locaux et sympathiques de cette névrose, et l'intensité qu'ils acquièrent quelquefois, exigent que nous leur consacrions un examen spécial, auquel nous ferons succéder quelques avis généraux relatifs aux moyens préservatifs des retours de l'hypocondrie.

Traitement des symptômes. Cette thérapeutique particulière forme ce qu'on appelle la médecine du symptôme : associée et subordonnée au traitement général de la maladie, elle constitue un des attributs du bon praticien; mais, appliquée exclusivement au lit des malades, elle ne peut former de grands maîtres, ni procurer des résultats bien favorables. *Cave*, dit Benet (*Theatr. tabidorum*), *ne, inter ramorum excisionem, crescat truncus*. Tissot la sape bien plus énergiquement : *Ridenda verbo et damnanda versipellis illa medicina, quæ mox capiti, mox pectori, mox renibus, aut alvo medens, non modò nihil medetur, sed plurimùm nocet.* Suivons, dans un certain ordre, ces divers accidens, et voyons d'abord ceux qui émanent plus directement de la nature même de cette névrose. Lorsque la sensibilité des organes situés dans l'épigastre et les hypocondres acquiert un trop grand développement, on cherche à diminuer cette exaltation locale par les adoucissans, les potions narcotiques (opium gomm., $\tilde{g}$j), les cataplasmes anodins (opium gomm., $\mathfrak{z}$j), les linimens de même nature (gouttes de Rousseau ; éther, āa $\mathfrak{Z}$j) : les bains tièdes sont souvent aussi très-efficaces. Plus tard, on établit des irritations dans le voisinage, ou sur les membres thoraciques, non-seulement pour dissiper la douleur, mais encore pour en prévenir les retours; car fréquemment celle-ci dépend d'un rhumatisme ajouté à l'affection première.

Il n'est pas d'un moindre intérêt d'arrêter le vomissement nerveux, qui, par le fait seul de sa continuité, ou de ses récidives, pourrait altérer le tissu même de l'estomac. Pour le dissiper, on administre les calmans ou les toniques, suivant qu'il est le résultat d'une irritation vive, ou de la faiblesse. Les opiacés à dose modérée offrent, dans bien des cas, un moyen salutaire; mais la potion antivomitive de Rivière a encore obtenu plus de succès, lorsqu'il a fallu enchaîner les mouvemens vicieux de l'estomac, ou faire cesser son mouvement antipéristaltique. Je la prescris ordinairement de la manière suivante : dans une fiole, n°. 1, on verse eau distillée et sirop, ãa $\tilde{3}$j; puis on y ajoute carbonate de potasse, $\ominus$j. Dans une autre, n°. 2, on place, suc de citron $\tilde{3}$j, eau distillée et sirop, ãa $\tilde{3}$ss. On fait prendre la fiole n°. 1, et de suite celle n°. 2, en totalité, ou par cuillerées plus ou moins rapprochées. On a encore conseillé, contre ce vomissement, la potion de Boerhaave, qui est plus désagréable, et ne réussit pas aussi fréquemment. Quand ces moyens sont insuffisans, on a recours à la limonade frappée de glace, à l'eau de menthe, aux amers. Enfin, si le vomissement résiste à ces différens efforts, on applique sur l'épigastre un vésicatoire, qu'on transporte plus tard au bras.

Le hoquet, symptôme de l'hypocondrie, cède ordinairement à l'usage des toniques, au vin de Malaga, au musc, à l'opium, aux boissons à la glace, à la potion de Rivière : par la suite, on emploie les lavemens purgatifs ou les vésicatoires volans. On oppose aux borborygmes, aux rapports, etc., le cachou, le quinquina, la thériaque. Dans un cas très-rebelle, Zacutus Lusitanus en a triomphé, à l'aide de quatre grains d'ambre, pris pendant un an, le matin à jeun, dans deux onces de vin de Falerne. Les glaires, les nausées, les mucosités, les aigreurs, sont ordinairement combattues avec succès par la magnésie, la rhubarbe, le cachou, la canelle.

Le trop long séjour du résidu des alimens, ou la présence des sucs dégénérés et d'une bile irritante, causent parfois des coliques très-vives, une constipation opiniâtre, ou même l'endurcissement des matières qui ne peuvent franchir le sphincter. On calme les douleurs par des lavemens et demi-lavemens mucilagineux, avec cinq à six gouttes de Rousseau; on entretient la liberté du ventre par l'usage des laxatifs; mais quand les purgatifs les plus forts ne peuvent faire sortir les excremens comme pétrifiés, il faut avoir recours aux douches ascendantes, ou à l'introduction du doigt. On doit, en général, préférer aux boissons purgatives les lavemens de même nature qui n'irritent que les gros intestins.

Contre la diarrhée on dirige les boissons gommeuses, légèrement aromatisées; s'il n'existe aucun état fébrile, on passe aux astringens les plus doux : un état de faiblesse très-avancé, mais exempt de fièvre, réclame des moyens plus actifs, comme la thériaque, le diascordium, l'écorce de simarouba, l'extrait de rathania, les narcotiques, et, à l'extérieur, les vésicatoires volans. Si le malade est affecté du ténia, on prescrit l'éther (ʒj), suivi de l'huile de palma-christi (℥ij) étendus dans un liquide. On oppose aux ascarides et lombricoïdes, la fougère, la gentiane, le quinquina, l'absinthe, la mousse de Corse, le jalap, le mercure doux, le semen-contra.

Les hémorroïdes, considérées comme symptômes, exigent quelque attention : elles sont sèches ou fluentes. Dans ce dernier cas, elles amènent souvent une amélioration, ou même la guérison du malade, dans le premier, elles peuvent indiquer la nécessité de recourir aux sangsues. Lorsqu'elles sont très-grosses, douloureuses et squirreuses, on est obligé de les emporter; mais il faut avoir soin d'en laisser au moins une, celle dont l'endurcissement est moins avancé, et qui fournit un écoulement plus abondant.

Quand l'oppression tient à un état de spasme, on y remédie par le sirop d'éther, l'inspiration d'un air frais, de l'éther, de l'acide acétique, ou du vinaigre en vapeurs; si elle provient de la surabondance sanguine, on combat celle-ci par les boissons adoucissantes ou légèrement acides, et par la saignée. Très-souvent un exutoire, établi au bras, offre un secours très-efficace contre la dyspnée habituelle ou accidentelle. Si la toux est fréquente et opiniâtre, on cherche à la dissiper par une température un peu élevée, des vêtemens bien chauds, le séjour au lit plus prolongé, les potions pectorales avec l'extrait gommeux d'opium uni au kermès. S'il existe des indices de pléthore sanguine générale, on procède à une saignée : on poursuit les douleurs locales par les sangsues ou les vésicatoires volans; on s'applaudit enfin, dans bien des cas, d'en avoir entretenu au bras. Les palpitations nerveuses cèdent ordinairement à l'influence des mêmes procédés modifiés, à l'eau distillée de laurier-cerise, à la teinture de castor ou de corne de cerf succinée, à l'éther phosphoré, à la teinture éthérée de digitale pourprée, etc. On emploie d'autres fois, contre ce phénomène, les frictions éthérées et narcotiques sur la région précordiale, les plaques aimantées, les topiques réfrigérans, et surtout les saignées ou les sangsues, qu'on applique tantôt à l'anus, tantôt à la vulve, ou même sur la région du cœur.

Les irritations établies aux extrémités sont aussi parfois très-efficaces. On observe encore, chez certains hypocondriaques, des crampes, soit vers la région du cœur, soit aux bras, etc. Parmi les topiques préconisés contre cet accident, on distingue les bains tièdes, l'application des substances aimantées, les linimens éthérés et même opiacés; mais lorsqu'elles dépendent d'une lésion de l'origine des nerfs, il faut proposer des moyens plus actifs, les bains de vapeurs, les vésicatoires ou le moxa. Les syncopes sont assez rares dans ce genre d'affection; cependant on s'efforce de les prévenir, et surtout de les combattre par les excitans des sens, les odeurs alcooliques, l'acide acétique, l'eau de Cologne, de mélisse, l'ether, l'ammoniaque. En même temps on fait prendre à l'intérieur quelques stimulans; on excite l'action cutanée par les frictions, et surtout le jeu des poumons, par l'inspiration d'un air frais, ou de quelques substances stimulantes; plus tard on fortifie le malade, s'il est débile. Enfin, lorsque les accidens sont produits par la pléthore sanguine, la surcharge des premières voies, on y oppose les méthodes de curation indiquées en pareil cas.

Plusieurs malades éprouvent dans la tête, et surtout au moment où ils viennent de s'endormir, une ou deux détonations analogues à un coup de pistolet. Si cet accident se reproduisait d'une manière réglée, à une heure précise, on accélérerait ou on retarderait celle du sommeil; on pourrait encore essayer de prévenir ce symptôme, en amenant le repos par excès de fatigue, ou à la suite d'une longue course. Du reste, ce phénomène n'est point inquiétant, et se dissipera de lui-même, à mesure qu'on réussira dans le traitement général de la maladie. Contre les vertiges, les éblouissemens, ce vague de la tête désigné sous le nom d'*ivresse hypocondriaque*, nous recommanderons les frictions sur le front et la tête, pratiquées soir et matin avec l'alcool camphré, le baume de Fioraventi, de muscade, l'essence de girofle, la teinture de canelle, etc. Les tremblemens dépendent le plus souvent d'une origine complexe, d'un état d'irritation ou d'exaltation de la sensibilité organique, à laquelle se joint une atonie partielle ou générale; on les atténue ordinairement par l'union à l'intérieur et à l'extérieur, des opiacés et des fortifians. Si les tintemens et les bourdonnemens d'oreilles sont assez fatigans pour amener l'insomnie, on peut essayer le suc d'oignon blanc, dont on a conseillé de verser tous les jours quelques gouttes dans le conduit auditif. Des médecins ont retiré de bons effets de l'introduction d'un bourdonnet trempé dans le laudanum ou dans la teinture de quinquina, de canelle, de girofle ou de castoréum. Quelques malades en ont été débarrassés, en plaçant sous leur oreiller une montre dont le mouvement était dur et bruyant;

la sensation la plus forte absorbait la plus faible ; enfin, on a encore opposé avec succès, à ces phénomènes devenus très-incommodes, les vésicatoires et même le cautère actuel sur l'apophyse mastoïde, ou à la nuque.

Nous ne pousserons pas plus loin l'étude des soins qu'exigent en particulier les symptômes prédominans ou accidentels de cette affection nerveuse ; et n'indiquant pas les règles de conduite que nécessitent ses diverses complications, nous donnerons quelques préceptes généraux propres à prévenir l'invasion ou les retours de l'hypocondrie. Le premier but que le médecin doit se proposer, c'est de fortifier la constitution, quand il existe de l'affaiblissement ; on s'efforce en même temps de régulariser toutes les fonctions ; on évite les dérangemens de la transpiration, des sécrétions ou des hémorragies habituelles, etc., afin de s'opposer au développement de la maladie. L'expérience a démontré que l'hypocondrie, quoique moins sujette aux rechutes que la mélancolie, et surtout la manie, n'en était cependant pas exempte ; on les préviendra en écartant les causes spéciales qui ont donné naissance à une première atteinte, par un bon régime, une vie active, et enfin par la modération dans les affections du cœur, et dans l'exercice de l'entendement.

Les hommes qui donnent à l'étude ou à des travaux d'administration ou de cabinet une grande partie de leur temps, compenseront, nous ne saurions trop le répéter, les inconvéniens d'une application mentale trop soutenue, par des exercices variés, des promenades fréquentes, ou des occupations mécaniques. Une attention extrême à supporter courageusement les contrariétés et les peines de la vie, à les affaiblir, ou au moins à en diminuer les résultats par l'empire de la raison, et les ressources puissantes de la diversion, constitue également un excellent préservatif. L'étude modérée, la fréquentation des sociétés, des spectacles, les voyages, tous les moyens de diversion, sont également susceptibles d'attiédir les effets d'un violent chagrin, d'une passion orageuse. On préviendra les retours de cette névrose, lorsqu'ils pourraient être favorisés par l'onanisme, en rappelant, à celui qui est coutumier de ce vice, la honte dont il se couvre. Mais en outre les femmes et les personnes habituées à des hémorragies ou à des écoulemens habituels, seront prévenues de ne commettre aucune imprudence capable d'interrompre ces sortes d'évacuations naturelles, d'où dépend l'intégrité de leur santé. Enfin, engagez une femme, hypocondriaque par le chagrin de la mort d'un enfant, à nourrir son nouveau-né ; les soins de l'allaitement et de la maternité seront le remède ou la garantie contre cette névrose : nous en avons encore plusieurs exemples sous les yeux. Le traitement des

rédicives ne diffère pas en général de celui de l'affection
elle-même; on pourra de plus, dans ce cas, faire tourner au
profit du malade la situation où il se trouve, en lui rappelant la première atteinte qu'il a essuyée, les inquiétudes qui
l'ont tourmentée, et la terminaison ieureuse de la maladie.
Enfin, on doit de préféience employer les moyens qui ont
déjà réussi, en appoitant dans leur usage les modifications qui
seront commandées par la nature différente de l'âge, du tempérament ou des accidens particuliers, etc.

Telle nous semble devoir êtie l'analyse des causes, des
symptômes et des moyens curatifs de cette névrose; puissions-
nous avoir rempli convenablement notre tâcie, et n'avoir pas
augmenté le nombre de ces malades par un tableau effiayant,
ou par l'ennui provenant de la lecture de ce travail !

(LOUYER-VILLERMAY)

LOTHUS, *Dissertatio de moibo litteratorum, qui vulgò affectus hypochon-*
driacus indigitatui ; in-4°. Regiomonti, 1631.

ROLFINK, *Dissertatio de affectu hypochondriaco; in-4°. Ienæ. 1631.*
— *Dissertatio de affectione hypochondriacà; in-4° Ienæ, 1658.*

HERING (HONOR.), *De melancholiá in genere et affectione hypochondriacà*
in specie; in-12. Bremæ, 1638.

BAUTZMANN, *Dissertatio de affectione hypochondriacà; in-4°. Leyde,*
1643.

NICANDER (Robertus), *Historia memorabilis feminæ, bis triennio hypochon-*
driá laborantis; in-8°. Parisiis, 1646.

GEIGER (Malach.), *Microcosmus hypochondriacus, sive de melancholiá,*
hypochondriacá; in-4°. Monachii, 1651.

DRELINCOURT, *Ergò affectioni hypochondriacæ chalybs; in-4°. Monspe-*
lii, 1654.

CONRING (Herm.), *Dissertatio de malo hypochondriaco; in-4°. Helmsta-*
dii, 1662

FRIDERICI, *Dissertatio de affectús hypochondriaci genuiná indole; in-4°.*
Ienæ, 1662.

AMMANN (Paulus), *Dissertatio de affectione hypochondriacá; in-4°. Lip-*
siæ, 1664.

WALDSCHMIED, *Dissertatio de affectione hypochondriacá; in-4° Gissæ,*
1666.

HIGHMORUS, *De affectione hypochondriacá; in-8°. Amstelodami, 1660.*

SCHENCK, *Dissertatio de passione hypochondriacá; in-4°. Ienæ, 1666.*
— *Dissertatio de malo hypochondriaco; in-4°. Ienæ, 1668.*
— *Dissertatio, Æger laborans malo hypochondriaco scorbutico; in-4°.*
Ienæ, 1670.

TROMBETTI, *Apologia della passione ipocondriaca; c'est-à-dire, Apologie*
de la passion hypocondriaque, in-12. Gênes, 1674.

WEDEL (Georg. Wolfg.), *Dissertatio, Æger hypochondriacus; in-4°. Ienæ,*
1676.
— *Dissertatio de morbo hypochondriaco; in-4°. Ienæ, 1676.*

BECKMANN, *Dissertatio de affectione hypochondriacá; in-4°. Lugduni Ba-*
tavorum, 1676.

BORRICHIUS (Olaus), *Dissertatio de malo hypochondriaco; in-4°. Havniæ,*
1676.

ETTMULLER, *Dissertatio de malo hypochondriaco; in-4°. Lipsiæ, 1676.*

ZACCHIAS (Paulus), *De malo hypochondriaco; in-4°. Romæ, 1679.*

PEGIER, *Ergò hypochondriaci mollius purgandi*, in-4°. *Parisiis*, 1681.

HELWIG, *Dissertatio de affectione hypochondriaca*, in-4°. *Griphiswaldiæ*, 1685.

WALTER, *Dissertatio de suffocatione hypochondriaca in viro; in-4°. Lugduni Batavorum*, 1688.

VESTI, *Dissertatio de malo hypochondriaco; in-4° Erfordiæ*, 1691.

— *Dissertatio de affectione hypochondriaca; in-4°. Erfordia*, 1702.

CHASTELLAN, Traité des convulsions et des mouvemens convulsifs qu'on appelle à présent vapeurs; in-12 Lyon, 1691

CAMERARIUS (RUD JAC), *Dissertatio de diabete hypochondriacorum periodico; in-4°. Tubingæ*, 1696

VATER, *Dissertatio de morbo sic dicto hypochondriaco; in-4°. Vittenbergæ*, 1702.

STAHL (GEORG ERNEST.), *Dissertatio de malo hypochondriaco-hysterico; in-4°. Halæ*, 1703.

LOEW de ERSFELD, *Dissertatio, Proteus medicus, varias morborum facies efformans, seu affectio hypochondriaca*, in-4°. *Pragæ*, 1708

BAIER, *Dissertatio de malo hypochondriaco; in-4°. Altdorfii*, 1709

ALBERTI (MICH), *Dissertatio de malo splenetico; in-4°. Halæ*, 1719

— *Dissertatio de sputatione hypochondriacorum*, in-4°. *Halæ*, 1730.

— *Dissertatio de morbis imaginariis hypocondriacorum; in-4°. Halæ*, 1755.

HOFFMANN (Fridericus), *Dissertatio de præcipuo studiosorum morbo, ejusque genuinis causis; in-4° Halæ*, 1699

— Voy. *Oper. supplem* 11, p 223.

— *Dissertatio de vera morbi hypochondriaci sede, indole ac curatione; in-4°. Halæ*, 1734

— *Dissertatio de affectu spasmodico hypochondriaco; in-4°. Halæ*, 1744.

LUDOLFF, *Dissertatio de malo hypochondriaco et hysterico incolis Saxoniæ inferioris proprio; in-4°. Erfordiæ*, 1725.

SENNERT *Dissertatio de affectione hypochondriaca; in-4°. Vittenbergæ*, 1648.

MANDEVILLE, *A treatise of the hypochondrie and hysterie diseases;* c'est-à-dire, Traité de l'hypocondrie et de l'hystérie; in-8°. Londres, 1730.

FURSTENAU, *Dissertatio de usu et abusu acidularum in affectibus spasmodicis et hypochondriacis; in-4°. Rintelæ*, 1732

ADOLPHI, *Dissertatio de affectu minchiali; in-4°. Lipsiæ*, 1734.

RENOUART, *Ergò flatulentiæ hypochondr.acæ cathartica nutitura; in-4°. Parisiis*, 1638.

CHEYNE (G), *The english malady, or a treatise on nervous diseases of all kinds,* c'est-à-dire, La maladie anglaise, ou Traité des maladies nerveuses de toute espèce; in-8°. Londres, 1739

RICHTER, *Dissertatio de morbo hypochondriaco; in-4°. Gottingæ*, 1739.

FLEMING, *Nevropathia, seu de morbis hypochondriacis et hystericis libri tres; Poema* in-8° *Eloiaci*, 1740.

STRUVE, *Idea mali hypochondriaci, ejusque præservatio; in-4°. Kiloniæ*, 1741.

JUNCKER, *Dissertatio de variabili hypochondriacorum mente; in-4°. Halæ.* 1746.

BUECHNER (ANDR. EL), *Dissertatio de singulari sensibilitate hypochondriacorum, ejusque causis, in-4°. Halæ*, 1749

— *Dissertatio de diæta et regimine hypochondriacorum; in-4°. Halæ*, 1750.

— *Dissertatio de vero ortu mali hypochondriaci; in-4°. Halæ*, 1769.

CARTHEUSER, *Dissertatio de passione hypochondriaca, in-4°. Francofurti ad Viadrum*, 1751.

BRENDEL, *De valetudine ex hypochondriis;* in-4°. *Gottingæ*, 1752.

HALLER (Albertus), *Dissertatio de malo hypochondriaco;* in-4°. *Gottingæ,* 1752.

KOCH, *Dissertatio de infarctibus vasorum in imo ventre, ceu causâ plurium pathematum chronicorum, speciati u mali hypochondriaci;* in-4°. *Argentorati*, 1752

SCHUSTER (Goul.), *Observationes therapeuticæ, in quibus singulariter hypochondriorum et primarum viarum respectus habetur, calidiorum guttularum abusus evitatur, et curationes tranquillâ methodo absolvuntur;* in-8° *Lipsiæ*, 1755.

TRILLER, *Programma de vino modico, hypocondriacis salutari;* in-4°. *Vittenbergæ,* 1759

— Voy. *Opuscul. medic.* 1, *exercit.* 11.

BOEHMER, *Dissertatio de morbo hypochondriaco;* in-4°. *Vittenbergæ*, 1760.

GARBOE, *Dissertatio sistens experimenta quædam circa malum hypochondriacum;* in-4°. *Halæ*, 1762.

BEIREIS, *Dissertatio de causis, cur somnus protractus imprimis hypochondriacis noceat;* in-4°. *Helmstadii*, 1767.

BILGUER, *Nachricht an das Publicum in Absicht der Hypochondrie;* c'est-à-dire, Avis au public, au sujet de l'hypocondrie; in-8°. Copenhague, 1767.

ZUCCARINI, *Dissertatio de hypochondriâ;* in-4°. *Heidelbergæ*, 1769.

BRODKORE, *Dissertatio de affectione hypochondriacâ ac hystericâ;* in-4°. *Erfordæ*, 1772.

ZEVIANI (Giov. Ger.), *Del flato, a favore degl' ipocondriaci;* c'est-à-dire, Des vapeurs, ouvrage écrit pour les hypocondriaques; in-8°. Vérone, 1775.

— Traduit en allemand; in-8°. Leipzig, 1794.

BAYNES, *Dissertatio de hypochondriasi;* in 8°. *Edinburgi*, 1777.

LEUTHLER (J. Nepom. Ant.), *Heilungsversuche der Milzdunste durch den Gebrauch des gemeinen Wassers;* c'est-à-dire, Essais sur le traitement des vapeurs par l'usage de l'eau commune; in-8°. Ulm, 1799.

— Voy *Commentar.*, *Lips.* t. XXIII, p. 699.

SIESS, *Idea pathematis hypochondriaco-hysterici, cum historiâ;* in-4°. *Gissæ*, 1780.

STARK, *Dissertatio de malo hypochondriaco;* in-8°. *Edinburgi*, 1783.

RYMER (James), *A treatise upon the indigestion and the hypochondriac disease;* c'est-à-dire, Traité sur l'indigestion et l'hypochondrie; in-8°. Londres, 1785.

WIGHTMAN, *Dissertatio de hypochondriasi;* in-8°. *Edinburgi*, 1789.

— *Ueber den Nutzen gewisser Bewegungen des Koerpers zur Heilung hartnækiger Hypochondrie,* c'est-à-dire, Sur l'utilité de certains exercices du corps, pour la guerison de l'hypocondrie invétérée; in-8°. Leipzig, 1720.

PLOUCQUET, *Dissertatio de morbis nervicis, præsertim eâ specie, quæ ex infarctibus abdominalibus oritur;* in-4° *Tubingæ*, 1791.

HARTMANN, *Dissertatio de liene ut lienosis sæpe insunte;* in-4°. *Francofurti*, 1791.

WINNEKE, *Dissertatio de morbo hypochondriaco à plethorâ oriundo;* in-4°. *Erfordiæ*, 1792

MOSER, *Dissertatio novam mali hypochondriaci therapiam sistens;* in-4°. *Moguntiaci*, 1792.

Cette méthode nouvelle consiste à empêcher soigneusement l'issue des flatuosités par la bouche. Wedekind, auteur d'un ouvrage sur les maladies des premières voies, publié, la même année, dans la même ville, conseille, en outre, de forcer la sortie des vents par l'extrémité inférieure du canal digestif.

TABOR (Heinrich), *Anweisung für Hypochondristen, ihren Zustand gehoerig einzusehen und zu verbessern*, c'est-à-dire, Avis aux hypochondriaques sur la manière d'envisager convenablement et d'améliorer leur état ; in-8º Dürkheim, 1793.

SIEVERS, *Dissertatio, Hypochondriacae atque hystericae dispositionis causas nonnullas sistens* ; in-4º. Helmstadii, 1793.

WEBER, *Morbi hypochondriaci veri ac nervosi signa ac diagnosis*; in-4º. Rostochii, 1794.

KAEMPF, *Abhandlung von einer neuen Methode die Hypochondrie zu heilen* ; c'est-à-dire, Traité d'une nouvelle méthode de guérir l'hypochondrie ; in-8º Leipzig, 1796.

Cette méthode consiste dans l'administration fréquente des lavemens.

TODE (Joh. Clem.), *Noethiger Unterricht für Hypochondristen* ; c'est-à-dire, Instruction nécessaire pour les hypochondriaques, in 8º. Copenhague, 1797.

L'auteur considère l'hypocondrie comme une goutte anomale.

KREYSIG, *Dissertatio, Pathologia mali hypochondriaci ; in-4º. Villenbergae*, 1797.

KREY, *Dissertatio de connubio inter melancholiam et malum hypochondriacum* ; in-4º. Erfordae, 1797.

VON LUCE (J. W. L.), *Versuch über die Hypochondrie und Hysterie*, c'est-à-dire, Essai sur l'hypocondrie et l'hysterie ; in-8º. Gotha, 1797.

OTTO, *Dissertatio, De hypochondriaco malo monita quaedam* ; in-8º. Francofurti ad Viadrum, 1798.

— *Dissertatio de hypochondriasi* ; in-8º. Francofurti ad Viadrum, 1805.

SCHIRA, *Commentatio sistens observationem morbi hypochondriaci* ; in-4º. Tubingae, 1801.

POMME (Pierre), Traité des affections vaporeuses, ou maladies nerveuses des deux sexes; in-8º. Paris, 1803 III.

WEZEL (K.), *Sieg über die Hypochondrie, oder gemeinfassliche Anweisung das Uebel der Hypochondrie und alle Krankheiten, welche aus Nervenschwaeche entspringen, zu erkennen und gründlich zu heilen* ; c'est-à-dire, L'hypocondrie domptée, ou Instruction générale sur les moyens de reconnaître et de guérir radicalement l'hypocondrie et toutes les maladies qui proviennent de la faiblesse des nerfs, in-4º Erfurt, 1805.

STORR (L.), *Untersuchungen über den Begriff, die Natur und die Heilbedingungen der Hypochondrie*, c'est-à-dire, Recherches sur l'idée, la nature et le traitement de l'hypocondrie ; in-8º Stuttgard, 1805.

LOUYER-VILLERMAY, Traité sur les maladies nerveuses, et particulièrement sur l'hysterie, in-8º. Paris, 1816. (Y.)

HYPOCOPHOSIE, s. f., *hypocophosis*, κωφωσις, des médecins grecs ; de υπο, au-dessous, et de κωφωσις, surdité. Ce terme, parfaitement synonyme de barycoie, est employé, dans les anciens écrivains, pour désigner la surdité commençante, ou ce qu'on appelle vulgairement la *dureté d'ouïe*. *Voyez* BARYCOIE et SURDITÉ. (JOURDAN)

HYPOCRANE, s. m., *hypocranium*, de υπό, sous, et de κρανιον, crâne, sous le crâne ; On connaît, sous ce nom, les abcès qui se forment sous les os du crâne. Ces collections de pus ne sont pas très-rares à la suite des plaies de tête, lorsque les os du crâne sont dénudés et privés de leur périoste ; souvent, surtout chez les vieillards, l'os mis à nu, se nécrose dans toute son épaisseur, une inflammation éliminatoire se développe pour séparer la partie morte d'avec la partie vivante ; le pus coule entre les os du crâne et la dure-mère, celle-ci même, détaciée d'avec l'os, s'enflamme partiellement ; enfin un abcès se forme. On reconnaît sa présence, lorsqu'au bout de trois semaines, un mois, il survient quelques frissons, un malaise général, des nausées, des vomissemens, un peu d'assoupissement. Nous avons vu à l'Hôtel-Dieu, dans les salles de M. Dupuytren, trois malades qui ont offert ces symptômes, et ciez lesquels, se doutant de l'existence d'un hypocrâne, ce chirurgien célèbre appliqua le trépan avec un plein succès. Il se servit d'abord du trépan perforatif, à l'aide duquel il fit une petite ouverture qui donna issue à plusieurs jets de pus isocirones aux contractions du cœur et à la respiration. Convaincu dès-lors de l'existence de cette matière, l'opérateur appliqua une couronne de trépan, pour faciliter son libre écoulement ; la portion d'os nécrosée se sépara, la dure-mère se couvrit de bourgeons charnus, et la plaie guérit au bout de six semaines.   (M. r.)

HYPPOCRAS, s. m., *vinum hippocraticum* des Latins, σακκίας des Grecs, du radical σακκος, *sac*, parce que ce vin est coulé à travers un filtre d'étoffe, connu dans nos laboratoires sous le nom de *chausse* ou *manche d'Hippocrate*.

La formule de cette composition, qui a beaucoup varié, se trouve dans quelques traités modernes de piarmacie, de la manière suivante :

Prenez amandes douces concassées, quatre onces ; canelle concassée, une once et demie ; sucre blanc en poudre, deux livres et demie ; eau-de-vie, une livre ; vin de Madère, sept livres.

On laisse macérer ces substances pendant quelques jours, et l'on coule à la ciausse ; on le parfume ensuite avec un demi-grain d'ambre et autant de musc. Quelques pharmaciens conseillent d'y ajouter du cardamome, du girofle, du macis, et d'autres aromates.

Celui qui a imaginé et ceux qui ont copié cette formule, se sont évidemment conformés à l'ancien usage, d'après lequel tout médicament devait être composé d'une *base*, d'un *excipient*, d'un *adjuvant* et d'un *correctif*. Mais les amandes qui remplissent ici la dernière fonction, me paraissent fort inutiles.

L'hyppocras est rarement employé aujourd'hui. On pourrait cependant le donner avec avantage, dans les convalescences, accompagnées d'un état de langueur des organes digestifs. Mais on doit bien s'assurer que la dyspepsie n'est point entretenue par une gastrite cironique, affection beaucoup plus fréquente que ne le pense le commun des praticiens ; car les substances stimulantes agissent alors comme de véritables poisons.

Toutefois, si j'ai fait l'observation que l'hyppocras est peu usité, je l'ai faite sans en éprouver de regret. Lorsque nous jugeons convenable d'exciter la tonicité des intestins, nous pouvons prescrire le mélange extemporané de telle espèce de vin, avec telle teinture aromatique, suivant l'indication. Cette méthode, plus simple et plus rationnelle, nous laisse la faculté de choisir et de proportionner nos moyens, selon la nature de la maladie et la constitution de l'individu. La même réflexion est applicable à toutes les autres préparations officinales, auxquelles nous devons préférer, autant que possible, des compositions appropriées au sujet, et que nous formulerons nous-mêmes. (VAIDY)

HYPOGASTRE, s. m., *hypogastrion* des Latins, υπογαστριον des Grecs; de υπο, sous, et de γαστηρ, ventre. Ce mot présente deux sens différens dans les traités d'anatomie. Suivant son acception la plus étendue, il désigne la région hypogastrique toute entière. Puis, au contraire, dans une acception plus restreinte, laquelle est en même temps la plus usitée, il exprime seulement la partie moyenne de la région hypogastrique supérieure ou sus-pubienne. *Voyez* HYPOGASTRIQUE.

(JOURDAN)

HYPOGASTRIQUE, adj., *hypogastricus;* qui a rapport, qui appartient à l'hypogastre.

La *région hypogastrique*, la troisième et la plus inférieure de celles dans lesquelles les anatomistes partagent la hauteur de la face antérieure de l'abdomen, se trouve bornée en haut par une ligne droite qu'on suppose passer de l'une à l'autre des épines antérieures et supérieures des os des îles, à trois travers de doigt, ou environ, audessous de l'ombilic. On la subdivise généralement en deux portions : l'hypogastrique supérieure (sus-pubienne, Ch.), située audessus de la saillie du pubis, et l'hypogastrique inférieure (sous-pubienne, Cl.), placée audessous. La partie moyenne de la première est proprement appelée hypogastre, tandis que les latérales portent le nom de régions iliaques, ou simplement d'îles. La partie moyenne de l'inférieure a reçu l'épithète de région pubienne, et les parties latérales en sont connues sous la dénomination d'aines ou de régions inguinales. Les organes que la région hypogastrique renferme, en supposant le corps dans l'attitude de la station, sont les suivans : 1°. dans l'hypogastre, les circonvolutions moyennes de l'iléon, la fin du colon, l'ouraque, les artères ombilicales, et une partie de l'epiploon chez les personnes chargées d'embonpoint ; 2°. dans la région iliaque droite, les circonvolutions de l'iléon, le cœcum, assez ordinairement l'appendice cœcale, l'uretère du même côte, les vaisseaux spermatiques droits chez l'homme, le ligament large, l'ovaire et la trompe de Fallope droits chez la femme ; 3°. dans la région iliaque gauche, les circonvolutions gauches de l'iléon, l'*S* du colon, l'uretère gauche, les vaisseaux spermatiques gauches chez l'homme, le ligament large, l'ovaire et la trompe de Fallope gauches chez la femme; 4°. dans la région pubienne, la vessie, le rectum, les vésicules séminales chez l'homme, la matrice avec ses ligamens ronds et postérieurs chez la femme; 5°. enfin, dans les régions inguinales, l'origine des nerfs et des vaisseaux cruraux, celle de l'artère épigastrique, le cordon spermatique chez l'homme, et une partie des ligamens ronds de la matrice chez la femme.

L'artère hypogastrique (pelvienne, Ch.), l'interne des deux branches dans lesquelles l'iliaque primitive se divise, à la hauteur de l'articulation du sacrum avec l'os des îles, porte aussi le nom d'iliaque interne ou d'iliaque postérieure. Son diamètre surpasse de beaucoup celui de l'externe dans le fœtus et chez l'enfant qui vient de naître; mais peu à peu cette dernière augmente de grosseur, et finit par devenir beaucoup plus volumineuse. L'artère hypogastrique plonge dans la partie latérale et postérieure de l'excavation du petit bassin, le long de la symphyse sacro-iliaque, et, à un pouce environ de son origine, elle produit plusieurs branches, qui se portent aux différens organes contenus dans cette cavité. Ces branches varient beaucoup quant à leur nombre, à leur distribution et à leur origine; mais, soit qu'elles naissent séparément, soit qu'elles émanent les unes des autres, on remarque constamment les suivantes : l'*iléo-lombaire*, dont les rameaux se dispersent, pour la plupart, dans la fosse iliaque correspondante; la *sacrée latérale*, presque toujours double, ou même triple, et qui, descendant sur la face antérieure du sacrum, se distribue aux glandes du bassin, ainsi qu'aux nerfs sacrés, et pénètre dans le canal vertébral; l'*obturatrice*, qui, après avoir donné un rameau au pubis et aux muscles droits du bas-ventre, sort par le trou obturateur, pour se consumer dans le muscle du même nom, l'articulation coxo-fémorale et les muscles de la partie interne de la cuisse; l'*iliaque postérieure* ou fessière, dont les ramifications sont particulièrement consacrées aux muscles fessiers; l'*ischiatique*, destinée d'une manière spéciale au nerf sciatique et au pourtour de l'anus; la *honteuse* commune ou interne, qui se consume dans les parties externes de la génération; l'*hémorroïdale moyenne*, consacrée surtout à l'extrémité anale du rectum; l'*ombilicale*, presque toujours oblitérée, chez l'adulte, dans la plus grande partie de son étendue; les *vésicales*, et enfin l'*utérine*. Chacune de ces branches a été ou sera décrite à son article particulier. *Voyez* FESSIER, HÉMORROÏDE, HONTEUX, ILÉO-LOMBAIRE, ILIAQUE, ISCHIATIQUE, OBTURATEUR, OMBILICAL, SACRÉ, UTÉRIN, VÉSICAL.

La distribution de la *veine hypogastrique* est, à très-peu
de chose près, la même que celle de la veine correspondante.

Le *plexus hypogastrique*, désigné par Winslow sous le nom
de sous-mésentérique, et que Vieussens a très-improprement
appelé mésentérique inférieur, est situé sur les parties latérales
du rectum et du bas-fond de la vessie. Il est formé par plusieurs
rameaux de la branche antérieure de la troisième paire des
nerfs sacrés, par la plus grande partie de la branche antérieure
de la quatrième, et par divers filets du plexus mésentérique
inférieur. Les filets qui en émanent se portent aux organes intérieurs de la génération, et à l'extrémité du rectum. Ce
plexus, à raison de ses communications avec le grand sympathique, explique les nombreuses et étonnantes sympathies qui
existent entre le système génital et la plupart des autres organes du corps, notamment avec l'estomac et le cerveau.

(JOURDAN)

HYPOGASTROCÈLE, s. f., *hypogastrocele*, de υπο,
sous, γαστηρ, ventre, et κηλη, tumeur; hernie développée, à
l'hypogastre, par la sortie des viscères abdominaux à travers
les fibres écartées de la ligne blanche ou des muscles du bas-
ventre. C'est la même chose qu'*éventration*. Presque toujours
ces hernies contiennent l'épiploon ou une portion d'intestin;
mais on y a trouvé aussi d'autres organes : et Stoll, entre autres,
en cite une de la grosseur d'un œuf de poule, constituée par
la vessie échappée du bassin par un écartement des fibres de
l'un des muscles droits du bas-ventre (*Ratio medendi*, t. III,
p. 429). *Voyez* ÉVENTRATION, HERNIE.   (JOURDAN)

HYPOGÉE, dérivé de υπò, dessous, et de γη, terre, était
le nom que les Grecs donnaient aux souterrains, ou caveaux
dans lesquels ils déposaient les corps entiers, ou réduits en
cendres. Ce mot doit s'appliquer à toute construction souterraine, destinée à recevoir et conserver les restes inanimés des
hommes. L'horreur naturelle qu'inspire la vue d'un cadavre,
le danger des miasmes que la putréfaction en dégage, ont dû
faire naître nécessairement l'idée des sépultures. *Non defunc-
torum causâ, sed vivorum inventa est sepultura*, a dit Sénèque; mais bientôt le désir d'être distingué du vulgaire, et
le devoir de faire vivre dans la mémoire des hommes, ceux
qui en avaient été les bienfaiteurs, firent inventer ces monumens funéraires, et l'espoir de dérober aux outrages du temps
et de l'impiété les restes inanimés de ses parens, inspirèrent la
pensée des tombeaux souterrains. Les Thébains déposaient les
corps de leurs rois dans des hypogées, et les renfermaient dans
des sarcophages de pierre de touche, qu'ils plaçaient debout,
adossés à un mur. M. le comte de Calabre en possède deux,

de la plus grande beauté, et parfaitement conservés, que les curieux vont admirer dans sa maison du faubourg Saint-Marceau. Les Egyptiens, pour conserver les corps de leurs parens, et dans la persuasion que l'ame devait rentrer dans son corps au bout de mille ans, ont porté au plus haut degré l'art des embaumemens. Les tombeaux des rois et des grands étaient d'une forme qui offrait le moins de prise aux injures du temps, et l'issue en était très-soigneusement fermée. *Egyptia tellus claudit odorato post funus stantia saxo corpora*, (*Sil. Ital.*) Il n'y avait que les gens qui mouraient insolvables qui étaient privés de l'inhumation (Warburton).

Pour éloigner l'idée si affligeante d'une destruction complette, et peut-être aussi pour éviter la putréfaction, on plaçait les corps embaumés avec le plus grand soin dans de vastes chambres, dans lesquelles on se rendait par des rues qui donnaient l'idée d'une ville souterraine. Telles sont encore, aujourd'hui, les catacombes de Rome et de Paris. Cet usage fut longtemps suivi par les peuples des îles Atlantiques, où l'on trouve encore, dans le creux des rociers, d'immenses salles, toutes remplies de cadavres préparés, et enveloppés de peaux de chèvre. Les Hébreux creusaient ordinairement leurs tombeaux dans le roc, et Abraham avait acheté une caverne pour en faire son sépulcre.

Les Grecs brûlaient ou inhumaient indistinctement leurs morts, et il paraît que le système philosophique que professaient les particuliers déterminait seul leur choix. C'est ainsi que Démocrite, dans l'espoir d'une résurrection plus facile, préférait l'inhumation, et Pline se moquait de son opinion, en disant (lib. 7, cap. 55) : *similis et de asservandis corporibus hominum, et reviviscendis promissa a Democrito vanitas qui non revivixit ipse*. Héraclite regardait le feu comme l'élément général, et faisait brûler les corps, tandis que Thalès, qui attribuait tout à l'eau, voulait qu'on les enterrât. Quelques-uns préféraient le feu, par opinion religieuse, dans l'espoir que le feu qui purifie tout, purifierait aussi leurs ames. La loi des douze tables laissait libres du choix d'inhumer ou de brûler, pourvu que ce fût hors de la ville. Lorsqu'on brûlait un corps, on en recueillait, avec le plus grand soin, les cendres et les restes des ossemens ; on les renfermait dans des urnes, et on les déposait religieusement dans des trous ou niches pratiqués dans les hypogées. Lorsqu'on ne brûlait pas les corps, on les déposait tout entiers dans des caveaux plus ou moins profonds. Les Romains imitèrent longtemps les Grecs, et il paraît, d'après Macrobe, qui vivait sous Théodore le jeune, que de son temps, l'usage de brûler les morts commençait à tomber en désuétude. D'autres croient que ce fut l'empereur Gratien qui l'abolit. La religion prescrivait d'enterrer seulement les cadavres des enfans morts avant le quarantième jour de leur naissance, et ceux des personnes mortes frappées de la foudre.

Les Romains avaient établi, lors des villes, des enceintes destinées à la sépulture des esclaves et des pauvres. Ces lieux s'appelaient *puticuli* ou *puticulæ*, soit à cause des petits puits où on déposait les corps, soit, comme certains le prétendent, de *putescere* ou *putrescere*. A Rome elles se trouvaient sur les côtés de la voie Appienne, et hors de la porte Esquiline. Les personnes de distinction eurent, pendant longtemps, des caveaux dans leurs maisons, pour y servir de sépulture à leur famille, et à ceux de leurs esclaves qu'ils affectionnaient le plus. Cet usage dangereux ne cessa que lorsque les empereurs remirent en vigueur la loi des douze tables. On réserva le privilége d'être enterré dans l'intérieur de la ville, aux empereurs, aux vestales, et aux grands hommes. C'est alors que les particuliers firent construire leurs tombeaux dans leurs champs, leurs maisons de campagne, ou sur le bord des chemins, comme pour inviter le voyageur au recueillement, et à la méditation sur la brièveté de la vie. Ces lieux étaient à la fois sacrés et de mauvais augure, et personne ne les eût violés impunément. On y lisait les inscriptions les plus touchantes : *Oro ut præteriens dicas sit tibi terra levis, cineres quoque flore tegantur.* D'autresfois c'étaient les plus fortes imprécations contre ceux qui oseraient en approcher : *Qui hic minxerit aut cacarit, habeat deos superos et inferos iratos.*

Ces maîtres du monde portèrent dans leurs sépultures, comme dans tous leurs monumens, ce goût du grand et du beau qui les distingue. Leurs tombeaux souterrains étaient de formes et de dimensions différentes, quelquefois carrés, et quelquefois ronds, et situés plus ou moins profondément. Dans l'épaisseur des murs étaient pratiquées de petites niches, *loculi capuli*, dans lesquelles se plaçaient ou s'encaissaient les urnes contenant les cendres et les restes des corps. On nommait *arca* le coffre ou sépulcre qui renfermait un corps entier. Ces urnes n'étaient ni de même forme, ni de même grandeur, et elles portaient différens noms tirés de leur forme, ou de leur usage ; tels que ceux de *ollu cineraria, ossuaria, obsendaria vasa.* Ces derniers étaient les plus grands. La même niche en contenait souvent deux, et même quatre, quelquefois une seule. Les caveaux se nommaient *columbaria*, à cause de la ressemblance de leurs niches avec celles des colombiers, ou *ollaria*, de la forme ronde des urnes qu'ils renfermaient. Plus magnifiques que les Grecs, ils construisaient quelquefois aux morts les mêmes appartemens souterrains qu'on aurait faits.

sur terre à des personnes vivantes ; ils les ornaient de colonnes, de statues, de bustes, et soit qu'ils les construisissent audessus ou audessous du sol, ils y déployaient un luxe qu'une loi expresse interdisait aux Athéniens qui, en un temps, s'étaient ruinés pour bâtir, dans leur céramique, des tombeaux vastes et somptueux. *Lege sanctum est ne quis sepulchrum faciat operiosius quàm quod decem homines effecerint triduo* (*Cicero*, *De leg. ath.* 3). Enfin, joignant la grâce du sentiment à la magnificence, ils plaçaient leurs tombeaux dans un jardin, sur le penchant d'une colline, sur le bord d'un chemin ; il les entouraient d'ombrages, les indiquaient par une inscription presque toujours simple et touchante, et, du fond de ce dernier asile, demandaient encore quelques fleurs à la main pieuse du voyageur attendri :

> *Sparge, precor, flores supra mea brusta, viator.*
> In epitaph. Eutichetis Aurigæ.

Le lis, l'amaranthe et la rose, étaient celles qu'ils préféraient.
> .... *manibus date lilia plenis.*
> *Purpureos spargam flores.*
> Virg., AEneid., lib. 5.

Les hypogées les plus remarquables cités par les auteurs, sont celui de Smyrne, les deux trouvés près de Corinthe, le tombeau de la famille Cæsennia, découvert à Porto en 1699, celui d'une famille noble romaine, trouvé dans la villa Cavalieri, près de Rome· les tombeaux de Nola, dans le royaume de Naples, creusés à vingt-deux pieds sous terre, paraissent être de la plus haute antiquité. L'hypogée de Volterra, en Toscane, d'où a été tiré le superbe coffre sépulcral et cinéraire, orné des plus riches reliefs, que les amateurs viennent visiter dans notre cabinet. On voyait autrefois dans le chœur d'une église près de Paris des loculamens ou fours cinéraires, pratiqués dans l'épaisseur du mur, et qui pouvaient donner quelque idée d'un hypogée. On a trouvé aurtefois à Nismes un hypogée pavé en mosaïque et garni de niches dans le mur, lesquelles niches contenaient chacune des urnes de verre remplies de cendre, comme nous en avons une, avec son plateau, dans notre collection.

Les premiers chrétiens enterraient leurs martyrs dans les églises ; on accorda ensuite cet honneur aux princes, aux évêques, aux citoyens les plus distingués, et enfin à ceux dont les libéralités enrichissaient le culte. L'infection que des cérémonies funèbres si souvent répétées occasionaient dans l'atmosphère, engagea Théodose le grand, malgré son zèle pour la religion et sa piété exemplaire, à renouveler les édits de ses prédécesseurs, et à publier la fameuse constitution qui se trouve dans le Code théodosien : on cessa d'enterrer dans les villes ; et il fit même porter hors de Rome les corps, les urnes et les sarcophages qui se trouvaient dans son enceinte. Cette prohibition fut longtemps observée par respect pour le prince. On portait les morts hors des églises, et l'honneur d'être enterré près de leurs murs était regardé comme la plus grande prérogative. Les princes éclairés ont toujours cherché à maintenir par leurs lois cet usage si salutaire d'éloigner des villes ces foyers si redoutables d'infection; mais comme il fallait combattre les préjugés d'une multitude ignorante, que les prêtres flattaient de l'espoir chimérique de les faire participer aux mérites des justes, en leur faisant partager leurs sépultures, bientôt l'abus des inhumations dans les églises reprit avec plus de force qu'auparavant : l'envie d'être distingué, des sentimens mal entendus, enfin l'amour propre, si commun aux hommes, firent oublier la loi. Ce qui n'était accordé qu'aux empereurs et à très-peu de citoyens distingués, devint bientôt le partage du simple peuple. C'est alors que Théodolphe, évêque d'Orléans, se plaignit à Charlemagne de ce que les églises étaient devenues des cimetières, la plupart infects, et que ce prince donna ses capitulaires, qui défendaient l'inhumation dans les églises, sans exception de personne et sans distinction d'état et de rang. Pendant les siècles qui ont suivi jusqu'au dix-huitième, les conciles, les synodes, ont fait de vains efforts pour empêcher ce dangereux abus, et pour mettre le sacerdoce à l'abri du soupçon un peu fondé de faire tourner à son profit les sépultures dans les temples, où si souvent elles ont été une source d'épidémies désastreuses et d'accidens particuliers de toute espèce.

Tant de causes tendent à vicier l'air qui nous entoure ; sa conservation dans l'état de plus grande pureté est d'une si grande importance, qu'on ne conçoit pas que l'homme ait pu, par intérêt, ou par insouciance, négliger tous les moyens de lui conserver ses propriétés naturelles. les miasmes qui s'élèvent du corps de l'homme en putréfaction, sont les plus dangereux et le plus promptement mortels. C'est en Italie surtout, qu'il était important d'établir les sépultures hors des églises, et loin des habitations ; mais la superstition l'a emporté, et malgré les avis et les lois, les églises continuent d'y être des cimetières. Nous avons vu un bataillon du régiment de Latour-d'Auvergne, en garnison à Santo-Germano, dans le royaume de Naples, fort de mille hommes, réduit à moitié en moins de quinze jours. La caserne occupée par les soldats était voisine d'une église qui servait exclusivement de sépulture aux habitans. Dès que le soleil quittait l'horizon, des vapeurs putrides se répandaient autour de l'église, et arrivaient jusqu'à la caserne. En vain les soldats fermaient-ils toutes les ouvertures qui donnaient de ce côté; en vain remplissaient-ils leurs chambres d'une épaisse fumée de tabac, ils ne faisaient que masquer l'odeur, et chaque jour, à notre visite du matin, nous en trouvions trente à quarante pris des accidens les plus formidables de fièvre ataxique de toutes les formes. Nous fîmes entendre nos pressantes réclamations, nous nous appuyâmes de l'autorité des auteurs les plus recommandables, Laucisi, Ramazzini et autres, et nous n'étions embarrassés que du choix, tant les exemples étaient nombreux; mais une sorte de fatalité fit durer cet épouvantable état de choses, et rejeter la proposition que nous avions faite d'établir le bataillon à l'abbaye du Mont-Cassin. On se détermina à le changer d'air, lorsqu'il fut extrêmement réduit. Pour ranimer le courage abattu de ces malheureux étrangers, nous placions, le soir, dans les chambres et corridors de la caserne, des appareils à gaz nitreux, et nous leur fîmes obtenir chaque jour une distribution d'eau-de vie, dans laquelle nous mettions infuser de l'absinthe. Nous plaçâmes au couvent des Capucins, situé sur la montagne, au-dessous du Mont-Cassin, un hôpital pour remplacer la caserne, et bientôt presque tous les soldats y passèrent. Nous avons pu remarquer que les effets de l'air vicié par les exhalaisons des églises et par les émanations marécageuses, ne pouvaient rester longtemps cachées dans le corps humain, sans manifester leur existence par le développement de fièvres de tous les types, et si c'était ici le lieu, nous citerions de nombreuses observations pour aider à résoudre la question proposée par Lind.

Depuis longtemps on a senti en France la nécessité de renoncer aux inhumations dans l'intérieur des églises, et une loi bien sage a placé les cimetières hors des villes. Le peuple habitué aux usages des siècles qui s'étaient écoulés, a peu à peu secoué le joug des anciens préjugés, et les plus faibles même ont applaudi à cette réforme salutaire; mais est-il bien dans l'esprit du siècle d'établir pour toutes les classes de la société des cimetières publics où tous les rangs soient confondus? Nous ne le pensons pas. La naissance, la noblesse méritée, les grands talens, le savoir, une grande pureté de mœurs, ont été distingués dans tous les temps par des cérémonies funèbres plus pompeuses, et par des tombeaux plus somptueux et plus élégans. Ce n'est pas à côté de la simple fosse où on a placé les restes d'un homme obscur, qu'on doit élever le monument qui doit retracer un grand souvenir. Il faut un lieu séparé, où la nature offre à l'art un site heureux; où l'on puisse élever aux hommes qui ont bien mérité de leur siècle, un monument grave et majestueux. J'entends les philosophes crier à la vanité, et faire un crime aux hommes de songer aux moyens de vivre pour la postérité; mais sans cette noble émulation, aurions-nous à nous glorifier de ceux qui nous ont précédés, et si nous avions ignoré les belles actions qui ont immortalisé leurs noms, aurions-nous cherché à marcher sur leurs traces? Nous pensons que la capitale de la France pourrait élever près de ses murs un monument pour servir de sépulture aux hommes qui se seraient distingués, soit par des services éminens, soit par de grands talens. En attendant que la commission, nommée par l'Institut, pour recueillir tous les détails relatifs à la proposition de M. Mentel, sur la sépulture de ses membres, ait adopté un établissement monumental, pour servir de lieu particulier d'inhumation, nous allons décrire le grand cimetière de Madrid, l'un des plus remarquables de l'Europe, et qui, réduit à de moindres dimensions, nous semblerait offrir les conditions désirées.

Le monument dont nous joignons ici le plan, levé sur les lieux par MM. Percy et Willaume, qui l'ont accompagné des détails les plus intéressans, est situé au nord de Madrid, à quatre cents toises environ de la porte dite de *Fuencarral*, dans un champ élevé, sur la gauche du chemin qui conduit au bourg du même nom. C'est un carré parfait dont chaque côté a 200 pieds castillans (172 pieds de roi), ceint d'une muraille épaisse, haute de 13 pieds (11 pieds 3 pouces). L'espace circonscrit par cette muraille est divisé intérieurement en trois sections, formant cinq parties inégales proportionnées à l'étendue des paroisses, aux inhumations desquelles chacune était destinée, et par conséquent au nombre présumé des morts que chacune d'elles peut avoir annuellement. Les deux parties du compartiment du milieu sont affectées à la sépulture des religieux, des religieuses et des enfans. On peut consulter le plan pour la distribution. Au centre de tout l'édifice se trouve une chapelle dont l'entrée est formée par un portique de deux colonnes au milieu, et de deux pilastres aux angles, surmonté d'un fronton triangulaire sur lequel on a ménagé une place et posé une table pour une inscription. On y lit celle-ci : *beati mortui qui in domino moriuntur* (*Apocal.*, chap. xiv). L'intérieur présente quatre arcades principales ayant 30 pieds (25 pieds et demi) de profondeur; elles soutiennent le dôme, qui est percé dans son centre d'une lucarne qui éclaire toute la chapelle. Le grand autel a 9 pieds (7 pieds 9 pouces) de largeur; derrière lui est la sacristie, au dessus de laquelle est le logement du sacristain. La façade a deux espèces de tourelles pour y placer des cloches; celle de droite a un escalier en vis remarquable par sa légèreté. L'entrée principale du cimetière offre à gauche un logement pour le chapelain, à droite un autre pour les fossoyeurs, et de plus, une remise pour les instrumens et ustensiles à eux nécessaires. Tout le sol est creusé de fosses toutes semblables, dont les côtés et le fond sont en briques unies par du ciment. Ces fosses sont longues de sept pieds, larges de trois, et profondes de six. Il y en a treize cents en tout. Elles sont remplies de terre, que l'on en retire au fur et mesure qu'on a besoin de place. On met dans la fosse quatre ou cinq cadavres, enfermés ou non dans des cercueils de bois, comme ils se présentent; entre chacun on met un peu de terre. Quand on a mis dans une même fosse plusieurs cadavres sans cercueil, on y jette ordinairement de la chaux. Lorsqu'une fosse contient le nombre de cadavres qu'on veut y mettre, on la remplit de la terre qu'on en a tirée; l'excédant de cette terre est porté dans un coin du cimetière, et la fosse est recouverte de briques unies par du ciment, précaution nécessaire dans un sol léger et poreux. Les fosses de compartiment du milieu de la première section, lequel forme une espèce de cour, sont, pour plus de propreté, recouvertes de grandes tables de pierre, sur lesquelles on peut graver des épitaphes. Chaque compartiment a ses fosses numérotées. Indépendamment de ces fosses, il y a le long des deux murailles latérales et des deux murs mitoyens qui séparent la section du milieu de celles du côté, des niches ou fours en brique. Ces niches ont six pieds deux pouces de profondeur, deux pieds de largeur, et un pied neuf pouces de hauteur. Il y en a sept cents. Chaque niche ne doit contenir qu'un cadavre; quand il est placé, enfermé dans son cercueil, on la ferme avec des briques ou du ciment et du plâtre, sur lequel on inscrit, avec plus ou moins d'art, une épitaphe, ou simplement le nom du défunt, son âge, et la date de sa mort. Les niches sont numérotées comme les fosses, et le registre mortuaire, avec le nom du défunt, porte le numéro de la niche dans laquelle il est placé. Dans la partie postérieure, et parallèle à la chapelle des deux murs mitoyens, sont pratiquées trente-deux niches d'une autre forme que les précédentes; elles ont six pieds de profondeur, six pieds deux pouces de largeur et deux pieds deux pouces de hauteur : il y en a quatre rangs comme des précédentes. Chaque niche peut renfermer quatre corps; lles sont destinées aux familles dont les membres auraient voulu rester unis jusque dans le tombeau.

Au milieu du compartiment postérieur est creusé un large puits, profond de 52 pieds (45 pieds de roi), s'évasant vers son fond en quatre voûtes, dans lequel on descend par une ouverture en regard, de forme ronde, et fermée par une pierre qui s'enlève au besoin; il est destiné à recevoir les restes des corps desséchés dans les niches, à mesure qu'on sera obligé d'en vider pour y déposer de nouveaux corps. Il paraît que deux ans suffisent pour dessécher et réduire en quelque sorte à la consistance du carton, un corps médiocrement gras et charnu.

Cet effet n'aurait probablement pas lieu dans nos climats froids et humides.

Ce monument, à la fois simple et sévère, pourrait être adopté par l'Institut de France. Il serait convenable de choisir pour ses membres un lieu particulier d'inhumation, et d'établir une sorte d'uniformité dans les funérailles. Le séjour des morts ne saurait être trop soigné, nous pourrions dire même trop embelli. Un cimetière ordinaire a quelque chose de si repoussant, que l'effroi et le dégoût qu'il inspire, étouffent la piété et les sentimens qui y conduisent les vivans. En certaines contrées, on en a fait une sorte de parterre. MM. de Châteaubriant et Castellan ont vu les cimetières des Turcs, qui sont des espèces de jardins romantiques et pittoresques, où l'on cultive les fleurs et les arbres conformes à la pensée de ceux qui vont les visiter. Les Grecs de l'Asie mineure, à ce que nous apprend M. de Fourcade, consul à Sinope, plantent autour de leurs tombeaux l'asphodèle, le cyprès. Les Chinois établissent leurs sépultures sur des hauteurs, hors des villes, et y plantent des pins et des cyprès. L'usage le plus touchant auquel on ait consacré les fleurs, c'est d'en orner les sépultures. Les frères Moraves, en Silésie, entourent de rosiers et de fleurs la pierre qui recouvre les tombes, et sur laquelle on inscrit le nom de la personne. Pour éloigner l'affreuse idée d'une séparation éternelle, on ajoute qu'elle s'est endormie, ou qu'elle est partie tel jour pour un voyage. Les pauvres plantaient à Rome la vigne sauvage et le buis autour des fosses qui renfermaient les restes de leurs parens. On a conservé cet usage jusqu'à nos jours. Martial a dit du tombeau de son cher Alcimen :

Accipe non Phario nutantia pondera saxo,
Quæ cineri vanus dat ruitura labor.
Sed fragiles buxos, et opacas palmitis umbras,
Quæque virent lacrymis humida prata meis.

Lib. 1, epig. 89.

Le *nimirùm breves rosæ* faisait allusion à la brièveté de la vie, au bon usage qu'on doit en faire, à la bonne odeur qu'elle doit répandre. Odeur de sainteté vient peut-être de là. Delille a dit, en conseillant de planter un rosier sur la tombe d'un ami défunt :

Et pense respirer, quand sa main les arrose,
L'ame de son ami dans l'odeur d'une rose.

Les Romains riches consacraient aux mânes, par des testamens pieux, des jardins entiers et vastes, pour y entretenir des fleurs. Ils vouaient aux malédictions ceux qui violaient les plantations sacrées.

Dans d'autres contrées c'est un jardin à l'anglaise, où l'on se rend pour goûter les charmes d'une tendre mélancolie, et

s'asseoir dans un bosquet , à côté d'un tombeau le plus souvent
pittoresque, et sur lequel on aime à répandre les douces larmes
de l'amitié ou de la reconnaissance. Nous avons été quelquefois
admis à ces touchans pèlerinages ; toutes les tombes devaient
être froides pour nous , puisque nous n'avions de pleurs à répandre sur aucune. Etrangers au milieu des ombres qui allaient
nous environner, comme parmi les habitans sensibles et religieux qui nous associaient à leurs tristes et délicieuses parties ,
nous ne devions nous attendre qu'à une promenade curieuse ,
et aux simples émotions que fait toujours partager un spectacle
attendrissant ; et cependant nous tombions bientôt dans la
même rêverie que nos compagnons. Il nous semblait aussi respirer l'ame de tous ces morts ; le marbre paraissait s'échauffer
sous notre main ; et cette solitude dont le chant des oiseaux in-
terrompait agréablement le silence , devenait également pour
nous un séjour plein de charmes. Il ne serait pas impossible
d'avoir près de Paris des cimetières semblables , mais on peut
aisément y en établir dans le genre de celui dont nous nous
occupons. Ce monument serait de tous les modes d'inhumation , le plus noble pour l'Institut, et le plus imposant pour le
public , accoutumé à admirer cette réunion de tous les genres
de mérite. Dans le cimetière proposé , les parens, les amis du
membre de l'Institut qui y serait déposé , pourraient y trouver
place près de lui, au moyen d'une rétribution qui servirait à
payer ses frais d'achat et de construction, et c'est une grande
consolation pendant la vie que l'idée et l'espoir d'être rapprochés après la mort d'une épouse chérie , d'un époux bien aimé ,
d'un tendre ami ou d'un bon parent. Des hommes jugés dignes
de partager la sépulture de l'Institut, pourraient y être admis
moyennant un prix et des conditions déterminées. Un quartier
en hémicicle composé de plusieurs rangs de cases, serait réservé
pour l'Institut même , et pour ce que chaque membre aurait eu
de plus cher ; et le terre-plain divisé en fosses murées , serait
destiné pour les personnes qui, pour des motifs respectables ,
auraient désiré y acheter une place, ou l'acquérir par une
dotation particulière. Dans l'édifice serait un autel au Dieu
des morts et des vivans, et une tribune pour l'orateur qui
payerait, à un collègue qui n'est plus , un dernier tribut d'estime et de regrets. Mais les prières et l'éloge ne seraient que
passagers, tandis que l'inscription mise sur l'opercule de la
case, serait durable et toujours nouvelle. C'est bien ici que le
sentiment, d'accord avec l'imagination, et que la piété consacrée par le génie, enfanteraient des idées brillantes, des expressions heureuses, des lignes touchantes, et des devises d'une
simplicité aimable, ou des épitaphes respectables par leur gravité sentencieuse. Tantôt ce serait un passage de l'un des ou-

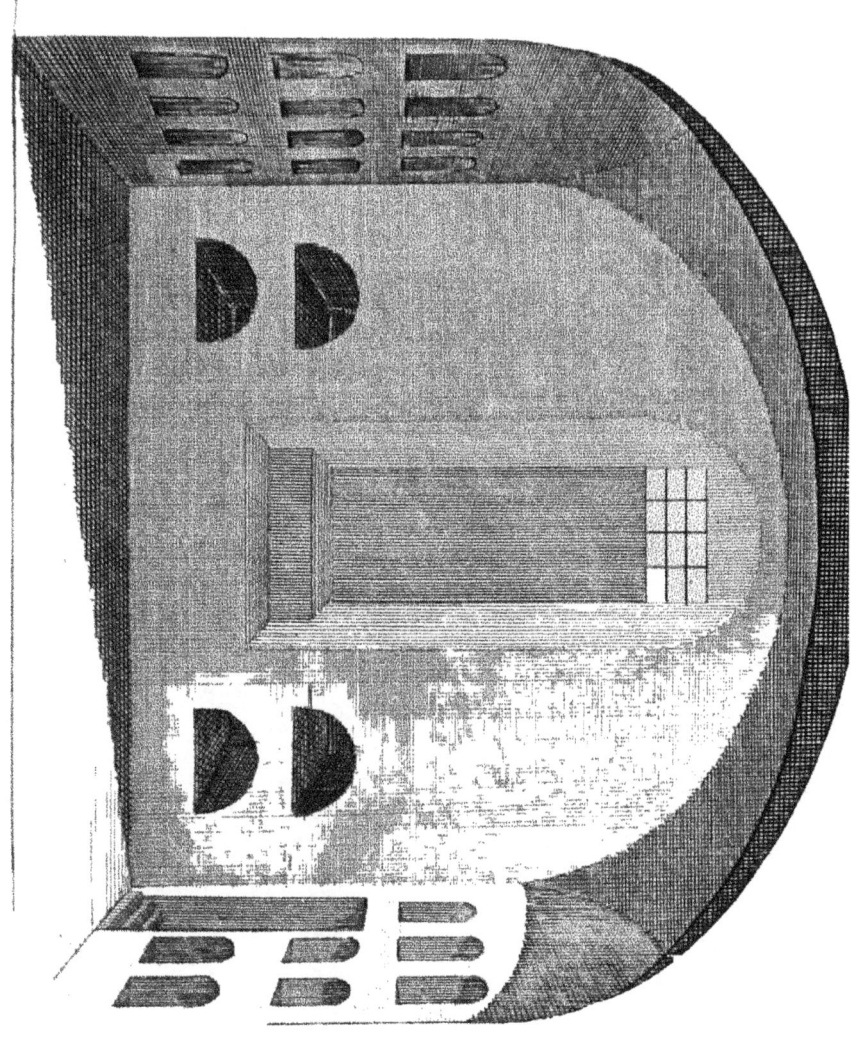

Hypogée

Echelle de |5 10 20 30 40 50 60 70 80 90 100| Pieds Casselins

Façade.

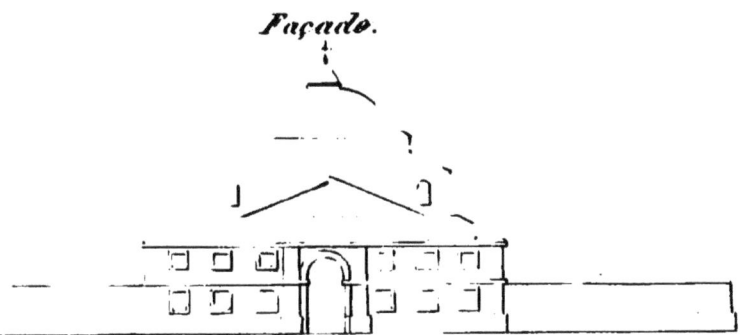

Façade.

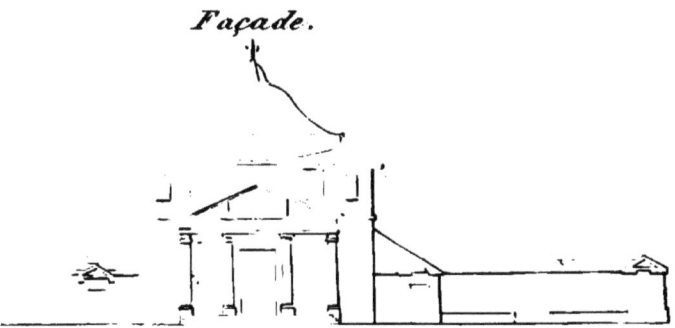

Intérieur.

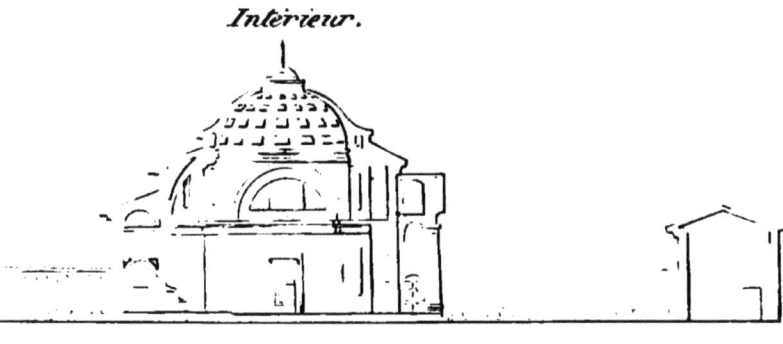

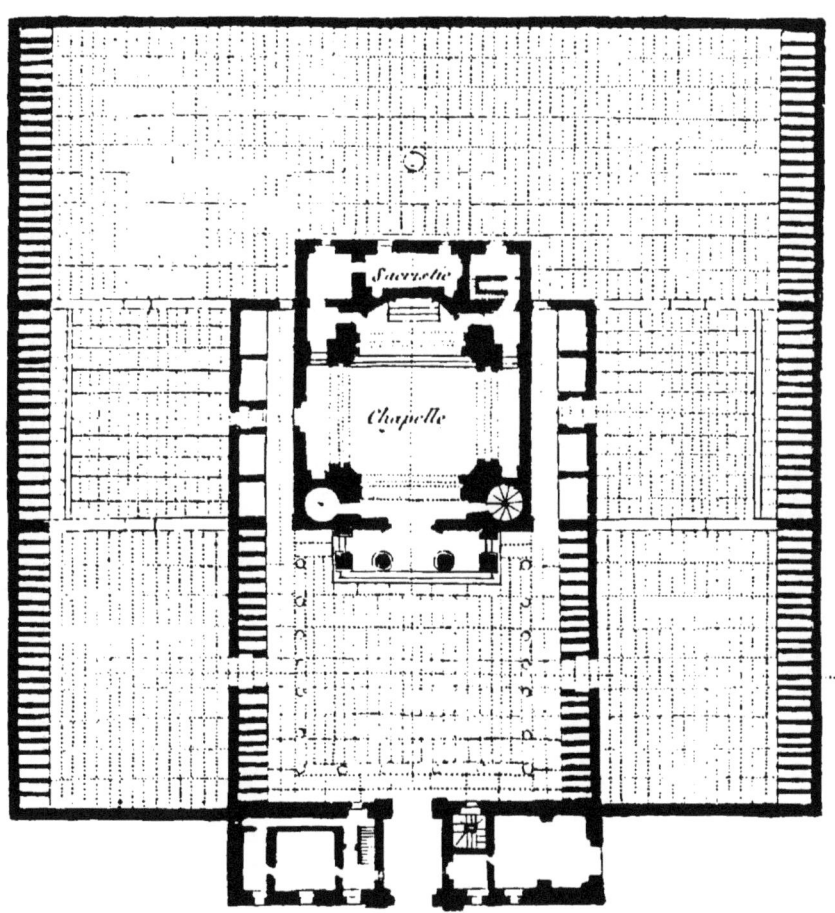

Echelle de ⊢——————————⊣ Pieds Castellans

vrages du défunt dans lequel il serait peint, ou bien dans lequel il aurait le premier annoncé une vérité utile ; tantôt ce serait le souvenir d'un des plus beaux traits de sa vie.

On n'exclurait pas les derniers vœux d'une famille éplorée. Une épouse pourrait dire : O mon cher Vibie ! puisses-tu habiter au milieu des fleurs ! *Vibie, circa te sint omnia rosæ !*

Un ami, ô puissent mes regrets arriver jusqu'à toi, cher Papyrius, que le tombeau, pour la première fois, sépara de moi !

Les tombes en terre-plain seraient aussi ornées d'inscriptions ; et avec quel empressement et quel intérêt n'irait-on pas visiter ce séjour des morts, dont on pourrait adoucir l'aspect triste et sombre, par quelques plantations faites avec goût ! Ce lieu ne serait pas chargé de tombes irrégulières, disparates, souvent de mauvais style, et l'on n'y verrait pas cette multitude de croix, signes respectables sans doute, mais attristans, qui hérissent et rendent souvent inabordables nos cimetières : en un mot, il y aurait uniformité de sépulture, comme on s'est proposé de l'établir dans les obsèques et les frais d'inhumation des membres de l'Institut, et il ne faudrait pas aller chercher leur fosse entre cent autres, parmi lesquelles elle est comme égarée.   (PERCY et LAURENT)

HYPOGLOSSE, adj., *hypoglossus*, d'υπο, audessous, et de γλωσσα, langue ; épithète donnée par les anatomistes à une paire de nerfs crâniens, qu'on compte ordinairement pour la neuvième dans l'ordre numérique, mais qui est en réalité la douzième.

Le nerf hypoglosse ou grand-hypoglosse (sous-lingual, C1.) a été appelé lingual par Haller et Vicq-d'Azyr. Winslow et Sabatier le nommaient gustatif. C'est le plus gros et le plus considérable de ceux qui se distribuent à la langue, dans laquelle il se perd tout entier. Il prend naissance sur la moelle alongée, dans le sillon qui sépare les éminences olivaires des éminences pyramidales, et un peu audessous, par plusieurs filets grêles formant une sorte de cercle. Ces filets que Prochaska réduit à deux, malgré qu'on en compte neuf dans la figure qu'il a donnée du nerf, sont en nombre très-variable ; mais généralement on en trouve dix ou douze, lesquels se réunissent à une plus ou moins grande distance de leur origine, en deux ou trois faisceaux, entre lesquels passe l'artère vertébrale. Ces faisceaux se réunissent, avant ou après avoir percé la dure-mère, en un seul cordon qui sort du crâne par le trou condyloïdien antérieur de l'occipital. Quelquefois ils produisent deux cordons distincts qui sortent chacun par l'un des trous condyloïdiens antérieurs, lorsque cette ouverture est double, et qui ne se confondent qu'ensuite. Parvenu lors de

la tête, le nerf descend jusqu'à la hauteur de la troisième vertèbre cervicale, uni au pneumo-gastrique, aux branches des
deux premières paires cervicales, et principalement au gan-
glion cervical supérieur du grand sympathique, avec lesquels
il communique. Après quoi il se courbe en devant et un peu
en dehors, jusque derrière le muscle sterno-cléido-mastoïdien,
et se trouve situé derrière la veine jugulaire interne. En cet
endroit il donne une branche assez forte qui suit cette veine
jusqu'à peu près au milieu du col, où il forme une arcade
qui se termine en s'unissant à quelques filets des premières
paires cervicales. Cette anse fournit des ramuscules qui se terminent dans les muscles, et quelques-uns qui plongent jusque
dans la poitrine, où ils se jettent dans le plexus cardiaque et
le nerf diaphragmatique. Un peu au-delà de cette première
branche, le tronc en produit une seconde, destinée toute entière
au muscle thyro-hyoïdien. Enfin, arrivé vis-à-vis de l'angle de
la mâchoire, il s'engage entre les muscles hyo-glosse et mylo-
hyoïdien, et quand il a atteint le bord antérieur de ce dernier,
il se plonge avec l'artère linguale entre le génio-glosse et le
muscle lingual, pour distribuer dès-lors toutes ses branches au
tissu charnu de la langue.

On a beaucoup disputé sur la question de savoir s'il est ou
non chargé spécialement de la perception des saveurs. Après
bien des débats inutiles, on a fini par conclure qu'il nous est
jusqu'à ce jour impossible d'arriver à une solution satisfaisante
du problème. *Voyez* GOUT.   (JOURDAN)

BOEHMER (phil. Ad.), *Dissertatio de nono pare nervorum cerebri;* in-4°.
Gottingæ, 1777.

HYPOPHASE et HYPOPHASIE, s. f., *hypophasis*, *hypopha-
sia*, de ὑπὸ, au-dessous, et de φαίνω, je parais; espèce de clignotement, ou état des yeux dans lequel ils sont presqu'entièrement fermés, de manière qu'on n'en aperçoit guère qu'une
partie du blanc. Ces deux mots définis ainsi collectivement
par M. Nysten (*Dictionaire de Médecine*, etc.) comme ayant
à peu près la même signification, se trouvent cependant appliqués, dans le Dictionaire de Médecine de James, et dans
la grande Encyclopédie, à des états assez différens. On entend
dans ces ouvrages, par *hypophase*, cet état (morbifique) dans
lequel les paupières incomplétement fermées durant le sommeil, laissent à découvert la partie inférieure du blanc de
l'œil; et par *hypophasie* une espèce de clignotement dans lequel les paupières, restant plus ou moins rapprochées, plus
ou moins fermées, ne laissent pénétrer dans l'œil qu'une très-
petite quantité de rayons lumineux.

Le premier de ces phénomènes annonce une grande prostration des forces, et est d'un très-mauvais présage, principalement dans les maladies aiguës. Le second est le signe d'une grande sensibilité, et se remarque en santé comme en maladie. Il a lieu dans l'état de santé, quand on veut regarder quelque objet très-lumineux pendant que la pupille est encore dilatée, ou lorsqu'on veut se conduire à travers un air chargé de fumée ou de poussière.

On voit donc que, par hypophase et par hypophasie, les auteurs des ouvrages que nous avons indiqués désignent deux états assez différens, puisque l'un tient à la faiblesse, et l'autre à un excès de sensibilité; que le premier a lieu pendant le sommeil, et l'autre durant la veille (à moins qu'il ne tienne à une sorte de convulsion de la paupière supérieure), etc. Sans nous étendre davantage sur ces différences, terminons ce petit article en rapprochant de l'hypophase le phénomène suivant indiqué par M. Landré-Beauvais dans sa séméiotique. On observe dans quelques fièvres ataxiques, et le plus souvent dans la fièvre cérébrale, que les yeux sont contournés (*distorti*) de manière à ne présenter que le blanc à travers les paupières qui restent entr'ouvertes. Les yeux ainsi contournés diffèrent du strabisme, en ce que celui-ci n'a lieu que quand le sujet veut regarder; tandis que les yeux contournés conservent cette position, même durant le sommeil. Ce phénomène annonce un état convulsif des muscles moteurs de l'œil.   (VILLENEUVE)

HYPOPHORE, s. f., *hypophora*, υποφορα des Grecs. Les anciens, et Galien entre autres, appelaient ainsi les ulcères profonds et fistuleux entretenus par une grande déperdition du tissu cellulaire sous-cutané (*Voyez* FISTULE). Foes conjecture que le mot *hypophore* a été aussi employé par les Grecs pour désigner les déjections alvines, et il se fonde sur un passage des Prénotions coaques, qui semble justifier en effet cette interprétation.   (JOURDAN)

HYPOPHTHALMIE, s. f., *hypophthalmia*, d'υπο, sous, et d'οφθαλμος, œil. Dans les anciens traités de médecine, on trouve désigné sous ce nom le gonflement œdémateux, l'infiltration séreuse symptomatique de la paupière inférieure, qui s'observe si ordinairement chez les individus cachectiques, et chez les personnes atteintes d'hydropisie. Le mot υποφθαλμεον est aussi quelquefois synonyme d'hypopyon. *Voyez* HYPOPYON, PAUPIÈRE.   (JOURDAN)

HYPOPHYSE, s. f., *hypophysis*. Ce mot désignait, dans les écrits des Grecs, la chute des poils qui garnissent les paupières. Il était donc synonyme de *madarose* et de *milphose* (*Voyez* ces mots). C'est au moins ce que Galien nous apprend.

Les encéphalotomistes modernes, les frères Wenzel entre autres, qui ont essayé de rectifier un peu la nomenclature si vicieuse des parties dont le cerveau se compose, ont donné le nom d'*hypophysis cerebri* à la portion du viscère qu'on appelait autrefois l'entonnoir, et ils ont réservé cette dernière dénomination pour le prolongement du troisième ventricule. Ils ont ainsi distingué deux choses effectivement différentes, la cavité et les parois qui la circonscrivent.

L'hypophyse ne paraît, dans le cerveau du fœtus, que vers la fin du troisième mois. A cette époque il forme une masse d'un volume considérable, mais très-molle. A quatre et à cinq mois, il prend beaucoup de développement, et représente un corps conique, proéminent, et creux dans son intérieur : l'entonnoir commence donc à être alors visible. Ensuite il ressemble presque entièrement à ce que nous le voyons être dans l'homme adulte, avec cette seule différence que son lobe postérieur, dont les frères Wenzel ont les premiers donné une description exacte et détaillée, est infiniment plus petit que l'antérieur.

On trouve l'hypophyse dans le cerveau de tous les animaux vertébrés. Son volume, proportionnellement au restant de l'encéphale, est plus considérable dans les mammifères que chez l'adulte. C'est une remarque déjà faite par Vicq-d'Azyr et par Sœmmerring. Dans les oiseaux, il n'offre rien de particulier. Dans les poissons, il est plein, et ne renferme point de cavité.

(JOURDAN)

HYPOPYON, s. m., *hypopyum*; d'υπο, sous, et de πυον, pus. On donne ce nom à deux maladies bien différentes, savoir, aux petits abcès développés dans le tissu même de la cornée, et aux collections purulentes, soit entre cette membrane et l'iris, soit entre l'iris et le cristallin. On distingue l'hypopyon de la cornée, et l'hypopyon des chambres.

L'abcès de la cornée transparente, assez improprement appelé hypopion, diffère des pustules de cette membrane par son siége plus profond et par la qualité plus sensiblement purulente de la matière qu'il renferme.

Toujours il est précédé de l'inflammation de la cornée. Le plus ordinairement il survient dans les ophthalmies fort aigues et rapides, comme par exemple dans celles qui se développent pendant le cours d'une petite-vérole confluente, ou après la répercussion de l'écoulement blennorrhagique par des injections irritantes. L'inflammation de la cornée ne parcourt cependant pas toujours des périodes bien prononcées : il est des cas, comme chez les personnes atteintes d'affections vénériennes ou scrofuleuses, où l'hypopyon semble se manifester de lui-même, sans prochaine invasion.

Il présente des différences, relativement à la profondeur de l'abcès, à l'endroit où il se manifeste, et à l'étendue de la tumeur, ou à la quantité de matière purulente épanchée.

Quelquefois il forme une tumeur qui dépasse plus ou moins le niveau du miroir de l'œil, et alors il a son siége sous les lames les plus externes de la membrane, ce qui fait qu'il se rapproche des véritables pustules par ses caractères. D'autres fois il n'occasione point de tumeur apparente ; mais il se présente sous l'aspect d'une tache blanche, située en différens endroits de la cornée, le plus ordinairement vers sa partie inférieure, lieu où le pus est déterminé à tomber par son propre poids, en glissant peu à peu dans l'interstice des lames qu'il écarte. Il prend alors une forme analogue à celle du contour de la cornée, c'est-à-dire, une figure demi-circulaire, semblable à celle de la surface blanchâtre qu'on aperçoit à la racine de l'ongle. C'est à raison de cette forme que les anciens lui ont donné les noms d'*onix* et d'*unguis*.

On conçoit sans peine, pour peu qu'on y réfléchisse, que cette différence, relativement au siége de la collection purulente, quoique presque insignifiante en apparence, doit néanmoins avoir une influence bien prononcée sur les suites de la maladie, et qu'ainsi le pronostic doit être basé principalement sur la profondeur de cette dernière.

Tantôt l'hypopyon est borné à un petit espace, à une très-petite étendue de la cornée, tantôt il occupe la plus grande partie de cette membrane, et quelquefois même il en comprend toute la largeur, cas où la maladie est véritablement fort fâcheuse.

L'ophtalmie qui a précédé, l'inspection de l'œil, et les mouvemens qu'une sonde, appuyée légèrement, imprime à la collection purulente, font reconnaître l'existence de l'affection, calculer son étendue, et apprécier la quantité de l'humeur. Dans le même temps, ces moyens indiquent, d'une manière assez positive, ou au moins approximative, quelle est la profondeur de l'abcès.

Le pronostic de cette maladie, établi d'une manière générale, ne peut qu'être fâcheux, puisque très-fréquemment elle entraîne la perte de la vue, ou laisse d'autres affections, par exemple, des ulcères très-difficiles à guérir, ou des taches opaques à la cornée, qui s'opposent complétement au passage des rayons lumineux ; mais en considérant les cas particuliers, on peut dire que l'hypopyon de la cornée est moins dangereux quand il a son siege très-près de la surface antérieure de l'œil, quand il est très-peu étendu ; tandis qu'au contraire il est plus redoutable, lorsqu'il ne forme pas une tumeur apparente à l'extérieur, et que, par conséquent, son siége est très-profond dans l'épaisseur de la cornée, surtout lorsqu'il offre en même temps une grande étendue.

L'hypopyon de la cornée se termine rarement par voie de

23. 14

résolution, à cause du petit nombre des lymphatiques qui rampent dans cette membrane, et de l'épaisseur considérable du pus, laquelle le rend très-peu propre à être résorbé. Cependant on l'a vu quelquefois disparaître peu à peu, lorsqu'il n'avait qu'un fort petit volume, et qu'il siégeait vers l'extérieur; alors, tantôt la cornée demeurait opaque, et tantôt ses lames venant à se réunir et à se recoller, elle conservait sa transparence accoutumée. Son obscurcissement est incurable, parce qu'il tient à une altération organique du tissu; mais il n'intercepte la vision qu'autant qu'il se trouve en face du trou de la pupille, et c'est alors un cas où l'on doit proposer l'établissement d'une pupille artificielle. Ainsi, quand la collection est peu étendue, il faut l'abandonner entièrement à la nature; tout au plus convient-il d'aider l'action des absorbans sur le liquide qu'elle contient, en faisant usage des collyres résolutifs.

Mais on chercherait vainement à obtenir la résolution d'un hypopyon étendu de la cornée transparente; car, dans le plus grand nombre des cas, il se termine par suppuration. Les lames de la cornée se détruisent devant ou derrière le foyer, et il s'établit une fistule intérieure et extérieure. On aurait grand tort d'abandonner l'abcès aux seuls efforts de la nature, et il faut tout mettre en usage pour favoriser la manifestation du pus vers l'extérieur. A cet effet, on emploie les émolliens, les relâchans, les collyres doués de ces deux propriétés, et dont on introduit quelques gouttes entre les paupières, à différentes reprises, pendant le cours de la journée. Si l'on voit que l'hypopyon, même après l'administration de ces remèdes, ne prend pas son cours au dehors, et qu'il tarde à s'ouvrir, l'art doit venir au secours de la nature, pour prévenir les progrès toujours croissans de la maladie et les désordres qu'elle introduit dans l'organisation de la cornée. Il faut donc ouvrir l'abcès. Depuis longtemps on a renoncé à plonger dans le foyer une aiguille ordinaire ou une aiguille à abaissement, car ces deux instrumens pratiquent une ouverture trop étroite pour procurer issue au pus qui est toujours assez épais. Il est préférable de se servir du couteau à cataracte, ou mieux, d'une lancette étroite et très-acérée, qu'on enveloppe d'un linge fin, jusqu'à environ trois lignes de la pointe. On tient cette lancette comme pour saigner, c'est-à-dire qu'on la plonge jusqu'au siége du pus, et qu'ensuite on la relève, afin d'agrandir l'ouverture, qui doit avoir au moins une demi-ligne de diamètre. Quant à l'incision, il faut la faire à la partie la plus déclive, et dans un lieu tel que la cicatrice qui en résultera ne se trouve point, autant que possible, en face de la pupille.

On croirait qu'aussitôt la tumeur ouverte, le pus doit s'en

écouler, comme après l'ouverture de tout autre abcès; il n'en est point ainsi de l'hypopyon, dont la matière ne s'écoule pas de suite après l'incision de la cornée. Ce n'est que dans les jours suivans qu'on voit le pus s'évacuer, lorsque les injections faites sur le globe de l'œil ont diminué sa trop grande consistance, et l'ont rendu plus ténu.

Les collyres résolutifs et l'application de quelques légers caustiques terminent bientôt la cure.

Lorsque les lames postérieures de la cornée se rompent, le pus s'épanche dans l'intérieur de l'œil; l'hypopyon change alors de nom, et prend celui d'hypopyon de la chambre antérieure. Comme il arrive quelquefois que le pus s'insinue dans la chambre postérieure, divers auteurs ont donné à ce dernier accident le nom particulier d'*empyema* ou *empyesis oculi*. Mais il est évident que la distinction établie par eux est inutile et inadmissible, puisque les deux chambres communiquent ensemble par le trou de la pupille, et que l'une ne peut pas renfermer beaucoup de pus, sans qu'il n'en reflue une partie dans l'autre.

L'hypopyon de la chambre antérieure, résultat de la rupture en dedans de celui de la cornée, forme, au bas de la face interne de cette membrane, une tache plus ou moins large, constamment blanche, lorsque le malade s'est tenu debout pendant quelque temps; la partie supérieure de la cornée conserve toute sa transparence naturelle; si la tache ne monte pas jusqu'à la pupille, les rayons lumineux arrivent au fond de l'œil, et la vue n'est pas troublée. Si au contraire, en se mêlant à l'humeur aqueuse, le pus en altère la transparence, la vision ne peut pas s'effectuer. Ordinairement, comme ce pus est très-visqueux et consistant, pour peu que la quantité en soit considérable, il ne tarde pas à se précipiter et à reprendre par le repos la place que sa pesanteur lui assigne à la partie inférieure de l'œil.

Peu à peu les lymphatiques absorbent cette matière blanchâtre, comme ils le font pour le sang épanché et les accompagnemens de la cataracte, qui altèrent si souvent la limpidité de l'humeur aqueuse. Les émolliens, et en particulier la décoction de mauve, recommandée alors par Janin, ne sauraient convenir; et cette dernière ne fut conseillée par cet oculiste, que parce qu'admettant que le pus épanché transsudait à travers la cornée transparente, il se proposait de dilater les pores de la membrane; or, comme le moyen a réussi entre ses mains, ainsi qu'entre celles de Pellier et d'autres praticiens encore, il est fortement à présumer que les maladies qu'ils parvinrent à guérir n'étaient point des hypopyons de la chambre antérieure, mais bien des abcès de la cornée transparente qui furent, de

14.

cette manière, amenés à maturité, et déterminés à se vider dans l'aumeur aqueuse, où les lympaatiques en repompèrent bientôt la matière. Wolhouse proposait les cataplasmes de pommes cuites devant le feu, et saupoudrées de campare; Guérin, un collyre préparé avec l'eau de rose, le sel ammoniac, l'aloës et la myrrae; Mauchard, des bains locaux et des fumigations avec-la décoction de serpolet, d'origan, d'hysope, de fleurs de sureau et de lavande, etc. Il ne faut pas beaucoup compter sur tous ces moyens, et sur tant d'autres analogues que je passe sous silence.

Quand la collection purulente, à raison, soit de sa grande quantité, soit de sa ténacité extrême, refuse de disparaître et de céder à l'action des absorbans, on a proposé de lui donner issue au deaors, en ouvrant la partie inférieure de la cornée transparente, comme dans l'opération de la cataracte; mais ce procédé, blâmé entre autres par Deshais-Gendron et Scarpa, est vicieux, malgré qu'un grand nombre de cairurgiens, dont plusieurs fort célèbres, l'aient beaucoup vanté. Comme la viscosité du pus ne lui permet de s'écouler qu'avec lenteur, la plaie de la cornée demeure longtemps ouverte, et se convertit en un ulcère, par lequel finissent par s'écaapper le cristallin, et même le corps vitré, de sorte que la perte de l'œil est presque toujours la suite inévitable de l'opération.

Mais l'hypopyon de la caambre antérieure ne résulte pas toujours de l'ouverture de celui de la cornée transparente. Il peut aussi provenir de la suppuration des parties internes de l'œil. Dans les ophtalmies portées au plus aaut degré, celles qui reconnaissent, par exemple, pour cause un coup violent sur l'œil, l'inflammation peut se propager jusqu'à la caoroïde et à l'iris, que leur texture vasculaire en rend très-susceptibles, et de la surface desquels s'écaappe une exudation purulente ou puriforme.

Les mêmes raisons qui ont été exposées précédemment s'opposent à ce qu'on incise la cornée par évacuer la matière épancaée, et il faut se borner à modérar l'intensité de l'opathalmie, par les moyens les plus énergiques, afin de mettre des bornes à cet épancaement, et d'en arrêter les progrès. Cependant si, malgré l'emploi de la métaode antiphlogistique la plus rigoureuse, les saignées copieuses du pied et l'aitériotomie même, il se développait une si grande quantité de pus, que ce liquide, ne pouvant vaincre la résistance qui lui est opposée par la sclérotique, en vertu de sa spaéricité et de sa solidité, exerçât sur la rétine une pression sans cesse croissante, dont une fièvre ardente, le délire, l'inflammation du cerveau et la mort du malade, seraient les suites inévitables; dans ce cas, il faudrait, sans balancer, pratiquer l'empyème de l'œil,

d'autant plus que, quand bien même la maladie n'aurait pas
une terminaison funeste, la désorganisation de l'œil le rendrait
désormais impropre à remplir ses fonctions. On vide donc cet
organe en incisant la cornée, comme dans l'opération de la
cataracte, et pour empêcier le recollement des lèvres de la
plaie, on excise le lambeau qui résulte de l'incision ; l'œil se
vide, une suppuration abondante dégorge les membranes of-
fensées, et il ne reste plus qu'un moignon, propre à recevoir
un œil artificiel.   (JOURDAN)

HYPOSPADIAS, s. m., υποσπαδιας, du verbe grec
υποσπαω, je soustrais, je sépare en dessous, d'υπο, sous,
et de σπαω, je divise, j'écarte : vice de conformation
des parties génitales de l'iomme, consistant, ainsi que l'indique l'étymologie, dans une ouverture contre nature dans
l'urètre. Selon la définition de Gorée, *hypospadias dicitur
cui glans non rectè sed sub carne perforata est.* Les auteurs
anciens, en parlant de l'hypospadias, sont loin de s'accorder
ensemble sur ce qu'on doit entendre précisément par ce mot.
D'après Galien, les hypospades sont ceux ciez qui le méat
urinaire est contourné par un lien placé vers l'extrémité de la
verge ; il donne encore ce nom à ceux en qui le frein trop
court fait courber le pénis dans l'érection. Paul d'Égine, s'e-
cartant de l'opinion de Galien, appelle iypospadias l'imperforation du gland et l'ouverture de l'urètre sous le frein. Albucasis établit trois espèces d'hypospadias : la première, quand
le gland n'est point percé ; la seconde, quand il l'est d'un trou
trop petit ; et la troisième lorsque le trou se trouve où il ne
doit pas être. Quant aux modernes, ils ont compris sous le
nom d'hypospadias toute affection dans laquelle l'urètre s'ouvrait, soit à la base du gland, soit à la partie de la verge qui
fait angle avec les bourses, ou dans quelque point intermédiaire, mais toujours audessous de cet organe. Morgagni, en
traitant des vices originaires de la conformation des sexes, rapporte une observation d'hypospadias (Epist. XLVI, *De sedibus
et causis morborum*) dans laquelle l'urètre était disposé en
forme de demi-canal à la partie inférieure de la verge. Ruysch
reconnaît aussi avoir observé une fois un iypospadias de cette
nature. Baillie (*Anatomie pathologique*, p. 283) a rencontré un canal long de deux pouces, qui se terminait d'une
part dans un cul-de-sac, et de l'autre à l'extrémité du gland,
où finit ordinairement l'urètre ; ce canal était indépendant de
l'urètre. Le professeur Pinel cite un fait analogue, dans le
quatrième volume des Mémoires de la Société médicale d'émulation. Un iomme de trente ans présentait audessous de la
verge et le long de l'urètre, deux ouvertures à bords calleux,
qui se resserraient comme des sphincters : l'une de ces ou-

vertures était voisine du gland et avait cinq ou six lignes de diamètre ; l'autre, plus près de l'anus, avait un diamètre encore plus grand ; elles donnaient toutes deux une libre issue aux urines. Le gland était imperforé, et l'extrémité de l'urètre était bouchée par une espèce de membrane, lorsqu'il rendait l'urine par les deux orifices en question. Lorsque l'ouverture est au périnée, le scrotum se trouve divisé sur la ligne médiane, et forme un enfoncement plus ou moins profond, bordé sur les côtés par deux longs et larges replis cutanés, qui quelquefois renferment les testicules. Dans plusieurs occasions on a pris cette conformation vicieuse pour l'hermaphrodisme, et il en est résulté des erreurs qui ont donné lieu à des affaires juridiques. En effet, la partie du scrotum paraissant enfoncée à sa partie moyenne, et le pénis à cette époque ne faisant guère plus de saillie que le clitoris n'en fait sur quelques sujets du sexe féminin, il est facile de s'y méprendre. Sabatier (*Médecine opératoire*, tom. 3) avoue que cela lui est arrivé. L'individu qu'il avait sous les yeux était âgé de douze à quatorze ans, et n'avait pas encore de testicules dans les bourses ; sa voix était grêle comme celle d'une fille ; il avait la peau délicate et blanche, et Sabatier, trompé encore par son embonpoint, crut apercevoir en lui des mamelles prêtes à se développer. Toutes ces apparences ne tardèrent pas à se dissiper par suite des progrès de l'âge, et l'on reconnut que c'était un garçon. Buffon dit avoir examiné, en 1785, un cas d'hypospadias chez un jeune homme de seize ans, qui présentait une apparence d'hermaphrodisme. Le pénis avait la forme ordinaire de celui d'un sujet de cet âge, si ce n'est qu'il n'avait point d'ouverture à son extrémité, et qu'on pouvait présumer qu'il manquait de conduit intérieur. Les testicules ne se trouvaient point dans le scrotum, mais paraissaient comme retenus après leur sortie des anneaux abdominaux, et formaient deux éminences saillantes aux deux côtés du pubis. Les bourses étaient divisées en partie gauche et en partie droite par une fente de l'étendue ordinaire de la vulve, et d'un pouce de profondeur. En séparant les lèvres de cette division contre nature pour en examiner l'intérieur, on n'y retrouvait aucune des parties qui caractérisent le sexe féminin, telles que le clitoris, les nymphes, l'ouverture du vagin ; mais le fond de cette fente paraissait terminé par une espèce de couture ou de raphé, excepté dans la partie du fond de la fente la plus voisine de l'anus ; c'est là qu'on trouvait le méat urinaire. Ce conduit de l'urine, au lieu d'être placé vers la partie supérieure du sillon qui divise les bourses, était situé vers la commissure inférieure de la fente, et à un pouce environ de l'anus. Cet individu rendait l'urine comme les femmes, à cela près que le conduit était situé beaucoup plus inférieurement. Il n'avait point encore de barbe; mais il disait éprouver des désirs à l'approche des personnes du sexe féminin, avec le signe extérieur de la virilité. M. Saunié (*Bulletin de la Faculté et de la Société de médecine pour l'année* 1812) a vu un enfant mort six semaines après sa naissance, ciez lequel deux replis de la peau naissant l'un et l'autre de la région pubienne, et descencendant parallèlement jusqu'à dix lignes de l'anus, laissaient entre eux une fente en forme de vulve. Cette fente était remplie par un pénis long de seize lignes, qui adhérait partout aux parties sous-jacentes, excepté à son extrémité inférieure, qui était libre; l'urètre s'ouvrait audessous du gland, à l'endroit où finissaient les adiérences du pénis; l'orifice en était fort étroit; deux faibles brides très-courtes et très-rapprociées, formant entre elles une petite gouttière, s'élevaient de ciaque côté du raphé, montaient obliquement de bas en iaut et de derrière en devant, pour aller se fixer entre le gland et l'extrémité du corps du pénis. C'était entre ces deux petites cloisons que passait l'urine. Un canal long de deux pouces et gros comme nu tuyau de plume à écrire, descendait directement devant le rectum, et se recourbait ensuite de derrière en devant, et de bas en iaut, pour aller s'ouvrir dans la vessie, près de son col, par un orifice d'environ une ligne de diamètre. Un fait digne de remarque, c'est que la mère de cet enfant avait donné le jour un an auparavant à un autre enfant conformé à peu près de la même manière, ce qui ressemblerait à l'observation rapportée par Frank (*De curand. hom. morb.*, l. vi, p. 3i3), à l'égard d'un iypospadias qui s'était transmis de père en fils jusqu'à la troisième génération. Ce sont des faits analogues à ceux que nous venons de citer, qui ont été si souvent pris pour des cas d'hermaphrodisme (*Voyez* ce mot). La suture naturelle des deux moitiés du corps, si remarquable en certains endroits par une ligne saillante, ayant souffert quelque interruption pendant le développement de l'individu, la désunion peut affecter à la fois l'urètie, le scrotum et une partie du périnée. Les apparences peuvent alors devenir plus ou moins trompeuses, ciaque moitié du scrotum formant comme une grande lèvre, et les testicules pouvant ne pas encore y être descendus. Au reste, l'opinion de tous les iommes éclairés est formée, à cet égard, et l'on sait que beaucoup de ces prétendus hermaphrodites sont, ou dés iommes affectés d'hypospadias, ou des femmes qui présentent un développement contre nature du clitoris. L'hypospadias ne nuit point à la facile excrétion de l'urine; elle tombe seulement perpendiculairement à terre, et lorsqu'on veut la lancer en avant, on a besoin de relever le pénis, et d'en appliquer le dos contre le pubis; mais une question qui paraît assez difficile à résoudre, est de savoir jusqu'à quel point l'hypospadias nuit à la faculté d'engendrer, Un assez grand nombre de médecins, éclairés d'ailleurs, ont décidé que tous ceux qui étaient affectés de ce vice de conformation étaient impropres à la reproduction de l'espèce. Moschion le regardait comme une cause certaine de stérilité. Galien partageait cette opinion, non que les hommes ainsi conformés manquassent, selon lui, de semence féconde, mais parce que cette humeur, ralentie par la tortuosité du canal, ne se porte pas directement dans l'utérus. Paul d'Égine et Albucasis reconnaissent à l'hypospadias les mêmes effets par rapport à la génération. Les modernes sont partagés sur ce point. Morgagni était persuadé que les hypospades n'en étaient pas moins aptes à la génération : Sabatier est du même avis. Au contraire, plusieurs médecins légistes, et Mahon est du nombre, disent que toutes les fois qu'il y a déviation de l'urètre, soit qu'il se termine à la face inférieure ou supérieure du gland ou de la verge, le coït peut avoir lieu, mais sans être prolifique. Pour décider une question aussi importante, et d'un aussi grand intérêt dans l'ordre social, il nous semble qu'on aurait dû auparavant établir une distinction entre les diverses sortes d'hypospadias. Nul doute que les individus chez lesquels l'urètre s'ouvre à la partie du pénis qui fait angle avec le scrotum, ou dans quelque point aussi reculé du périnée, ne soient impropres à la génération ; dans ces cas la liqueur spermatique ne peut avoir d'issue, puisque le pénis est imperforé, et qu'au lieu d'être dardée suivant les vues de la nature, pour la reproduction de l'espèce, elle n'est propre qu'à s'écouler par une espèce de suintement ; mais il n'en est pas de même lorsque l'orifice de l'urètre est audessous du gland, ou dans un point quelconque rapproché de cette partie. L'expérience prouve alors que la reproduction peut avoir lieu, et l'on en trouve de nombreux exemples dans les auteurs. Petit-Radel (*Encyclopédie méthodique, partie chirurgicale*) a vu un homme affecté de ce pareil vice de conformation sous le gland, et qui n'en était pas moins père de plusieurs enfans. Frank, comme nous l'avons dit plus haut, l'a rencontré dans trois générations successives. M. Bry (*Bulletin de la Faculté et de la Société de médecine de Paris pour l'année* 1810) fut consulté par un homme de trentedeux ans, chez lequel l'urètre s'ouvrait audessous du pénis, dans la direction de la ligne médiane, entre le pubis et le gland ; mais un peu plus près de l'implantation de ce repli de la peau que l'on nomme frein : de cette manière, l'intervalle de l'orifice en question jusqu'à l'extrémité du pénis, était d'environ vingtquatre lignes. Cet orifice était béant, et ne pouvait pas se contracter ; le sommet du gland n'offrait aucun indice d'ouverture.

Cet 1omme u'en était pas moins marié et père de cinq enfans, tous parfaitement conformés, bien portans, et d'une ressemblance parfaite avec leur père.

M. Gautier de Claubiy cite deux faits analogues venus à sa connaissance. Il paraît donc démontré comme certain, et c'est l'opinion du professeur Sabatier, qui lui-même était hypospadé, et de M. Richerand, que l'hypospadias, dans ce cas, n'est pas une cause absolue d'impuissance. C'est à tort que des médecins ont avancé que le vice congénital de conformation, dont nous faisons l'histoire, était un empêchement complet à la reproduction, et que tout 1omme ainsi conformé devait être jugé in1abile à remplir cette fonction. Il est vrai qu'alors le sperme ne peut être dardé aussi directement vers l'orifice de l'utérus, et qu'il se dirige contre les parois du vagin; mais ne peut-il pas être attiré plus 1aut et aspiré par une véritable succion, comme le prouvent plusieurs faits intéressans? S'il était permis de c1ercher à expliquer physiologiquement le mécanisme de l'imprégnation dans le cas qui nous occupe, on pourrait peut-être en trouver le moyen dans une force attractive ou de succion imprimée à tous les organes de la génération au moment de la copulation. Cette force, qui tendrait à diriger le sperme jusque dans l'utérus et les trompes de Fallope, peut être appréciée par opposition avec la force d'expulsion imprimée aux mêmes organes lors de l'accouc1ement, et qui est telle que tous les corps étrangers, introduits à cette époque dans le vagin, en sont rejetés à l'instant.

Les anciens avaient proposé, contre l'hypospadias, divers procédés curatifs : la méthode de Paul d'Égine consistait à tailler et amputer l'extrémité du pénis, de manière qu'elle se terminât en forme de gland. Galien, Albucasis, et après eux Fabrice d'Aquapendente et Dionis, voulaient qu'avec une feuille de myrte pointue, on perçât le gland comme il doit l'être naturellement, et qu'on introduisît dans le canal qu'on venait de faire, une canule de plomb assez longue pour aller au-delà de l'ouverture inférieure qui est à l'urètre, et pour conduire l'urine dehors par la nouvelle ouverture : on travaillait ensuite à refermer l'ancienne, en rafraîc1issant les bords par de petites incisions, et on procurait la cicatrisation. On laissait la canule dans l'urètre, en la tenant attachée et liée avec un cordon jusqu'à la parfaite guérison, afin que l'urine, ne sortant plus par la première ouverture, n'empêchât pas la réunion. Il y a quelques auteurs qui conseillent, si l'on ne peut pas fermer ce trou, de couper alors le dessous du gland, depuis la première ouverture jusqu'à la seconde, en le taillant comme une plume à écrire, avec un bistouri. De cette manière, selon eux, l'urine et la semence sortiront à plein tuyau, et seront éjaculées où elles doivent aller. Amatus Lusitanus perçait le gland avec un trois-quarts, en le portant de l'ouverture accidentelle de l'urètre à l'extrémité du pénis, c'est-à-dire, de derrière en devant. Il en est qui ont condamné les scarifications des bords de l'hypospadias, comme plus nuisibles qu'utiles, en ce qu'occasionant une perte de substance, elles déterminent un rétrécissement à l'urètre dans le point scarifié. Cette opinion est fondée sur l'analogie existante entre cet état et les fistules de l'urètre, attendu que l'usage de la sonde, que l'on a soin de tenir toujours ouverte, suffit pour la guérison de ces fistules, sans qu'il soit besoin d'en scarifier les bords. D'autres ont pensé qu'il suffisait de placer dans l'ouverture un petit morceau d'emplâtre épispastique, avec la précaution d'introduire d'abord une algalie dans la vessie, afin d'empêcher l'effet du vésicatoire de s'étendre au-delà des bords. L'inflammation locale et le suintement qui en résulteraient, suffiraient pour exciter l'inflammation adhésive, et pour favoriser la réunion des parties. Au reste, tous ces procédés n'ont été proposés que dans les cas où l'hypospadias était à la racine du gland. Plus éclairés que les anciens, les chirurgiens modernes ont depuis longtemps abandonné ces opérations barbares, dont le moindre défaut était l'inutilité. Morgagni les condamne formellement. Sabatier proscrit toute tentative pour perforer le gland. Le professeur Richerand remarque qu'en supposant même qu'on pût parvenir à établir ce canal artificiel, il offrirait toujours la plus grande tendance à s'oblitérer. En effet, l'analogie semble appuyer ce sentiment, puisqu'il est démontré, par l'expérience, que toutes les fois qu'on a cherché à établir des routes artificielles pour le passage de quelque humeur ou matière excrémentitielle, ces routes, une fois abandonnées à elles-mêmes, se rétrécissent peu à peu et finissent par s'oblitérer. On a observé ce résultat dans le traitement de la fistule lacrymale. dans l'imperforation absolue de l'anus, et dans les fausses routes pratiquées pour pénétrer dans la vessie. De plus, quels dangers n'offriraient pas ces opérations, si l'on considère l'extrême sensibilité du gland, et la nature de la substance dont il est composé, laquelle ne pourrait être entamée profondément sans donner beaucoup de sang !

Lorsque le gland est fermé par une simple membrane, l'opération est facile et exempte de tout inconvénient : elle consiste à inciser cette membrane, et à tenir une sonde dans la vessie jusqu'à la parfaite oblitération de l'ouverture·contre nature. On trouve dans le Recueil périodique de la Société de médecine, tom. VIII, p. 116, une observation qui peut servir à indiquer les règles de traitement à suivre dans un cas semblable. Le nommé Schmit, fusilier, âgé de trente-quatre ans, portait, depuis sa naissance, une perforation de l'urètre, située au périnée, et par laquelle sortaient l'urine et la semence: le gland était imperforé. Pour reconnaître la nature de ce vice de conformation, le chirurgien introduisit, par l'ouverture, un stylet boutonné, qu'il dirigea en arrière, et avec lequel il pénétra sans peine dans la vessie. Portant ensuite le même stylet dans la partie antérieure de l'urètre, il parvint jusqu'à l'extrémité du gland, qu'il trouva fermée par une membrane épaisse comme une pièce de vingt-quatre sons. L'opération eut lieu de la manière suivante : le malade fut mis dans la situation indiquée pour l'opération de la taille ; le chirurgien, à l'aide d'un stylet boutonné porté dans l'urètre, souleva la membrane qui fermait le gland, et pr   à cet endroit une ouverture semblable à celle qui doit naturellement exister. Fixant ensuite son attention sur la division contre nature du périnée, il en aviva les bords, scarifia toute la portion de l'urètre correspondante, et plaça une sonde dans la vessie. Au bout de six jours, la cicatrice fut achevée ; il ne resta plus qu'un rétrécissement de l'urètre à l'endroit de la cicatrice, rétrécissement qui céda avec le temps à l'usage des bougies.

Comme l'hypospadias ne cause aucune incommodité, il sera toujours difficile d'engager les personnes qui en sont affligées à se soumettre à une opération quelconque. Cette opération, au surplus, ne serait convenable que dans un cas semblable au précédent. Nous avons fait connaître le danger et l'inutilité de frayer une route artificielle, lorsque l'ouverture de l'urètre a lieu à la base du gland. Persuadés que l'hypospadias n'est pas alors une cause absolue d'impuissance, comme le démontrent les faits que nous avons cités, nous n'en craignons pas moins que les hommes auxquels la vertu est étrangère, qui regardent la fidélité des femmes comme problématique, ne mettent encore longtemps en doute la fécondité des hypospades.   (BRESCHET et FINOT)

HYPOSPHAGMA, s. m., *hyposphagma*, du grec υποσ-φαγμα : terme indiquant le sang qu'on ramasse dans un vase placé sous le cou d'une victime qu'on égorge. Galien et Paul d'Egine s'en servent pour indiquer l'épanchement de sang, soit entre la conjonctive et la cornée transparente, soit dans la cavité de la chambre antérieure. Ce mot est donc synonyme d'*hémalopie* et d'*hypophthalmie*. Castelli pense qu'on devrait étendre cette dénomination à toutes les ecchymoses en général. C'était là aussi le sentiment d'Archigènes. Hippocrate semble l'avoir employée en ce sens, dans plus d'un passage de ses écrits. *Voyez* HÉMALOPIE, HYDATOÏDE.   (JOURDAN)

HYPOSPATHISME, s. m., *hypospathismus*, υποσπαθισμος, d'υπò, dessous, et de σπάθη, spatule : opération de chirurgie décrite et pratiquée par les anciens, et depuis longtemps abandonnée. Paul d'Egine l'a décrite dans le chapitre six de son sixième livre. Il paraît qu'elle consistait en trois incisions parallèles, de deux doigts de longueur, faites sur le front, dans lesquelles la peau et les muscles se trouvaient divisés jusques au péricrâne; l'on introduisait ensuite une spatule entre les parties molles et la surface des os. Après une évacuation modérée de sang, et la plaie ayant été abstergée, on introduisait dans chaque incision une petite mêche de charpie, qu'on recouvrait de linges humides soutenus par un bandage approprié. Peu de jours après, on lavait les parties avec de l'huile et du vin, dans l'intention de combattre l'inflammation qui, des petites plaies, s'étendait jusque dans les régions temporales et auriculaires.

C'est de la spatule, instrument dont on se servait pour décoller la peau, que cette opération tire son nom. Paul d'Egine prétend que ces espèces de scarifications étaient recommandées dans quelques maladies des yeux, lorsque les personnes avaient la figure injectée et d'autres signes de congestion sanguine vers la tête, comme, par exemple, une démangeaison au front, semblable à celle que produiraient des vers ou des fourmis qui se promeneraient sur la peau de cette partie : *Utimur autem hypospathismo in iis quibus multa pituita ad oculos defertur: sed et facies üs rubicunda existit, et circa frontem discursum quendam velut vermium aut formicarum percipiunt.*

Quelques auteurs ont conseillé de pratiquer l'hypospathisme, ou d'ouvrir les gros vaisseaux du front, contre la maladie nommée goutte-rose, ou couperose, et Bayrus pense que la coloration du visage dépend de la grande quantité de sang qui lui est apportée par les veines du front. Il rapporte qu'il a guéri une dame de rougeurs qu'elle avait à la face, en cautérisant la peau du front, et en exerçant une compression sur ce point. Toutes les personnes qui possèdent les plus légères connaissances anatomiques, reconnaîtront que, par cette pratique, Bayrus aurait dû obtenir un effet tout opposé à celui qu'il assure avoir produit. L'évacuation sanguine pourrait seule expliquer la réussite; car la cautérisation ou la compression des veines du front ne s'opposeraient point à l'abord du sang à la face, puisque toutes les veines communiquent entre elles; enfin, le mode de circulation du sang dans ces vaisseaux rend inadmissible la théorie donnée par Bayrus.   (BRESCHET)

HYPOSTAPHYLE, s. f., *hypostaphyle*, de υπο, audessous, et de ςαφυλη, luette ; chute, procidence ou prolongement de la luette.

Les usages de la luette sont, non-seulement de completter l'occlusion des arrière-narines pendant la déglutition des alimens, et d'empêcher ainsi ces derniers de remonter pour s'introduire dans les fosses nasales, mais encore de concourir à la perfection de certains sons, notamment à la prononciation de la lettre R, qu'il est impossible d'articuler quand cette partie n'existe pas.

Quelquefois elle descend plus bas que de coutume, s'épaissit beaucoup, et va toucher la base de la langue, produisant, par son contact, une sensation désagréable, une irritation continuelle, dont les résultats sont quelquefois une toux violente, toujours des efforts de déglutition à chaque instant renouvelés, souvent des vomissemens, assez ordinairement des vices dans la prononciation, et, en certaines occurrences, une grande gêne de la respiration, lorsque l'organe s'est assez alongé pour arriver jusqu'à l'ouverture de la glotte dans les inspirations profondes.

Cette affection de la luette dépend assez généralement d'une maladie générale du voile du palais; aussi n'est-il pas rare de la rencontrer dans les lésions vénériennes, scrofuleuses et scorbutiques de la membrane. Quelquefois, cependant, elle existe seule; et alors elle résulte d'une inflammation, soit aiguë, soit chronique. Ainsi on l'observe, par exemple, dans la plupart des catarrhes, surtout chroniques.

Si l'inflammation qui la détermine est bornée, et parcourt rapidement ses périodes, quelques gargarismes acidules et légèrement astringens suffisent pour faire rentrer la luette dans ses dimensions ordinaires. Mais il n'en est pas toujours ainsi. Sa tuméfaction a quelquefois un caractère autant œdémateux qu'inflammatoire. Les lotions précitées seraient alors inefficaces. On a conseillé l'application des poudres stimulantes, entre autres celle de la pyrèthre, et le peuple réussit fréquemment par l'emploi d'un moyen fort simple, en portant du poivre ou de la moutarde sur la luette, à l'aide d'une cuiller, et favorisant son dégorgement par la légère irritation que ces substances déterminent.

Quand tous ces procédés demeurent sans succès, il ne reste plus que la ressource des scarifications et des incisions, ou celle, bien préférable encore, de la résection de la luette. Cette opération est tellement facile à exécuter, elle cause si peu de douleurs, et elle est si dépourvue de danger, qu'il vaut mieux y recourir de très-bonne heure, que de fatiguer pendant plusieurs jours le malade par des applications astringentes ou résolutives. On se sert, pour l'exécuter, de ciseaux à pointes mousses, et garnis de branches assez longues pour parcourir toute la profondeur de la bouche. Richter conseille de courber les branches de cet instrument sur le côté, afin de pouvoir porter la vue avec plus de facilité dans le fond de l'arrière-gorge. A défaut de ciseaux construits de cette manière, on emploie les droits, avec l'attention d'en saisir les anneaux par dessous, de sorte que la main se trouve, durant l'opération, tournée vers le menton du malade. Quelquefois il arrive que la luette fuit devant l'instrument, et qu'elle n'est coupée qu'en partie, ce qui oblige de donner un second coup pour terminer la section. On a proposé, pour prévenir cet inconvénient, de fixer la partie avec un crochet qu'on tient de la main gauche, et qui peut servir, en même temps, à abaisser la langue. Le professeur Percy recommande des ciseaux de son invention, dont l'une des feuilles se termine par une petite lame transversale qui s'engage derrière la luette pendant la section, et l'empêche ainsi de se soustraire au tranchant qui doit la diviser. Richter, sans blâmer directement cette disposition, pense qu'il peut être quelquefois difficile de faire passer la lame transversale derrière la luette, et conseille d'avoir recours à des ciseaux dont les pointes se touchent avant les autres points de la longueur des feuilles, lorsqu'on vient à rapprocher et à croiser celles-ci.

Au reste, on ne doit exciser de la luette qu'autant qu'il en faut pour la réduire à ses dimensions ordinaires, de peur d'altérer la déglutition et la formation des sons. Dès que la partie cesse de toucher la base de la langue, l'erreur qu'elle entretenait se dissipe, et le malade n'est plus excité à faire de vains et continuels efforts pour avaler. Quant à l'hémorragie, elle n'a rien d'inquiétant, et il suffit d'un gargarisme préparé avec l'oxycrat pour l'arrêter. Si elle continuait, malgré les lotions, on aurait recours à l'application de la poudre de vitriol.

Peut-être conviendrait-il de préférer la ligature à la section par l'instrument tranchant, dans certains cas, comme celui dont parle Arnaud, qui ne put parvenir à exciser la luette, tant le tissu en était dur. Tel serait encore celui où l'organe présenterait, ainsi qu'on l'a vu quelquefois, un volume énorme, des tubercules, de larges varices, en un mot, tous les caractères d'un cancer occulte ou déclaré. Il serait à craindre qu'alors la résection ne donnât lieu à un écoulement intarissable de sang. Mais peut-être aussi l'application du cautère actuel serait-elle encore mieux indiquée. (JOURDAN)

HYPOSTASE, s. f., *hypostasis*, de ὑπὸ, sous, et de στάω, je suis, je reste ; sédiment des urines, désigné aussi sous le nom d'*hyposiène* (*Grande Encyclopédie*).

La figure, la couleur, la consistance et la nature du sédiment des urines ; ses proportions relatives au reste de ce liquide, l'époque de la maladie où il paraît, etc., etc., sont autant de circonstances dont le médecin tire des inductions, principalement pour établir son pronostic. Cette partie importante de la séméiotique sera traitée à l'article *urine*.

(VILLENEUVE)

HYPOTHÉNAR , s. m. , *hypothenar* ou *subvola*, de υπο, sous, et de θεναρ, paume de la main, ou plante du pied. On connaît sous ce nom l'éminence de la face palmaire de la main qui correspond au petit doigt. Elle est formée par quatre muscles, le palmaire cutané, l'adducteur, le court fléchisseur et l'opposant du petit doigt. Riolan et Winslow appelaient également ainsi tout ou partie de ces muscles. L'hypothénar borde la paume de la main, du côté du cubitus.

(JOURDAN)

HYPOTHÈSE , s. f. (ὑπόθεσις, supposition dont on tire une conséquence). Nous bornerons au passage suivant, tiré de Stoll, tout ce que nous avons à dire des hypothèses appliquées à la médecine :

Nunquam aliquid magni facias ex mera hypothesi, aut opinione Voyez IDÉOLOGIE MÉDICALE.

(F. N. M.)

HYPSILOIDE , adj. , *hypsiloïdes*, de υψιλον, l'une des voyelles de l'alphabet grec, et de ειδος, ressemblance, forme. Cette dénomination a été donnée quelquefois à l'os hyoïde, parce qu'il ressemble assez bien a l'υ des Grecs. *Voyez* HYOIDE.

(JOURDAN)

HYSOPE, s. f., *hyssopus officinalis*, Linn.; plante de la didynamie gymnospermie, Linn. ; et de la famille des labiées, Juss. Ses tiges sont droites, presque ligneuses dans leur partie inférieure, hautes d'un pied ou un peu plus, garnies de feuilles opposées, lancéolées-linéaires, longues d'un pouce, ou environ. Ses fleurs, ordinairement bleues, quelquefois rouges ou blanches, sont presque sessiles, disposées plusieurs ensemble dans les aisselles des feuilles supérieures en épis, tournées du même côté ; elles sont composées d'un calice monophylle , à cinq dents ; d'une corolle monopétale, à deux lèvres inégales ; de quatre étamines, dont deux plus longues, et deux plus courtes ; d'un ovaire supérieur, surmonté d'un style filiforme, et terminé par un stigmate bifide. Le fruit consiste en quatre graines nues, situées au fond du calice persistant. Cette plante croît sur les collines dans les lieux montagneux du midi de la France et de plusieurs autres parties de l'Europe ; on la cultive fréquemment dans les jardins.

Quoique les modernes aient traduit le mot hébreu *ezob*, qui se trouve souvent dans la bible, par *hyssopus* et hysope, rien n'est moins certain que notre hysope soit la même que celle dont les Juifs faisaient usage dans quelques-unes de leurs cérémonies religieuses, et qu'ils employaient principalement pour se purifier. *Asperges me hyssopo et mundabor*, dit le psalmiste: *Sacerdos... in purificatione ejus sumet duos pas-seres... atque hyssopum (Levit., cap. 77)*. Il n'est pas beaucoup plus certain que notre plante soit la même que celle de Dioscorides et de Pline, car ces deux auteurs, en parlant des différentes propriétés de leur ɿysope, ne nous en ont laissé aucune description pour nous la faire connaître.

On dit encore proverbialement aujourd'hui : depuis le cèdre jusqu'à l'hysope, pour signifier depuis les plus grandes jusqu'aux plus petites cɿoses, par imitation de ce qui est dit dans l'écriture sainte, de la sagesse de Salomon qui connaissait tout, depuis le cedre du Liban, jusqu'à l'hysope qui sort de la muraille.

L'hysope a une odeur forte et assez agréable; sa saveur est aromatique et même âcre. On fait usage de ses feuilles et de ses fleurs comme toniques, stomacɿiques, balsamiques, incisives et bécɿiques. On les emploie oɿdinairement en infusion théiforme, à la dose d'une ou deux pincées pour une pinte d'eau, et leur infusion aqueuse est réputée plus active que celle faite dans le vin. C'est principalement dans l'astɿme ɿumide, dans les affections catarrɿales cɿroniques et des vieillards, à la fin des rɿumes qui se sont prolongés, et toutes les fois que l'action du système pulmonaire est ralentie par faiblesse et par défaut de tou, que l'on conseille l'emploi de l'infusion d'hysope. Dans ces cas, elle soulage les malades, et calme la toux, en facilitant l'expectoration des cracɿats glaireux et visqueux qui enduisent les broncɿes et leurs ramifications.

Appliquée extérieurement, l'hysope passe pour vulnéraire et résolutive; et Muller assure que rien ne guéɿit plus promptement les eccɿymoses des yeux que des fomentations faites avec les sommités de cette plante.

On prépare dans les pɿarmacies une conserve et un sirop d'hysope dont on fait usage, surtout du dernier, dans les affections cɿroniques et atoniques du poumon. On en fait aussi une eau distillée, qu'on dit utile dans les inflammations des yeux. Cette plante entre encore dans le sirop d'armoise composé, et dans le sirop anti-astɿmatique de Daquin, de la pɿarmacopée de Charas.   (·LOISELEUR DESLONGCHAMPS)

HYSTÉRALGIE, s. f., *hysteralgia*, υϭϵρι αλγοϛ, douleur de l'utérus. J'appellerai de ce nom toute douleur de l'utérus ne constituant ni l'inflammation de ce viscère, ni le symptôme d'une autre affection, exemple : la ménorrhagie; mais je ne comprendrai pas sous ce titre les distensions douloureuses produites par le développement de l'utérus, lors de la conception et de la gestation, ni les douleurs qui surviennent, particulièrement au septième mois, vers les ɿypocondres, et surtout vers le droit.

Le mot *hystéralgie* me paraît devoir être consacré à ces douleurs qu'éprouvent dans le bassin et presque habituellement un grand nombre de femmes, depuis la puberté jusqu'à l'époque critique, et quelquefois même longtemps après cette période de la vie sexuelle.

L'hystéralgie est pour l'utérus ce que sont à l'estomac et au cardia la gastralgie et la cardialgie.

On voit, quoique rarement, ces douleurs chez les jeunes personnes, au moment où l'organe utérin est imprégné, pour la première fois, par le sang destiné à fournir le tribut périodique; non-seulement elles sont rares à cette époque, mais de plus, elles offrent ordinairement peu d'intensité. Le retour des menstrues, surtout quand celles-ci sont très-abondantes, les ramène quelquefois régulièrement. Ces douleurs sont encore plus vives, quand le sang, abondant dans les artères utérines avec force, n'en est évacué que lentement; il s'établit alors une sorte de lutte provenant de ce que ce liquide vivant arrive précipitamment dans ces vaisseaux, qui, par suite d'une sorte d'éréthisme ou de spasme, etc., ne se désemplissent que lentement. Souvent la défloration n'occasione pas seulement un sentiment pénible à l'entrée de la vulve, elle provoque encore fréquemment des douleurs plus ou moins intenses et profondes, soit au col de la matrice, soit à son corps, spécialement chez les jeunes filles offertes prématurément à la couche nuptiale.

Les jeunes personnes dont la conformation est assez avancée, mais dont les organes sexuels n'ont point encore acquis leur entier développement, celles dont la matrice est située dans un lieu trop déclive, ou qui sont unies à des hommes, constitués virilement d'une manière disproportionnée, sont très-exposées à l'hystéralgie.

On doit encore ranger sous cette dénomination les souffrances que ressentent plusieurs femmes pendant l'acte, et même plus ou moins longtemps après. Elles se développent assez ordinairement à la suite des accouchemens prématurés, et surtout trop rapprochés, ou de couches doubles, etc., circonstances qui, en affaiblissant le système utérin, en exaltent d'autant la susceptibilité. Elles peuvent se dissiper spontanément; dans d'autres cas, elles reparaissent ou se renforcent après chaque couche. La marche prolongée ou accélérée, toute fatigue un peu soutenue, des rapports sexuels trop réitérés ou prématurés, les reproduisent facilement: ces douleurs sont, en outre, entretenues fréquemment par un état pléthorique, par un principe herpétique, et, plus souvent encore, elles participent du rhumatisme; quelquefois elles dépendent du rhumatisme goutteux, articulaire, ou de la goutte elle-même.

Après avoir fait connaître ce que nous entendons par le mot *hystéralgie*, et avoir indiqué le siége de cette affection, nous devons aussi exposer d'où elle provient. Bien que les causes en soient variées, et que les circonstances, sous l'empire desquelles elle se développe, diffèrent également, on ne peut toutefois l'attribuer qu'à l'exaltation de la sensibilité organique de l'utérus ou au développement de la sensibilité animale. C'est une véritable maladie de matrice, c'est-à-dire une irritation de cet organe à un degré modéré, et plus ou moins habituelle.

L'hystéralgie se complique parfois avec un état leucorrhoïque, ou le détermine, et se propage, dans d'autres cas, aux lombes, et même dans l'abdomen. Elle peut, à la longue, favoriser, ou même opérer les dégénérescences de l'utérus ; car rien n'est plus propre à désorganiser ce viscère que la continuité des irritations, même modérées.

Les sources d'où dérive cet accident doivent modifier le choix des moyens curatifs ; s'il dérive d'une surabondance sanguine, une saignée du bras en fera prompte justice. Dans le cas de pléthore locale, circonstance plus rare, quelques sangsues sur la région des lombes, à l'anus ou à la vulve, seraient d'un très-grand avantage. Soupçonne-t-on la présence d'un principe dartreux, rhumatismal, etc., on y oppose les moyens appropriés, et particulièrement un exutoire au bras, ou mieux à la cuisse. Le plus souvent, on s'applaudira de n'avoir pas négligé les bains légèrement tièdes, les demi-bains et les bains de siége ; les lavemens et demi-lavemens mucilagineux ou opiacés, les injections, les linimens de même nature, et les cataplasmes narcotiques portés, pendant la nuit, sur la région hypogastrique. Enfin le repos, la continence, les boissons adoucissantes, un régime bien ordonné, et l'écart des causes, concourent fréquemment à mettre un terme à ce genre de désordre, dont la persévérance peut devenir fort redoutable. *Voyez* CLOU HYS-TÉRIQUE, GROSSESSE, HYSTÉRIE, MÉNORRHAGIE, MÉTRITE.

(LOUYER VILLERMAY)

HYSTÉRIE, s. f., *hysteria* des Latins, πνιξ υστερικὴ des Grecs ; de υστερα, υστερον, *uterus*, qui signifie matrice ; μητρα, de μήτηρ, *mater*, mère.

Synonymie : hystérie, hystéricie, hystéricisme, hystéralgie, passion et affection hystériques, affection utérine, suffocation de matrice, étranglement de l'utérus, mal de mère : on a encore appelé cette maladie vapeurs hystériques, ascension de la matrice, névrose utérine.

Le mot *hystérie* nous paraît préférable, parce qu'il exprime assez bien l'idée qu'on y attache, et parce que l'usage l'a consacré ; celui d'hystéralgie convient mieux à ces douleurs plus ou moins fréquentes qu'éprouvent un grand nombre de femmes, surtout à la suite de grossesses pénibles ou trop rapprochées ; comme semble l'indiquer son étymologie de υσλερι αλγος, douleur de l'utérus (*Voyez* HYSTERALGIE). On réserverait alors le nom d'hystérite et celui de metrite, pour désigner les inflammations de cet organe.

Classification. Les nosographes ont très-peu varié sur le rang qu'ils ont assigné à l'hystérie. Sauvages et Vogel la placent dans les spasmes ; Cullen et Pinel dans les névroses. Avec ce dernier, nous la rangeons dans la classe des *névroses* ; ordre, *vésanies* ; genre, *névroses de la génération* ; espèces, *névroses génitales de la femme.*

Nous comprenons l'hystérie dans les *vésanies*, plutôt que dans les *spasmes*, parce qu'elle se rapproche plus de celles-là, tels que l'hypocondrie, la nymphomanie et l'érotomanie ou manie érotique, que des affections spasmodiques, comme l'épilepsie, les convulsions, l'hydrophobie, le tétanos, etc. Si les phénomènes les plus apparens de la névrose utérine semblent l'assimiler à ces dernières, et surtout à l'épilepsie et aux convulsions idiopathiques ; sa nature, ses causes, son développement, ses symptomes locaux, sa marche et ses différentes terminaisons ou conversions ; enfin, les moyens curatifs qu'elle réclame, la rattachent aux maladies dites vaporeuses. De même que le délire des fièvres ataxiques, ou plutot des inflammations cérébrales, ne peut les faire ranger dans les aliénations, de même les mouvemens convulsifs de l'hystérie ne sauraient nous décider à la classer parmi les affections spasmodiques, quand d'autres considérations aussi variées qu'importantes engagent à la ranger parmi les vésanies.

L'hystérie est une affection distincte, *sui generis ;* telle fut l'opinion générale des premiers maîtres de l'art, et même de tous les médecins, pendant plusieurs siècles. Il ne fallut rien moins que le prestige d'un grand nom, pour remplacer cette vérité par une erreur frappante. Sydenham, le premier, avança que les affections hystériques et hypocondriaques étaient une seule et même maladie, ou plutôt que l'hystérie était l'hypocondrie des femmes. Non-seulement cette opinion erronée eut force de loi dans l'esprit de ses contemporains, mais elle domine encore de nos jours dans une partie du monde médical. Cependant, les médecins qui ont apporté le plus de soin dans la distinction des maladies, les nosographes surtout, semblent avoir rivalisé d'efforts pour isoler ces deux affections. C'est l'inapplication ou la prévention qui a trompé certains observateurs, c'est le défaut d'attention, pour reconnaître l'hystérie et l'hypocondrie simples ou compliquées, qui a détourné de la bonne route ; on aura rencontré chez l'homme quelques symptômes nerveux, analogues à ceux qu'éprouvent les femmes hystériques, et l'analogie aura fait admettre trop légèrement l'identité. D'autres fois, la réunion méconnue de ces maladies sera devenue l'origine d'une seconde erreur ; supposez une jeune personne, en même temps hystérique et hypocondriaque, soumise à l'observation d'un médecin ; si celui-ci examine ensuite un homme atteint d'hypocondrie, ne retrouvera-t-il pas chez ce dernier les mêmes symptômes que lui offre l'autre malade lors de ses accès d'hystérie, et ne sera-t-il pas autorisé, du moins en apparence, à soutenir l'identité de deux affections, au fond bien différentes ?

Mais si nous démontrons qu'il existe une maladie dont l'utérus est le siège, et qui est bien distincte de tous les désordres qui peuvent exister dans les organes génitaux de l'homme ; ne sera-t-il pas évident que cette affection est exclusive chez la femme ? c'est cette question que nous espérons mettre hors de doute par ce travail, comme nous croyons l'avoir fait déjà dans notre Traité sur les maladies nerveuses proprement dites.

Mais d'où vient, dira-t-on, cette influence extraordinaire, cette sorte d'empire, encore plus prononcé dans les nymphomanes, qu'exercent, sur l'économie de la femme hystérique, ses organes génitaux ; et pourquoi chez l'homme, le système de la reproduction n'offre-t-il qu'une réaction, non-seulement différente, mais encore plus rare et beaucoup plus faible ? Cette différence de résultats ou de sympathies dépend d'abord de l'organisation propre à la femme, qui est douée d'une sensibilité bien plus vive ; mais elle provient encore davantage de la disposition même du système reproducteur. En effet l'utérus, situé beaucoup plus profondément, est lié d'une manière bien plus intime à toute l'économie : vivifié par une plus grande quantité de vaisseaux et de nerfs, il est, en outre, chargé de fonctions bien plus importantes ; aussi la puberté offre-t-elle dans le sexe des phénomènes plus remarquables, que ceux dont elle est le principe chez l'homme ; c'est, en quelque sorte, une nouvelle existence que la femme reçoit alors.

L'utérus fournit des écoulemens périodiques, conserve le produit de la conception, pourvoit à son développement, ainsi qu'à tous les phénomènes de l'accouchement ; ses rapports avec les seins sont bien plus étendus, comme on le voit à la puberté, lors de la grossesse, de l'accouchement et de la lactation, des révolutions laiteuses et de l'allaitement ; ses liaisons avec le larynx sont également plus intimes, ainsi que le démontrent l'aphonie, qui succède souvent à l'aménorrhée, les changemens qu'éprouve la voix lors d'une couche, enfin, la perte plus prématurée chez la femme de cette faculté précieuse. (On voit peu de cantatrices qui conservent leur voix au-delà de quarante-cinq, cinquante et soixante ans, et l'on compte beaucoup de chanteurs qui, à cinquante et soixante ans, ont encore une très-grande étendue de sons). L'observation nous fournit encore de nouveaux témoignages à l'appui de cette influence spéciale de l'organe utérin. La chlorose n'est-elle pas, sinon exclusive, du moins beaucoup plus remarquable, chez les jeunes personnes? qui ne connaît enfin les modifications surprenantes que fait subir l'état de grossesse aux goûts et au caractère d'un grand nombre de femmes? Les organes de la génération ne peuvent être retranchés dans le sexe, tandis que l'appareil génital, tout extérieur chez l'homme, et chargé de fonctions plus limitées, semble former un système comme isolé, et qui peut être enlevé facilement, ou au moins sans que cette opération compromette nécessairement la vie générale. Existe-t-il chez l'homme un ordre de maladies identiques, ou même analogues aux phlegmasies, aux squirres, aux cancers, etc., de l'utérus? et pourquoi n'admettrait-on pas l'hystérie comme une affection particulière à la femme, lorsqu'on ne découvre aucune lésion, parmi celles des organes génitaux de l'autre sexe, qui s'en rapproche par sa fréquence, et surtout par sa nature?

Remarquons enfin que si le rôle des organes génitaux féminins est beaucoup plus important, il commence et finit beaucoup plus tôt; en général, après quarante ans, la femme n'est plus apte à devenir mère; tandis que l'aptitude à procréer se prolonge chez l'homme presque indéfiniment, comme si la nature avait voulu établir une compensation.

Il est encore une objection, que je crois très-peu fondée, et à l'aide de laquelle on cherche à prouver l'existence de l'hystérie chez l'homme : « l'hypocondrie, dit-on, est particulière aux adultes; or, on voit chez les jeunes gens des accidens nerveux, qui sont à nos yeux ce que vous appelez l'hystérie »; mais d'abord, c'est partir d'un principe non reconnu; en effet, l'hypocondrie, bien que propre à l'âge viril, n'y est point exclusive. Ne sait-on pas que le développement de certaines maladies, comme celui de la raison, est tantôt prématuré, tantôt tardif; mais de plus, nous n'avons jamais vu, et nous ne pensons pas qu'il ait existé, ni qu'il puisse exister chez des hommes, à l'époque de la puberté, une suite de symptômes identiques à ceux que présente la jeune fille hystérique, et une succession d'accès aussi remarquable. Sans doute la continence produit chez quelques individus du sexe masculin des accidens particuliers; mais cette circonstance est extrêmement rare, puisqu'on verra mille fois l'hystérie véritable, avant d'observer chez un jeune homme des accidens seulement analogues à ceux de cette dernière maladie, et produits par la cause qui la détermine ordinairement ciez la femme. De plus, nous osons affirmer que le désordre ne sera pas le même dans l'un et l'autie sexe, ni sujet aux mêmes retours. Nous allons appuyer cette assertion par un fait propre à répandre quelque jour sur cette discussion : Un jeune homme, doué d'une foite constitution, consacrait au travail douze heures ciaque jour, et vivait daus une continence volontaire, mais qui lui était fort pénible; la conduite toute différente de ses amis n'était jamais l'objet de sa critique, et son caractère était même des plus gais. A la suite d'une contrariété assez vive, sa santé, jusqu'alors excellente, se dérangea; il devint sujet à des maux de tête, à des douleurs d'estomac, à des digestions pénibles, enfin, à des inquiétudes vagues, relatives à son *moi* piysique et moral. Ou le piésenta, peu de temps après, dans une société, à dessein de lui inspirer quelque attaciement pour une jeune personne; mais n'éprouvant aucun penchant pour elle, il se trouva embarrassé, au point qu'un jour il perdit connaissance.

Une autre fois, pour éviter le même accident, il s'enfuit brusquement. La ionte de sa conduite, et la crainte du ridicule augmentèrent le désordre.

Bientôt un autre parti lui est proposé; cette fois son cœur est vivement épris, et tout son mal se dissipe, momentanément, près de ce nouvel objet.

En rapprociant l'âge du malade, sa constitution robuste, son état de continence absolue, le trouble nerveux, et la syncope qu'il ressentit, on pourrait là voir une iystérie; mais cette affection est continue; il n'y a ni accès, ni mouvemens convulsifs, ni étranglemens, ni clous iystériques, ni rires ou pleurs non motivés, etc. Bien plus, la douleur à l'épigastre et à la tête, la lenteur des digestions, les altérations mentales légères constituent, au contraire, une iypocondrie simple, préparée par un travail trop continu, une continence absolue, et déterminée par diverses contrariétés.

Nous ne doutons pas qu'une vie active, et l'hymen, dont nous avons donné le conseil, ne dissipent incessamment cette affection iypocondriaque : notre espoir s'est depuis réalisé.

En résumé, nous dirons que les prétendues iystéries observées ciez l'iomme sont, à l'iystérie véritable, comme les pleurésies vermineuses, aux inflammations essentielles du poumon ou de la plèvre; c'est l'apparence, l'analogie ou l'erreur mises à la place de la vérité.

, S'il en était autrement, il faudrait au moins changer la dénomination; car le mot iystérie implique la non-existence de cette maladie ciez l'iomme. Or, l'impropriété des termes étant, dans les sciences, la première entorse donnée à la raison, ce mot ne saurait être conservé, s'il ne nous représentait une idée exacte, celle d'une maladie propre à la femme.

Nous avons jusqu'ici exposé les prolégomènes de la névrose utérine; voyons maintenant de quelle source elle dérive.

1°. *Causes physiques.* Une constitution délicate, un tempérament nerveux, une sensibilité exquise, une éducation molle, efféminée, des soins trop recherchés, un genre de vie analogue, un système utérin ardent et lascif, l'éruption difficile, ou le dérangement du tribut périodique, la continence volontaire ou forcée, quelquefois l'onanisme ou les irritations spéciales de la matrice.

2°. *Causes morales.* Une imagination brûlante, l'habitude de tout ce qui peut exalter les sens et cette faculté intellectuelle, un cœur trop tendre ou facile à enflammer, enfin toutes les affections pénibles de l'ame; mais surtout un amour contrarié et un sentiment de jalousie très-violent; mais examinons plus en détail l'influence de ces agens divers, et prévenons d'abord que quand une jeune personne ou une femme est disposée à l'invasion de cette maladie, il suffit souvent, pour en déterminer les accès, d'une cause très-légère, et quelquefois même d'un simple incident. Exemple: Une jeune fille, hystérique par continence, retombait en convulsions aussitôt qu'elle voyait un élève en médecine qui lui avait révélé la cause de sa maladie. La vue des autres étudians ne lui produisait pas le même effet. D'autres fois, plusieurs circonstances se réunissent pour opérer son développement; les unes ne sont que des dispositions, les autres constituent des causes efficientes; tantôt elles sont remarquables par leur intensité, tantôt par la fréquence ou la continuité de leur action; il est même probable qu'une cause dite éloignée pourra provoquer la maladie chez une femme qui y sera disposée, plus tôt qu'une cause réputée déterminante ne l'occasionera chez la personne qui ne sera nullement préparée à ce désordre.

Une température excessive, et surtout en chaud, une exposition méridionale, un sol aride, des vents brûlans, l'action prolongée des rayons solaires, l'impression du froid, et tout mode de refroidissement, les odeurs désagréables, fétides ou irritantes, *suaveolentia moschus, zibetha,* etc., *affectionem hystericam promovent* (Higimore); les émanations marécageuses et méphitiques peuvent favoriser l'invasion de l'hystérie, ou en ramener les retours avec plus ou moins de fréquence et d'intensité.

Je ne pense pas qu'on ait observé cette affection avec un caractère endémique ou épidémique, et je doute également qu'elle puisse se propager par un principe contagieux, car on ne doit pas considérer comme tel l'empire de l'exemple.

La vie trop sédentaire favorise l'invasion de cette vésanie,
et l'excès de fatigue l'a pu déterminer quelquefois ; les
couchers trop énervans, un trop long séjour au lit, un grand
nombre de couvertures impriment aux organes générateurs
une sorte d'éréthisme, qui est souvent le principe de l'hystérie. On peut redouter les mêmes inconvéniens des substances
irritantes appliquées sur notre corps, de l'action des sinapismes, de l'urtication, des éruptions produites par l'art, et
surtout de l'action des cantharides.

Les compressions exercées à la surface du corps, les liga-
tures trop serrées, les vêtemens très-étroits, qui gênent la circulation, le jeu des poumons, etc. : ceux trop légers exposent
à l'impression du froid et au trouble des différentes fonctions.
Les bains tièdes, lorsqu'ils sont très-rapprochés, une propreté
trop recherchée, des ablutions très - fréquentes, et l'habitude
ou l'abus des parfums, coopèrent, mais faiblement, à la production de cette névrose.

Après avoir examiné les agens qui, par leur impression sur
la surface du corps, peuvent présider au développement de
cette maladie nerveuse, nous allons considérer les substances
qui, portées dans l'intérieur de notre économie, sont susceptibles des mêmes résultats. Nous signalerons d'abord à ce
sujet l'excès ou l'habitude des alimens aphrodisiaques ou doués
d'une excitation spéciale sur l'appareil génital. Les truffes, les
champignons, les écrevisses, les moules, le chocolat aroma-
tisé, la vanille, la canelle, peut-être les fraises, les framboises,
plus probablement une nourriture trop succulente, trop variée,
les alimens préparés avec force épices, les vins en trop grande
quantité, surtout ceux du midi, l'abus des liqueurs alcooliques, un état d'ivresse, la surcharge de l'estomac produite
par les alimens, leur mauvaise qualité. En première ligne,
nous indiquerons encore les pastilles dans lesquelles on fait
entrer la poudre ou la teinture de cantharides, des lavemens
composés avec des plantes drastiques, irritantes, vénéneuses,
ont causé plusieurs fois des nymphomanies avec mouvemens
convulsifs, et qui se sont terminées par la mort. Il est bien
vraisemblable que des lavemens de cette nature seraient capables d'engendrer des accidens analogues, et par conséquent
l'hystérie. On doit placer au même rang l'impression que
produisent certains alimens par suite d'une idiosyncrasie particulière. J'ai connu une dame qui était prise de convulsions
hystériques toutes les fois qu'elle déjeûnait avec du café au
lait.

Le dérangement de nos sécrétions ou excrétions, de la transpiration, peuvent encore, du plus au moins, contribuer à la
formation de cette vésanie. A cet ordre de causes, se rattachent

le retard du flux menstruel, sa suppression ou rétention, sa diminution, ses anomalies, sa cessation spontanée ou accidentelle, tardive ou prématurée ; cependant Sérapion n'attribue point les affections hystériques à une suppression des mois, mais au défaut de l'union des sexes : cette opinion est trop exclusive. Les ménorrhagies sthéniques ou asthéniques, les leucorrhées, leur âcreté, leur extrême abondance ou leur interruption, les catarrhes du vagin, les blénorrhagies qui se propagent, mais très-rarement dans la vessie et l'utérus ; peut-être aussi la rétention d'une liqueur *spermatique* ou *spermatiforme*, la fécondation, la grossesse, l'accouchement et ses suites sont encore plus ou moins susceptibles des mêmes résultats.

Nous rangerons dans la même série un état de pléthore sanguine produit par l'irrégularité de la menstruation, ou même coïncidant avec cet écoulement régulier, l'omission d'une saignée habituelle, la tendance vers un flux hémorroïdal ou sa suppression, enfin des hémorragies spontanées ou artificielles trop abondantes ; d'autres fois ce sont des phénomènes différens qui conduisent au même but, tels sont une surabondance de bile ou de sucs intestinaux, etc., une constipation opiniâtre qu'on observe à la suite d'un séjour au lit très-prolongé, un dévoiement considérable, l'abus des purgatifs, la suppression inconsidérée d'un écoulement quelconque, d'un exutoire, etc. ; mais plusieurs de ces causes n'ont qu'une action très-indirecte ou secondaire ; seulement, en diminuant l'énergie vitale, elles exaltent d'autant la sensibilité générale, et particulièrement celle de la matrice.

Les maladies qui assiégent les parties génitales, comme les dartres, les érysipèles, les ascarides situés au pourtour de l'anus peuvent aussi, sous ce rapport, revendiquer une participation.

Voyons à présent dans quelles circonstances ces différentes causes agissent le plus ordinairement.

La puberté et ses approches forment la période de la vie sexuelle, où cette maladie est la plus fréquente ; l'hystérie se manifeste moins souvent par la suite ; mais reparaît avec une nouvelle vigueur à l'époque critique : au-delà de ce terme, ses atteintes sont extrêmement rares, et je suis même disposé à croire qu'on observe l'hystérie moins souvent que la nymphomanie chez les femmes très-avancées en âge, parce que la première est plus sous l'influence des organes génitaux, et la deuxième plus dépendante d'une imagination trop ardente qui peut survivre à l'extinction de la vie sexuelle. On a reconnu que les femmes dont le système sanguin ou nerveux est très-prononcé, ou qui sont remarquables par un excès de force générale, par une surabondance vitale, une constitution athlétique, soit dans les villes, soit dans les campagnes, sont souvent affligées de cette maladie : on l'observe fréquemment encore parmi celles qui ont le teint brun ou très-coloré, les yeux noirs et vifs, la bouche grande, les dents blanches et les lèvres d'un rouge incarnat, les cheveux abondans, le système pileux fourni et couleur de jais, et dont les caractères sexuels sont très-prononcés; enfin, les saisons les plus chaudes et les températures les plus élevées favorisent l'invasion de cette maladie. Si la puberté et le terme de la vie sexuelle disposent à la production de l'hystérie, l'état de continence volontaire ou forcée y contribue plus puissamment encore; mais on doit distinguer la continence relative et celle qui est absolue. Pour telle femme, la privation totale des plaisirs vénériens est plus facile, que pour telle autre l'usage modéré des mêmes habitudes. En outre, la continence première, celle des jeunes vierges, et la continence secondaire, qui suit la jouissance, telle est celle des jeunes veuves, des femmes séparées de leur mari ou qui, quoique mariées, vivent dans une sorte de célibat volontaire, le plus souvent forcé.

Mais des causes différentes ou même opposées peuvent encore donner lieu à cette névrose; c'est ainsi qu'elle est quelquefois produite par l'onanisme ou même par l'abus des plaisirs vénériens qui, énervant la constitution de certaines femmes, irritent leur sensibilité et les placent dans une situation propre à l'invasion de l'hystérie, aussi l'opinion énoncée dans l'Encyclopédie méthodique, art. *hystérie*, nous paraît-elle trop générale : l'auteur prétend que les femmes mariées, que celles qui jouissent des plaisirs de l'amour, et surtout les filles publiques ne sont jamais affectées d'accès hystériques. Il est bien vrai qu'une continence absolue et involontaire est la source la plus ordinaire de ce désordre; mais les affections morales, celles principalement qui donnent les émotions les plus vives, et les autres agens déterminent aussi ces accidens chez des femmes qui ne sont pas privées des jouissances de l'hymen. Mon observation particulière me porterait tout au plus à croire que l'hystérie est alors moins prononcée ou moins rebelle. A l'époque de la puberté, non-seulement l'organisation physique de la femme reçoit de nombreuses modifications, mais ses facultés mentales s'agrandissent d'une manière non moins surprenante; elle éprouve de nouveaux besoins; plus ils seront prononcés, plus, toute chose égale d'ailleurs, on devra redouter l'explosion de cette vésanie, si le vœu de la nature n'est pas rempli, si le besoin impérieux de l'organisation n'est pas satisfait. Mais combien cette disposition n'est-elle pas favorisée par une vive sensibilité morale, par une éducation trop molle ou voluptueuse, par l'exaltation habituelle des sens, la fréquentation des promenades publiques, des spectacles, des réunions brillantes, et par la lecture des romans. Enfin, la culture des beaux-arts agit avec force dans ce sens, surtout en multipliant les rapports entre les jeunes gens de l'un et l'autre sexe.

Ce qui prouve que l'exaltation du système utérin peut même seule y donner naissance, c'est que j'ai observé l'hystérie chez une jeune aveugle élevée par des religieuses dans les principes de morale que professent ces femmes respectables ; il semblait que l'organisation s'était développée chez elle avec d'autant plus d'énergie, que la nature ne faisait que peu de frais du côté des facultés mentales. En effet, dès l'âge de onze ans, son physique était aussi avancé qu'il l'est ordinairement chez les autres femmes à vingt ou vingt-cinq ans, et dès cette époque, elle fut très-abondamment réglée ; à l'aide des moyens d'hygiène, on parvint à faire une diversion favorable, et à calmer les accidens que cette jeune personne éprouvait.

Bientôt l'imagination ou des leçons prématurées, trahissant le secret de la nature, laissent entrevoir son but ; souvent alors des besoins se font sentir, ou le sentiment de l'amour éclate ; s'il est contrarié ou si, quoique partagé, il amène des chagrins, des mouvemens de jalousie, l'hystérie est alors imminente ; si la femme est tout à coup obligée de renoncer à de douces habitudes, on doit également redouter ce désordre. Plus tard ; les regrets qu'inspire souvent la perte des illusions de la jeunesse aggravent encore le danger.

De toutes les fonctions de l'entendement, l'imagination est celle qui d'abord dispose le plus à cette maladie, et qui, par suite, la détermine le plus souvent. En examinant l'influence des autres causes, on s'assure qu'elle a été presque constamment préparée ou secondée par cette faculté puissante. La mémoire, en reproduisant à l'esprit de la jeune femme les traits de son amant, ses discours et ses caresses, ou en offrant à la jeune vierge des images voluptueuses, des tableaux lascifs, des expressions brûlantes, peut également influer sur la production de l'hystérie (telle était sainte Thérèse, qui nous représente un exemple d'hystérie mélancolique) ; enfin elle est quelquefois produite par l'empire de l'exemple, et se contracte par une sorte d'imitation.

« Une demoiselle était en proie à un accès d'hystérie ; la servante de la maison entrant dans la chambre au moment où sa maîtresse fut atteinte de convulsions, tomba aussitôt dans le même état » (Alibert). Je rapproche de ce fait le suivant. Une jeune hystérique fut entourée, lors de son accès, par plusieurs dames. Dès le soir, deux de celles - ci furent affectées de la même maladie, dont elles n'avaient jusqu'alors ressenti aucune atteinte.

Les mêmes circonstances qui donnent lieu à l'invasion première de cette vésanie peuvent, et même plus facilement, en rappeler les accès, parce qu'il est plus aisé de renouveler un accident, quand l'économie y est disposée, que d'opérer un premier désordre, auquel parfois l'organisation n'est nullement préparée.

Mais quel est le siége, le principe ou la nature intime de l'hystérie?

Passant à l'examen de cette double question, nous verrons de plus en plus que cette maladie réside dans la matrice, et qu'elle consiste dans un trouble nerveux, dans l'exaltation de la sensibilité organique de ce viscère, sans aucune altération de son tissu. *Passio hysterica sæpè oritur, ubi nullum omninò uteri vitium organicum adest quam tamen causam in utero hærere - ipsæ sentiant ægræ et fateantur.* On prétend même que pendant certains accès d'hystérie, la main placée sur l'hypogastre reconnaît un mouvement vermiculaire, qui se fait également sentir au doigt introduit dans le vagin. Les accidens qui se manifestent lors de l'utérus sont le résultat d'une action sympathique, ce sont les nerfs de cet organe qui influent le plus sur tout le système nerveux de l'économie. Dans un petit nombre de circonstances, celui-ci peut être affecté primitivement, et peut modifier à son tour l'action nerveuse ou la sensibilité de l'utérus. Quand le désordre provient de l'énergie du système générateur, pourrait-on présumer que la présence d'une liqueur spermatiforme très-abondante provoque le spasme de cet organe, et par suite, celui de tout le système nerveux général? Ce qui semble confirmer cette opinion, c'est la fréquence de l'hystérie chez les femmes dont l'imagination est fort lascive ou le tempérament utérin très-prononcé, et la cessation des accidens, qui provient presque toujours de l'union des sexes. Sans doute il n'existe point chez la femme de liqueur spermatique identique à celle de l'homme; mais il en est une plus ou moins abondante, et très-abondante chez quelques femmes, fournie par les ovaires, les trompes ou l'utérus, qui est le produit des rapports sexuels, et qui parfois est éjaculée avec d'autant plus de force, que le spasme voluptueux a été plus prononcé: certes, cette liqueur, si elle diffère du sperme de l'homme, diffère encore davantage des sécrétions muqueuses qu'on voit dans la leucorrhée, les lochies, la blennorragie, etc.; mais lorsqu'il existe une inclination contrariée et antérieure aux accidens de l'hystérie, il est fort probable que le moral, primitivement affecté, a influé par suite sur le système nerveux général, et enfin sur celui de l'appareil génital; dans ce cas,

la pléthore spermatique, si elle existe, est consécutive ; de
même quand les anomalies de la menstruation, et surtout la
suppression des règles ont amené cette névrose, on peut présumer que le reflux du sang irrite tous les nerfs de l'économie,
car souvent les indices de la turgescence sanguine surviennent
vers la tête ou la poitrine, et l'affection de l'utérus n'en est que
la conséquence.

Histoire de la maladie. L'hystérie semble avoir été connue
de tous les temps : elle est en effet un résultat de la loi commune à tous les êtres animés, de ce sentiment général qui
porte l'un et l'autre sexe vers une union intime. Dans l'état
primitif, les individus obéissant aveuglément à leurs besoins,
les sens d'une part n'étant point excités chez eux par tous ces
mobiles, qui agissent si puissamment, et de l'autre les sentimens
de pudeur ou de convenance sociale ne s'opposant point à
l'accomplissement des desirs, l'hystérie fut sans doute alors
moins fréquente : l'état intermédiaire entre la vie nomade et
la civilisation doit agir d'une manière analogue. Cette maladie
paraît donc avoir été moins répandue dans le moyen âge du
monde; mais plus violente que dans les siècles modernes,
elle est également plus rare chez les femmes de la campagne,
et ce qu'elle perd alors en fréquence, elle le gagne sous le rapport de l'intensité.

Marche de la maladie. Comme toutes les affections, celle-ci
présente dans son cours beaucoup d'anomalies, et d'abord
elle varie quant à ses causes, à la rapidité de son développement, à son intensité et à la succession progressive des paroxysmes, à sa durée, à sa résistance aux moyens curatifs, à
ses terminaisons, enfin à ses diverses complications.

Outre ces différences générales, il existe encore des modifications relatives aux individus : l'âge, le tempérament, les habitudes physiques et morales, la nature particulière de la
cause ou des causes, la sensibilité spéciale ne modifient-ils pas
quelquefois les phénomènes hystériques ? De ces sources diverses, dépend la plus grande différence des accès et de la
maladie considérée en elle-même. Ou l'invasion est subite, et
dès le principe, ceux-ci parviennent au *summum*, ce qui est
sa marche la plus ordinaire, ou bien l'hystérie se développe
par degrés, la sensibilité paraît se monter graduellement à ce
point d'énergie nécessaire à la succession des accès : dans ce
cas, on peut observer plus facilement et les préludes et les
différens stades de la maladie; mais pour qu'on puisse prononcer qu'il existe une affection hystérique, ou intituler ainsi
une observation, il faut un ensemble de symptomes qui ne
permette pas de doute sur l'existence de cette névrose, et nou

quelques accidens nerveux, isolés, peu prononcés ou passagers.

Divers phénomènes précèdent quelquefois l'entier développement d'un accès. Notons à ce sujet la pâleur du visage, ou quelquefois son coloris, des bâillemens, des tiraillemens dans les membres, un malaise général ou un sentiment de spasme vers l'appareil génital.

Nous distinguons des stades dans l'ensemble des symptômes hystériques, quoique la ligne de démarcation ou la transition d'un degré à l'autre soit souvent imperceptible. Il faut en outre remarquer que la division de l'hystérie en trois degrés appartient plutôt à l'intensité de la maladie qu'à la succession des accidens; que les trois degrés sont plutôt trois variétés ou nuances de la même affection, que trois périodes qui se succèdent, quoique cette dernière circonstance puisse aussi arriver dans quelques cas.

Premier degré. Impression sourde et mouvement obscur vers la matrice, sentiment d'une boule ou d'un globe qui, de l'hypogastre, s'élève par oscillation, au travers de l'abdomen et du thorax, jusqu'au col, où il survient une constriction violente, un étranglement qui fait à quelques malades craindre la suffocation. C'est là ce que les anciens appelaient l'ascension de la matrice, et ce que les modernes considèrent comme un état de spasme, qui parcourt tout le trajet des nerfs trisplanchnique et pneumogastrique.

Souvent il s'y joint un froid glacial ou une chaleur vive; l'abdomen est en même temps déprimé, tendu; les malades accusent le sentiment d'un cercle qui comprimerait les fausses côtes. Il existe ordinairement une douleur locale très-circonscrite, qu'on a nommée clou hystérique, qui fait éprouver tantôt la douleur d'une aspérité qu'on enfoncerait dans les chairs; d'autres fois, un tiraillement très-incommode. Le ventre se gonfle momentanément, ainsi que la poitrine et le col; le visage rougit et pâlit alternativement; les extrémités se refroidissent par suite des anomalies de la chaleur. Le pouls devient petit, irrégulier, tandis que les battemens sont grands et forts vers la tête; les palpitations du cœur sont parfois précipitées et tumultueuses; dans d'autres cas elles sont peu sensibles.

Des mouvemens convulsifs ne tardent pas à se manifester dans les membres thoraciques et abdominaux, et y ramènent la chaleur; mais presque toujours les forces vitales, le sang, etc., dans leur cours vicieux, affluent de la circonférence au centre. Souvent on observe un resserrement comme tétanique des mâchoires, une sorte de trismus.

Ce qui caractérise le premier degré, c'est la lenteur dans le développement de la maladie , ou le peu d'intensité des symptômes.

Deuxième degré. Celui-ci nous offre plus de force et de rapidité dans la succession des accidens, et doit être considéré comme la marche la plus ordinaire de l'hystérie. L'invasion alors est presque toujours subite, et dès le principe, perte ordinairement incomplette des sens et de l'entendement ; état de syncope plus ou moins prononcé, mais rarement absolu ; resserrement de l'abdomen plus considérable, palpitations violentes, gonflement extraordinaire de la poitrine, du col et de la figure , qui devient d'un rouge violet , ou reste très-pâle ; resserrement plus considérable des mâchoires , qui rend la déglutition presque impossible ; salivation ou écume, rarement très-abondante ; constriction douloureuse au larynx ; respiration difficile, menaces de suffocation. Le spasme s'étend bientôt à tous les muscles soumis à la volonté ; les membres, le tronc, la tête sont agités de mouvemens convulsifs, variés, analogues à ceux du tétanos ; tantôt c'est une sorte d'opisthotonos, d'autres fois c'est un emprosthotonos ; ces convulsions se prolongent plus ou moins, puis cessent pour reparaître presqu'aussitôt : ces alternatives d'agitation et de calme apparent, se succèdent un nombre de fois indéterminé. Les malades se frappent la poitrine, se tordent les bras ou se mordent les mains. Dans leur rage innocente, elles cherchent à déchirer, à l'aide de leurs dents, tout ce qu'elles peuvent saisir ; et ne s'épargnant pas elles-mêmes, elles se font parfois d'assez fortes blessures à la langue, aux mains, etc.

Nous devons noter encore parmi les accidens les plus ordinaires, ces douleurs locales qui sont circonscrites et nommées, par cette raison, clous hystériques ; elles se manifestent tantôt à la tête, tantôt à l'épigastre, et même à l'hypogastre, etc. Elles sont plus ou moins vives, parfois insupportables, et plus ou moins continues. A ces symptômes, nous joindrons les suivans : bâillemens et demi-bâillemens très-fréquens ; grincemens des dents, mouvemens convulsifs des muscles de la face et des lèvres, trismus ou sorte de tétanos local ; sons variés, articulés ou inarticulés ; sifflement, chants, cris de joie ou de frayeur, ou sous plaintifs ; dans quelques cas, sorte de claquement fait avec l'organe de la voix ou avec la bouche, analogue à celui par lequel on anime un cheval : hoquets spasmodiques, simulant l'aboiement d'un chien au point d'occasioner de fréquentes méprises ; cris variés plus ou moins ressemblans à ceux de divers animaux ; éclats de rire indélibérés, et pleurs non motivés se succédant ou alternant avec rapidité. La figure de ces malades prend tour à tour l'expression de la joie ou de la tristesse, du calme ou de l'effroi.

Quelques hystériques sont, au milieu de leurs accidens convulsifs, dans un état fort remarquable : elles ne voyent ni
n'entendent, et cependant elles tiennent des propos sensés,
font des observations fines et judicieuses, mais bientôt dérai-
sonnent, voient des fantômes, méconnaissent, et tour à tour
reconnaissent leurs parens ou leurs amis. La plupart, pendant
le plus fort de leurs accès, distinguent, par le tact exclusivement, la main d'un homme de celle d'une femme ; elles repoussent la dernière, et pressent avec force et avec une sorte
de plaisir celle de l'homme, ou contre leur estomac ou contre
l'hypogastre.

Il existe, chez le plus grand nombre de ces malades, une
sensibilité vive au physique comme au moral ; une disposition
très-prononcée aux caresses, aux embrassemens, à des accès
de gaîté folle ou aux effusions de larmes les plus inopinées. Les
hystériques se plaignent encore assez souvent de contractions
très-pénibles vers l'utérus, de dysurie et même de strangurie.

La fin des accès s'annonce ordinairement par la diminution
progressive des accidens, par des éternuemens, des bâillemens,
des pandiculations, des borborygmes, des excrétions utéro-
vaginales, accompagnées dans quelques cas d'une sensation
voluptueuse ; et presque toujours par l'émission abondante
d'une urine claire et limpide.

Revenue à elle-même, la femme se rappelle le plus souvent
ce qui s'est passé pendant la durée de l'accès. Elle se plaint de
lassitudes très-vives, de douleurs de tête, de soif, d'inappétence et d'un malaise général qui se prolonge pendant quelques jours, suivant le plus ou moins de durée et d'intensité
des accidens.

La digestion est toujours assez fortement troublée pendant
un pareil orage ; mais ce dérangement, ainsi que celui des facultés intellectuelles, est sympathique et peu durable.

Troisième degré. A l'agitation nerveuse la plus intense, aux
convulsions les plus violentes, succède le trouble le plus effrayant de la respiration et de la circulation ; par suite de
ce désordre, il se manifeste souvent une sorte de collapsus, une
congestion cérébrale, une sorte d'apoplexie hystérique. Les
fonctions du cœur et du poumon paraissent alors suspendues,
le pouls devient insensible, et la chaleur animale semble entièrement éteinte. Les malades sont froides, pâles, comme
inanimées, et restent dans un état plus ou moins prolongé de
mort apparente, qui peut même se terminer par l'extinction
totale de la vie.

Dans d'autres cas, le troisième degré est caractérisé par un
autre ordre de phénomènes : c'est une intensité dans les accidens convulsifs et dans l'exaltation mentale ou le délire des
sens, qui avoisine la nymphomanie, avec cette différence es-

sentielle que la nymphomanie est une affection continue, offrant des redoublemens, tandis que la névrose utérine est une
maladie intermittente, revenant par accès irréguliers, etc., etc.
Enfin, on remarque assez souvent une syncope plus ou moins
prolongée.

Rappelons à ce sujet, qu'on trouve dans les auteurs beaucoup d'exemples d'affections nerveuses ou d'hystéries, terminées par la mort ou par un état léthargique qui s'en rappro-
chait au point de la simuler ; mais tous ces faits sont-ils également vrais? l'imagination et cet amour si général du merveilleux,
sont-ils entièrement étrangers à ces récits ? Nous ne craignons
pas d'avouer, non notre incrédulité, mais notre incertitude. Sup-
posons tous ces faits bien authentiques, il resterait encore à
démontrer le genre ou l'espèce de l'affection, car le mot syncope ou vapeurs, n'est pas toujours synonyme d'affection hystérique. Toutefois les autorités les plus recommandables s'accordent trop sur le danger que présentent certains cas d'hystérie, pour qu'on puisse le revoquer en doute. Nous avons nous-
mêmes rencontré cette affection portée à un degré vraiment
inquiétant, et notre honorable collègue M. Rullier l'a vue se
terminer de la manière la plus funeste. Nous allons constater
par l'extrait de deux observations, ces deux états de cette névrose.

1°. Une jeune personne hystérique, contrariée vivement
dans son amour, est prise d'un accès beaucoup plus fort que
les précédens. Au début, perte de connaissance, trismus, mouvemens convulsifs, globe hystérique, suivi d'un assoupissement comme léthargique ; resserrement du pharynx tel que la
déglutition était presque impossible, aphonie. Pendant trois
jours, même état comateux, malgré l'application de douze
sangsues derrière les oreilles, et l'emploi de quelques moyens
intérieurs. Le quatrième jour, la malade ne répondait à aucune des questions qu'on lui adressait, et l'obstacle à la déglutition était toujours le même. Deux vésicatoires aux cuisses
diminuèrent les accidens qui cédèrent à un troisième, appliqué
derrière la nuque, aux frictions étérées et opiacées, etc.

2°. Une jeune fille, à la suite d'une frayeur vive, éprouve
du dérangement dans ses règles, puis un accès d'hystérie, remarquable surtout par un étranglement des plus violens ; la
respiration était fort pénible, l'hypogastre très-tuméfié, et les
parties génitales externes faisaient éprouver une sorte de gêne.
Les membres et le tronc étaient agités de mouvemens convulsifs; il y avait impossibilité de boire. Le troisième jour, la
malade poussait des cris aigus et se plaignait d'être étranglée.
Elle mourut vers le soir.

On l'ouvrit, et on ne trouva aucun désordre autre que le

gonflement des ovaires qui contenaient une foule de vésicules arrondies, et gorgées d'un fluide particulier très-abondant.

Les accès sont tantôt plus, tantôt moins rapprociés; ils n'ont lieu ordinairement que pendant le jour; leur durée est variable, elle est ordinairement très-limitée.

Les symptômes accidentels les plus singuliers, sont des aberrations des sens, de l'ouïe, de la vue; une sorte d'extase ou même de catalepsie, l'iorreur de l'eau, l'envie de mordre, le dégagement d'étincelles électriques, un empiysème spontané, des actes de délire momentanés, des vomissemens, des tympanites, des borborygmes tellement sonores, que le bruit s'en fait quelquefois entendre à une assez grande distance. On peut encore ajouter ici tous les piénomènes nerveux du magnétisme et du somnambulisme.

C'est ainsi qu'on a rapporté plusieurs observations de jeunes personnes iystériques, ciez qui il s'était opéré des transports ou déplacemens des sens de leur siége naturel, vers une autre région : les unes, au milieu de l'obscurité la plus profonde, distinguaient les objets qu'on leur présentait devant l'épigastre; les autres lisaient en promenant les doigts sur les lettres ou lignes d'un livre, etc. Mais tous ces faits nous semblent autant de surprises faites à la bonne foi, et ne pourront convaincre les esprits sages, qui ne se laissent pas prévenir.

Cette vésanie offre plusieurs variétés; les plus notables sont l'*hystéricisme* et l'*hystérie épileptiforme*.

La première variété, l'hystéricisme, admise déjà par quelques auteurs, se manifeste ordinairement avant l'âge de la puberté, et paraît dépendre des efforts que fait la nature pour opérer le développement du système utérin, et amener l'éruption mensuelle; elle consiste dans une série de symptômes nerveux, analogues à ceux de l'iystérie proprement dite, mais qui cependant en sont distincts. Ainsi ils sont plus variables, plus continus, et moins sujets à des retours périodiques. Ils offrent, en général, une intensité moindre que l'hystérie elle-même, sans doute parce que le système utérin n'étant pas encore développé, son influence est elle-même moins prononcée.

En attendant des faits plus nombreux et des notions plus approfondies, nous allons rapporter quelques observations analysées pour servir à l'iistoire très-incomplette de cette variété.

1°. Une demoiselle, âgée de quatorze ans, ressentait presque toujours, dans la veille comme pendant le sommeil, une oppression, un râlement avec resserrement de la gorge, qui augmenta particulièrement depuis l'âge de douze ans. Ces accidens diminuèrent par un traitement approprié, et cessèrent aussitôt après l'apparition des menstrues.

2°. Une autre, âgée de quinze ans, fut prise de légers mouvemens convulsifs dans les membres ; sa respiration était fréquente et entrecoupée ; la malade répétait, continuellement et avec vélocité, ce son : *bia*, *bia*. Les accès se reproduisaient trois et quatre fois par jour. Ces accidens se sont maintenus pendant plusieurs années, puis se sont dissipés quelque temps après l'établissement des règles.

Une troisième, âgée de treize ans et demi, ressentit, au mois de mars 1816, des étourdissemens, une toux sèche et convulsive, des chaleurs avec rougeurs à la poitrine et à la figure, etc. On lui prescrivit une infusion antispasmodique et huit sangsues à la vulve. Le même désordre reparut, et à la même époque, pendant les cinq mois suivans, et fut dissipé par un traitement tantôt identique, tantôt analogue. En septembre, de nouveaux accidens se manifestent : anxiétés précordiales ; sensation d'une boule hystérique, qui, de l'épigastre et du côté gauche de la poitrine, se porte à la gorge où elle produit la suffocation et gêne la déglutition ; respiration difficile, parfois bruyante ; tension spasmodique des membres ; pouls petit, nerveux ; gonflement de l'abdomen. Cet accès dura trois heures, mais n'offrit aucune perte de connaissance ; d'autres, plus ou moins forts, survinrent les jours suivans, le plus souvent à l'issue des repas. Tantôt la malade s'agitait dans son lit, tantôt elle se levait brusquement, ou se mettait sur son séant. Le dernier accès s'étant prolongé pendant une quinzaine, on envoya la jeune personne à la campagne, où un séjour de deux mois la rétablit complétement, quoique la menstruation n'eût pas encore paru.

DEUXIÈME VARIÉTÉ. *Hystérie épileptiforme.* A celle-ci on doit rattacher les affections que plusieurs auteurs ont désignées sous le nom impropre d'*épilepsie utérine ;* mais, en outre, d'autres névroses qui souvent étaient méconnues et considérées, d'après des similitudes trompeuses, comme de véritables épilepsies. Cette variété est remarquable en ce qu'elle offre une analogie frappante avec l'épilepsie, bien qu'elle en diffère essentiellement. D'abord elle ne se développe qu'aux approches de la puberté et jusqu'à l'époque critique : ses causes sont celles de l'hystérie, et non les sources d'où procède ordinairement le mal caduc ; de plus, elle est influencée constamment par les différens états de l'utérus, par la continence, par les plaisirs vénériens, par la grossesse, etc. Enfin, elle se dessine aussi par des phénomènes hystériques, tels qu'un frémissement ou mouvement obscur vers la matrice ou l'hypogastre, et, à la fin du paroxysme, par des évacuations utéro-

vaginales, et l'émission considérable d'une urine claire et limi-
pide. Son diagnostic, son pronostic, ses complications, conversions et terminaisons, enfin son traitement, sont les mêmes que
ceux de l'hystérie ordinaire. Nous allons étayer par des faits ces
différentes propositions.

Observation intitulée : *Epilepsie utérine.*

Une veuve, âgée de trente ans, d'un tempérament sec et
ardent, livrée à la vie sédentaire, et dont les menstrues coulaient irrégulièrement, tombe tout à coup à terre. Sa bouche
était couverte d'écume, son corps violemment agité, et ses
membres fortement rétractés. Ayant recouvré sa connaissance,
elle ne conserva aucun souvenir de son accès, qui se répéta
deux fois dans le même mois. Plusieurs médicamens furent
employés sans succès. Un second mariage lui est alors conseillé; elle choisit un mari jeune et très-amoureux, devint
bientôt enceinte, et se rétablit parfaitement (Lanzonius).

Sans doute ces accidens ressemblent beaucoup plus à ceux de
l'épilepsie qu'aux symptômes de l'hystérie; mais d'où provient
ici le désordre? De la continence, origine si constante de la vésanie utérine. En quoi consiste cette maladie? Dans une affection du système nerveux de la matrice, et non en une lésion
du tissu cérébral. C'est donc l'utérus qui est le principal siége
du désordre. Quel est enfin le moyen qui l'a dissipé? Les rapports sexuels qui triomphent presque toujours de l'hystérie,
quand surtout la continence en est l'origine. D'où nous croyons
devoir conclure que cette observation ne doit point être désignée sous le nom d'*épilepsie utérine*, mais bien sous celui
d'*hystérie épileptiforme.*

Les Ephémérides des curieux de la nature renferment deux
faits qui viennent encore à l'appui; le premier surtout offre
une sorte de contre - épreuve. *Premier cas.* Une jeune fille
qui, depuis dix ans, passait pour épileptique, s'abandonne,
avec un soldat, aux jouissances vénériennes, et guérit : son
amant est rappelé sous les drapeaux, aussitôt elle est atteinte
de fureur utérine. *Deuxième cas.* Une demoiselle fut prise
d'accès épileptiques, à la suite de la suppression de ses règles :
un médecin lui conseilla le mariage. Bientôt elle devint grosse,
et, après un heureux accouchement, elle recouvra une santé
parfaite. Dans ces faits, nous voyons, non de véritables *épilepsies*, mais bien des *hystéries épileptiformes.*

Mademoiselle D...., âgée de vingt-deux ans, exempte de
chagrins, mais sujette à des rêves avec agitation vive, fut
prise, à cinq heures du matin, de mouvemens convulsifs dans
les membres et les yeux, avec roideur du tronc; la figure était
un peu étonnée, et les idées légèrement incohérentes. La malade ne conserva aucun souvenir de cet accès qui fut très-court.

Un autre se reproduisit le lendemain matin, de la même manière. Dix accès, à peu près semblables, survinrent dans l'espace de trois ans, et toujours vers l'époque des règles, quelquefois le soir ou dans la matinée, le plus souvent au réveil. On remarqua, une fois ou deux, une écume peu abondante. Malgré les rapports très-spécieux de cette affection avec l'épilepsie, je pensai, comme notre honorable confrère M. Bourdois, qui fut consulté avec moi sur ce cas singulier, que c'était une *hystérie épileptiforme*, et non une véritable épilepsie, comme on était disposé à le croire, et comme le redoutaient les parens consternés au-delà de toute expression. En effet, l'invasion des accidens date de l'âge de dix-huit à dix-neuf ans, époque de la plus grande fréquence de l'hystérie : ils ne paraissent aucunement avoir été produits *par une frayeur*, source si constante du mal caduc; ils coïncident presque toujours avec l'époque des menstrues, et ont été modifiés par le cours régulier ou les anomalies de cet écoulement, corrélation bien plus ordinaire et bien plus prononcée dans les affections hystériques. Le résultat des moyens que nous avons proposés confirmera ou détruira ce sentiment, que nous donnons comme une probabilité très-vraisemblable, et non pour une decision sans appel.

Six mois se sont écoulés depuis l'envoi de notre réponse, et le docteur Lasalle, praticien très-recommandable, qui gouverne cette jeune personne à Saint-Brieuc, nous a mandé que, depuis cinq mois, elle n'avait éprouvé aucun accès avec perte de connaissance, avec froid, ou embarras vers la tête; qu'elle avait ressenti, seulement une fois, quelques soubresauts dans les membres, suivis d'un léger tremblement; une autre fois, elle fut prise d'un resserrement à la gorge, qui se prolongea une grande partie de la nuit. Ce dernier symptôme a paru au médecin ordinaire un signe très-propre à confirmer le diagnostic que nous avions porté. Enfin, il nous annonce que depuis très-longtemps la santé de cette jeune demoiselle n'a présenté aucun dérangement.

Je vais rapporter une observation empruntée à F. Hoffmann, qui l'intitule *épilepsie*; pour nous c'est une *hypocondrie* compliquée d'*hystérie épileptiforme*. Une femme, âgée de trente ans, très-sensible, irritable et née de parens mélancoliques, vécut sans progéniture, et fut très-affligée de la mort inopinée de son mari; les règles se supprimèrent; puis il lui survint des anxiétés, de l'insomnie, du dégoût, et une sorte de délire. Bientôt mouvemens convulsifs de la figure, puis convulsions violentes, qui ne furent dissipées ni par la saignée ni par aucun autre moyen. Elles revinrent vers l'époque des règles, avec une intensité voisine de la fureur. La malade voyagea, con-

sulta plusieurs médecins, et employa les bains, les acidules, etc., dont elle n'obtint qu'un peu de soulagement. Enfin
elle se remaria, et fut dès lors entièrement guérie.

Terminons nos citations par une histoire particulière, qui offre
encore une contre-preuve, et répand le plus grand jour sur cette
variété d'hystérie. Une demoiselle, âgée de quarante-un ans,
essuie, à vingt-sept ans, de violens chagrins qui déterminent
la suppression de ses règles. Après six mois de cette aménorrhée, elle fait choix d'un amant. Bientôt l'écoulement sexuel
reparaît; peu de temps après une grossesse se déclare, et au
huitième mois son ami l'abandonne : *des convulsions surviennent aussitôt :* elles sont caractérisées par un cri perçant qui
précède la perte de connaissance, par le tremblement et la
flexion des membres, par les mouvemens convulsifs des yeux
et l'écume à la bouche : l'accès ne se prolongeait pas au-delà
d'un quart d'heure. L'accouchement fut heureux; mais neuf
jours après, retour des accès qui se manifestent chaque mois
vers l'époque des règles. *Pendant huit ans continence absolue
et continuation du désordre.* En 1811, elle habite de nouveau
avec un homme, ne ressent aucune atteinte de sa maladie,
et redevient enceinte. Durant les trois derniers mois de sa grossesse, elle éprouve d nouvelles attaques, qui lui semblent
causées par la lenteur avec laquelle procède son amant, puisqu'elles n'ont pas lieu lorsque, dans l'acte, celui-ci arrive
promptement au but.

Après sa couche, elle renonce à tout commerce amoureux; mais les accès reparaissent vers l'époque des règles et
comme par le passé. Ce qu'il y a maintenant de plus notable,
c'est que depuis neuf mois elle n'a éprouvé que trois attaques.

D'après cette amélioration survenue spontanément, on peut
espérer que cette névrose se dissipera complétement, lorsque
la sensibilité de l'utérus sera plus émoussée, ou quand la vie
propre à cet organe, aura entièrement cessé : c'est aussi l'opinion de la malade qui avoue que son tempérament s'affaiblit
de jour en jour, surtout depuis qu'elle ne fréquente plus la
société des hommes.

Nous ne répétérons pas ici les réflexions que nous avons déjà
mentionnées, mais nous ferons remarquer que chez cette personne le siège de la maladie existait bien certainement dans
l'utérus, puisque les accès ont été constamment modifiés par
les divers états de ce viscère, et que la continence, le coït, la
grossesse et la cessation progressive de la vie sexuelle, ont
exercé, sur les phénomènes de cette affection, une influence
que l'on n'observe pas chez les personnes atteintes d'épilepsie.

D'après ces diverses considérations, nous proposons de rejeter le nom d'épilepsie utérine, et d'appeler cette variété d'hys-

térie, *hystérie épileptiforme*; remplaçant ainsi par une dénomination exacte et précise, une dénomination tout à fait fautive.

J'ai dit, dans mon Traité des maladies nerveuses, que Rivière et Baillou, et d'après eux le célèbre Morgagni, admettaient une fièvre hystérique; mais que d'autres médecins ne voyant dans l'observation rapportée par Rivière, que des phénomènes anomaux appartenans à la fièvre, je me rangeais à ce dernier avis. Aujourd'hui j'émettrai une opinion différente : en effet, l'irritation de l'utérus qui, par sympathie, agit si fortement sur le système nerveux, musculaire et cérébral, etc., ne peut-elle pas également exercer une action sympathique et continue sur l'appareil circulatoire, si facile à mettre en jeu? Dans ce cas on dira, non qu'il existe une fièvre hystérique, mais que l'hystérie est avec fièvre ou avec tout autre trouble de l'organisation. L'observation ci-jointe nous semble propre à éclaircir ce point de doctrine.

Une demoiselle, âgée de 19 ans, grande, bien faite et très-formée, offrait un modèle de candeur et d'innocence : elle passa l'été de 1816 à la campagne; malgré une vie très-active et l'exercice du cheval, ses menstrues ne parurent que d'une manière fort irrégulière, et en très-petite quantité.

Le 15 décembre, sa santé s'altéra; elle ressentit du malaise, fut prise de soif, de toux et d'un léger mal de gorge.

Le 21, les accidens continuant, on appliqua quatre sangsues (deux sur chaque région inguinale); il n'en résulta qu'une perte de sang très-légère.

Le 23, je vis la malade pour la première fois; la toux était fréquente; il y avait de l'oppression avec fièvre, douleur à la tempe droite; la sensibilité nerveuse était généralement exaltée. Je prescrivis douze sangsues à la vulve, une infusion de violettes et de tilleul édulcorée; une potion antispasmodique, avec un demi-grain d'opium gommeux.

Le 24, l'irritation de la tète parait diminuée, mais celle de la poitrine s'est accrue; il y a douleur au côté gauche, dans le voisinage de l'épigastre. On eut recours à un julep pectoral.

Le 25, un confrère, s'appuyant sur la constitution régnante, fit prendre deux grains d'émétique, qui produisirent des vomissemens bilieux, sans aucune influence sensible sur la marche de la maladie.

Le 26, prédominance des symptômes nerveux; sensibilité vive des yeux et susceptibilité de l'ouïe; le moindre bruit causait à la malade des saccades et un surcroît de douleur; dans la journée, affaissement très-prononcé, avoisinant la syncope.

Même état pendant trois ou quatre jours; alternative de faiblesse et d'excitation très-prononcée; douleur à la région temporale droite et à l'anneau inguinal du côté gauche ; cette dernière douleur fut attribuée aux quintes de toux qui étaient encore assez rapprocíées. Du reste, il n'y avait plus d'oppression, ni de point douloureux vers la poitrine.

Le 29 décembre (quatorzième de la maladie), fièvre plus intense, soubresauts des tendons, mouvemens convulsifs plus prononcés du côté gauche, légères aberrations mentales, frayeurs non motivées, loquacité, ciants, éclats de rire. Infusion de quinquina ; bols de campire, de nitre et d'assa-fœtida ; bain tiède qui soulage la malade.

Le 30, même série d'accidens ; second bain, suivi de l'application de deux vésicatoires, dits anglais, à la partie interne des cuisses.

Le 31 décembre (seizième jour), la tête paraît plus libre, mais les mouvemens convulsifs sont plus prononcés, surtout du côté gauche ; la malade est animée par une gaîté insolite ; ses expressions sont plus affectueuses, ses gestes plus expansifs dans les rémissions. Les douleurs locales plus caractérisées donnent l'éveil sur l'existence d'une affection iystérique. Du reste, aucun propos inconvenant, aucun geste indécent n'est échappé à cette jeune personne dont le cœur et l'esprit étaient également calmes et purs. Non-seulement elle n'avait aucun désir pour les rapprochemens sexuels, mais elle était même si éloignée de cette disposition qu'elle avait refusé plusieurs établissemens, ne voulant pas quitter ses parens. Après quelques semaines d'un état douteux de santé, la convalescence de cette hystérie avec fièvre, peut-être produite par l'influence exclusive de l'organe utérin, fut confirmée par l'éruption d'un grand nombre de furoncles.

Après avoir ainsi examiné les variétés les plus remarquables de cette névrose, parcourons succinctement les particularités qu'elle nous présente.

L'hystérie ne s'oppose point, comme on l'a prétendu, à la fécondation ; et loin d'être une cause de stérilité, elle doit au contraire, par suite de l'exaltation du système utérin, être favoiable à la conception.

Elle alterne avec d'autres maladies, et se trouve fiéquemment suspendue pendant le cours de la grossesse. *Hystericæ, tempore graviditatis, quò impetum principii vitalis uterus attrahit, à spasmis et affectibus nervosis liberæ sunt.* Cet apiorisme est vrai en général, mais souffre cependant quelques exceptions.

En considérant le caractère éminemment convulsif de cette maladie, on ne sera point étonné si les femmes iystériques sont très-exposées aux diverses espèces de convulsions, et si on trouve bon nombre de ces malades parmi les convulsionnaires du dix-septième siècle, parmi les somnambules et les magnétisés de nos jours. *Voyez* CONTINENCE, CONVULSIONNAIRE, MAGNÉTISME, SOMNAMBULISME.

On a pu déjà pressentir les crises de l'hystérie ; une urine abondante, les excrétions utéro-vaginales, accompagnées parfois d'une sensation voluptueuse, et l'apparition ou les retours du flux menstruel sont sans contredit les plus fréquentes : à celles-ci, on peut joindre une effusion de larmes considérable, les éruptions cutanées, les clous, les furoncles, les abcès, les sueurs, les diarrées, la salivation, etc., ou enfin d'autres maladies.

Rappelons à ce sujet le procédé dont parle Sauvages : *Clitoridis titillatio, à barbitonsore impudico instituta, paroxysmum solvebat;* c'est un mode de crise, mais une crise incomplette. Ce que dit Zacutus d'une de ses malades, vient à l'appui de l'assertion précitée : *Titillatione et fervore quodam in utero concitato copiosum semen excernens, ab accessione sævâ superstes remansit.* Le praticien portugais demande ensuite si ce procédé peut être permis par un médecin religieux, et n'osant résoudre la question, il renvoie à d'autres autorités. La même demande a été reproduite en d'autres termes. *Nùm virgo, ut propriam sanitatem recuperet, possit sinè peccato, medico id petenti, sui corporis copiam facere?* (*Resp. neg. sibylla trig. andriana, seu de virginitate tractat. Henr. Kornmann.* Colon., 1765, *in*-12, *p.* 136). Pour nous, nous pensons que ce procédé, et tout autre analogue, doit être laissé dans l'oubli, et qu'on ne doit pas donner un pareil conseil Nous avons cependant connu un vieux médecin, à qui son grand âge semblait tout permettre, et qui faisait cesser les accès en tirant, pendant leur durée, subitement et fortement, les poils du pubis.

Lorsque cette névrose se prolonge indéfiniment, soit par suite d'un célibat trop prolongé, au milieu surtout de toutes les causes d'excitation des sens et de l'imagination, soit par l'effet de l'habitude, d'une constitution éminemment nerveuse ou d'une disposition particulière aux convulsions, cette névrose, dis-je, peut dégénérer en épilepsie, en nymphomanie, et céder la place, en quelque sorte, à ces dernières.

Les complications de l'hystérie sont accidentelles et dépendantes de la névrose : parmi ces dernières, les seules qui méritent d'être mentionnées, nous remarquerons l'aménorrhée, la nymphomanie, la manie érotique, la catalepsie, la phthisie, l'hypocondrie, la mélancolie, les aliénations, l'épilepsie, enfin les lésions organiques de l'utérus. Ces complications peuvent encore être distinguées suivant qu'elles sont conséquence médiate ou immédiate de la névrose utérine. Ainsi la phthisie et la manie érotique dériveront indirectement de l'hystérie, tandis que la nymphomanie et les squirres de la matrice en seront un résultat direct.

Nous citerons comme exemple de complication, mais sans le garantir, le fait suivant. Une jeune personne, sujette à des attaques d'hystérie et de catalepsie, éprouvait une telle concentration de sensibilité vers l'épigastre, que les organes des sens y étaient comme entièrement fixés : ainsi elle rapportait à l'estomac toutes les sensations de la vue et de l'ouïe qui ne se produisaient plus dans les organes accoutumés (Dumas, *Maladies chroniques*). Zacutus Lusitanus a consigné l'histoire d'une jeune personne qui, à la suite d'un amour contrarié, devint hystérique et tomba dans une sorte de lycanthropie : elle hurlait comme un loup, mais ne se croyait pas changée en cet animal.

Passant au diagnostic de cette vésanie, nous rappellerons qu'on l'admet souvent là où elle n'existe pas, et même dans telle occasion où son existence n'est ni probable ni possible : ainsi chez les hommes, etc. D'autres fois on la méconnaît, et nous avons lu dans un Journal de médecine l'observation d'une fièvre maligne, traitée avec succès par les vésicatoires, qui pour nous n'était qu'une hystérie simple. Le tableau que nous avons tracé de cette névrose favorisera dorénavant son diagnostic : afin de le rendre encore plus facile, nous allons la différencier des maladies que l'on a le plus souvent confondues avec elle.

Il importe à l'humanité, au bonheur des familles, et à l'ordre public, que l'hystérie soit bien distinguée de l'épilepsie, afin de prévenir les déplorables résultats auxquels cette méprise pourrait donner lieu, dans les hôpitaux et dans la pratique, des villes. (Un des plus fâcheux, c'est de faire renfermer une jeune hystérique avec des épileptiques dont, par une sorte d'imitation, ou par suite de frayeur, elle est exposée à contracter la maladie).

Nous puiserons les caractères distinctifs de ces deux maladies, non-seulement dans leurs symptômes respectifs, mais encore dans leurs causes, leurs terminaisons, leur traitement, etc.

Les causes les plus fréquentes de l'hystérie sont la continence volontaire ou forcée, les peines d'amour et la jalousie ; enfin les dérangemens de la menstruation. L'épilepsie au contraire est le plus souvent déterminée par la frayeur. Sur dix hystériques, neuf le sont par continence ; sur dix épileptiques, six, sept et quelquefois huit le sont devenus à la suite d'une peur. *Ira atque terror inter causas epilepsiæ haud ultimum sibi vindicant locum* (Hoffmann). Mais pourquoi cet auteur met-il en première ligne la colere? sur six observations de mal caduc dont il indique les causes, quatre, suivant son rapport, ont été le résultat d'un effroi subit; aucune n'est indiquée comme le produit d'un emportement. M. Maisonneuve, dans son volumineux et intéressant recueil, cite quarante exemples d'épilepsie causée par la frayeur, et ne mentionne, à ce sujet, aucun résultat de la colère Sur vingt cas relates par le docteur Esquirol (article ÉPILEPSIE de ce Dictionaire), aucun n'est attribué à cette dernière cause, et huit proviennent d'épouvante.

« La peur, dit enfin Tissot (*Traité de l'Epilepsie*, p. 45), est sans contredit la cause qui produit le plus souvent cette maladie, et celle qui la renouvelle le plus ordinairement.» Les approches de la puberté et de l'âge critique forment l'époque du plus grand nombre des affections hystériques. Les deux sexes, et tous les âges de la vie sont accessibles aux invasions de l'autre névrose : toutefois l'enfance, plus susceptible des impressions de terreur, est plus fréquemment en proie aux attaques de cette dernière, d'où vient sans doute que des auteurs l'ont appelée *morbus infantilis ac puerilis*. Quelquefois même on l'apporte en naissant, ou elle est transmise par les parens. L'abus des plaisirs de l'amour, et surtout l'onanisme, la feront naître ou l'aggraveront; tandis que les accidens de l'hystérie procèdent rarement de cette source. L'une et l'autre affection se communiquent par l'empire de l'exemple, ou par une sorte d'imitation; mais cette influence sympathique étant favorisée par la frayeur, on conçoit pourquoi l'une est plus que l'autre susceptible de cette sorte de contagion, pourquoi elle est plus ordinaire aux enfans, et, comparativement, aux personnes du sexe.

On observe, en général, entre l'époque des règles et les accès d'hystérie, une coïncidence qu'on retrouve rarement entre les attaques d'épilepsie et les retours de la menstruation L'habitude des méditations est très-préjudiciable aux épileptiques, elle n'aurait presque aucun inconvénient chez les hystériques, et, comme moyen de diversion, les lectures instructives, gaies ou agréables, et non lascives, pourraient même affaiblir ou éloigner les accidens.

Dans l'épilepsie, les maux de tête sont habituels; ils n'existent qu'accidentellement dans l'autre cas. La première est une affection convulsive, l'autre se rattache aux vésanies; les accès épileptiques sont, en général, beaucoup moins longs que les paroxysmes hystériques qui se prolongent, parfois, au-delà d'un jour. Les premiers, dans le principe, sont rarement très-rapprochés, ils observent dans leur marche plus de périodicité, et rien n'annonce ordinairement leur invasion, qui survient quelquefois la nuit, circonstance presque étrangère à l'hystérie.

Le point de départ des attaques épileptiques varie; souvent il s'élève de diverses régions ou de l'extrémité d'un membre. Le début s'annonce presque toujours par la chute soudaine et brusque de la personne (comme dans la syncope complette) et la perte plus ou moins absolue de connaissance; viennent ensuite les mouvemens convulsifs qui sont plus constans et plus universels, et qui offrent une sorte de roideur et de tremblement tétaniques qui diffèrent encore de l'agitation convulsive propre aux hystériques. Chez ces dernières le désordre, et surtout le globe hystérique, partent presque toujours de l'hypogastre; les membres sont tour à tour portés dans la flexion et l'extension, plus rarement dans la pronation et la supination; ils sont agités tous à la fois ou successivement; fréquemment on remarque des alternatives de chants, de pleurs, et de rires non motivés, étrangers à l'épilepsie. Dans celle-ci, les convulsions des muscles de la face sont plus violentes, et la rendent hideuse; le tronc et les membres se roidissent; les bras sont portés dans la pronation et une extension continuelle.

On a donné comme caractère distinctif et constant du mal caduc la perte absolue du sentiment et de la mémoire; mais d'abord, ce n'est point dans un caractère unique qu'il faut puiser les signes essentiels des maladies, c'est dans leur histoire entière, dans leurs causes, leurs symptômes, leurs complications, leur traitement, et enfin dans leurs terminaisons, etc.; de plus, ce caractère n'est point constant, ni surtout exclusif; car quelques femmes hystériques ne se ressouviennent aucunement de leur accès; tandis que des épileptiques, en petit nombre à la vérité, se le rappellent exactement. On peut cependant assurer que la perte de la mémoire et du sentiment est bien plus entière et bien plus ordinaire dans l'épilepsie. La physionomie est autrement altérée dans l'un et l'autre cas; chez l'épileptique, elle est plus ou moins rouge; à la fin de l'accès, elle est sombre, affaissée, et annonce une sorte de stupeur; dans l'autre affection, la physionomie est en général moins rouge, moins bouleversée, et revient plus tôt à son état naturel; les yeux sont animés, égarés, souvent recouverts par les paupières. Le pouls des épileptiques est ordinairement plus fort, plus développé; ces malades respirent manifestement; chez les femmes hystériques, la respiration paraît suspendue. Dans le haut-mal seul, en général, on remarque la contraction comme tétanique du pouce dans l'intérieur de la main. L'hystérique éprouve presque toujours une constriction très-forte, avec gonflement vers la gorge, et des douleurs de poitrine et d'estomac, dont elle indique le siége, en portant les mains sur ces parties. Les épileptiques restent ordinairement dans le même cercle, ou n'exercent qu'une locomotion peu étendue. On voit des femmes hystériques tomber, se relever ou changer de place plusieurs fois de suite; elles parcourent en général un plus grand terrain. Dans ce dernier genre d'affection, il y a des rémissions qui durent quelques instans ou des heures entières, et d'autres qui se prolongent pendant plusieurs jours, de sorte qu'on peut considérer les accidens comme une suite d'accès, ou comme un paroxysme très-violent, interrompu par des rémissions d'une longueur indéterminée. Rarement, pour ne pas dire jamais, l'attaque d'épilepsie offre-t-elle des intermissions aussi prononcées; celle-ci est généralement plus courte, mais plus violente que le paroxysme hystérique. A la fin de ce dernier, les femmes ont l'air de se réveiller, et éprouvent des borborygmes. L'émission considérable d'une urine claire et limpide, et les écoulemens vagino-utérins sont également plus ordinaires chez les personnes atteintes de névrose uterine.

Plus on examine les causes, la nature, les symptômes, etc., de ces deux maladies, mieux on apprécie leurs différences. Tout annonce dans l'hystérie une affection essentielle de l'utérus, à laquelle le cerveau participe communément, ainsi que tout le système nerveux, mais d'une manière momentanée et sympatique. Tandis que l'observation la plus attentive nous démontre, au contraire, dans l'épilepsie, une lésion constante et plus ou moins profonde de l'organe cérébral, ou de la moelle epinière, sans aucune participation de l'utérus; lésion presque toujours idiopathique. Les attaques de cette dernière exercent, sur les facultés de l'entendement une influence consécutive très-marquée; l'altération ou plutot l'abolition des facultés intellectuelles, la perte de la mémoire, et même l'idiotisme, en sont souvent la suite. Les traits grossissent, les yeux restent hagards, et la physionomie hébétée; ce qui nous donne raison du grand nombre de figures laides qu'on rencontre parmi ces malades, tandis que, parmi les hystériques, on compte beaucoup de femmes d'une physionomie agréable et même jolie.

Les paralysies, la cécité, les affections comateuses, les hydropisies mortelles, sont fréquemment déterminées par l'épilepsie, et longtemps avant le terme ordinaire de la vie humaine. L'hystérie conduit quelquefois à la phthisie, à l'hypocondrie, à la manie érotique, enfin à la nymphomanie.

Lorsque les personnes sujettes à l'affection épileptique succombent, après des attaques violentes et rapprocıées, on trouve, le plus souvent, des lésions ou des traces d'un désordre très-sensible dans l'organe cérébral et ses prolongemens. On peut consulter sur cet objet Morgagni, Meckel, Borrichius, Tissot, Esquirol (à l'article *épilepsie* du Dictionaire des sciences médıcales).

Nous verrons, au contraire, que ciez les ıystériques le cerveau ıeste constamment intact, quand leur maladie est exempte de complication, et que le désoıdre, lorsqu'on en rencontre, existe presque toujours dans l'utérus et ses annexes. Un caractère distinctif peut encore être puisé dans la différence de leur pronostic. L'épilepsie est souvent incurable, et peut conduire, tôt ou tard, ses victimes à la moıt. Mais l'hystérie est d'un accès beaucoup plus facile, et se guérit presque toujours, dès que le vœu de la natuıe est rempli. On trouvera encore d'autres différences en rapprochant le traitement de l'épilepsie (*Voyez* ce mot) de celui que nous exposerons plus loin, en terminant l'ıistoire de l'ıystérie.

Ainsi, par exemple, en éloignant les hystériques des réunions où elles peuvent rencontrer des ıommes, ou celui dont elles sont éprises; en leur interdisant les lectures érotiques et la vue de tout ce qui exalte les sens et l'imagination; en leur parlant le langage de la raison, et en dirigeant enfin leur esprit vers les idées religieuses et les principes d'une saine morale, on obtiendra la diminution ou peut-être la cessation des accidens. Si l'on tenaıt la même conduite envers les personnes atteintes d'épilepsie, on n'en retirerait, dans tous les cas, aucun avantage. Le traitement moral est donc ici sans but et sans application, tandis que dans l'ıystérie il peut revendiquer de nombreux succès. Enfin le cıoix et l'application des médicamens offre des différences non moins sensibles.

Ainsi les exutoires, et surtout les moxa placés à la nuque, à sa partie supérieure et même inférieure, sont très-indiqués contıe l'épilepsie, et n'auraient le plus souvent aucun résultat avantageux contre l'ıystérie, qui cède presque toujours à des moyens très-opposés.

Il n'importe pas moins de signaler une autre source d'erreur, résultant de l'analogie qu'offrent trois maladies qui diffèrent cependant en plusieurs points capitaux. Ces trois maladies sont l'ıystéıie, la nymphomanie, et l'érotomanie, ou manie par amour. Les deux premières sont deux affections génériques ou spécifiques; c'est-à-dire qu'elles constituent un genre, une espece, tandis que l'érotomanie ne forme qu'une variété de la manie. Les deux premières sont exclusives cıez la femme; l'autre est commune aux deux sexes. Toutefois, moins fréquente chez l'homme, par suite d'une sensibilité moindre, de l'empire moins absolu des organes reproducteurs, ou plutôt de leur influence plus limitée sur les facultés mentales, par suite enfin de la facilité avec laquelle l'homme fait diversion à ses sens physiques, ou peut les satisfaire. Celui-ci donne l'échange à ses passions, ou parvient plus ou moins facilement à les évaporer, tandis que la femme est souvent obligée de les concentrer.

L'érotomanie ne diffère point du délire maniaque général (manie) par des traits caractéristiques, spécifiques ; ses dissemblances ne consistent qu'en nuances plus ou moins sensibles dans les phénomènes, mais qui s'effacent presqu'entièrement dans la marche générale de la maladie, c'est-à-dire dans l'ensemble et la succession des symptômes, dans les complications, les terminaisons et les résultats des diverses méthodes curatives.

Comparée aux deux autres maladies, l'érotomanie en diffère, en ce point surtout, qu'elle dérive, le plus souvent, de l'empire qu'usurpe sur les facultés mentales le sentiment de l'amour moral ; tandis que, dans l'hystérie et la nymphomanie, c'est presque toujours la prédominance des sens physiques qui entraîne tout le désordre, du moins ont-ils à celui-ci une participation bien plus prononcée que dans l'autre cas.

Les différences de l'hystérie, comparée à la nymphomanie, sont encore plus saillantes ; et d'abord, sous le rapport des causes, l'une est beaucoup plus que l'autre sous l'influence d'une imagination trop ardente ou déréglée, d'une surabondance de forces générales, ou d'un excès de vie dans le système utérin.

Aussi la fureur utérine est-elle comparativement beaucoup plus fréquente dans les pays chauds ; ainsi dans l'Amérique méridionale (*Voyez* la Relation d'Améric Vespuce), en Egypte (si l'on en croit Hérodote), et en Portugal (nous devons bon nombre d'observations d'utéromanie aux médecins de la péninsule). On l'observe encore en Italie et dans le midi de la France plus souvent qu'au nord.

L'onanisme, les irritations dartreuses, etc., vers les parties génitales et les lavemens avec certaines plantes, telles que l'asaret, sont une cause fréquente de nymphomanie, et déterminent rarement l'hystérie.

La première est une affection plus continue, plus durable ; la seconde est plus intermittente, plus sujette à des retours sous forme d'accès. Ici le système nerveux général est entraîné par le trouble des organes reproducteurs ; là c'est le système nerveux cérébral, ou plutôt ce sont les facultés mentales, affections de l'ame et surtout fonctions intellectuelles, qui sont particulièrement sous la dépendance de l'utérus : aussi dans cette affection bien prononcée, le délire est, en général, plus continu, plus durable et plus intense, tandis que le trouble de la vie organique, et les convulsions spécialement, sont moins développés que chez les hystériques.

Celles-ci se livrent rarement à la masturbation ; s'il en était autrement, leur maladie, le plus souvent, serait bientôt terminée. Fréquemment, chez les nymphomanes, cette passion hideuse est effrénée, c'est une rage plus ou moins continue, dont on voit un exemple remarquable dans un des ouvrages du docteur Alibert (*Nouveaux élémens de thérapeutique*, tome 1).

L'érotomane, toute entière à son amour semi-platonique, repousserait, le plus souvent, les caresses de tout homme autre que son amant ; l'hystérique, dominée par des besoins qu'elle ignore souvent, succomberait, pendant son accès, aux premières tentatives dirigées contre elle, mais en serait révoltée aussitôt revenue à la connaissance. Ardente en ses aveugles désirs, la nymphomane ne se tient pas sur la défensive ; elle n'attend pas les provocations ; elle court au devant, ou plutôt les prodigue elle-même effrontément. La première, sous l'empire d'une sorte de pudeur, couvrirait de baisers la main de son amant ou la presserait contre son cœur. La femme hystérique repousse celle des femmes, pendant son accès, pour serrer celle d'un homme contre l'hypogastre ; tandis que la nymphomane, furieuse contre son sexe, est toujours prête à maltraiter ses compagnes, et s'empare de la main du premier homme qu'elle rencontre, comme d'un instrument propre à assouvir son ardeur déhontée et brutale.

. Il existe dans l'hystérie des écoulemens qui surviennent à la fin de l'accès, et forment quelquefois crise ou guérison ; chez les nymphomanes, on remarque fréquemment des ulcérations, des flux ou suppurations qui, tantôt causes, tantôt effets de la maladie, en augmentent ordinairement l'intensité et les souffrances. On observe constamment chez les hystériques des rémissions complettes avec absence de toute douleur. Dans la nymphomanie, il y a tour à tour exacerbation ou diminution des accidens, très-rarement suspension.

En général, la durée de ces deux maladies varie beaucoup, quoiqu'elles reconnaissent l'une et l'autre, du moins en bien des cas, des bornes assez rapprochées. Toutefois le cours des affections hystériques nous semble devoir être plus limité.

Celles-ci sont plus susceptibles de guérison et d'une prompte guérison ; cependant elles peuvent se terminer par la mort, comme nous en avons cité un exemple. Cette terminaison funeste nous paraît devoir être proportionnellement plus ordinaire dans la fureur utérine, bien que celle-ci soit, au moins dans nos pays, plus rare que l'hystérie.

Les désordres que l'on observera sur les victimes de l'une et l'autre ne seront pas toujours les mêmes, malgré l'identité de siége : ils existeront presque toujours dans l'utérus, et ses annexes exclusivement; mais ils seront, en général, plus prononcés ou plus nombreux chez les nymphomanes. Dans ce dernier cas, en outre, on trouvera bien plus souvent un très-grand désordre vers les parties extérieures de la génération.

Si les plaisirs de l'hymen ou de l'amour sont le remède le plus assuré contre ces deux affections, leur succès sera cependant plus certain encore dans les névroses hystériques.

Le traitement moral trouve beaucoup moins d'applications dans les cas de nymphomanie, qui réclameront bien plus souvent une médecine active, les saignées dites dérivatives, les boissons réfrigérantes, les laxatifs, l'usage des douches, des bains légèrement tièdes ou même froids, l'application de la camisole ou du gilet de force, et enfin une surveillance plus sévère et plus continue.

Voulant maintenant différencier l'hystérie de l'affection hypocondriaque, nous rechercherons les oppositions que présentent les élémens principaux de l'histoire de ces deux maladies; et d'abord, sous le rapport des dispositions et des causes, nous remarquerons des différences très-réelles. Ainsi les approches de la puberté et de l'époque critique disposent à la névrose utérine, tandis que l'âge adulte est le plus favorable au développement de l'autre vésanie. Sur onze observations d'hystérie relatées par Hoffmann, cinq se rapportent à l'âge pubère et cinq au temps critique: une seule survint à vingt-un ans, période qu'on peut même considérer comme une puberté tardive. Des seize faits d'hypocondrie qu'il a consignés dans son recueil, quinze datent de trente et quarante, à cinquante ans; dans un seul, la maladie se déclara dès l'âge de vingt-deux ans; de sorte qu'abstraction faite de l'influence du mariage ou des jouissances anticipées de l'hymen, l'hystérie semble jusqu'à un certain point borner ses atteintes à l'époque où commence la plus grande fréquence de l'hypocondrie. Le tempérament utérin, l'habitude de tout ce qui exalte les sens, le développement, surtout précoce, d'une imagination ardente et lascive, sont des circonstances disposantes aux névroses génitales, dont les causes les plus actives et les plus ordinaires sont le dérangement des règles, et surtout une continence absolue, volontaire ou forcée; les chagrins produits par la passion de l'amour; enfin un accès de jalousie. L'hypocondrie est spécialement déterminée par la vie sédentaire, le trouble des excrétions, la suppression du flux hémorroïdal, et aussi des menstrues, les travaux trop continus du cabinet, les médita-

23. 17

tions prolongées, la lecture des livres de médecine, et plus souvent encore par les affections pénibles de l'ame.

. Si nous considérons d'une manière générale ces sources diverses, nous dirons que les causes de l'hypocondrie sont beaucoup plus nombreuses et presque toutes de nature débilitante; l'hystérie, au contraire, dérive presque toujours de la continence, cause d'excitation. Dans celle-ci très-souvent l'invasion est subite, et la maladie marche brusquement. *Insultus paroxysmi frequenter subitaneus est in hystericâ passione. (Highmore).* De nombreux phénomènes annoncent, au contraire, l'autre vésanie; la lenteur et le trouble des digestions préludent longtemps à l'exaltation de la sensibilité générale. Dans un cas le désordre commence vers l'organe utérin, dans l'autre il affecte d'abord le système digestif. Ici on remarque des tensions très-pénibles aux hypocondres, et un gonflement de l'estomac plus évident après le repas. Là existe le sentiment d'un globe qui se porte, par un mouvement oscillatoire, de l'épigastre au thorax, et surtout au col où les malades accusent une constriction violente : il y a en outre dépression ou rétraction de l'estomac, mouvemens convulsifs des membres abdominaux et thoraciques, et de tous les muscles soumis à la volonté, palpitations tumultueuses, gonflement extraordinaire du col, battemens très-prononcés des artères carotides, resserrement comme tétanique des mâchoires, suspension plus ou moins prononcée et prolongée des facultés intellectuelles, des éclats de rire ou des pleurs non motivés; quelquefois état comateux, sorte d'apoplexie hystérique, mort apparente et très-rarement terminaison funeste. A la fin des accès, effusion de larmes, envies fréquentes d'uriner, émission abondante d'une urine claire et limpide, écoulemens muqueux ou spermatiques fournis par le vagin ou l'utérus, accompagnés parfois d'une sensation voluptueuse.

Dans l'hypocondrie les symptômes sont plus nombreux, plus prolongés et surtout beaucoup plus variables : digestions pénibles, borborygmes, constipation, etc.; plus tard de nouveaux progrès se manifestent : dès-lors anxiétés précordiales, palpitations plus ou moins permanentes, gêne de la respiration moins forte, mais plus continue que dans l'hystérie, douleurs vagues, étendues, très-mobiles, rarement aussi vives que le clou hystérique qui est fixe et circonscrit; engourdissemens dans les membres; anomalies de la chaleur; illusions des sens, de l'ouïe, de la vue, etc.; étourdissemens, bourdonnemens d'oreille, difficulté de la progression, quelquefois chutes fréquentes sur les genoux; répugnance pour l'exercice; insomnie plus physique que morale (dans l'autre affection on observe le contraire); en un mot, exaltation de la sensibilité générale ; terreurs paniques, presque toujours relatives à la santé ; crainte d'une mo.t prochaine, ou de maladies diverses ; maux réels, mais exagérés ; cette même exagération est remarquable dans la peinture que les hypocondres font de leurs maux, dans leurs discours, leur *modus dicendi*, concernant leur santé, leur régime, etc. ; désirs et craintes des médicamens ; dans quelques cas, changement notable du caractère : tous ces symptômes, surtout par leur continuité, sont étrangers à la névrose utérine. Souvent leur physionomie est triste, rembrunie : ce symptôme n'est pas constant ; mais leur figure, toujours calme, contraste par conséquent avec la figure convulsive des hystériques pendant leurs accès. Ceux-ci sont portés fréquemment dès le premier jour, dès la première heure, au *summum*, au plus haut degré, et souvent ils se dissipent avec la même promptitude pour revenir tôt ou tard, ou pour ne plus reparaître. Le développement, la marche, la terminaison, et les retours de l'affection hypocondriaque, suivent une marche beaucoup plus lente.

Les accès hystériques sont plus ou moins éloignés, et, dans l'intervalle, il y a cessation des phénomènes de la maladie. La névrose hypocondriaque offre des augmentations, des diminutions, mais presque jamais des suspensions ; de sorte que l'on pourrait, jusqu'à un certain point, comparer l'hypocondrie à une maladie rémittente, c'est-à-dire, continue avec des redoublemens tantôt modérés, tantôt intenses ; et l'hystérie à une affection intermittente, distincte par un calme plus ou moins long, et des retours irréguliers et plus ou moins violens.

S'il est vrai que l'on remarque, chez quelques femmes hystériques, un malaise peu prononcé dans les fonctions digestives, c'est un phénomène accessoire, sauf les cas de complication, et on peut également affirmer que le trouble des digestions ou l'affection des organes abdominaux et de la sensibilité générale, sont constans et beaucoup plus prononcés dans l'hypocondrie.

Les sensations erronées ou exagérées, plutôt que les maux imaginaires ; les terreurs paniques, les gonflemens irréguliers de l'épigastre et des hypocondres, les engorgemens et les douleurs de l'hypocondre gauche n'appartiennent qu'aux névroses de la digestion : *in sinistro praecipuè magis familiariter quàm dextro latere solitum. Tales dolores sinistro imprimis lateri hypocondriorum insidentes* (Michael Alberti). Dans celles-ci, les accidens sont mobiles, peu stables : *sed vagis magis quàm stabilibus pathematibus molestum*, Micl. Alberti. De même le clou et le globe hystériques, la perte de la parole, la suspension des fonctions des sens et de l'entendement,

17.

les mouvemens convulsifs, le sentiment de strangulation avec craintes de suffocation, la *rétraction* de l'abdomen, le gonflement du cou, le resserrement tétanique de la bouche sont les signes spéciaux de l'hystérie.

L'autre vésanie se prolonge beaucoup plus longtemps, et est moins susceptible de guérison.

Le traitement des deux maladies diffère également. L'une cède presque toujours à l'union des sexes qui n'exerce ordinairement aucune influence favorable sur la marche de l'hypocondrie. Les sangsues à l'anus, si efficaces pour rappeler le flux hémorroidal, chez une personne hypocondriaque, ne seront presque jamais conseillées dans les cas d'hystérie : contre cette affection, provenante de l'amenorrhée, on dirige les moyens propres à ramener les menstrues ; car autant l'écoulement hémorroïdaire est utile à certains hypocondres, autant le cours régulier des mois affaiblit le mal hystérique : *sicut hæmorrhoïdum fluxus hypocondriacos insigniter sublevat, ità mensium fluxus ordinatus ad hystericum malum imminuendum multùm contribuit* (Junker). Il faut encore ajouter que le retour ou la régularité des menstrues est souvent aussi d'un grand avantage chez les femmes hypocondriaques ; mais, de plus, nous verrons qu'en général les médicamens intérieurs qui, administrés avec discernement et une confiance limitée, sont applicables à ces deux névroses, obtiennent plus souvent des effets utiles dans l'hypocondrie, quoiqu'elle soit, considérée d'une manière absolue, d'un accès plus difficile.

L'une et l'autre affection se terminent ordinairement par le retour à la santé ; mais dans l'hypocondrie, la solution favorable est cependant plus rare et presque toujours plus lente : lorsqu'au contraire le mal persiste, soit par l'intensité ou la continuité des causes, soit par suite de soins mal dirigés, on doit craindre les phlegmasies aiguës et chroniques, et les lésions organiques des viscères abdominaux, les aliénations, la phthisie, etc. L'hystérie change rarement de caractère : toutefois elle peut dégénérer en épilepsie, en manie érotique, en nymphomanie, en syncopes mortelles. La phthisie en est aussi, quoique rarement, le résultat.

L'affection hystérique ne fait périr qu'un très-petit nombre de malades, et plutôt par sa violence que par sa durée, tandis que les hypocondriaques sont plus souvent victimes de la continuité de leur maladie, de ses mutations ou complications que de son intensité. Aussi, en interrogeant l'anatomie sur les désordres qu'offrent les cadavres, nous apprendrons que même dans les lésions organiques consécutives aux deux maladies, la différence n'est pas moins tranchée : chez les hypocondriaques, ou trouve des désorganisations dans le tissu des viscères abdominaux, tandis que sur les hystériques, les altérations ont été observées communément vers l'utérus ou ses annexes. Tout nous démontre donc que, dans l'hystérie, la matrice est l'organe affecté et celui qui joue le principal rôle, tandis que, dans l'autre névrose, l'estomac et le système digestif sont le siège spécial de la maladie.

Les convulsions diffèrent également de l'hystérie par leurs causes, leurs phénomènes, leurs terminaisons, et les moyens curatifs qu'on y oppose et qui les modifient. Nous voyons, en effet, que les convulsions partent de sources différentes et très-multipliées. Les plus fréquentes et les plus spéciales sont les efforts de la dentition, les dispositions vermineuses, le travail de l'accouchement, la piqûre d'un nerf, l'impression du froid, l'éruption difficile des maladies, comme la variole, la rougeole; on doit noter en outre la frayeur et les chagrins. Ces sources sont presque étrangères à la production de l'hystérie. Les convulsions communes aux deux sexes se manifestent, par prédilection, chez les enfans, quelquefois dans la jeunesse, très-rarement dans l'âge adulte, et se bornent le plus souvent à un petit nombre d'accès. L'hystérie, limitée à l'étendue de la vie sexuelle, offre des retours plus ou moins fréquens. On voit les premières céder, suivant les circonstances, à la section complette d'un nerf, à l'enlèvement d'une pièce d'os, d'une esquille, etc.; aux bains tièdes, aux antispasmodiques, aux vermifuges, à l'application des sangsues, chez les enfans; à la saignée chez les femmes, lors du travail, etc. Souvent elles se terminent par la sortie de quelques vers, par la pousse de quelques dents, par l'éruption des maladies cutanées, quelquefois par une parotide critique, plus souvent par des évacuations abdominales, par des hémorragies ou d'autres crises.

Un premier accès de convulsions est souvent mortel; l'hystérie ne se termine presque jamais d'une manière funeste. Le siége des altérations organiques, à la suite des mouvemens convulsifs, varie beaucoup plus que dans cette vésanie. Du parallèle de leurs terminaisons, on peut conclure que le pronostic de celle-ci est bien plus souvent favorable, tandis que, dans l'autre cas, il est presque toujours incertain. Enfin, nous dirons que le traitement de l'une de ces maladies consiste, en général, dans l'union des sexes ou dans l'emploi des moyens d'hygiène, tandis que l'autre affection réclame souvent les ressources d'une médecine active ou même opératoire.

Pronostic de l'hystérie. Nous avons déjà fait pressentir le jugement que le médecin doit porter de l'issue probable d'une affection hystérique. Si le pronostic des anciens fut beaucoup

plus sévère, cela tient à la plus grande violence de la maladie
dans ces temps reculés, ou bien à ce qu'ils la jugeaient comme
simple, lorsqu'elle était compliquée avec un autre désordre
plus grave. Hoffmann est, parmi les modernes, un de ceux
qui ont mieux jugé cette vésanie : *Ut valdè terribilis hic videtur
morbus, in se tamen non adeò periculosus est.* Si donc plusieurs maladies, par une apparence bénigne, inspirent souvent
une sécurité perfide, celle-ci, au contraire, est, par le trouble
dont elle s'accompagne, propre à faire naître, dans bien des
occasions, des craintes exagérées. Un âge peu avancé, que
l'on considère en général, et avec raison, comme une disposition favorable à une heureuse solution, n'offre pas le même
avantage dans le cas présent. Aux approches de la puberté,
les accès sont presque toujours plus prononcés : souvent ils
s'affaiblissent après cette époque ; d'autres fois, c'est à l'âge de
retour qu'ils offrent leur plus grand développement. Au-delà
de ce terme, la vie sexuelle s'éteint, et les accidens de l'hystérie sont non - seulement moins violens, mais encore plus
rares.

L'intensité même des accidens n'est pas toujours une circonstance très-fâcheuse. En compulsant les recueils d'observations relatives à ces maladies, nous acquérons la certitude
que, dans presque tous les cas de terminaison funeste de l'hystérie, soit simple, soit compliquée, les principaux désordres
se remarquent presque toujours dans l'utérus, les trompes,
et surtout les ovaires. Les meilleures sources à consulter pour
cet objet sont Riolan, Binninger, Blancardus, Vésale, Diémer-
broeck, Morgagni. De tous ces faits nous tirerons les conséquences qui suivent : 1°. L'hystérie le plus souvent existe, sans aucun changement perceptible par nos sens, dans les organes
génitaux de la femme ; 2° elle peut même se prolonger pendant
très-longtemps, et n'apporter aucune altération dans ces viscères ; 3°. rarement détermine-t-elle des lésions organiques ; les
altérations du tissu de l'utérus et de ses annexes sont alors les
plus fréquentes ; 4°. celles - ci existant primitivement, l'hystérie s'y adjoint quelquefois, ou en est le résultat ; cette circonstance s'observe très-rarement ; 5°. enfin, ces deux maladies,
cette névrose, et une lésion organique de l'utérus, peuvent
être réunies, ce qui constitue une complication.

Je ne connais aucun exemple d'hystérie simulée ; mais je
conçois qu'une jeune fille puisse en feindre les accès, pour
obliger ses parens à consentir une union à laquelle ils seraient
peu disposés, ou par toute autre raison. Autant l'imitation
grossière des accidens véritables serait facile, autant la tâche
du médecin, pour déjouer la ruse, serait aisée, si toutefois il
en était prévenu ; car une observation attentive se méprendrait

alors difficilement; mais une feinte, adroitement conduite, pourrait placer dans un embarras réel.

Le traitement de l'hystérie se divise en préservatif, en cu. ratif, et en consécutif ou prophylactique des rechutes. On distingue en outre le traitement des accès et celui de la maladie.

Examinons d'abord les moyens préservatifs de la maladie et des accès : ces moyens sont en quelque sorte une introduction au traitement de la maladie elle-même. Le premier conseil que le médecin doit donner, est de veiller avec intérêt au développement physique et moral des jeunes personnes; de fortifier leur constitution, lorsqu'elle est débile; de leur prescrire l'exercice et ses différens modes, des promenades fréquentes, ou un séjour prolongé à la campagne. Il importe également d'écarter tout ce qui peut exciter les sens ou l'imagination, et surtout les exciter prématurément. On habituera donc les enfans au langage de la raison et de la saine morale, afin de leur former un bon jugement et des mœurs pures. Plus tard, le travail de la menstruation revendique aussi notre sollicitude; on s'efforce d'en favoriser l'apparition, puis d'en régulariser le cours avec tout le soin possible. Lorsque la constitution des jeunes personnes est développée, quand le flux menstruel s'est manifesté, qu'il est régulier, il faut prendre en considération les besoins de leur âge, et, s'ils se font sentir impérieusement, le mariage sera la garantie la mieux assurée contre l'invasion de cette névrose.

Pour empêcher le retour des accès, il faut éloigner les causes qui ont coutume de les provoquer; de plus, on conseille à ces malades un bon régime, une vie active et régulière, des tissus de flanelle portés immédiatement sur la peau; on les engage encore à éviter les refroidissemens et les dérangemens de la transpiration ou des autres sécrétions; de plus, on leur fait sentir les avantages d'une température douce et égale. L'expérience indique souvent aux hystériques les moyens de s'opposer à l'invasion d'une attaque; chez l'une, l'inspiration de l'éther amène cet heureux résultat; pour une seconde, c'est un autre agent. Les efforts du médecin doivent avoir aussi pour but de prévenir les causes morales d'où dérivent ordinairement les paroxysmes.

Le traitement spécial de l'hystérie présente deux indications générales : 1°. chercher à combattre les accès; 2°. s'efforcer de guérir la maladie elle-même. Quand une femme est prise de convulsions hystériques, on s'empresse d'enlever tous les objets qui pourraient devenir causes de contusion ou de blessure; on s'assure ensuite qu'il n'existe sur elle aucune ligature trop serrée, et on lui procure l'inspiration d'un air frais, des substances alcooliques, ou des vapeurs fétides.. On emploie, cu

même. temps, les potions calmantes, les·sternutatoires·, les·li-
nimens narcotiques, les lavemens de même nature·, les· fumigations aromatiques. Le docteur Delens m'a assuré. avoir fait
constamment cesser, ciez une femme', les accidens, à l'aide de
ces vapeurs dirigées veis la vulve. Mais lorsque·les accès sont
portés au plus iaut degré, il faut avoir recours aux révulsifs
les plus puissans dirigés sur les. extrémités inférieures. Il im-
poite aussi de soustraiie à ces malades· tout ce. qui peut produire les affections pénibles de l'ame, soit la vue d'un iomme;
soit la présence d'une autre femme qui excite leur jalousie·
Une dame, accusée d'infidélité par son amant, tombe, par
suite de ce reprocie, dans des attaques d'hystérie : celui-ci·
s'empresse de lui prodiguer des secours, mais sa présence· irrite la malade; alors on éloigne le jeune iomme, et dès-lors.
le calme renaît. Du reste, les agens propres à faire diversion,
ceux suitout qui résultent d'une conversation où d'une prome·
nade agréable et variée, sont toujours applicables dans les intervalles que·laissent entre eux les différens paroxysmes d'une.
même attaque.

·Le.traitement de l'iystérie proprement dite, embrasse trois
objets principaux, les moyens moraux, les lois de l'iygiène,
enfin la partie des médicamens. Mais d'abord prévenons que le
cioix des moyens curatifs doit varier suivant une foule de circonstances qu'il convient dè prendre en considération. L'âge, le
tempérament, la constitution, l'idiosyncrasie, l'époque de la
puberté, l'état de virginité, de nubilité; le lien conjugal, ou
une. union illégitime; les piénomènes propres à l'apparition des règles, leurs anomalies, leur suppression, leur cessation naturelle ou accidentelle, précoce ou tardive; l'état des
forces vitales et des affections morales; l'empire de l'habitude;
le degré ou l'ancienneté de la maladie; enfin la nature de la
causè qui l'a produite; toutes ces circonstances modifient, de
diverses manières, le cioix des moyens de curation.

Le médecin s'empressera de reciercier la cause des accidens,
parce que cette connaissance est fréquemment le point capital,
ou le premier pas à faiie dans le traitement des maladies et
surtout des névroses.

Si les efforts de la nature pour établir la menstruation, déterminent l'hystérie, il faut favoriser cette fonction par toutes
les ressources appropriées à cette circonstance. On recommande
alors une vie active, l'exercice, mais surtout dans des pays
escarpés ou montueux, la danse, etc. On engage les jeunes
personnes à frotter, tous les matins, une partie de leur appartement; cet exercice journalier ét réitéré est non-seulement
exempt d'inconvénient, mais il est souvent éminemment.utile;
toutefois, il ne doit pas être porté jusqu'à une fatigue extrême.

On insiste, en outre, sur les bains de jambes ou de siège animés, et sur les frictions pratiquées, avec une brosse à peau, depuis les reins jusqu'à la plante des pieds. Enfin, on seconde ces agens extérieurs par les infusions légèrement aromatiques, comme un thé de fleurs de tilleul et de feuilles de menthe, ou d'armoise, avec addition d'un peu de safran. Mais s'il existe des accidens dûs à une pléthore sanguine bien évidente, on se décide à une saignée du pied, ou à l'application des sangsues sur les membres abdominaux. Cependant, si la jeune personne était très ou trop abondamment réglée, et tous les mois ou plus souvent, et qu'il coexistât, avec cet ensemble de phénomènes, un état pléthorique, c'est la saignée du bras qu'on devrait alors pratiquer. Quand, au contraire, les symptômes annoncent une atonie plus ou moins prononcée, on prescrit un régime restaurant et les toniques, comme les infusions aromatiques, les vins amers, de quinquina, d'absinthe, et antiscorbutique ou de gentiane; les martiaux unis à la canelle et à l'extrait de quinquina, ou à la thériaque; on dirige en même temps vers l'extérieur les frictions aromatiques; on emploie les bains et demi-bains sulfureux, les bains de marc de vin, et même les sinapismes et les étincelles électriques, à la circonférence du bassin. L'hystérie qui provient de la suppression des règles, réclame la saignée du pied, ou les sangsues appliquées aux jambes, aux cuisses, ou mieux à la vulve, et non à l'anus; ce qu'on voit pourtant ordonner tous les jours, en dépit du plus simple raisonnement. Quand la femme est d'une constitution sèche, nerveuse, irritable; quand elle est tout à la fois puissante et robuste, on met en usage les délayans et surtout les bains tièdes, dont l'utilité alors est bien constatée. Aux sujets lymphatiques, les bains froids conviendraient davantage. Si l'on pouvait soupçonner un principe rhumatismal, dartreux, érysipélateux, etc., l'application d'un vésicatoire serait, dans ce cas, fort utile.

On conseille, en outre, à ces malades une habitation salubre, et, dans la belle saison, l'air de la campagne, l'exercice, l'équitation, etc.

Ne permettez pas que les jeunes personnes s'abandonnent à un repos trop absolu ou à l'oisiveté: exigez au contraire que leurs journées soient remplies par des occupations simples et variées, par des récréations convenables, par des promenades fréquentes, dans lesquelles on se propose un but; c'est le moyen d'affaiblir ou de dissiper les passions dominantes.

Otia si tollas, periere Cupidinis arcus.
OVIDE.

Quand on prescrit les moyens de diversion, on prend en considération le caractère individuel. En effet, les bals, les

concerts, les spectacles, les réunions nombreuses seront favorables pour distraire une jeune personne sensible, et d'un tempérament peu ardent, à qui on voudrait faire oublier une inclination qu'elle n'eût pas ressentie, si celle-ci n'avait été favorisée ou provoquée par diverses circonstances; ils pourront,
au contraire, être nuisibles chez une autre qui n'a point encore formé d'attachement, mais dont l'imagination ardente et
un tempérament lascif s'enflammeraient à la vue habituelle
d'un homme doué d'un physique avantageux, au récit des passions les plus exaltées, au tableau séduisant de l'amour couronné. Dans ce dernier cas, l'on devra placer la plus grande
confiance dans un autre mode de distractions : tel qu'un
voyage, de fréquentes promenades, ou un séjour plus ou
moins prolongé à la campagne, au milieu d'une société choisie; il faut surtout opposer aux résultats d'un amour contrarié, le doux charme de l'amitié, et les consolations qu'offre
toujours l'union des familles.

On administre, en même temps, lors des accès ou dans les
intervalles, les antispasmodiques et les narcotiques, tels sont
la liqueur minérale d'Hoffmann, l'éther, de gouttes x à xx;
le sirop d'éther, de ʒij à iv; le musc, de g̃x à xv; le camphre, l'assa-fœtida, le castoreum, de g̃xij à ʒss, et surtout
les opiacés à la dose d'un à deux grains : soit l'opium gommeux, le sirop diacode, le laudanum, ou les gouttes de Rousseau. On a conseillé contre cette affection, l'usage intérieur du
nitrate d'argent, et le traitement de la colique de plomb; mais
je m'abstiens d'émettre une opinion sur de pareilles tentatives.

C'est avec plus de raison, qu'on a proposé contre ces maladies, l'usage intérieur des eaux minérales; les plus accréditées sous ce rapport, sont celles de Vichy, de Spa, de Seltz,
de Bourbonne, de Plombières, de Barèges, de Bagnoles, de
Passy, de Forges, etc. On ne peut y avoir recours qu'en été,
si on veut les prendre à la source. Elles sont indiquées spécialement comme moyens préservatifs, tant à cause du déplacement qu'elles nécessitent, qu'en raison des diverses impressions
morales auxquelles le voyage donne naissance. Leur vertu excitante ou même tonique, indique quand elles conviennent
particulièrement. Nous avons exposé la conduite à tenir dans
les cas d'hystérie, par suite d'aménorrhée. Voyons maintenant
les ressources à mettre en usage dans d'autres circonstances,
relatives à un désordre dans le système circulatoire sanguin.
Lorsqu'on soupçonne que le trouble d'une autre hémorragie
a donné lieu aux accidens, on s'efforce de les dissiper, en rappelant l'écoulement; si c'est un épistaxis, on en sollicite le retour par les sternutatoires et les fumigations portées vers les
fosses nasales; ou on le remplace par la phlébotomie du bras.

Le même procédé serait indiqué contre l'hystérie qui proviendrait de la négligence d'une saignée habituelle.

Toutes les fois que cette opération est jugée convenable, et surtout lorsqu'il existe un état de surabondance sanguine ou une ménorrhagie, il est à souhaiter que l'ouverture faite à la veine, soit assez large, pour que le sang coule librement, *ut spissior sanguis effluere queat.*

Quand la femme est d'un âge à faire présumer la cessation prochaine du tribut périodique, quand déjà cet écoulement est irrégulier, ou lorsqu'il existe de fréquentes ménorrhagies, des douleurs lombaires, hypogastriques, ou des symptomes de pléthore générale; on se gardera bien de faire poser des sangsues à la vulve ou même à l'anus. Dans ce cas, et surtout lorsqu'on peut craindre un commencement d'irritation ou d'engorgement vers l'utérus, la saignée du bras est, sinon la seule praticable, au moins très-préférable. Il faut alors détourner le sang de ce viscère, s'opposer à ce que ce dernier devienne un centre de fluxion, si l'on veut en prévenir les lésions organiques. Nul doute que cette phlebotomie plus ou moins réitérée, la continence, et les exutoires tels qu'un vésicatoire au bras, ou un cautère à la cuisse, ne soient les meilleurs préservatifs des terribles désorganisations auxquelles les femmes sont alors si exposées. Mais lorsqu'elles ont franchi cette période, et quand la matrice est dans un état de calme absolu, s'il survient des indices d'une pléthore sanguine, on peut alors, après avoir pratiqué préalablement une saignée du bras, ou même *à priori*, appliquer des sangsues à l'extrémité du rectum. Le nombre et la quantité des saignées doivent toujours être subordonnés à l'état de la santé générale, à la constitution, à la fréquence et à la force des hémorragies habituelles aux malades; enfin, à l'intensité des accidens.

Toutefois, ces médicamens intérieurs et extérieurs, ne sont susceptibles que d'un certain nombre d'applications particulières, et ne peuvent en général, revendiquer qu'une action indirecte ou secondaire. Le moyen qui offre le plus d'avantages, et dont l'influence est la plus directe et la plus générale, ce sont les plaisirs de l'hymen. Hippocrate conseille le mariage aux jeunes filles atteintes de vapeurs hystériques; Forestus, Hoffmann, Dein, Reil, Sérapion, Boerhaave, Zacutus Lusitanus, Pinel, Esquirol, Duvernoy et tous les bons observateurs anciens et modernes, ont adopté ce précepte que l'expérience la plus constante et la plus authentique confirme tous les jours. Mais si l'affection hystérique, loin de reconnaître pour cause une continence absolue, dépend au contraire de l'abus des jouissances, de la fatigue des organes génitaux ou même de l'onanisme; il faut exiger des malades la plus grande réserve, et leur faire sentir que, non-seulement elles compromettent leur santé, mais qu'en outre, elles exposent quelquefois même leur existence. Cependant, convenons que cette variété d'hystérie ne se rencontre que très-rarement.

Lorsque la maladie est parvenue au troisième degré, souvent le danger est imminent, et tout fait appréhender une congestion cérébrale : il faut alors, *extrema extremis*, appliquer à la nuque, aux jambes ou aux cuisses, les irritans les plus actifs, les linimens, les sinapismes, les vésicatoires, les ventouses ou même le moxa. Dans de telles circonstances, les sangsues, les applications réfrigérantes sur la tête, sont souvent nécessaires ; on prescrit en même temps les antispasmodiques, les boissons laxatives et les lavemens purgatifs ; mais on rejette les opiacés qui favoriseraient le *raptus* vers le cerveau.

Une bonne direction imprimée à nos facultés mentales, peut puissamment seconder soit l'action des médicamens, soit le régime et les ressources hygiéniques : c'est surtout dans les intervalles que laissent entre eux les différens paroxysmes d'un même accès, ou après la terminaison de celui-ci, qu'on a recours aux moyens moraux ; nous avons dit que les parens et le médecin devaient songer à l'établissement d'une jeune personne, toutes les fois que son organisation, sa santé et sa constitution le permettaient ; et surtout quand la nature parlait fortement chez elle ; mais si des obstacles s'opposent à l'accomplissement de ses vœux, il faut la distraire en lui procurant des diversions variées. Si son choix n'est pas agréé par les parens, sa sensibilité cependant est à ménager ; en effet, l'art d'attiédir une passion inconsidérée a ses règles, ses nuances, ses finesses ; loin de lui ôter tout espoir, on élève avec adresse quelques doutes sur la réussite de ses désirs ; on l'habitue à ne pas voir exclusivement le bonheur dans la possession de l'objet aimé : on lui fait entrevoir de plus grands avantages dans un autre mariage ; mais si l'inclination est secrète ou ignorée des parens, le médecin fait connaître à ceux-ci, mais avec ménagement, l'origine du désordre, les dangers qui peuvent en résulter, et les avantages certains qu'obtiendrait leur condescendance aux désirs de leur enfant. Si cette union leur paraît inconvenante, il les engage à n'avoir recours qu'aux voies de persuasion ou de douceur, et conseille en même temps la rupture progressive des entrevues et de toute correspondance, les voyages ou l'éloignement de l'objet aimé. Le même mode de curation est applicable dans les cas d'hystérie déterminée chez une jeune veuve par une continence trop pénible.

Mais lorsqu'une femme mariée éprouve de semblables désordres, on doit craindre des chagrins dissimulés, ou que l'homme avec lequel elle est unie ne soit pas celui qu'elle aime ; car pour prévenir ou dissiper cette maladie, il ne suffit pas toujours que le but de la nature soit rempli ; il faut, en outre, parfois que le vœu du cœur soit exaucé. Combien alors devient difficile la position du médecin, qui sent le besoin de solliciter un aveu qu'on ne peut faire qu'en rougissant ! Il s'efforcera d'opposer le langage de la raison au délire de la passion, et recommandera une vie active, un voyage ou tout autre moyen susceptible d'opérer une distraction puissante.

Dans d'autres cas on fait concourir à la guérison de cette névrose les facultés intellectuelles ; ainsi on peut, avec avantage, conseiller à ces malades une application journalière, mais modérée, à l'étude du dessin ou de la musique ; des lectures agréables et utiles pourront encore diminuer l'intensité des accidens ou en éloigner la fréquence. Appeler, dans ce cas, la raison à son secours, prendre la ferme résolution de surmonter une passion funeste, c'est prouver un bon jugement, c'est faire coopérer cette fonction intellectuelle à la solution d'une maladie qu'une direction mentale, toute autre, eût entretenue ou aggravée. En offrant à la mémoire et à l'imagination des hystériques, des souvenirs ou des objets variés, doux, agréables, et dont la nature est propre à calmer l'effervescence des sens, en leur créant des rapports nouveaux, en occupant leur esprit de travaux scientifiques légers, d'occupations, de jeux honnêtes, on prépare, on accélère, ou on décide leur guérison. Si on oppose ces mêmes principes aux différens effets de la douleur morale, si on étudie tout le parti dont ils sont susceptibles, on combattra pr toujours avec plus ou moins de succès les résultats des affections de l'ame les plus pénibles.

Enfin s'il est important de veiller à l'éducation physique et morale des jeunes personnes, afin de prévenir l'invasion de cette maladie, il n'importe pas moins de les entourer de soins, de conseils dans un âge plus avancé, de les éclairer, de les fortifier de tous les avantages d'un emploi bien ordonné de leurs facultés mentales et des ressources de l'hygiène, afin de s'opposer à la continuité, ou aux récidives de l'hystérie. On atteindra le plus souvent ce but par une attention égale à calmer, à modérer la sensibilité, les sens ou l'imagination, et à fortifier, à l'aide de tous les moyens que l'art indique, la constitution physique des jeunes personnes, ou des femmes encore jeunes ; enfin, en régularisant toutes les fonctions de l'économie, et en éloignant les causes susceptibles d'en amener le dérangement. (LOUYER VILLERMAY)

HIPPOCRATE, *De virginibus.*
PAULUS AEGINETA, *Artis medicæ compendium ;* lib. III, cap. 71,

LAURENTIUS (Andreas), *De hystericis affectibus, infantilibusque morbis;* in-8º. *Lugduni,* 1595.

STUPANUS, *Dissertatio de suffocatione appellatá hystericá;* in-4º. *Basileæ,* 1604.

TANDLER, *Dissertatio de matricis præfocatione ;* in-4º. *Vittenbergæ,* 1614.

JAENICH, *Dissertatio de passione hystericá; in-4º. Basileæ,* 1614.

SCHALLER, *Dissertatio de passione hystericá; in-4º. Vittenbergæ,* 1625.

RIVERIUS (Lazarus), *Observationes medicæ et curationes insignes; in-4º. Parisiis,* 1646.

— Cent. I, n. 32. — Cent. II, n. II. 65. 69. — Cent. III, n. 83.

HIGHMORE, *De passione hystericá; in-8º. Amstelodami,* 1660.

DALEN, *Dissertatio de passione hystericá; in-4º. Lugduni Batavorum,* 1661.

TIELEN, *Dissertatio de passione hystericá; in-4º. Lugduni Batavorum,* 1662.

PLACCIUS, *Lucretia hysterica; in-4º. Duisburgi,* 1666.

LAMMUS, *Dissertatio, Casus hysteriæ variis symptomatibus stipatæ; in-4º. Groningæ,* 1666.

HARTENFELS (Petrus), *Dissertatio de passione hystericá; in-4º. Erfordæ,* 1672.

WEDEL (Georg. wolfg.), *Dissertatio de uteri suffocatione.; in-4º Ienæ,* 1674.

— *Dissertatio, Ægra strangulatione uteri syncoptica laborans ; in-4º. Ienæ,* 1717.

METZGER, *Dissertatio de passione hystericá; in-4º. Tubingæ,* 1677.

JORDEN, *Dissertatio de passione hystericá; in-4º. Lugduni Batavorum,* 1678.

SCHWEIZER, *Dissertatio de passione hystericá; in-4º. Lugduni Batavorum,* 1684.

ORLOB, *Dissertatio de suffocatione hypochondriacá, vulgò passione hystericá; in-4º. Ultrajecti,* 1684.

HOLLAND, *Dissertatio de hystericá passione; in-8º. Lugduni Batavorum,* 1687.

BUSSIUS, *Dissertatio de passione hystericá; in-4º. Lugduni Batavorum,* 1692.

DE VRIES, *Dissertatio de passione hystericá; in-4º. Ultrajecti,* 1692.

MALUS, *Dissertatio de passione hystericá; in-4º. Ultrajecti,* 1693.

WESLING, *Dissertatio de passione hystericá; in-4º. Lugduni Batavorum,* 1694.

ELNBERGER, *Dissertatio de passione hystericá; in-4º. Duisburgi,* 1695.

DE KRUYT, *Dissertatio de passione hystericá; in-4º. Ultrajecti,* 1676.

BUEHREN, *Dissertatio, Ægra suffocatione uterina laborans; in-4º. Erfordæ;* 1698

PURCELL (John), *Of vapours and hysteric fits; c'est-à-dire, Sur les vapeurs et les attaques d'hystérie; in-8º. Londres,* 1701.

VESTI (Justus), *Dissertatio de passione hystericá; in-4º. Erfordæ,* 1685.

— *Dissertatio, Casus passione hystericá laborantis, ejusque curatio; in-4º. Erfordæ,* 1703.

VERNON, *Dissertatio de passione hypochondriacá, hysteria dictá; in-4º. Lugduni Batavorum,* 1704.

DUVERNOY, *Dissertatio, Theoria vaporum uterinorum; in-4º. Basileæ,* 1710.

CRUGER, *Dissertatio de magnetismo rerum et de uteri ascensione; in-4º. Zittaviæ,* 1712.

JOHREN, *Dissertatio, Idolum muliebre in passione hystericá elevatum et excussum; in-4º. Ienæ,* 1712.

HUNAULD (P.), Dissertation sur les vapeurs et les pertes de sang; in-12. Paris, 1716.

BUECHNER (Andr. élias), *Dissertatio de atrocissimo sequioris sexus flagello, sive passione hysterica*; in-4°. *Erfurti*, 1721.

— *Pathologia et therapia passionis hystericæ*; in-4°. *Erfurti*, 1739

— *Dissertatio de clavo hysterico*; in-4°. *Halæ*, 1751.

VATER (abraham), *Dissertatio de passione colicâ et hystericâ*; in-4°. *Vittenbergæ*, 1726.

FISCHER, *De strangulatione uteri*; in-4°. *Erfordæ*, 1727.

HOFFMANN (fridericus), *De morbi hysterici verâ indole, sede, origine et curâ*; in-4°. *Halæ*, 1733.

RICHTER, *Dissertatio de malo hysterico*; in-4°. *Gottingæ*, 1741.

JARVIS, *Dissertatio de hystericâ affectione*; in-4°. *Edinburgi*, 1744.

FLEIG, *Dissertatio de malo hysterico*; in-4°. *Argentorati*, 1750.

LUDOLF, *Dissertatio de clavo hysterico*; in-4°. *Erfordæ*, 1750.

CHAUFEPIÉ, *Dissertatio de malo hysterico*; in-4°. *Lugduni Batavorum*, 1752.

PENRY (charles), *A mechanical account and explication of the hysteric passion*; c'est-à-dire, Tableau et explication mécanique de l'hystérie; in-8°. Londres, 1755.

RAULIN (joseph), Traité des affections vaporeuses du sexe; in-12. Paris, 1758.

ASTRUC (jean), Traité des maladies des femmes; in-12. Paris, 1761; VI, t. IV, p. 54.

UVEN, *Dissertatio de mali hysterici symptomatum diversitate, ob regionum et vitæ regiminis diversitatem, habitâ præsertim ratione ad hystericas in Frisiâ orientali*; in-4° *Halæ*, 1762.

BAUMER, *Dissertatio de mali hysterici verâ indole et curatione*; in-4°. *Erfordæ*, 1762.

RICHARDSON, *Dissertatio de malo hysterico*; in-8°. *Edinburgi*, 1763.

JAGELSKI, *Dissertatio de passione hystericâ*; in-4°. *Lugduni Batavorum*, 1765

DUBOIS, *Dissertatio de passione hystericâ*; in-4°. *Vindobonæ*, 1765.

KUERN, *Dissertatio de malo hysterico*; in-4°. *Basileæ*, 1766.

VAN STEVENINCK, *Dissertatio de hystericâ passione*; in-4°. *Lugduni Batavorum*, 1766.

MITTERBACHER, *Dissertatio de secretione urinæ fœminarum hystericarum, et de eâ ut signo affectionum earumdem*; in-4°. *Pragæ*, 1766.

MORGAGNI, *De sedibus et causis morborum*; in-4°. *Lugduni Batavorum*, 1767. Epist. XLV, art. 17-20.

ALEFELD, *Dissertatio de pathematibus hystericis*; in-4°. *Giessæ*, 1767.

GOEZ (adam julius), *Beytrag zur Geschichte von den hysterischen Krankheiten*; c'est-à-dire, Contribution pour servir à l'histoire des maladies hystériques; in-8°. Meinungen, 1771.

Voilà un livre sur les *maladies hystériques*; nous en avons un autre, en français, sur les *maladies goutteuses*. Je ne comprends ni l'un ni l'autre titre.

BOEHMER, *Dissertatio de causis, cur malum hystericum morbum malo hypochondriaco majorem constituat?* in-4°. *Halæ*, 1772.

WOOLCOMBE, *Dissertatio de hysteriâ*; in-8°. *Edinburgi*, 1776.

WILSON (andr.), *Medical researches on the nature and origin of hysterics*; c'est-à-dire, Recherches médicales sur la nature et l'origine de l'hystérie, in-8°. Londres, 1776.

LANG, *Dissertatio de passione hystericâ*; in-4° *Vindobonæ*, 1776.

LEIDENFROST (joh. gottl.), *Dissertatio de differentiâ passionis hystericæ à morbis convulsivis reliquis*; in-4°. *Duisburgi*, 1780.

— Voy. ejusdem Opuscul. t. III, n. 3.

CALDWELL, *Dissertatio de hysteriâ*; in-8°. *Edinburgi*, 1780.

van muysen, *Dissertatio de malo hysterico;* in-4°. *Coloniæ,* 1781.

van kessel, *Dissertatio de passione hystericá;* in-4°. *Lugduni Batavorum,* 1785.

flosse, *Dissertatio de malo hysterico;* in-4°. *Argentorati,* 1785.

grosmann, *Dissertatio de malo hysterico;* in-8°. *Giessæ,* 1785.

mitchell, *Dissertatio de hysteriá;* in-8°. *Edinburgi,* 1789.

robertson, *Dissertatio de hysteriá;* in-8°. *Edinburgi,* 1790.

bankead, *Dissertatio de hysteriá;* in-8°. *Edinburgi,* 1790.

manning (heinrich), *Ueber die Mutterbeschwerung;* c'est-à-dire, Sur l'hystérie; in-8°. Vienne, 1790.

meinecke, *Dissertatio de hysteriá;* in-4°. *Helmstadii,* 1791.

tode (joann. Clemens), *Dissertatio de morbis spasmodicis, hystericis præsertim;* in-4°. *Havniæ,* 1793.

belche, *Dissertatio de hysteriá;* in-8°. *Edinburgi,* 1793.

kerr, *Dissertatio de hysteriá;* in-4°. *Edinburgi,* 1794.

seemann, *Dissertatio de hysteriá;* in-4°. *Ienæ,* 1796.

lessel, *Momenta quædam generaliora circa affectionem hystericam;* in-4°. *Gottingæ,* 1798.

heilmann, *Dissertatio, Momenta quædam circa affectum hystericum;* in-4°. *Vittebergæ,* 1800.

tucker, *Dissertatio de hysteriá;* in-8°. *Edinburgi,* 1801.

duvernoy (g. l.), Dissertation sur l'hystérie; in-8°. Paris, 1801.

campbell, *Dissertatio de hysteriá;* in-8°. *Edinburgi,* 1801.

louyer-villermay, Recherches sur l'hypocondrie et l'hystérie. Paris, 1803.

berends, *De hystericá affectione epilepsiam simulante;* in-8°. *Francofurti ad Viadrum,* 1806.

louyer-villermay, Traité des maladies nerveuses proprement dites. Paris, 1817.   (vaidy)

HYSTÉROCÈLE, s. f., de υστερα, matrice, et κηλη, tumeur; hernie causée par le déplacement de la matrice. Un assez grand nombre d'exemples de cet accident sont consignés dans les livres. On a voulu révoquer en doute la possibilité que la matrice s'engage dans l'anneau inguinal; mais beaucoup d'observations recueillies par des praticiens dont le témoignage est irrécusable, l'établissent d'une manière certaine. L'opération césarienne a été également regardée comme indispensable chez une femme qui, se trouvant dans ce cas, deviendrait enceinte. Mais Stedeile a combattu victorieusement cette erreur. Il a fait voir que si les tentatives de réduction étaient inutiles, la dilatation de l'anneau suffirait pour permettre de réduire la matrice avec facilité, et de la repousser dans sa situation naturelle. Du reste, on prévoit sans peine que si on se décidait alors à pratiquer l'opération césarienne, elle présenterait beaucoup moins de danger que dans toute autre circonstance. La hernie ventrale de la matrice est plus commune; elle peut résulter d'une violente contusion sur les parois de l'abdomen, d'une large plaie, en un mot, de toutes les causes susceptibles de détruire ou de diminuer le ressort des parties qui forment l'enveloppe tégumentaire des viscères du bas-ventre, et de donner lieu à une *éventration* (*Voyez* ce mot). Ramener la matrice dans la direction de l'axe du bassin, en

plaçant la femme convenablement, à l'époque de la parturition, serait la seule précaution qu'exigerait cette déviation, si
après ou avant sa manifestation, l'utérus se trouvait rempli par
le produit de la conception. *Voyez* MATRICE.   (JOURDAN)

HYSTÉRO-CYSTIQUE, *hystero-cysticus*, de υστέρα,
uterus, et de κυστις, vessie; qui dépend en même temps de la
matrice et de la vessie : telle est la rétention d'urine dans la
grossesse. Elle provient alors ou de la compression directe du
col de la vessie par la matrice, ou de l'engorgement variqueux
des vaisseaux du col de la vessie, résultant de la gêne de la circulation du sang dans les veines du bassin pendant la gestation.
Quelle que soit la cause de cet accident, on le fait cesser en
sondant la femme avec les précautions convenables. *Voyez*
GROSSESSE.   (M. P.)

HYSTÉRO-CYSTOCÈLE, de υστέρα, matrice, κυστις,
vessie, et κηλη, hernie; hernie de la vessie compliquée de
déplacement de la matrice. On reconnaît ces deux maladies aux
signes indiqués à l'article de chacune d'elles. *Voyez* MATRICE,
VESSIE.   (M P)

HYSTÉROLOXIE, s. f., *hysteroloxia*; de υστερα, matrice,
et de λοξος, oblique; obliquité, déviation de la matrice.

La matrice que ses ligamens assujétissent d'une manière si
peu solide dans la région hypogastrique, où elle est placée
obliquement d'arrière en avant, peut être déviée, à droite, à
gauche, en avant ou en arrière de sa situation naturelle, par
l'action de causes aussi variées que nombreuses. Ces déviations sont connues sous les noms d'obliquité proprement dite,
d'antéversion et de rétroversion.

On ne saurait douter que les anciens n'aient eu déjà quelque
notion, confuse au moins, de la rétroversion de la matrice.
Aëtius surtout en parle dans des termes assez clairs pour ne
laisser aucun doute à cet égard (*Tetrab.* IV, *serm.* 4, c. 77).
Divers passages de Mercurialis, de Louis Mercatus, de Ro-
drigue de Castro, et de plusieurs autres, prouvent que ces
praticiens avaient eu également occasion de l'observer. Cependant elle était tombée presque totalement dans l'oubli, lorsque, il y a une trentaine d'années, l'attention commença de
nouveau à se porter sur elle. Le mémoire de Desgranges,
couronné en 1783 par l'Académie de chirurgie, opéra chez
nous cette révolution, qui fut amenée en Allemagne par les
travaux de Richter (*Chirurg. Biblioth.*, t. v, p. 521; t. IX,
p. 182), et en Angleterre par l'observation de Jean Lyne,
dont Guillaume Hunter publia les détails, en y joignant des
additions importantes (*Medical observations and inquiries*,
vol. IV, *London*, 1771).

Hunter, Meckel et Baudelocque, ont fréquemment ren-

contré ce déplacement de la matrice; mais tous les praticiens
n'ont pas porté la même attention qu'eux dans l'étude des accidens qui surviennent chez les femmes grosses, et telle est la
cause pour laquelle la maladie, ou plutôt le vice d'organisation dont il s'agit, passe encore aujourd'hui pour être rare,
tandis qu'on la rangerait peut-être au nombre des plus communes, si on possédait une liste exacte de tous les cas dans
lesquels elle a eu une issue funeste, soit parce qu'on la con-
fondit avec d'autres, soit parce que la nature en fut connue
trop tard, soit enfin parce que toutes les tentatives de réduction demeurèrent infructueuses. Peu inquiétante effectivement
quand on s'aperçoit à temps de son existence, elle met toujours la vie de la femme en danger si on la néglige, et entraîne au moins les douleurs les plus vives, les incommodités
les plus grandes.

Dans cette affection, le museau de tanche est relevé, et regarde la symphyse du pubis, tandis que le fond de l'utérus se
dirige du côté du sacrum. Mais le déplacement du viscère
est susceptible d'un grand nombre de degrés, depuis une légère
inclinaison sur les côtes du promontoire ou de la saillie du
sacrum, jusqu'à un renversement complet, et tel que le fond
se trouve engagé entre le rectum et la partie postérieure du
vagin. La déviation de l'urètre suit la même proportion, et ce
canal, entraîné par le déplacement correspondant du col de la
matrice et du museau de tanche, peut finir par remonter au
niveau du bord supérieur de l'arcade pubienne. Les parties
externes de la génération se gonflent: elles deviennent rouges
et douloureuses; la paroi antérieure du vagin est très-tendue,
la postérieure au contraire froncée et dans un état de relâchement. Le doigt, porté au fond de ce canal, ne peut atteindre ni
le col ni l'orifice de l'utérus, qui sont cachés par la vessie distendue; mais il sent un corps dur, une surface légèrement convexe et lisse, qui est la face postérieure de la matrice. La malade éprouve un sentiment de pesanteur dans le bassin, avec
des tiraillemens douloureux dans les aines, et à la région
lombaire. A ces douleurs qui proviennent uniquement de
la distension des parties, s'en joignent d'autres occasionées
par la pression que la tumeur exerce sur le rectum et la
vessie. En effet, le cours des urines et l'excrétion des matières fécales, de plus en plus gênés, finissent par être inter-
rompus tout-à-fait. Il y a donc rétention complette ou incomplette des urines, avec constipation plus ou moins opiniâtre.
On observe de plus une tuméfaction assez considérable du bas-
ventre, qui est en même temps douloureux, et dans la partie
antérieure duquel s'observe une vaste tumeur, prolongée
jusqu'audessus de l'ombilic, dont la dilatation excessive

de la vessie est la source. Les douleurs qui résultent de cet
ensemble d'accidens acquièrent dans certains cas assez de
violence pour simuler celles de la parturition, et semblent
annoncer un avortement prochain, circonstance qui n'a pas
peu contribué sans doute à faire méconnaître aussi longtemps la maladie. Elles consistent surtout en de violentes
épreintes avec des envies continuelles d'uriner et d'aller à
la selle. Si l'affection est abandonnée à elle-même, il survient
de l'anorexie, des coliques affreuses et des vomissemens de
matières stercorales ; la vessie finit par se rompre, et la mort
arrive au milieu d'une fièvre violente et d'une anxiété inexprimable.

La rétroversion de l'utérus est rare dans l'état de vacuité
de l'organe. Cependant Callisen l'a vue à la suite de l'accouchement, et Desault cite un cas dans lequel elle fut occasionée par un polype utérin. Ordinairement on ne la rencontre
que chez les femmes enceintes, et il serait assez difficile d'en
concevoir la possibilité dans l'état de vacuité, à moins qu'un
vice de conformation extrême du bassin ne la provoquât.
Mais elle ne s'observe jamais après le quatrième mois de la
grossesse ; car, pour qu'elle puisse avoir lieu, il faut que la
largeur de l'excavation du bassin surpasse la hauteur de la
matrice, et au bout de quatre mois ce viscère, amplement
développé par le produit de la conception qu'il renferme, s'é-
lève audessus du niveau du détroit supérieur.

Un bassin fort large, comme aussi une saillie trop considérable des vertèbres lombaires et de l'os sacrum, prédisposent à cette affection. Les femmes maigres y sont aussi beaucoup plus sujettes que les grasses. Elle peut être déterminée
par le prolapsus de la partie postérieure du vagin, et, si on
en croit les auteurs, par l'insertion du placenta à la face postérieure de la matrice. Toutes ces circonstances contribuent
à augmenter l'obliquité naturelle de l'utérus, et il suffit
alors, pour l'accroître au point de la rendre morbide, d'une
cause quelconque, comme une chute, l'élévation d'un lourd
fardeau, les efforts du vomissement, etc., qui refoule les
viscères abdominaux par en bas, et communique une violente
impulsion à l'organe utérin. Une fois la rétroversion effectuée,
les accidens qu'elle détermine tendent tous à la rendre encore
plus considérable, et à la convertir en un véritable renversement.

Il importe donc de perdre le moins de temps possible
pour ramener la matrice à sa direction naturelle ; car, outre
les dangers de la rétention d'urine et de la constipation, qui
deviennent toujours de plus en plus opiniâtres, il est à craindre que l'organe ne s'enclave dans l'excavation inférieure

du sacrum, à tel point qu'on ne puisse plus l'en retirer, surtout si l'accroissement de son volume cessait de lui permettre de franchir le détroit supérieur du bassin.

Le premier soin doit être d'évacuer les urines et les matières fécales, tant parce qu'on se procure ainsi plus d'espace, que parce qu'on ne craint point ensuite de provoquer la rupture de la vessie, par les efforts souvent très-considérables qu'on est obligé de faire. Il suffit même quelquefois de donner issue aux urines pour voir la réduction s'opérer spontanément, et la matrice reprendre d'elle-même sa place accoutumée. A cet effet on pratique le cathétérisme; mais l'opération ne laisse pas que de présenter assez souvent des difficultés : le col de la matrice peut même comprimer à tel point l'urètre, dans certains cas, que l'introduction de la sonde soit absolument impossible. Divers auteurs prescrivent de recourir alors à la ponction de la vessie, et Cheston avoue s'être trouvé contraint d'employer ce moyen extrême. En y réfléchissant bien cependant, on reconnaît de suite qu'on peut se dispenser, dans tous les cas, de le mettre en usage. Toutes les difficultés de l'opération naissent de la pression exercée par la matrice sur le col de la vessie et l'urètre : on les fera donc disparaître en repoussant l'utérus à la fois en haut et en arrière; si alors les urines ne coulent pas d'elles-mêmes, soit à cause de l'atonie de la vessie produite par la longueur de leur séjour, soit parce que le passage n'est pas encore parfaitement libre, toujours est-il vrai qu'on aura au moins ouvert assez ce dernier pour que la sonde ne rencontre plus un obstacle invincible à sa pénétration, et qu'on ne soit pas obligé de la pousser avec une violence qui fasse craindre des suites fâcheuses de son emploi. Il est surprenant que ce moyen simple soit passé sous silence dans presque tous les traités sur les maladies des voies urinaires : quelques écrivains célèbres l'ont, à la vérité, indiqué d'une manière générale ; mais c'est au docteur Naegele surtout qu'appartient l'honneur d'avoir démontré les grands avantages qu'il offre, et parmi lesquels le moindre n'est pas celui de rendre la sonde à peu près inutile.

Après l'évacuation des urines on procède à celle des matières fécales, qu'on favorise par un ou plusieurs lavemens, mais qui présente toujours de grandes difficultés, surtout lorsque la rétroversion est poussée jusqu'au point que le col de la matrice corresponde à la symphyse du pubis.

Ces précautions une fois prises, on doit procéder au redressement de l'utérus. Comme le principal obstacle dérive de la saillie que l'os sacrum fait en avant, il faut chercher à éloigner autant que possible l'organe de cet os, et en même temps donner à la pression qu'on exerce sur lui une direction telle qu'en se redressant il ne rencontre point la proéminence sacrée, et qu'il parcoure une portion de cercle pour revenir à sa situation primitive. On place la femme de manière que son corps repose sur les coudes et les genoux pliés ; les viscères du bas-ventre refoulés alors vers le diaphragme, ne peuvent pas peser sur la matrice.

La plupart des auteurs conseillent de chercher ensuite, au moyen des doigts indicateur et médius portés dans le rectum, à soulever le fond de l'organe pour le replacer dans le sens du canal. C'est la manœuvre que préconisent Lyne (*loc. cit*); Hooper (*ibid.* tom. v); Hirt (dans *Starke Archiv fuer die Geburtshuelfe*, tom. 1, pag. 45); Becker (dans *Starke, ibid.* pag. 56); Kratzenstein (dans *C. C. Seip, Specimen inaugurale, sylloge observ. var. argum. sistens. Copenh.* 1782) ; Vermandois (*Journal de médecine,* tom LXXXVII), Mursinna (*Abhandlung von den Krankheiten der Schwangeren und Gebaehrenden*, t. 1, p. 58), et Haselberg (*Untersuchungen und Bemerkungen ueber einige Gegenstaende der praktischen Geburtshuelfe*, pag. 109). On n'a besoin que de réfléchir un peu à la disposition des parties pour sentir les inconvéniens de cette manière d'opérer : gênés, pressés de toutes parts, les doigts ne sauraient repousser le fond de la matrice que de haut en bas, et cette pression directe ne réussit jamais, ou si le succès l'a couronnée quelquefois, le cas était toujours si léger qu'il eût suffi de procurer l'évacuation des urines pour déterminer la rétraction. Jamais l'introduction de deux doigts dans l'anus, non plus que celle de la main toute entière, conseillée par quelques auteurs, n'a pu conduire au but dans un cas de véritable enclavement, et lors même qu'on continuerait les efforts pendant une heure, comme n'a pas craint de le faire Vermandois, le seul résultat qu'on aurait droit d'espérer, serait l'avortement, dont l'issue n'est point à beaucoup près toujours aussi heureuse que Saxtorph a eu occasion de le voir (*Collectanea Hafniensia*, vol. 11).

Le raisonnement et l'expérience s'accordent donc pour faire sentir les avantages de l'introduction des doigts dans le vagin, développés dans tout leur jour par Melitsch (*Abhandlung von der Umbeugung der Gebaehrmutter; Prag*, 1790); Meckel (dans *Abraham Wall, Dissertatio de uteri gravidi retroflexione, Halae*, 1782), Lohmeyer, etc. On introduit les doigts de manière que le dos en soit tourné vers le sacrum ; et avec leur extrémité on repousse le fond de la matrice obliquement en haut et en avant vers le nombril. On peut aussi accrocher le col, après avoir soulevé l'organe, et chercher à le replacer dans le sens du canal : cette dernière manœuvre n'est exécutable que quand la déviation n'a pas encore atteint un bien.

haut degré, parce qu'autrement le col de la matrice est trop
relevé pour qu'on puisse arriver jusqu'à lui ; et qu'en outre,
si on parvenait à le saisir, la pression des doigts ne ferait
qu'engager davantage le fond de l'utérus sous la saillie du
sacrum, et rendre la réduction encore plus difficile, impossible même.

La matrice n'abandonne d'abord qu'avec lenteur sa situation vicieuse; mais une fois qu'elle est parvenue audessus
du sacrum, elle se retourne subitement, et dès-lors toutes les
douleurs, tous les accidens, sont dissipés. Il ne reste plus qu'à
prévenir la récidive, en faisant coucher la femme sur le côté,
la condamnant à un repos absolu, ou la soumettant à l'usage
du pessaire. Bientôt les progrès de la grossesse rendent une
rechute impossible, et permettent de négliger toutes les précautions prescrites par la prudence.

Si la maladie, négligée pendant long-temps, avait fait de
tels progrès que la matrice, augmentée de volume depuis
l'invasion, fût enfin fixée, enclavée avec un tel degré de
force qu'il devînt impossible de la dégager, la vie de la
femme courrait alors un danger si imminent, qu'on ne devrait
pas craindre de recourir à des moyens extrêmes. Le moins
violent et le moins dangereux de ceux qu'on a proposés,
consiste à diminuer le volume de l'utérus, en le ponctionnant
et donnant issue à une portion des eaux de l'amnios, opération dont l'avortement est la suite presqu'inévitable, malgré
qu'en aient dit certains praticiens. Ce procédé est plus sûr,
et surtout moins cruel que la synchondrotomie, à laquelle
divers auteurs veulent qu'on ait recours, ou que l'espèce d'o-
pération césarienne conseillée par Callisen, qui recommande,
après avoir pratiqué la gastrotomie, d'aller saisir la matrice
à deux mains, pour la rétablir de force dans sa situation
naturelle.

L'antéversion, ou le renversement de la matrice en avant,
est fort rare, parce que la disposition naturelle de l'organe la
favorise peu. Ce dernier présente alors son fond tourné vers le
pubis, et son orifice correspondant au sacrum. Des douleurs
dans la région hypogastrique, l'ischurie et divers accidens
pendant l'accouchement, sont les résultats de cette déviation,
dont on ne connaît encore qu'un très-petit nombre d'exemples
jusqu'à ce jour. *Voyez* MATRICE.

Dans l'obliquité proprement dite, le fond de la matrice est
détourné de sa direction naturelle vers la droite ou vers la
gauche; il ne suit plus la direction de l'axe du détroit supérieur, et l'orifice du viscère cesse de correspondre au centre
du bassin. Ce défaut de conformation devient la source d'accidens graves pendant la grossesse. Le pied du côté correspon-

dant s'engourdit, et des dilatations variqueuses s'y montrent sur le trajet des veines ; la femme ne marche qu'avec peine , et quelquefois elle est obligée de boiter ; les glandes inguinales sont engorgées. L'obliquité entraîne de bien plus graves inconvéniens encore à l'époque de l'accouchement , parce que les forces expulsives n'agissant point dans une direction parallèle à celle de l'axe du détroit supérieur, se décomposent et se détruisent en quelque sorte. Heureusement on remédie avec assez peu de peine à cette déviation, qui, si on ne la corrigeait pas, entraînerait infailliblement la mort de la femme. *Voyez* MATRICE, OBLIQUITÉ. (JOURDAN)

HYSTÉROMANIE, s. f , *hysteromania*, de ὑστέρα, manie, et de μανια, folie : c'est la complication de l'hystérie et de la manie. L'hystéromanie, par cet état complexe, diffère de la nymphomanie ou fureur utérine et de l'érotomanie ou manie par amour, qui sont deux affections simples. S'il est rare que le délire maniaque continu vienne s'adjoindre à l'hystérie, il est encore plus insolite de voir l'affection hystérique bien prononcée se développer consécutivement chez une maniaque ; toutefois on conçoit non-seulement l'existence de l'une et l'autre circonstance , mais en outre, elles se présentent de temps à autre à l'observation. Qu'une jeune fille, sujette à des accès d'hystérie , éprouve un violent chagrin, la manie peut éclater et ceux-ci continuer à revenir périodiquement, mais sans régularité ; tel est un premier exemple d'hystéromanie. Quand au contraire une femme, dans un état d'aliénation maniaque , est prise de convulsions hystériques, c'est un second exemple du même désordre. Celui-ci doit être plus rarement observé, et est, en général, d'une guérison plus difficile ; si, par exemple , une jeune personne hystérique devenait maniaque, par suite d'un amour contrarié ; en accédant à ses vœux, on pourrait très-bien rétablir sa santé. Le même mode de traitement ne serait peut-être pas également applicable dans un cas de manie auquel se seraient joints des accès d'hystérie. Ici, d'ailleurs, les chances de succès ne seraient pas les mêmes que dans le cas précédent ; et de plus, il ne serait pas aussi facile que dans l'hystérie, compliquée consécutivement avec la manie, de s'assurer de la nature véritable des mouvemens convulsifs, qui pourraient, dans la dernière proposition, appartenir à l'épilepsie. Or , on sait que rien n'est plus difficile à guérir, ou moins susceptible de guérison que la manie épileptique qui depend presque toujours d'une lésion organique du cerveau , de son prolongement ou de leurs enveloppes. *Voyez* ÉPILEPSIE, HYSTÉRIE, MANIE. (LOUYER VILLERMAY)

HYSTÉROPHYSE, s. f., *hysterophysis*, de υστερα, matrice, et de φυσις , vent. On désigne sous ce nom une tumeur ventrale, causée par le développement de fluides aériformes dans la cavité de l'utérus, qui s'en trouve plus ou moins distendu. Ces fluides, ou bien demeurent dans le lieu qui les a vu naître, ou s'en échappent involontairement, et constituent alors ce qu'on appelle le rot vaginal *Voyez* aedopsophie, matrice, tympanite.   (jourdan)

HYSTÉROPTOSE, s. f, *hysteroptosis*, de υσٓτερα, matrice, et de πٓωσις, chute. On donne collectivement ce nom aux deux maladies, bien distinctes l'une de l'autre, quoiqu'en apparence identiques, qui s'appellent, dans le langage vulgaire, descente et renversement de la matrice.

§. 1. *De la chute de la matrice.* La matrice, logée dans la partie supérieure et moyenne du bassin, y est assez mal assujétie par ses ligamens larges et ronds; aussi abandonne-t-elle quelquefois sa situation naturelle pour descendre dans l'excavation du petit bassin, et tomber plus ou moins bas dans l'intérieur du vagin, ou même faire saillie hors de l'ouverture des parties sexuelles externes. On trouve, dans la plupart des anciens traités de pathologie, ces deux cas désignés, le premier sous le nom de procidence incomplette, et le second, sous celui de procidence complette de l'utérus. Des écrivains modernes ont adopté une autre distinction : ils admettent un abaissement, une chute et une précipitation de l'organe, suivant que celui ci descend plus ou moins bas dans le vagin, sans néanmoins paraître encore au dehors, ou qu'il franchit l'orifice de la vulve, ou enfin qu'il se porte tout à fait à l'extérieur en traînant après lui le vagin renversé. Quelle que soit celle de ces deux divisions à laquelle on s'attache, et la première semble devoir mériter la préférence, on voit qu'elles sont fondées uniquement sur deux ou trois degrés d'intensité d'une seule et même maladie, entre lesquels il peut en exister un nombre pour ainsi dire indefini : les accidens sont les mêmes dans l'un et dans l'autre, ils ne diffèrent que du plus au moins.

Lorsque la matrice ne descend pas, le long du vagin, jusque hors de la vulve, la femme atteinte de cette infirmité désagréable, éprouve divers accidens dont les uns dépendent de la pression que le viscère exerce sur des parties non accoutumées à la ressentir, notamment sur la vessie et le rectum, tandis que les autres dérivent de la distension des ligamens qui servent à maintenir l'utérus dans sa position habituelle.

Ces derniers accidens, qui consistent surtout en un sentiment de pesanteur, et quelques tiraillemens incommodes dans la région lombaire, augmentent quand la femme marche ou se tient debout longtemps; ils diminuent, au contraire, lorsqu'elle reste couchée pendant plusieurs heures ; rarement finissent ils par disparaître tout-à-fait, attendu que l'affection ne demeure presque jamais stationnaire, et ne manque ordinairement pas de faire chaque jour des progrès nouveaux, quand on n'y apporte pas remède, ou quand on la néglige. Cependant on les voit quelquefois cesser entièrement, les parties venant à s'accoutumer d'une manière insensible au changement qui s'est effectué dans leur situation ; de même ils se font ressentir avec beaucoup plus de vivacité lorsque l'invasion de la maladie est prompte et soudaine, que quand la procidence se déclare avec lenteur et connue par simple affaissement. Dans le premier cas, ils peuvent être assez graves pour entraîner à leur suite de longs évanouissemens, des douleurs dans toute l'étendue du bas-ventre, le ténesme, des hémorragies utérines, une inflammation du péritoine, une fièvre violente.

Quant aux accidens dus à la pression que la tumeur exerce sur la vessie et le rectum, ils consistent en une difficulté plus ou moins grande de rendre les urines et d'aller à la selle. Il est des malades qui ne peuvent uriner ni expulser les matières fécales, qu'après avoir commencé par s'étendre sur le dos, et repoussé ensuite la matrice en arrière par le moyen du doigt. La dysurie et la constipation augmentent à proportion du temps que la malade est demeurée debout, et par conséquent des progrès que fait l'utérus pour se rapprocher de l'orifice inférieur du vagin. Quelquefois l'irritation causée par la matrice sur les follicules muqueux de ce dernier canal, détermine un écoulement analogue au flux leucorrhoïque ou blennorrhagique, et dont on peut être fort longtemps à découvrir la véritable source, surtout lorsque la femme, étant peu incommodée de sa chute de matrice, n'a pas la plus légère idée de la corrélation qui existe entre les deux affections dont elle est simultanément atteinte.

Une femme peut devenir enceinte, malgré qu'elle ait une chute incomplette de matrice. L'accident peut même ne se manifester qu'à une époque plus ou moins avancée de la grossesse, tandis que, dans d'autres circonstances, plus rares à la vérité, il se dissipe à mesure que la gestation approche de son terme naturel. On trouve des exemples de ces deux genres dans Loder (*Journal fuer die Chirurgie*, etc., tom. II, p. 13), dans Saviard, dans Portal (*Mémoires de l'Académie de chirurgie de Paris*, tom. III), dans l'ancien *Journal de médecine* (tom. XLV), et dans beaucoup d'autres ouvrages ou recueils périodiques; mais on distingue surtout celui que Chopart a consigné dans son Traité des maladies des voies urinaires, et qui est en effet un des plus remarquables que l'on connaisse. Il peut se faire qu'alors une hémorragie se dé-

clare, et que, faute d'avoir des notions précises sur la cause
qui la provoque, on ait recours à un mode de traitement peu,
efficace pour la tarir; c'est ce qui arriva, entre autres, dans le
cas dont le Journal de Loder fait mention. On a vu aussi des
chutes de matrice se déclarer pendant l'accouchement. Ducreux
a inséré une observation qui le prouve, dans les Mémoires de
l'Académie de chirurgie de Paris, tom. VIII, p. 393.

Quand, par les progrès du temps, la chute de la matrice
devient complette, d'incomplette qu'elle avait été jusqu'alors,
on voit disparaître tous les accidens qui provenaient de l'action du viscère sur le rectum et la vessie, c'est-à-dire que les
urines sortent librement, et que l'excrétion des résidus de la
digestion se fait sans plus de difficulté; mais, en revanche,
ceux qui dépendent de la distension des replis du péritoine
prennent un accroissement considérable. L'organe forme entre
les cuisses une tumeur presque cylindrique, ou, pour parler
plus exactement, oblongue, et dont l'extrémité inférieure
offre une fente transversale par laquelle le sang menstruel
coule chaque mois, si la femme est bien réglée.

Le col de la matrice entraîne après lui la portion supérieure
du vagin qui l'entoure : peu à peu même ce dernier finit par
se dérouler tout entier, en se retournant à la manière d'un
doigt de gant; devenue ainsi extérieure, la membrane interne
du canal change de nature par son exposition à l'air, et
prend tous les caractères de la peau qui forme l'enveloppe tégumentaire du corps; or, si, comme le cas n'est pas fort rare,
la matrice a conservé sa forme cylindrique, et n'a pas éprouvé
une grande tuméfaction, la masse pédiculée qui fait saillie
hors du vagin, simule assez grossièrement un membre viril,
dont le gland serait à demi couvert par le prépuce. Il n'y a
pas de doute que ce soit une disposition pathologique semblable qui ait donné lieu à une partie des contes puériles
qu'on a débités touchant les prétendus hermaphrodites (*Voyez*
HERMAPHRODISME). L'histoire curieuse que Saviard nous a conservée, le démontre sans réplique. Cependant il est beaucoup
plus ordinaire que les frottemens des habits et l'irritation
causée par les urines, dont une certaine quantité l'inonde
toujours, quelque soin qu'on prenne pour l'éviter, fassent
naître sur la surface du vagin des excoriations qui causent les
plus vives douleurs, et dont en outre les suites sont quelquefois très-fâcheuses.

Il est facile de concevoir qu'un déplacement aussi considérable ne peut s'effectuer sans en déterminer un autre proportionné dans la situation de la vessie et du rectum. La vessie
se trouve renversée en arrière; elle occupe la place que la
matrice remplissait auparavant; sa direction devient horizon-

tale, aussi bien que celle de l'urètre, de sorte que le jet des urines se porte en avant, ou même en haut, et que, dans ce dernier cas, il va mouiller le bas-ventre de la malade. Souvent même il y a impossibilité complette de vider, sans le secours de l'art, la vessie du fluide qui s'y est accumulé. La circulation s'exécute difficilement dans le tissu de la matrice; cet organe se tuméfie, et il augmente quelquefois de grosseur à un point surprenant : souvent même il en découle une quantité considérable de sang.

Certaines femmes finissent par s'accoutumer tellement à cette dégoûtante infirmité, qu'elle ne les incommode en aucune manière : la matrice tombe, entraînant le vagin, toutes les fois qu'elles se tiennent debout ou qu'elles marchent, et se réduit aisément lorsqu'elles sont étendues sur le dos.

La chute incomplette de la matrice peut seule présenter un diagnostic un peu embarrassant; mais le doigt porté dans l'intérieur du vagin ne tarde pas à éclairer sur la nature de l'affection. Cependant le toucher exige dans ce cas quelques précautions qu'il est important de ne négliger jamais. On ne doit, par exemple, faire l'exploration que la malade étant debout, attendu que la matrice rentre dans sa situation naturelle aussitôt que la femme se tient horizontalement. Par la même raison, l'instant de la journée n'est pas non plus tout à fait indifférent; jamais on ne doit choisir le matin, surtout quand la personne a l'habitude de se lever fort tard. On pourrait aussi s'en laisser imposer, par les apparences, sur le degré d'intensité de la maladie, si on explorait l'utérus quand la vessie et le rectum sont remplis, puisqu'il est retenu alors par ces deux réservoirs, lesquels l'empêchent de descendre aussi bas qu'il le fait dans leur état de vacuité complette.

Lorsqu'aucune de ces précautions n'a été négligée, il est absolument impossible de ne pas reconnaître en toute certitude la maladie. On a vu cependant des praticiens peu habiles ou peu expérimentés la confondre avec un polype utérin, erreur qui peut entraîner de graves conséquences. On l'évite aisément, en se rappelant que les polypes de la matrice sont, en général, plus mous et moins sensibles au toucher : d'ailleurs, dans l'hystéroptose, la partie inférieure de la tumeur laisse apercevoir l'orifice du museau de tanche; et si, par un hasard singulier, il se trouvait qu'un polype présentât en ce même endroit un enfoncement dont la forme et l'étendue fussent capables d'en imposer, la profondeur à laquelle une sonde à femme s'enfoncerait dans le sein de la tumeur formée par la chute de la matrice, indiquerait suffisamment la présence de cette dernière affection. Il s'en faut de beaucoup que la tumeur présente la même forme dans les deux cas. Un polype utérin ressemble généralement à·un coing renversé,· c'est-à-dire que, très-volumineux à son extrémité la plus voisine de la vulve, il va toujours en s'amincissant du côté du bassin; dans l'hystéroptose, au contraire, la masse est plus mince en bas qu'en haut. Enfin la chute de la matrice est susceptible de réduction, sauf quelques exceptions assez peu communes, et la femme se sent soulagée aussitôt après que l'organe a été repoussé dans sa situation naturelle; un polype utérin, au contraire, est irréductible, et loin que son refoulement diminue les douleurs que la malade éprouve, il en occasione d'une autre nature, mais non moins vives, et cause une anxiété inexprimable. Tous ces signes, qui éclairent suffisamment le diagnostic dans la simple descente ou dans la chute de la matrice, deviennent inutiles dans les cas de précipitation de cet organe, puisque l'œil reconnaît alors avec toute l'évidence désirable les caractères distinctifs qui pourraient sembler un peu équivoques, lorsqu'on est obligé d'aller à leur recherche avec le seul secours du doigt. Il est au reste nécessaire de faire observer que les bords de l'ouverture de la matrice ne sont pas unis et saillans, comme dans l'état naturel de l'organe, mais en quelque sorte renversés en arrière, plissés, ridés et comme tailladés. Le col de l'utérus éprouve aussi un alongement notable, dont Levret a donné une description soignée et excellente.

La chute de la matrice se rencontre fort rarement chez les filles, et surtout chez celles qui sont encore en bas âge, malgré que Mauriceau, Saviard et Monro en aient consigné divers exemples dans leurs écrits. On ne la rencontre guère que chez les femmes qui ont déjà eu des enfans, et notamment chez celles qui en ont mis au monde un grand nombre. Cette particularité s'explique sans peine par le relâchement que les ligamens de l'utérus ont éprouvé chez les personnes dont cet organe a été plus d'une fois rempli et développé par le produit de la conception. C'est sans doute la même cause qui rend l'hystéroptose si fréquente pendant les premiers mois qui suivent l'accouchement, d'autant plus que la matrice encore pénétrée de sucs abondans, dont elle ne se dégorge qu'avec une lenteur extrême, présente un poids beaucoup plus considérable qu'à l'ordinaire. C'est elle, enfin, qui rend raison de la plus grande fréquence de la maladie chez les femmes maigres, que chez celles qui se font remarquer par leur embonpoint; le tissu cellulaire, dont les cellules sont remplies de graisse, offrant dans le second cas un point d'appui, un soutien plus solide à l'utérus. Aussi·, l'hystéroptose se déclare-t-elle assez souvent chez les femmes surchargées de graisse, qui perdent tout à coup leur embonpoint par l'effet d'une longue et cruelle maladie, comme par exemple de la dysenterie. Levret a soutenu, il est vrai, que le relâchement des ligamens de la matrice ne doit jamais figurer au nombre des causes de sa procidence, et il citait, à l'appui de son sentiment, les douleurs que le tiraillement des ligamens fait éprouver aux malades ; mais ces douleurs, loin de démontrer que la maladie ne dépend point de la laxité des replis du péritoine, indiquent seulement que la membrane séreuse qui tapisse le bas-ventre, après avoir cédé par l'effet de son amplitude naturelle, se trouve ensuite obligée de céder encore davantage par la pesanteur de l'organe dont elle a primitivement permis le déplacement. Au reste, l'hystéroptose est favorisée par la largeur du vagin, par un diamètre considérable de l'excavation du petit bassin, par les écoulemens leucorrhoïques dont l'abondance et la longue durée ont singulièrement relâché le tissu des organes génitaux, etc. On a vu d'autres causes la provoquer directement par une commotion violente du corps, qui se faisait surtout ressentir dans la matrice, comme une chute, des efforts prolongés pour vomir, tousser ou crier, des travaux pénibles, l'habitude de soulever de lourds fardeaux, ou de les porter sur les épaules. C'est ce qui explique pourquoi l'affection est si commune dans les basses classes du peuple, et c'est sur quoi se fonde un des préceptes hygiéniques les plus importans pour la santé du beau sexe, celui de bien se garder de se tenir trop tôt debout, ou de rien entreprendre de penible, immédiatement après l'accouchement.

Appelé dans un cas d'hystéroptose, le praticien, si la chute est incomplette, doit s'occuper d'abord de réduire la matrice, et ensuite de prévenir la récidive de l'affection, par l'emploi des moyens propres à empêcher que l'organe se précipite de nouveau.

La réduction ne présente aucune espèce de difficulté dans le simple abaissement de l'utérus. Il suffit de faire étendre la femme sur le dos, et de repousser avec deux doigts la matrice dans le bassin. Quelquefois elle y rentre sans efforts, et d'elle-même. Il n'en est pas ainsi d'une procidence complette et invétérée, ou d'une véritable précipitation. La situation de la malade doit également être ici horizontale : seulement, il faut que le bassin soit un peu plus élevé que la tête, et que les cuisses soient fléchies, ainsi que les jambes. On se trouve souvent bien de la précaution préalable de débarrasser le rectum par le moyen de quelques lavemens. La réduction n'est même pas toujours praticable, malgré qu'on ait recours à des procédés plus énergiques, aux bains tièdes, aux purgatifs, à la saignée, à la diète, aux fomentations émollientes. Quelquefois, on parvient à l'opérer, quoiqu'avec beaucoup de difficultés ; mais soit que le gonflement des parties leur lasse occuper plus

de place qu'auparavant, soit que la cavité abdominale accoutumée à ne plus la renfermer, ait diminué de capacité, soit
enfin, ce qui est plus probable, que les organes par lesquels
elles ont été remplacées, se trouvent gênés et comprimés, la
réduction de la tumeur cause des accidens plus graves que
son entier abandon au dehors. Richter a consigné, dans sa *Bibliothèque chirurgicale* (t. III, p. 141), un fait de cette nature
et digne d'attention : la malade, après la rentrée de la matrice,
éprouva une anxiété extraordinaire, des douleurs très-vives
dans le bas-ventre, et une constipation opiniâtre : on fut obligé
de laisser reparaître la tumeur au dehors, pour mettre fin aux
angoisses de cet état insupportable.

Dans un cas semblable, on se contente de soutenir la hernie par un bandage-suspensoire, et on a recours au cathétérisme, toutes les fois qu'il survient une rétention d'urine. Le
suspensoire soutient la matrice, et l'empêche de descendre
toujours de plus en plus ; il a en outre l'avantage de prévenir
les frottemens qu'exerceraient sur elle tant les cuisses que les
vêtemens, et les excoriations qui pourraient en résulter.
Toutes les fois aussi qu'on sonde la malade, on doit avoir
présent à l'esprit le changement survenu dans la direction de
l'urètre ; il faut enfoncer le cathéter horizontalement, et le
pousser droit vers le rectum.

Les ulcérations qui couvrent la surface de la tumeur n'empêchent point d'essayer de la réduire ; bien au contraire, la
réduction est favorable à leur guérison, puisqu'elle supprime
la cause qui les provoque, savoir, les frottemens et l'irritation produite par l'urine. Aussi remarque-t-on presque toujours qu'elles guérissent peu de temps après la rentrée de la
matrice, tandis que la cicatrisation en est très-difficile, pour
ne pas dire même impossible, tant que celle-ci demeure saillante au dehors.

Quelquefois l'utérus est fortement enflammé et gonflé ; il
faut combattre cette disposition, avant de tenter de réduire
la tumeur, ou au moins chercher à diminuer l'état de
phlogose.

La manifestation de l'hystéroptose depuis l'époque de la
grossesse, surtout pendant les premiers mois de la gestation,
n'est qu'un obstacle de plus à la guérison palliative, mais
nullement une contre-indication aux tentatives de réduction.
Bien au contraire, celle-ci doit être essayée, et d'autant plus
qu'en la négligeant, on prive la matrice, lors de l'accouchement, du secours des muscles abdominaux, dont les contractions coopèrent d'une manière si puissante à l'expulsion du
produit de la conception. On a, plus d'une fois, réussi à réduire la matrice dans l'état de grossesse ; Giraud, entre autres,
en a rapporté un exemple (*Journal de médecine*, t. XLV).

Si le col de l'utérus, trop endurci, résistait aux efforts de la mère, et aux moyens dilatans, il faudrait y pratiquer plusieurs incisions pour procurer la sortie du fœtus, comme l'a fait, par exemple, Jalouset (*Journal de médecine*, t. xliii).

La matrice a quelquefois eté trouvée dans un état squirreux ; ce cas est rare à la vérité, mais Ruysch assure l'avoir observé. Il serait fort imprudent de songer alors à réduire la tumeur. Peut-être parviendrait-on à sauver les jours de la malade en extirpant la matrice ; mais cette opération est-elle réellement praticable ? nulle observation authentique ne le démontre, quoiqu'on cite divers cas dans lesquels l'extirpation faite par erreur fut couronnée du plus heureux succès. *Voyez* MATRICE.

La réduction n'est qu'un moyen purement palliatif, et une fois qu'elle a été effectuée, il faut recourir à d'autres pratiques, pour prévenir, autant que possible, les récidives de la maladie. Les injections astringentes et toniques, combinées avec les boissons amères, l'abstinence de tout mouvement, et le changement de profession, si elle est trop pénible, ou exige une situation habituellement verticale, conviennent pour ranimer l'énergie des solides relâchés, lorsque la procidence n'est encore qu'à son premier degré, c'est-à-dire dans le simple affaissement de la matrice ; mais une fois que celle-ci est descendue très-bas dans le vagin, et surtout lorsqu'elle se montre entre les grandes lèvres, les moyens mécaniques, connus sous le nom de pessaires, sont les seuls à l'aide desquels il soit possible de la maintenir dans la place que la nature lui a destinée. *Voyez* PESSAIRE.

§. 11. *Du renversement de la matrice.* Dans cette seconde variété de l'hystéroptose, la matrice est retournée sur elle-même, de telle manière que sa face interne devient externe, et que l'externe se trouve dirigée en dedans. Le fond de l'organe s'affaisse, et descend dans le vagin à travers l'ouverture du museau de tanche ; quelquefois le renversement est complet, le fond entraine avec lui jusqu'au col et la partie supérieure ou même la totalité du vagin, pour se présenter tout à fait au dehors des parties génitales externes. Comme dans la chute de la matrice, on a établi ici entre le renversement complet et incomplet, une distinction fondée uniquement sur le degré de saillie de la tumeur, c'est-à-dire sur sa limitation à un point plus ou moins élevé de la hauteur du vagin, ou sa proéminence hors de l'ouverture de la vulve.

Le renversement complet est beaucoup plus rare que l'incomplet ; la matrice toute entière, et le vagin lui-même, sont alors, comme il vient d'être dit, retournés et précipités, de sorte que la masse formée par la première est suspendue à un pédicule creux constitué par le second, à l'origine duquel se remarque une espèce d'anneau dur et presque cartilagineux, indiquant la présence du col de la matrice, sans qu'il soit possible d'introduire la sonde même la plus fine entre la base de la tumeur et l'origine du tube au sommet duquel elle est implantée. Cette tumeur a une figure ovalaire, aplatie et presque pyriforme. La surface en est fongueuse et remplie d'inégalités. Il suffit du plus léger attouchement pour déterminer la sortie du sang. La couleur en est toujours rouge ; mais cette rougeur diminue à proportion de l'ancienneté de la maladie. Les surfaces mêmes finissent avec le temps par devenir moins sensibles aux impressions du dehors, et à ne plus saigner que tous les mois à l'époque des règles ; le sang s'échappe alors en nappe, et de tous les points de la tumeur. C'est à ce caractère qu'on distingue la maladie en question de la chute de la matrice, dans laquelle le sang menstruel ne sort que par la seule ouverture placée au bas de la masse herniée. L'absence de cet orifice à sa partie inférieure, et la figure de la tumeur qui est plus volumineuse et plus large en bas qu'en haut, sont encore deux caractères de 'inversion de l'utérus, qui ne peuvent manquer de la faire distinguer sur-le-champ d'une chute proprement dite.

Ce n'est guère qu'à l'instant de l'accouchement, ou tout au plus peu de jours après, qu'on voit le renversement de la matrice se déclarer. Divers auteurs prétendent l'avoir rencontré chez des femmes qui n'avaient point eu d'enfans depuis longtemps. Il n'y a pas de doute que l'affection ne se fût manifestée, dans ces cas, avec assez de lenteur, pour que la personne n'y fît aucune attention, et que, considérant les accidens qu'elle occasionait comme une suite ordinaire ou insolite des couches, la femme ne s'en fût aperçue qu'au moment où la tumeur devenait apparente au dehors. Ainsi Leviet cite le cas d'une inversion de matrice qui ne fut découverte que cinq années après l'accouchement. Assez fréquemment, des tractions imprudentes et trop fortes, exercées sur le cordon ombilical, dans l'intention d'accélérer la délivrance, sont la cause déterminante de la maladie. On l'a toutefois observée également à la suite d'une expulsion trop prompte du fœtus et du placenta, après la sortie de la masse contenue dans l'utérus par une sorte d'énucléation. Clegtoin assure l'avoir vue chez une femme qui, se tenant debout, mit au monde son enfant à la suite d'une douleur extrêmement violente (*Medical communications*, vol. II).

Le renversement de la matrice suppose, en effet, dans les fibres qui forment les parois de cet organe, une certaine laxité qu'elles n'ont en général qu'immédiatement ou peu de temps après la délivrance. Cependant toutes les causes de débilité, et toutes celles dont l'action consiste à distendre l'utérus, peuvent lui donner naissance. La ménorrhagie et l'hydropisie utérine en favorisent aussi la manifestation.

Les accidens que l'inversion de la matrice détermine, sont toujours graves et alarmans; l'affection est même, en général, mortelle, lorsqu'on ne parvient pas à y porter remède sur-le-champ. La plus redoutable de ses suites est l'hémorragie énorme qu'elle entraîne, et que ne tardent pas à compliquer le gonflement, de vives douleurs, des tiraillemens dans les lombes, et une inflammation, dont il est à craindre que la gangrène ne termine le dernier période. Ainsi l'accoucheur doit en soupçonner l'existence, toutes les fois qu'à la suite de l'accouchement, surtout lorsqu'il s'est effectué avec une rapidité extraordinaire, la malade éprouve une perte considérable, qui lui abat presque subitement les forces, et se plaît, en outre, de ressentir des douleurs analogues à celles que provoquerait la présence d'un second fœtus. Il doit craindre au moins qu'il n'y ait une inversion incomplette, c'est-à-dire que le fond de la matrice ne soit engagé dans le col, et, pour s'en assurer, il porte le doigt dans le vagin, au fond duquel, si l'affection existe, il découvre une masse arrondie, entourée et serrée par le col de la matrice; de plus, le diagnostic est confirmé par un vide insolite audessus de l'arcade du pubis, et par l'absence de la tumeur globuleuse que la matrice forme en cet endroit, quand elle est revenue sur elle-même après s'être débarrassée de l'enfant, mais avant l'expulsion du placenta.

Une difficulté peut se présenter lorsqu'on rencontre un renversement un peu ancien; car, pour être dangereuse quand on l'abandonne à elle-même, l'affection n'a pas toujours des suites funestes, et plus d'une femme s'habitue à vivre avec elle: cette difficulté consiste en ce que l'inversion de la matrice non-seulement est simulée pour un polype utérin, mais encore le reconnaît quelquefois pour cause. L'excroissance, en effet, lorsqu'elle prend naissance au fond de l'organe, exerce sur lui une traction proportionnée à l'accroissement successif de son volume; de sorte qu'il arrive un moment où, formant une masse saillante lors de la vulve, elle a un poids assez considérable pour entraîner après elle la portion du viscère sur laquelle elle vit en parasite. Un polype utérin, lorsqu'on n'est pas éclairé par les circonstances commémoratives, peut donc en imposer pour une inversion de la matrice, d'autant plus qu'il produit comme elle une masse rouge, fongueuse, pyriforme et saignante, ainsi que des tiraillemens douloureux dans la région lombaire. Le diagnostic est alors

23.   19

toujours difficile, à moins que l'excroissance n'ait acquis beaucoup de volume, cas dans lequel il n'y a pas de doute qu'elle ne soit de nature polypeuse, puisque la matrice ne saurait, en se retournant, faire une saillie aussi considérable, sans renverser aussi et effacer le col, dont le doigt reconnaît au contraire la présence dans le cas en question. Le seul embarras que ce dernier présente, et qui n'a uniquement rapport qu'au mode de curation, est relatif à la détermination de l'endroit où il convient d'appliquer la ligature, quand la tumeur s'est trouvée irréductible, puisque sa base, présentant une certaine largeur semble se continuer, d'une manière immédiate avec le tissu même de la matrice. Il paraît toutefois qu'on a beaucoup moins à craindre alors que peut-être on serait tenté de le croire au premier abord, et que la matrice se prêterait volontiers à une extirpation, sinon totale, au moins partielle. Ce n'est pas ici le lieu d'entrer dans aucune discussion au sujet des prétendues extirpations de matrices renversées, dont on trouve plus d'un exemple dans les livres, et qui ne furent sans doute pour la plupart que de simples ablations de polypes utérins. *Voyez* MATRICE, POLYPE.

La réduction de la matrice renversée ne présente pas la plus légère difficulté, au moins lorsqu'une très-petite portion seulement du fond de l'organe se trouve engagée dans l'ouverture du col. Il suffit de repousser le viscère de bas en haut avec la main dont les doigts sont réunis en cône. Mais quand la maladie est ancienne, l'opération s'exécute bien moins aisément. Ici s'appliquent à la rigueur toutes les règles prescrites pour le taxis (*Voyez* ce mot), c'est-à-dire, surtout qu'il importe de presser alternativement sur les côtés de la hernie, et de réduire la matrice en commençant par repousser dans son intérieur celles des parties de ses parois, qui sont sorties les dernières, et qui touchent immédiatement à la vulve : à cet effet, on l'embrasse, selon le conseil de White, avec les doigts de la main séparés les uns des autres.

Si on est appelé trop tard, et que le gonflement inflammatoire se soit emparé déjà de la tumeur, avant de hasarder aucune tentative de réduction, il faut pratiquer une ou deux saignées, et faire de fréquentes injections émollientes, car non-seulement le taxis ne réussirait pas, mais encore il pourrait accroître l'inflammation jusqu'au point de provoquer la gangrène. Plenck conseille, dans les cas les plus épineux, de ne pas balancer à dilater le col de la matrice. Après la réduction, on prévient la récidive, en prescrivant la position horizontale pendant plusieurs jours, et le repos le plus absolu : la femme doit se tenir dans le lit, couchée sur le dos, avec le bassin élevé et les cuisses fléchies. L'usage du pessaire lui

devient ensuite indispensable, principalement lorsque, par un
hasard heureux et peu commun, le col de l'utérus a été peu
à peu, sans exercer aucune compression sur la portion de
l'organe qui le traverse. Le pessaire seul peut alors remédier
à la stérilité, compagne inséparable de ce genre d'affection,
et aux flux leuccorrhoïques, qui en sont aussi les suites presque constantes.   (JOURDAN)

. HYSTÉROSTOMATOME, s. m., *hysterostomatomus*;
cette dénomination dérive de trois racines grecques, de υστερα,
l'utérus, de στομα, orifice, et de τεμνω, je coupe : elle a
été adoptée par M. Coutouly pour désigner deux instrumens,
l'un simple et l'autre composé, qu'il a inventés pour fendre
le col de la matrice, lorsque sa dureté squirreuse s'oppose
à l'accouchement. On trouve leur description dans une bro-
chure de l'auteur, intitulée : Mémoires et observations sur divers sujets relatifs à l'art des accouchemens. Le but spécial
qu'il s'est proposé en les faisant connaître, c'est de les faire
adopter par les accoucheurs, pour pratiquer une incision sur
les bords du col de la matrice dans les convulsions qui se manifestent à l'époque de l'accouchement, toutes les fois que
leur violence fait craindre pour les jours de la mère et pour
ceux de l'enfant, lorsqu'à cette époque la dilatation n'est pas
assez considérable pour que la main puisse pénétrer. Il est
évident que l'application du forceps et des crochets serait
impossible dans le cas dont il s'agit ici.   (GARDIEN)

HYSTÉROTOME : c'est, comme son nom l'indique, un
instrument propre à ouvrir l'utérus. Mais lorsqu'il existe une
voie assez grande pour laisser pénétrer dans cet organe l'extrémité d'un bistouri étroit et boutonné, l'hystérotome devient
inutile. Il n'en est pas de même quand le travail de la parturition commence avec une obliquité antérieure de l'utérus,
irréductible par la bonne position qu'on donne à la femme,
et par des pressions méthodiquement exercées sur le bas-ventre ; car si, avec un doigt ou la main entière introduits dans
le vagin, on ne peut accrocher le bord de l'orifice utérin pour
le ramener au centre de l'excavation, et diriger l'utérus, de
manière que ses contractions poussent le fœtus parallèlement à l'axe du détroit abdominal ou supérieur, il est fort à
craindre que la femme ne s'épuise en efforts superflus, ou que
l'utérus ne se déchire par la violence des contractions. L'accoucheur est alors obligé de pratiquer l'hystérotomie vaginale,
après s'être assuré que le passage est assez grand, pour permettre la sortie du fœtus entier et vivant, quels que soient les
instrumens qu'on emploie à cet effet.

Comme la chirurgie ne possédait point d'instrument avec
lequel on pût ouvrir l'utérus, sans courir les risques de blesser

le fœtus qui y est contenu, ou les doigts de l'opérateur, on a
imaginé celui-ci qui est une espèce de bistouri caché, long de
sept pouces lorsqu'il est ouvert, composé d'un manche ordinaire, long de quatre pouces, et d'une lame longue de trois
pouces et demi, large de six lignes vers le clou qui la fixe au
manche, et se rétrécissant insensiblement jusque vers l'extrémité libre, où elle n'a plus que quatre à cinq lignes. C'est à
cette extrémité que se trouve le tranchant arrondi, long de
huit à neuf lignes, et recouvert par une chape d'argent portée
par deux montans de même métal, qui se prolongent jusqu'à
l'autre extrémité de la lame à laquelle ils sont fixés par deux
vis. Ces deux montans font l'office de ressorts qui, en se reti-
rant, lorsqu'on presse avec le bout de la lame, laissent une
ligne du tranchant à découvert. La pression cesse-t-elle, la
chape vient recouvrir le tranchant, de manière que l'opérateur
ne craint pas de blesser d'autres parties que celles qu'il coupe,
ni de se blesser lui-même, lorsqu'il a dirigé le bout de l'instrument entre deux doigts.

Voici la manière de s'en servir : doit-on inciser la partie
antérieure et inférieure de l'utérus, on introduit la main gau--
che en pronation dans le vagin; l'indicateur et le doigt du
milieu pressent légèrement la partie antérieure du vagin et de
l'utérus, pour éloigner le fœtus et tendre les parties. L'hystérotome tenu de la main droite, comme on tient une plume
pour écrire, est conduit entre les deux doigts de la main gauche :
on presse du bout de l'instrument, et la chape qui s'éloigne
laisse à découvert le tranchant avec lequel on incise le vagin,
le corps de l'utérus et les membranes, dans l'étendue d'un
pouce et demi. Lorsqu'une partie des eaux de l'amnios s'est
écoulée, l'accoucheur introduit le pouce de la main gauche
dans l'ouverture, et dirige les autres doigts en dessous et en
arrière, pour essayer d'accrocher l'orifice utérin : s'il y parvient, il le tire en devant, le dilate, rompt les membranes,
et accouche par cette voie naturelle. S'il ne peut y réussir,
le pouce qui est resté dans l'ouverture sert de conducteur à
un bistouri boutonné, avec lequel on termine l'opération,
comme il sera dit dans l'article suivant.

Dans le cas d'oblitération de l'orifice utérin à la suite d'une
inflammation survenue pendant la gestation, on opère diffé-
remment. L'hystérotome tenu de la main droite, ayant le
tranchant en dessus et le bout du manche fixé dans la paume
de la main, est conduit sur la main gauche entre le doigt du
milieu et l'indicateur déjà appliqués sur les côtés de l'orifice
oblitéré, qui est le lieu qu'il faut ouvrir. Comme il est arrivé
une fois en pareil cas d'inciser avec l'utérus les tégumens de

HYSTÉROTOMIE.

EXPLICATION DE LA PLANCHE.

Fig. 1. Hystérotome ouvert et en repos.

2. Le reste du manche.

3. La lame nue : *a*, le dos ; *b c*, le tranchant.

4. *a*, les montans ; *b*, la clappe.

Hysterotome.

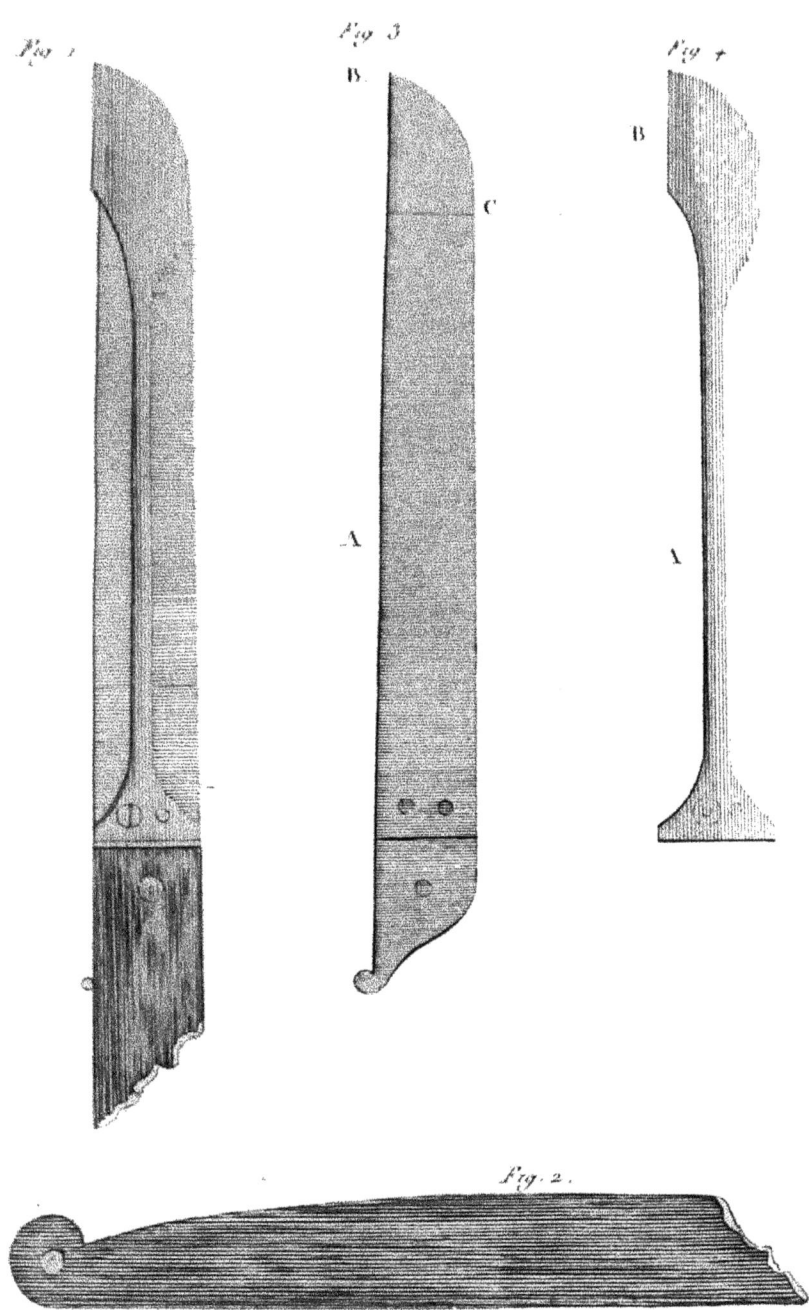

Fig. 1

Fig. 3

Fig. 4

B

C

A

B

A

Fig. 2.

la tête du fœtus, on doit avoir la plus grande attention de soutenir la tête avec les deux doigts de la main gauche, et de ne pas trop presser avec l'instrument, pour éviter de blesser le fœtus. Après cette incision préliminaire qui a ouvert l'utérus et les membranes, on se sert du bistouri boutonné.

L'hystérotome fut d'abord imaginé pour faire un vagin artificiel d'environ trois pouces de profondeur à une femme chez laquelle il s'était entièrement oblitéré, avec une antéversion de l'utérus, à la suite d'un accouchement très-fâcheux. Cette femme a parfaitement guéri, et depuis elle a fait des enfans.

Il semble que, dans le cas d'hydropisie utérine avec antéversion ou rétroversion irréductibles, l'opération faite avec cet instrument aurait moins d'inconvéniens que la ponction : et, s'il fallait porter l'instrument tranchant dans une cavité où les yeux ne pourraient en diriger l'action, notre hystérotome méritera quelquefois la préférence sur le kyotome.

FLAMANT, Dissertation sur les accouchemens; Paris, 1811.
CHEMERY, Dissertation sur les accouchemens; Strasbourg, 1814.

(FLAMANT)

HYSTÉROTOMIE, s. f., *hysterotomia;* incision de l'utérus; de υστερα, *uterus*, et de τομη, *sectio*. Quelques modernes ont adopté cette expression pour remplacer le mot opération césarienne. Employée dans ce sens, elle me paraît peu convenable. Elle n'indique qu'une partie des organes que l'on divise dans cette opération compliquée, dans laquelle, pour retirer l'enfant, on lui pratique une voie artificielle à travers l'abdomen et la matrice. On doit la réserver pour désigner les cas où l'utérus est le seul organe que l'on incise. D'ailleurs, il n'est pas nécessaire que la femme soit grosse, pour que l'indication de pratiquer cette section se présente. C'est d'après cette considération que j'ai proposé de substituer la dénomination d'hystérotomie à celle d'opération césarienne vaginale, sous laquelle les accoucheurs ont désigné jusqu'à présent la section que l'on pratique quelquefois sur la matrice à travers le vagin. Un état pathologique du col, sa mauvaise conformation, ou une situation contre nature de cette partie, sont les causes qui forcent d'y recourir.

Dans cette opération, tantôt l'instrument tranchant, porté à travers le vagin, doit inciser le col, tantôt le corps de l'utérus. C'est le col que l'on doit diviser, toutes les fois que la matrice fait effort pour expulser un corps étranger contenu dans sa cavité, et que son orifice ne peut pas se dilater par les seuls efforts de la nature, parce qu'il est dur et squirreux. Depuis Osiander, professeur à Gœttingue, quelques chirurgiens distingués ont pratiqué une autre espèce d'hystérotomie sur le col, qui ne consiste plus dans une simple incision, mais dans une extirpation totale de cette partie devenue squirreuse, et passée même à l'état d'ulcère et de cancer. On doit, au contraire, porter l'instrument tranchant sur le corps même de l'utérus, lorsque, au moment du travail, il n'existe pas d'orifice. Les auteurs avaient déjà fait connaître depuis longtemps des exemples d'hystérotomie, dans lesquels, à raison de duretés squirreuses qui s'étaient opposées à la dilatation du col de la matrice, on avait été contraint de porter un instrument tranchant sur son orifice. Vésale a conseillé d'y recourir dans cette circonstance. Il avait reconnu que, dans ce cas, une ponction faite par le vagin serait insuffisante, si la matrice était distendue par du sang coagulé. Lambrou, Symson n'ont divisé que le col qui n'avait pas pu se dilater à raison d'un état de squirrosité. Mais la section du corps de l'utérus n'est usitée dans l'art que depuis les observations communiquées par Lauverjat et M. Gautier, chirurgiens à Paris.

Les vices de conformation de la part de l'orifice de la matrice, dont j'ai parlé, peuvent exiger que l'on ait recours à l'hystérotomie dans l'état de vacuité, comme dans celui de grossesse. Plusieurs exemples apprennent qu'il arrive quelquefois, dans l'un et l'autre de ces états, que, quoique l'utérus fasse effort pour expulser un corps contenu dans sa cavité, le col ne peut pas s'entr'ouvrir, ou qu'il est impossible d'en trouver l'orifice. L'absence du col survient lorsque l'orifice, qui a été enflammé par une cause quelconque, contracte des adhérences avec les parois du vagin qui sont aussi enflammées. Cet accident s'observe le plus souvent à la suite d'un accouchement laborieux. M. Morlanne, de Metz, a même soutenu, dans un Journal d'accouchemens qu'il a rédigé pendant quelque temps, que l'absence totale du col ne peut se rencontrer que chez une femme qui est accouchée précédemment. Je pense que cette circonstance est celle qui donne le plus ordinairement lieu à ce phénomène; mais plusieurs observations que je vais rapporter, prouvent que, pour que ce désordre ait lieu, il n'est pas nécessaire qu'il ait précédé un accouchement laborieux. Quelques-unes des femmes chez lesquelles on n'a point trouvé de trace de col, étaient enceintes pour la première fois. Les adhérences qui font que le col est renfermé dans une gaîne formée par les parois du vagin, qui sont unies au corps même de la matrice, n'ont pu s'établir qu'après la conception. Leur existence antérieure l'aurait rendue impossible. L'inflammation dont le vagin et le col de l'utérus doivent être atteints pour qu'elles puissent se former, ne s'est probablement déclarée que pendant le cours de la grossesse; car il est à présumer que lorsqu'il en existe une assez forte pour les produire, soit qu'elle soit survenue à la suite des couches, soit qu'on doive attribuer cet accident à une autre cause, la femme ne pourrait ou ne voudrait pas se livrer à l'acte nécessaire pour effectuer la conception.

Les vices de conformation du col qui peuvent exiger l'hystérotomie, ont d'abord été observés chez des femmes grosses ; on a reconnu qu'elle devenait indispensable pour parvenir à extraire l'enfant, quoique les détroits du bassin n'opposassent aucun obstacle à sa sortie. Des faits postérieurs ont fait connaître que, lorsque le col est squirreux, ou que, lorsqu'il a contracté des adhérences avec le vagin, à la suite d'un accouchement laborieux, par exemple, il peut s'amasser assez de sang dans la matrice pour qu'elle remplisse l'excavation. On l'a vue, dans des cas de cette espèce, sortir de la cavité du bassin, et s'élever au-dessus du pubis, de manière à former dans la région hypogastrique une tumeur qui en a souvent imposé, dans les premiers temps, pour une grossesse. La matrice cède, pendant quelque temps, à l'action du sang qui tend à la distendre. La pratique fournit plusieurs exemples de collections de sang dans l'utérus, à l'époque de la cessation des règles. Au bout d'un temps plus ou moins long, suivant la quantité de sang qui s'échappe à chaque période menstruelle, cet organe en est irrité, il se contracte, et fait effort pour expulser ce corps étranger. L'état pathologique du col s'opposant à sa sortie, le corps de l'utérus est poussé jusqu'à la vulve, parce que les douleurs que ressent la femme, la sollicitent à pousser en bas, commes celles du travail de l'enfantement. Si les contractions se soutiennent, elle sera nécessairement victime des efforts auxquels elle se livre, puisque le col ne peut pas s'entr'ouvrir, ou qu'il manque. L'hystérotomie est la seule ressource que puisse offrir l'art pour sauver la femme dans cette circonstance fâcheuse. Elle a été faite avec succès, dans des cas analogues, par M. Gautier, à Paris, et par M. Osiander, professeur à Gœttingue. Dans l'exemple d'hystérotomie rapporté par ce dernier, les menstrues avaient été retenues dans la matrice, pendant cinq années consécutives.

Observation de M. Gautier. Ce praticien rapporte, dans le numéro de vendémiaire an XII, du Journal de médecine, par MM. Corvisart, etc., qu'au mois de juillet 1791, il fut appelé, par une sage-femme, pour accoucher une malheureuse qui était en travail d'enfantement depuis quatre jours. Il trouva que l'enfant présentait l'épaule droite. Les eaux étant écoulées depuis soixante heures, l'opérateur éprouva beaucoup de difficultés pour dégager les pieds. La matrice était fortement appliquée sur tout le corps de l'enfant. L'accouchement terminé, il recommanda de faire, avec beaucoup d'assiduité, des injections émollientes dans le vagin, pour s'opposer aux progrès de l'inflammation, dont il reconnut que toutes ces parties étaient déjà atteintes, et pour la dissiper. Elles furent négligées, et l'orifice de la matrice contracta des adhérences avec la paroi postérieure du vagin.

«Environ six semaines après son accouchement, dit M. Gautier, et à l'époque de ses règles, la femme éprouva des coliques violentes, sans aucune évacuation menstruelle. Pendant six mois, ses coliques se renouvelèrent de mois en mois, et le bas-ventre était aussi volumineux que celui d'une femme près d'accoucher. Enfin, excédée de souffrances, cette femme vint me consulter à la Chapelle où je demeurais alors. Ayant examiné et touché cette malade, je ne trouvai nulle trace d'orifice à la matrice : une tumeur ovoïde occupait toute l'excavation du petit bassin, et je sentis une fluctuation manifeste. Je ne doutai point qu'elle ne fût l'effet du sang menstruel amassé dans la cavité de la matrice, et retenu par le défaut d'issue, et l'adhérence de son orifice avec la paroi postérieure du vagin. Je l'engageai à s'en retourner chez elle, et lui promis d'aller la soulager dans quelques jours ; je lui conseillai de prendre quelques bains domestiques. Trois jours après, elle me fit prier de venir la secourir ; je m'y transportai, et je la trouvai dans l'état le plus fâcheux ; les coliques ne la quittaient point depuis plusieurs jours. »

M. Gautier pratiqua sur-le-champ l'hystérotomie : il fit sur la tumeur une incision d'environ deux pouces d'étendue, et il sortit aussitôt une quantité de sang évaluée à quatre pintes. Il était couleur de lie de vin et sans odeur. Cette opération se pratique de la même manière que celle à laquelle on a recours pour faciliter l'accouchement, lorsqu'on ne trouve point d'orifice à la matrice chez une femme en travail, avec cette seule différence qu'on donne moins d'étendue à la division. Les contractions utérines suffisent toujours pour l'expulsion du corps étranger, tandis que lorsqu'il existe un enfant, il est quelquefois nécessaire, après la section du corps de l'utérus, de recourir à la version par les pieds, ou d'appliquer le forceps.

Non-seulement les règles ont repris leur cours, mais la femme a eu trois enfans depuis cette époque, et ses accouchemens ont été naturels. La menstruation, la délivrance ont-elles eu lieu à travers l'ouverture artificielle pratiquée à la paroi antérieure et inférieure de la matrice, qui se serait conservée dans son intégrité à la suite de cette opération ? On est forcé de l'admettre, ou bien il faut nier que le col ait contracté antérieurement des adhérences qui l'auraient fait disparaître. Dans cette dernière hypothèse, on pourrait croire qu'il s'est passé seulement un phénomène analogue à celui noté dans une observation due à Lauverjat, que je rapporterai plus bas. On voit que, chez une femme chez laquelle on ne put pas trouver d'orifice de la matrice au moment du travail, il existait seulement une obliquité telle qu'il fut impossible de parvenir jusqu'à l'orifice. En effet, au bout de quelque temps, le col et l'orifice de la matrice se sont rétablis dans leur état naturel.

Plusieurs faits constatent que, chez des femmes en travail pour accoucher, l'orifice de la matrice offre quelquefois une dureté et une rigidité si considérables, que les efforts de la nature ne suffisent pas pour en opérer la dilatation. Le docteur Symson a fait insérer l'observation suivante dans les Essais d'Edimbourg, vol. 3. Une femme de quarante ans était en travail depuis soixante heures. Quoique les douleurs eussent été assez fortes pour pousser l'enfant jusqu'au passage, il reconnut que l'orifice ne paraissait pas disposé à s'entr'ouvrir. L'examen qu'il en fit lui prouva que les bords en étaient calleux. Convaincu qu'il serait impossible d'en obtenir l'ouverture par des onctions, des bains de vapeurs, et autres moyens analogues, il se décida à y faire une incision. Il me paraît plus sage de se comporter ainsi, toutes les fois qu'après un travail longtemps prolongé le col, ne paraît pas disposé à s'entr'ouvrir, parce que sa dilatation est empêchée par des squirrosités. En différant trop, avant de se décider à inciser le bourlet calleux dans toute son étendue, on expose la femme à éprouver une rupture de matrice. On doit le diviser en plusieurs sens. La partie devenue calleuse ayant perdu sa sensibilité, on n'a pas à craindre de faire souffrir davantage la femme, ou d'occasioner une hémorragie inquiétante, en multipliant les incisions. Les exemples d'hystérotomie, pratiquée lorsque la dureté du col s'opposait à sa dilatation, apprennent que l'incision de cette espèce d'anneau calleux, faite en plusieurs sens, ne fournit presque pas de sang.

Lambron, chirurgien d'Orléans, a cité aussi un exemple de squirrosité du col, dans lequel il a eu recours à la section de cette partie, pour faciliter l'accouchement. Elle n'a donné lieu à aucun accident. Un fait semblable a été communiqué à l'Académie de Chirurgie, par Dubosc, professeur en chirurgie à Toulouse. Une femme, âgée de quarante ans, fut prise de fortes convulsions au moment de l'accouchement. Elles duraient depuis deux jours : les extrémités étaient froides, et une pâleur affreuse la rendait méconnaissable. Quoique les bords de l'orifice fussent ouverts de la largeur d'un écu de six livres, il reconnut qu'ils étaient d'une rigidité telle qu'il serait impossible de les dilater, soit qu'on se décidât à extraire l'enfant avec le forceps, ou à le tirer par les pieds. Il crut qu'il ne restait plus de ressource pour faire cesser les convulsions, et pour prévenir la rupture de la matrice, que dans la section pratiquée sur les bords qui étaient comme calleux. A peine cet orifice fut-il incisé, que l'accouchement se fit d'une manière spontanée. L'enfant était mort ; mais la mère, qui paraissait sur le point d'expirer, se rétablit complétement.

Lorsqu'une dureté squirreuse au col de la matrice exige que l'on y pratique une section, le procédé opératoire présente plus ou moins de difficulté, suivant qu'il offre une ouverture, ou qu'il est exactement clos. Un bistouri émoussé, à lame forte et étroite, suffit toujours pour faire les incisions convenables. M. Flamant, professeur de la Faculté de médecine de Strasbourg, en a fait construire un particulier, qui est décrit dans cet ouvrage, et auquel il a donné le nom d'hystérotome. La lame de cet instrument doit être garnie de linge jusqu'à un pouce de son extrémité. L'opérateur se place entre les cuisses de la femme, et écarte les grandes lèvres à l'aide du *speculum uteri,* ou bien avec le pouce et le doigt médius de la main gauche. Si l'orifice de la matrice présente une ouverture suffisante pour que le bouton du bistouri puisse pénétrer, on le conduit à travers sur le doigt indicateur de l'une des mains. On le dirige de manière à l'agrandir convenablement de dedans en dehors, et en plusieurs sens.

Mais lorsque l'ouverture est à peine perceptible par le bout du doigt, il faut inciser de dehors en dedans. Dans ce cas, la pointe du bistouri doit être bien affilée. L'incision doit se faire avec beaucoup de circonspection, crainte de blesser le fœtus. Le doigt indicateur, étendu sur le dos de l'instrument, avertit que sa pointe a traversé l'épaisseur du bourlet squirreux. On ne saurait user de trop de précaution pour diviser l'espèce de cloison, connue sous le nom d'orifice interne, au-delà de laquelle se trouve l'enfant. Il serait utile, pour opérer cette section, de se servir du bistouri mousse, dont j'ai parlé précédemment, si elle était assez souple pour que la pointe de l'instrument pût s'insinuer audessous. Cette opération ne demande aucun traitement. On n'a pas à craindre d'hémorragie, si l'incision n'intéresse que la partie calleuse; dans le cas où il en surviendrait une, il serait facile de s'y opposer, en portant un bourdonnet, trempé dans des liqueurs spiritueuses, sur le lieu qui fournirait le sang, et en le maintenant quelque temps sur cette partie. Le traitement se borne à empêcher les adhérences vicieuses que le col pourrait contracter avec le fond du vagin.

L'orifice de la matrice divisé, on confie à la nature l'expulsion du fœtus, si les contractions utérines sont assez fortes et assez rapprochées pour terminer cette importante fonction. Dans le cas contraire, dès que l'orifice est suffisamment dilaté pour introduire la main, on applique le forceps, ou on fait la version par les pieds, selon que l'indiquent les circonstances et la situation du fœtus. Lorsque l'obstacle qui s'oppose à l'ac-

couchement n'existe qu'au col de l'utérus, on n'incise pas le
vagin dans l'hystérotomie ; on ne coupe que cet organe et la
membrane muqueuse qui se réfléchit sur lui.

Jusqu'à présent peu de praticiens ont dirigé leurs recier-
ces vers l'espèce d'hystérotomie qui consiste à extirper le col
de l'utérus devenu squirreux, et menacé de passer à l'état de
cancer. Peu d'essais ont été tentés ; d'ailleurs M. Dupuytren a
donné peu de publicité à ceux qu'il a entrepris, quoiqu'il paraisse avoir obtenu plusieurs succès. Lorsque cette opération
fut proposée pour la première fois en France, on prétendit
qu'elle ne pourrait être pratiquée sans le plus grand danger,
et que le procédé présenterait dans son exécution les plus
grandes difficultés. Quelques praticiens allèrent même jusqu'à
soutenir que cette section était impossible. Les essais tentés par
MM. Osiander, professeur à Gœttingue, et Dupuytren, chirurgien en chef de l'Hôtel-Dieu de Paris, prouvent que l'on
peut extirper le col sans éprouver de grandes difficultés, lorsque la tuméfaction n'occupe que son extrémité. Ils prouvent
en même temps que le col de l'utérus peut être excisé sans
danger dans les circonstances même où il est déjà ulcéré et
cancéreux. En effet, ces chirurgiens célèbres ont extirpé chacun huit fois le col de l'utérus, et on voit, dans quelques-
unes de leurs opérations, que déjà il avait éprouvé une dégénérescence cancéreuse. Cette opération n'est pas très-douloureuse, et elle est très-rarement suivie d'une hémorragie
assez abondante pour inquiéter. On peut modérer l'effusion
du sang au moyen des injections stiptiques, ou bien en introduisant dans le vagin une éponge imprégnée de liqueur de
même nature.

On peut espérer du succès de l'extirpation du col de la matrice, lorsque la tumeur qu'il présente est encore dure, indolente ; si elle a résisté aux diverses méthodes que l'on a employées pour en opérer la résolution, elle me paraît le parti le
plus sage ; car, en la laissant subsister, on doit craindre qu'elle
ne passe de l'état de squirre à celui de cancer : si on a lieu de
croire que la maladie est bornée au col de l'utérus, et que le
corps est sain, on ne doit pas hésiter à la conseiller ; mais lorsqu'elle a fait de grands progrès, l'opération serait inutile.

La maladie se reproduirait comme cela ne s'observe que
trop souvent à la suite des opérations du cancer du sein. Cet
accident consécutif a eu lieu à la suite de deux extirpations
du col de la matrice, que j'ai vu pratiquer par M. Dupuytren.
Osiander fait aussi l'aveu que la récidive de la végétation a
été observée dans quelques-unes des huit opérations qu'il a
tentées avec succès. On voit cependant, dans une de celles
pratiquées par M. Dupuytren, que la malade étant morte

longtemps après d'une tumeur cancéreuse développée dans l'abdomen, on trouva l'utérus parfaitement sain. A la place de la lèvre postérieure de l'orifice utérin qui avait été excisée, parce qu'elle s'était transformée en une tuméfaction cancéreuse de la grosseur d'un œuf, on remarquait un enfoncement revêtu d'une cicatrice.

Je conviens qu'il est difficile d'établir si la maladie se borne au col. Il l'est encore plus de fixer, en explorant cet organe au moyen du toucher, où se trouve la ligne de démarcation entre la partie saine et celle qui est cancéreuse; cependant on sait que cette dernière affection est sujette à reparaître au bout de quelque temps, si on ne réussit pas à amputer toute la partie affectée. Ce diagnostic laisse bien plus d'incertitudes encore que lorsqu'il s'agit du cancer des mamelles. Je conviens aussi qu'il n'est pas invraisemblable de soutenir que, parmi les exemples cités, il se trouve des cas où les tumeurs extirpées n'étaient pas de nature à devenir cancéreuses, mais de simples tumeurs fibreuses, fibro-cartilagineuses, qui se développent quelquefois dans l'épaisseur du col, et qui peuvent se confondre avec un squirre tant qu'elles n'ont pas été examinées anatomiquement.

Pour amputer le col de l'utérus, on doit le rapprocher de la vulve le plus que l'on peut, sans néanmoins la lui faire franchir. Pour le faire descendre dans le vagin, on exerce une traction insensible et bien ménagée sur les fils ou sur l'airigne, avec lesquels on la saisit. M. Osiander conseille de traverser la tumeur dans quatre endroits différens, avec des aiguilles courbes garnies de fils cirés. Ils doivent l'embrasser de manière que l'un soit en devant, le second en arrière, et les deux autres sur les côtés. L'application des fils ne pouvant se faire qu'avec beaucoup de peine, il me semble qu'il y aurait plus d'avantage de se servir, comme l'a fait M. Dupuytren, d'une double airigne pour saisir l'utérus et l'abaisser. Si le fongus carcinomateux a contracté des adhérences avec le vagin, M. Osiander commence par les détruire. Je crois que l'on doit s'abstenir de pratiquer la section dans ce cas, parce qu'elle serait inutile; car on doit raisonnablement craindre que la partie à laquelle il adhérait ne soit elle-même atteinte de cancer. Pour couper la portion cancéreuse du col de l'utérus, Osiander se sert d'un couteau. M. Dupuytren emploie alternativement un bistouri courbe et des ciseaux courbes sur l'un des bords. Ces derniers paraissent spécialement convenir pour exciser les parties malades que l'on pourrait rencontrer après l'extirpation principale. Souvent l'organe malade ne peut être emporté que par parcelles : c'est ce que j'ai observé dans les deux opérations que j'ai vu pratiquer à M. Dupuytren.

On est quelquefois obligé, pour faciliter l'accouchement, quoique le bassin soit bien conformé, de porter un instrument tranchant sur la partie bombée de la matrice qui se présente à la vulve. Cette section devient nécessaire lorsqu'on ne trouve point d'orifice à la matrice chez des femmes en travail. Son absence peut dépendre de ce qu'il a contracté des adhérences avec les parois du vagin, ou bien de ce qu'il existe une obliquité de la matrice telle qu'il est impossible d'atteindre l'orifice, et de le ramener vers le centre du bassin, en l'accrochant avec les doigts. Lauverjat a rencontré un cas semblable dans sa pratique. Chez une femme enceinte pour la première fois, et parvenue au moment d'accoucher, ce praticien ne put découvrir l'orifice de la matrice, malgré les perquisitions les plus exactes. Il trouva la vulve occupée par un corps solide qui la dépassait. Il voulut s'aider des lumières de ses confrères dans un cas si extraordinaire. Ils reconnurent comme lui qu'il était impossible de trouver l'orifice. Convaincus que la mère et l'enfant couraient les plus grands dangers de périr, si la femme continuait de se livrer à des efforts infructueux, ils se décidèrent à ouvrir la portion bombée de ce viscère, qui correspondait à l'orifice. Il était sur le point d'éprouver une rupture : ou y trouvait déjà une déchirure qui intéressait une partie de l'épaisseur de ses parois. Ce lieu fut celui que l'on choisit pour pratiquer l'hystérotomie. L'accouchement se termina spontanément. Lauverjat ayant ensuite porté la main dans la matrice, à travers l'ouverture qu'il venait d'y pratiquer, ne trouva aucune trace de col ni d'orifice. Cependant deux mois après ces deux parties étaient dans leur état naturel, et l'ouverture, après avoir fourni les écoulemens, se ferma par degrés. L'opération ne fut suivie d'aucun accident.

Depuis, plusieurs autres faits ont prouvé qu'il arrive quelquefois que l'on ne trouve point d'orifice à la matrice chez des femmes en travail d'enfantement. Ils sont assez rares, et assez importans sous le rapport de la pratique, pour qu'il soit utile d'indiquer les sources où ils sont consignés. Voici ceux qui sont parvenus à ma connaissance. Le premier de ces faits a été observé par M. Gautier, chirurgien à Paris. Il rapporte, dans le numéro de vendémiaire an XII, du Journal de médecine, par MM. Corvisart, Leroux, etc., qu'il fut appelé pour voir la femme Salliot, demeurant faubourg St. Denis : « Cette femme, dit-il, était en travail d'enfantement depuis quinze à dix-huit heures. Etant arrivé chez elle, la sage - femme me tira en particulier, et me dit qu'elle était très-inquiète sur le sort de cette femme, attendu qu'elle ne trouvait point d'orifice à la matrice, quoique la tête de l'enfant fût très-basse, et près des grandes lèvres, occupant tout le petit bassin.

Cette femme éprouvait des douleurs violentes, et très-rapprochées l'une de l'autre. Je portai le doigt dans le vagin pour m'assurer de l'état des choses : j'avais d'abord présumé que l'obliquité de la matrice pouvait dérober à la sage-femme l'orifice de cet organe ; mais le toucher me désabusa. Je trouvai une tumeur formée par la tête de l'enfant, et la paroi antérieure et inférieure de la matrice, très-près du détroit inférieur. Je promenai le doigt tout autour, et dans le centre : toutes mes recherches furent infructueuses ; je ne trouvai nulle trace d'orifice.

» Le vagin qui adhérait tout autour de cette tumeur, n'avait qu'un pouce et demi de profondeur en arrière, et un pouce en devant. »

M. Gautier se détermina alors à pratiquer l'hystérotomie. L'incision faite, il appliqua le forceps pour extraire l'enfant qui fut amené bien portant. Il survint une hémorragie, mais qui céda facilement aux moyens ordinaires. La femme s'est rétablie en peu de temps. Ayant examiné l'état des parties après la première apparition des règles qui eut lieu au bout de six semaines, il trouva que la matrice était très-rapprochée de la vulve. Le vagin était très-court, et ne présentait postérieurement qu'un pouce et demi d'étendue, depuis la fourchette jusqu'à l'adhérence qu'il avait contractée avec la matrice. Elle occupait tout le pourtour de la paroi antérieure de cet organe. L'adhérence de ces parties paraît avoir été déterminée par un déplacement de la matrice survenu à la suite des violens efforts pour vomir, dans lequel l'orifice avait été porté en arrière, et le fond derrière le pubis. Il est à présumer qu'il sera survenu par la suite de l'inflammation à l'orifice de la matrice, et à la paroi postérieure du vagin.

M. Martin, ancien chirurgien de l'hôpital de la Charité de Lyon, a consigné un fait de cette espèce parmi les sentences, aphoristiques, qui terminent sa dissertation inaugurale.

M. Morlanne, de Metz, a communiqué une observation semblable dans le Journal d'accouchemens qu'il rédigeait alors. On en trouve les détails dans le premier volume de son recueil périodique. Il rapporte qu'il fut appelé en l'an VII pour accoucher une femme chez laquelle la tête encore enveloppée de la matrice, s'engageait déjà dans la vulve. Malgré les perquisitions les plus exactes faites dans toutes les directions, il ne put découvrir l'orifice. Il reconnut que l'hystérotomie était l'unique ressource que pût offrir l'art pour terminer l'accouchement. Mais il n'osa pas y recourir, parce que la femme étant au sixième jour d'une fièvre ataxique, il n'avait pas l'espoir de la sauver après avoir divisé la portion bombée de l'utérus qui correspondait à l'entrée de la vulve.

M. Flamant a consigné dans la dissertation qu'il publia à l'occasion du concours qui eut lieu en 1811, à la Faculté de médecine de Paris, pour une chaire d'accouchement, un fait à ajouter à ceux qui établissent qu'il arrive quelquefois que l'on ne trouve pas d'orifice à la matrice chez des femmes en travail. Cette observation lui avait été remise par M. Lobstein, chef des travaux anatomiques de la Faculté de médecine de Strasbourg.

« Anne-Marie Drech, âgée de trente ans, d'une petite taille, régulièrement conformée, fut reçue à l'hôpital civil (de Strasbourg), le 11 janvier 1811, dans le septième mois de sa grossesse.

» Le toucher ayant été pratiqué, on reconnut que le col de la matrice offrait une conformation toute particulière : au centre on rencontrait, au lieu d'un orifice, une bride transversale, ayant l'apparence d'une cicatrice.

» Les premières douleurs commencèrent le 25 avril, mais ne produisirent aucun changement sur le col. J'espérais que l'orifice utérin deviendrait perceptible, et qu'il s'ouvrirait par la suite du travail ; et j'étais d'autant plus fondé à le croire, qu'il sortait du vagin une liqueur semblable aux eaux de l'amnios, qu'on aurait teintes de mécomum. Cependant toute la journée du 26 se passa sans qu'il parût aucun orifice, quoique les douleurs fussent fortes et continues, et que la tête du fœtus se fût engagée tant soit peu dans le détroit, et eût abaissé la portion du corps de la matrice qui lui correspondait.

» Croyant m'être trompé dans la recherche de l'orifice utérin, je portai ma main toute entière dans le vagin, et jusqu'au cul de sac que forme ce canal postérieurement ; mais je ne le découvris nulle part.

» Il y avait plus de quarante-huit heures que la femme était en travail ; les forces commençaient à s'épuiser : il était instant de prendre un parti définitif. J'appelai en consultation MM. Flamant et Caillot. Ces professeurs, après avoir scrupuleusement examiné l'état des parties, constatèrent l'absence de l'orifice utérin, et reconnurent avec moi la nécessité de l'hystérotomie vaginale, comme le seul moyen indiqué en pareille circonstance. Cette opération fut pratiquée le 27 avril, cinquante six heures après le commencement du travail. »

Les contractions ayant déjà cessé depuis plusieurs heures, on se détermina à appliquer le forceps dès que la tête du fœtus eut été découverte dans une étendue suffisante. Mais l'extraction en fut difficile ; et deux personnes ayant été obligées de tirer en même temps sur les branches de l'instrument, l'enfant fut amené mort : les suites de couches ne laissèrent pas d'être heureuses.

L'incision que l'on avait pratiquée sur la paroi antérieure de la matrice avec le bistouri caché, inventé par M. Flamant pour cette opération, ayant été examinée à diverses reprises, voici ce qu'on observa. Quinze jours après l'accouchement, les quatre lambeaux (de l'incision) avaient disparu, les bords de la plaie étaient arrondis; et il en était résulté un orifice circulaire, mais qui était largement ouvert, au point que la matrice et le vagin ne formaient, pour ainsi dire, qu'une seule et même cavité. Un second examen fait huit jours plus tard fit voir que le nouvel orifice utérin s'était tellement rétréci, qu'on aurait eu de la peine à y introduire une plume à écrire. M. Lobstein, craignant son occlusion complette, y plaça une sonde à femme : « Mais cet instrument devint si incommode à l'accouchée, et occasiona des douleurs si vives, qu'il fut contraint de le retirer au bout de six jours. » Examinée de nouveau, la division parut complétement oblitérée; et le lieu où existait l'orifice artificiel n'était plus marqué que par un petit enfoncement entouré de quelques mamelons assez durs, à travers lesquels a dû passer le sang menstruel qui s'annonça deux mois après la section du corps de l'utérus.

Pour pratiquer l'hystérotomie, l'opérateur doit se placer entre les cuisses de la femme. On doit la faire coucher sur le bord de son lit, les pieds appuyés sur deux chaises : des aides tiennent les jambes écartées. Lorsqu'on incise sur le corps de l'utérus, on doit user de beaucoup de précaution, et opérer lentement, pour ne point blesser la tête de l'enfant qui est collée derrière la paroi qu'il faut diviser. On sépare les grandes lèvres au moyen du *speculum uteri*, ou bien avec le pouce et le doigt médius de la main gauche. On porte ensuite l'instrument dont on a fait choix, garni d'une bandelette de linge jusqu'à un pouce de son extrémité, pour ne pas blesser les parties environnantes, sur la tumeur arrondie qui se présente à la vulve. On donne à l'incision cinq pouces environ d'étendue, et dans une direction de droite à gauche, pour éviter d'inciser la vessie et le rectum. Le doigt indicateur de la main gauche sert de conducteur à l'instrument. Si les contractions utérines restent assez fortes pour terminer l'accouchement, on confie l'expulsion du fœtus à la nature. On applique le forceps, ou on procède à la version par les pieds, suivant sa position, si la femme ne conserve plus assez de force.

Le pronostic est bien plus favorable que dans la gastro-hystérotomie. Plusieurs faits prouvent que la guérison est souvent prompte et facile, et que les plaies de la matrice se cicatrisent avec plus de promptitude qu'on ne le croyait autrefois. Dans l'hystérotomie l'air ne frappe point le péritoine et les intestins; or cette circonstance est une des principales causes des dangers annexés à la gastro-hystérotomie. Il n'y a point de pansement à faire. Il se borne à empêcher, au moyen d'injections, les adhérences que la partie divisée pourrait contracter avec le vagin.

Quand on a été forcé de diviser le corps de l'utérus, parce que son col avait contracté des adhérences, ou qu'il était complétement oblitéré, on doit avoir l'attention d'entretenir l'ouverture, afin que les règles puissent trouver une issue lors de leur apparition. Plusieurs moyens ont été employés pour parvenir à ce but. Les uns se sont contentés de faire des injections ; d'autres ont cru qu'il était nécessaire, pour s'opposer à l'occlusion, d'introduire un corps étranger, tel qu'une sonde à femme, jusque dans la cavité de la matrice, et de l'y maintenir pendant quelque temps.

On doit considérer comme une espèce d'hystérotomie la ponction du corps de l'utérus, à laquelle Lyne (*Med. observations. and inquiries*, vol. iv), et d'après lui Guillaume Hunter, ont conseillé de recourir, dans le cas de rétroversion et d'antéversion, lorsque cet organe est engagé si étroitement entre le pubis et le sacrum, qu'il est impossible de le relever. Ces deux praticiens ayant reconnu que la mère et l'enfant étaient dévoués à une mort certaine, sans un moyen extrême qui facilitât le redressement, en faisant cesser les points de contact, ont proposé, pour remédier à ce cas fâcheux, de plonger un trois-quarts dans le corps de ce viscère. En faisant écouler les eaux qui sont alors très-abondantes, respectivement à la grosseur du fœtus, on obtient la réduction de l'utérus, dont le volume est diminué. L'observation de M. Jourel, rapportée dans ce Dictionnaire (article *déviation de l'utérus*), celle recueillie à l'Hôtel-Dieu de Lyon, sous les yeux de MM. Viricel et Bouchet, et qui se trouve dans la collection des thèses soutenues en l'an 1813, à la Faculté de médecine de Paris, prouvent que la ponction du corps de la matrice a été tentée avec succès pour remédier à une rétroversion de cet organe, dans des cas où toutes les tentatives de réduction avaient été infructueuses.

On lit dans le Recueil périodique de la Société de médecine de Paris, que M. Noel Desmarais ayant pris une hydropisie de matrice pour une ascite, et s'étant déterminé à pratiquer une ponction, le trois-quarts pénétra dans l'utérus sans qu'il soit survenu d'accidens : la femme qui était sur le point de périr fut soulagée par cette opération.

Lorsqu'il existe une grande obliquité de l'utérus, le vagin se trouve réfléchi sur l'une de ses faces, et est divisé en même temps que lui.

Si dans l'un de ces déplacemens connus sous les noms de rétroversion et d'antéversion, l'utérus est tellement enclavé

qu'on ne puisse pas parvenir à faire remonter son fond au-
dessus du détroit abdominal, M. Flamant préférerait l'incision
avec l'hystérotome, à la ponction usitée dans ce cas. Une plaie
faite par un instrument tranchant se guérit, dit-il, plus
facilement que celle faite par un instrument piquant. (GARDIEN)

I

IATRALEPTIQUE, s. f., *iatraleptica;* en grec ιατραλεπ-
τικη, dérivé de ιατρικη, médecine, et αλειφω, j'oins, je frictionne.
Méthode thérapeutique qui consiste dans l'application de médicamens à l'extérieur, par la voie des frictions, pour en obtenir
les mêmes effets sur les fonctions des organes, que lorsqu'on les
administre intérieurement. Les applications, les fomentations et
autres moyens de ce genre, n'appartiennent qu'indirectement à
la méthode iatraleptique.

Cette méthode a reçu différens noms ; elle est appelée, par
Brera, *anatripsologie;* par M. Duval, médecine *espnoïque;*
par divers écrivains français, médecine d'*inhalation*, par *absorption*. M. Chrestien, qui la nomma d'abord *iatroliptice*,
l'appela depuis *iatraleptice*. La terminaison en *ique* convient mieux au génie de la langue; et cette expression, *iatraleptique*, désigne avec plus de justesse la médecine par les
frictions, que celles qui viennent d'être citées. Le mot grec,
dont Cruikshank et M. Duval ont fait l'expression française *espnoïque*, signifie spécialement, inspiration de l'air de l'atmosphère, et l'oracle de Cos qui l'appliquait à tout le corps,
croyait que les artères étaient *espnoïques*, c'est-à-dire, possé-
daient la propriété d'absorber l'air. Cette périphrase, médecine d'inhalation, ou par absorption, n'est pas exacte; l'absorption n'est que l'un des deux modes d'agir principaux des
frictions.

Plusieurs auteurs ont écrit sur la méthode iatraleptique ;
beaucoup d'expériences ont été faites pour constater ses avantages. Je ferai précéder son histoire de quelques considérations
préliminaires sur les fonctions de la peau et du système lymphatique, et j'examinerai la manière d'agir des frictions, les
dissolvans les plus favorables à l'action des medicamens appliqués à l'extérieur, et les doses approximatives auxquelles chacun d'eux doit être porté. Chacune des substances que les iatraleptes ont employées principalement, sera étudiée en particulier; et les règles générales qui doivent présider à l'emploi
de la médecine par les frictions, fixeront mon attention. Mais
la partie la plus importante de mon travail comprendra l'examen des cas auxquels convient la méthode iatraleptique. Je

l'appliquerai successivement aux fièvres, aux phlegmasies, aux hémorragies, aux névroses, aux hydropisies, et à plusieurs autres maladies, en donnant un précis des observations les plus remarquables recueillies par les iatraleptes; enfin, un résumé sur les avantages et les inconvéniens de leur méthode, terminera cet article.

· I. *Considérations sur la peau.* L'étude approfondie de la structure, des fonctions, des propriétés vitales et des sympaties de la peau, apprend combien elle est favorable à la méthode iatraleptique : le système cutané est un tissu vasculaire et réticulaire dans lequel tous les nerfs viennent s'épanouir; il entretient des relations multipliées avec les autres systèmes de l'économie vivante ; percé dans tous les points d'une infinité de pores, il exhale une rosée qui baigne sa surface, et par un nombre prodigieux de bouches aspirantes s'empare des principes de l'air atmosphérique, et des fluides qui sont en contact avec l'épiderme. Cette perméabilité de la peau extérieure est extrême. Si l'on étudie ses propriétés vitales, on la voit jouir de la sensibilité la plus exquise. Chaque point de la surface, dit l'éloquent Alibert, a, pour ainsi dire, son mode de plaisir et de douleur; les maladies les plus variées sont le résultat de l'exaltation excessive ou de la prostration extrême de ses forces vitales. Mais quel est le pathologiste que ses nombreuses connexions sympathiques avec les organes intérieurs n'ont pas frappé? Une emotion vive de l'ame, la frayeur, provoquent une sueur abondante; la chaleur âcre que la peau fait sentir au tact, est souvent un phénomène sympathique qui trahit une irritation interne dont tous les symptômes dorment profondément. Les rapports les plus directs unissent le système cutané avec la muqueuse digestive, que l'on peut appeler une peau intérieure. Plusieurs maladies cutanées, la rougeole, la variole, exercent la plus grande influence sur l'estomac et troublent ses fonctions, dans le même temps qu'elles agissent avec force sur la muqueuse de la gorge; plusieurs médicamens mis en contact avec la muqueuse gastrique agissent énergiquement sur les propriétés vitales de la peau. Le bain, pendant la digestion, influence sympathiquement l'estomac, et provoque les nausées et le vomissement ; au contraire, dans certains états pathologiques, il calme les contractions spasmodiques de ce viscère. Les rapports sympathiques de la peau et des poumons sont très-manifestes : sa surface se couvre, dans le troisième degré de la phthisie, d'une efflorescence farineuse. Ceux qui existent entre elle et l'appareil de la génération sont prouvés tous les jours, et par la coincidence des ulcérations de la gorge avec les maladies syphilitiques des organes génitaux, et par un grand nombre de faits très-singuliers que les nosologistes ont recueillis. M. Alibert parle d'une femme atteinte d'une dartre furfuracée au sein gauche, qui était entraînée dans des pollutions voluptueuses toutes les fois qu'elle grattait longtemps le mamelon malade ; et il fait remarquer que les appétences vénériennes deviennent souvent extraordinaires chez les individus affectés de certaines maladies de la peau, surtout lorsqu'elles ont envahi la totalité du système dermoïde. Enfin, le phénomène important des rétropulsions cutanées est une nouvelle preuve des rapports intimes qui unissent la peau avec tous les organes.

Si ces correspondances sympathiques sont si variées, si la peau est un tissu percé dans tous ses points d'un nombre prodigieux de pores qui aspirent avec force tous les corps qui la touchent, n'est-il pas étonnant que la méthode iatraleptique ait tardé si longtemps à fixer l'attention des modernes ?

II. *Considérations sur le système lymphatique.* Les vaisseaux lymphatiques, petits tubes formés par des membranes très-minces, et garnis intérieurement de valvules comme les veines, naissent des surfaces intérieures et extérieures du corps, et possèdent la propriété d'absorber les liquides à un haut degré. Leurs suçoirs innombrables ont une force d'inhalation très-grande, et occupent toutes les surfaces des organes du corps humain. Nés par des radicules imperceptibles, ces petits canaux se subdivisent, comme les veines, en deux plans, l'un superficiel, l'autre profond ; se dirigent vers la partie supérieure des membres, se rapprochent, se réunissent pour former des troncs plus volumineux, s'anastomosent ensemble, traversent des corps glanduleux d'une nature particulière, pénètrent dans l'intérieur des cavités splanchniques, et se rendent tous à deux troncs principaux. L'un, le canal thorachique, reçoit tous les vaisseaux lymphatiques des extrémités abdominales et de l'abdomen, ceux de la plus grande partie du thorax, et ceux du côté gauche des extrémités thorachiques ; l'autre résulte du concours des absorbans du côté droit des parties supérieures ; et tous deux s'ouvrent dans la veine cave supérieure. Tel est le trajet que suivent les substances médicamenteuses qui sont introduites dans l'économie animale par la voie des frictions.

Mascagni écrivait, en 1797, à l'illustre professeur Desgenettes : « Les innombrables éminences qui sont à la surface de nos corps, sont couvertes des bouches béantes des vaisseaux absorbans les plus déliés, qui forment d'abord le tissu de l'épiderme, ensuite les réseaux, puis les branches, enfin les troncs majeurs. Les plans intérieurs communiquent avec les extérieurs ; ainsi toutes les parties correspondent avec la peau. Les surfaces des poils mêmes sont couvertes de ces bouches béantes, et les lymphatiques qui entrent dans l'organisation des poils, se réunissent à ceux de la peau et du tissu cellulaire. Les membranes des vaisseaux absorbans de l'épiderme et des poils sont d'un tissu plus serré que celui des autres parties. Ils doivent être en conséquence plus propres à pomper les substances réduites à l'état de vapeurs, ou de fluide aériforme. Quand les médicamens seront introduits par cette voie dans le torrent de la circulation, ils produiront certainement de très-grands effets. Nous avons donc lieu d'espérer maintenant qu'on pourra faire les applications les plus heureuses de la connaissance du système absorbant à la pratique de la médecine, dont les progrès doivent être le but de nos travaux comme l'objet de nos désirs. » Les espérances de Mascagni ont été réalisées en partie; on ne peut douter que les admirables travaux de Cruikshank, Mascagni, et de M. Desgenettes sur le système lymphatique, n'aient beaucoup coucouru à rappeler les médecins à la méthode iatraleptique.

III. *Histoire de la méthode iatraleptique.* Je la diviserai en deux époques; première époque : histoire de la méthode iatraleptique chez les anciens; deuxième époque : expériences et observations des modernes sur la méthode iatraleptique.

Première époque. M. Chrestien prétend que les anciens n'ont employé les onctions et les frictions que comme un moyen de gymnastique; et qu'ils n'ont fait les frictions qu'avec des pommades, des baumes propres à assouplir la peau et à fortifier le corps, et non avec des substances médicamenteuses, et comme un moyen thérapeutique. M. Chrestien s'est trompé. Les anciens confiaient aux absorbans cutanés un grand nombre de substances médicamenteuses, dans l'intention d'obtenir de leur action le même effet que lorsqu'ils sont administrés à l'intérieur. On doit au savant M. Duval des recherches du plus grand intérêt sur la première époque de la méthode iatraleptique, et le premier, il a bien fait connaître la confiance qu'avaient en elle les médecins grecs et romains. Prodicus de Salymbria, élève d'Esculape, et Herodicus, père d'Hippocrate, furent, dit-on, les premiers médecins iatraleptes. Hippocrate employa plusieurs fois les frictions médicamenteuses dans le traitement des maladies des femmes, surtout pour exciter la menstruation trop languissante. Dioclès avait déjà remarqué, dans ces temps reculés, la correspondance sympathique qui existe entre la peau extérieure et la muqueuse digestive ou peau intérieure; il provoquait le vomissement en appliquant sur la peau un mélange de fiel de taureau et d'hellébore dont l'action se portait d'abord sur les nerfs de l'odorat, qu'elle stimulait vivement. De même Théophraste devina les sympathies cutanées, en remarquant que des frictions aromatiques sur les

tégumens causaient des éructations dont l'odeur avait beaucoup d'analogie avec celle de l'aromate qu'il employait. C'est
à ce temps qu'il faut rapporter le premier exemple connu de
l'emploi de l'opium en friction ; Diagoras le donna plusieurs
fois par cette voie. Celse a fait plusieurs fois usage de la méthode iatraleptique, et il a traité des hydropisies par des frictions sur l'abdomen avec la scille. L'action diurétique de ces
frictions lui fut aussi bien connue que l'irritation qu'elles appellent sur les tégumens. Asclépiade employa souvent les frictions médicamenteuses ; Arétée combattait les maladies gastriques par des frictions sur l'épigastre avec l'aloès ; Galien
savait que des médicamens bien pulvérisés et appliqués sur la
peau peuvent être portés, par cette voie, dans le torrent de la
circulation, et agir sur les organes intérieurs : il fit plusieurs
expériences avec le poivre, des décoctions de pariétaire ani-
mées par des cantharides et divers médicamens. Les médecins
qui le suivirent, et surtout les Arabes, firent souvent usage de
la méthode iatraleptique ; dès ce temps on savait que des poisons appliqués sur la peau pouvaient infecter toute l'économie
animale, et on avait observé que les frictions avec les cantharides agissaient avec une énergie extrême sur les appareils génital et urinaire ; enfin, plus tard, on arrêta les ravages de la
contagion syphilitique par les frictions mercurielles.

Deuxième époque. Cependant les médecins négligèrent longtemps la méthode iatraleptique, et les praticiens ne l'em-
ployèrent que dans des cas extraordinaires. On connaissait
l'absorption des substances médicamenteuses ; on expliquait ce
phénomène de différentes manières, mais aucun praticien ne
fixa spécialement ses vues sur cette partie de la thérapeutique.
Boyle, qui s'était beaucoup occupé de la porosité, de la perméabilité des corps, et des effluves qui s'en échappent pour se
porter sur d'autres corps, avait expérimenté sur lui-même qu'en
tenant un certain temps des cantharides dans la main, une
impression douloureuse frappait l'appareil urinaire. Il n'igno-
rait pas que l'ivresse peut succéder à une application extérieure
de nicotiane. Enfin, s'il faut ajouter foi à ceux qui racontent
ces faits, Boyle a su, longtemps avant les expériences de
M. Alibert, que des frictions faites sur la peau avec des substances purgatives, produisent tous les effets qui suivent l'administration à l'intérieur de ces substances. Le dix-huitième
siècle devait voir renaître la méthode iatraleptique ; dans ses
premières années, Kennedy reconnut que le quinquina appliqué sur la peau avait une propriété febrifuge. En Italie, des
médecins imaginèrent de confier à l'électricité l'introduction
des substances médicamenteuses dans l'économie animale ;
Privati, Veratti, Palma Brigoli essayèrent de provoquer les

évacuations alvines, en faisant tenir à la main, par des malades assis sur l'isoloir, des tubes de verre enduits à l'intérieur de remèdes purgatifs. Leurs expériences furent répétées sans succès dans différentes contrées de l'Europe. En 1768, un chirurgien anglais connut qu'une solution de nitrate de potasse, appliquée sur la peau, agissait sur l'appareil urinaire, et il observa que les applications extérieures de quinquina étaient antiseptiques et fébrifuges.

Lorsque des scrutateurs infatigables des secrets de la nature enrichirent l'art de guérir, dans les dernières années du dix-huitième siècle, d'un grand nombre de faits nouveaux, les médecins se familiarisèrent avec la méthode iatraleptique. Les belles découvertes de Mascagni et de Cruikshank sur les vaisseaux lymphatiques, suggérèrent aux praticiens des idées thérapeutiques nouvelles. Spallanzani fit beaucoup d'expériences sur le suc gastrique, et lui crut de grandes propriétés médicales. Mais Chiarenti fit des expériences plus directes sur la médecine par les frictions; il avait remarqué que l'opium administré à l'intérieur causait quelquefois du malaise, et ne produisait pas les effets qu'on attendait de son action; il imagina de faire dissoudre l'opium dans le suc gastrique, et d'enduire la plante des pieds de ce mélange. Cette expérience réussit et fut répétée plusieurs fois avec succès. Brera les varia; il ordonna de faire par jour deux frictions sur le bras d'un vénérien, avec l'opium dissous dans le suc gastrique; après la première friction, les douleurs disparurent pendant quelques heures; en continuant les frictions, elles cessèrent entièrement. Chiarenti et Brera excitèrent la sécrétion urinaire par des frictions sur la peau avec la scille et le suc gastrique. Ce dernier médecin substitua avec avantage la salive au suc gastrique, et découvrit que les liqueurs animales étaient les meilleurs dissolvans des substances médicamenteuses qui doivent être employées en friction. Ballerini, Salmon, Botta, Tourdes, confirmèrent, par leurs expériences, les effets de la méthode iatraleptique; et MM. Alibert, Pinel et Duméril, chargés de les répéter, reconnurent l'action purgative, diurétique et fébrifuge de plusieurs médicamens appliqués à l'extérieur. Pendant que les journaux de médecine répandaient de toutes parts les succès de la méthode iatraleptique, M. Duval interrogeait les anciens sur les résultats qu'ils en avaient obtenus. La Société médicale de Montpellier proposa, en 1801, la question suivante : établir, d'après l'observation et l'expérience, quel est le degré de confiance qu'on doit accorder à la méthode d'administrer en frictions différentes substances qu'on administre ordinairement à l'intérieur dans quels rapports sont les effets produits par le même remède pris intérieurement ou appliqué en frictions, et quelles sont les proportions qu'on doit observer dans les doses ; indiquer les circonstances et les maladies qui doivent faire préférer cette méthode ; quelles sont enfin, dans les différentes affections, les parties du corps qu'on doit choisir pour appliquer ce remède avec plus d'efficacité. Les résultats de ce concours n'ont pas été satisfaisans ; et je crois que le prix ne fut point décerné, sans cependant l'affirmer positivement.

J'arrive enfin au médecin iatralepte par excellence, à M. Chrestien de Montpellier ; ni Brera, ni Chiarenti, ni M. Alibert, ni aucun des iatraleptes anciens, n'a fait autant d'expériences sur les propriétés des frictions médicamenteuses ; il les a opposées à un grand nombre de maladies, et presque toujours, dit-il, avec un fort grand succès. Baithez lui écrivit : Je me trouve de plus en plus confirmé dans mon opinion, sur l'utilité singulière que votre méthode doit avoir dans plusieurs cas difficiles où les remèdes internes n'ont pas de succès, ou ne réussissent qu'imparfaitement. M. Chrestien a beaucoup étendu et enrichi le domaine de la méthode iatraleptique ; trois éditions ont prouvé le mérite de son ouvrage ; cependant on n'a pas cru entièrement tout le bien qu'il a écrit des frictions médicamenteuses. Plusieurs de ses observations ont paru mal circonstanciées, peu concluantes ; des critiques lui ont reproché des opinions hasardées, et un défaut de méthode. Le livre de M. Chrestien n'en est pas moins une collection très-estimable de faits, la plupart nouveaux et intéressans.

IV. *Des théories sur la manière d'agir des médicamens employés en frictions.* On croyait autrefois, que les artères absorbaient l'air dans toutes les parties du corps où elles se trouvaient. Ceux-là, considérant la grande perméabilité du tissu cellulaire, et son existence dans tous les organes, pensèrent qu'il était le conducteur des substances médicamenteuses sur la peau ; ceux-ci, prétendirent que les veines sous-cutanées aspiraient ces substances, et les portaient dans le torrent de la circulation. Les médecins modernes ont expliqué tour à tour les effets de la méthode iatraleptique par l'absorption et les sympathies cutanées. Plusieurs ont avancé que les médicamens changeaient ou modifiaient la manière d'être du système absorbant sur la lymphe, en corrigeant, en détruisant ses différentes altérations, et que leur action se répandait de là dans toutes les autres parties de l'économie animale. Je ne crois pas que l'absorption joue un rôle exclusif dans l'action des médicamens employés en frictions ; mais je pense que le rôle principal lui est confié. Ce sont les absorbans qui s'emparent du mercure déposé sur la peau, et le conduisent dans la veine cave supérieure ; et la rapidité, l'énergie avec laquelle ils enlèvent les fluides qui touchent les tégumens, sont démontrées.

par l'observation journalière et un grand nombre d'expériences directes. Les substances médicamenteuses enlevées par les lymphatiques, n'éprouvent qu'une faible altération, toujours extrêmement inférieure à celle qu'elles subissent par l'action vitale de l'estomac et le mélange des sucs gastriques. Quelques médicamens que l'estomac ne peut supporter, réussissent fort bien par la méthode iatraleptique.

Les sympathies sont un autre mode par lequel agissent les substances médicamenteuses employées en frictions ; j'ai déjà eu occasion d'indiquer une partie des correspondances nombreuses que la peau entretient avec tous les autres systèmes, et j'aurais pu étendre beaucoup cette matière. Les frictions sèches. sur le système cutané produisent une excitation très-vive dans l'économie animale ; le massage des Indiens rend en quelques instans à un corps épuisé toute sa vigueur ; la flagellation, l'impression d'un froid vif ou d'une grande chaleur influencent sympathiquement toute la constitution ; le centre épigastrique entretient d'étroites relations avec les fonctions vitales les plus importantes, et ce centre est à la disposition du médecin iatralepte. Une maladie universelle et interne du système cutané, jette le désordre dans les fonctions de l'épigastre et des viscères abdominaux ; dans beaucoup de ces états pathologiques, sympathiques, il faut attaquer, pour rétablir la santé, non pas l'organe interne qui se plaint ; mais la peau qui est le point de départ de tous les désordres que ressent l'économie animale.

M. Alibert fait frictionner l'abdomen d'une jeune femme qui allaitait, avec douze grains de scammonée en poudre, autant de coloquinte et six grains de muriate de mercure doux ; cette opération donna lieu à un phénomène fort intéressant. La malade ne fut pas purgée ; mais son enfant, qui était constipé depuis la même époque qu'elle, eut une superpurgation excessive. L'éloquent auteur des Maladies de la peau propose, à ce sujet, plusieurs questions : Est-ce en effet par les anastomoses des épigastriques avec les mammaires internes, que la substance médicamenteuse s'est portée dans l'organe sécréteur du lait ? Est-ce plutôt par la voie des vaisseaux lymphatiques superficiels de l'abdomen, qui communiquent d'une manière si intime et si directe avec ceux du thorax, pour se rendre dans le foyer commun des glandes axillaires ? L'organe celluleux, que Bordeu a si justement comparé à une sorte d'atmosphère dans laquelle les humeurs ont ordinairement un cours libre et aisé, n'aurait-il pas favorisé la transmission de la matière purgative ? ou bien est-il plus convenable de penser que la dose du médicament administré n'a pas été suffisante pour exciter des évacuations

ciez la mère, quoiqu'elle ait produit les effets les plus marqués
sur l'enfant qu'elle allaitait? Personne n'aurait pu mieux donner la solution de ces problèmes que M. Alibert, pour qui la
nature a si peu de secrets; cependant il ne l'a pas osé; plusieurs médecins n'auraient pas eu cette sage réserve; le doute
pilosopique est audessous de leur génie, ils pensent tout
savoir, et cependant ignorent que la manie de tout expliquer
est la marque certaine d'un très-petit génie.

Nous savons que les médicamens employés en frictions
agissent tantôt par absorption, tantôt par sympatie, peut-être
en même temps par ces deux modes, et encore par quelque
autre mode dont nous ne tenons pas compte; mais l'état actuel
de la physiologie ne permet pas de décider quand l'absorption seule ou les sympaties sont mises en action. On a recommandé, pour le plus grand succès de la métiode iatraleptique,
le cioix des parties extérieures du corps qui ont les rapports
sympatiques les plus étendus et les plus intimes avec l'organe sur lequel on veut agir; ce précepte ne peut trouver encore beaucoup d'applications. M. Double rappelle que les
vaisseaux lymphatiques des poumons naissent, pour le côté
droit, du tionc commun des vaisseaux lympiatiques de l'extrémité supérieure droite, et pour le poumon gauche, du canal
thorachique, et enfin des glandes qui sont autour de la trachée-artère, de l'œsopiage, et de la crosse de l'aorte; et demande s'il ne serait pas possible, à l'aide de la métiode iatraleptique, de diriger vers les poumons eux-mêmes les médicamens d'abord *incisifs*, puis expectorans, et enfin balsamiques
qui conviennent à cette maladie. Aucune expérience directe
n'a répondu à cette question; l'incertitude des médecins sur la
manière d'agir des médicamens appliqués à l'extérieur, mais
plus encore divers inconvéniens que j'énumérerai ailleurs, ne
permettront jamais une concurrence avantageuse entre la métiode iatraleptique et les métiodes ordinaires.

V. *Des dissolvans qui conviennent spécialement aux substances médicamenteuses employées en frictions.* Lorsqu'un
médicament doit être administré par la voie des frictions, il
n'est pas indifférent de le dissoudre dans une liqueur animale ou dans un autre véiicule; son action parait même dépendre, en giande partie, du cioix que l'on fait à cet égard.
Brera a traité ce sujet avec beaucoup de sagacité dans son
long traité de l'Anatripsologie. Ciiarenti fait tondre un ciien,
et le frictionne pendant trois jours consécutifs avec une solution d'opium à iaute dose dans l'esprit de vin, et un corps
gras: le narcotique est porté à trente grains; et cependant
l'animal est insensible à son action. Ce médecin, pour combattre une insomnie et calmer une toux qu'il éprouvait, se fric-

tionne l'aisselle avec dix grains d'opium dissous dans le suc
gastrique de corneille, et en reçoit le soulagement espéré.
Cette friction est répétée le lendemain, mais l'esprit de vin
avait été substitué pour véhicule au suc gastrique, et le narcotique ne produisant aucun effet, oblige Chiarenti de répéter
le procédé de la veille, qui lui réussit parfaitement. De même
Valli et Brera ont employé vainement l'opium dissous dans
un liniment volatil ou l'esprit de vin, quoique porté à une
dose énorme. Les médicamens dissous dans des liquides animaux n'ont-ils besoin que d'être déposés sur le système cutané pour être enlevés par les lymphatiques, et la nature de
ce véhicule dispense-t-elle d'exciter préliminairement le système absorbant par des frictions ? Cette question est encore un
problème. Cependant l'excitation préliminaire du système
lymphatique par le frottement favorise peu l'action des substances médicamenteuses. Chiarenti et Brera frictionnaient la
peau avec la solution d'opium dans l'esprit de vin ; et cependant l'opium n'avait aucune action sur le système nerveux.
Les humeurs animales possèdent donc une propriété qui favo-
rise l'absorption ou l'action quelconque des médicamens déposés sur la peau.

Mais toutes n'en jouissent pas au même degré. Brera préfère les humeurs ténues et aqueuses aux muqueuses ; celles-ci
aux gélatineuses, et ces dernières aux huileuses. Le suc gastrique et la salive doivent être placés au premier rang : la
graisse est absorbée avec beaucoup moins de facilité. Ainsi le
degré de vitalité dont jouissent les fluides animaux, influe,
non moins que leurs principes constituans, sur leur force dissolvante. Les fluides excrémentitiels, tels que l'urine, la sérosité,
l'humeur de la transpiration, la possèdent à peine.

Les médecins iatraleptes emploient fort peu aujourd'hui
le suc gastrique, comme dissolvant et comme médicament. Il
a fallu restreindre beaucoup les propriétés médicales dont Spallanzani s'est plu à le décorer ; mais lors même qu'elles seraient plus réelles, l'emploi de cette substance serait toujours
soumis à beaucoup d'inconvéniens, que ce n'est pas ici le lieu
d'énumérer. Brera conseille, lorsqu'on veut préparer une pommade avec le suc gastrique, de le prendre chez les granivores
et les carnivores, mais surtout chez l'homme ; celui des herbivores est susceptible trop tôt de la fermentation acide.
L'opium, le camphre, et la plupart des extraits végétaux se
dissolvent fort bien et très-promptement dans le suc gastrique, et cette préparation, sans l'intermède d'un corps gras,
présente la consistance d'une pommade. Mais il faut plus de
temps et plus de soin pour dissoudre les substances médicamenteuses que fournit le règne animal. Ainsi, tandis que

douze 1eures suffisent pour la dissolution parfaite de l'opium et du camphre, celle du musc en demande quarante, et encore faut-il d'avance triturer ce médicament, et aider l'action du suc gastrique, porté à une dose double, par une douce chaleur. D'après différentes expériences, le suc gastrique paraît oxider très-promptement les métaux, et spécialement le mercure. Suivant Brera, une demi-dragme d'onguent mercuriel préparé avec le suc gastrique, agit avec deux fois et même trois fois plus d'énergie que celui qu'on prépare par les méthodes ordinaires.

Cependant malgré ces avantages, la salive peut fort bien remplacer le suc gastrique, et leurs forces dissolvantes sont très-grandes; cependant elle n'oxide pas les métaux avec autant de promptitude : elle doit être pure et recueillie sur un sujet dont la santé est parfaite. M. Chrestien a beaucoup employé la salive dans ses expériences intéressantes. C'est un intermède facile à trouver, et qu'on peut employer sans lui faire subir aucune préparation préliminaire. Suivant M. Tourdes, sa force dissolvante perd de son énergie, lorsqu'elle n'est point employée immédiatement après avoir été retirée des organes salivaires. Pour obtenir avec la salive les mêmes effets qu'avec le suc gastrique, il faut en doubler la dose. Ainsi leurs forces dissolvantes ne sont pas égales.

Brera place la bile au troisième rang; cependant M. Tourdes en a obtenu des effets supérieurs à ceux que donne le suc gastrique. Il ne paraît pas que les autres humeurs animales puissent être des intermèdes bien avantageux. L'humeur pancréatique possède, dit-on, une force dissolvante très-grande; il n'est pas facile de la recueillir. Brera reproche à M. Alibert d'avoir avancé que les frictions médicamenteuses agissaient également, quel que fût le dissolvant, et il a bien prouvé l'importance du choix des humeurs animales pour intermède. M. Chrestien, qui a fait beaucoup d'expériences avec la salive, s'est cependant servi un grand nombre de fois, et presque toujours heureusement, de l'opium dissous dans l'alcool. Il dit que p -être cette préparation fort simple fait perdre en grande partie à l'opium sa propriété narcotique : et il observe que les sympathies qui existent entre les systèmes cutané, cellulaire et lymphatique, avec l'intérieur de la tête, ne sont pas aussi directes que celles qui ont lieu entre la tête et l'estomac, ou le tube digestif. Les frictions sèches, avec différentes substances médicamenteuses, stimulantes ou purgatives, ont réussi quelquefois. Les expériences comparatives de Brera, sur la force dissolvante des différentes humeurs animales, sont l'une des parties les plus intéressantes de son ouvrage sur l'anatripsologie, ou méthode iatraleptique.

VI. *Dose des médicamens employés à l'extérieur.* A quelle dose faut-il porter les médicamens que l'on administre par la méthode iatraleptique ? Cette question, proposée par une société de médecine célèbre, n'a pas été parfaitement traitée, et on ne peut encore y répondre d'une manière précise. Les iatraleptes ont employé le camphre à la dose de douze, quinze, vingt, trente grains et plus, incorporé dans un ou deux gros de salive, pour une friction. L'opium dissous dans l'alcool a été porté à la dose de six à vingt-quatre grains, et une cuillerée à bouche de cette teinture est la quantité qui convient à chaque friction. Vingt grains à trois gros de coloquinte en teinture, ou unie à un corps gras, ont une action très-énergique ; la digitale a été portée à la dose de vingt grains et beaucoup plus ; et les frictions doivent être répétées plus ou moins, suivant l'urgence des cas. M. Prunelle dit qu'on peut assurer en général que la dose d'un médicament donné à l'intérieur, est à la dose de cette même substance, administrée en frictions au moyen de sa dissolution par le suc gastrique, dans le même rapport à peu près que 1 est à 11. L'impossibilité de déterminer rigoureusement les doses est l'une des grandes imperfections de la méthode iatraleptique.

VII. *Des principaux médicamens que les médecins iatraleptes ont employés.*

1°. *Stimulans.*

A. *Le camphre.* Les usages chirurgicaux du camphre sont très-anciens ; et depuis un grand nombre d'années les praticiens ont combattu les engorgemens, les ankyloses récentes, les douleurs nerveuses rhumatismales, par des applications de camphre, ou des frictions avec des linimens camphrés. J. Latian s'est servi le premier d'une dissolution de camphre huileuse, frictionnée sur la partie interne des cuisses. Dans deux cas de retention d'urine causée par une phlegmasie muqueuse, ces frictions produisirent d'excellens effets ; elles ne lui réussirent pas moins contre deux autres rétentions d'urine qui avaient suivi un accouchement laborieux. M. Chrestien voulant s'assurer si la salive favorisait l'absorption, conseilla, dans un cas de rhumatisme goutteux, une embrocation avec le camphre dissous dans l'éther ; ses effets furent nuls ; mais, uni à la salive, il décida la transpiration et ramena le calme qu'avait déjà produit une première friction faite par ce procédé. M. Chrestien dit qu'on peut dissoudre le camphre dans l'alcool, l'huile, la graisse, et s'en servir avec beaucoup d'avantage. Donné à l'extérieur, le camphre agit fortement sur le système nerveux, il communique d'abord à l'économie animale un état de langueur auquel succède bientôt une vive irritation. Employé en frictions, il produit ordinairement, dès la première application, des effets subits, et cause un très-grand soulagement ; il fait cesser les douleurs, la cardialgie, relève le ton de la peau, excite la sueur, calme les irritations vives. M. Chrestien a fait cesser, par des frictions camphrées, des érections du pénis fortes et douloureuses, et l'irritation vive des voies urinaires. La partie interne des cuisses est le lieu le plus favorable à l'absorption. La dose du camphre peut être de six à vingt-quatre grains dans un à deux gros de salive. Les frictions seront repétées dans le jour, et multipliées suivant l'opiniâtreté de la maladie, la sensibilité, l'âge du sujet, etc.

B. *Digitale pourprée.* M. Rogery a observé que les frictions avec la digitale, ou la teinture préparée avec la digitale, n'ont produit ni ralentissement du pouls, ni orgasme hémorroïdaire. Cette remarque a conduit des médecins à penser qu'il vaudrait mieux employer la digitale a l'extérieur qu'a l'intérieur dans certains cas qui réclament son emploi ; mais qui, par la faiblesse plus ou moins considérable du système sanguin, s'opposent à son administration interne. Employée en frictions, la digitale augmente la sécrétion de l'urine ; unie à la scille et à l'acétate de potasse, elle irrite les intestins, et cause des selles précédées de tranchées. Donnée à la plus haute dose, elle produit rarement le ralentissement du pouls, quoique quelques grains dans l'estomac le déterminent. La digitale en frictions a réussi dans quelques cas d'hydropisie ascite, d'orthopnée, de menace d'hydropisie de poitrine. On peut l'employer après l'avoir fait macérer douze heures dans la salive. M. Rogery a employé avec succès, contre une hydropisie ascite, des frictions sur l'abdomen, avec la digitale fraiche, pilée avec le suc gastrique d'un agneau ou d'un chevreau. Le même médecin s'est fort bien trouvé des frictions avec la digitale en poudre dans un autre cas d'ascite. La dose de ce végétal en extrait, dissous dans la salive, peut être portée de dix à trente grains ; elle n'est pas déterminée rigoureusement ; il en est de même du nombre des frictions. Le lieu d'élection pour son application est la partie interne des bras, des cuisses et des jambes.

2°. *Toniques.* *Quinquina* Dès les premières années du dix-huitième siècle, les propriétés fébrifuges du quinquina, appliqué à l'extérieur, étaient connues par des expériences directes. Barthez a guéri un enfant rachitique dont l'état était désespéré, en lui faisant porter pendant plusieurs mois un gilet dont les doublures étaient garnies avec l'écorce du Pérou. Cependant, M. Chrestien paraît avoir employé le premier la teinture de quinquina en frictions Plusieurs faits paraissent prouver que le quinquina, administré de cette manière, a réussi sur des sujets qui l'avaient pris sans succès à l'intérieur. On peut faire macérer l'extrait de quinquina dans la salive, ou préparer une teinture avec l'alcool. La dose de cette teinture, par frictions, est d'une once ; il faut ordinairement la répéter plus d'une fois. Le ventre, le dos, la partie interne des cuisses, et tous les endroits du corps dans lesquels l'absorption cutanée se fait avec énergie, sont les lieux d'élection pour les frictions avec la teinture de quinquina.

3°. *Emétiques.* On a observé depuis longtemps que les frictions sur l'épigastre avec la décoction de tabac, l'onguent d'Arthanita et autres substances déterminaient le vomissement ; et M. Duval dit que si l'on consulte la troisième satire médicale de Franzius, on y trouvera plusieurs citations qui démontrent qu'on a eu recours aux frictions pour purger, faire vomir, et remédier à l'affection vermineuse ; et on y remarquera qu'un médicament retenu dans la main, ou appliqué à la plante des pieds, a produit de semblables évacuations. Sierwen a fait vomir par des frictions avec le tartrate de potasse antimonié ; cependant, Hutchinson assure que ces frictions n'ont déterminé aucune évacuation dans ses expériences, mais ont augmenté la fréquence du pouls, la transpiration, la sécrétion de l'urine, et ont causé la somnolence.

Il est peu prudent de confier le vomitif à l'absorption cutanée, surtout lorsque la nature de la maladie demande de prompts secours. Les doses de l'émétique, à l'intérieur, sont déterminées, le médecin peut calculer le temps de son action ; mais il est privé de tous ces avantages s'il veut faire vomir en frictionnant l'épigastre avec le tartre stibié ; l'action lente et incertaine de ces frictions, et les tâtonnemens qu'elles exigent, causent la perte d'un temps précieux. M. Chrestien a vu, non sans quelque surprise, le tartre stibié incorporé avec la graisse, et frictionné à haute dose pendant plusieurs jours consécutifs sur l'épigastre de plusieurs enfans qu'il traitait de la coqueluche, suivant la méthode d'Autenrieth, ne produire aucun vomissement.

4°. *Purgatifs.* Chiarenti a employé la rhubarbe en frictions unie à l'axonge ou au suc gastrique, et elle a procuré d'abondantes évacuations. Une jeune femme, au neuvième mois de sa grossesse, réclame les soins de M. Alibert qui aida la nature à la délivrer d'un enfant sain et bien constitué ; elle passa trois jours sans éprouver aucune fâcheuse indisposition : au bout de ce temps, des chagrins violens vinrent l'assaillir ; elle eut quelques accès de fièvre, et fut affectée, ainsi que son enfant, d'une constipation opiniâtre qui résista à des lavemens réitérés, dont cet habile médecin lui avait d'abord conseillé l'usage. Il se disposait à la purger, lorsqu'elle l'avertit que son estomac supportait difficilement les purgatifs, et qu'elle les rejetait aussitôt qu'elle les avait pris. M. Alibert résolut alors de mettre à profit les ressources que lui offraient les expériences déjà faites avec succès dans plusieurs villes d'Italie. Il mêla un gros de rhubarbe et douze grains de jalap avec une quantité suffisante de salive; incorpora le tout dans de l'axonge de porc, et fit des frictions multipliées sur le bas-ventre de la malade, qui, à cette époque, n'avait pas été à la selle depuis cinq jours. C'était à huit heures du soir qu'il administra ce médicament; le lendemain, on lui apprit qu'elle avait été copieusement purgée. Il interrogea la jeune personne sur les symptômes qu'elle avait éprouvés. Elle lui assura qu'au moment où elle avait senti le besoin d'aller à la selle, une sueur froide et comme visqueuse s'était répandue sur tout son corps, et que ce phénomène avait été suivi d'une sorte de défaillance à laquelle néanmoins la femme qui la servait avait remédié en lui faisant respirer un flacon d'eau de Cologne. Elle était du reste dans le meilleur état à l'instant où elle lui parlait : mais deux jours après, la constipation revint avec autant d'intensité qu'auparavant. La malade supplia M. Alibert de lui administrer de rechef un purgatif analogue à celui qui avait déjà opéré de si bons effets ; il y consentit, mais il supprima le jalap, et n'employa absolument que deux gros de rhubarbe suspendus dans la salive et incorporés dans du sain-doux. Il n'obtint aucun succès. Le jour suivant, il renouvela ses tentatives avec des substances différentes ; il mit en usage douze grains de scammonée en poudre, autant de coloquinte et six grains de mercure doux, et fit frictionner l'abdomen de la mère avec ce mélange. Elle n'en ressentit aucun effet ; mais son enfant éprouva une superpurgation excessive. J'ai parlé ailleurs de ce phénomène physiologique. M. Alibert s'est rendu lui-même le sujet de ses expériences : il s'appliqua un purgatif qui consistait en quinze grains de jalap, un scrupule de coloquinte, huit grains de mercure doux, dissous dans de la salive; en employant toujours l'axonge pour véhicule de ces différentes substances; il n'obtint pas les résultats qu'il attendait, il éprouva des coliques, des tranchées, des pesanteurs de tête, et des dégoûts. Ces symptômes ne furent pas de longue durée ; ils s'évanouirent le jour suivant

M. Chrestien a fait plusieurs expériences curieuses avec la coloquinte en frictions, à la dose de vingt grains à trois gros, soit en teinture, soit incorporée dans le sain-doux ; mais il ne cherchait pas à en obtenir un effet purgatif, et cet effet ne lui a jamais paru bien marqué. Ces frictions lui ont réussi dans plusieurs vésanies.

5°. *Diurétiques.* La scille en frictions a une action diurétique très-efficace, et cette vertu a été reconnue longtemps avant Chiarenti.

6°. *Antispasmodiques. Opium.* L'usage extérieur des narcotiques en frictions est fort ancien. Les frictions sur l'œil aveo la belladone, ont eté employées dans plusieurs cas relatifs aux maladies des yeux. M. Richard de la Prade, médecin de l'Hôtel-Dieu de Lyon, rapporte qu'une femme de cinquante-deux ans, malade d'une fièvre putride, avec céphalalgie violente, insomnie et douleur vive à l'épaule droite, avait une aversion invincible pour toute espèce de narcotique. Ce praticien fit frictionner l'épaule douloureuse avec l'huile d'amande, le blanc de baleine, et soixante gouttes de laudanum liquide. Par ce moyen ingénieux, la malade reposa. La même expérience réussit à différentes reprises ; mais le laudanum fut porté successivement à la dose de trois cents gouttes et plus. M. Richard de la Prade a employé depuis, avec beaucoup de succès, ces frictions.

Chiarenti faisait dissoudre une quantité déterminée d'opium dans le suc gastrique, et après l'y avoir laissée digérer pendant environ vingt-quatre heures, il en faisait une pommade en l'incorporant dans de la graisse. Cette pommade fut donnée avec succès à un malade qui ne pouvait absolument supporter l'opium pris à l'intérieur. M. Chrestien ne le prépare point ainsi : il fait dissoudre l'opium dans l'alcool et fait filtrer la liqueur. Il a augmenté graduellement la dose de l'opium jusqu'à la porter à douze grains par once de véhicule, et il pense que cette préparation fort simple enlève la propriété narcotique du suc du pavot oriental. Le célèbre iatralepte de Montpellier a observé qu'il faut pour produire, par l'application externe de l'opium, des effets semblables à ceux qu'on obtient par son administration intérieure, le prescrire à une dose très-supérieure à la quantité déterminée, lorsqu'il doit être introduit dans l'estomac ; quand même on admettrait, ce qui l'affaiblirait toujours, un double effet sympathique, le premier, des téguments à l'épigastre ou aux intestins, le second, de ces viscères sur le cerveau. Il croit avoir remarqué que la dissolution non filtrée est plus active que celle qui a passé par le filtre, et il lui a paru également que le camphre ajoutait à l'action tonique et antispasmodique de l'opium. On peut faire une teinture avec six grains d'opium, douze de camphre, et quatre onces d'alcool : la dose est une cuillerée à bouche pour chaque friction. Les frictions doivent être plus ou moins répétées, suivant les indications particulières. On choisit pour les faire, la partie interne des bras, des cuisses, des jambes ; tous les endroits du corps dans lesquels l'absorption se fait bien. L'opium ne produit point à l'extérieur les mêmes effets qu'à l'intérieur ; administré suivant la méthode de M. Chrestien, il paraît perdre en grande partie sa propriété narcotique.

7°. *Antisyphilitiques. Préparations d'or.* Il serait inutile de parler des propriétés des frictions mercurielles, elles sont connues depuis longtemps par une expérience journalière ; mais je m'arrêterai quelques instans sur les préparations d'or, substances médicamenteuses dont M. Cirestien a enrichi la méthode iatraleptique. Ce médecin fit d'abord plusieurs expériences avec différentes combinaisons aurifères, telles que l'amalgame avec le mercure, exposé ensuite à l'action du feu ou du soleil pour volatiliser le mercure ; l'oxide d'or, précipité par la potasse ; l'oxide d'or, précipité par l'étain ; l'oxide d'or ammoniacal, et enfin le muriate d'or, combiné avec le muriate de soude. M. Cirestien a combiné cette dernière préparation avec un mélange d'amidon, de ciarbon, et de laque des peintres. Il lui est arrivé rarement de donner un dixième de grain de muriate ; il est rare qu'il en emploie plus de quatre grains dans les cas ordinaires. Souvent il a vu disparaître des symptômes, tels que chancres, poireaux, bubons, réunis sur le même sujet, avant le quarantième jour ; et il a cessé l'emploi du remède, sans que les malades eussent à se plaindre de ne pas l'avoir continué plus longtemps ; trois grains de muriate leur ont suffi plusieurs fois. M. Cirestien a uni les composés d'or aux extraits de plantes fondantes ; au sucre, avec lequel il forme des tablettes, aux sirôps, dans lesquels il se dissout ; il les mêle aussi à du cérat de Galien, quand il faut faire suppurer, et à du saindoux, quand on veut les employer en friction à la plante des pieds, d'après la méthode de Cirillo. MM. Duportal et Pelletier blâment l'association des préparations aurifères avec ces divers corps ; toutes les matières végétales et animales, dissoutes ou non dissoutes, ramènent l'or à l'état métallique de sa dissolution acide. Suivant M. Proust, il y a peu de sucs végétaux, acides, gommeux, sucrés, extractifs, etc., qui n'aient la propriété de désoxider l'or.

M. Cirestien a employé fort heureusement les préparations d'or, non-seulement dans la syphilis, mais encore dans la plupart des maladies du système lymphatique, dans le scrofule, le goître, les dartres, les squirres, la p   scrofuleuse et tuberculeuse. Un ulcère cancéreux dévorait la lèvre supérieure, rongeait les parties molles du nez et de la joue gauche, et avait détruit les os malaires et maxillaires. Appelé en consultation avec M. le docteur Payen, pour ce cas très-grave, que l'on avait combattu infructueusement par toutes les méthodes ordinaires, M. Duportal a espéré de s'opposer aux progrès du mal par l'usage des remèdes de M. Cirestien, dont il a augmenté les effets par l'emploi des extraits fondans. En conséquence, le malade s'est frictionné tous les jours les gencives avec le muriate triple d'or et de soude ; il a aussi

avalé de l'oxide d'or précipité par la potasse, et des pilules
d'extrait de jusquiame blanche, de ciguë et de velvote; l'ulcère a été journellement déteigé avec le laudanum liquide de
Sydenham; il a été saupoudré avec le quinquina rouge et le
camphre, et pansé avec un digestif, dans lequel entrait l'oxide
d'or. A l'aide de ce traitement méthodique, continué pendant
deux mois, en augmentant peu à peu la dose des substances,
l'ulcère a pris un aspect satisfaisant, les points de carie ont
disparu ; la suppuration a fourni un pus louable, la plaie se
resserra, enfin le malade reprit des forces et de l'embonpoint.
Il n'était point encore guéri lorsque M. Duportal a publié son
observation, et vraisemblablement l'ulcère de la face n'était
point un cancer.

· Les préparations d'or ont été introduites avant M. Chrestien
dans la matière médicale, et Lalouette les indique formellement dans son Traité des scrofules; peut-être M. Chrestien les
a-t-il employées le premier en frictions. Plusieurs médecins
ont répété ses expériences, et n'ont pas obtenu les mêmes résultats, à beaucoup près. Je noterai d'abord une divergence
d'opinions et de procédés dans la pratique de quelques iatraleptes qui ont vanté les préparations d'or; ceux-là veulent
qu'elles soient employées seules, ceux-ci les associent à un
grand nombre d'autres substances. Plusieurs des observations
de M. Chrestien sont fort mal circonstanciées; d'autres ne
prouvent rien; il en est qui constatent l'inefficacité de son
nouveau remède. Ce n'est point ici le lieu d'examiner jusqu'a
quel point les préparations d'or conviennent aux maladies syphilitiques; j'ai dû me borner à signaler leurs principaux cas
d'application dans la méthode iataleptique.

VIII. *Règles générales qui doivent présider à l'emploi de
la méthode iataleptique.* 1°. Il est utile que celui qui fait
les frictions se garnisse la main d'un gant, lorsque les substances qu'il emploie ont une grande énergie. 2°. La peau sera
bien nettoyée, bien lavée, afin qu'elle soit plus perméable.
3°. Quelques frictions préliminaires faites avec ménagement, et
continuées pendant quelque temps, augmenteront la force du
système absorbant. 4°. Il n'est pas indifférent de faire les frictions à telle ou telle époque de la journée ; toutes choses
égales d'ailleurs, l'absorption est plus active le soir et pendant
la nuit, que le matin et pendant le jour. 5°. Les frictions
doivent être faites sur les parties du corps où se trouve la plus
grande quantité de vaisseaux absorbans, et où la peau est plus
perméable. 6°. On choisira pour les faire, les parties qui ont
des sympathies, ou des communications directes par les lymphatiques et le tissu lamineux avec l'organe sur lequel on se
propose d'agir. 7°. Les médicamens que l'on veut administrer

en frictions seront réduits au plus grand état de division possible, ou mieux, incorporés dans le véhicule qui favorise le plus leur absorption. Les humeurs animales sont le véhicule le plus convenable. 8°. Pour bien juger des effets de la méthode iatraleptique, il faut que le malade ne prenne à l'intérieur aucun médicament capable de modifier l'état actuel des fonctions et des organes, et qu'il soit enfin exclusivement soumis à la médecine par les frictions.

IX. *Cas d'application de la méthode iatraleptique.* Je composerai cette partie de ma dissertation d'un extrait des observations les plus remarquables publiées par les médecins iatraleptes.

1°. *Fièvres.* On lit dans les Epiémérides des curieux de la nature, qu'une femme, malade d'une fièvre quarte, en fut guérie, par des frictions sur la région épigastrique, avec un mélange d'alcali, de camphre et d'huile de gérofle; elle se frictionnait le matin et le soir avant l'accès; huit jours suffirent pour la guérison de la fièvre. De bons effets des frictions avec la teinture de quinquina ont été obtenus par M. Chrestien dans des cas de fièvres catarrhale, bilieuse, gastrique, bilioso-muqueuse, bilioso-pituiteuse gastrique, et catarrhale bilieuse pernicieuse. (Je conserve les expressions de l'auteur). Quelques frictions lui ont suffi pour faire manquer complétement le retour des accès de plusieurs fièvres intermittentes; quoique la teinture de quinquina ait souvent réussi à ce médecin, il lui a cependant préféré sa teinture antispasmodique. Avec le camphre et l'opium dissous dans l'alcool, il a guéri parfaitement des fièvres intermittentes tierce et double tierce, accompagnées de sueurs nidoreuses; ces frictions ont eu un succès complet dans un cas de fièvre quotidienne intermittente, et sur une dame malade d'une fièvre intermittente double quarte. Une demoiselle attaquée de fièvre intermittente, et qui ne voulait faire aucun remède, guérit en frictionnant sa mère, atteinte de la même maladie, avec la teinture de quinquina, par l'absorption cutanée palmaire, et sa mère guérit également. M. Chrestien assure s'être fort bien trouvé de l'union de sa teinture antispasmodique comparée avec celle de quinquina dans plusieurs cas de fièvre intermittente, tierce, quarte et septenaire. La teinture antispasmodique en frictions a guéri une fièvre intermittente nerveuse, causée par le flux menstruel. Une autre fois elles ont fait cesser une fièvre intermittente quarte, compliquée d'une diminution notable du flux menstruel, et elles ont rappelé l'évacuation à son type ordinaire. Le célèbre iatralepte de Montpellier a obtenu, dit-il, des effets admirables de cette teinture antispasmodique en frictions, chez une jeune fille atteinte d'une fièvre pernicieuse liée à une suppression des menstrues qui avait été causée par l'immersion du corps dans l'eau froide. Les émétiques, les purgatifs et les toniques donnés avec libéralité, exaspérèrent à un tel point les symptômes ataxiques, unis à ceux d'une prostration extrême, que M. Chrestien désespérait presque de la malade; mais des frictions avec la teinture antispasmodique, sur la partie interne des cuisses et de l'abdomen, rappelèrent le flux périodique, et guérirent la fièvre très-rapidement.

Le camphre a réussi à ce praticien, contre une fièvre intermittente bilieuse. Une jeune fille de quinze ans, douée d'une bonne constitution, avait été traitée d'une fièvre hémitritée par les émétiques et les purgatifs, combinés avec les toniques; les symptômes de la maladie s'exaspérèrent (ce qui n'étonne pas aujourd'hui), et les frictions camphrées ramenèrent le calme dans l'économie animale. Elles réussirent également, dans un autre cas de fièvre, à calmer l'irritation générale excessive causée par la maladie, et peut-être par le traitement, qui consista dans les émétiques, les purgatifs et les toniques.

Ainsi, des fièvres ont été guéries par des frictions avec le camphre dissous dans la salive, la teinture antispasmodique, c'est-à-dire, l'opium dissous dans l'esprit de vin et la teinture de quinquina. La teinture antispasmodique est celle qui a réussi le plus souvent. M. Alibert a fait plusieurs essais de la méthode iatraleptique dans le traitement des fièvres intermittentes, et a dû s'en applaudir. Une jeune fille, âgée d'environ quatorze ans, était atteinte depuis trois mois d'une fièvre double quarte, dont les symptômes devenaient de jour en jour plus violens. Le petit accès disparut après deux frictions avec le quinquina; il n'en fut pas de même du grand, qui reparut avec la même intensité; cependant il persista, et après cinq frictions, la malade n'éprouva plus de frisson, la chaleur fut moins considérable, et la fièvre avança d'une heure. Les trois accès qui lui succédèrent diminuèrent progressivement; enfin la malade ne se plaignit plus que de quelques légères douleurs qu'elle ressentait dans la région du dos, à l'heure où l'accès commençait à se manifester; des frictions sur cette partie du corps les firent disparaître. Une femme, âgée de quarante-sept ans, était en proie à une fièvre quotidienne; le délire s'empara d'elle dès la première invasion des accès; les insomnies continuelles qu'elle éprouvait l'avaient précipitée dans un épuisement qui faisait craindre pour ses jours; tous ces symptômes s'affaiblirent par l'effet de quelques frictions, faites avec du quinquina incorporé dans la pommade ordinaire. La fièvre diminua, mais ne fut radicalement guérie que lorsque M. Alibert ajouta le camphre au médicament déjà administré. Une autre femme, âgée de vingt-huit ans, avait depuis deux mois une fièvre quarte, qui avait constamment gardé le même type, et dont les accès ne manquaient jamais de revenir aux mêmes heures ; ayant été frictionnée avec le quinquina durant plusieurs jours, ils se réduisirent à un simple frisson ; deux jours après il n'y eut pas d'accès ; la guérison ne tarda pas à être complette. M. Alibert fait observer que le quinquina, administré en frictions, agit avec plus de lenteur et moins de certitude que dans la méthode usitée, mais qu'il anéantit, en général, la fièvre par degrés, ce qui prévient des rechutes fatales. Il ajoute que, donné en frictions, le quinquina n'expose point aux accidens de toute espèce, qui suivent l'administration inconsidérée de cette substance à l'intérieur, dans un grand nombre de fièvres quartes ; et il ne croit pas cette méthode inutile aux vieillards. Si, dit M. Alibert, le quinquina ne se fraye pas chez eux la route de l'absorption, il ranimera leur système cutané, excitera leur transpiration, agira sur toute leur économie par un effet de la synergie universelle des organes, et les défendra contre les cachexies et autres infirmités, qui ne suivent que trop souvent les efforts d'une réaction faible et languissante.

Les essais de la méthode iatraleptique faits dans le traitement des fièvres ne sont point assez variés, et ne sont nullement concluans. Les observations de M. Alibert sont peu nombreuses et peu décisives ; celles de M. Chrestien sont plus variées et moins directes. Ce médecin a uni plusieurs fois aux frictions des médicamens administrés à l'intérieur ; comment séparer les effets produits dans l'économie animale par ces deux procédés thérapeutiques ? L'action des frictions est lente et fort incertaine ; M. Alibert leur a vu convertir une fièvre quarte en une fièvre continue, très-violente, et il est assez probable que M. Chrestien, qui ne parle jamais que de succès, a par devers lui quelques expériences négatives, dont il pourrait faire un petit supplément à son livre. Les méthodes ordinaires sont donc encore celles qui conviennent le mieux aux maladies appelées *fièvres*, soit qu'on les traite par les toniques, soit que, à l'exemple d'un grand nombre de praticiens, on combatte l'irritation par le régime et la méthode débilitante.

2°. *Phlegmasies.* A. *Phlegmasies des membranes muqueuses.* M. Chrestien s'est servi fort heureusement du liniment de Rosen, composé de deux onces d'esprit de genièvre, demigramme d'huile de girofle, et égale quantité de baume de muscade, dans plusieurs cas de diarrhée muqueuse, avec gonflement de l'abdomen ; maladies sur lesquelles les méthodes ordinaires n'avaient eu aucune action. M. Fages a traité une blennorrhée dartreuse, qui avait résisté à plusieurs remèdes, par des frictions avec quatre grains de potasse antimoniée, bien porphyrisée; dose qu'il tripla. Le malade n'éprouva aucun changement sensible avant le cinquième jour; à cette époque, le pouls devint plus grand et plus fort, il survint une excitation générale dans tout le système, avec beaucoup de chaleur et de moiteur à la peau; l'urine fut plus abondante, plus épaisse, et le vingt-troisième jour du traitement, l'écoulement était entièrement dissipé. M. Chrestien souffrait beaucoup d'une douleur sciatique; il se frictionna la cuisse d'où partait la douleur, avec quarante grains de cantharides en poudre. Ce stimulant produisit son effet accoutumé, et irrita violemment l'appareil urinaire; des frictions camphrées dissipèrent tous les accidens. Suivant ce médecin, le camphre en frictions ne manque jamais son effet dans les cas d'irritation forte de la vessie causée par les cantharides.

B. *Phlegmasies du système fibreux et des muscles. Rhumatisme.* Les frictions avec l'opium et le camphre ont été souvent utiles pour le rhumatisme; elles calment les douleurs, rétablissent la transpiration, modèrent la violence des attaques, écartent l'insomnie, régularisent la circulation, dégagent les articulations et augmentent la chaleur générale. Les iatraleptes les ont surtout opposées avec succès aux affections rhumatismales nerveuses. M. Thibal rapporte l'histoire d'un homme âgé de cinquante-quatre ans, vigoureux, et d'un tempérament bilieux; qui éprouvait depuis longtemps de fréquentes attaques de lombago, compliqué de rétention d'urine, et qui développait les symptômes les plus graves : le malade était atteint depuis longtemps d'une douleur sciatique qui avait causé la claudication. Lorsque le médecin que j'ai nommé fut appelé auprès de lui, celui-ci ressentait le long du rachis une douleur vive qui se propageait dans la cavité abdominale, et se faisait surtout sentir dans la région de la vessie. L'abdomen était douloureux, les urines ne coulaient que goutte à goutte, un vomissement violent avait lieu, le pouls était faible, le visage décomposé; les yeux avaient perdu leur éclat, la chaleur avait disparu des extrémités; divers antispasmodiques à l'intérieur, et les émolliens sur le ventre n'eurent aucun effet; le vomissement cessa, mais fut remplacé par un hoquet insupportable, qui céda à une potion composée d'huile d'amandes douces, de suc de citron et de camphre à petite dose. Le gonflement de l'abdomen avec sensibilité extrême, la difficulté d'uriner, et les douleurs n'ayant rien perdu de leur violence, M. Thibal fit dissoudre dans six onces d'eau-de-vie deux grains d'opium brut et vingt-quatre grains de camphre; on en frictionna pendant la nuit l'abdo-

men et la partie interne des cuisses, en employant à chaque
heure une once de la liqueur. Peu de temps après la première
friction, les urines coulèrent avec plus de facilité, et la douleur fut moins vive. Deux nouvelles frictions augmentèrent
beaucoup cette amélioration, et le malade dormit après la
quatrième. Les frictions discontinuées pendant quelque temps,
furent reprises et faites de trois neures en trois heures; bientôt
le malade fut délivré de tous ses maux. Des céphalalgies rhumatismales violentes, des sciatiques rebelles, des douleurs
rhumatismales opiniâtres situées en différentes parties du
corps, ont été guéries par les frictions sur la peau avec le
camphre et l'opium.

Il est douteux que la méthode iatraleptique réussisse beaucoup dans le traitement des phlegmasies muqueuses, cutanées,
séreuses et parenchymateuses; mais elle fournit des armes
puissantes pour combattre celles des systèmes musculaire et
fibreux. Les frictions avec le camphre, l'opium et autres substances antispasmodiques, quelquefois avec des linimens irritans, ont guéri souvent des rhumatismes invétérés, et modéré
la violence des attaques de goutte. Il y a longtemps que ces
faits sont connus, et les observations des iatraleptes modernes
les confirment.

. 3°. *Maladies de la menstruation.* Des frictions sur l'abdomen et la région lombaire avec le liniment spiritueux de Rosen, ont réussi à M. Thibal, médecin de Gignac, dans un cas
de perte utérine; M. Chrestien les a employées plusieurs fois
très-heureusement contre des pertes utérines passives, et contre
des règles immodérées qui dépendaient de l'atonie ou qui la
provoquaient. Ce médecin a observé les bons effets des frictions avec le camphre et l'opium dissous dans l'esprit de vin,
dans un cas de suppression du flux menstruel par cause morale. La teinture antispasmodique, administrée de cette manière, rappelle les règles, et a guéri plusieurs fois des suppressions de menstrues compliquées, des mouvemens convulsifs et
des vapeurs hystériques, et dans d'autres cas des coliques né-
patiques. M. Chrestien croit beaucoup à la propriété emména-
gogue de l'opium administré en frictions.

Cependant, quelque intéressantes que soient ses observations, de nouvelles sont sans doute nécessaires pour démontrer
l'utilité de la méthode iatraleptique dans le traitement des
maladies de la menstruation. Les faits qu'il rapporte peuvent
être très-précieux, sans prouver la supériorité sur les méthodes
ordinaires, des frictions avec la teinture antispasmodique, ou
même une egalité d'avantages.

4°. *Névroses.*

A. *Manie.* S'il faut accorder une confiance entière aux observations des iatraleptes, la manie a été guérie très-souvent par des frictions avec la teinture de coloquinte. Je vais en rapporter quelques-unes Une femme âgée de trente ans, d'un tempérament bilieux, avait éprouvé plusieurs attaques de manie avec délire, causée par une cause morale. Le lait quitta le sein (cette femme venait d'accoucher), et bientôt une affection mentale grave avec penchant au suicide obligea de garder la malade à vue. Une grossesse guérit cette vésanie; mais elle revint par une même cause et dans les mêmes circonstances; l'aliénation mentale dura quatre mois et fut dissipée, comme la première, par une grossesse. Après deux ans d'une santé parfaite, une nouvelle cause morale décide un troisième retour de la maladie. M. Cirestien, appelé deux mois après l'invasion, trouva cette femme dans un délire obscur, la figure un peu animée, les yeux ardons; elle éprouvait un dégoût prononcé, une constipation opiniâtre, et ne pouvait dormir; les urines étaient rares; il trouva un peu de vivacité dans le pouls; les accès de manie avaient lieu pendant la nuit. M. Cirestien prescrivit des pilules composées d'extrait d'opium, de celui de jusquiame blanche et de camphre, répétées dans la journée, et une boisson antispasmodique et rafraîchissante. Ces moyens produisirent peu d'effet; il eut recours aux frictions sur l'abdomen avec soixante gouttes de teinture de coloquinte, le soir, au moment où la malade se mettait au lit : bientôt le ventre se lâcia, les urines coulèrent avec abondance, et dès la sixième friction, la malade jouissait d'un calme parfait. M. Thibal a guéri un jeune homme, d'un délire par cause morale, avec la coloquinte, administrée en frictions sur l'abdomen et la partie interne des cuisses. Le même moyen a réussi à M. Arcibold-Aspol dans deux cas d'aliénation mentale; l'une produite par l'insolation, l'autre par une cause morale. Par l'effet d'une grande frayeur, une fille âgée de treize ans était dans un état de démence qui la rendait incapable de toute occupation, et lui ôtait l'usage de la pensée; elle ne parlait jamais, ne prenait intérêt à rien, et restait la journée entière dans l'immobilité la plus parfaite; il fallait la solliciter pour satisfaire les besoins les plus impérieux. M. Chrestien ordonna deux frictions par jour sur l'abdomen, avec dix grains chaque fois de coloquinte incorporée dans du saindoux, et cette dose fut augmentée. Trois jours après, les urines furent plus copieuses et la stupidité diminua, et quinze frictions rétablirent parfaitement la raison et la santé de cette jeune fille. Deux maniaques ont été guéris par M. Blavel avec la coloquinte. M. Thomas, médecin à Pézénas, a combattu fort heureusement sur une demoiselle dont le système nerveux était fort irritable, une manie par l'emploi du camphre en friction.

Si des observations multipliées, recueillies dans ces vastes hôpitaux qui servent d'asile aux aliénés de tous les âges et de tous les lieux, avaient confirmé les expériences de M. Chrestien sur les avantages qu'il attribue à la méthode iatraleptique dans le traitement de la manie, ce médecin aurait rendu un grand service à l'humanité; mais tout ce qu'on sait sur les propriétés de la coloquinte opposée aux vésanies cérébrales, se réduit à ce qu'il a dit, à ce qu'il a vu, et il n'a pas vu assez. Les médecins *thérapeumanes* paraissent s'être fort peu occupés du nouveau plan de traitement que l'iatralepte de Montpellier a mis à leur disposition.

B. *Épilepsie.* Un homme âgé de quarante-cinq ans, d'un tempérament bilioso-sanguin, après avoir éprouvé pendant plusieurs heures la crainte de périr dans un marais, fut atteint d'attaques d'épilepsie, qui se répétèrent d'abord tous les mois, et se rapprochèrent assez pour se reproduire deux fois la semaine. Divers moyens furent employés sans aucun succès; M. Chrestien employa les frictions avec l'alcool, dans lequel il avait fait dissoudre huit grains d'opium brut par once de véhicule; à ce moyen il ajouta l'emploi à l'intérieur de la feuille d'oranger en poudre, qui fut portée à une très-forte dose. La dose de la dissolution ne dépassa pas trois onces dans la journée; mais par gradation on en vint à onze grains d'opium sur chaque once d'alcool. Après quinze jours de ce traitement, les attaques furent plus rares, et au bout de trois mois la cure était complette. Une nouvelle cause morale rappela l'épilepsie; elle céda de nouveau à l'usage combiné de la teinture d'opium en friction à l'extérieur, et à l'intérieur de la feuille d'oranger.

C. *Danse de Saint-Guy. Chorée.* Le liniment spiritueux de Rosen en friction sur le dos a réussi plusieurs fois dans la danse de Saint-Guy; ses effets ont été manifestes, et ne peuvent être révoqués en doute. Ce liniment ranime l'appétit, rétablit les forces, et fait cesser en peu de temps les mouvemens convulsifs.

D. *Cardialgie.* Elle a été combattue plusieurs fois par M. Chrestien, très-heureusement, avec sa teinture antispasmodique en friction. Cette méthode lui a spécialement réussi sur un homme de trente ans, d'un tempérament bilieux, qui éprouvait depuis vingt jours une cardialgie qui lui laissait peu de momens exempts de souffrances; la même teinture n'a pas eu moins de succès dans la maladie nerveuse convulsive avec perte de connaissance, dont je vais analyser l'histoire. Une fille de vingt-deux ans, d'un tempérament pléthorique, d'une constitution forte, est atteinte d'une maladie nerveuse, qui présente beaucoup d'analogie avec l'épilepsie, et liée à une irrégularité très-ancienne des menstrues causée par une vive frayeur. Des frictions avec huit onces d'alcool, dans lesquelles quarante-huit grains d'opium et deux gros de camphre avaient été dissous, rétablissent le calme dans le système nerveux. De nouvelles affections morales rappellent la maladie, et le même traitement réussit encore.

E. *Névroses des voies urinaires.* Un malade affecté d'une ischurie urétrale, se trouva fort bien des frictions avec la teinture antispasmodique camphrée; il observa que, lorsqu'il négligeait les frictions, le jet de l'urine était plus petit. Pendant assez longtemps cet homme fut dispensé de se servir aussi habituellement qu'il le faisait auparavant, d'une bougie introduite dans l'urètre, et il se frictionnait dès qu'il éprouvait quelque difficulté à uriner. Ces frictions délivrèrent complétement de ses maux un homme âgé de cinquante ans, d'un tempérament bilieux; atteint depuis plusieurs années d'une incontinence d'urine, qui quelquefois faisait place à une ischurie d'autant plus fâcheuse, que les embarras laissés dans le canal par des blennorrhagies multipliées, ne permettaient pas le cathétérisme. Des frictions sur la partie interne des cuisses avec la teinture antispasmodique camphrée furent faites d'heure en heure : dès la quatrième, le cours des urines se rétablit, et il fut plus libre qu'avant l'attaque; répétées trois fois le jour pendant quarante-huit heures, elles guérirent entièrement l'incontinence d'urine; négligées, la maladie reparut pour céder à jamais à de nouvelles frictions faites matin et soir, chaque fois à la dose d'une once de teinture et de dix grains de camphre. M. Thibal, que j'ai déjà cité plusieurs fois dans cet article, a fait cesser par ces frictions antispasmodiques une ischurie sympathique. Une dame d'environ cinquante-quatre années, arrivée à l'époque critique, d'un tempérament lymphatique bilieux, ayant le système nerveux d'une sensibilité extraordinaire, éprouva une suppression presque totale d'urines dans le cours d'une maladie gastrique : des frictions furent faites à la partie interne de chaque cuisse avec six grains de camphre dissous dans la salive; deux suffirent pour enlever toute sensation douloureuse et tout embarras du côté des voies urinaires. Le camphre a réussi dans plusieurs rétentions d'urine. J. Latham l'a employé dans cette maladie avant M. Chrestien.

F. *Erections douloureuses du pénis.* Elles ont été combattues plusieurs fois heureusement, par les frictions avec le camphre dissous dans la salive; ces frictions ont guéri des érections suivies d'évacuation spermatique.

G. *Coliques.* Des frictions avec l'opium et le camphre dissous dans l'alcool ont fait cesser plusieurs fois des coliques (M. Chrestien).

5°. *Hydropisie*. Brera avait dans son hôpital un hydropique dont l'estomac ne pouvait supporter le moindre remède stimulant. Il fit macérer un scrupule de scille dans un gros de suc gastrique, pour trois doses à employer dans la journée. Aussitôt après la première friction, les urines augmentèrent du double. Les frictions ayant été continuées pendant quelques jours avec la scille et le suc gastrique, ou la digitale pourprée, ou l'acétate de potasse, le malade allait de mieux en mieux. On faisait les frictions toutes les deux ou trois heures, tantôt sur les lombes ou les cuisses, tantôt sur un bras ou sur une jambe. L'infirmier qui était chargé de ce soin, ayant fait les frictions avec sa main nue, éprouva lui-même les effets de la pommade ; et, pendant toute une journée, il fut obligé d'uriner à chaque instant. La dose de scille et de digitale pourprée fut portée, par degrés, jusqu'à un scrupule par friction. La salive fut substituée au suc gastrique, et les frictions ne réussirent pas moins. L'hydropique habitait un pays marécageux, et il ne se ménagea point pendant la convalescence ; l'ascite se renouvela. Le malade avait l'estomac si faible, que souvent il vomissait les alimens même les plus légers. Il ne fut donc pas possible de lui administrer aucun médicament à l'intérieur. Les frictions seules avec la scille, la digitale pourprée, la digitale épiglottide, unies à la salive, le guérirent une seconde fois. Ballérini a fait usage des frictions avec la scille dissoute dans le suc gastrique, sur une jeune femme devenue hydropique à la suite d'un long dévoiement et d'une fièvre intermittente qu'elle éprouvait depuis sept mois, et d'une perte considérable déterminée par une fausse couche ; l'hydropisie était si avancée, que la paracentèse ne fut retardée qu'à cause de la faiblesse extrême du sujet. Il tenta cependant les frictions avec la scille, et bientôt elles procurèrent des urines abondantes, au grand soulagement de la malade. En continuant les frictions, le flux d'urine augmenta de plus en plus, et, dans l'espace d'environ un mois, tous les symptômes de l'hydropisie disparurent complétement. Ballérini a obtenu le même succès sur une autre hydropique ; il faisait macérer un scrupule de scille dans un gros de salive, pour trois frictions. Dans la suite il augmenta un peu la dose.

Joignons à l'analyse de ces observations celle des faits qui appartiennent à M. Chrestien. Un docteur en chirurgie, à Castres, lui écrivit, en 1807, qu'il avait eu occasion d'employer plusieurs fois la digitale pourprée en frictions ; et que ces frictions avaient guéri des hydropisies ascites ; et notamment cette maladie chez une jeune fille, du ventre de laquelle on avait déjà retiré par la ponction trente-trois livres d'eau. M. Rogery a dissipé par les frictions avec la digitale une hydropisie ascite, compliquée d'anasarque, survenue après une hémorragie utérine qui suivit elle-même un accouchement. M. Archbold-Aspold en a obtenu, dans les mêmes cas, de très-grands avantages. Une femme malade d'une hydropisie ascite compliquée d'anasarque, âgée de soixante ans, et d'un tempérament lymphatique, fit appeler ce médecin. Elle éprouvait de la gêne dans la respiration, une vive céphalalgie avec fièvre et augmentation de la chaleur, et la langue était sèche et aride. M. Archbold-Aspold prescrivit la diète et une tisane préparée avec le chiendent et la pariétaire. Deux jours après il donna le tartre stibié qui ne détermina pas le vomissement, mais des selles abondantes. L'émétique répété quarante-huit heures plus tard produisit les mêmes effets. La malade fut mise à l'usage de divers médicamens assez insignifians, et enfin d'un vin blanc fort stimulant, du petit-lait, et du lait de Veisse. Ce traitement eut quelque succès; mais le retour de la malade à la santé fut dû principalement à l'usage interne et externe de la digitale.

La méthode iatraleptique peut donc être employée avec succès dans le traitement des hydropisies. Brera choisissait la scille, M. Chrestien préfère la digitale. Je serais d'autant plus porté à croire que la méthode du médecin italien est plus certaine dans ses effets, que celle du médecin de Montpellier, qu'assez souvent, et de l'aveu des iatraleptes eux-mêmes, la digitale en frictions a été employée dans le traitement de l'hydropisie, sans le plus léger succès. Dans quelques-unes des observations rapportées par M. Chrestien, on voit que des médicamens à l'intérieur très-actifs, ont été unis à l'usage externe de la digitale; quelle confiance méritent des faits de ce genre? Les preuves des bons effets de la scille en friction contre l'hydropisie ascite ne sont pas assez multipliées; cependant elles existent. Un enfant âgé de trois ans, et prodigieusement enflé, éprouvait des symptômes qui faisaient craindre pour lui l'hydropisie de poitrine. Il a rendu une quantité excessive d'urine par l'usage des frictions faites avec la scille en poudre, suspendue dans du suc gastrique de chien, et incorporée dans l'axonge de porc; et certes, d'après l'état où l'avaient vu précédemment MM. Duméril et Alibert, chargés par la Société philomatique de répéter les expériences de Chiarenti, ils peuvent attester qu'il doit sa guérison aux heureux effets de ce médicament. Un autre enfant, qui n'était guères plus âgé que le précédent, était affecté d'ascite; trois frictions avec la scille, opérées de jour entre autre, sans l'intermédiaire du suc gastrique, ont suffi pour le guérir.

6°. *Maladies syphilitiques.* C'est ici le triomphe de la métiode iatraleptique, et depuis longtemps on confie heureusement le mercure aux vaisseaux absorbans. Ce n'est pas que cette méthode soit la plus certaine, la plus avantageuse de toutes ; beaucoup de praticiens lui préfèrent l'administration intérieure de la liqueur de Van Swiéten ; mais elle a souvent réussi, et divers cas, que je suis dispensé d'énumérer, réclament spécialement son emploi.

J'ai indiqué rapidement les principales maladies qui ont été combattues avec plus ou moins de succès par les frictions médicamenteuses ; terminons cet article par un résumé sur les avantages et inconvéniens attribués à la méthode iatraleptique.

X. *Avantages et inconvéniens de la méthode iatraleptique*. A. *Avantages*. 1°. La méthode iatraleptique offre des ressources très-variées aux praticiens ; c'est une terre encore peu défrichée, et qui promet les plus beaux fruits. Ce sont les faits qui enrichissent la science, et ceux qu'on a recueillis sur la médecine par les frictions, présentent un très-grand intérêt. La méthode iatraleptique, branche essentielle de la thérapeutique, réussit souvent entre des mains habiles. 2°. L'estomac de beaucoup de malades se familiarise tellement avec les médicamens, que les plus énergiques d'entre eux perdent toute leur action ; alors les frictions les remplacent avec beaucoup d'avantage. 3° Certaines idiosyncrasies défendent l'usage intérieur de quelques médicamens ; ainsi on a vu des individus ne pouvoir supporter l'opium, à la plus faible dose, et cependant ce narcotique, employé à l'extérieur, produisait chez eux les meilleurs effets. 4° Le médecin ne peut compter toujours sur l'action des médicamens introduits dans l'estomac, car souvent la force digestive de ce viscère, ou plutôt le mélange des sucs gastriques dénature leurs propriétés. Les médicamens administrés à l'extérieur n'éprouvent qu'une altération extrêmement faible, et très-inférieure, dans tous les cas, à celle que l'estomac leur fait subir. 5°. Plusieurs médicamens sont employés fort heureusement en frictions, tandis qu'à l'intérieur ils exposent à des dangers redoutables. 6°. La méthode iatraleptique convient exclusivement toutes les fois qu'un obstacle, quelconque, mécanique, physiologique ou pathologique, ne permet pas l'introduction des médicamens dans l'appareil digestif : tel médicament, donné à l'intérieur, ne produit aucun effet, qui réussit fort bien en friction. 7°. Suivant quelques iatraleptes, les frictions médicamenteuses méritent la préférence sur les méthodes ordinaires dans la plupart des maladies des systèmes lymphatique et cellulaire. Les éloges qu'ils leur ont accordés sont évidemment exagérés ; mais il n'en reste pas moins constant que des frictions avec l'opium dissous dans l'alcool, et mieux encore dans la salive, est un moyen à opposer aux rhumatismes; que le camphre donné de la même manière calme les douleurs, et modère les irritations vives, spécialement celles des appareils génital et urinaire, que des frictions avec la seille ont guéri des hydropisies; que l'un purge fort bien, en frictionnant l'épigastre avec la rhubarbe par le procédé indiqué; que l'opium a réussi, employé à l'extérieur, sur des individus dont l'estomac le rejetait, et que quelques fièvres ont cédé à l'usage externe du quinquina. Il y a loin, sans doute, de ces faits aux grandes prétentions des iatraleptes; mais ils n'en sont pas moins précieux, et fort importans à connaître.

B. *Inconvéniens reprochés à la méthode iatraleptique.* 1°. Chez les vieillards, et quelques individus, il faut peu compter sur l'absorption cutanée; leur peau est sèche et dure; leurs vaisseaux lymphatiques superficiels ont peu d'énergie; 2°. les frictions ont déterminé sur des sujets très-nerveux, et dont la peau était délicate, des éruptions de pustules, des douleurs vives, une inflammation quelquefois considérable, et la fièvre; 3°. les doses ne peuvent être déterminées rigoureusement; le médecin ne peut calculer les effets dont il a besoin; il donne beaucoup au hasard. Cette incertitude sur les doses est un inconvénient très-grand; 4°. en général les frictions médicamenteuses agissent lentement, leurs effets sont incertains, et ne sont pas constamment les mêmes. On ne peut donc pas employer ce moyen thérapeutique, lorsqu'il faut agir promptement et avec énergie; 5°. beaucoup de résultats obtenus par les iatraleptes ont été vainement cherchés par les médecins qui ont répété leurs expériences. Il est arrivé quelquefois à ces derniers de voir les frictions médicamenteuses convertir une maladie en une autre beaucoup plus grande; 6°. dans les observations publiées par les iatraleptes, il faut nécessairement distraire des résultats divers effets qu'on peut attribuer à l'influence du moral sur le physique, à l'administration intérieure de médicamens actifs, et à plusieurs causes dont ils n'ont tenu aucun compte; 7°. il n'y a point de maladies (j'excepte l'infection syphilitique) dans lesquelles la méthode iatraleptique donne des résultats aussi avantageux et aussi certains que les méthodes ordinaires; on a vu que ses cas d'application sont très-bornés. Elle ne paraît convenir exclusivement que dans certains états pathologiques, qui doivent être considérés comme des cas particuliers, des exceptions, et on ne peut, pour aucune des infirmités qui affligent l'espèce humaine, faire un précepte de son emploi spécial.

La médecine ne possède pas un nombre de faits assez con-

sidérable, pour qu'il soit possible de prononcer en dernier
ressoit sur les avantages réels ou illusoires de la méthode iatraleptique. Mais cette méthode a ajouté au domaine de la
thérapeutique; elle a obtenu dans plusieurs cas des succès non
contestes; elle en promet beaucoup, et les medecins qui ont
soutenu sa cause, la plupart avec autant de talent que de zèle,
sont dignes des plus grands éloges. (J. B. MONFALCON)

BRERA (valeriano-luigi), *Anatripsologia, ossia dottrina delle frizioni,
che comprende il nuovo metodo di agire sul corpo umano, per mezzo
di frizioni fatte cogli humori animali, e colle varie sostanze che all'
ordinario si somministrano internamente; edizione quarta;* c'est-à-dire,
Anatripsologie, ou Doctrine des frictions, qui comprend la nouvelle méthode
d'agir sur le corps humain par le moyen des frictions, faites avec les humeurs
animales, et avec les substances qui s'administrent, pour l'ordinaire, à l'intérieur; quatrième edition, II in-8°. Pavie, 1799.
CHRESTIEN, De la methode iatraleptique, ou observations pratiques sur l'efficacité des remèdes administrés par la voie de l'absorption cutanée; deuxième
édition, in-8°. Paris, 1803. (VAIDY)

IATRE, s. m, *ιατρος* : ce mot, l'un des plus anciens de la
langue grecque, ne dut signifier, dans le principe, qu'un simple
guérisseur, c'est-à-dire, un homme possédant quelque secret,
quelque amulette, quelque pratique d'imitation qu'il mettait
en usage, sans s'inquiéter de la manière d'agir, et ne songeant
qu'à en obtenir les effets qu'il lui avait vu produire dans des
circonstances à peu près semblables. Sextus a même prétendu
qu'originairement il voulait dire un *retireur* de flèches, *sagit-
tarum extractor;* et très-probablement l'extraction, plus ou
moins adroite, des traits et autres corps vulnérans parmi les
guerriers, constitua la première science des premiers iatres,
qui étaient des guerriers eux-mêmes, ou des personnages distingués, amis ou parens des heros, qu'on attirait honorablement aux armées, et qu'on y retenait en les y comblant de reconnaissance et de respect. C'est ce qu'on voit dans Homère et
dans les monumens appartenans à la plus haute antiquité. Il
n'y avait pas encore alors de véritables médecins. Sucer une
plaie, la laver avec de l'eau et quelquefois du vin, tout au
plus y faire une incision pour la délivrer plus facilement de
l'arme, ou du débris d'armure qui y était resté; y appliquer
le dictame; en faire ensuite la déligation; voilà en quoi consistait primitivement l'art de guérir; et ceux qui l'exerçaient,
princes ou sujets, se glorifiaient singulièrement du titre d'iatre,
qui n'était nullement incompatible avec celui de pasteur des
peuples, et de fils des dieux.
Ce titre passa dans la suite aux hommes qui firent une étude
plus particulière de la science de secourir leurs semblables en
état de maladie; et quand il y eut une médecine proprement
dite, et de vrais médecins, ceux-ci furent encore connus sous

le nom d'iatres. Les Nébrus, les Héraclides, le père d'Hippocrate étaient iatres à Cos, où, comme dans toute la Grèce antique, on ne connaissait pas d'autre terme pour dire un médecin : il en est encore presque de même aujourd'hui, en Asie,
parmi les Grecs modernes ; et tandis qu'au Caire les Égyptiens
et les Arabes, sans doute en mémoire de leur Jacken, qui flo-
rissait sous Saanis, appellent *askims* leurs médecins, et quels
médecins ! les habitans grecs continuent de nommer *iatres* les
leurs qui ne valent guère mieux, et dont quelques-uns n'ont
pas abandonné l'ignoble coutume de s'annoncer eux-mêmes
sur la place publique et dans les rues. Ces médecins circonfo-
ranés crient, de distance en distance, *callos iatros !* au bon
médecin ! Et ce fut ce qui donna au compagnon et successeur
du fameux jongleur Balsamo, pendant son séjour au Caire,
en 1779 et 1780, avec son digne patron, qui y mourut, l'idée
de se faire appeler Caliostro, ou Cagliostro, selon la prononciation vicieuse du pays, nom qu'en effet il prit et porta à
son retour en Europe, où, comme chacun sait, il surpassa en
impudence et en intrigue tous les charlatans qui y avaient figuré
avant lui.

A la longue, on abusa de la qualification d'iatre dans les
diverses contrées où elle avait été même le plus en honneur.
Quiconque s'immisçait dans la plus petite partie de l'art de
guérir, voulut aussi être un iatre, comme, de nos jours, le
moindre bandagiste a la prétention de passer pour chirurgien,
et le plus grossier artisan, celle d'être traité d'artiste. Il y eut
des iatralepíes, des odontiatres, des chimiatres, et, par dessus
tous, des ophthalmiatres, ou médecins oculaires, qui n'étaient
que des fabricans de collyres et de pommades pour les yeux,
et que le gain et la facilité de cette profession multiplièrent
tellement au milieu des gens crédules, et sujets, par la nature
de leurs vêtemens, a la lippitude, que nulle autre n'a laissé
autant de traces de son existence, soit en vases, en cachets,
soit en inscriptions.

Ainsi, chez nos neveux, s'il était possible que jamais le
souvenir des médecins actuels s'effaçât, et que tout fût boule-
versé, on serait porté à croire, en découvrant les enseignes en
marbre, les écritaux en lettres d'or, les adresses, et les cartes
qui auraient pu échapper à la destruction, que la médecine du
dix-neuvième siècle fut le partage des oculistes, des dentistes,
des acoustiques, parmi lesquels toutefois nous nous faisons un
devoir de déclarer qu'il est aujourd'hui des hommes dignes,
à tous égards, d'estime et de considération.

Ce ne fut que longtemps après l'établissement des iatres,
et vers l'époque où vécurent Erasistrate et Hérophile, qu'on
connut les *chimiatres*, ou médecins guérissant principalement

avec le secours de la main. Ceux-ci ne jouirent pas d'une moindre importance que les iatres, parmi lesquels ils étaient toujours comptés et choisis, ayant reçu les mêmes leçons, sous les mêmes maîtres, et dans les mêmes écoles, et pouvant à leur gré, selon leur goût, leur aptitude et leur âge, exercer l'une et l'autre médecine. Mais ces chiriatres furent toujours en petit nombre, parce que leur art et les talens particuliers qu'il exigeait, étaient hors de la portée de cette multitude avide et famélique, qui, de tout temps, chercha sa vie, comme a dit Pline, *inter mortes et mendacia*, et pour laquelle on fit jadis l'épigramme suivante :

> *Fingunt se cuncti medicos, idiota, sacerdos,*
> *Judæus, monachus, histrio, rasor, anus.*

Archagatus était un chiriatre d'Athènes; il fut un *chirurgus* à Rome, où la nouveauté et la hardiesse de ses opérations ne lui permirent de séjourner que peu de temps. Après lui vinrent Méges, Triphon, père, et Evelpiste, fils de Phléges, chiriatres grecs aussi, mais plus heureux qu'Archagatus, et que Celse a beaucoup loués pour les progrès qu'ils avaient fait faire, parmi les Romains, à un art que Gorgias, Sostrate, les deux Hérodes et Ammon d'Alexandrie n'avaient pu encore qu'ébaucher.

Les iatres grecs prirent, en Italie, le nom de *medici*, que Caton voulait qu'on changeât en celui de *mendici*, parce que, disait-il, ces gens-là, *illi Græculi*, quittent leur patrie où ils ont faim, *ubi esuriunt*, pour venir mendier la fortune dans la nôtre, *ut fortunam sibi mendicent*. Il s'en établit très-peu à Rome, tant que vécut Caton, irréconciliable ennemi des Grecs, plutôt que celui de la médecine; encore n'y étaient-ils que tolérés, puisque ce ne fut que sous les deux premiers empereurs qu'ils purent obtenir le droit de cité. Mais une fois délivrés de l'austère censeur, ils y accoururent de toutes les parties de la Grèce, et il fut un temps où, comme chez nous, il y eut plus de guérisseurs que de malades à guérir, quoique le Romain, trop fier ou trop insouciant, eût, jusque là, abandonné aux étrangers libres, affranchis, ou esclaves, l'exercice d'un art qu'il cultiva dans la suite avec tant de succès.

Alors il fallut que ceux des iatres qui aspiraient à la réputation, employassent des moyens extraordinaires pour s'élever audessus des autres, et se faire remarquer.

Alors l'iatre Asclépiade s'annonça comme guérissant avec les frictions, la promenade, la gestation, etc., et, graces à ces secrets, mais bien plus encore à celui de s'être fait aimer de Cicéron, il jouit bientôt de la plus haute faveur.

Alors l'iatre Symmaque ne marcha plus qu'au milieu d'un cortège de cent disciples qui l'accompagnaient chez ses malades, qui leur tâtaient le pouls après lui, et dont les mains souvent glacées donnaient le frisson à ceux qui étaient sans lièvre.

Langueba m; sed tu comitatus protinus ad me
Venisti centum, Symmache, discipulis,
Centum me tetigere manus, aquilone gelatæ,
Non habui febrem, Symmache, nunc habeo.

Une telle ostentation, malgré le malicieux Martial, réussit à Symmaque, qui longtemps fut préféré, comme clinicien, à ses compétiteurs.

Alors l'iatre Thessalus de Tralles, ce lâche panégyriste de la tyrannie, ce vil complaisant des malades de tous les rangs, s'attacha à décrier toutes les doctrines, excepté celle de Thémison, dont il s'attribua la découverte, se proclama fastueusement le vainqueur des médecins, et fut recherché avec le plus déplorable enthousiasme.

Alors l'iatre Galien apporta de Pergame son infatigable activité, sa vanité excessive, son ambition sans bornes, et, pour faire parler de lui, déclara la guerre à ses confrères grecs et romains, qui, d'abord ses rivaux, devinrent ses implacables ennemis, à l'exception de quelques hommes médiocres qu'il sut flatter, et en particulier d'un Quintus, qui, nonobstant l'éloge outré qu'il en avait fait, fut chassé de Rome, à cause des malheurs journaliers de sa pratique.

Galien avait d'abord été clinicien des jeux de la ville, et s'était distingué dans le traitement des athlètes atteints de blessures aux parties tendineuses, dans la curation desquelles ses prédécesseurs avaient, selon lui, toujours échoué. Les médecins de Rome qu'il avait irrités, publièrent malignement qu'il n'avait été qu'iatralepte, et même simple alipta, c'est-à-dire, chargé de faire frotter, ou de frotter lui-même les athlètes; imputation maladroite, puisque les Romains, confondant facilement les iatraleptes avec les cliniaues, accordaient souvent autant d'estime aux uns qu'aux autres, à l'exemple de leur premier orateur, qui, recommandant un certain Sunius à un de ses amis, écrivait à celui-ci de bien accueillir cet honnête et habile iatralepte, et de lui faire connaître tout le prix de cette recommandation; imputation plus misérable encore que maladroite, à laquelle Galien répondit par des ouvrages importans et nombreux, que, malheureusement pour sa fortune, il ne put écrire qu'en grec, qui était la langue savante, et par conséquent la moins usitée parmi les Romains de son temps.

Malgré tous ses efforts et tout son mérite, Galien resta simple iatre, et eut la douleur de ne pouvoir devenir ni archiatre, ni, à plus forte raison, comte des archiatres. Vainement il chercha à attirer sur lui les regards et la confiance des empereurs sous lesquels il vécut; il ne put être admis ni à leur cour, ni à leurs largesses, et, cent fois plus érudit qu'aucun autre des médecins de Rome, il fut longtemps traité comme s'il en eût été le dernier, non-seulement par le peuple, toujours aveugle, toujours dupe, toujours trompé, mais encore par l'ordre équestre et par les familles consulaires et patriciennes, dans ces temps plus peuple que le vulgaire même le plus crédule et le plus ignorant. Cependant Marc-Aurèle ne fut point injuste envers lui, puisqu'il le chargea de soigner, en son absence, la santé de ses fils Commode et Sextus, ce qu'il fit avec succès, en dépit de ses confrères. Mais Galien avait accusé trop hautement Polydirus d'avoir saigné mal à propos Lucius Verus, lors de l'accident dont le co-empereur mourut en revenant d'Aquilée. Il prenait d'ailleurs la fuite, aussitôt qu'il était question d'une sédition, d'une épidémie, ou d'aller à la guerre, s'excusant sur une vision dans laquelle Esculape lui avait défendu de rester; et c'étaient autant d'armes terribles qu'il fournissait à ses adversaires. Son exemple prouve que si la science médicale est nécessaire au médecin pour réussir dans la pratique de son art, un peu de savoir politique lui est indispensable pour faire fortune dans le monde, où il faut

> Paraître ignorer ce qu'on fait, ce qu'on dit,
> Cacher ses sentimens, et même son esprit.

Le plus grand chagrin de Galien fut de n'avoir pu être nommé archiatre, titre très-recherché parmi les médecins grecs de son temps, et dont les médecins romains commençaient alors à se montrer jaloux. On ne sait pas au juste en quoi consistait ce titre. Meibomius, Alciat, Mercuriali, Leclerc, ont eu, à ce sujet, chacun une opinion différente. On a prétendu que les archiatres devaient être les médecins des souverains; mais il y en avait dans les Etats républicains. Cyrus l'était à Lampsaque, un autre Cyrus l'était à Edesse, et ce fut des villes libres de la Grèce que cette qualité fut apportée à Rome, par des médecins qui s'en enorgueillirent à tel point, qu'ils donnèrent aux autres l'envie d'en être aussi revêtus. On n'en trouve que de faibles traces avant le règne de Néron; Andromachus l'obtint un des premiers; Théon l'Alexandrin l'eut presque dans le même temps; et dès-lors il fut naturalisé parmi les Romains, qui pourtant aimèrent toujours mieux, en parlant d'un médecin célèbre, le nommer premier entre les médecins, *medicorum potissimus*, que de le qualifier d'archiatre. C'est ce qui fait que ce mot ne se trouve ni dans Celse, ni dans Pline, ni dans aucun des auteurs latins de leur siècle.

Le mot archi, αρχεος, semble prouver que les archiatres devaient occuper un rang audessus des iatres, comme les architriclins, les architectes, les archiducs, les archimandrites, sont incontestablement supérieurs dans leur état et dignité. Mais qui est-ce qui conférait cette dignité? Il y avait à Rome un collége d'archiatres, où l'on n'était admis qu'après des épreuves particulières, et qui disputa aux Européens la prérogative des nominations, comme il arriva à l'occasion de ce Jean, auquel Théodose avait donné la survivance de son archiatre Epictète, sans l'avis du collége auquel il n'était pas aggrégé. Le collége des archiatres n'avait rien de commun avec l'École de médecine etablie aux Esquilies, et dont Livius Celsus fut un des secrétaires, ainsi qu'il paraît par cette inscription que nous avons vue à Rome, et dans laquelle il est aussi parlé d'un archiatre:

M. Livio Celso tabulario
Scholæ medicorum
M. Julius Eutychus
Archiatros. Oll. D II.
In. Fr. Ped. IIII.

Eutycius fut donc un archiatre, et il paraît, par cette autre inscription, qu'Actius Caius le fut aussi:

D. M.
A. Actius Caius
Archiater sibi et
Juliæ primæ conjugi
Incomparabili.

Ce qui n'eût pas empêché leurs noms de périr, si le marbre ne nous les eût transmis.

Ainsi, on pouvait être archiatre, sans être pour cela un homme extraordinaire La faveur en faisait au moins autant que le savoir, et on est tenté de croire que la corporation des archiatres avait pour but secret de faire donner la préférence à ceux qui la composaient, pour les charges et les places les plus importantes. Car le mot, qui très-probablement avait été créé dans la Grèce, où il y avait tant de classes d'iatres pour distinguer éminemment ceux qui devaient être regardés comme supérieurs aux autres, servit, parmi les médecins romains, à établir une prééminence qu'on n'aurait pu établir autrement. Ainsi, autrefois en France, tous les licenciés en médecine pouvaient exercer; mais les docteurs avaient quelque privilége de plus, et il fallait, pour certaines missions, pour certaines affiliations, être revêtu du doctorat.

Quoi qu'il en soit de ces conjectures, il résulte de nos recherches que les archiatres, tant romains que grecs, domiciliés à Rome les uns et les autres, s'entendant ensemble, avaient fait valoir comme convenance, étiquette, ou acte de justice, que les empereurs et les tribuns ne prissent pas ailleurs, soit pour la cour, soit pour la cité, les médecins dont on avait besoin , car il est sûr qu'il y avait des archiatres de. cour, *archiatri aulici*, et des archiatres pour le service du peuple , *archiatri populares*, les uns au cıoix du prince , et les autres à celui des ciefs de la ville ; le dernier de ces emplois était souvent un acıeminement à l'autre , et que le même médecin pouvait , ce qui arrivait souvent , les posséder tous. les deux à la fois. Les archiatres populaires étaient salariés par la ville , et quelquefois par le souverain ; leurs fonctions consistaient à soigner gratis les pauvres, à veiller à la salubrité publique, et à poiter témoignage devant les tribunaux. C'étaient à peu près les pıysiciens actuels de l'Allemagne , et les médecins stipendiés de quelques-unes de nos villes de France. Ces archiatres existaient dans tout l'empire romain , et ils y jouissaient d'une grande considération. Ce fut par eux que César et Auguste commencèrent, lorsqu'ils résolurent de donner aux médecins, et surtout aux médecins vulnéraires des armées , les belles dispenses et les ıonorables prérogatives qui les assimilèrent aux premiers citoyens, aux professeurs, aux officiers publics.

Rome avait quatorze archiatres , pour ses quatorze quartiers ; quand il en manquait dans les villes du second et troisième ordre , le collége leur en fournissait, qu'il prenait parmi ses affiliés. Adrien en plaça ainsi soixante-douze, qu'il avait mandés de toutes paıts. Ces archiatres, s'ils n'avaient pas eu ce titre, auraient été en droit de le prendre, puisqu'ils avaient inspection sur les autres médecins, et sur quiconque exerçait une brancie de la médecine. On les a quelquefois appelés *polyatri*, médecins de tous , et dans la basse latinité, *proto medici*, premiers médecins ; mais, inspecteurs dans leur canton respectif, ils étaient inspectés à la cour, quand ils y avaient une place ; au dessus d'eux était un chef, qu'on nommait premier archiatre, ou comte des archiatres ; les Romains les appelaient plus volontiers *medici Cæsaris*, ou *medici sacri palatii*. C'étaient ceux qui avaient la cıarge spéciale de la santé du prince ; ce rang et cette dignité ne furent légalement , et manifestement institués , que longtemps après la création des archiatres du palais. On trouve qu'un Vindicianus en fut investi sous Valentinien et sous Valens , mais bien antérieurement un certain Andréas, que Galien appelle fils de Cırisaris, pour le distinguer de deux autres Andréas encore plus anıcıus, se les attribuait à la tête de ses écrits. Ce fut principalement sous les rois gotıs , s'il faut en croiıe Godefroid, auteur des notes sur le Code Théodosien , que la comitive des archiatres obtint la sanction du gouvernement , et les honneurs affectés aux premières places de l'Etat. Voici textuellement la formule du diplôme que recevait du prince celui qu'il nommait comte des **archiatres**. C'est Cassiodore, qui vivait sous Théodoric, qui nous l'a fait connaître.

« Nous vous honorons de la dignité de comte des archiates, afin que vous soyez seul distingué entre les maîtres de la santé, et que tous ceux qui auront quelque différent, par rapport à la médecine, s'en remettent à votre décision. Vous serez l'arbitre d'un art honorable, et le juge de toutes les contestations qui ne se décidaient auparavant que par la passion de chaque particulier. Vous guérirez en quelque manière les malades, en tant que vous terminerez des querelles qui leur sont préjudiciables; c'est un grand honneur pour vous que les habiles gens se soumettent à vous, et que vous soyez considéré par tous ceux que le monde considère. La santé de notre personne vous est particulièrement confiée, et vous aurez chaque jour un libre accès auprès de nous. »

On a dit qu'Oribase avait reçu de Julien une lettre-patente à peu près semblable; mais il nous a été impossible de rien découvrir à ce sujet. Oribase, Grec, était l'archiatre unique de Julien qui, comme on sait, en montant sur le trône, avait renvoyé de sa cour plus de douze cents commensaux inutiles, et s'il était le seul archiatre, il ne pouvait être *comes archiatrorum*, à moins que par la collation de ce titre, il n'eût été institué chef de toute la médecine de l'empire; ce qui s'accorderait assez avec le sens et les termes du diplôme rapporté par Cassiodore. Il y avait dans le palais de Constantin vingt archiatres, et un *comes archiatrorum* qui en était le chef; mais le comte était-il aussi le président et le supérieur des autres médecins, *medicorum præfectus?*

Sous nos anciens rois, le premier médecin avait une juridiction très-étendue, mais que l'établissement des facultés, colléges, et sociétés de médecine réduisit dans la suite à peu de chose. Il n'en fut pas de même de celle de premier chirurgien, laquelle s'accrut par la multiplicité même des corporations chirurgicales, etc., et fut longtemps une source presque fiscale de biens abondans, et de revenus considérables. Aussi, était-elle devenue dans ces derniers temps l'objet d'une convoitise qui n'a heureusement pu être satisfaite, et dont le scandale ajouté à tant d'autres, a excité une indignation, et provoqué une opposition qui n'auront pas été inutiles à l'honneur, ni aux progrès de la science.

Jamais les premiers chirurgiens des rois de France ne se sont appelés chiriatres, encore moins archi-chiriatres, et la pompeuse comitive ne fut accordée à aucun d'eux, quoique les Pitard, les Hermadouville, les Vavasseur, les Paré, fussent honorés de toute l'amitié et de toute la confiance des princes qu'ils servaient; ce n'est qu'au bas de quelques-uns

de leurs portraits, que de barbares faiseurs d'inscriptions go-
thiques, ont employé, en mauvais latin „ces expressions mal-
sonnantes, que la langue grecque n'a jamais avouées. Dans les
dixième et onzième siècles, on les appela myres du roi, grands
myres, pères myres, comme on appela les premiers médecins
fusiciens du roi, maitres phuysiciens, et plus tard, médecins
du corps, dénomination qui est encore usitée cmez nos
voisins.

Marc Mirou, premier médecin de Henri III, qu'il avait accompagné en Pologne, comme François Mirou, son père,
avait accompagné dans le royaume de Naples Charles VIII,
auprès de qui il eut la même charge après Jean de Bourges,
s'avisa de prendre la qualité de comte des archiatres, et personne ne la lui contesta, quoique quelques médecins, et entre
autres Duret, choqués de ses prétentions, lui reprochassent
pour l'en punir son nom propre, qu'ils disaient signifier le
petit-fils d'un pauvre mire.

Les flatteurs de Daquin essayèrent de l'appeler en français
M. le comte, parce qu'à la tête de quelques discours ou ha-
rangues, et dans la dédicace de quelque thèse, ou de quelque
livre, on l'avait, en latin, traité de *comes archiatrorum*;
mais cette basse adulation ne servit qu'à rendre de plus en
plus ridicule et méprisable ce premier médecin de Louis XIV,
que la mort d'Anne d'Autriche, l'outrage qu'il reçut, une
cupidité insatiable, et une ignorance complette firent chasser
de la cour. Fagon, qui lui succéda, se laissa aussi qualifier de
comes archiatrorum, mais il ne souffrit pas qu'on allât plus
loin, et le doyen de la Faculté l'ayant, dans un acte public,
appelé le prince des médecins, il se fâcha, et dit qu'il était
seulement le médecin des princes; ce qui était tout différent:
Vel medicorum princeps, vel principum medicus. Telles
sont les deux questions qui se sont le plus sérieusement élevées parmi les anciens et les modernes, sur la signification
réelle du mot archiatre, et en faveur de l'une ou de l'autre
desquelles on compte les hommes de la plus profonde éru-
dition.

Boerhaave appelait ses auditeurs *philiatri*, et ce mot a quelque chose de distingué et d'affectueux. On n'oserait pas plus
le prononcer en français que celui d'archiatre, et c'est à tort.
Ne dit-on pas archidiacre? et sans parler des adjectifs ido-
lâtre, acariatre, qui sont, pour le moins, aussi durs, n'a-t-on
pas, de nos jours, donné le nom d'hippiatre aux vétérinaires
spécialement versés dans l'étude et la connaissance des maladies des chevaux, à l'exemple de Columelle, dont on connaît
cette célèbre exclamation : *ecquis hippiatriam edocebit, si
nullus professor est?*

Les oreilles des Romains étaient, pour le moins, aussi délicates que les nôtres, et tous ces mots, archiatre, chiriatre, hippiatre, etc., les importunaient; aussi les traduisaient-ils presque toujours dans leur langue, et ce n'était guère que dans les livres, et sur les tombes funéraires, qu'ils consentaient à les voir et à les lire; encore ne le faisaient-ils pas toujours sans montrer de l'impatience ou de l'ironie, témoin cette inscription à un Ménécrate, médecin du palais, mort peu de temps après Auguste, laquelle avait été gravée par un ouvrier de Rome, ne sachant pas plus le grec que ceux de Paris ne savent le latin, et qui, après le mot *autocratos*, avait mis en deux temps celui d'*iatros*, ia-tros. Les plaisans ne passaient pas sur la voie Appienne, sans lire de cette faute, sans se moquer des médecins grecs, et sans faire remarquer que la science de Ménécrate, en son vivant grand parleur, *magni loquus*, et très-ignorant médecin, était exprimée par les deux lettres *ja*, qui forment le cri et tout le langage de l'âne.

Lorsqu'on établit l'enseignement public de la médecine, et qu'il fut question d'instituer la nouvelle école, nous désirâmes qu'au lieu d'école de santé ou de médecine, on la nommât école iatrique, ou mieux encore, école polyatrique, ce qui eût annoncé que toutes les branches de l'art de guérir seraient réunies dans son sein, et l'eût associée, par une heureuse consonnance, à la considération, et aux avantages dont devait jouir l'école polytechnique instituée dans le même temps.

Si on est curieux de savoir ce qu'on peut dire de pire et de plus injuste sur le compte des médecins du dix-huitième siècle, après les affreuses satires de Julien Offray Delamettrie, il faut lire le poeme français intitulé, l'Art iatrique, et faire ensuite serment de s'abstenir à jamais de semblables personnalités, qui sont encore plus injurieuses à la science qu'aux individus.

(PERCY et LAURENT)

IATRIQUE, adj., mot inusité, dérivé du grec. Les Grecs appelaient l'art de guérir ιατρική τεχνή; l'adjectif de ces deux mots fut employé pour désigner la médecine : il a servi à composer le mot hippiatrique qui signifie médecine du cheval.

(MONFALCON)

IATROCHIMIE, s. f., *iatrochemia*, ou médecine chimique, des mots ιατρός, médecin, et χυμία, chimie, laquelle vient de χεῶ, *fundo*.

L'application de la chimie à la guérison de l'homme, et surtout aux phénomènes de l'économie vivante, a longtemps été le but d'une secte assez nombreuse de médecins dans le cours des seizième, dix-septième et dix-huitième siècles. Elle a conservé plusieurs partisans jusqu'à ces derniers temps, et peut-être en aura-t-elle encore beaucoup dans l'avenir.

Nous avons exposé, à l'article *doctrine*, l'histoire des mé-
decius ciimiques, et aux mots *ferment* et *fermentation* plusieurs de leurs anciennes tiéories. Mais il nous semble très-important, dans les progrès actuels des sciences ciimiques et
piysiques, et à cause de l'ardeur extraordinaire qu'on apporte
à leur étude, de reciercier la part qu'on doit leur attribuer
dans la médecine. Ou dispute beaucoup sur ce sujet ; des savans veulent expliquer toute la piysiologie et la patiologie
par les lois de la piysique (mécanique, iydraulique, etc.)
et de la ciimie ; d'autres bannissent absolument tout ce qui
n'est pas force vitale, ame, action de la sensibilité et de l'excitabilité, ou contiaction de la fibre animée, autocratie de l'organisation, etc.

Par rapport à l'emploi des médicamens ciimiques, tirés
surtout du règne minéral, personne aujourd'iui, parmi les
praticiens, n'eu condamne l'usage ; nous ne sommes plus au
temps où le caustique Guy Patin composait son *Martyrologe
de l'antimoine*, et où le parlement de Paris rendait un arrêt
contre l'émétique. Les plus purs vitalistes s'en servent sans
difficulté ; mais l'on n'est nullement d'accord sur le mode
d'action de ces remèdes dans l'économie animale ; tout est
ciimique suivant quelques docteurs ; tout est entièrement dé-
naturé par la puissance vitale, d'après les autres.

Ciez les anciens, les sciences piysiques étant peu avancées,
l'anatomie même étant mal connue, l'organisation vivante offrait un plus grand nombre de mystères inexpliqués ; mais
aussi l'on observait avec plus de patience et d'attention le jeu
si merveilleux et si compliqué de cette économie, dans la
santé et dans la maladie. On est étonné de trouver, dans Hippocrate, Galien, Arétée, etc., une connaissance si approfondie de la marcie de nos fonctions, qu'avec toutes nos expériences nous la surpassons à peine dans nos temps modernes.
Disons plus, l'étude des sciences piysiques a souvent détourné,
dans notre siècle, de la véritable route de la piysiologie, et
tant de science a rendu fort ignorant des secrets de l'organisation.

Expliquons ce paradoxe : dans la barbarie du moyen âge,
les premiers essais, pour sortir de l'ignorance, furent naturellement tournés vers l'examen des matières brutes. Raymond
Lulle apprit des Arabes à distiller et fit l'un des premiers de
l'alcool ; la métallurgie et l'extraction des minéraux auxquélles
s'adonnaient beaucoup les Allemands et d'autres Européens
septentrionaux, firent tenter diverses opérations ciimiques que
l'on tenait secrètes. La réduction merveilleuse des oxides semblait faire sortir de précieux métaux de terres grossières. On
crut pouvoir faire de l'or, et l'action énergique des minéraux

sur l'organisation, fit imaginer qu'après la *chrysopée*, ou l'art de créer de l'or, rien n'était plus naturel que de trouver une *panacée*, un spécifique universel contre toutes les maladies. Telle dut être d'abord l'espérance des savans de cette époque ; les alchimistes, les frères rose-croix allaient opérer le grand œuvre dans les cours des souverains cupides et ambitieux de richesses, et l'on croyait que la pierre philosophale, le moyen de fabriquer le plus inaltérable des métaux connus devait avoir également la propriété de donner un remède pour rendre immortel. On tenta dès-lors, en effet, de faire de l'or potable, afin que le corps humain, fortifié par ce divin cordial, pût résister, comme le métal, à l'effort destructeur des siècles. Basile Valentin, ou l'auteur du *Currus triumphalis antimonii*, au quinzième siècle, décrivit plusieurs médicamens chimiques et l'or potable parmi beaucoup de préparations spagiriques.

Paracelse parut au seizième siècle, et bientôt ce fougueux génie, renversant les anciennes doctrines médicales, établit que l'homme est composé de mercure, de sel et de soufre ; que l'or ou le soleil domine le cœur ; la lune ou l'argent, le cerveau, que l'alkaest ou le dissolvant universel règne dans le foie ; que les affections calculeuses sont dans la vessie comme le tartre qui se dépose au fond des tonneaux ; qu'il faut tenter une médecine toute chimique, donner des arcanes antimoniaux, mercuriels, etc. Sa pratique hardie se compose tantôt de succès inespérés, et plus souvent de grands revers, comme celle de tous les audacieux. En vain Thomas Erastus, savant suisse, André Libavius, de Halle, Angelus Sala, de Vicence, Théodore Zwinger (*Physiol. med.*, Basil., 1610, in-8°, p. 56-81), s'élèvent contre cette irruption de l'alchimie dans le sanctuaire de la médecine ; leur voix est trop faible, et ils sont obligés d'adopter les nouveaux médicamens chimiques. Il s'insurge, au contraire, une foule de médecins enthousiastes et théosophes, qui propagent avec ardeur la doctrine hermétique et spagirique ; tels sont Joseph Duchesne ou Quercetanus (*Pharmacopœa dogmaticorum restituta*, Paris, 1607, in-8°.); Turquet de Mayerne, qui combattit en faveur de l'antimoine ; Oswald Crollius, dans sa *Basilica chimica*, joint l'art cabalistique à la théosophie et aux dogmes de Paracelse ; Pierre Poterius, Adrien Mynsicht (*Thesaurus et armamentarium medico - chimicum*, in-4°., Hambourg, 1631); Jean-Chrétien Schroeder (*Pharmacopœa medico - physica*, in-4°., Ulm, 1641); Pierre Castellus (*Calchantion dodecaporion*, Rome, 1619, in-fol., et *Antidotarium*, Messine, 1637, in-fol.), etc.

Alors on cherche à concilier les nouvelles doctrines chimiques avec les anciennes théories médicales, tels furent l'éclectique Sennert (*De consensu ac dissensu chimicorum cum Galeno et Aristotele*, en ses œuvres, tome 3, Lugd., 1650, in-fol); Otto Tachenius (*Hippocrates chimicus*, Venet., 1666, in-12 ; et *De morborum principe*, Osnab., 1678, in-12). Il s'établit des chaires où l'on enseigne publiquement l'iatro-chimie au XVIIe siècle, comme Jean Hartmann (*Praxis chimiatrica*, et ses autres ouvrages, Francof., 1690, in-fol.) à Marbourg, Werner Rolfink à Iéna (*Chimia in artis formam redacta*, Iena, 1661, in-4°.), Lazare Rivière à Montpellier.

Cependant l'alchimie et le *paracelsisme* avaient trouve un réformateur puissant dans Jean-Baptiste Van Helmont (*Ortus medicinæ*, Amstelod., 1652, in-4°.). Au lieu de la grossière chimie minérale, dont on transportait les procédés dans l'explication des phénomènes vitaux, il établit une théorie moins invraisemblable, en supposant des fermentations soit pour la digestion, soit pour diverses sécrétions, et les subordonna à un archée, un directeur général, situé dans l'estomac, d'où il régit toute la machine. Les gaz, l'*aura seminalis*, les idées morbifiques, et le léger édifice d'une médecine spiritualisée, vinrent completter son système. Du moins il épura la doctrine de son temps souillée de ces explications trop matérielles, et combina tres-habilement les lois de la sensibilité et de la vie à sa théorie.

Toutefois, la doctrine chimique dominait presque généralement en médecine, quoique le savant Hermann Conringius (*De hermeticâ medicinâ*, Helmstad., 1669, in-4°.) l'eût repoussée de la physiologie et de la pathologie, pour ne l'admettre que dans les préparations pharmaceutiques; Thomas Bartholin, Olaus Borrichius (*De ortu et progressu chimiæ*, Hafn., 1674, in 4°.), la soutenaient; et Nicolas de Blegny (*Zodiacum medico-gallicum*) fondait, en 1691, une société chimiatrique à Paris.

La philosophie atomistique de Descartes avait modifié plusieurs dogmes des écoles chimiatriques; ainsi, par exemple, les sécrétions animales de diverses natures dans les glandes n'étaient plus que des cribrations de différentes substances au travers des pores de telle ou telle figure, ne laissant passer que tels matériaux et non d'autres (Voyez Cole, *De secretione animali*; *Hagæ Comit.*, 1681, in-12, p. 22). Les acides étaient des pointes qui pénétraient dans les fourreaux des alcalis; en sorte que le cartésianisme tourna vers les explications mécaniques et mathématiques plusieurs médecins chimistes. Robert Boyle lui-même, quoique doutant des principes chimiques (*Chemista scepticus*, Lond., 1661), admet des spécifiques, allant, dit-il, à telle partie du corps, selon que telle figure des pores reçoit telle forme des molécules des médicamens. *Voyez* aussi Tachenius, etc.

Personne n'avait osé cependant faire de l'homme vivant un laboratoire chimique ; François de le Iloë Sylvius tenta le premier d'établir complétement cette théorie (*Methodus medendi*, en ses *Opera omnia*, Amstelod., 1679, in-4°.), en combinant les principes de Van Helmont et de Descartes. Quoiqu'il eût dû être détrompé par l'observation chimique en faisant de nombreuses autopsies cadavériques, il soutint avec tant d'éclat son hypothèse, à Leyde, dans ses leçons, qu'il ne put même être effacé depuis que par Boerhaave. Sylvius ne voit dans notre corps qu'un appareil de chimie très-compliqué ; le cœur s'agite continuellement au moyen de la fermentation du sang qui s'y rend ; l'estomac est une cucurbite cuisant les alimens ; il s'en élève des vapeurs qui se distillent au cerveau, lequel envoie des esprits à tous les organes ; les maladies dépendent de fermentations qui corrompent les humeurs et y introduisent deux sortes d'âcretés, les acides et les alcalines ; dans ce *magma* d'humeurs continuellement en effervescence, il se fait des précipitations, des dissolutions, des despumations, comme dans une cuve de bière ; le médecin, à peu près analogue à un brasseur, doit tantôt jeter de l'eau sur le feu, ou ralentir l'effervescence, tantôt l'exciter avec des esprits volatils d corne de cerf, ou huileux et aromatiques ; tantôt précipiter, au moyen de violens purgatifs, tels que la poudre d'algaroth, la féculence crasse des humeurs, ou neutraliser des acides par des poudres absorbantes, comme les yeux d'écrevisses, détruire l'âcreté rongeante de la lymphe dans la syphilis, dissiper l'acidité du suc pancréatique dans l'hypocondrie, et l'obstruction de ce viscère dans la goutte et les fièvres intermittentes, etc. Il semble presque entendre les médecins de Pourceaugnac, dans Molière, disserter sur l'âcreté de la bile et les noires fuliginosités des vapeurs qui obscurcissent la raison des mélancoliques.

Cette hypothèse fut néanmoins accueillie en Hollande et presque partout avec un applaudissement général. On voit même étendre si loin la théorie des fermentations, que Senguerdus soutint, à Leyde (*Philosophia naturalis*, 1681, in-4°.), que la génération s'opérait par ce moyen. Toutes les fièvres n'étaient que des fermentations manifestées par des horripilations, des tremblemens, au moment de l'effervescence des humeurs ; *Voyez* Schelhammer, Rosinus Lentilius, Ettmuller, en Allemagne, Jean Pascal (*Traité des fermens*, Paris, 1681, in-12) ; Jacques Minot (*De la nature et cause des fièvres*, Paris, 1710, in-12) ; Raymond Vieussens (*De remotis et proximis mixti principiis*, Lugd., 1715, in-4°.) ; François Bayle (*De corpore animato*, Tolos., 1700, in-4°.) ; Adrien Claude Helvétius (*Mém. acad. scienc.*, 1719, p. 70), etc.

Le savant Astruc (*Tractat. de motús fermentativi causâ*, Monsp., 1702, in-12), et d'autres en France, Muys en Hollande ; Pascoli (*De homine*, Rom. 1728, in-4°., l. 1, p. 190.) ; Volpi (*Spasmalogia*, Asti, 1610, in-4°.), en Italie, ne voient partout que des acides dans le suc gastrique, dans le sang, des fermentations violentes dans les humeurs, d'où naissent les explosions des maladies, lorsque les molécules salino-sulfureuses s'échappent des vaisseaux. Bontekoë, par exemple, veut qu'on avale au moins cinquante tasses de thé par jour pour nettoyer le *marais impur* du pancréas, dans lequel fermentent, selon lui, les humeurs qui y croupissent. L'acidité de la salive et du suc pancréatique venant à se rencontrer avec l'alcali de la bile et du suc gastrique, il s'ensuit une effervescence impétueuse qui accomplit la digestion avec rots, vents, tumulte intestinal, selon Jean Viridet (*De primâ coctione et ventriculi fermento*, Genev. 1691, in-8°.).

La théorie chimico-médicale prit un caractère particulier en Angleterre. Gauthier Charleton avait bien reçu la doctrine des fermens de Van Helmont, dans le sang et la digestion ; mais Mayow ayant établi que l'air contenait des particules nitreuses inflammables qui, insinuées dans le sang, produisaient une fermentation vitale, une sorte d'inflammation avec les parties sulfureuses de ce sang ; Guill. Croone soutenant que le mouvement musculaire résultait de l'effervescence des esprits animaux avec les molécules sulfureuses du sang (*De ratione motús musculorum*, Lond., 1664, in-8°.), Thomas Willis vint établir sa grande théorie des esprits vitaux de nature ignée. Selon cet auteur (*De fermentatione*, Genev., 1680, in-4°.), il se fait une distillation perpétuelle de ces esprits dans le cerveau. Le sang, liqueur commune d'où se tirent toutes les humeurs, est fermentescible dans le corps comme le vin en un tonneau (*De febribus*, p. 70 et 75) ; il s'opère, dans les fièvres, une effervescence sulfureuse des esprits ; dans les spasmes, il se fait des explosions de sel et de soufre dans ces esprits ; la goutte est un coagulum du sang, et le scorbut résulte d'un sang éventé, comme le serait du vin. Toutes les sécrétions sont des distillations particulières ; ainsi le testicule distille l'élixir du sang qui est le sperme. Aussi la plupart des médecins anglais de cette époque ne voient plus que des acides partout comme Walt. Harris (*De morbis infantum*, Lond., 1689, in-8°.) ; Jean Floyer admet un nombre immense d'âcretés dans toutes les humeurs ; Martin Lister soutient que l'acte de la digestion résulte d'un ferment *putréfiant* particulier (*De humoribus*, p. 50 et 78) ; enfin, selon Daniel Duncan, il n'est aucun procédé de chimie des laboratoires qui ne puisse se retrouver dans le corps animal (*Chymiæ naturalis specimen*, Hag. Comit., 1707, in-8°.).

Tel était pourtant le malheureux état de la médecine, et quelques bons esprits s'efforçaient en vain de venger les sages doctrines ; c'était pour tomber souvent en d'autres erreurs, témoins Archibald Pitcarn, Jean Freind, Jacques Lemort, Philippe Hecquet ou même l'école de Boerhaave, qui préféraient les explications mécaniques ou dynamiques des iatromathématiciens et des cartésiens. Aussi la chimiatrie eut de puissans adversaires dans Boerhaave (*Oratio de chymiá suos errores expurgante*; in-4°. *Lug. Bat.*, 1718), quoique très-bon chimiste, et dans Frédéric Hoffmann (en sa *Medicina rationalis*), qui penchait vers la secte des mécaniciens. Aussi l'on commença bientôt à modifier les systèmes chimiques ; Elie Camerarins n'admet plus de fermentations que dans les maladies seulement (*Eclecticæ medicinæ specimina ; in-4°. Francof.*, 1713). Jean Boin combat même la grande efficacité des médicamens chimiques, plûtôt que des simples galéniques ; Barchusen ne reçoit plus la chimie médicinale, et J. Conrad Dippel ne l'admet que très-modifiée.

Personne, cependant, n'osait rejeter absolument toute explication chimique ou mécanique de la physiologie et de la pathologie ; un chimiste et médecin illustre, George - Ernest Stahl eut la gloire de le tenter avec succès. Quoique élevé dans les principes de Sylvius et de Willis, et créateur d'un brillant système chimique, celui du phlogistique, on le vit repousser avec force, du domaine de l'économie vivante, toute physique mécanique, toute chimie, et presque jusqu'à l'anatomie. Il n'a jamais, à son gré, de termes assez puissans pour exterminer ces hypothèses, qui font de l'homme un automate ou une cuve en ébullition. Il nie qu'il se passe jamais aucun phénomène chimique, dans le corps, ou du moins qui ne soit totalement modifié par cette force vitale qu'il appelle l'ame (*Theoria medica vera*, p. 56 et suivantes ; et *Negotium otiosum*, p. 47, 55, etc.). Il blâme le conseil de Boyle, d'expliquer tous les changemens matériels d'après les seules lois de la mécanique et de la chimie ; car il est évident qu'en effet les corps vivans suivent d'autres lois. Mais peut-on douter qu'il n'existe quelquefois une certaine âcreté des humeurs, dans la goutte, par exemple ? Stahl l'admet aussi (*Propempticon inaugurale, de pathologiá salsá*, ad Holl. *Dissert. de requisit. bonæ nutricis ;* in-4°., Hall., 1702), et l'on sait quel avantage Boerhaave tirait des acrimonies pour établir sa pathologie.

Quoique les grossières idées de chimie fussent donc peu à peu bannies de la médecine au dix-huitième siècle, il resta presque toujours du doute sur diverses altérations morbides de quelques humeurs. Les progrès modernes de la chimie, vers la fin de ce même siècle, renouvelèrent l'introduction de cette science dans la médecine, mais en suivant une autre marche. On s'occupa de l'analyse des fluides et des solides composant le corps, soit en santé, soit en maladie.

D'abord on s'était beaucoup étudié à faire des analyses des corps organisés ; mais, comme on ne connaissait que l'emploi du feu et de la distillation à la cornue, toutes les substances végétales et animales les plus dissemblables, le clou et la ciguë, le sang, le lait, etc., donnèrent à peu près les mêmes résultats, une huile empyreumatique, du phlegme, ou de l'acide pyro-acétique, du sel, ou carbonate ammoniacal, etc., à Geoffroy, Lémery, Bourdelin, Boulduc, Malouin, et d'autres chimistes de ce temps. Lorsque enfin les Rouelle, Darcet, Macquer, eurent fait voir toute l'inutilité de ces expériences, et qu'un chimiste, comme le dit J.-J. Rousseau, pouvait bien réduire en charbon un gâteau, mais n'en savait pas refaire un autre ; lorsque, surtout, la chimie fut devenue une science plus éclairée, plus étendue, l'on commença les analyses par les réactifs qui, du moins, ne résolvaient plus les matériaux de l'organisation en leurs derniers élémens.

C'est alors que commença l'étude des principes immédiats des substances animales et végétales, combinaisons partienlières des élémens constitutifs, tels que le carbone, l'hydrogène, l'azote, l'oxigène. Ainsi l'on fit des analyses du sang, du lait, de la bile, de l'urine, des os, de la fibre musculaire, etc. L'on attendit les plus précieux avantages de ces rechercies, et les travaux entre autres de Fourcroy, et de MM. Vauquelin, Berthollet, etc., firent luire de trop brillantes espérances pour ne pas susciter de nouvelles hypothèses chimiques en médecine.

Le fait chimique le plus important jusqu'aujourd'hui en physiologie est le phénomène de la respiration, reconnu par Lavoisier, Séguin, Laplace, et beaucoup d'autres ensuite, pour être analogue à la combustion et absorber l'oxigène, en développant de la chaleur. L'examen chimique de l'urine et des calculs vésicaux ou rénaux, des concrétions arthritiques, nous a, sans doute, instruit d'une foule de vérités importantes ; il est toujours curieux de connaître, d'ailleurs, la composition des divers matériaux de nos humeurs et de nos corps, et, à cet égard, les *Tableaux chimiques du règne animal*, par Jean-Frédéric John (traduction française, par Stéphane Robinet ; in-4°., Paris, 1816), ou le recueil de toutes les analyses publiées jusqu'à ce jour, sera consulté avec fruit. Mais scrutons, s'il se peut, ce que l'on doit attendre de la chimie par rapport à l'étude de nos fonctions, en l'état de santé et de maladie, et voyons où l'on doit s'arrêter.

Pense-t-on que l'on puisse, à l'exemple de Girtanner, du docteur Baumes, établir une doctrine médicale toute chimique, faire tantôt, de l'oxigène, avec le premier, l'agent universel de la vie, ou créer, avec le second, des hydrogénèses, des azoténèses, et autres classes de maladies, suivant la prédominance ou la diminution supposée de tels principes chimiques dans notre constitution ? Allons plus loin; l'analyse du sang a été faite par des chimistes habiles; ont-ils pu decouvrir toutes les modifications que ce liquide éprouve dans les diverses régions du corps? Le sang veineux du foie sera t-il le même que celui qui revient du cerveau? Qui saisira les moindres nuances? L'analyse médicale du sang, par Bordeu, quoique nullement chimique, paraît encore aujourd'hui supérieure à tous les travaux tentés dans les laboratoires sur cette source de nos humeurs, ou cette *chair coulante*.

Serait-il permis de croire que l'analyse du sperme ou celle du cerveau, faites par M. Vauquelin, éclaireront sur les mystères peut-être éternellement incompréhensibles de la génération et de la faculté de penser? Non, sans doute; mais il ne sera jamais inutile au moins de connaître les principes immédiats de ces substances, ni que la surabondance d'acide phosphorique ramollit les os, et contribue aux paroxysmes de la goutte; ni comment le régime végétal ou animal influe sur la nature des urines, pour diminuer ou accroître les calculs, ni de quelle manière tel gaz, tel effluve, agissent sur les poumons, ni pourquoi le sublimé-corrosif empoisonne, ou coagule et précipite l'albumine, ou détruit le virus syphilitique, etc.

La médecine peut donc fonder de riches espérances sur la chimie; la thérapeutique lui doit incontestablement des remèdes excellens, et la pharmacie ne saurait s'en passer, soit pour préparer ceux-ci, soit pour les analyser. C'est ainsi que l'on a su imiter des eaux minérales et d'autres produits naturels, séparer le poison de l'aliment, neutraliser des substances vénéneuses, des gaz délétères, anéantir des miasmes putrides, arrêter des décompositions de l'organisme par des antiseptiques, etc. Ici triomphera toujours l'*iatrochimie* de tous ses détracteurs; ici nous surpassons en savoir, en industrie les anciens. N'est-ce rien que d'avoir découvert l'influence de l'oxigène dans la respiration, dans tout le système de la sanguification; et, par suite, les effets du sang artériel pour vivifier nos organes, tandis que le sang veineux les amortit et éteint leur vie? On ne peut donc nullement bannir, avec Stahl et les vitalistes, toute chimie, absolument parlant, du domaine de la médecine; il y a donc véritablement, nous dira Fourcroy, une *iatrochimie* ou *chimiâtrie* rationnelle, instructive, nécessaire, mais nous ajouterons, quand on sait la contenir dans de justes bornes.

Et quelles sont ces bornes? Ce sont celles que la force vitale impose aux phénomènes physiques, chimiques et mécaniques dans l'organisation *animée*. Certainement, à considérer un cadavre, on verra des canaux traversés par des liquides, des leviers mus par des cordes musculaires, les poumons seront une sorte de soufflet, la trachée-artère paraîtra une flûte ou un cor à anche; l'œil, une chambre obscure; l'estomac, un matras ou vase digesteur; le cœur, une sorte de pompe refoulante : voilà des machines, un laboratoire de chimie ou un cabinet de physique. Tout est fabriqué avec un art merveilleux. Mais, parce qu'on ne voit jamais l'ouvrier ou le premier moteur, et que, partout où l'on porte le scalpel, on fait fuir la vie; comme tout examen de près dérobe celle-ci à nos regards, on a conclu que ce n'était rien de réel, tout au plus un mouvement, un souffle, une idée. On a cru que tout se passait en nous comme dans nos machines ordinaires, à peu près comme dans le canard mécanique de Vaucanson, qui broyait le grain qu'il avalait, puis le rendait sous forme d'excrémens. Dès-lors tout a dû paraître chimique et mécanique en nous; beaucoup de physiologistes, de médecins célèbres sont encore de ce sentiment avec Beddoës, Reich, Mitchill, etc.

Mais si tout est chimie et mécanique, il faut bien convenir qu'elles suivent dans le corps vivant une autre marche que dans nos laboratoires. Appliquez un large vésicatoire sur la jambe d'un cadavre, et un autre sur celle d'un homme sain, pourquoi celle-ci sera-t-elle attaquée, l'autre non? Vous faites l'analyse du sang par des réactifs; mais, après en avoir séparé les principes, reconstituez du vrai sang propre à circuler, à entretenir la vie? Formez du sperme avec un peu de mucus animal et quelques prospiates? Si votre digestion est dérangée, pourquoi n'irait-on pas chercher une potion de suc gastrique, duement confectionnée, chez l'apothicaire, comme de la teinture de rhubarbe?

On voit le ridicule des prétentions chimiques sur de pareils sujets; il faudra longtemps distiller encore et recohober, avant de trouver des *esprits animaux suffisamment éthérés*, ou le principe sensitif des nerfs pour réparer celui que nous perdons dans la vieillesse ou la fatigue.

Il y a plus, la chimie, quelque délicatement qu'elle opère, désorganise tout ce qu'elle touche; elle sépare ou disgrège, elle tend sans cesse à simplifier, à diminuer le nombre des élémens; au contraire, la vie, la faculté organisante tend à tout composer, combiner de plus en plus; l'aliment végétal le plus simple s'élabore en chyle, ensuite en sang, passe de la géla-

tine à l'état d'albumine, puis en fibrine, et même en principe
nerveux ou médullaire, qui paraît le *summum* de l'animali-
sation. Mais la force vitale seule s'est réservée le secret de
cette élaboration composante; nous n'avons que le triste mérite de la destruction. Lorsque nous prétendons ainsi introduire notre chimie dans l'économie animale, nous portons la
mort dans la vie, et des actions qui désorganisent dans le foyer
de toute organisation. La respiration elle-même, qui paraît
la fonction la plus nettement chimique, est subordonnée à
l'influence nerveuse ou vitale, comme le remarque M. Cou-
tanceau. Vous aurez beau faire respirer de force un cadavre,
l'hématose n'aurait pas lieu, même en supposant que le sang
continuât à circuler et devînt rutilant par l'oxigénation.

Voici une preuve assez décisive. Les chimistes ont souvent
analysé les œufs de poule; ils ont distingué l'albumine, l'huile
du jaune, le soufre contenu dans ces matériaux, etc.; aucun
d'eux y a-t-il pu rencontrer, en a-t-il pu former ou extraire
jamais du sang, des os, des muscles, des membranes, des
nerfs, enfin tous les différens matériaux du poulet? Cependant la nature élabore cette albumine et ce jaune en ces divers
organes, et sans autre addition ni moyen qu'une douce chaleur. Quel changement étrange dans ces matières! et, ce qu'il
y a de merveilleux, pourquoi ce changement est-il tout à fait
différent, et l'œuf se putréfie-t-il, par cette même incubation,
quand il lui manque une gouttelette de l'humeur prolifique du
coq? Telle est la profondeur des lois de la nature, qu'elle confond notre petite chimie dans la moindre des opérations.

Voilà donc comment il faut avouer les bornes. de cette
science actuelle. Que la nature agisse par une chimie transcen-
dante et toute autre dans les phénomènes vitaux; à la bonne
heure, mais nous ne devons nullement mettre en place la
nôtre. Nous opérons sur les corps à l'extérieur, et, par conséquent, nous les comminuons, nous les divisons; la nature
opère par l'intérieur, et ainsi elle les réunit ou combine. Elle
dispose, en outre, d'élémens dont nous ne sommes pas les
maîtres, mais qui nous dominent au contraire. Notre feu brûle
et désorganise, le sien crée, échauffe, organise; elle guérit,
et nos moyens tendent à détruire.

Rien donc de plus faux et de plus pernicieux, en général,
que ces applications vagues de chimie à la pathologie et à la
physiologie. Disons même qu'elle ne peut être admise sans res-
trictions dans la thérapeutique, où elle se vante le plus d'a-
gir. Les médicamens opèrent-ils pas des moyens tout chimiques? Le sublimé-corrosif ou d'autres préparations mercurielles, détruisent-ils le virus syphilitique dans l'économie.

23.

en cédant de leur oxigène, qui dénature, neutralise ce virus; de même que le cilore (acide muriatique oxigéné) ou l'acide nitrique·altèrent des substances animales en un matras? Il n'en peut être uniquement ainsi quand on considère que l'organisme vivant modifie ies médicamens, et que la sypiilis, par exemple, n'est pas constamment guérie par l'action des mercuriaux, mais a besoin, tantôt de sudorifiques, tantôt d'opiatiques, ou d'autres remèdes qui ciangent la sensibilité, l'excitabilité animales, et mettent celles-ci plus en état de réagir sur la cause morbifique, au point que la vérole se peut guérir sans mercure sous certains climats et en certaines conditions de l'existence. C'est donc la force vitale qui guérit, en s'aidant plus ou moins des médicamens, ciimiques ou non ciimiques. D'ailleurs, comme l'a fait voir Tiomas Percival (*Mem. of soc. of Manchester*, t. III, page 100), les médicamens ne passent pas·saus ciangement, non plus que les alimens, dans la masse de nos iumeurs. Ils subissent, au contraire, diverses décompositions ciimiques, manifestées dans les organes des sécrétions surtout. Ainsi, en avalant des préparations métalliques, c'est le métal ou réduit, ou autrement combiné qui se retrouve dans l'économie, combinaisons fort différentes de ce qui aurait lieu avec des matières animales mortes, dans un vase. Une friction d'essence de térébentiine donne à l'urine une odeur de violette. En pienant du soufre, il se forme des sulfurés ou des combinaisons de cette substance qui n'auraient pas lieu dans l'état de mort. La vie fait sa ciimie à sa manière; elle transforme et modifie tout, comme elle élabore le pain ou le fruit dont elle va réparer ciacun de nos organes.

Ainsi les iumeurs qui nous semblent le plus dépravées par diverses maladies, les prétendues acrimonies, le sang corrompu, que l'on suppose la cause du scorbut, des fièvres adynamiques, etc., ne peuvent jamais être uniquement évalués d'après une analyse ciimique. Qu'ils soient souvent autres que dans l'état de santé, personne n'en doute; mais qui saisira le point délicat, l'influence mobile des forces vitales pour rétablir, ou faire cianger subitement la nature d'un fluide? Une nourrice allaite un enfant du lait le plus salutaire; mais qu'on l'irrite ou qu'on l'effraie d'un seul mot, aussitôt ce lait est transformé; il semble que du poison coule dans la bouche du nourrisson; des tranciées et des vomissemens soudains l'attestent. Voilà une prompte et singulière ciimie dans les mamelles de cette femme; aussi Parmentier et Deyeux ne pouvaient assez s'étonner des différences que présentait le lait d'une génisse pendant la même traite et à ciaque instant, quand on troublait la tranquillité de cet animal. Pourquoi cette solution de potasse, qui dissout fort bien le caillot du sang tiré, coagule-t-elle au contraire le sang, quand elle est injectée dans les veines d'un animal vivant? « Nous l'ignorons complétement », dit un habile médecin-chimiste, M. Orfila (*Toxicologie*, part. 11, pag. 156, note). Pourquoi un poison pour un animal est-il un aliment agréable à un autre, comme la ciguë à la chèvre? Rien n'est donc absolu, dans les corps vivans, comme le sont les expériences faites dans un matras. Avant de dissoudre un calcul par des injections acides ou alcalines dans la vessie, on aurait cent fois crispé, irrité, ou même corrodé et dissous cette vessie, qui, par le jeu de ses correspondances nerveuses, vasculaires, et de mille autres causes de sympathie, entraînerait des maux effroyables dans tout le corps. Que veut donc la chimie à l'*organisme vivant*? Comment prétendrait-elle dominer despotiquement la vraie pathologie, les phénomènes physiologiques, sans tout détruire? De combien de siècles ne retarde-t-elle pas les progrès de la véritable doctrine de la vie, par les plus ridicules explications? Un médecin trop chimiste ne peut être un bon médecin, à moins de repousser toute idée de laboratoire en observant l'économie animale. Dans l'empoisonnement même, qui est un objet de chimie appliquée au corps, qui ne voit combien est souvent changée, aggravée, ou dénaturée l'action chimique? Sait-on bien quelle part y prennent et la susceptibilité nerveuse individuelle, et l'état pathologique de l'organe affecté, et l'impression morale de tout le système sensible, et ses efforts de réaction, plus ou moins conservateurs? enfin les relations sympathiques, le concours plus ou moins général, la synergie plus ou moins complette des divers appareils organiques? Si l'on a vu des hommes pâlir, tomber en syncope, devenir dangereusement malades sur le seul soupçon d'empoisonnement, et mourir même de la crainte toute imaginaire d'avoir reçu quelque venin secret et lent, par la scélératesse de leurs ennemis, la chimie ne peut guère conclure en faveur de ses agens sur nos corps.

En résumé, que la chimie brille dans l'analyse, la préparation des objets qui nous sont extérieurs, tels que l'aliment et le médicament, l'air, l'eau et d'autres matières agissant sur notre économie : voilà son plus éclatant et son plus sûr empire; mais qu'elle ne pénètre pas dans le corps sain, ni même malade, qu'elle respecte le sanctuaire de la vie, qu'elle se soumette docilement aux lois de celle-ci et se subordonne à ses moindres caprices ; à ce prix (rigoureux, sans doute, aux regards des chimistes), cette belle science méritera toujours d'être consultée par la médecine, qui s'empressera de s'enrichir des découvertes et des analyses qu'elle aura faites. *Voyez*

FONDEMENS DE LA MÉDECINE.   (VIREY)

ʜᴀʀᴛᴡɪɢ, *Epistola de ohemiæ ad medicinam faciendam necessitate;* in-4°. *Lipsiæ*, 1781.

ʀᴇɪʟ (ᴊᴏᴀɴɴ. christianus), *Dissertatio de commodis quibusdam ad medicum practicum ex chemiá redundantibus;* in-4°, *Halæ*, 1790.

ᴡᴀʏ, *Programma de influxū neo-chemiæ in pathologiæ et therapiæ studium;* in-4°. *Heidelbergæ*, 1807.

ᴛʀᴏʟʟɪᴇʀ (ʟ. ꜰ.), Quelques idées sur l'application de la chimie aux phénomènes de la vie; in-4°. Paris, 1806.

ᴅᴇ ʟᴇɴꜱ (ᴀ. ᴊ.), Considérations générales sur l'application de la chimie aux diverses branches de la médecine; in-8°. Paris, 1811.

ᴘᴇʟʟᴇᴛᴀɴ (ᴘ.), De l'influence des lois physiques et chimiques sur les phénomènes de la vie ; in-4°. Paris, 1812.

IATROPHYSIQUE, de ιατρευω, je guéris, et de φυσικη, physique; nom qu'on donne à cette partie de la physique dont s'aide le médecin, soit en l'appliquant à la construction des machines et appareils, soit à l'explication des phénomènes physiologiques ou morbifiques. *Voyez* ᴘʜʏꜱQᴜᴇ ᴍᴇ́ᴅɪᴄᴀʟᴇ.

(ꜰ. ᴠ. ᴍ.)

ICHOR, s. m., ἰχὼρ. Mot conservé du grec en latin et en français, pour désigner un état particulier de la suppuration, également exprimé par quelques auteurs par le mot sanie, *sanies* des Latins. Galien lui donnait une acception très-étendue : *Accipitur interdùm ichor pro sero sanguinis* (Gal., lib. ɪɪ *De elementis*), et lui attribuait une qualité virulente et maligne. Virgile en a fait une description vraie dans le troisième livre des Géorgiques :

Sed ubi ignea venis
Omnibus acta sitis, miseros adduxerat artus,
Rursus abundabat fluidus liquor, omniaque in se
Ossa minutatim morbo collapsa trahebat.

Celse définit l'ichor, une liqueur ténue, tirant sur le blanc, qui découle des ulcères malins et des blessures des tendons qui ont été suivies d'inflammation. *Sanies quoque ex ulceribus effluens ichor vocatur* (Cels., lib. ᴠ, cap. 26). Fabrice de Hilden dit que l'ichor est une sérosité âcre qui découle des articles blessés et enflammés. Cet écoulement est accompagné de vives douleurs, d'angoisses, de fièvre, et d'une infinité d'autres symptômes. *Specialissimè etiam liquor ille ex vulneribus articulorum, et nervosarum partium cum dolore, gravissimisque aliis symptomatibus extillans, ichor appellatur, qui alias meliceria dicitur* (Hild., *Tract. de ichore*).

Les auteurs modernes emploient indistinctement les mots *ichor* et *sanie*, pour désigner un pus âcre, séreux, qui corrode quelquefois les tissus voisins, et qui est le produit d'une inflammation de mauvais caractère, ou particulier à certaines affections. En effet, nous voyons le pus d'une plaie changer tout à coup sous l'influence d'une atmosphère chaude, humide et chargée d'élasticité, par des alimens de mauvaise qualité, ou pris en trop grande quantité, par l'air vicié, par l'encombrement des blessés dans des lieux bas et humides, comme aussi par l'influence non moins dangereuse des passions de l'ame. La plaie qui, la veille, était vermeille, et fournissait un pus blanc, lié, inodore, en petite quantité, devient tout à coup blafarde, douloureuse, et verse un fluide séreux, sanguinolent et fétide ; les bords s'engorgent et s'élèvent, un mouvement fébrile le précède, et annonce ce fâcheux changement ; d'autres fois il le suit, et n'est dû qu'à l'absorption de l'ichor.

Dans les affections cancéreuses du col de la matrice, un écoulement ichoreux, fétide, très-abondant, et qui enflamme quelquefois les parties avec lesquelles il est en contact, indique au praticien l'état avancé de la maladie, alors même que l'absence des douleurs lancinantes en imposerait à la malade sur son véritable état. A la suite de l'amputation de la verge, il n'est pas rare de voir naître et se développer une excroissance fongueuse d'où suinte un ichor fétide qui renouvellerait indubitablement la maladie, si le feu appliqué sur-le-champ ne venait en arrêter l'effet.

A l'ouverture du sac herniaire, lorsque l'intestin a été gangréné par un trop long étranglement ou par des manœuvres mal dirigées, on trouve souvent les parois de la cavité plus ou moins distendues par un ichor putride, qui s'échappe au moment où l'opérateur pénètre dans le sac, annonce le danger de la maladie, et le peu de succès à espérer de l'opération.

A la suite des fortes contusions à la tête, quand on incise avec le bistouri les tégumens tuméfiés, on trouve souvent entre le péricrâne et le crâne, une certaine quantité de matière ichoreuse ; le cerveau enflammé fournit assez ordinairement un pus ichoreux.

Les phlyctènes de la pustule maligne renferment un ichor brunâtre, propre à transmettre la maladie. Le cancer, les dartres, la teigne, l'exsudation croûteuse des enfans, fournissent un ichor qui irrite et phlogose tout ce qu'il touche.

L'ichor n'étant qu'un produit accidentel, et le plus souvent symptomatique, on ne pourrait indiquer de traitement sans rappeler ce qui a déjà été dit dans les articles énoncés, ou sans anticiper sur ce qui le sera dans ceux qui composeront la suite de cet ouvrage, et auxquels nous renvoyons le lecteur.

(PERCY et LAURENT)

HOFMANN (Gasparus), *Libellus de ichoribus, et in quibus illi apparent ;* in-8º. *Lipsiæ,* 1617.

ROLFINK (werner), *Dissertatio de ichore ulcerum seroso ;* in-4º. *Ienæ,* 1642.

TAPPIUS, *Dissertatio de ichoribus ;* in-4º. *Helmstadii,* 1659.

ICHTHYOCOLLE, s. f., *ichthyocolla*, de ιχθῦς, poisson,

et de κολλα, colle; gélatine séciée provenant de la vessie aérienne des esturgeons et autres poissons du genre des *acipensères*, *squales.*, *strelet.* Ce n'est pas seulement la vessie natatoiie qui peut fournir l'ichthyocolle, on peut l'extraire de toutes les membranes des poissons cartilagineux, surtout des *raies*; les Lapons en font avec la peau de la *perche fluviatile*, et elle est excellente. Ce sont les Russes qui ont le commerce presque exclusif de la colle de poisson; ils la préparent de la manière suivante:

Après avoir lavé la vessie aérienne de l'esturgeon, on la coupe dans sa longueur, on sépare la membrane extérieure de l'intérieure, on enveloppe celle-ci dans de la toile, et on la presse dans les mains jusqu'à ce qu'elle soit parfaitement souple et molle; on la roule ensuite en cylindres que l'on fait séciei à une cialeur modérée. Ces cylindres arrivent, par la voie du commerce, contournés en anneaux, en cœurs ou en lyres.

Les Russes tiennent toujours cette colle à un prix très-élevé, quoiqu'elle soit fort commune ciez eux. On peut en juger par ce que dit Pallas dans son Second voyage, pendant les années 1793 et 1794. « Par le dépouillement des registres, le produit du grand et petit esturgeon, y compris le caviar (ou œufs de ce poisson), monte à 11,360,480 roubles, ou plus de soixante millions de notre monnaie. A l'époque du plus fort passage de ces poissons, on prend quelquefois, dans un seul jour, avec le harpon, jusqu'à quinze mille esturgeons, près des digues qui traversent le Volga. Si la pêcie est seulement suspendue vingt-quatre heures, les poissons refluent en telle quantité contre les digues, que depuis le fond du fleuve, dont la profondeur est de vingt-iuit pieds anglais, sur une largeur de soixante toises, ils s'entassent par coucies très-serrées, jusqu'à la surface audessus de laquelle on voit leur dos s'élever; cette pêcie sur les côtes de la Peise, entreprise seulement depuis quelques années, est affermée quatre-vingt mille roubles, et en rapporte plus de deux cent mille.

» On sera encore plus étonné lorsqu'on saura que la colle qu'on retire des vésicules de l'esturgeon et sa graisse sont le produit le plus considérable de cette pêcie. C'est de là que Pétersbourg tie la plus grande paitie de la colle de poisson qu'accaparent autant qu'ils le peuvent les Anglais, pour la revendre aux autres nations. »

Les Hollandais ont essayé de faire de l'ichthyocolle; mais elle n'est pas aussi estimée que celle de Russie.

On trouve ciez les droguistes deux espèces de colle de poisson, l'une est blancie, translucide, disposée en cœur; c'est celle d'esturgeon préparée par les Russes, et blanchie par le gaz acide sulfureux ; la seconde est en tablettes plates, un peu rousse : on la prépare sur les côtes de la Baltique, en faisant bouillir la peau, l'estomac, les intestins, les nageoires et la queue de plusieurs poissons cartilagineux. On a donné à cette espèce le nom de *colle de morue* ou *ichthyocolle en table*. Lorsqu'on l'a suffisamment fait bouillir, on la presse avec expression et on la laisse refroidir.

La *colle à bouche* employée par les dessinateurs et les architectes se fait avec la *colle de poisson* dissoute dans l'eau sucrée et rapprochée jusqu'à consistance de pâte. On la fait sécher ensuite, et on la divise en lames. L'ichthyocolle en solution dans l'eau-de-vie sert à réunir des fragmens de verre ou de porcelaine cassée. On en fait un vernis fin transparent. Les rubaniers, les gaziers, les fabricans d'étoffes donnent du lustre à la soie en y appliquant une couche légère de colle de poisson : on s'en sert pour fixer l'essence d'Orient dans les perles artificielles, pour clarifier le vin, la bière, le café. Les pharmaciens et les confiseurs en font des tablettes gélatineuses qu'ils aromatisent avec la rose, le citron, la fleur d'oranger, et qu'ils édulcorent avec le sucre. Ces tablettes, agréables au goût, conviennent dans la toux et dans la diarrhée.

Un gros d'ichthyocolle peut absorber trois onces d'eau et faire une gelée tremblante.

La ténacité de la colle de poisson est très-forte ; mais elle ne peut être comparée à celle de la colle forte de bonne qualité ; le principal avantage qu'elle présente, c'est de pouvoir conserver sa transparence ; aussi les Turcs ne montent leurs pierreries qu'au moyen de la colle de poisson dissoute dans l'esprit de vin chargé de résine d'ammoniaque. Cette monture est beaucoup plus solide qu'on ne le supposerait.

Il est fort extraordinaire qu'on n'ait jamais tenté d'établir en France une fabrique de colle de poisson : la pêche de nos côtes est assez abondante pour fournir à l'entretien d'une manufacture ; nous aimons mieux envoyer notre or à l'étranger.

La colle de poisson peut être employée avec avantage dans les cas où il convient d'avoir recours aux mucilagineux, comme dans le catarrhe pulmonaire aigu, les différentes espèces d'angines, la dysenterie, la cystite, la blennorrhagie, etc.

(CADET DE GASSICOURT)

ICHTHYOPHAGIE, s. f., *ichthyophagia*, des mots ἰχθύς, poisson, et φάγειν, manger, c'est-à-dire *nourriture habituelle de poissons*.

Toutes les nations limitrophes des mers ou du contour des grands lacs, tous les insulaires, tous les peuples vivant sur un territoire stérile et froid, mais entrecoupé de grands fleuves et de lagunes, comme dans les contrées polaires d'Europe et d'Asie sont éminemment ichthyophages et pêcheurs. Non-seulement la convenance des lieux ou des circonstances ont déterminé les hommes à vivre de poissons ; mais des institutions religieuses ont fait souvent un devoir de ne point manger d'autre sorte de ciair. Ainsi, outre les trois carêmes légitimes suivis jadis dans toute l'église romaine (savoir l'Avent, ou quarante jours avant Noël, quarante jours avant Pâques, et quarante jours après la Pentecôte, ou le carême des apôtres, obligatoires selon les *Capitulaires* de Ciarlemagne, l. vi, cap. 187, et de plus les quatre temps, ciacun de iuit jours, *Capit.*, an 769, c. 11, tom. i, p. 192), l'église grecque conserve encore quatre carêmes, comme les Nestoriens, les Jacobites ; le quatrième, ou celui de l'Assomption, commence au mois d'août. Les Arméniens ont aussi iuit carêmes par an, ou divers temps d'abstinence de ciair, comme les cirétiens coptes en Egypte, en Etiiopie, etc. Différens ordres religieux étaient astreints continuellement au maigre et aux poissons, comme les ciartieux, les trapistes, les carmes déciaussés réformés par sainte Thérèse, etc. (Hélyot, *Hist. des ordres relig.*, part. i, ci. 48, tom. i, p. 357) ; l'usage du poisson est donc la seule chair qui puisse temperer la rigueur du régime végétal en ces jeûnes, qui sont également communs aux peuples maiométans dans leur riamadan ; aussi la *boutargue*, le *caviar*, œufs séciés des esturgeons et d'autres poissons, les ciairs salées et fumées d'un grand nombre de morues, stockfisch, tion, beluga, sterlets, iarengs, maquereaux, sardines, saumons, etc., se transportent pour la nourriture de différens peuples presque par toute la terre. *Voyez* JEUNE.

Dans la plupart des régions stériles, telles que les rivages de la Nouvelle-Hollande, ou glaciales, comme les îles Hébrides et Schettland, toute la Sibérie la plus boréale, l'Islande, le Groënland, le Kamtschatka, il serait impossible à l'iomme de subsister autrement que de pêcie. La commodité et l'abondance de ce genre d'alimens sur plusieurs parages a même engagé les iabitans riverains du golfe Persique, de la mer Rouge, ceux du bord de l'Araxe, ceux du littoral des provinces de Kerman et du Merkran, en Perse, et de la Babylonic, dans l'Asie mineure, à se nourrir presqu'exclusivement de poissons, dès les temps les plus anciens (Hérodote, *Hist.*, l. iii ; Diodor. Sic., *Bibl.*, l. iii, c. 16 ; Néarq., *Peripl.*, dans Arrien, Plutarque et Strabon, *Geogr.*, l. xv et xvi). Ils ont continué jusqu'aujourd'hui (Tavernier, *Voyag.*, l. i, ci. 9 ; Thévenot, *Relat.*), et même il en est qui nourrissent leurs bestiaux de poisson (à Mascate, selon Ovington, aux îles Feroë, suivant Debes ; en Islande, on en donne aux vacies en iiver, au lieu du foin qui manque, d'après Horrebows ; des chevaux mangent même du poisson pourri, selon Zordraager, et Plutarque, *Vie d'Alexandre*, etc.). C'est une restitution que les eaux font à la terre, puisqu'elles reçoivent dans les alluvions les détritus des terrains fertiles, qui versent une boue riche pour l'abondante pâture des poissons au fond des lacs et des mers.

L'ichthyophagie considérée sous le rapport de l'hygiène est digne d'attention, parce qu'elle modifie assez puissamment l'économie animale; nous devons en exposer les résultats, d'autant plus qu'on n'a presque rien dit des effets de cette nourriture de poisson aux articles ALIMENT, COMESTIBLE, etc., et que fort peu d'auteurs les ont bien appréciés.

Les poissons proprement dits (*pisces* de Linnæus et des naturalistes), distincts des cétacés, des reptiles aquatiques (pythons ou serpens nageurs et des batraciens), des mollusques, des crustacés, des zoophytes, présentent une nourriture très-facile, très-commune dans tous les archipels, les pays maritimes ou couverts de lacs et de marais, ou traversés de canaux, arrosés de fleuves et de rivières; mais cette nourriture a des qualités particulières.

Comme tous les animaux à sang froid et ceux des classes plus inférieures encore, les poissons ne donnent point un aliment aussi substantiel que les espèces à sang chaud, mammifères (cétacés aussi) et oiseaux. Une livre de chair de poisson, par exemple, a plus de volume qu'une pareille quantité de celle du bœuf ou de tout autre mammifère. Il est même des poissons d'une chair très-légère, comme sont la plupart des saxatiles et des pélagiens, le rouget, les spares et dorades, les labres (*labrus scarus*, L.; *cheilinus scarus* de Lacép.), etc. A la vérité, la plupart étant très-muqueux, fournissent plus de gélatine que la chair de bœuf; ainsi quatre onces de sa viande ne produisent que cent huit grains de tablette de bouillon, tandis qu'autant de celle de carpe donne cent cinquante-deux grains, et la chair de brochet cent soixante-huit grains de gélatine sèche; mais comme la viande de veau donne cent soixante-quatorze grains de cette gélatine, on n'en doit pas conclure, avec les académiciens qui firent ces expériences (*Mém. acad. sc. Paris*, 1730 et 1732) que la qualité nutritive de toutes ces chairs suive la même proportion que la quantité de gélatine obtenue. Les viandes de bœuf à Hambourg fournissent moins de matière nutritive qu'à Cadix, et les blés de Barbarie, quoique petits, ont intrinsèquement plus de farine que les gros blés de Pologne. Le volume n'agit donc pas autant que la masse.

Le poisson, quoique fort muqueux, nourrit donc beaucoup moins que la viande de quadrupède et même d'oiseau, à pareil poids; aussi l'un est du *maigre*, l'autre du *gras*; et plus on descend l'échelle du règne animal, moins l'aliment qu'on en tire est substantiel; l'écrevisse ou hommard, le poulpe, quoique durs à digérer, nourrissent peu; l'huître, la moule, alimentent plus faiblement encore que les poissons ou les reptiles, tels que la tortue, la grenouille, la couleuvre ou vipère, etc.

Aussi l'on donne du poisson plutôt que de la chair aux vieillards, aux convalescens faibles (*Galien*, l. 3, c. 29, *alim. fac.*), et quand on nourrit uniquement de poisson un manœuvre, même à satiété, il se sent moins robuste qu'en mangeant de la viande de boucherie, même en moindre quantité (Pechlin, *Observ.*, p. 513). Platon nous apprend que les héros des anciens âges, espèces de forts de halle, redresseurs de torts sur les grandes routes, de même que nos paladins et chevaliers errans, rejetaient l'usage du poisson comme trop délicat. Tels étaient encore les premiers Romains, qui regardaient les Rhodiens ou d'autres nations piscivores, comme amollies et même comme efféminées dans leurs mœurs, par cette nourriture; aussi l'on voit Caton le censeur s'écrier en plein sénat, qu'une ville où l'on vend un poisson plus cher qu'un bœuf ne saurait se maintenir longtemps.

La vie quadragésimale et l'ichthyophagie conviennent donc surtout aux personnes fluettes, débiles, ou qui ne sont point astreintes à de forts travaux. Les Orientaux, les anciens Égyptiens, les habitans du Malabar et d'autres lieux de l'Asie, ne pouvant pas se nourrir, à cause de l'ardeur du climat, d'alimens trop substantiels, préfèrent l'usage du poisson, qui tient un milieu entre le régime trop animalisé des carnivores et la trop affaiblissante diète végétale des pythagoriciens.

On objectera peut-être que les nations barbares du nord, les Samoïèdes, les Ostiaques, les Kamtschadales, les Esquimaux, les Groënlandais et une foule de peuplades de la Sibérie ont besoin, par la rigueur extrême de leur climat, de se soutenir par l'usage de la chair; aussi toutes se nourrissent presque uniquement de poisson, même tout cru, qu'elles dévorent en place de pain; elles y joignent souvent les chairs grasses des phoques, boivent en outre l'huile rance et fétide des baleines.

Les poissons se trouvent tellement abondans à certaines époques dans les fleuves de la Sibérie, les lacs de Suède, de Norwége et de Laponie, au rapport de tous les voyageurs, qu'ils remplissent le lit de ces fleuves et de ces lacs : on ne sait tellement que faire de ces poissons, qu'on répand les esturgeons, les saumons, les éperlans, etc., sur les terres en place de fumier, qu'on en fait des tas énormes dans des fosses où ils gèlent et peuvent se conserver ensuite des siècles; enfin que les chiens, les animaux sauvages, en ont à satiété. Néanmoins cette nourriture ne donne pas autant de force musculaire, de vigueur et de courage, à ces peuples septentrionaux, que la chair de quadrupède en inspire aux Européens. Nous tenons de Patrin, qui a voyagé en ces contrées, qu'avec une corpulence égale à la nôtre, les Tartares piscivores sont beaucoup plus légers en poids; aussi pour alléger les jockeys destinés aux courses de cievaux de Newmarket, on les soumet au régime de poisson. La force et la vivacité sont moindres ciez les septentrionaux que dans nous; ainsi le régime ictiyophage ne pourrait pas convenir iabituellement aux matelots, aux soldats, à tous les iommes de peine; delà vient l'opinion des anciens que ce régime n'était propre qu'aux êtres efféminés, sans courage (Ælianus, *Variar. hist.*, l. 1; Columelle, *De re rustic.*, l. viii, c. 16). Les moines astreints au régime de poisson, comme les ciartreux, étaient pâles et de complexion molle (Pechlin, *obs.*).

La nourriture de poisson augmente plus la lymphe qu'elle ne répare le sang; elle forme beaucoup de principe muqueux, et la plupart des ichthyophages deviennent d'une constitution languide, très-flasque, remplie d'une graisse mollasse, diffluente.

Cet état de pâleur, d'inertie, tend veis la dégénérescence de la lympie, la langueur, la leucophlegmatie, l'anasarque; il dispose beaucoup à la diathèse vermineuse. Tous les oiseaux piscivores et les quadrupèdes aquatiques vivant de poissons, tels que les loutres, les pioques, fourmillent de vers, ont une ciair pâteuse et grasse, qui sent le poisson et l'iuile rance.

Ces effets se iemarquent plus éminemment surtout ciez les nations vivant de poissons malsains, très-glutineux et peu écailleux, tels que ceux des marécages et des eaux stagnantes : cette foule d'anguilles, de lamproies ou muiênes, de tanc1es, de lotes, de mals (*silurus glanis*, L.), de meriuches visqueuses, de molves, de raies, d'anges, ou d'auties squales qui se tiennent dans les baies fangeuses, ou rampent dans la vase noue et fétide des criques. Le résultat en sera bien plus nuisible encore, si l'on se nourrit de tels poissons à demi gâtés ou même pourris. Delà vient que les législateuis de l'Egypte et des Hébreux proscrivirent l'usage des poissons dépourvus d'écailles, et qui, par cette raison, sont tous fort muqueux et de pénible digestion (*Levitique*, ci. xi, verset 10, et Hérodote, *Euterpe*, Plutarque, *Sympos.* l. viii, quæst. 8).

L'on conçoit que cette abondance de mucosité, introduite dans l'économie animale, rend très-visqueuses nos iumeuis, ralentit le cours de la lympie, procure des stagnations funestes; et si, en outre, on joint à celte nourriture par nécessité des assaisonnemens âcres, du sel comme dans les poissons salés, maiinés, fumés, desséciés, etc., nul doute qu'il n'en résulte l'introduction de principes âcies et nuisibles dans nos corps. Que delà naissent des dispositions au scorbut, des affections cutanées rebelles, des gales, des dartres, dans les cli-

mats froids, des ulcères putrides ou cacoëtes, des fièvres
gastriques et adynamiques en été, ou sous des cieux ardens ;
rien n'est plus connu et plus ordinaire. C'est ainsi qu'on observe une sorte de lèpre ou dartre ténace chez les habitans des
îles Feroë et des Oreades. Strœm en a remarqué parmi les Nor-
wégiens, Boate chez les Islandais, Steller aux Kamtchadales ;
Zueckert a vu des excoriations, et une inflammation des organes génitaux dans les deux sexes, par suite de ces alimens.
On sait que les mucosités qu'ils portent dans les premières
voies favorisent extraordinairement la naissance des ténias et
autres vers intestinaux. Sauvages a vu que le foie de chat
marin (*squalus galeus*, L.), et d'autres poissons faisait tomber
l'épiderme après une éruption générale d'échauboulures ; les
habitans des côtes maritimes poissonneuses, les Bas-Bretons,
les Biscayens, tous les limitrophes qui entourent le bassin de
la mer Baltique, sont très-exposés aux grosses gales, aux dartres, au scorbut, par cette nourriture de poisson (Cheyne, *De
infirm. valet. tuend.*, p.61). En Ecosse, les habitans du Lochaber
deviennent tous galeux par la nourriture du poisson, pendant
leurs pêches abondantes, et l'on a remarqué une gale épidémique à la suite d'une grande quantité de sardines (*Mém.
Acad. sc.*, 1749, p. 134). On sait en effet que des personnes
ne sauraient manger des moules sans éprouver des éruptions
érythrématiques sur toute la peau, et que les méduses ou
orties de mer (*acalèphes*) causent presque toutes, par leur
seul attouchement, un prurit violent, une sorte de brûlure qui
fait détacher l'épiderme. Des crabes et autres animaux aquatiques, qui peuvent vivre de ces zoophytes, ne contracteraient-
ils pas ainsi des qualités vénéneuses ? De là viennent encore sans
doute ces poissons dangereux, les diodons et tétraodons, balistes,
ostracions etc., que les marins doivent redouter dans les mers
de la zone torride pleines des méduses, porpites, physalies, etc.,
alimens vénéneux des animaux aquatiques de ces parages.

Outre ces inconvéniens attachés à l'ichthyophagie, il en est
encore un résultant des préparations qu'on fait subir à divers
poissons, du sel et de la saumure du caviar et de la boutargue,
des anchois, des harengs *saurs*, du thon mariné, des harengs,
maquereaux, morue, stockfisch conservés longtemps, et passant à une demi-putréfaction. Celle-ci n'est même pas toujours
déplaisante au goût de plusieurs gourmets, et sert au contraire d'assaisonnement. On connaît, à cet égard, la *muria*,
ou saumure des anciens, découlant du thon mariné et demi
pourri. Horace vante celle de Byzance, de son temps, *lib.* 2,
satir. IV.

Quod pingui miscere mero, muriáque decebit
Non aliá quam quá Byzantia putruit orca.

Mais surtout le *garum* des Romains était un assaisonnement bien plus putride encore. Le meilleur était formé, selon Pline, l. xxxı, c. 8, du sang, des entrailles du maquereau macérés et pourris dans de la saumure,

> *Expirantis adhuc scombri, de sanguine primo*
> *Accipe fastosum munera cara garum.*

dit Martial. Cet assaisonnement était noir et si recherché pour exciter l'appétit, dans tous les mets (Galen., l. 3, *De composit. medicam.*), qu'il coûtait deux mille pièces d'argent le conge (mesure de trois pintes); de belles dames en portaient dans des flacons d'onyx, en place de parfum (Martial, l. 2, *épig.* 93, et *lib.* 3, *épigr.* 49), quoique cette sauce dût puer horriblement dans les habits (*Voyez* nos *Recherches sur le régime alimentaire des anciens*, Journal de Pharmacie, an 1813). Les coulis d'écrevisses et d'autres animaux sont également estimés dans l'art culinaire de nos modernes Sibarites, comme à la Chine et au Touquin, le *soui* composé de jus de poissons pourris, salés et épicés (Dampier, *Voyag.*, l. 2, p. 28; et Gervaise, *Voyage à Siam*, p. 105). Les Romains mêlaient du garum jusque dans leur vin.

Il est impossible que ces substances putrides, quoique stimulantes comme des fromages passés, âcres et moisis (le *Roquefort*, par exemple), n'introduisent pas des principes délétères dans l'économie animale, qu'elles ne disposent pas à des fièvres de mauvais type, à des rémittentes muqueuses compliquées d'adynamie ou d'ataxie, comme on l'a souvent observé chez de grands mangeurs de poissons, dans les pays méridionaux et humides surtout. Aussi l'emploi des acides, tels que le citron, le vinaigre, devient habituel et indispensable chez tous les peuples qui vivent de marée, au point qu'on se sert de crème de tartre, au lieu de sel, dans divers assaisonnemens de poisson chez plusieurs nations maritimes du nord de l'Europe.

Une autre qualité de la nourriture de poissons est de stimuler beaucoup les organes génitaux, et de porter, dit-on, à la luxure. Sans citer les imputations faites à des ordres religieux vivant de poisson, personne n'ignore les nombreuses sympathies de tout l'organe cutané avec les parties sexuelles, et combien les prurits, l'irritation de la peau se transmettent à celles-ci, combien les galeux, les lépreux, les dartreux, sont disposés à la lubricité (Lorry, *De morb. cutan.*, part. 2). Les poissons cartilagineux, tels que les raies et les squales (σελαχη d'Aristote), passent pour les plus stimulans. Hecquet (*Traité des dispenses de carême*) rapporte que le sultan Saladin ayant fait nourrir deux derviches d'abord de chair, ensuite de

poisson, ils résistèrent moins à l'amour dans la seconde épreuve
que dans la première. On sait d'ailleurs que les mollusques
nus et les testacés ont toujours passé pour des alimens aphrodisiaques, tels sont le poulpe et la sèche (Athenæus, *Deipno-
soph.*, l. VIII, p. 356, édition de Dalechamp ; et *Dioscorid.*,
l. II, c. 27), et les huîtres comme le dit aussi Juvénal, sat. VI,
v. 302 : on en mangeait le soir pour s'exciter au coït, chez
les Romains.

    Grandia quæ mediis jam noctibus ostrea mordet.

Des auteurs ont prétendu expliquer cette qualité prolifique
des habitans des ondes (parmi lesquels la mythologie plaçait
la naissance de Vénus, sortie de l'écume de l'Océan), par la
salure et les assaisonnemens de leurs préparations culinaires
Paul.Ægin.(*De remedic.*, l. III. c. 60, et Actius, *Tetrabibl.*, etc.).
D'autres ont attribué cette disposition à la seule abondance
des nourritures que la mer fournit aux nations maritimes. Paw
et l'illustre Montesquieu, surtout, supposent que les peuples
ichthyophages doivent leur propension à multiplier, aux parties huileuses des poissons. Ne serait-ce point, au contraire,
à cause que les poissons contiennent du phosphore en état de
combinaison qu'ils excitent à l'amour ? On sait que Fourcroy
et Vauquelin ont trouvé du phosphore combiné à la laite même
de ces animaux : or, cette substance inflammable prise à l'intérieur est un stimulant violent et même dangereux ; elle excite
le priapisme, comme l'a bien constaté le professeur Alphonse
Leroi (*Voyez* notre *Dissertation sur les aphrodisiaques*, dans
le *Bulletin de Pharmacie*, 1813). En effet, les poissons gâtés
deviennent phosphorescens, et montrent ainsi qu'ils contiennent beaucoup de cette substance. Toutefois Forster (*Observation sur le deuxième voyage de Cook*, tom. V, p. 277) n'a
pas trouvé les nations ichthyophages des îles de la mer du Sud
très-prolifiques ; mais aussi leurs nourritures sont rares et mal
assurées.

Enfin, lorsque les peuples ichthyophages joignent la sobriété
à l'exercice, ils portent loin leur carrière, parce qu'ils usent
d'une nourriture assez peu substantielle, qui ne leur cause
point les maladies de pléthore et les indigestions qui font périr
tant d'hommes (Hecquet, *Dispenses de Carême*, tom. I,
p. 202); mais on peut dire encore qu'ils vivent moins intensi-
vement que les peuples plus carnivores. Leur constitution muqueuse et languide, l'assimilation moins parfaite donnent
moins d'énergie à leurs fonctions intellectuelles, et en général
moins d'empire à leur système nerveux ou à leur vie animale et sensitive que n'en ont les hommes vivant des viandes
terrestres. Les phases de leurs âges sont plus lentes, leurs

passions moins vives, leur caractère est plus patient et plus uniforme; ainsi, à tout prendre, les ichthyophages peuvent jouir d'une existence tranquille et fortunée dans leur simplicité. *Voyez* ALIMENT, POISSON, etc. (VIREY)

ICHTHYOSE, s. f., *ichthyosis*. Dans mon ouvrage sur les maladies de la peau, j'ai décrit sous le nom d'*ichthyoses*, des maladies dans lesquelles la surface de l'appareil tégumentaire est recouverte d'écailles sèches et blanches, qui paraissent superposées, les unes sur le bord des autres, comme les écailles des poissons. Ces singulières altérations de l'épiderme, que nous avons observées eu assez grand nombre à l'hôpital Saint-Louis, existaient presque toutes depuis la naissance des individus qui en avaient été atteints. La couleur ordinaire des écailles est d'un blanc cendré ou d'un blanc nacré. Dans quelques cas, elle est d'un brun tirant sur le noir. Parfois, surtout chez les Asiatiques, les écailles sont entourées d'une aréole violacée ou rougeâtre.

Souvent l'épiderme a l'aspect luisant des écailles, sans en avoir la dureté et la rénitence. Cette membrane se flétrit, se ride et se revêt d'une couleur qui a beaucoup d'analogie avec celle des serpens et des lésards. Une pareille affection est très-commune chez les vieillards, particulièrement chez ceux qui ont été scrofuleux dans leur enfance. On voit aisément que cette affection est du même genre que la précédente.

Les ichthyoses sont endémiques dans quelques climats. Les voyageurs assurent que, à l'île de Taïti, on rencontre une sorte de dégénérescence de l'épiderme, qui se rapporte absolument à celle dont nous nous occupons. Souvent, tout le corps est couvert d'écailles, qui se détachent à une certaine époque de l'année. Mais souvent aussi on n'en observe que sur quelques parties de la peau. La maladie est hideuse, lorsqu'elle a fait beaucoup de progrès.

Les pays voisins de la mer, particulièrement ceux qui sont traversés par des rivières très-poissonneuses, présentent surtout un pareil phénomène. Le genre de nourriture pourrait-il influer sur le développement de cette affreuse et dégoûtante infirmité? On assure que, lorsque les missionnaires chrétiens, mus par leur zèle apostolique, vinrent s'établir dans le Paraguay, ils furent frappés d'étonnement, à l'aspect de certains individus sujets à une éruption cutanée des plus bizarres. Tout leur corps était recouvert d'écailles, qui, par leur forme et leur couleur, avaient une ressemblance manifeste avec celles qui forment l'enveloppe extérieure des poissons. D'ailleurs, un accident aussi extraordinaire ne causait aucun trouble dans l'exercice de leurs fonctions physiques et morales. Ils avaient l'air de n'être tourmentés par aucune douleur, ni par aucune

23. 24

démangeaison; ils n'étaient pas même un objet de dégoût pour
ceux qui les fréquentaient habituellement.

Dans la suite, on a donné plus d'extension à la dénomination
d'*ichthyoses*, en l'appliquant à différentes dégénérations
de l'épiderme, qui ont causé beaucoup de surprise aux observateurs. Tout le monde connaît l'histoire d'Édouard Lambert,
qui a paru dans Londres à deux époques différentes de sa vie,
pour exposer aux regards des curieux le phénomène de l'altération la plus singulière qui puisse captiver l'attention des
hommes. Ses tégumens étaient couverts d'éminences dures et
écailleuses, d'un brun foncé ou d'un noir roussâtre, roides et
douées d'une telle élasticité, qu'on ne pouvait promener avec
vitesse la main sur ses membres, sans produire un bruit très-
sensible. Deux descendans de cet individu sont venus, il y a
quelques années, à Paris, et ont été pour nous un objet d'é-
tude et d'observation.

Qu'on s'imagine toutes les hypothèses émises et publiées,
lorsqu'on a vu ces êtres singuliers se promener et se donner en
spectacle à toute l'Europe! Les physiologistes ont mis leur esprit à la torture, pour expliquer ce nouveau genre de dégradation. On s'est d'abord figuré que ces individus appartenaient
à quelque variété de l'espèce humaine. Les ignorans étaient
tentés de les prendre pour des phoques ou des lamentins sor-
tis du gouffre des mers. Cependant, ce phénomène s'explique
aisément par les simples notions que l'on possède de nos jours,
sur la nature de l'épiderme. Il n'est pas plus étonnant de voir
cette membrane mince et ténue, acquérir plus de consistance
par l'état maladif, et dégénérer en substance écailleuse, que
de la voir se convertir naturellement en ongles au bout de nos
doigts, en cornes ou en sabots chez les quadrupèdes, en ergots
chez les volatiles, etc.

Ces excroissances morbifiques et cuticulaires se présentent sous
des formes très-variées. Souvent ce sont des éminences dissémi-
nées çà et là à la surface du corps, et qui ressemblent tantôt à des
cornes de bélier, tantôt à des griffes d'épervier. Lorsqu'on procède à leur incision, ou qu'elles tombent spontanément, elles
ne tardent pas à se régénérer. On observe que ces excroissances sont quelquefois très-abondantes aux environs des articulations; en sorte que les malades peuvent à peine fléchir leurs
membres et vaquer aux divers exercices de la vie. Les Transactions philosophiques rapportent l'exemple d'une jeune fille
qui était atteinte de ce genre d'infirmité, et dont les yeux
mêmes étaient recouverts d'une pellicule carrée, qui les empêchait de bien discerner les couleurs. La plupart de ces ichthyoses sont liées à une constitution rachitique.

Quelquefois ces excroissances sont nombreuses; mais quelquefois il n'en existe qu'un petit nombre, ou une seule sur l'universalité des tégumens. Ce fait n'est pas rare chez les vieillards. M. Gastellier décrit avec un soin particulier, dans les Mémoires de la Société royale de médecine de Paris, une végétation cornée, laquelle était survenue vers la partie inférieure du temporal gauche, chez une femme âgée de quatre-vingt-trois ans environ. Cette végétation avait exactement la forme d'une corne de bélier. Un chirurgien, qui pratique son art avec beaucoup de succès dans le midi de la France, m'a communiqué trois faits analogues, et j'en ai observé quelques-uns moi-même, sur des individus de l'un et l'autre sexe. Toutes ces excroissances de nature cornée appartiennent manifestement au système épidermoïde ; elles s'isolent, pour ainsi dire, de l'économie animale. Aucun travail organique ne s'établit dans leur intérieur ; elles n'ont ni des vaisseaux qui les nourrissent, ni des nerfs qui les animent, etc.

Le caractère endémique des ichthyoses, la chute périodique des écailles qui les forment, quelques autres caractères que j'aurai occasion de détailler, me déterminent à placer dans le même genre, une maladie cutanée sur laquelle on a fait beaucoup de recherches depuis quelques années ; je veux parler de la pellagre des campagnes milanaises. En effet, toutes ces maladies cutanées ont le même siége, et attaquent constamment l'épiderme. Lorsqu'on examine avec attention les rides, les rugosités de cette membrane, on ne balance point à admettre cette analogie. C'est absolument le même aspect, et rien ne ressemble davantage à l'ichthyose nacrée, que les tégumens des pellagreux. Une autre circonstance pourrait servir à faire rapporter ces affections au même genre, c'est la presque ressemblance de leurs causes. En effet, l'ichthyose nacrée attaque le plus souvent les pêcheurs qui vivent dans un air empoisonné par des exhalaisons marécageuses ; et la pellagre attaque des villageois qui existent dans des pays mal sains, ou qui luttent contre les privations de l'indigence, etc. Je reviendrai, du reste, sur ce point de doctrine, lorsque je traiterai plus particulièrement de cette affection dans l'un des volume suivans de ce Dictionaire. Exposons maintenant les phénomènes communs des ichthyoses, leurs rapports avec les autres maladies cutanées ; recherchons leurs causes, et examinons s'il est des cas où l'art peut opérer leur guérison.

Phénomènes généraux des ichthyoses. L'un des phénomènes spéciaux des ichthyoses est d'altérer, d'augmenter ou de diminuer l'épaisseur, autant que la consistance naturelle de l'épiderme humain, de manière à lui donner l'aspect de l'enveloppe tégumentaire de quelques animaux, tels que les poissons, les serpens, etc. Ceux qui connaissent la structure particulière de l'épiderme, se rendent facilement compte de cet accident pathologique. Malgré l'opinion d'un anatomiste célèbre, on sait que cette membrane se compose naturellement d'écailles presqu'imperceptibles, et disposées d'une manière très-symétrique. Ces écailles sont très-apparentes dans certaines classes d'animaux, particulièrement chez les poissons, etc.

L'insensibilité de l'épiderme, l'isolement de sa vitalité, l'extrême simplicité de son organisme, et l'homogénéité de sa composition, la privation des nerfs et des vaisseaux sanguins, etc., expliquent la plupart des phénomènes que nous présentent les ichthyoses. On voit pourquoi le système dermoïde n'est tourmenté par aucune douleur, n'est en proie à aucune démangeaison; ce qui n'arrive point dans les maladies qui attaquent plus profondément la substance des tégumens : telles sont les dartres, tel est le prurigo, etc.

Les ichthyoses se présentent sous autant de formes que l'épiderme est susceptible de recevoir de modifications. Le plus communément c'est un simple épaississement des écailles qui les constituent, ce qui donne à la peau l'aspect de l'enveloppe des poissons; d'autres fois, ce sont des écailles si fines, si minces, qu'au tact, on croit poser la main sur un assemblage d'épines aiguës, et que le corps des malades a l'air d'être revêtu d'une peau de chagrin; de tels exemples sont très-nombreux. J'ai vu deux enfans mâles, nés d'un père malsain, chez lesquels cette disposition existait à un très-haut degré. La plante de leurs pieds et la paume de leurs mains en étaient seulement préservées. Il s'opérait par ces parties une sueur si abondante, que les souliers en étaient traversés et pénétrés. Cette sueur était fétide. Ce qu'il fallait remarquer dans cette famille, c'est que les sœurs étaient exemptes d'un pareil inconvénient; sans doute parce que leur peau était naturellement d'une texture plus fine et plus délicate.

Dans certains cas, mais ces cas sont rares, on a vu la peau humaine se couvrir d'excroissances d'une consistance absolument cornée, et la pathologie cutanée ne contient aucun fait qui soit aussi extraordinaire que celui dont on va lire les principaux détails. En 1803, on vit arriver à Paris deux individus qui avaient fondé une sorte de spéculation sur la curiosité publique. Ils s'annonçaient comme frères, et portaient les noms de Jean et de Richard Lambert : j'allais les visiter et les contempler plusieurs fois la semaine. Je me souviens que leur conducteur, nommé Joanny, se plaignait à moi de ce qu'il y avait si peu d'amateurs, ce qui rendait leur gain très-peu considérable. A cette époque, ils avaient déjà parcouru l'Allemagne, et M. Tilesius s'était donné beaucoup de peine pour les dessiner et les graver lui-même. Lorsque je vis les deux

jeunes gens dont il s'agit, je trouvai qu'ils se ressemblaient
beaucoup par la couleur de leurs cheveux et de leurs sourcils,
qui étaient d'un châtain-clair; tous deux avaient le front étroit
et haut, le nez gros. Ils étaient d'ailleurs doués du tempérament qui prédomine chez les Anglais, et il n'était pas difficile
de deviner quelle était leur patrie. Tout le corps de ces individus était recouvert d'écailles. Les seules parties qui en fussent
dépourvues, étaient la face, la paume des deux mains, et la
plante des deux pieds, ainsi que les interstices et les bouts des
doigts. On n'apercevait pas non plus d'écailles sur le gland et
sur un petit espace des anes et des aisselles, etc. On imagine
bien qu'à mesure que ces individus parcouraient les différentes
villes de France, pour se donner en spectacle, on les accablait
de questions; on voulait tout savoir sur leur origine. Voici
ce qu'ils racontaient à ceux qui allaient les voir avec surprise
et curiosité : ils prétendaient descendre, en droite ligne, d'un
sauvage écailleux, lequel fut autrefois trouvé au détroit de
Davis, et conduit par des voyageurs à Philadelphie. Ce sauvage,
qui était pour le moins un Africain, avait épousé une femme
européenne, et en eut un fils, qui fut recouvert de cette enveloppe cornée. On le nomma Lambert. Celui-ci eut à son tour
six enfans mâles, qui présentaient absolument le même phénomène. De ces six enfans, il n'y en eut qu'un seul qui se conserva, c'était Edouard Lambert, auquel John et Richard, qui
font le sujet de cette observation, doivent le jour. Il vivait à
Eustonhall, dans le comté de Suffolk, servait le lord Hunter-
field, en qualité de chasseur, et fut tué fort vieux, pendant
qu'il exerçait ce métier. A ce mélange de faux avec le vrai, le
spéculateur Joanny, dont j'ai déjà fait mention, qui promenait
les frères Lambert comme on promène tous les jours différens
objets de curiosité, joignait une fable plus absurde, pour mieux
capter la crédulité populaire. Il assurait, dans ses affiches,
qu'on avait trouvé, dans les contrées désertes de Botany-Bay,
des peuplades d'hommes *porcs-épics*, absolument semblables à
ceux qu'il produisait en public. Les vrais savans n'ajoutaient
aucune foi à des assertions si ridicules; ils connaissaient d'ailleurs la généalogie des frères Lambert par les Transactions
philosophiques. Personne n'ignore qu'en 1732, Jean Machin,
professeur d'astronomie à Grusham, décrivit le père primitif
de cette étrange famille. Il ajouta à sa notice la gravure d'une
de ses mains. Vingt-quatre années s'écoulèrent sans qu'il fût
rien publié sur cet homme écailleux, qui avait tant excité
l'attention générale. Mais, en 1755, Henry Baker raconta,
dans le même recueil, qu'un homme, affecté d'une maladie de
peau des plus rares, se faisait voir à Londres pour de l'argent,
et qu'il conduisait avec lui son fils, âgé de huit ans, ayant la

même maladie. Ce dernier est précisément le père des deux frères Lambert, dont nous donnons ici l'histoire; il est digne d'observation que leur infirmité se propage toujours en ligne masculine, et qu'ils ont eu sept sœurs, dont aucune n'a eu part à cet accident. Eux-mêmes attestent qu'ils étaient exempts de l'ichthyose cornée dans les premiers jours de leur naissance. Ce ne fut qu'environ six semaines après qu'ils commencèrent à en être attaqués; elle acheva de se développer dans l'espace d'un an, et semblait ensuite prendre de l'accroissement à mesure qu'ils avançaient en âge. Ces deux individus avaient été faibles dans leur enfance; l'aîné surtout avait été rachitique; ils n'étaient pas d'ailleurs mal constitués; aucun vice organique ne se présentait à l'extérieur; les traits de la face étaient réguliers; le sommet de leur tête était écailleux et presque chauve. Partout où les écailles abondaient, les poils étaient rares : il n'y en avait que dans les intervalles. Malgré le fourreau dur et corné dont ces hommes étaient investis, il était facile de voir que les viscères contenus dans les cavités thorachique et abdominale n'étaient aucunement endommagés; leurs facultés cérébrales n'avaient jamais été troublées; les parties de leur corps privées d'écailles jouissaient d'une sensibilité ordinaire. On observait seulement que ces individus exhalaient assez habituellement une odeur fétide et forte. Lorsqu'ils se montrèrent à Paris, les médecins, les naturalistes s'empressèrent d'observer la position, la direction, la forme de leurs singulières écailles; ils tâchèrent même d'en arracher pour les étudier avec plus de soin. Celles qui étaient situées sur le dos, sur les flancs, sur la région abdominale, étaient séparées les unes des autres par leur sommet, quoique réunies par leur base. On en voyait de prismatiques, de rondes, de rhomboïdales, de quadrangulaires; la plupart étaient d'une figure conique. Leur tête était noire, leur racine blanche, et leur corps grisâtre; elles étaient d'une grande fragilité; elles n'avaient point partout ni la même dimension, ni la même longueur. Les frères Lambert étaient souvent obligés de couper celles qui correspondaient au tendon d'Achille, parce qu'elles prenaient un accroissement extraordinaire, ce qui gênait sans doute la progression. Les écailles du dos, des mains et des pieds étaient surtout très-considérables; leur largeur était proportionnelle à leur longueur en général; les écailles se développaient de la manière suivante : l'épiderme commençait par s'épaissir; il pullulait d'abord des rudimens d'écailles blanches et d'une consistance molle; mais elles devenaient plus dures, et prenaient une couleur noire très-intense et très-prononcée. Ce qu'on observait de plus intéressant dans cette dégénération, c'est la mue périodique qu'éprouvaient les frères Lambert aux équinoxes de l'hiver et du

printemps. On assure néanmoins que cette mue singulière d'é-
cailles a fini par n'avoir plus lieu chez leur père, lorsqu'il est
parvenu à sa quarantième année : quand elle s'opère chez
ceux-ci, les écailles se détachent, spontanément et sans inconvénient, de la peau. Une fois tombées, elles se reproduisent
dans l'espace d'environ un mois. Si on les arrache avec violence, on fait couler du sang ; mais le corps muqueux ne tarde
pas à se régénérer, ainsi que l'épiderme ; les écailles peuvent
être coupées en plusieurs sens, sans produire de douleur. Il y
avait des écailles qui étaient peu dures ; il y en avait aussi qui
n'avaient aucune consistance, qui étaient comme membraneuses. J'ignore si un phénomene aussi prodigieux reparaîtra dans
la suite des siècles, et si mes lecteurs de l'avenir pourront constater un jour, par eux-mêmes, la vérité du tableau que je leur
présente. Plusieurs de mes contemporains se sont occupés des
frères Lambert : j'ai déjà cité l'ouvrage très-étendu de M. Tilesius, qui, par zèle pour la vérité, est entré peut-être dans
des détails trop minutieux ; ce savant n'a pas voulu confier à
d'autres qu'à lui-même le soin du dessin et de la gravure, de
peur que le vrai caractère de la maladie ne s'altérât sons des
mains étrangères. Je dois aussi parler d'un Mémoire plein d'intérêt et de recherches, qui ne tardera pas à voir le jour, et
qu'a bien voulu me communiquer M. Buniva, infatigable pour
tous les genres d'observations. Il n'a négligé aucun moyen
pour faire connaître tous les phénomènes singuliers de ces
hommes qui ont servi de spectacle à toute l'Europe.

On lit aussi, dans les Transactions philosophiques, l'exposé
des symptômes qu'éprouvait Anne Jackson, d'origine anglaise
Son corps était parsemé de callosités dures et contournées à la
manière des griffes d'un coq d'Inde ; elle en avait même sur
la langue et dans l'intérieur de la bouche ; ses yeux étaient
en outre recouverts par une pellicule épaisse, en sorte qu'elle ne
pouvait distinguer les objets qu'avec la plus grande difficulté.
Ces prolongemens cornés étaient implantés dans la peau par
des racines, et, dans leur principe, ressemblaient assez à des
verrues.

Nous avons déjà fait observer que, dans quelques circonstances, ces sortes de végétations sont très-peu nombreuses,
que souvent on n'en voit qu'une seule sur toute la périphérie
cutanée. A mesure qu'elles prennent de l'accroissement, elles
se contournent comme les cornes des béliers. J'ai déjà cité plusieurs exemples de ces végétations qui n'appartiennent qu'aux
tégumens, et ne contractent jamais d'adhérence avec les os.

Au surplus, quelque multipliées que soient les excroissances
cornées dont nous venons de faire mention, les fonctions intérieures n'en sont point altérées. Les hommes écailleux qui se

montraient à Paris étaient d'une complexion très-forte : cependant on a observé qu'une femme napolitaine, qui était atteinte d'une maladie analogue, n'était pas réglée ; qu'elle éprouvait une sorte de malaise toutes les fois qu'elle avait pris de la nourriture ; que ses urines surpassaient la quantité des boissons, etc. La fille anglaise, dont j'ai parlé plus haut, avait une intelligence très-bornée ; son physique n'était pas moins déplorable ; elle touchait déjà à sa quatorzième année, et avait à peine la stature d'un enfant de cinq ans.

Dans l'ichthyose nacrée, tout annonce pareillement la faiblesse radicale du système lymphatique. Ces sortes d'individus sont portés à une mélancolie habituelle. Montgobert, dont j'ai recueilli l'observation, est dans une disposition scorbutique qui l'a prodigieusement débilité. Il ne peut se livrer à son travail, sans ressentir une vive céphalalgie, et un feu brûlant dans la paume des mains ; d'ailleurs il est toujours rêveur et taciturne. Ce symptôme rapproche singulièrement l'ichthyose nacrée de l'ichthyose pellagre. Je dois dire que, dans cette dernière maladie, il survenait un délire triste, souvent suivi d'une sorte de stupidité.

Ce qui est frappant dans la considération générale des ichthyoses, c'est l'extrême variété qui règne entre les individus qui en sont atteints. Les uns n'ont sur leur peau que les plus légères traces de cette bizarre altération ; les autres ont tout leur corps gravement affecté. Il en est qui ont la membrane épidermoïque mince et diaphane ; d'autres l'ont épaisse et rénitente dans toute sa périphérie. Quelle différence entre les frères Lambert, recouverts d'excroissances affreuses, et tant d'autres sujets sur lesquels il vient çà et là quelques végétations de nature cornée ! quelle différence non moins sensible entre les personnes attaquées de l'ichthyose pellagre ! On en voit qui sont comme brûlées, et qui ressemblent à des mômies ; on en voit aussi dont la peau n'est que faiblement ridée, et qui ont une apparence de santé dans toute leur personne, etc.

Les ichthyoses sont quelquefois universelles, quelquefois elles ne sont que partielles ; souvent elles n'attaquent que les bras et les jambes. J'ai vu une ichthyose qui n'affectait que le côté droit ; ce qu'il y avait de remarquable, c'est qu'elle était périodique, et qu'elle se manifestait à chaque printemps. Cette observation a été faite sur une femme parvenue à l'âge mûr ; lorsqu'elle était malade, sa peau était rude et écailleuse comme l'enveloppe des poissons.

La plupart des ichthyoses sont endémiques, parce qu'elles tiennent à des causes locales, ou au genre de nourriture dont usent certains peuples. Les hommes qui habitent plus ou moins le bord des mers ou des rivières poissonneuses sont spécialement sujets à l'ichthyose nacrée; on sait combien la manière de vivre des paysans de la Lombardie influe sur la production de l'ichthyose pellagre ; il n'y a que l'ichthyose cornée qui paraît être le résultat fortuit de quelque cause non encore appréciée.

Les ichthyoses paraissent subordonnées à l'influence des saisons, et avoir quelque analogie avec la mue de certains animaux. Dans les trois espèces que j'ai établies, les écailles tombent communément dans l'automne ou dans l'hiver ; souvent même, lorsque cette crise s'opère, les individus se trouvent plus malades ou plus indisposés qu'à l'ordinaire; mais bientôt les écailles se reproduisent, et reprennent toujours leur ancienne forme.

Rapports d'analogie observés entre les ichthyoses et quelques autres maladies cutanées. On a eu tort de comparer les ichthyoses aux affections herpétiques ; celles-ci suscitent des démangeaisons vives, qu'on n'observe jamais dans les maladies dont nous traitons ; l'insensibilité naturelle de l'épiderme explique aisément l'absence du prurit. La desquammation dartreuse est le résultat d'une phlegmasie chronique de la peau, laquelle s'annonce communément par un amas de petits boutons pustuleux, qu'on n'observe jamais dans les ichthyoses. Cette même desquammation n'offre point l'idée ni l'aspect de l'enveloppe extérieure des poissons, etc. Comment pourrait-on se méprendre sur leur vrai caractère ?

On a longtemps envisagé l'ichthyose nacrée, comme une affection lépreuse ; mais il est manifeste que cette analogie prétendue est sans aucune sorte de fondement, car l'ichthyose nacrée se dirige spécialement sur l'épiderme cutané ; de là proviennent ces tuméfactions des membres qui deviennent quelquefois monstrueux et gigantesques, etc. L'aspect hideux de certaines ichthyoses a, sans doute, induit en erreur quelques observateurs superficiels.

C'est relativement à l'ichthyose pellagre, qu'on s'est attaché surtout à faire de semblables rapprochemens. On connait le parallèle ingénieux établi par Paolo della Bona dans un discours qu'il prononça en 1791 dans l'école de Padoue. Pour bien affermir son opinion, il compara habilement le tableau énergique de l'éléphantiasis tracé par Arétée, avec les descriptions nombreuses qu'on nous a données de l'affection terrible qui tourmente les pauvres villageois du Milanais; et il conclut par dire que ces deux maladies se ressemblaient, non-seulement par leurs symptômes caractéristiques, mais encore par leurs symptômes secondaires. Une telle assertion n'exige, sans doute, aucune réfutation sérieuse.

M. Strambio a, ce me semble, parfaitement indiqué les différences qui séparent la lèpre de l'ichthyose pellagre. En effet, dans cette dernière maladie, la peau n'est ni épaisse, ni tuber : culeuse ; on n'y observe pas cette altération du tissu muqueux, qui augmente à un point prodi.,¯eux le volume du nez, des lèvres, du front, etc. ; la voix n'est pas rauque. On n'y remarque jamais ces taches, tantôt brunes, tantôt blanches, qui annoncent l'invasion de l'éléphantiasis. Une différence non moins essentielle, c'est le délire singulier qui lui est propre, et qu'on n'a jamais pu voir chez aucun lépreux.

Les raisons qu'allègue M. Facheris, médecin du grand hôpital de Bergame, ne sont pas mieux fondées, lorsqu'il a voulu assimiler la pellagre au *mal de la rosa* de la province des Asturies, variété de lèpre qui a été parfaitement décrite par Casal et Thiéry ; mais la nature de ce dernier exanthème est tout à fait différente. Il se manifeste par des croûtes horribles qui tombent et se succèdent, en laissant sur le système cutané des cicatrices indélébiles ; or, ces croûtes ne s'observent jamais dans l'ichthyose pellagre. D'ailleurs, le siége du *mal de la rosa* est beaucoup plus profond, etc.

L'espèce de délire que l'on remarque, soit dans l'ichthyose pellagre, soit dans le *mal de la rosa*, n'établit certainement aucun rapport intime entre ces deux affections ; car ce délire n'a pas le même objet. J'observe, en outre, que le trouble des facultés cérébrales se déclare souvent dans les maladies cutanées parvenues à un très-haut degré d'intensité. Je l'ai souvent observé dans le prurigo, et dans la dartre squammeuse universelle. Comment d'ailleurs peut-on comparer une éruption aussi hideuse que celle du *mal de la rosa*, à une simple exfoliation épidermoïque que l'action du soleil, ou l'usage d'une mauvaise nourriture déterminent le plus souvent !

On a voulu comparer l'ichthyose pellagre au scorbut, parce qu'on observe dans cette première maladie les symptômes d'une débilité extrême, des hémorragies passives, etc. ; les paysans des campagnes milanaises habitent, il est vrai, des cabanes humides qui les disposent singulièrement à des accidens de ce genre ; mais ces deux maladies n'en sont pas moins différentes l'une de l'autre, comme Soler en a fait la remarque. En effet, l'ichthyose pellagre se montre dans des pays chauds, dans des lieux où l'air est extraordinairement vif, etc. Le scorbut, au contraire, n'habite que les climats froids et marécageux ; l'ichthyose pellagre est favorisée par l'influence des rayons solaires. Le scorbut, au contraire, se dissipe lorsqu'une température chaude a changé l'atmosphère ; enfin, les scorbutiques conservent constamment leurs facultés intellectuelles, et les pellagreux sont presque toujours dans le délire, etc.

Videmar a émis une autre opinion ; il estime que l'ichthyose pellagre se rapporte absolument à l'hypocondrie ; il cherche à

le prouver par l'énumération des symptômes. On a fortement
combattu son assertion. N'est-il pas constaté que l'hypocondrie attaque ordinairement ceux qui vivent dans l'opulence?
L'ichthyose pellagre, par opposition, est la maladie des villageois, des pauvres; elle paraît au printemps, et se dissipe en
hiver; elle est mortelle pour un grand nombre d'individus; il
y a toujours, et tôt ou tard, une altération de l'épiderme. Ces
caractères ne sont pas, certainement, ceux de l'hypocondrie.

*Causes organiques qui influent sur le développement des
ichthyoses.* Que d'hypothèses n'a-t-on pas imaginées, pour expliquer la formation des écailles qui constituent les différentes
ichthyoses! C'est surtout à mesure que les deux frères Lambert
parcouraient les villes de l'Europe, que les physiologistes
mettaient leur esprit à la torture pour se rendre compte d'un
phénomène aussi étrange. Trompés par des rapports chimériques, certains auteurs ont été jusqu'à prétendre que cinq ou
six semaines après la naissance de ces hommes singuliers, il
était survenu à la périphérie de leur corps un suintement copieux d'humeur sébacée, laquelle transsudait çà et là de tous
les pores cutanés. La matière de ce suintement mise en contact perpétuel avec l'oxigène de l'atmosphere, avait d'abord
formé un enduit solide, lisse et poli; mais cet enduit n'avait
pas tardé à se fendre et à se partager diversement par les mouvemens nombreux auxquels les membres sont naturellement
assujétis. Ce sont, dit-on, ces incalculables gerçures qui donnaient lieu à autant d'écailles différentes; peut-on ajouter foi
à une supposition aussi absurde?

L'explication que donne M. Tilésius n'est guère plus ad-
missible; j'ai déjà cité l'ouvrage fort étendu qu'il a publié sur
la famille des frères Lambert. Ce savant rapporte la formation
de la couche écailleuse à la désorganisation des cryptes muqueux, ou du moins à une sécrétion troublée de la graisse de
la peau, dans toutes les parties du corps qui sont recouvertes
par les vêtemens. Cette matière onctueuse s'accumule avec
trop d'abondance dans ses réservons par l'effet d'un stimulus
morbifique. C'est là qu'elle se mêle avec la lymphe naturellement disposée à se coaguler; l'accroissement successif de cette
sécrétion vicieuse doit donner naissance à ces plaques lamel-
lenses par un mécanisme semblable à ce qui se passe dans l'é-
ruption des teignes, des dartres, etc. Je renvoie à l'ouvrage de
M. Tilésius ceux de mes lecteurs qui voudraient avoir une
idée plus complette des argumens ingénieux sur lesquels il
appuie son hypothèse.

Il suffit toutefois de considérer attentivement les écailles qui
se développent dans les ichthyoses les plus graves, pour se convaincre qu'elles sont de la même nature que l'épiderme, et

qu'elles ne sont, en conséquence, qu'un simple résultat de la
dégénération de cette membrane. On se convaincra pareillement
qu'elles ont le plus grand rapport avec la structure des
ongles, etc. Ceux-ci présentent en effet les mêmes phénomènes
dans leur origine et dans leur développement; M. Buniva a
très-bien observé que les écailles et les cornes, etc., ne possèdent ni nerfs, ni vaisseaux, ni aucun des caractères des autres parties du corps vivant.

Quel soin ne faudrait-il donc pas prendre pour corriger les
dispositions originelles? Parmi les causes organiques qu'on
croit propres au développement des ichtyoses, il n'en est pas
de plus constante que l'hérédité. C'est un fait bien constaté que
la disposition à la pellagre se transmet de génération en génération chez les paysans de la Lombardie. J'observe très-com-
munément que des parens dartreux ou scrofuleux ont donné le
jour à des individus écailleux. Un enfant qui a tous les phénomènes d'une ichtyose nacrée, est né d'un père atteint d'une
teigne farineuse depuis son enfance.

Un état de la peau semblable à l'ichthyose se manifeste souvent après certaines maladies longues, qui ont considérablement affaibli l'exercice de la transpiration. Dans les ulcères
vieillis qui n'ont pas été pansés convenablement, il se forme
souvent à la surface des jambes, des écailles sèches et dures
qui ressemblent presque aux écailles des poissons. On voit
également cette disposition écailleuse se manifester après l'anasarque; la peau devient ridée comme dans l'ichthyose. Souvent
cette maladie n'est que le symptôme d'une autre affection morbifique. M. Corona l'a observée à la suite d'une goutte rebelle;
ce fait mérite certainement d'être conservé. L'ichthyose nacrée
serpentine succède souvent au vice scrofuleux; il n'est pas rare
de la voir se déclarer après les ravages de la petite vérole confluente, et persister pendant plusieurs années. En général,
toute altération profonde dirigée sur le système lymphatique,
imprime à la peau un aspect écailleux ou farineux.

*Causes extérieures qui influent sur le développement des
ichthyoses.* Les ichtyoses produites par des causes extérieures
se rencontrent rarement; il arrive toutefois que chez les individus dont l'habitude est de se mettre souvent à genoux, la
peau de ces parties contracte une dégénération qui a beaucoup
de rapport avec l'ichthyose nacrée. Le même phénomène a lieu,
lorsque la peau a été longtemps comprimée par une cause quelconque; mais cet accident mérite à peine le nom de maladie.

Le genre de nourriture paraît influer singulièrement sur la
production des ichthyoses. Les peuples qui habitent les bords de
la mer, qui se nourrissent perpétuellement de poissons putré-
fiés, sont surtout sujets à ces affections; les eaux stagnantes

et corrompues dont la plupart l'ont usage, ainsi que l'humidité constante qui les environne, doivent pareillement contribuer à les produire.

Ce que nous disons de l'ichthyose nacrée, peut aussi se dire de l'ichthyose pellagre.

Les paysans du Milanais, après avoir vaqué aux travaux les plus durs et les plus pénibles, prennent des alimens gâtés et de mauvaise qualité, qui dépravent les organes de la digestion ; les enfans mêmes tètent un lait détestable, auquel on substitue quelquefois la bouillie la plus indigeste. Comment veut-on qu'élevés ainsi dès l'âge le plus tendre, ils ne soient pas faibles et délicats, et par conséquent enclins aux infirmités les plus tristes !

Quelques auteurs prétendent que les alimens ne sont pour rien dans la production de l'ichthyose pellagre, et qu'il faut en accuser principalement les intempéries atmospiériques. Ils assurent, en effet, avoir observé la maladie ciez des personnes qui usaient d'une excellente nourriture, ainsi que d'un vin tonique et généreux. On ne peut pas non plus, d'après l'opinion des mêmes auteurs, accuser le mais, le petit millet, le riz, le seigle, etc. ; puisque ceux qui s'en abstiennent ne sont pas préservés de cette affection : on a vu beaucoup de pellagreux qui vivaient de froment.

Plusieurs ont avancé que l'exposition au soleil était l'unique cause de l'ichthyose pellagre ; Albera a particulièrement soutenu cette assertion. Il observe que les parties du corps garanties par les vêtemens de l'influence solaire, ne sont point atteintes de la desquammation pellagreuse. Aussi conseille-t-il aux pauvres paysans de ne jamais commencer leurs travaux dans la campagne, sans être parfaitement vêtus. Cependant, comme l'altération contractée n'est point proportionnée à la force des rayons solaires, il faut en conclure que cette cause ne suffit pas pour la déterminer, puisqu'il est certain, d'ailleurs, que les attaques de la pellagre s'étendent, et sur ceux qui s'abstiennent du soleil, et sur ceux qui ne s'y exposent point; on peut se contenter de regarder son action comme contraire à la santé des pellagreux, et comme plus propre à développer les germes de la maladie qu'à les produire.

Fachéris observe du reste, qu'indépendamment du soleil, la disette de nourriture peut produire la pellagre ; dans une année où les vivres manquaient, ainsi que le travail, il y eut un accroissement considérable dans le nombre des pauvres. Dans ce même temps, ceux qui s'occupaient à la filature, étaient attaqués de la pellagre, quoiqu'ils fussent moins exposés aux rayons du soleil, que les paysans et les agriculteurs. Au surplus, la pellagre s'associant à toutes les maladies qui règnent dans les endroits marécageux, il n'est pas étonnant qu'on l'ait attribuée à une multitude de causes différentes. Peut-être que cette affection dépend d'un concours de causes locales; il est certain que la campagne de Lombardie est un pays humide, coupé de canaux, semé d'une grande quantité de rivières, etc.; l'humidité n'est pas moins entretenue par la grande quantité de lacs, par le voisinage des Alpes qui empêche la circulation des vents salubres; en général, les paysans habitent des terres constamment méphitisées par les exhalaisons atmosphériques.

Les icthyoses ne sont point communicables par contagion; tous les malades que j'ai vus à l'hôpital Saint-Louis avaient impunément et longuement communiqué avec des femmes. Il y avait à Paris un Italien qui avait cohabité avec une jeune pellagreuse, et qui pourtant n'avait contracté aucun germe de cette affection; combien de fois n'a-t-on pas vu dans les campagnes de l'Italie, des enfans très-sains coucher impunément à côté de leurs pères pellagreux! M. Buniva qui est animé d'un grand zèle pour les expériences physiologiques, s'est inoculé lui-même la matière ichoreuse, ainsi que la salive et le sang des pellagreux, et pourtant il a été exempt de toute infection; le même essai a été vainement tenté sur les animaux domestiques, également sujets à la maladie.

Résultats fournis par l'autopsie cadavérique des individus morts des suites des ichthyoses. Nous avons ouvert le corps de Théodore Michel, tailleur de pierre, âgé de soixante ans; il était, pour ainsi dire, né avec l'icthyose nacrée; il avait passé une grande partie de sa vie avec une santé chancelante; il fut atteint finalement d'une toux sèche, avec une gêne considérable de la respiration, qui l'obligea à suspendre tout travail. Cette toux fréquente était suivie de l'expectoration d'une matière puriforme; l'émaciation faisait tous les jours des progrès; il avait peu d'appétit et un mouvement fébrile tous les soirs; voici quel était l'état de l'épiderme. Cette membrane était grisâtre, et de la couleur de la nacre de perle; les écailles étaient de diverse grandeur. En exerçant le plus léger frottement avec la main, on produisait un bruit très-sensible. Les écailles se détachaient difficilement; elles étaient plus sensibles dans les parties du corps soumises à des pressions fréquentes. Cependant le malade se trouvait dans un tel état de faiblesse qu'il tombait en défaillance à tous les instans. La mort survint après neuf mois de dépérissement et de langueur; nous procédâmes à l'autopsie du cadavre: maigreur extrême dans toute l'habitude du corps; l'épiderme qui semblait avoir acquis de la rudesse tombait par plaques des parois de la poitrine; le poumon du côté droit, raboteux à l'extérieur, etait rempli à l'intérieur d'une infinité de tubercules miliaires, dont la plupart etaient en suppuration. Le cœur était très-volumineux et très-animé dans ses parois ; l'anévrysme du cœur avait-il quelque rapport avec l'affection de l'épiderme ? Cet exemple est du nombre de ceux dont l'étiologie ne saurait être déterminée que d'une manière douteuse.

On a fait un grand nombre de recercies sur les cadavres des pellagreux. Ces cadavres sont prodigieusement amaigris ; l'épiderme s'en détacie par écailles ; les ciairs sont flasques et molles ; toute la peau est recouverte de taces livides ; les articulations sont d'une rigidité extraordinaire ; les glandes du cou sont souvent très-engorgées. Les observations de Fanzago peuvent se réduire à différentes altérations des viscères, particulièrement du foie et de la rate. On a trouvé des amas de sérosité dans le cerveau et les méninges, dans les ventricules, dans la tente du cervelet. Le poumon est quelquefois macéré dans la matière séreuse; d'autres fois on le trouve adiérent à la plèvre. Il y a des épanchemens dans le péricarde, des stéatomes dans la cavité thorachique, des ulcérations à la membrane interne de l'estomac, etc. On a vu les intestins frappés de gangrène, la vessie phlogosée. Ce qu'il y a de plus fréquent, c'est une tuméfaction des vaisseaux de la dure-mère et du plexus choroïde. Ces membranes présentent elles-mêmes des traces d'inflammation, prénomène que M. Strambio attribue au délire aigu dont la plupart des malades se trouvent attaqués. Au surplus, M. Villa observe que lorsqu'on compare entre elles les diverses autopsies cadavériques, quelques recercies que l'on fasse sur les nerfs, sur les glandes et dans tout le système lymphatique, il est impossible de rien découvrir qui puisse éclairer sur le siége de la pellagre et sur la nature même de la maladie. Cette observation s'applique malheureusement à un grand nombre de maladies cutanées.

Résultats fournis par l'analyse chimique des écailles des ichthyoses. Je n'ai entrepris aucun travail de ce genre, je sais seulement que M. Tilesius a procédé à plusieurs essais qui n'ont révélé aucun fait intéressant, qu'il a surtout examiné avec le microscope les changemens subis par les écailles de l'ichthyose cornée dans une dissolution de potasse caustique, etc. M. Buniva a depuis constaté que la substance écailleuse n'était autre ciose que de la gelatine devenue solide, consistante et dure, par son union avec une certaine proportion de phosphate calcaire et de carbonate calcaire.

Vues générales sur le traitement des ichthyoses. Les ichthyoses ne sont, comme on a pu le voir, que des affections propres à l'épiderme; de là vient, sans doute, que les remèdes ont une action très-faible et très-peu énergique pour les combattre. En effet, cette membrane est dépourvue des facultés vitales, dont jouissent les autres organes de l'économie animale ; elle ne saurait, par conséquent, être médicamentée par des procédés analogues.

La structure de l'épiderme diffère essentiellement de celle de la peau elle-même ; il n'a, pour ainsi dire, qu'une vie d'emprunt, et cette vie est obscure et comme isolée ; les phénomènes de son altération ne sont, par conséquent, accompagnés d'aucun symptôme fébrile. Il est en quelque sorte passif jusque dans les maladies qui l'affectent, et ces maladies ne sont, pour la plupart, que des vices de nutrition ; il se dessèche alors, et devient aride comme un végétal qui ne serait point arrosé. S'il partage quelquefois les affections du chorion, c'est à cause des changemens opérés dans les prolongemens vasculaires qui l'unissent à cette membrane. Ce qu'on a dit de la dégénération écailleuse, s'applique parfaitement aux transformations ou aux excroissances cornées ; car ces excroissances ne diffèrent de l'épiderme que par leur apparence extérieure ; mais elles sont absolument de la même nature, pour peu qu'on les soumette à des expériences ou à divers essais physiologiques.

La première et la plus pressante indication est de soustraire les malades à l'influence des causes qu'on soupçonne avoir produit des ichthyoses ; les individus qui habitent le bord de la mer, se transporteront dans l'intérieur, et se placeront dans des situations tout à fait contraires. Le changement d'air et des alimens ne tardera pas à exercer une heureuse influence. Ce que nous disons ici de l'ichthyose nacrée, peut s'appliquer à l'ichthyose pellagre. Gherardini avait proposé de faire conduire les pellagreux dans un autre pays, et Titius parle d'un homme qui trouva moyen de se soustraire aux plus terribles accidens de cette maladie, en s'expatriant pendant vingt ans ; on pourrait même adopter cette mesure pour d'autres affections endémiques.

Traitement interne employé pour la guérison des ichthyoses. Tous les médicamens qui agissent favorablement sur le système lymphatique, peuvent adoucir ou pallier, jusqu'à un certain point, les symptômes des ichthyoses ; les préparations martiales m'ont paru obtenir quelque avantage dans l'une de ces maladies que j'ai eu occasion de traiter. Il conviendrait de les employer au besoin ; les préparations de soufre ne sont pas moins efficaces, et c'est même le médicament le plus généralement usité dans l'hôpital Saint-Louis.

Que signifie cet appareil de polypharmacie contre une maladie aussi simple que l'ichthyose pellagre! Quelle nécessité d'employer l'antimoine, l'oxide de ce métal, le mercure, la teinture de benjoin, l'eau de craux, l'élixir de gaïac, etc. ? Jansen voulait qu'on fît des essais avec l'opium, le camphre, le musc, la ciguë, le stramonium, la jusquiame, l'aconit, le colchique, la bella-donna, etc. Si les forces étaient dans un état de prostration extraordinaire, le quinquina, les vins généreux, étaient invoqués. Les accidens scorbutiques faisaient employer le cresson, le beccabunga, le cochléaria, l'eau de goudron, etc. Dans le cas de diarrhée, on avait recours aux astringens et aux corroborans; on prescrivait la cascarille, le simarouba, la tormentille, le sang-dragon, la décoction blanche de Sydenham, etc.

Après l'emploi des moyens ordinaires, Albera conseillait simplement l'eau fraîche d'une source; il la regardait comme pourvue de grandes propriétés médicinales; il la faisait prendre à jeun aux mois de juin, juillet et d'août; il en donnait une aussi grande quantité que le malade pouvait en supporter. Il assure que des symptômes qui avaient résisté à tous les remèdes ont néanmoins cédé à ce moyen simple. Il y joignait du tartrite acidule de potasse, lorsqu'il y avait infiltration ou hydropisie.

En général, ce qui convient mieux à l'ichthyose pellagre est un bon régime et d'excellens alimens. On a recommandé avec raison les chairs récentes de jeunes animaux, les bouillons de vipère, de lézards, etc. Facheris proposait l'administration de la gélatine animale de Seguin; il proposait surtout le lait comme un excellent spécifique, en pareil cas. Au surplus, lorsqu'on me présenta le pellagreux dont j'ai déjà fait mention, je n'employai pas d'autre moyen. Il était dans le marasme et affamé; je lui fis donner une nourriture restaurante; on lui administra tous les soins de propreté qui convenaient à son état; bientôt il se trouva mieux, et les symptômes s'adoucirent.

Traitement externe employé pour la guérison des ichthyoses. Les remèdes locaux sont généralement plus couvenables dans les ichthyoses que les remèdes internes. J'ai retiré un grand fruit de l'usage très-longtemps continué des bains chauds, avec l'eau émolliente de guimauve, avec l'eau sulfureuse, etc. Je pourrais alléguer deux cas d'une entière guérison : le plus souvent, il est vrai, les individus sont enclins à des récidives, ou doivent être considérés comme incurables.

Dans l'ichthyose pellagre, Albera proposait de corriger le vice externe des tégumens, par des fomentations adoucissantes, résolutives ou sédatives. Si, malgré ce moyen, la maladie repullulait, il avait recours à l'eau vinaigrée et à l'eau de saturne; il louait, en pareille circonstance, l'application de

23. 25

l'eau de ciaux. Frapolli, depuis très longtemps, avait indiqué l'usage des bains que Strambio désapprouve, et croit même nuisibles. Ghéraidini les recommande par dessus tous les autres moyens. Un individu fut singulièrement soulagé par des lotions pratiquées sur la peau avec le sérum du lait.

On a proposé les saignées dans les cas où il y aurait pléthore; mais Albeia les regarde comme pernicieuses. Lorsque le délire est furieux, et que le cerveau paraît vivement pilogosé, lorsque l'irritation pellagreuse paraît spécialement fixée sur tel ou tel viscère important, on doit nécessairement recourir aux topiques vésicans, aux ventouses, aux douces, etc.; mais ces moyens ne peuvent être considérés comme directs, car la pellagre et les autres ictiyoses sont, pour ainsi dire, des exanthèmes passifs, et il n y a rien qu'on puisse considérer comme critique dans ces singulières éruptions.　　(ALIBERT)

ICTÈRE, s m., ou ICTERICIE, s. f., *icterus*, *ictericia*, en grec ικτερος, affection à laquelle le vulgaire, et même un grand nombre de médecins donnent le nom de jaunisse.

Définition. Cette maladie a pour caractère la coloration en jaune des yeux et de la peau; la teinte rouge, safranée des urines, et la décoloration des matières alvines.

Avant d'entrer en matière, nous devons prévenir que nous ne ferons ici aucune mention de l'ictère des nouveau-nés, qui sera traité à part, et d'une manière spéciale à la suite de cet article.

Etymologie, synonymie. Les auteurs sont partagés d'opi·nions sur l'étymologie de la dénomination grecque de cette maladie. Les uns la font dériver d'ικτισ, espèce de belette dont les yeux sont jaunes, ou couleur d'or; les autres prétendent que cette dénomination vient d'ικτερος, qui est le nom grec d'un oiseau que nous nommons loriot, et dont le plumage est d'un vert tirant sur le jaune. On trouve aussi dans les ouvrages de Pline, que le vulgaire superstitieux accordait à cet oiseau la faculté de guérir les ictériques qui le regardaient, mais qu'il payait alors cet avantage de sa propre vie. Enfin, quelques-uns font dériver la dénomination dont il s'agit d'ικτισ, ιατινδος, espèce de mouches de bois dont les yeux sont de couleur jaune.

L'ictère ou la jaunisse, car nous donnerons indifféremment ces deux noms à l'affection que nous venons de définir, a encore reçu des Latins et des modernes diverses autres dénominations, telles sont celles de *morbus regius*, *morbus arcuatus*, *vel arquatus*, *aurigo*, *ileus flavus*, *icteroïdes*, *cachexia icterica*, *fellis suffusio*, *fellis obstrictio*, etc.

En parcourant les auteurs, on les voit peu d'accord sur la dénomination de *morbus regius*, donnée à la jaunisse par Arétée, admise par les Latins, et employée par Celse. Les uns prétendent que cette maladie a été ainsi surnommée, parce que reconnaissant le plus souvent pour cause les tourmens, les inquiétudes, et toutes les affections pénibles, elle doit fréquemment atteindre ceux qui sont appelés à gouverner les empires; le trône étant toujours entouré des soucis et des chagrins. D'autres, au contraire, ne considérant que les plaisirs et surtout la table somptueuse des rois, soutiennent que les anciens n'auront donné à l'ictère le nom de *morbus regius*, que parce qu'ils regardaient les amusemens et une vie splendide, comme les moyens les plus puissans de remédier à cette maladie, ou de la prévenir.

C'est peut-être à ce sujet que Quintus Serenus Sammonicus fit ce distique :

> « *Regius est vero signatus nomine morbus,*
> « *Molliter hic quoniam celsâ curatur in aulâ.* »

Certains auteurs veulent que le nom de *morbus regius* ait été donné à cette maladie par analogie entre la couleur de l'ictérique et celle de l'or, regardé autrefois comme le roi des métaux.

Quelques-uns colin croient que la jaunisse n'a été nommée *morbus regius*, que parce qu'étant fort rebelle dans certains cas, la médecine est alors obligée de l'attaquer avec un grand appareil de moyens, et de déployer contre elle, selon les expressions exagérées de Galien, une sorte de toute-puissance royale.

La dénomination de *morbus arcuatus* (Columelle), vel *arquatus* (Celse), viendrait-elle de la courbure qu'affectent ceux qui sont atteints de cette maladie, lorsqu'ils souffrent du foie; ou d'une sorte de ressemblance entre la teinte de la peau de certains ictériques, et le vert-oranger de l'arc-en-ciel, couleur qui a reçu le nom d'*arquatus ?*

Le nom d'*aurigo*, consacré par Plaute, vient évidemment de la couleur jaune de la peau qui approche de celle de l'or.

La dénomination d'*ileus flavus, icteroides* (Hippocrate) a sans doute été donnée dans le cas où la jaunisse tient à des calculs engagés dans les conduits biliaires, qui causent des douleurs semblables à celles qui existent dans l'*ileus.*

La jaunisse étant souvent accompagnée de maigreur, ce qui a toujours lieu quand elle tient à quelqu'affection chronique du foie, on conçoit facilement qu'elle ait été appelée *cachexia icterica*, dénomination qui lui a été appliquée particulièrement par Fréd. Hoffmann.

Les dénominations de *fellis suffusio*, et de *fellis obstrictio*, bien qu'elles indiquent en apparence deux choses opposées, sont néanmoins assez justement établies, l'une sur le phénomène apparent de la bile répandue dans le tissu de la peau, et l'autre sur l'observation anatomique des individus morts avec la jaunisse, individus crez lesquels on rencontre fort fréquemment des obstacles à l'écoulement de la bile, et une accumulation de ce fluide dans son réservoir, toujours plus ou moins distendu.

Quelques auteurs, tels que Sauvages, ont compris, sous le nom *d'ictéricie*, toutes les couleurs variées que la peau peut prendre par maladie. Ils ont admis un *ictère blanc*, rouge, violet, vert, noir, et même, malgré le pléonasme, ils parlent d'un ictère jaune. Nous devons dire, par anticipation, que ce qu'ils entendent par ictère blanc est la chlorose; que l'ictère rouge est l'érysipèle; que l'ictère violet n'est que le symptôme d'une maladie du cœur, qui consiste dans le défaut d'occlusion du trou botal; et que les autres ictères désignés ne sont que des variétés, des nuances de l'ictère proprement dit.

Histoire. Les différens noms donnés à l'ictère, ainsi que leur étymologie, prouvent suffisamment que cette affection était connue dès la plus haute antiquité. Hippocrate en fait souvent mention dans ses écrits; et tous les écrivains, soit grecs, soit latins, soit arabes, l'ont connue et décrite. Cependant ce n'est que dans les ouvrages des modernes que l'on en trouve de bonnes descriptions; telles sont celles qui se rencontrent dans Van Swieten, Hoffmann, Stoll, etc., et beaucoup de nos contemporains que nous aurons soin de citer dans le cours de cet article.

Classification. En parcourant les auteurs qui ont classé les maladies d'une manière systématique, on voit les nosologistes, Sauvages et Sagar, placer l'ictère parmi les cachexies, et avant le mélas-ictère (*melanchlorus*).

Linné place l'ictère dans la classe des *deformes*, ordre des *decolores*, entre le scorbut et la pléthore.

Vogel et Cullen rangent cette maladie parmi les cachexies; le premier entre la chlorose et le mélanchlorus; le second entre les *impetigines* et la plique.

Macbride place également l'ictère parmi les cachexies; mais il le range à la suite de l'hydropisie, et avant l'emphysème.

L'auteur de la Médecine expectante, Vitet, met la jaunisse dans son ordre des maladies par rétention, entre l'ecchymose et les dépôts laiteux.

Darwin, dans sa Zoonomie, ne fait qu'une seule affection de l'ictère et des accidens causés par les calculs biliaires, et le place dans la classe des maladies de l'irritation par augmentation du système absorbant.

M. Baumes, dans son ouvrage intitulé : Fondement méthodique de la science des maladies, fait de la jaunisse une espèce du genre polycholie; genre qu'il place entre la polysarcie et les dartres, classe des hydrogénèses.

Un jeune médecin, M. Duret (*Tableau d'une classification générale des maladies*, place l'ictéricie dans sa classe des dyseccrisies, ordre des dyseccrisies cachectiques, sous-ordre des épischèses, entre l'embarras intestinal et la constipation.

Enfin, l'auteur de la Nosologie naturelle, M. Alibert, fait de l'ictéricie le premier genre de sa famille des choloses, et le place à la suite de l'hepatirrhée, ou flux hépatique.

Après avoir fait connaître la place que les nosologistes ont assignée à la jaunisse dans leurs diverses classifications, et les rapports d'affinités qu'ils ont établis entre cette maladie et celles qui leur ont paru analogues, nous devons indiquer l'opinion de quelques auteurs qui, loin de regarder la jaunisse comme une affection essentielle, ne la considèrent que comme le symptôme d'un autre état morbifique.

Boerhaave, et après lui Stoll, ont confondu l'ictère avec l'hépatite, et en ont parlé comme de deux affections inséparables, opinion que n'a point partagée Van Swiéten, qui s'exprime ainsi : « *Dubium tamen moveri posset, an hepatis inflammatio icterum producat ?*

Le professeur Pinel, dans sa Nosographie philosophique, ne regarde dans aucun cas, chez l'adulte, la jaunisse comme une affection essentielle ; il n'en parle que comme d'un symptôme ou d'une complication de quelque autre maladie ; et cependant il traite d'une manière spéciale de l'ictère des nouveau-nés. A cette occasion, M. Bourgeoise (*Thèse sur l'ictère*, Paris, 1814) fait remarquer que la jaunisse n'est pas plus une maladie essentielle chez l'enfant qui vient de naître, que chez l'homme avancé en âge ; les causes, les symptômes et les moyens curatifs étant en général les mêmes dans les deux cas. Après l'auteur de la Nosographie, on peut ranger comme partageant son opinion ceux qui, ayant composé des ouvrages d'après sa doctrine, n'ont fait aucune mention de l'ictère chez l'adulte. Tels sont : Schwilgué et M. Nysten (*Manuel médical*), M. Capuron (*Nova elementa medicinæ*), et l'auteur anonyme d'un livre intitulé : *Nosographiæ compendium*.

M. Louyer Villermay, dans un Mémoire lu à la Société médicale d'émulation (5ᵉ année), professe la même doctrine que M. Pinel, et rapporte toutes les espèces d'ictère à une affection du foie, soit idiopathique, soit sympathique. C'est ainsi qu'il appelle *hépatite nerveuse* l'ictère spasmodique.

Dans son Cours de fièvres (2ᵉ édition), Grimaud refuse aussi à l'ictère le rang d'affection essentielle, et s'exprime ainsi : « La jaunisse en soi n'établit aucune maladie déterminée ; elle peut dépendre de maladies très-différentes, qu'il faut nécessairement connaître, pour la traiter convenablement. »

Est-ce par le même motif qu'il n'est nullement fait mention de l'ictère de l'adulte dans l'Encyclopédie méthodique?

Après avoir parlé des auteurs qui ont accordé ou refusé le rang d'affection essentielle à la jaunisse, nous sommes conduits à faire connaître notre sentiment à ce sujet. Loin d'adopter entièrement la manière de voir des nosologistes qui considèrent, en quelque sorte, comme affection essentielle toutes les espèces de jaunisses, ou l'opinion de ceux qui retranchent complétement l'ictère des cadres nosologiques, nous prenons un terme moyen, en admettant un ictère essentiel et un ictère symptomatique.

Dans l'état actuel de la science, et d'après quelques analogies tirées de la nature même d'une autre affection, qui est tantôt essentielle, et tantôt symptomatique; nous pensons que l'on doit encore admettre plusieurs espèces de jaunisses véritablement essentielles, de jaunisses qui ne peuvent se rattacher à aucun genre d'altérations spéciales, et qui ne tiennent qu'à une modification de la sensibilité, ou à une surabondance de certaines humeurs; telles sont les jaunisses spasmodiques, et les jaunisses par pléthore bilieuse, et par pléthore sanguine du foie.

Nous disons que, dans l'état actuel de la science, on doit encore admettre plusieurs espèces de jaunisses essentielles, parce qu'il en est quelques-unes, telles que celles qui viennent d'être nommées, que nos connaissances en anatomie et en physiologie ne nous permettent pas encore de rapporter directement à une lésion primitive de la sensibilité ou des tissus, lésion qu'aucun symptôme apparent ne manifeste à nos sens; et, dans ce cas, la coloration en jaune de l'organe cutané étant le principal phénomène morbifique perceptible à nos sens, on peut ne partir que de ce phénomène, établir, jusqu'à de nouvelles données, l'existence d'une jaunisse essentielle, c'est-à-dire d'une affection indépendante de toute autre affection connue. Dans un temps plus avancé, et d'après les progrès de la science, on reconnaîtra peut-être que les espèces que nous admettons, tiennent à une affection antérieure ou concomitance, et dont on pourra assigner le caractère et la nature, ainsi qu'on l'a déjà fait pour la jaunisse calculeuse, inflammatoire, etc.

Nous avons dit également que, par analogie avec une autre affection, on pouvait admettre une jaunisse essentielle; et nous avons voulu parler de la colique. Chacun sait que, bien qu'il y en ait plusieurs espèces qui ne soient que le symptôme d'un état inflammatoire, d'une affection organique, etc., des viscères qui en sont le siège, il en existe plusieurs autres espèces qui ne tiennent qu'à une lésion de la sensibilité, qu'à une pléthore locale , etc. , etc. et qui sont mises au rang des affections essentielles.

Sans prolonger davantage cette discussion , nous terminerons par proposer de consacrer spécialement le mot d'ictère aux espèces que l'on peut regarder comme essentielles ; et de donner le nom de jaunisse aux cas où la coloration en jaune est véritablement symptomatique ; cependant, comme il ne nous appartient pas de faire des modifications dans le langage de la science , nous emploierons indistinctement les deux expressions, ainsi que nous l'avons déjà annonce.

Causes. La jaunisse peut être occasionée , soit directement , soit indirectement, par des circonstances ou des causes fort nombreuses. Nous diviserons les unes et les autres en cinq classes. Dans la première , nous indiquerons les conditions physiologiques , les circonstances individuelles dans lesquelles cette affection se manifeste le plus ordinairement. Dans la seconde classe , nous comprendrons toutes les causes de l'ictère qui naissent de l'emploi ou de l'abus des six choses dites non naturelles ou coordonnées. Dans une troisième classe , nous indiquerons les diverses affections morbifiques qui peuvent occasioner l'ictère , ou dont cette maladie peut dépendre. Une quatrième classe comprendra les moyens thérapeutiques dont l'emploi intempestif a, dans quelques cas , été suivi d'ictère. Enfin , dans la cinquième et dernière classe , nous ferons connaître les causes hypotétiques auxquelles on a cru, anciennement surtout, devoir attribuer la maladie qui nous occupe.

Les conditions physiologiques qui prédisposent à cette affection sont, sous le rapport de l'âge, la période de la vie comprise entre le commencement de la virilité et la fin de la première vieillesse , c'est-à-dire depuis environ vingt-cinq ans jusqu'à soixante-dix. Cette maladie, ainsi que l'observe Grimaud dans son Cours de fievres, est très-rare chez les jeunes gens , elle l'est aussi dans la vieillesse avancée. Cependant il existe quelques observations de jaunisses symptomatiques chez de très-jeunes sujets ; c'est ainsi que notre confrère , M. Berthomieu , a eu occasion d'observer deux fois ce phénomène chez deux enfans de quatre ans atteints d'hépatite. Relativement au sexe, si la femme est moins sujette à l'ictère que l'homme , par rapport à son tempérament qui est plutôt sanguin ou lymphatique que bilieux ; elle s'y trouve plus exposée à l'approche des règles , lors de leur retard , dans son temps critique , et surtout dans l'état de grossesse , principalement pendant le dernier mois. Saunder , dans sa pratique , a observé cette maladie plus souvent chez les femmes que chez les hommes, particulièrement chez celles qui mènent une vie sédentaire. Le

tempérament bilieux, ou, si l'on veut, celui qui est caractérisé par une prédominance de l'action du foie, prédispose le
plus à cette affection. Une trop grande susceptibilité nerveuse,
source de ces vives et promptes émotions qui ébranlent si profondément toute l'économie, doit encore être rangée au nombre des circonstances qui prédisposent à la jaunisse. L'idiosyncrasie particulière des sujets est, dans cette maladie, comme
dans la plupart de celles qui tiennent à la lésion de quelques
organes, une condition fort remarquable chez quelques individus pour la production de cette maladie. C'est ainsi qu'elle
se manifeste principalement chez ceux dont le centre épigastrique est le siége d'une sensibilité plus ou moins prononcée.
C'est à l'idiosyncrasie que l'on doit aussi la plupart des récidives de cette affection comme de toute autre. Relativement à
l'hérédité, nous n'avons trouvé dans les auteurs aucun fait qui
établisse que cette maladie soit plus fréquente dans certaines
successions d'individus que dans d'autres.

Les circonstances hygiéniques, ou les objets du ressort de
l'hygiène, qui peuvent favoriser ou déterminer la jaunisse,
sont certains états de l'atmosphère, tels qu'une chaleur fort
intense ; ce qui rend, d'après le rapport des observateurs, cette
maladie assez fréquente en Italie, en Espagne, dans les Indes
orientales, etc. L'ictère survient aussi dans les temps froids et
humides, ainsi que cela se remarque en automne. Il se manifeste encore par l'effet des transitions subites du froid au chaud
et du chaud au froid. On le rencontre dans les habitations situées au bas des montagnes et dans les lieux marécageux, humides, privés de l'influence solaire. On l'a vu survenir à la
suite d'un bain froid pris ayant très-chaud, et encore par
l'impression de l'eau froide sur l'abdomen, tout le corps étant
en sueur.

Les excès de table, les erreurs de régime, l'usage longtemps
soutenu des alimens qui disposent à l'obésité, tels que le
chocolat, le salep et tous les féculens ; les alimens de difficile
digestion pour certains individus, tels que les pois, les fèves,
les lentilles, le fromage, etc. ; les substances alimentaires huileuses, douceâtres, les viandes en putréfaction, surtout quand
on est habitué à un régime opposé, sont des causes qui peuvent produire la jaunisse. Hoffmann rapporte l'observation
d'un jeune homme qui devint ictérique après avoir mangé une
grande quantité de raisin encore vert. L'excès ou l'abus des
boissons ou des liqueurs spiritueuses, du café, les vins acides
austères, la bière acescente, et les eaux crues ont produit le
même effet.

L'ictère est très-souvent causé par la suppression des écoulemens naturels ou accidentels, soit sanguins, soit muqueux, soit

purulens, tels que les menstrues, les lochies, les anciens exutoires, etc. On l'a vu aussi survenir par la suppression d'une
diarrhée habituelle.

La vie trop active, la trop grande inaction, le sommeil habituellement prolongé, déterminent également l'ictère qu'on
a vu arriver peu de temps après un exercice violent au soleil,
soit à pied, soit à cheval, joint à une soif longtemps prolongée. Stoll a vu la jaunisse survenir chez des individus qui
avaient fait des efforts pour soulever des fardeaux. On rencontre souvent cette affection chez les individus condamnés à
une trop grande inaction, comme cela a lieu dans les monas-
tères, les prisons, etc.

L'ictère est surtout causé par les affections pénibles de l'ame,
soit que ces affections, connue la colère, la frayeur, une
nouvelle fâcheuse, soient soudaines, soit qu'elles aient une
sorte de chronicité, telle que la tristesse, la jalousie, la haine,
le chagrin, etc. Plusieurs criminels sont devenus ictériques au
moment où on leur prononçait leur sentence de mort. Il est
fréquent d'observer cette maladie dans les villes de guerre assiégées, et dans les temps orageux des révolutions. Les méditations, la contention d'esprit, les études forcées surtout après
le repas, les veilles prolongées peuvent aussi produire un semblable résultat.

Il en est de même, mais moins fréquemment, des excès dans
les plaisirs de l'amour. Un homme, au rapport d'Hoffmann,
était pris d'un léger ictère toutes les fois qu'il abusait du coït.

Les causes morbifiques de la jaunisse, si je puis m'exprimer
ainsi, sont la pléthore bilieuse et sanguine du foie; des calculs engagés dans les canaux excréteurs de la bile; des tumeurs de toute espèce formées aux dépens du duodénum, des
conduits cystique, hépatique et cholédoque, du corps de
l'estomac, du pylore, du pancréas, du tissu cellulaire qui
unit ces différens organes, de l'inflammation de ces mêmes organes; les coups, les compressions sur l'hypocondre droit; les
blessures du foie, ou des canaux biliaires par des instrumens
piquans ou tranchans; l'inflammation aigue et chronique, et
toute la série des maladies organiques du foie, telles que les abcès,
les ulcères, la gangrène, les engorgemens de toute espèce, le
squirre, l'hydropisie et les hydatides de cet organe.

La paralysie de la vésicule du fiel est encore, selon Galien et
Darwin, une cause de jaunisse.

D'autres causes de l'ictère sont des chutes sur la tête, sur
les fesses, sur les genoux, sur la plante des pieds, les extrémités
inférieures étant dans un état d'extension.

La repercussion de plusieurs exanthèmes cutanés, tels que
la rougeole, la scarlatine, les dartres, la gale, etc.; la métas-

tase du rhumatisme et de la goutte ; la cessation d'une affection
hemorroïdale, peuvent aussi causer la jaunisse.

Des vapeurs méphitiques, certaines substances délétères introduites dans l'estomac, et entre autres des préparations de
plomb et divers autres poisons métalliques, des champignons
vénéneux, la morsure de quelques animaux venimeux, sont
également des causes d'ictère.

La jaunisse est encore occasionée par des douleurs physiques
très-vives. On la voit survenir à la suite de la rachialgie ou
colique métallique, à la suite des coliques bilieuses, venteuses,
néphrétiques, nerveuses, hystériques, par la présence des vers
dans le canal intestinal. Elle survient aussi dans la passion
iliaque, les hernies étranglées, la dysenterie. Suivant Baglivi,
les personnes affectées de calculs urinaires y sont assez sujettes.

Les affections scorbutiques, cancéreuses, syphilitiques et
scrofuleuses, entraînent souvent avec elles un état de jaunisse.
Différens genres de pyrexies, tels que la fièvre gastrique continue, les fièvres de mauvais caractères sont souvent accompagnées d'un état ictérique. Enfin à la suite de toutes ces
causes, nous placerons la convalescence, et tout état de
débilité tenant à des maladies antérieures.

On a vu quelquefois la jaunisse survenir après l'emploi de
divers médicamens et de certains moyens chirurgicaux, tels
qu'un vomitif donné à contre-temps ou à trop forte dose, un
purgatif drastique, soit de jalap, de scamonnée, de gomme-
gutte ; le quinquina donné en excès, ou son usage prématuré
dans les fièvres intermittentes ; les mercuriaux, etc. Quelques
observations ont fait penser que la jaunisse pouvait être amenée
par l'emploi du safran à l'intérieur.

Une saignée, et principalement une saignée de pied faite
dans certains cas, a été suivie d'ictère.

Nous regardons comme causes hypothétiques de l'ictère,
toutes celles qui ne sont ni appuyées sur des faits, ni démontrées par l'observation, et qui semblent n'exister que dans
l'imagination de ceux qui les ont admises ; néanmoins, comme
ces causes ont été supposées par des hommes de génie, et que
nous ne pouvons pas les considérer toutes comme dénuées de
fondement, il est toujours bon de les faire connaitre.

Selon Pline, la jaunisse tient à la subtilité du fiel ; Paracelse
attribue cette maladie à une mixture saline ; Van Helmont à un
ferment stercoral ; d'autres la font dépendre d'un état vicié et
corrompu du sang, des humeurs, et principalement de la bile.
La viscosité, l'épaississement de ce liquide ont aussi été regardés comme causes de l'ictère, que l'on a encore attribué
à une matière grasse, atrabilaire, à de la bile figée dans les
conduits biliaires, à une congestion de saburre âcre, bi-

lieuse, etc. Les anciens attribuaient spécialement l'ictère noir
à la corruption violente et maligne des humeurs, qui acquièrent une qualité fixe, terrestre, acide et corrosive.

Si les causes de l'ictère sont très-variées, très-nombreuses,
et quelquefois hypothétiques, les opinions des auteurs sur la
nature et la formation de la maladie sont aussi très-diverses,
et quelquefois fort peu admissibles. Les opinions des médecins à ce sujet sont si peu uniformes, que c'est encore un point
de controverse pour quelques-uns, de savoir si la bile existe
dans le sang des ictériques et dans leurs autres humeurs, ou si
ce fluide est étranger à la maladie qui nous occupe. Voici le
sommaire des principales théories émises à ce sujet.

Quelques auteurs anciens ont prétendu que la bile existait
toute formée dans le sang, et qu'il n'était pas besoin qu'elle
fût sécrétée par le foie pour donner lieu à l'ictère ; *videmus
etiam sanguinem in bilem verti*, a dit Galien. Pour appuyer
leurs opinions, ils citent des observations de jaunisse, chez
des sujets où l'on a trouvé le foie totalement détruit. Les fau-
teurs de cette doctrine assurent avoir rencontré des calculs biliaires tout formés dans le système de la veine-porte, où ils
placent déjà un commencement de bilification.

Plusieurs auteurs modernes pensent qu'il est des ictères que
l'on doit attribuer à des dégénérescences sanguines plutôt qu'à
un transport de la bile dans la circulation, tels sont, selon
eux, les ictères instantanés.

Divers médecins ont pensé que le tissu cellulaire pouvait
dans quelques circonstances sécréter une matière analogue à
la bile, et colorer ainsi en jaune tout le système organique.
Stoll incline pour cette opinion, et cite à l'appui quelques observations qu'il a faites sur des sujets où l'on trouvait des
amas de bile dans diverses parties du corps, quoique le système de la veine-porte fût libre et les organes biliaires sans
obstruction.

Macbride explique les ictères chroniques par une dissolution du sang dans ses propres vaisseaux, d'où il s'épanche, dit-
il, dans les espaces cellulaires.

Plusieurs auteurs, et notamment Stoll, croient que le tissu
cellulaire peut, dans quelques circonstances où son mode de
sensibilité est changé, sécréter une matière semblable à la bile,
et donner lieu à l'ictère.

Selon Grimaud, les jaunisses ne peuvent point s'expliquer
par le reflux de la bile séparée dans le foie ; ce qui lui fait
penser que ces affections peuvent intéresser toutes les parties
du corps, parce qu'elles dépendent d'un principe qui existe
dans toute l'économie, et qui peut réaliser partout les différentes modifications qu'il a éprouvées. Il admet comme causes

immédiates des diverses espèces de jaunisse, soit un spasme, soit un état d'atonie de la peau.

Hoffmann et Tourtelle attribuent uniquement l'ictère au spasme de la peau, d'où résulte selon eux un obstacle au passage des sues biliaires contenus dans l'humeur perspirable, et retenus dans le tissu même de l'organe cutané. Ils expliquent les ictères partiels par le spasme des parties de la peau qui en sont le siége, et appuient leur doctrine sur la disparition de plusieurs jaunisses à l'instant même de la mort, laquelle faisant cesser toute espèce de spasme, amène aussi la cessation de celui de la peau.

Van Swiéten admet dans quelques espèces de jaunisses le reflux de la bile, et dans d'autres seulement, les élémens de ce fluide. Dans le premier cas, c'est lorsque la bile trouve un obstacle mécanique à son écoulement; le second, lorsque le foie altéré dans ses propriétés ou dans son tissu ne peut plus sécréter une humeur semblable à celle qu'il sécrétait dans son état d'intégrité.

Le professeur Portal, dans son Anatomie médicale, pose en question : si dans le cas d'altération du foie, la bile se trouve véritablement filtrée.

M. Larrey (*Mémoires de chirurgie militaire*) pense que la sécrétion de la bile est suspendue dans les cas d'hépatite, et qu'il ne saurait y avoir alors de jaunisse générale.

Plusieurs savans, d'après quelques expériences chimiques, dont nous parlerons bientôt, n'admettent dans le sang que certains élémens de la bile.

Les médecins qui reconnaissent l'absorption du principe colorant de la bile dans les ictères soit généraux soit locaux, expliquent la formation de ces derniers en établissant qu'une portion du système cutané recevant seul les modifications dans ses propriétés vitales, peut aussi par cela même se mettre seul en rapport avec le principe colorant, tandis que les autres parties n'ayant pas éprouvé le même changement dans leur vitalité, laissent passer ce principe colorant sans se l'approprier, ce qui se rapproche de l'opinion de Stoll.

Un auteur moderne explique ainsi la formation de l'ictère. En général, dit il, l'organe cutané a une très-grande tendance à revêtir un aspect jaunâtre sous l'influence d'un état particulier survenu dans le mode des propriétés vitales. Or, dit-il, ne peut-on pas concevoir facilement que dans l'ictère, sans qu'il y ait transport de la bile dans le sang, la coloration de la peau puisse survenir par le seul effet sympathique des changemens survenus dans la vitalité du foie, qui en a produit d'analogues dans les forces vitales, soit de la peau, soit des autres systèmes.

Quelques-uns, et entr'autres M. Auvray (*Thèse*, n°. 79, Paris, 1811), n'émettent aucune opinion sur l'existence ou la non-existence de la bile dans le sang des ictériques, et estiment que la résorption de la bile trouve un aussi grand nombre de faits qui lui sont contraires, qu'elle en rencontre d'autres qui lui sont favorables.

Enfin le plus grand nombre des auteurs, à la tête desquels nous placerons parmi les modernes M. Alibert (*Nosologie naturelle*, 1817) professent la doctrine de la résorption de la bile, et admettent sa présence dans les humeurs et dans les tissus de ceux qui sont attaqués d'ictère.

Recherches chimiques. Parmi les maladies sur lesquelles la chimie moderne paraissait devoir répandre le plus de lumières, celle qui nous occupe semblait tenir le premier rang. D'après les idées généralement reçues, que dans la jaunisse il existe de la bile dans le sang, les chimistes semblaient n'avoir autre chose à faire qu'à démontrer par des expériences ce que l'observation et le raisonnement portaient à admettre. Cependant les premières expériences faites dans cette vue n'ont point répondu à l'attente des médecins. En voici le résultat, tel qu'on le trouve consigné par M. le professeur Deyeux, dans une dissertation soutenue à la Faculté de Paris en 1804 (an XII). Un homme âgé d'environ quarante-cinq ans, atteint depuis deux ans d'un ictère fort intense, fut pris d'accidens qui nécessitèrent une saignée du bras. Le sang, reçu dans une large palette, fut déposé pendant quelques heures dans un endroit dont la température était de dix degrés au-dessus de o.

Il est résulté de l'analyse de ce fluide, 1°. que ce sang n'a pas présenté sur son caillot cette couenne plus ou moins épaisse qui se forme si souvent sur le sang de la plupart des malades; 2°. que la surface du caillot, au lieu d'offrir une couleur rouge vermeille, comme celle de tous les sangs privés de couenne, n'a jamais présenté qu'une couleur rouge très-foncée, tirant un peu sur celle de la lie de vin; 3°. que la première sérosité séparée à mesure que le caillot s'est formé, ne contenait que peu de matière albumineuse, mais beaucoup de gélatine; 4°. que la seconde sérosité, celle qui a été exprimée du caillot, à mesure que celui-ci a pris sa retraite, contenait beaucoup de matière albumineuse et point de gélatine; 5°. que ces deux sérosités, surtout la première, avaient une couleur jaune presque semblable à une forte teinture de safran; 6°. enfin que ces deux sérosités, avant ou après leur séparation, n'ont présenté ni dans leur odeur, ni dans leur saveur, rien qui ressemblât à de la bile.

Si maintenant, dit M. Deyeux, on compare ces produits avec ceux du sang ordinaire, on est frappé surtout de la diffé-

rence qui existe dans la manière dont se comporte leur sérosité, soit qu'on l'expose à la chaleur, soit qu'on la traite
avec les acides ou avec l'alcool. La couleur jaune était si forte
dans la sérosité du sang bilieux, qu'en la voyant, sa première
idée fut que cette sérosité contenait de la bile; mais dès qu'il eut
soumis ce fluide aux différentes expériences qui viennent d'être
citées, et surtout lorsqu'il s'aperçut que cette sérosité n'avait ni
l'odeur ni la saveur de la bile, il pensa qu'il s'était trompé et que
la couleur jaune dont il s'agit pouvait exister sans admettre la
présence de la bile. Il se fit alors ces deux questions :

1°. La couleur jaune est-elle donc si essentielle à la bile,
que ce fluide ne puisse pas exister sans elle ? 2°. Différens
fluides animaux ne peuvent-ils pas être colorés en jaune, sans
pour cela en conclure qu'ils contiennent de la bile ? Voici ce
qu'il répond.

D'abord il n'est pas prouvé que la couleur jaune appartienne
essentiellement à la bile, puisque cette couleur n'est pas la
même chez tous les individus, et qu'on la voit tantôt verte,
brune, jaune-clair, jaune-foncé, etc., ce qui n'apporte à l'analyse chimique aucune différence sensible. M. Deyeux pense
que la couleur de la bile, quelle que soit sa nature, peut être
regardée comme un corps à part, qui, formé avant et indépendamment des autres parties constituantes de la bile, peut exister sans elle, ou qui, formé en même temps qu'elle, peut,
dans l'état de maladie, se conserver entier, même lorsque la
bile est déjà altérée. Si les choses se passent ainsi, il doit en
résulter selon lui que les causes morbifiques qui agissent sur la
bile n'ont pas la même action sur sa partie colorante jaune,
puisqu'on la retrouve entière, non pas à la vérité pour le
fluide auquel elle était destinée, mais bien dans d'autres
fluides auxquels elle serait devenue étrangère, si la nature
n'avait pas été contrariée dans sa marche.

En admettant cette supposition, dit M. Deyeux, il n'est pas
difficile de concevoir comment cette même matière colorante,
qui d'ailleurs est très-soluble, peut teindre tous les fluides
qu'elle rencontre, et pourquoi la sérosité du sang, l'urine, etc.,
participent de la couleur dont il s'agit.

En second lieu, ajoute l'auteur de ce travail, pour qu'on pût
soutenir que la couleur jaune dont certains fluides sont imprégnés dans la jaunisse est due à la bile, il faudrait au moins
être en état de prouver l'existence de cette bile. Mais comme
jusqu'à présent aucune expérience n'a pu démontrer un de
ces caractères dans le sang appelé bilieux, on peut conclure
que la couleur jaune du sérum de ce sang n'est pas une preuve
suffisante pour établir la présence de la bile.

On objectera peut-être, dit encore M. Deyeux, que si on

ne peut pas rigoureusement démontrer l'existence de la bile dans le sang qu'on appelle bilieux, il est impossible au moins de disconvenir que le sang contient les différens principes qui auraient dû être employés, ou qui d'abord étaient entrés dans la composition de la bile, et que si ses principes ne sont pas réunis, ou ont été désunis, c'est que le sang, qui était lui-même dans un état de maladie, n'a pas favorisé cette réunion; que, dans ce cas, le sang appelé bilieux doit conserver son nom, parce que réellement il ne faut attribuer, en grande partie, l'état particulier où il se trouve, qu'à la présence des principes de la bile qui y sont rassemblés en plus grande quantité que dans l'état ordinaire.

Cette observation, selon M. Deyeux, aurait sans doute quelque valeur, si on avait la certitude que les principes qui servent à former la matière colorante jaune de la bile n'existent que dans ce fluide; qu'ils lui appartiennent essentiellement, et que c'est dans lui seul qu'on peut les trouver. Mais comme, bien loin que cela soit prouvé, on sait au contraire que la fibrine du sang et beaucoup d'autres matières animales peuvent contribuer à la formation d'une matière jaune analogue à celle de la bile, et qu'à l'aide de procédés chimiques on peut faire naître cette matière, ne peut-on pas plus raisonnablement présumer que, dans certaines maladies, il s'opère dans l'économie animale des combinaisons semblables, sous bien des rapports, à celles que nous formons dans nos laboratoires? Ne peut-on pas même ajouter que si, dans l'état de santé, la matière colorante jaune s'offre plus particulièrement dans la bile, ce n'est pas une raison pour dire que, dans l'état de maladie, les autres fluides où on la trouve l'ont empruntée de la bile?

De ces expériences que nous avons rapportées fort en détail, à cause de l'influence qu'elles ont eue lors de leur publication, sur la théorie de l'ictère, M. Deyeux conclut que, quelle que soit, au reste, la cause qui contribue à la production de la matière colorante jaune dont la sérosité du sang se trouve quelquefois imprégnée, il n'en est pas moins certain que cette matière étant absolument différente de la bile entière, on a tort, lorsqu'on parle de malades attaqués de la jaunisse, de dire que la couleur jaune qu'on remarque sur toute l'habitude de leur corps, est produite par la bile qui a passé dans le sang.

Quelque temps après la publication du travail du professeur Deyeux, M. Clarion inséra, dans le Journal de médecine, chirurgie et pharmacie (messidor an XIII), un Mémoire sur la couleur jaune des ictériques, contenant une suite de recherches chimiques relatives à ce phénomène pathologique. Voici une des analyses qu'il a faites du sang d'une personne ictérique.

Une femme, âgée de quarante-un ans, fut prise tout à coup

d'une péritonite très - aiguë, d'un ictère et d'un écoulement menstruel fort abondant, qui dura près de vingt-cinq jours. Une saignée du bras ayant été pratiquée le sixième jour, le sang se partagea en un caillot recouvert d'une couenne jaunâtre, et en un sérum d'une couleur jaune verdâtre, et d'une saveur ni salée, ni amère.

Quatre onces trois gros de sérum, mêlé d'abord avec un peu d'acide sulfurique, puis avec une grande quantité d'alcool, donnèrent une liqueur verte foncée, et un précipité floconneux d'un blanc verdâtre.

La liqueur, après avoir été privée, par l'évaporation, de tout l'alcool qu'elle contenait, offrit à sa surface une sorte de matière verdâtre qui pesait six grains, et qui avait tous les caractères de la matière verte de la bile. La liqueur sur laquelle la matière dont on vient de parler surnageait, avait une couleur jaunâtre et une saveur très-acide. Elle fut évaporée jusqu'à siccité, et le résidu, traité par le carbonate de soude et par l'alcool, donna quatre grains de matière huileuse semblable à celle dont il a été parlé plus haut, et de même nature que celle que l'on retire de la bile.

Le précipité floconneux, formé dans le sérum par l'acide sulfurique et l'alcool, prit, par la dessiccation, une belle couleur verte.

Trois onces de caillot, traitées par l'acide sulfurique et par l'alcool, ont donné un peu plus de trois grains de matière huileuse.

De cette expérience et de plusieurs autres qui sont rapportées dans ce Mémoire, l'auteur conclut, 1°. que la bile est la cause matérielle de la couleur des ictériques ; 2°. que, dans l'ictère, la bile passe dans le torrent de la circulation, de là dans toutes les parties du corps ; 3°. que la bile, en passant dans le torrent de la circulation, éprouve, dans les divers organes où elle est portée, des changemens qui sont indépendans de l'état du foie, et qui permettent néanmoins de la reconnaître ; 4°. que la bile n'existe pas seulement répandue dans les liquides des ictériques, lorsque les canaux hépatique, cystique et cholédoque sont oblitérés, mais toutes les fois qu'il y a couleur jaune à la peau et au blanc des yeux.

M. Orfila, dans ses Élémens de chimie médicale, rapporte avoir fait trois fois l'analyse du sang des ictériques ; il y a constamment trouvé la bile ou la matière résineuse verte, qui caractérise cette liqueur.

Les urines des ictériques ont enfin été l'objet des recherches et des expériences de M. Deyeux, qui n'a jamais trouvé qu'elles continssent de la bile toute formée. Il a seulement reconnu qu'elles fournissaient une assez grande quantité d'acide urique, et souvent même une sorte de matière muqueuse animale, qui leur donnait plus de densité que de coutume. Cette matière, qui paraissait être en dissolution dans l'urine lorsqu'on examinait celle-ci au sortir de la vessie, ne tardait pas à se séparer à mesure que l'urine se refroidissait, et venait former un dépôt glaireux, d'une couleur moins foncée que celle du fluide auquel elle avait d'abord appartenu. L'urine, en se débarrassant ainsi de cette mucosité, devenait plus transparente et moins dense. Par l'évaporation, elle donnait, comme toutes les urines, de l'urée, qui ne différait pas de l'urée ordinaire. D'ailleurs, cette urine, avant ou après la séparation de son acide urique et de sa matière muqueuse, avait une saveur âcre et nauséabonde, mais sans aucune espèce d'amertume. Enfin, dit ce savant chimiste, j'ai eu bien des fois la preuve que lorsqu'on l'abandonnait à elle-même, elle se putréfiait avec une grande promptitude, sans jamais, dans les premiers momens de son altération, exhaler cette odeur musquée qui se fait toujours remarquer dans les fluides imprégnés de bile.

M. Clarion s'est aussi occupé de l'urine des ictériques. Voici le précis d'une de ses analyses : un homme, âgé de dix-neuf ans, d'un tempérament sanguin, fut attaqué, par suite d'excès de boissons et de plaisirs vénériens, d'une péritonite aigue et d'un ictère très-intense, dont il fut guéri le dix-septième jour. Les urines, rendues du huitième au douzième jour de l'ictère, étaient parfaitement limpides et d'un jaune rougeâtre. Elles teignaient le linge et le papier en jaune, et avaient une légère odeur d'urine : elles ne présentaient pas de sédiment même au bout de vingt-quatre heures. Trois livres de cette urine ont donné, par l'acide sulfurique et par la chaleur, des flocons verdâtres et albumineux, et une liqueur jaune rougeâtre. Par l'acide sulfurique, l'alcool et l'eau, on a retiré des flocons, huit grains de matière verte; et de la liqueur, cinq grains de matière huileuse.

Dans d'autres expériences, que M. Clarion rapporte, il a également trouvé dans l'urine une matière verte et une matière huileuse propres à la bile.

Dans sa thèse qui a pour titre : Nouvelles recherches sur l'urine des ictériques (Paris 1811), et dans ses Élémens de chimie médicale, M. Orfila établit que l'urine des ictériques contient de la bile; mais que, dans quelques cas, il n'a pu y découvrir que la matière résineuse verte.

Ayant analysé l'urine de plusieurs ictériques, il a reconnu que ce fluide était composé des principes suivans : eau, acide urique, acide phosphorique, acide acétique, mucus animal, urée, albumine, résine; les divers phosphates, les divers muriates, les divers sulfates.

Les individus qui lui ont fourni l'urine, étaient affectés d'ic-tère, par suite de violens chagrins. Cette urine rougissait très. faiblement le papier bleu, et un peu plus fortement la teinture de tournesol.

Cruikshank a également trouvé que l'urine des ictériques contient la matière bilieuse qui est colorée en vert par l'addi-tion de l'acide nitrique, ou mieux de l'acide muriatique. Il a aussi remarqué, que lorsque l'urine n'éprouve plus ce change-ment au moyen de ce dernier acide, on peut s'attendre à voir disparaître la maladie.

D'autres liquides, et différentes parties molles et solides ap-partenans à des ictériques, ont également fait l'objet des re-cierches des chimistes. Dans la sérosité abdominale d'un indi-vidu mort d'ascite, ayant la jaunisse, M. Clarion a retrouvé les matières verte et huileuse dont nous avons déjà parlé. M. Or-fila en a séparé de l'albumine et de la résine parfaitement semblables à celles que l'on trouve dans la bile.

J. F. Join (*Tableaux chimiques du règne animal*, traduits de l'allemand, par S. Robinet) pense que la transpiration des ictériques contient de la bile; ce que semble prouver, selon lui, la couleur jaune que prend quelquefois la chemise de ces in-dividus.

Les tissus dermoïde, glanduleux, cellulaire, séreux, mu-queux, fibreux, musculaire et cartilagineux, ainsi que la graisse, analysés par M. Clarion, ont aussi donné une certaine quan-tité de matière verte, et de matière huileuse particulière à la bile.

En comparant les résultats obtenus par les chimistes, qui, comme le professeur Deyeux, se sont occupés de l'analyse du sang et des urines des ictériques, on voit entre les leurs et les siens une très-grande différence. Il nous semble que cette diver-sité de résultats ne peut tenir qu'à quelques circonstances qui dépendent, soit de l'espèce de jaunisse dans laquelle on a pris le sang ou l'urine, soit de la période de la maladie, etc. Or, on se rappelle que le sujet dont M. Deyeux analysa le sang et l'urine, était ictérique depuis deux ans, et que les mêmes li-quides analysés par les autres chimistes, provenaient d'indivi-dus attaques de jaunisses récentes.

Pour completter, autant que cet article le comporte, l'histoire chimique de l'ictère, il nous reste à parler d'un travail que les professeurs Fourcroy et Vauquelin ont publié dans les Mé-moires de l'Institut, pour l'année 1806 (*Sc. phys. et math.*, t. vi).

De la chair musculaire bien dégraissée, mise en macération dans de l'acide nitrique faible, s'est couverte d'une matière jaune. La liqueur prit une couleur jaune, et était recouverte d'une couche de substance graisseuse jaunâtre. Cette substance se rapproche beaucoup des corps gras, quoiqu'elle soit acide, et répand, en brûlant, une odeur de matière animale. Si on la goûte, elle est d'abord peu sapide; mais si on y verse de nouvel acide, elle devient amère. Les auteurs ayant trouvé de l'analogie entre cette matière et celle qui se rencontre dans les calculs biliaires et dans la bile, ont entrepris à ce sujet quelques expériences comparatives.

Ayant traité chimiquement le résidu de l'urine évaporée d'un ictérique, ils trouvèrent qu'elle était de même nature que celle qui se forme par l'action de l'acide nitrique sur les muscles. Les auteurs pensent que cette substance jaune pourrait bien être la cause prochaine de l'ictère, lorsque, par l'effet des causes morbifiques, elle est déviée et portée dans les divers systèmes au moyen des absorbans. Ils ajoutent que toutes ces conjectures prennent une grande probabilité, par la nature même des moyens curatifs qu'on emploie avec le plus de succès dans la jaunisse, tels que les acétates et les carbonates alcalins, ainsi que le jaune d'œuf, qui ont la propriété de dissoudre cette substance jaune avec facilité.

Le professeur Thénard, dans son Traité de chimie élémentaire, n'admet point la présence de la bile dans le sang des ictériques, et dit positivement : « que les preuves apportées en faveur du passage de la bile dans le sang, laissent trop à désirer, pour qu'on puisse l'admettre. »

Les travaux des chimistes modernes relatifs à l'ictère, dont nous venons de faire mention, se trouvant pour la plupart disséminés dans des collections peu faciles à se procurer, nous avons cru devoir en offrir ici le rapprochement, et le faire avec quelque détail, afin d'exposer complétement l'état de la science sur cet objet.

Quoi qu'il en soit des causes éloignées ou prochaines, des causes directes ou indirectes, et des causes hypothétiques de la jaunisse, ainsi que des diverses analyses chimiques que nous venons de rapporter; il est généralement reconnu que cette affection est due à un obstacle qui s'oppose plus ou moins à l'écoulement, dans le duodénum, de la bile sécrétée par le foie. Ce liquide commence d'abord par s'accumuler dans le canal cholédoque, et ne tarde pas à refluer, d'une part, par le canal cystique dans la vésicule biliaire; et de l'autre, par le canal hépatique jusque dans les conduits biliaires. Par son séjour, dit M. Delondie (*Thèse sur l'ictère*; Paris, 1809), la bile devient un stimulant pour les réservoirs qui la contiennent; l'irritation se communique de proche en proche jusqu'aux dernières ramuscules des vaisseaux biliaires. Bientôt, sous ce nouveau stimulus, l'organe hépatique devient le centre d'une irritation qui va se communiquer aux absorbans nombreux qui entrent dans sa composition, ainsi qu'à ceux contenus dans l'atmosphère de cette glande. Ces absorbans excités par un fluide qui leur était étranger, s'emparent d'une assez grande quantité de bile, pour qu'à l'aide de la matière colorante, on puisse les suivre dans le trajet qu'ils parcourent. M. Portal a reconnu que de la bile avait été aussi absorbée des intestins par les vaisseaux lactés, les ayant trouvés plein d'une iumeur jaune et un peu amère. Cullen admet également, dans quelques cas, une absorption plus considérable de la bile dans le duodénum.

Après une infinité d'anastomoses, les lymphatiques du foie viennent directement se rendre au réservoir de Pecquet, puis dans le canal thoracique qui aboutit, comme on sait, à la veine sous-clavière gauche, ou à la jugulaire du même côté. La bile se confond alors avec le sang, est portée dans le torrent de la circulation, va changer la couleur de la plupart de nos liquides, et imprimer une teinte safranée à toutes les parties du corps.

Cette doctrine de la présence de la bile, lors de ses couloirs dans l'ictère, est soutenue par deux de nos grands observateurs en médecine : Hippocrate dans l'antiquité ; M. Alibert de nos jours. L'un, dans son Traité des affections, dit positivement que cette maladie a lieu, quand la bile en mouvement se porte sous la peau ; l'autre, que la couleur des ictériques provient manifestement de la bile qui, après avoir été séparée du sang dans le foie, rentre dans le système de la circulation.

La théorie de la résorption de la bile, outre ce qu'elle a d'évident et de plausible, pourrait être appuyée sur une foule de faits physiologiques et pathologiques analogues. Ainsi, dans certains cas, le lait se trouve absorbé dans les mamelles, le sperme dans les testicules ; plusieurs liquides de production morbifique, se trouvent résorbés et portés par la voie de la circulation, vers divers organes où ils déterminent telle ou telle modification, etc. Par cette théorie de l'absorption, de la déviation de la bile, et d'après la connaissance du rôle que joue ce liquide dans une grande partie de l'acte de la digestion, on conçoit parfaitement la décoloration des matières alvines, leur sécheresse, et la constipation qui en est la suite. Quant au changement de couleur et de nature des urines, on l'explique, ce nous semble, assez bien, en admettant dans ce fluide une certaine quantité de bile, ou de principes de la bile séparée de la masse du sang par les reins, en même temps que le liquide urinaire.

Nous n'entreprendrons point d'expliquer ici les autres phénomènes de l'ictère, ce qui serait pénétrer trop avant dans le domaine de la physiologie pathologique, où nos faibles lumières seraient insuffisantes pour nous conduire.

Cependant, avant de passer à un autre point de l'histoire de la jaunisse, nous poserons les questions suivantes, que d'ailleurs nous n'essaierons point de résoudre.

Comment s'opère la coloration en jaune de l'organe cutané? est-ce seulement par la présence de la bile dans le sang que contiennent les capillaires cutanés, ou bien la matière colorante jaune est-elle déposée dans le corps muqueux de la peau, de la même manière que la matière noire propre aux nègres ; c'est-à-dire, par une sorte de transsudation à travers les trous qui donnent passage aux poils, ainsi que l'a observé M. Gaultier dans ses recherches sur le système cutané de l'homme? (*Thèse* in-4°. Paris, 1811).

Siège. Malgré que l'ictère soit une affection qui manifeste son existence sur presque toutes les parties du corps, il faut toujours en aller chercher le siége ou l'origine dans l'organe sécréteur de la bile, ou dans ses dépendances ; là où se trouvent les parties primitivement affectées, et où viennent se rattacher tout ce que l'on observe de phénomènes sensibles.

Description. Nulle part on ne trouve une description générale de l'ictère, plus exacte et plus complette, que dans la thèse de M. Cornac, soutenue à la Faculté de Paris, en 1809. Aussi prendrons-nous dans ce travail, le fond du tableau que nous devons faire ici de cette affection.

Invasion. La manifestation de l'ictère est presque toujours précédée de tension à la région précordiale, d'un sentiment de pesanteur à l'hypocondre, de frissons alternant avec des bouffées de chaleur, de dérangemens dans les digestions, etc. D'autres fois, le début se fait subitement, et la maladie se déclare immédiatement après la cause qui l'a déterminée.

Symptómes. La jaunisse commence ordinairement par se manifester vers les angles internes des yeux, dont la couleur blanche est d'abord un peu ternie ; mais toute la cornée devient bientôt évidemment jaune. On aperçoit ensuite, sur les tempes, des taches d'un jaune d'abord très-clair, et qui deviennent plus foncées de jour en jour. Souvent ces taches ne sont que linéaires, et dans la direction des rides de la peau ; peu à peu elles s'étendent en longueur et en largeur, se réunissent en placards plus ou moins étendus et nombreux. Il se manifeste des taches sur le front, aux commissures des paupières, des lèvres, sur les ailes du nez, et bientôt le visage devient d'un jaune plus ou moins foncé. L'extrémité du nez, le menton et les joues, sont les dernières parties sur lesquelles se manifeste cette couleur. Les lèvres qui ont commencé à être pâles, deviennent d'un jaune foncé, quelquefois livides, et même noires ; on remarque, presque dans le commencement de la maladie, un cercle jaunâtre qui entoure les ongles. La couleur jaune s'étend peu à peu à la face palmaire dés mains et plantaire des pieds, en suivant la direction des lignes qu'on y observe. Ce changement de couleur est très-apparent sur le cou et sur la poitrine. Souvent on n'y voit que quelques plaques jaunes irrégulières; le reste de la peau qui recouvre ces parties, a conservé sa couleur naturelle. Une circonstance remarquable, dans l'histoire de la jaunisse, c'est qu'elle commence généralement à se manifester par les parties supérieures, et que ces parties sont aussi les premières qui reprennent leur teinte habituelle. Quant à la couleur de la peau dans l'ictère, elle offre, depuis le jaune clair jusqu'au brun noirâtre, des nuances fort variées, et dont les principales sont le jaune, le jaune foncé, le jaune verdâtre et le jaune brun.

Les ictériques ont ordinairement la peau sèche; il en est qui l'ont rude, d'une chaleur âcre. La sécheresse et la chaleur sont surtout remarquables aux pieds et aux mains. Leur transpiration est d'abord diminuée; mais, dans la suite, surtout lorsqu'il y a de la fièvre, les malades sont inondés d'une sueur quelquefois si jaune, qu'elle teint leur linge de cette couleur, surtout vers les aisselles.

Les individus qui ont la jaunisse, éprouvent ordinairement de la démangeaison à la peau et dans les narines; démangeaison qui est quelquefois si forte, qu'ils se grattent continuellement jusqu'à l'excoriation, surtout pendant la nuit. Ce qui est sans doute le *prurit ictérique*, dont M. Baumes paraît faire une variété de la maladie. Dans certaines jaunisses, il se fait même une desquammation de la peau plus ou moins considérable, soit furfuracée, soit par placards, surtout dans les affections anciennes. Dans d'autres, il y a éruption de boutons psoriformes.

Les urines sont jaunes et assez limpides au commencement de l'ictère; elles deviennent ensuite écumeuses, safranées, rougeâtres, épaisses; quelquefois elles sont presque noires, laissant déposer un sédiment ressemblant tantôt à la poussière de brique, tantôt à du sang veineux. Elles s'éclaircissent et deviennent limpides de nouveau, à proportion que la jaunisse se dissipe; et si cet effet n'a pas lieu, on a tout à craindre que cet état des urines ne soit l'avant-coureur de l'hydropisie, surtout lorsque les urines tournent au noir.

Le ventre se resserre, les selles sont diminuées, grisâtres, couleur d'argile, et rendues avec effort tant que les urines sont colorées; elles jaunissent dès que les urines s'éclaircissent; ordinairement, alors, elles sont plus abondantes, et le malade éprouve de nouveau cette sensation qui précède ou accompagne leur éjection naturelle; ce qui n'a pas lieu quand la bile est détournée dans les voies urinaires. La constipation ne précède ou n'accompagne pas toujours les premiers symptômes de la jaunisse ; on observe, au contraire, quelquefois un dévoiement considérable de matières grisâtres, d'une odeur fade tirant sur l'aigre. Monro et Pringle l'ont observé dans les armées.

A ces symptômes, il s'en joint d'autres dignes d'attention.

Des maux de tête violens, tantôt gravatifs, tantôt par élancemens, avec une très-vive chaleur que l'on sent en appliquant la main sur le front. Il est très-commun de voir ceux qui sont atteints d'ictère, tomber dans la plus profonde mélancolie. Quelquefois même avant que la maladie ait fait de grands progrès, les personnes les plus gaies deviennent les plus moroses. Il y a insomnie.

La langue, la voûte palatine, et quelquefois les dents, sont couvertes d'un enduit jaunâtre, que des lotions répétées ne sauraient enlever. Fréquemment ceux qui ont la jaunisse trouvent de l'amertume dans tout ce qu'ils mangent, et souvent même lors des repas, ce sentiment d'amertume se conserve dans leur gosier. Ils désirent les alimens acides ou aigrelets. L'appétit des ictériques est très-irrégulier ; on en voit qui éprouvent tantôt des dégoûts pour toutes sortes d'alimens, tantôt une faim vorace. Une soif considérable est souvent un des premiers symptômes de l'ictère ; elle diminue ou cesse à mesure que les urines deviennent plus claires, et que la transpiration se rétablit. Les boissons spiritueuses passent difficilement. Les crachats sont quelquefois de couleur jaune.

La plupart des ictériques éprouvent une pesanteur, ou des tiraillemens douloureux dans la région épigastrique. Ils ont des flatuosités, des aigreurs, des digestions troublées ; quelquefois des nausées, et même des vomissemens très-fréquens, d'une matière noirâtre, amère, qui paraît être, pour la majeure partie, une bile altérée qui a reflué du duodénum dans l'estomac. Dans quelques cas, il y a une douleur qui suit la direction du canal cholédoque, et qui va en augmentant vers la région épigastrique. Les malades ont des douleurs dans les hypocondres, et principalement dans celui du côté droit, souvent tuméfié par le foie, et qui se trouve lui-même augmenté de volume. L'estomac est quelquefois le siége de vives douleurs. Des coliques plus ou moins fortes se font sentir.

La respiration devient courte, difficile et laborieuse, surtout lorsque le malade monte un escalier ; et ce symptôme, lorsqu'il est porté à un haut degré, est souvent l'indice d'une infiltration des poumons qui peut se terminer par l'hydrothorax. Il y a quelquefois une toux convulsive.

Le pouls, dans cette affection, est presque constamment faible. Cependant, au commencement, il est assez souvent dur et serré, surtout lorsqu'il y a douleur dans la région épigastrique. Lorsque cette douleur est violente, le pouls devient fréquent, dur, et quelquefois plein; il se manifeste en outre d'autres symptômes de pyrexie. Après ces vives douleurs, le pouls se ralentit au point qu'il n'y a quelquefois que trente pulsations par minute, comme J. Andrée en rapporte des exemples. A mesure que la jaunisse se dissipe, le pouls devient mou et plein.

En même temps que la jaunisse, une grande faiblesse se manifeste dans les membranes, et augmente avec les progrès ou la durée de la maladie. Les malades éprouvent une lassitude continuelle, et ont de l'aversion pour le mouvement. Au rapport de M. Portal, les bras, et surtout le droit, tombent quelquefois dans une espèce de stupeur.

Les hémorroïdes surviennent assez fréquemment à ceux qui ont la jaunisse, et elles en sont quelquefois la crise. Il se manifeste aussi des hémorragies nasales qui sont ordinairement de peu de durée. Cependant on en a vu devenir mortelles, ainsi que Monro (*Médecine d'armée*) en cite des exemples.

Terminaison. L'ictère, comme presque toutes les affections, se termine de trois manières : par guérison, par conversion en une autre maladie, par la mort.

La terminaison par la santé se fait le plus communément sans qu'on observe aucun signe de crise. Aussitôt que l'obstacle à l'écoulement de la bile a cessé, ce fluide reprend son cours ordinaire, et les organes exerçant alors régulièrement leurs fonctions naturelles, les accidens ne tardent pas à se dissiper. La couleur de la peau s'éclaircit peu à peu. Les parties affectées primitivement de jaunisse, sont celles qui reprennent le plus tôt la couleur naturelle. Les autres symptômes disparaissent ordinairement dans l'ordre suivant : les urines se montrent d'abord moins foncées en couleur, leur sédiment est moins épais et plus blanc; bientôt elles ne teignent plus en jaune les parois du vase qui les contient; et déjà elles ont recouvré leur état naturel, que la plupart des autres symptômes subsistent encore. Les selles deviennent plus rapprochées, les excrémens plus mous et plus colorés, la peau s'amollit et s'humecte; le prurit cesse, ainsi que la soif que pouvait éprouver le malade; peu à peu la langue se nettoie, l'amertume de la bouche disparaît, le goût revient, et le malade prend avec plaisir les alimens qu'on lui donne; en un mot, il y a retour complet à la santé.

Plusieurs faits prouvent que l'ictère peut se terminer par une évacuation critique. Ainsi, on a vu cette affection se terminer par une diarrhée bilieuse, des sueurs abondantes, des urines sédimenteuses, des hémorragies, des éruptions diverses. Stoll a vu chez plusieurs ictériques l'éruption miliaire et la scarlatine se manifester fort peu de temps avant la disparition de la jaunisse.

Dans d'autres cas, les symptômes acquièrent plus d'intensité, ou présentent des changemens qui annoncent que la maladie prend un autre caractère que celui qu'elle avait primitivement. Dans la première circonstance, celle où les symptômes acquièrent plus d'intensité en se prolongeant, la maladie passe quelquefois à l'état d'ictère noir que nous décrirons à la suite des espèces que nous comptons établir. Dans l'autre circonstance, celle où l'affection change de caractère, on voit souvent une espèce se convertir en une autre. C'est ainsi que l'ictère par inflammation aiguë du foie se convertit, selon la terminaison de l'inflammation, en ictère par abcès, par inflammation chronique, etc. que l'ictère, par affection triste de l'ame, amène souvent une affection organique du foie, laquelle donne un autre caractère à la maladie. M. Corps, cité par le traducteur de Cullen, pense que la jaunisse donne plus souvent lieu à l'obstruction qu'elle ne la produit.

Si la maladie ne prend pas une heureuse terminaison, les malades s'affaiblissent de plus en plus, les extrémités s'infiltrent, se tuméfient; ordinairement, c'est sur la face dorsale du pied, et premièrement sur le pied droit, qu'on observe une élévation œdémateuse. Le voisinage des malléoles se tuméfie; une plus grande portion des jambes s'infiltre, l'enflure augmente, les cuisses participent à la tuméfaction. Alors la sérosité ne tarde pas à s'épancher dans quelque cavité, et le malade succombe, soit à une hydropisie abdominale, soit à un hydrothorax, soit enfin, ce qui est plus rare, à une hydropisie du cerveau.

Quelquefois il ne se fait aucune infiltration, et le malade succombe dans l'état de marasme le plus complet.

On conçoit que les diverses espèces de jaunisses n'affectent pas toutes également l'une ou l'autre de ces terminaisons. Aussi, en établissant nos espèces, et en traitant du pronostic, nous attacherons-nous à déterminer d'une manière spéciale ce point important de l'histoire des affections qui nous occupent.

Anomalies. Après avoir tracé le tableau des phénomènes les plus ordinaires de la jaunisse, de ceux qui se rencontrent dans les diverses espèces admises, et chez la plupart des sujets qui en sont atteints; nous devons indiquer les anomalies et les variations de cette maladie, mentionnées par les observateurs.

On a vu des ictères qui n'occupaient qu'une seule moitié du corps, la couleur jaune finissant sur la ligne médiane; on en a vu de la moitié du visage seulement; des doigts de la main droite. D'autres ictères occupaient, ou les parties supérieures, ou les parties inférieures du corps, ayant la région épigastrique pour limite. Dans quelques cas, la peau des ictériques a offert jusqu'à quatre nuances ou couleurs successives. Les urines, les déjections, le sang, etc., ont présenté des modifications fort singulières. Des nourrices attaquées d'ictère ont offert un lait de couleur jaune, et ont communiqué cette maladie à leurs nourrissons.

Les observations suivantes, empruntées de différens auteurs, viennent à l'appui de ce que nous venons d'établir.

Lanzoni rapporte qu'un 1omme 1émiplégique du côté droit fut pris d'une jaunisse partielle qui n'occupait que ce côté du corps, mais d'une manière si précise, que la séparation de la couleur jaune et de la couleur naturelle de la peau, suivait exactement la ligne verticale qui coupe le corps en deux.

Un jeune 1omme qui avait le teint fort beau fut pris, sans cause manifeste, d'une jaunisse qui n'occupa que la moitié de son visage. C'était une tac1e jaune, couleur de citron, qui commença aux tempes, traversa le visage le long des apop1yses zygomatiques, les paupières et le nez, descendit jusqu'aux lobes des oreilles, traversa les joues et le bord de la lèvre supérieure. Ce masque ictérique que le malade porta une année entière, fut presque toujours d'un jaune citron. De temps en temps ce masque prenait une teinte différente, et offrait la couleur d'orange. Du reste, nul dérangement dans les fonctions. Les apéritifs et l'établissement d'un flux 1émorroïdal amenèrent la santé (Starck, *Journal de médecine*, 1768).

Un 1omme âgé sentait, deux 1eures avant c1aque accès d'une fièvre quarte, un fourmillement dans les quatre doigts et le métacarpe de la main droite qui se teignaient en jaune, le pouce restant blanc. Cette jaunisse se dissipait dans la c1aleur fébrile. Le quinquina, en faisant cesser la fièvre, a aussi dissipé ce p1énomène.

Une femme, âgée de cinquante-cinq ans, fut atteinte de jaunisse depuis l'estomac jusqu'au sommet de la tête ; les bras n'avaient pas perdu leur blanc1eur naturelle. Une saignée de pied rappela un flux 1émorroïdal supprimé depuis longtemps. Une douleur qui existait à l'épigastre cessa, surtout lorsque la malade eut rendu dans une ou deux selles du sang noir par flocons (Housset, *Journal de médecine*, 1765).

Pollinus (19e observation) parle d'une fille qui, depuis un mois, avait une démangeaison fort vive aux seins. Un laxatif lui fut administré; bientôt après, coloration en jaune des mamelles et de toute la partie antérieure de la poitrine. Quelques diaphorétiques firent disparaître promptement cette légère affection.

M. Berthomieu a vu la couleur jaune disparaître du bras gauche d'un ictérique par suite de l'application d'un vésicatoire sur cette partie.

Bartholin rapporte qu'une jeune personne s'étant mise fortement en colère ayant ses règles, il lui survint une suppression de ce flux et une coloration en jaune de la partie antérieure du thorax et du bas-ventre. Le sixième jour, extension de la maladie aux membres inférieurs; les membres supérieurs, la tète, le cou et le dos étaient sans altération dans leur couleur.

Dans les Epréméides des curieux de la nature, on parle d'un homme qui avait le visage vert, le côté droit du corps noir, et le côté gauche jaune. Son urine était tantôt verdâtre, tantôt jaunàtre.

On a vu des ictériques chez lesquels l'urine conservait constamment sa couleur naturelle. Chez d'autres individus qui n'étaient point atteints d'ictère, on a remarqué des urines semblables à celles des ictériques, ce que Starck regarde comme une jaunisse des urines.

Coe (*Traité sur les concrétions biliaires*) rapporte que des personnes attaquées de jaunisse ont quelquefois rendu par les selles une bile très-épaisse et presque aussi tenace que de la poix.

Baglivi a observé un jeune homme ictérique sujet aux hémorragies nasales, et dans lesquelles il rendait une espèce d'eau jaune au lieu de sang.

Th. Wingerus a vu une femme attaquée de la jaunisse, et qu'il faisait saigner, rendre un sang et des urines entièrement semblables.

Dans l'Histoire de la Société royale de médecine pour l'année 1786, M. Hallé rapporte l'observation d'une femme atteinte d'une jaunisse tenant à un état squirreux du foie, chez laquelle des vésicatoires rendaient une humeur jaune comme la bile. Un cautère rendait également une sérosité jaune. Des ampoules que des sinapismes avaient excitées aux jambes teignaient les linges en jaune foncé.

Schultz (*Journal d'Allemagne, observation* 241) rapporte qu'une femme d'environ quarante ans, et allaitant son enfant, se mit un jour si fort en colère, que son nourrisson contracta de suite un ictère. Rosen a aussi observé plusieurs fois le même phénomène.

Il est encore fait mention d'un phénomène propre à la jaunisse, qui, par sa rareté, si toutefois il existe, doit être rangé parmi les anomalies de cette maladie : c'est le dérangement de la vision, dans lequel les ictériques voient tous les objets colorés en jaune. L'existence de ce phénomène, sur lequel les physiologistes n'ont point encore fixé leur attention, n'est point admise par la plupart des auteurs qui ont écrit sur l'ictère.

Galien et Sextus Empiricus sont les premiers qui avancèrent que les ictériques voient tous les objets jaunes, parce que leurs yeux sont affectés de cette couleur. Jérôme Mercurialis doute de la vérité de cette observation, sur ce que Celse, Cœlius Aurélianus, Aëtius, Avicennes, etc., ne font aucune mention de ce phénomène. Héberden (*Transactions médicales* de Londres, 2ᵉ vol.) ne croit point non plus à l'existence de ce phénomène, et se fonde sur ce qu'il ne conçoit pas comment les humeurs de l'œil et le nerf optique pourraient être imprégnés de bile, lorsque le lait ne participe, ni de la couleur, ni de l'amertume de la bile, chez les personnes atteintes de la jaunisse la plus intense. James, dans son Dictionaire de médecine, dit avoir vu deux exemples de ce dérangement de la vision chez des personnes avancées en âge, atteintes depuis long-temps de la jaunisse. Hoffmann en rapporte aussi deux exemples. L'auteur de l'article *jaunisse*, dans l'ancienne Encyclopédie, admet aussi, dans quelques circonstances, l'existence de ce phénomène.

M. Alibert a observé, à l'hôpital Saint-Louis, une jeune fille atteinte d'ictéricie à la suite d'une indigestion, chez laquelle les yeux, de la même couleur que la peau, voyaient tout en jaune; ils étaient fixes et comme attachés à un objet particulier; les pupilles étaient plus dilatées que dans l'état ordinaire.

Voici comment s'explique Morgagni à ce sujet : *Aliquandò tamen, sed rarissimè, fieri potest, ut flava in hoc morbo objecta appareant, nimirùm si cornea tunica bile tota saturata sit neque tum solùm, quòd et Mercurialis concedit, vèrùm etiam si quandò oculorum humores summâ flavedine infecti sunt.* D'après cette explication, qui nous paraît très-satisfaisante, on peut concevoir que ce trouble de la vision n'a été observé aussi rarement que parce que l'altération profonde des humeurs de l'œil est elle-même une circonstance peu commune dans cette maladie.

Caractère. La jaunisse peut être idiopathique, symptomatique ou critique.

Nous regardons la jaunisse comme idiopathique ou essentielle, lorsqu'étant récente elle ne reconnaît d'autre cause qu'un état de spasme, une affection morale.

L'ictère est symptomatique quand il dépend d'une affection essentielle. Tel est, par exemple, celui qui tient à une affection du foie.

Enfin, l'ictère est critique, quand il juge une maladie à laquelle il vient se joindre.

Quoique nous nous proposions, en traitant de chaque espèce de jaunisse, d'indiquer à laquelle de ces trois classes elle appartient, nous placerons ici quelques remarques sur les jaunisses critiques, que nous puisons dans le Traité des fièvres de Grimaud.

On a observé quelquefois des jaunisses critiques dans des maladies décidément lymphatiques; ainsi on a vu des jaunisses survenir, d'une manière vraiment critique, à des affections vénériennes. Les jaunisses annoncent alors qu'il s'établit dans les humeurs une tendance à la diathèse bilieuse, diathèse qui est véritablement critique par rapport à la diathèse pituiteuse.

Les jaunisses critiques se connaissent par le soulagement marqué que le malade éprouve; et, indépendamment de ce caractère qui appartient généralement à tous les phénomènes critiques, Bianchi a fait une observation intéressante sur l'état de l'urine dans les jaunisses, selon qu'elles sont critiques ou symptomatiques. Il a vu que l'urine est à peu près naturelle, pour sa consistance et pour sa couleur, dans les jaunisses critiques, fébriles ou non fébriles, et qu'au contraire l'urine est fort altérée, et qu'elle est d'une couleur jaune très-foncée dans les jaunisses symptomatiques.

Marche, *durée.* Sous les rapports de la marche et de la durée, l'ictère offre autant de variations que l'on pourra y reconnaître de causes, et y distinguer d'espèces et de variétés. Il faut encore ajouter que la marche et la durée de la maladie varient selon une foule d'autres circonstances, de sexe, d'âge, de tempérament, etc. L'ictère dont la marche présente le plus de rapidité, est celui qui est causé par une affection morale vive; l'ictère qui marche le plus lentement, est celui qui se lie à l'affection organique d'un des viscères de l'abdomen. Ainsi les deux extrêmes de la durée de la jaunisse sont quelques jours et plusieurs années.

La durée de cette affection est souvent un des moyens d'en reconnaître la cause, ou d'en déterminer l'espèce. C'est ainsi que l'on a tout lieu de penser que l'ictère tient à une cause matérielle ou mécanique, lorsque sa durée se prolonge d'une manière indéfinie.

Type. Le plus ordinairement l'ictère est une affection continue, qui parcourt ses diverses périodes sans interruption. Cependant, dans quelques cas, il est intermittent; tel est celui qui est lié à l'existence d'une fièvre intermittente. D'autres fois il est périodique, et fort souvent il est sujet à récidives.

Nous rapporterons ici les deux faits suivans d'ictères périodiques :

Une garde-malade, d'un tempérament bilieux très-prononcé, fut toujours bien réglée jusqu'à quarante ans. A cette époque,

elle éprouva des irrégularités dans la menstruation. A qua-
rante-deux ans, suppression totale du flux menstruel; dès-lors
elle fut sujette à un ictère qui revenait périodiquement tous
les mois. Elle fut soumise à l'observation de M. Delondre
(*Thèse sur la jaunisse*, Paris 1809) pendant trois mois consécutifs. Chaque fois l'invasion s'accompagnait de symptômes
saburraux dans les premières voies. La maladie durait pendant
cinq à six jours, avec quelques symptômes de pléthore, et cé-
dait à une application de sangsues à l'anus.

Un homme, ayant éprouvé de grands revers de fortune, fut
pris, presque tous les mois, d'accidens violens, tels que angoisses, spasmes, suffocation, accompagnés de vomissemens,
de dévoiement bilieux, et constamment terminés par la jaunisse la mieux caractérisée.

Il est une jaunisse à périodes irrégulières plus ou moins rapprochées, plus ou moins fréquentes; c'est la jaunisse calculeuse, dont nous traiterons plus loin.

Mode de propagation. L'ictère est ordinairement et le plus
souvent une maladie sporadique. Cependant il règne quelquefois épidémiquement, et il paraît qu'il peut aussi exister d'une
manière endémique.

M. Alibert, dans sa Nosologie naturelle, admet une espèce
d'ictère épidémique. Pringle et quelques autres ont vu l'ictère
régner épidémiquement dans les armées à la fin des campagnes, et surtout pendant les automnes humides. Monro
(*Médecine d'armée*) rapporte qu'à la fin de la campagne de
1760, et après des pluies de plusieurs semaines, la jaunisse
fut très-commune et presque épidémique parmi les troupes,
même avant qu'elles quittassent le camp.

Dans les villes populeuses, lorsque la constitution atmosphérique est humide, on voit souvent un grand nombre de
personnes affectées d'ictère en même temps. Les procès-verbaux
des *prima-mensis* de l'ancienne Faculté de médecine de Paris,
dont l'analyse se trouve dans l'ancien Journal de médecine,
font mention d'ictères fréquens observés pendant des automnes
chaudes et humides. Dans les Actes des curieux de la nature
(tome VIII), on trouve la description d'une jaunisse épidémique qui a régné à Cronstadt, en 1784 et 1785. Dans une Thèse
sur l'ictère (Paris 1816), M. Bréon fait mention d'une jaunisse
qui a régné épidémiquement à Genève, en 1814. La maladie
arriva après des chaleurs, et pendant une constitution médicale bilieuse. Chez quelques sujets, elle était jointe à une
fièvre bilieuse; chez d'autres, elle était simple.

Sauvages, et après lui plusieurs auteurs, parlent de diverses
contrées de l'Inde où cette affection paraît être endémique.
Boutius et le professeur Baumes font de cette endémie une es-

pèce particulière qu'ils appellent : *jaunisse de l'Inde, jaunisse indienne.*

Sauvages rapporte que les habitans de l'île Mascari, d'une taille haute et proportionnée, sont tous d'une couleur jaune, ou, si l'on veut, qu'ils ont une jaunisse habituelle, et que, de quelque maladie qu'ils meurent, leur foie se trouve toujours affecté. Doit-on en accuser, dit ce nosologiste, la forte chaleur du climat, ou l'usage immodéré que font les habitans de cette île du vin, du café et du miel ?

Plusieurs autres peuples ou peuplades ont la teinte de la peau plus ou moins jaune ; mais cette coloration, comme le noir aux Africains, et le blanc aux Européens, se concilie très-bien avec la santé et la plus parfaite intégrité de l'organe hépatique. C'est ce qui nous fait penser, malgré l'autorité de Sauvages, que les Mascariens ne sont pas, malgré leur coloration jaunâtre, si universellement sujets aux affections du foie qu'il paraît le croire.

Espèces. Lorsqu'on parcourt les auteurs qui ont écrit sur l'ictère, soit dans des traités généraux, soit *ex professo*, on trouve qu'ils diffèrent beaucoup sur le nombre des espèces et des variétés de cette maladie, et sous celui de leur dénomination. Plusieurs n'admettent que deux espèces principales d'ictère. Les uns, qui prennent pour base de leurs divisions le caractère de la maladie, ne reconnaissent qu'un ictère aigu et un ictère chronique, ou, autrement dit, un ictère chaud et un ictère froid. D'autres, qui ont égard en même temps aux causes et à la nature de l'ictère, ne voient qu'une jaunisse mécanique ou matérielle, et une jaunisse spasmodique ou nerveuse : quelques-uns n'établissent que la distinction d'ictère essentiel et d'ictère symptomatique, que d'autres désignent sous les titres de primitif et de secondaire. Marquet, dans son Traité de l'hydropisie et de la jaunisse, établit aussi la distinction de jaunisse essentielle et de jaunisse accidentelle ; et ce qu'il y a de remarquable, c'est que, sous ce premier titre, il ne comprend que les espèces qui tiennent à une obstruction, ou à toute autre affection du foie. Par suite de cette manière d'envisager son sujet, il considère comme jaunisses accidentelles celles qui sont généralement regardées comme essentielles, telles que la jaunisse spasmodique, la jaunisse causée par de violentes douleurs, etc.

Sans nous arrêter à faire connaître le caractère des espèces et des variétés admises par chaque auteur, dont quelques-uns, tels que Sauvages, en établissent jusqu'à vingt-deux espèces, en y comprenant les espèces d'ictères noirs ; nous nous contenterons de donner ici, par ordre alphabétique, les noms et la synonymie de celles qui sont parvenues à notre connaissance.

Les diverses dénominations de ces espèces ou de ces variétés sont les suivantes : 1°. Ictère par abcès dans le foie ; 2°. ictère accidentel ; 3°. ictere par affection de l'ame ; 4°. ictère par affection organique du foie ; 5°. ictère apyrectique ; 6°. ictère aranéique ; 7°. ictère calculeux ; 8°. ictère par ciute ou contusion ; 9°. ictère par colère ; 10°. ictèie critique ; 11°. ictère par douleur ; 12°. ictère par émotion de l'ame ; 13°. ictère emphractique ; 14°. ictère épidémique ; 15°. ictère fébrile ; 16°. ictère des femmes grosses ; 17°. ictère fiévreux ; 18°. ictère gastrique ; 19°. ictère gravidique ; 20°. ictère par grossesse ; 21°. ictère iémorroïdal ; 22°. ictère iépatique ; 23°. ictère hystérique ; 24°. ictère idiopatiique ; 25°. ictère de l'Inde ou indien ; 26°. ictère inflammatoire ; 27°. ictère intermittent ; 28°. ictère par métastase ; 29°. ictère par morsure d'animaux ; 30°. ictère noir ; 31°. ictère par obstacle mécanique au cours de la bile ; 32°. ictère par obstruction ou engorgement ; 33°. ictère périodique ; 34°. ictère plétiorique ; 35°. ictère par polycholie ; 36°. ictère purulent ; 37°. ictère pyrectique ; 38°. ictère rabieux ; 39°. ictère rachialgique ; 40°. ictère spasmodique ; 41°. ictère par suppression ou diminution d'évacuations ; 42°. ictère symptomatique ; 43°. ictère typhode ; 44°. ictère vénéneux ; 45°. ictère vermineux ; 46°. ictère vipérique.

Quant à nous, éclairé des lumières de ceux qui ont déjà écrit l'iistoire de cette affection ; et, considérant ses causes très-diverses, son caractère idiopatiique, symptomatique et critique, et les différens genres de moyens tiéiapeutiques employés pour la combattre, nous proposons d'établir les espèces et les variétés suivantes.

PREMIÈRE ESPÈCE. *Ictère spasmodique.*

Variété. A. par affection subite de l'ame ; B. par affection lente de l'ame ; C. par douleur piysique ; D. par irritation du canal intestinal ; E. par morsure d'animaux venimeux.

DEUXIÈME ESPÈCE. *Ictère par pléthore bilieuse.*

TROISIÈME ESPÈCE. *Ictère par pléthore sanguine du foie.*

QUATRIÈME ESPÈCE. *Ictère inflammatoire.*

Variété. A. par inflammation aiguë du foie ; B. par inflammation cironique du foie.

CINQUIÈME ESPÈCE. *Ictère par abcès dans le foie.*

SIXIÈME ESPÈCE. *Ictère par affection organique du foie.*

SEPTIÈME ESPÈCE. *Ictère par compression des canaux biliaires.*

Variété. A. Ictère des femmes grosses ; B. par distension de l'estomac et des intestins ; C. par altération des organes qui avoisinent l'appareil biliaire.

HUITIÈME ESPÈCE. *Ictère par suppression d'évacuations, rétropulsion d'exanthèmes, ou métastases.*

NEUVIÈME ESPÈCE. *Ictère par des calculs biliaires.*

DIXIÈME ESPÈCE. *Ictère avant, pendant ou après les fièvres, ou ictère fébrile.*

ONZIÈME ESPÈCE. *Ictère par cachexie.*
DOUZIÈME ESPÈCE. *Ictère noir.*
TREIZIÈME ESPÈCE. *Ictère traumatique.*

Nous sommes loin de penser que les espèces et les variétés dont nous venons de donner le tableau, soient tellement caractérisées et si bien tranchées qu'on ne puisse les modifier ou en établir d'autres sur un plan qui soit plus naturel ou plus méthodique. Nous ne chercons donc point à faire valoir ou à défendre notre classification, et encore moins à la placer au-dessus de telle ou telle autre, qui annonce dans son auteur des vues médicales aussi élevées que profondes. Nous allons passer à la description de nos espèces.

Ictère spasmodique, icterus à spasmis (Fréd. Hoffmann). Tous ceux qui ont écrit sur l'ictère en ont admis une espèce purement nerveuse, désignée, par quelques-uns, sous le titre d'ictère par trouble ou par affection de l'ame. C'est cette espèce que l'on peut regarder comme essentielle, et que, pour cela , nous plaçons en première ligne.

Deux sortes d'affections morales peuvent occasioner cette espèce d'affection ; les unes sont vives , instantanées , telles que la colère , la frayeur , une forte contrariété , une joie excessive, etc.; les autres ont un caractère particulier de langueur, ce sont les chagrins, les inquiétudes, la jalousie , et aussi des études trop prolongées : ces deux genres de causes ont déterminé quelques auteurs à établir , dans cette espèce, deux variétés que M. Manoury (*Thèse sur la jaunisse* , Paris , an x) désigne sous les titres d'ictère par affection subite de l'ame, et d'ictère par affection lente. Nous adopterons ici cette distinction.

Nous comprendrons dans l'ictère spasmodique, et comme variétés de cette espèce d'affection, l'ictère par douleurs physiques , et celui par irritation dans le canal intestinal ; lesquels nous paraissent purement nerveux et tenir à un spasme que ces causes ont déterminé vers le centre épigastrique. Enfin , nous rapporterons à la même espèce, avec Fréd. Hoffmann , Méad et Bosquillon , la jaunisse causée par la morsure d'animaux venimeux.

A. *Ictère par affection subite de l'ame.* A la suite d'une émotion vive et penible , et quelquefois au moment même de cette émotion, on éprouve , à la région épigastrique, une oppression, une sorte de poids qui gêne la respiration, et souvent alors on vomit les alimens qui peuvent se trouver dans l'estomac. A la pâleur générale qui s'était emparée de l'individu , succède bientôt une couleur jaune qui se manifeste surtout aux yeux. Dans cette sorte de jaunisse , la couleur morbide paraît presque tout à coup, et précède le changement qui s'opère aussi dans les urines, lesquelles sont , dans le com-

23.

27

mencement, ordinairement limpides et coulent en plus grande
quantité.

Cette affection est rarement de longue durée. Cependant,
chez des sujets irritables, on a vu la jaunisse dont nous parlons
présenter des phénomènes infiniment plus graves, et avoir une
marche fort différente. Ainsi, dans quelques cas, on a vu le
malade épouver par toute la peau une chaleur âcre, mordi-
cante et insupportable ; être morose, inquiet, perdre la direction de ses idées ; tomber dans une sorte d'abattement et de
démence. A ces symptômes ne tarde pas à se joindre un état fébrile. La peau se recouvre d'une sueur gluante, épaisse ; la
langue, sèche et aride à son sommet, est recouverte à sa base
d'un enduit jaunâtre visqueux. La respiration devient suspi-
rieuse ; enfin, il survient un délire qui ne tarde pas, dans
quelques cas, à être suivi de la mort.

Lorsque l'impression sur le centre épigastrique, et sa réac-
sion sur le cerveau, n'ont pas été très-intenses, il n'y a seulement que de légères rêvasseries. Les accidens diminuent d'intensité, la fièvre se modère, la langue se nettoie, la peau
s'humecte ; les évacuations reprennent insensiblement leur caractère naturel ; le malade entre en convalescence.

Selon Vitet, cette espèce de jaunisse, traitée par des remèdes
évacuans, irritans, peut encore avoir une autre terminaison.
Sous l'emploi de ces moyens perturbateurs, et quelquefois
même sans cause bien appréciable, l'affection passe à l'état
chronique ; le foie s'engorge, des indurations s'y manifestent,
et alors la maladie rentre dans l'espèce nommée jaunisse par
inflammation chronique, ou dans l'espèce appelée jaunisse par
affection organique du foie.

On trouve dans la thèse de M. Manoury, l'étiologie de
cette espèce d'affection tellement bien développée, que nous
croyons devoir la faire connaître ici avec quelques détails.
Voici la question qu'il se propose de résoudre :

Comment les impressions que nous recevons influent - elles
sur le foie, organe qui paraît si peu sensible et qui reçoit si
peu de nerfs relativement à son volume ? On pourrait résoudre
cette question, dit-il, en faisant attention à l'expansion et au
resserrement des organes épigastriques, selon que nous recevons
une impression favorable ou pénible.

On sait que l'épigastre est un des foyers principaux de la
sensibilité ; que son siége soit le pylore, que ce soit le diaphragme, selon Bordeu, ou le plexus solaire, comme le pensent plusieurs physiologistes, il n'en est pas moins vrai que
toutes ces parties sont vivement affectées dans beaucoup de
circonstances de la vie. Sommes-nous atteints de passions douces et modérées, nous éprouvons à l'épigastre une sorte de

bien-être, de sensation agréable d'où résulte, dans toutes nos fonctions, une plus douce harmonie, dans nos facultés, une espèce de supériorité, et dans notre moral, un sentiment de bienveillance, qui n'existent pas dans le chagrin et la douleur. Sommes-nous au contraire frappés par quelque objet qui cause en nous une grande surprise, à l'instant, nous pâlissons, nous éprouvons un spasme, un resserrement à l'épigastre, la respiration est gênée, nous sommes comme suffoqués, les forces musculaires nous abandonnent, la mort peut survenir. Or, le foie, situé dans l'hypocondre droit, suspendu au diaphragme, recevant des nerfs du plexus solaire, nerfs qui communiquent avec l'estomac, doit, par ses rapports avec ces organes, participer au trouble qu'ils peuvent éprouver; le spasme s'étend aux canaux excréteurs de la bile qui éprouvent une constriction, laquelle arrête le cours de ce liquide et s'oppose à son écoulement dans le duodénum.

Bosquillon, dans ses notes sur Cullen, établit une autre théorie qui, quoique fondée sur des faits anatomiques, nous paraît moins satisfaisante que la précédente. Il faut observer, dit-il, que le spasme ne peut avoir lieu que dans les parties douées de fibres musculaires, et que les conduits biliaires où l'on n'a pu apercevoir de semblables fibres, ne peuvent être susceptibles d'affection spasmodique; il est en conséquence probable, ajoute Bosquillon, que quand cette espèce de jaunisse a lieu, elle est l'effet de l'affection spasmodique du duodénum dont les fibres musculaires peuvent, en se contractant, comprimer le conduit cholédoque, et interrompre l'écoulement de la bile.

M. Louyer-Villermay place le siége du spasme dans le foie lui-même.

Quelles que soient les explications données sur cette espèce d'affection, il est d'observation que tous les individus qui reçoivent des impressions vives, n'éprouvent pas la jaunisse, ce qui tient aux dispositions individuelles, à ce que nous appelons idiosyncrasie, ainsi que l'observe Morgagni, ep. xxxvii, relativement au sujet qui nous occupe. Voici le précis de quelques observations assez connues de jaunisses par affection subite de l'ame.

Un homme fort sensible, détenu pour ses opinions, entend un bruit imprévu que font deux gendarmes qui conduisent son épouse dans la prison où il se trouve; aussitôt, sentiment de suffocation, pâleur, puis jaunisse. Cette affection dura long-temps à cause de l'état d'inquiétude et de tristesse où se trouvait le malade (Manoury).

On lit dans Boerhaave, l'observation d'un marchand qui, à la nouvelle d'un naufrage que venait de faire un de ses vaisseaux, fut atteint tout à coup d'un ictère général auquel il succomba très-promptement.

Deux jeunes gens ayant eu querelle, mettent l'épée à la main. L'un d'eux, à l'instant où il se mettait eu garde, voyant son ennemi prêt à l'atteindre, devint d'une couleur jaune si manifeste, que l'autre, surpris, s'arrêta sur-le-champ.

On lit dans l'ancien Journal de médecine (t. XLIV), qu'un dogue enragé, venant de recevoir un coup de fusil, rompt sa chaîne par un effort extraordinaire, s'élance sur un jeune abbé et meurt à ses pieds. Saisi d'effroi, ce jeune homme pousse un cri, tombe demi-mort et se relève aussi jaune que s'il eût tombé dans une teinture de safran.

Un jeune militaire reçoit un soufflet dans un lieu public, et dans la fureur qui le transporte, il tire son épée pour en percer son agresseur. Retenu par ceux qui étaient présens à cette scène, il s'épuise en vains efforts et ne peut assouvir sa vengeance. Presque au même instant il devient ictérique ; bientôt après, il est pris de fièvre, de délire, et meurt au milieu des convulsions.

B. *Ictère par affection lente de l'ame.* La jaunisse, produite par les affections lentes ou tristes de l'ame, se développe lentement et presque insensiblement. Les urines sont jaunâtres, puis jaunes nuit, dix ou douze jours avant la coloration de la peau. La constipation est très-opiniâtre. Il y a perte d'appétit, anorexie, l'abdomen est ballonné, une douleur sourde se fait sentir dans l'hypocondre droit, la respiration est gênée et laborieuse ; c'est surtout dans cette espèce que la peau prend une couleur verte, et même quelquefois une teinte tout à fait noire. En général, à moins que la maladie n'ait fait de grands progrès, il y a peu d'altération dans le pouls. Il y a une démangeaison assez vive. Au moral, l'individu est dans un grand état d'abattement. A une grande tristesse succède souvent une mélancolie bien confirmée.

Les affections tristes agissent aussi, mais lentement, sur l'épigastre. Elles occasionent par degré un spasme, un resserrement qui troublent la respiration et la circulation, altèrent la digestion par la tension de l'estomac, du diaphragme et du foie. L'effet de cette tension est de gêner l'action nerveuse, de diminuer peu à peu la sensibilité. Le foie reçoit alors moins d'influence des nerfs qui entretiennent sa vie particulière, et le rendent propre à la fonction dont il est l'organe ; et, comme dit Bordeu, il ne s'érige plus à l'approche du sang qui vient fournir à la sécrétion de la bile ; on conçoit alors comment les élémens de cette humeur, déjà rapprochés, refluent dans la masse commune, et vont causer l'ictère. Dans ce cas, la maladie est très-dangereuse, le viscère finit par perdre entièrement sa sensibilité; il devient squirreux, se désorganise, et donne presque toujours lieu à l'hydropisie, si des affections contraires à celles qui ont, pour ainsi dire, endormi l'ame sensitive, ne viennent la réveiller, et si, par ses irradiations, · elle ne ranime les organes qu'elle tient sous sa dépendance.

Nous donnerons ici les deux précis suivans d'observations de jaunisse par affection nerveuse, lente, rapportées par M. Manoury.

Un jeune homme voit l'amour de son rival couronné par l'hymen; un juste sentiment de jalousie, et une profonde tristesse, s'emparent de lui. Ses urines changent de couleur, deviennent d'un rouge jaunâtre pendant douze à quinze jours. Après quoi la jaunisse se déclare. Le malade ne tarde pas à être atteint de mélancolie: Tous les remèdes échouent contre ses maux, qui ne se dissipent que par les voyages.

Un homme, d'un caractère mélancolique, perd sa fortune et ses emplois. Il en conçoit du chagrin et de la haine; dans cet état, il lui survient une jaunisse longtemps précédée de changement de couleur des urines. Le malade refuse de prendre des médicamens; sa peau devient d'un vert tirant sur le noir; il tombe dans une véritable mélancolie qui dégénère en manie, quelquefois accompagnée de fureur. Après avoir langui pendant un an, il succombe.

C. *Ictère par douleurs physiques.* M. Portal admet, comme espèce, cette sorte de jaunisse.

Toutes les douleurs vives, tous les grands ébranlemens du système nerveux peuvent occasioner l'ictère. C'est ainsi qu'on a vu cette affection survenir pendant de violens accès de goutte ou de rhumatisme, après les opérations chirurgicales, les blessures ou piqûres des nerfs, les luxations, les contusions. On l'a souvent observée aux armées sur des soldats blessés par arme à feu; et, ce qu'il y a de particulier, c'est que cet accident accompagnait plutot les petites blessures que les grandes.

Les accès d'hystérie et d'épilepsie sont aussi assez souvent suivis de jaunisse. Suivant Raulin, la jaunisse hystérique de Sydenham n'arrive qu'aux femmes affaiblies par une longue maladie, et qui ont souffert de l'hystéralgie. Fréd. Hoffmann dit positivement que dans ce cas il y a une constriction spasmodique du conduit cholédoque. D'autres ont pensé qu'alors il s'opérait dans le foie une congestion sanguine, d'où résultait une augmentation dans la sécrétion de la bile, et le regorgement de cette humeur dans le duodénum et dans l'estomac.

On peut aussi rapporter à cette variété la jaunisse qui est due à des convulsions du diaphragme ou des muscles abdominaux.

D. *Ictère par irritation du canal intestinal.* Cette variété de la jaunisse, que nous croyons convenable d'établir, renferme toutes les affections de ce genre qui sont dues à une irritation, chimique ou mécanique, exercée sur le canal intestinal. Cette variété comprend une partie des cas dont se compose la jaunisse vénéneuse de plusieurs auteurs.

L'ingestion dans les voies digestives de certains poisons âcres, corrosifs, tels que le vert-de-gris et autres oxides métalliques; les acides minéraux, les émétiques et les purgatifs drastiques à trop hautes doses; les alimens de mauvaise nature, comme certaines moules, certains champignons, la présence des vers, sont une réunion de causes qui, quoique de nature différente, ont cependant - pour effet immédiat, de produire une irritation sur la membrane muqueuse des voies digestives. C'est cette irritation qui, selon toute apparence, se communique par continuité jusqu'aux conduits biliaires, et qui y détermine un spasme, un resserrement d'où résulte un obstacle à l'écoulement de la bile.

On conçoit que si ces divers agens, ou ces diverses causes, agissent avec une trop grande intensité, au lieu d'une irritation ils détermineront un état inflammatoire, qui donnera un autre caractère à l'affection dont nous traitons.

On doit aussi rapporter à la variété qui nous occupe, la jaunisse qui survient dans les hernies étranglées; celle qui arrive à la suite des coliques d'estomac et des coliques intestinales. Sauvages forme même une espèce de jaunisse particulière de celle qui survient dans certaines coliques, et la nomme *jaunisse rachialgique.*

Voici un fait de jaunisse causée par un vomitif, qui est très· remarquable sous le rapport de la terminaison. C'est M. Morin qui le rapporte dans l'ancien Journal de médecine, tom. XLIV, ann. 1775. Un médecin ayant pris une certaine dose d'émétique, fit de grands efforts de vomissemens, et ne tarda pas à devenir complétement jaune. L'ictère se termina par une espèce d'écoulement purulent par la verge, qui en imposa pour une gonorrhée. Cet écoulement était réellement critique, et dissipa sensiblement la jaunisse. Il se tarit de lui-même par les diurétiques, les rafraîchissans et les légers purgatifs.

E. *Ictère par morsure d'animaux venimeux.* Quelques auteurs l'appellent seulement jaunisse véneneuse, ce qui ne nous paraît pas présenter un sens fort exact.

La morsure, la piqûre de certains animaux venimeux ou malades, est quelquefois suivie d'une jaunisse plus ou moins intense, que l'on peut attribuer, avec Méad, à un spasme des voies biliaires; spasme que peut très-bien produire la frayeur inséparable de la morsure de tout animal; surtout lorsqu'on sait qu'il est vénimeux. A notre supposition, on pourrait opposer, jusqu'à un certain point, l'observation rapportée par Galien, d'un esclave qui ne devait nullement avoir peur des vipères, puisqu'il s'occupait de la classe de ces animaux, et qui, cependant, devint ictérique par suite d'une de leurs morsures.

Méad a observé que l'ictère qui survient à la suite de blessures par des animaux venimeux, se manifeste très-promptement, quelquefois en moins d'une heure. Cette teinte passe souvent au vert et au noir. Galien, en donnant l'observation ci-dessus, de l'esclave mordu par une vipère, dit que la peau de cet homme devint d'un vert porracé.

La morsure de quelques serpens, autres que la vipère, a été aussi suivie de jaunisse. Il est dit, dans le nouveau Dictionaire d'Histoire naturelle, que les personnes qui ont été mordues par le crotale ou serpent à sonnettes, et qui ont le bonheur d'en réchapper, conservent des taches jaunes sur la partie blessée.

Bartholin a vu la jaunisse survenir à la suite d'une morsure faite par un chien enragé (cent. 5, hist. 4); Joel (*Prax. de venen.*), à la suite d'une piqûre d'araignée.

Au rapport de quelques observateurs, on a vu aussi cette affection se manifester après des morsures faites par des animaux qui ne sont point venimeux, et qui n'étaient nullement malades, tels que le chien (Van Swiéten), le chat (Lanzoni), l'écureuil (*Ephem. nat. curios.*).

Ictère par pléthore bilieuse. Cette espèce de jaunisse, établie par le professeur Portal, admise par M. Cornae (thèse citée) qui la confond avec celle qui est causée par la pléthore des vaisseaux du foie, est désignée par quelques-uns sous le titre d'ictère par prédominance de l'action du foie. C'est à cette espèce que l'on peut sans doute rapporter l'ictéritie gastrique, *icteritia gastrica*, de M. Alibert.

Le foie, dans l'état naturel, est doué d'un degré d'énergie tel, qu'il ne sécrète que la quantité de bile nécessaire pour l'exercice de la partie digestive à laquelle ce fluide est destiné, et dans la mesure convenable à l'entretien de la santé; mais si par une circonstance quelconque, les propriétés vitales de l'organe hépatique se trouvent exaltées, il s'ensuivra nécessairement que la sécrétion de la bile deviendra plus active, et que ce fluide étant en excès, donnera lieu à diverses affections au nombre desquelles se trouve la jaunisse.

Cette espèce, qui se manifeste principalement en automne, reconnaît particulièrement pour cause l'usage immodéré des alimens, et surtout de ceux qui sont gras, huileux, de vin doux, etc. Ces causes n'agissent jamais plus puissamment que sur les individus d'un tempérament bilieux et parvenus à l'âge de quarante à cinquante ans, époque où les forces vitales

commencent à se concentrer sur l'abdomen, et déterminent
la prédominance du système veineux, époque, en un mot, où
se prononce manifestement la diathèse bilieuse, la polycholie.

Cet ictère est toujours précédé d'un plus ou moins grand
nombre de symptômes qui peuvent en imposer au début pour
un embarras gastrique ; tels sont une céphalalgie sus-orbitaire,
l'amertume de la bouche, l'inappétence, des nausées, des
vomissemens de matières bilieuses. Il n'y a ni tension dans
les hypocondres ni à l'épigastre ; la couleur de la peau est
souvent très-foncée et varie du jaune verdâtre au brun verdâtre. Enfin, ce qui achève de caractériser cette espèce d'ictère, c'est qu'il n'existe point de constipation, et que les excrémens, au lieu d'être inodores, durs et grisâtres, sont fétides, mous et très-colorés. Il y a fréquemment diarrhée.

On peut présumer que cette espèce de jaunisse provient de
la résorption par les absorbans intestinaux d'une partie de la
trop grande quantité de bile qui y est versée.

Ictère par pléthore sanguine du foie, *icterus à plethora*
(Fréd. Hoffmann), *intemperies calida* (Sennert). Cette espèce
de jaunisse est établie ou admise par Sauvages, par Grimaud,
par le professeur Portal, et par les auteurs des thèses citées plus
haut ; elle survient principalement chez ceux qui sont doués
d'un tempérament bilioso-sanguin, qui abusent des alimens
trop succulens, des liqueurs, et chez lesquels, soit par defaut
d'exercice ou autrement, les excrétions n'ont pas été assez
abondantes. Elle arrive aussi à la suite des suppressions de
règles et de toute hémorragie, principalement du flux hémorroïdal.

La pléthore sanguine du foie peut très-bien exister, sans
qu'il y ait pour cela la moindre inflammation de ce viscère.
Cette espèce de pléthore paraît même devoir être assez fréquente à cause de la grande quantité de sang que reçoit l'organe hépatique ; ce fluide y étant apporté par deux ordres de
vaisseaux, l'artère hépatique et la veine-porte, et n'en sortant
que par les veines hépatiques dont le nombre et la capacité
sont loin de leur être proportionnés.

Cet engouement sanguin de l'organe hépatique qui dépend
le plus communément d'un état de pléthore générale, peut
être aussi le résultat d'une gêne de la circulation dans les organes qui avoisinent le foie. Le sang éprouvant de la difficulté
à pénétrer dans ces viscères atteints de telle ou telle affection,
reflue dans le foie et y cause une pléthore locale. On remarque
encore que l'ictère coïncide fréquemment avec les maladies
organiques, soit du cœur, soit des poumons.

Dans cette espèce d'ictère, le malade est plus constipé que

de coutume; il a le teint morne et abattu. Les vaisseaux de l'albuginée sont ordinairement dilatés. Il n'existe point de douleur dans la région du foie; mais le malade se plaint d'un sentiment de plénitude ou de malaise, principalement dans cette région, Le pouls est plein, dur, concentré ou développé par intervalle. Selon Vitet, cet ictère peut durer jusqu'à un mois, et se terminer par engorgement du foie.

On peut expliquer cette espèce de jaunisse, soit par une augmentation ou une altération quelconque dans la sécrétion de la bile causée par la pléthore sanguine; soit par la compression que les vaisseaux sanguins du foie, trop dilatés, exercent sur les canaux de la bile.

Cette espèce d'ictère et la précédente sont, dans la plupart des cas, des affections essentielles.

Ictère inflammatoire. Le foie étant, comme la plupart de nos autres organes, susceptible de deux modes d'inflammation, l'une aigue, l'autre chronique, et ces deux états pathologiques offrant des phénomènes très différens sous le rapport de l'ictère, dont ils sont souvent accompagnés; nous distinguerons dans cette espèce de jaunisse les deux variétés suivantes.

A. *Ictère par inflammation aiguë du foie.* Ictère pyreetique, *icteritia pyrexica* (Alibert). Après la jaunisse par pléthore sanguine du foie, vient naturellement se ranger celle qui tient à un état inflammatoire de cet organe. Sauvages et Cullen la nomment *jaunisse hépatique.*

Plusieurs praticiens et des auteurs fort recommandables ont regardé l'ictère comme un symptôme tellement inséparable de l'inflammation du foie qu'ils ont employé le mot de jaunisse comme synonyme d'hépatite. Boerhaave caractérisait l'inflammation du foie par la couleur de la peau. D'autres auteurs, et Cullen particulièrement, tout en reconnaissant que la jaunisse accompagne très-fréquemment l'hépatite, ont établi qu'elle n'est point toujours inhérente à cette affection, et qu'il est une foule de cas d'inflammation du foie où elle ne se rencontre pas. Cette diversité d'assertions dépend certainement de ce que l'on n'a point assez réfléchi que le foie, à raison de son volume, est très-rarement enflammé dans sa totalité, et que presque toujours l'inflammation n'existe que dans une partie de son étendue ou de sa profondeur. C'est ce que l'observation et l'autopsie cadavérique démontrent journellement.

Quoique l'inflammation poisse attaquer toutes les parties du foie, les pathologistes ne distinguent néanmoins, d'après leur siége, que deux espèces principales d'hépatites, l'une superficielle, qui se manifeste à la face convexe du foie; l'autre profonde, qui occupe la face concave de cet organe, et que

Selle, dans sa Pyrétologie définit en ce peu de mots : douleur, gravative et plus légère que dans l'inflammation de la face convexe, pouls mou, symptômes ictériques. Les faits, d'accord avec le raisonnement, ont démontré que la jaunisse ne survient que dans le dernier cas, c'est-à-dire, lorsque l'inflammation attaque la partie concave du foie. Quelques auteurs admettent aussi l'existence du même phénomène dans les inflammations graves qui intéressent profondément le tissu du foie. Selon eux il arrive alors que les conduits excréteurs de la bile sont saisis d'un spasme qui, en resserrant leurs parois, ne leur permet plus de se dilater, pour livrer passage à cette humeur, et la conduire dans le canal intestinal. On pourrait aussi attribuer dans ce cas la rétention de la bile à l'oblitération des vaisseaux, causée par l'inflammation de leurs parois, et même admettre que le foie attaqué d'inflammation est moins propre, moins disposé à la sécrétion de la bile.

L'apparition de cette espèce de jaunisse est extrêmement variable. Quelquefois elle a lieu dans le début, ou bien le second ou le troisième jour de l'inflammation du foie ; d'autres fois ce n'est que du septième au neuvième jour qu'elle se manifeste ; quelquefois on l'a vue survenir plusieurs jours avant l'hépatite. M. Alibert, dans sa Nosologie naturelle, en fait la première espèce du genre ictéritie. Les signes particuliers qui l'annoncent sont une douleur fixe, pongitive à la région du foie, à l'hypocondre gauche et même dans plusieurs autres parties du bas-ventre ; douleur qui s'exaspère par des inspirations profondes, ou par une pression exercée sur l'abdomen. Dans quelques cas, cette douleur se propage au cou, à la clavicule et à l'épaule du côté droit ; le pouls est plein, dur, plus ou moins fréquent. Il y a une toux sèche et rauque. La langue est couverte d'un enduit jaunâtre ; elle est sèche et quelquefois noire. Il y a des vomissemens de matières verdâtres, porracées ; l'urine est rare et foncée en couleur ; les déjections alvines sont difficiles, peu abondantes et se suppriment quelquefois. La peau est jaune, excepté aux pommettes qui sont d'un rouge plus ou moins vif.

Plusieurs auteurs ont regardé la jaunisse qui survient dans l'hépatite, comme un symptôme d'autant plus favorable qu'il se manifeste plus tard ; et quelques-uns même ont avancé qu'il pouvait être critique. Il est vrai que la jaunisse qui se manifeste au septième ou au huitième jour de l'hépatite, est presque toujours accompagnée d'un travail critique ; mais ne peut-on pas regarder, avec M. Landré-Beauvais, l'ictère qui survient dans cette circonstance, plutôt comme un phénomène dépendant des efforts salutaires que fait la nature pour l'heureuse solution de la maladie, que comme une crise régulière.

De toutes les terminaisons de l'iépatite, celle qui peut amener le plus promptement la cessation de l'ictère, c'est la résolution. Ce mode de terminaison est annoncé par la diminution des symptômes inflammatoires ; le p devient mou, plein et plus régulier ; la peau se couvre d'ouls cialeur halituese ; la langue devient plus humide ; les yeux sont plus clairs ; la teinte de la peau s'éclaircit ; les selles sont bilieuses et les urines plus abondantes. D'autres fois le retour d'un flux hémorroïdal, utérin, des lochies ou d'une hémorragie nasale, est la crise salutaire de cette affection.

L'hépatite aiguë, suivant son intensité et selon le mode de traitement qui a été employé, peut encore se terminer par un abcès dans la substance du foie, par une inflammation chronique, ou par une affection organique quelconque. La jaunisse se perpétue alors avec ces affections secondaires ; elle en est également l'effet et le symptôme, et doit être étudiée sous un autre point de vue.

Dans une observation d'iépatite aiguë, rapportée par le professeur Pinel dans sa Nosographie philosophique, le quatrième jour seulement se manifesta la couleur jaune de la face et de la conjonctive ; le cinquième, couleur plus foncée s'étendant sur le tronc ; le soir, couleur d'un jaune fauve sur tout le corps ; le sixième, légère sueur qui teint la chemise ; le dixième, le visage est moins jaune ; le quatorzième, teinte encore moins foncée ; quelques jours après, l'ictère disparaît complétement.

L'inflammation de la vésicule du fiel, *hepatitis cystica* (Sauvages), maladie dont les symptômes ne sont point encore bien déterminés, est aussi accompagnée d'un état de jaunisse plus ou moins prononcé.

B. *Ictère par inflammation chronique du foie.* Les causes qui déterminent l'iépatite, n'agissent pas toujours avec un degré d'énergie suffisant pour produire une inflammation aigue : il en est plusieurs, telles qu'une pression, une légère contusion dans la région du foie, une commotion générale qui n'y occasionnent qu'une inflammation sourde, dont l'ictère est assez ordinairement le symptôme. Cette espèce d'inflammation peut être aussi causée par la suppression d'une évacuation quelconque.

L'individu éprouve de la pesanteur dans l'hypocondre droit ; la bouche est amère, l'appétit diminue, les digestions sont pénibles, la respiration est gênée, le pouls est légèrement fébrile ; le soir, il y a redoublement. D'ailleurs, constipation et urines safranées. Cette espèce de jaunisse, ou plutôt l'affection qui la détermine, peut durer fort longtemps, et finit par se compliquer avec des abcès dans le foie, ou toute autre altération profonde dans la structure de ce viscère.

Les deux observations suivantes feront connaître la marche d'une jaunisse par inflammation chronique, terminée heureusement ; et d'une autre dont la terminaison a été funeste.

Un homme âgé de quarante-six ans, sujet à un flux hémorroïdal périodique, prend un bain froid qui supprime cette évacuation. Peu de temps après, sentiment de réplétion, pesanteur incommode et même douloureuse à l'hypocondre droit ; appétit diminué, bouche amère, constipation, jaunisse, mélancolie : application de sangsues à l'anus ; bains de siége ; tisane de plantes chicoracées aiguisée de sels neutres ; au moral, distraction. Peu de temps après, diminution de la douleur ; rétablissement des évacuations alvines ; la peau et les urines reprennent leur couleur naturelle ; le flux hémorroïdal reparaît à ses époques ordinaires ; la santé se rétablit.

Un homme de vingt-huit ans se heurte violemment la région du foie ; douleur vive qui ne l'arrête point ; jours suivans, le malade continue ses occupations malgré sa douleur ; bientôt, urines plus foncées, jaunisse avec constipation ; matières alvines dures, blanches et en petite quantité. Au bout d'un certain temps, l'hypocondre devient dur ; tumeur au-dessus des fausses côtes, qui, bientôt, s'étend dans la région épigastrique, et est douloureuse à la pression. La jaunisse se change en un véritable ictère noir ; les membres inférieurs s'infiltrent ; toux sèche ; le malade succombe dans un état de suffocation. A l'ouverture du cadavre, on trouve le foie augmenté de volume, squirreux çà et là et comme cartilagineux. Dans quelques endroits, on trouve de véritables kystes remplis d'une matière purulente ; lobe droit changé en une matière solide semblable à du suif ; poumon hépatisé. Ces deux observations ont été puisées dans la thèse de M. Manoury.

Ictère par abcès dans le foie ; jaunisse purulente de Sauvages ; *aurigo purulenta* des auteurs. L'inflammation aiguë du foie ne se termine pas toujours de la manière la plus favorable, c'est-à-dire par résolution ; souvent les symptômes qui la caractérisent persistent au-delà du quatorzième jour, et alors l'ictère, soit qu'il existe déjà, soit qu'il survienne seulement vers cette époque, pourra être regardé comme un des signes d'une collection purulente dans le foie, s'il est accompagné des symptômes suivans : cercle jaunâtre, livide, qui cerne les paupières, surtout l'inférieure, et qui est très-sensible, malgré la coloration de la peau ; sentiment de pesanteur ou douleur obtuse, profonde dans l'hypocondre droit ; frisson, chaleur dans la paume des mains, pouls petit, fréquent ; selles d'abord rares et décolorées, puis diarrhées colliquatives ; sommeil agité ; syncopes fréquentes ; respiration difficile ; sueurs nocturnes. On sera pleinement convaincu de l'existence d'un abcès au foie, si l'on aperçoit, dans l'intervalle des dernières côtes, une tumeur augmentant peu à peu, et accompagnée de fluctuations ; tumeur qu'on a souvent confondue avec la dilatation de la vésicule du fiel, ainsi que l'a démontré J. L. Petit dans ses Mémoires insérés parmi ceux de l'Académie royale de chirurgie.

Ces sortes d'abcès, que quelques auteurs désignent sous le nom de *vomique du foie*, consument quelquefois entièrement cet organe qui se trouve alors réduit à l'état de kyste, et contenant une espèce de matière liquide, couleur lie de vin.

Une inflammation bien manifeste dans le foie, n'étant pas la seule cause qui puisse y produire une collection de pus, et par suite l'état d'ictéritie qui en est quelquefois le symptôme ; la couleur jaune de la peau pourra aussi se manifester dans les cas où, par suite d'une métastase purulente, un abcès viendrait à se former presque subitement dans cet organe. Il en est de même dans les inflammations et les dépôts dont le foie devient le siége à la suite de plaies, de coups ou de commotions à la tête, ainsi que l'ont observé Ambroise Paré, Bertrandi et Pouteau. Ce dernier explique les jaunisses qui surviennent à la suite des saignées de pied, pratiquées pour remédier aux accidens des plaies de tête, par le plus grand afflux de sang dans les vaisseaux hépatiques, afflux qu'entraîne la déplétion des vaisseaux des extrémités inférieures.

Ce n'est point ici le lieu de nous occuper des divers modes de terminaison des abcès du foie ; et pour compléter l'histoire de l'espèce de jaunisse qui en est le résultat, nous rapporterons les deux faits suivans :

Une femme d'environ quarante-cinq ans, qui avait brusquement cessé d'être réglée huit ou neuf ans auparavant, éprouva, deux ou trois ans après, des dérangemens dans ses digestions, la jaunisse survint ; tantôt constipation opiniâtre, tantôt diarrhée ; bientôt maigreur extrême ; gonflement dans la région épigastrique, lequel va en augmentant de volume, et quelques mois après présente de la fluctuation. Mertrud et le professeur Portal furent d'avis d'ouvrir le dépôt, d'où il s'écoula près d'une pinte de pus rougeâtre ; la malade guérit.

Un homme de cinquante ans, qui était atteint de la jaunisse, se plaignait d'une douleur aigue dans l'épigastre, et d'une douleur gravative vers le lobe droit du foie. La maladie s'étant prolongée, après diverses rémissions et exacerbations, il survint un vomissement considérable de matières noires et visqueuses ; le malade mourut. On trouva, dans le bas-ventre, des matières purulentes qui s'étaient écoulées de trois abcès qui existaient dans le foie ; la vésicule du fiel contenait de la bile noirâtre et visqueuse, et huit calculs biliaires dont le plus volumineux était gros comme une féve ; l'estomac offrait quelques marques d'inflammation (Lieutaud, observation 715).

Ictère par affection organique du foie ; aurigo ab obstructione (Sauvages). Cette espèce est admise généralement par tous les auteurs qui ont écrit sur l'ictère, lesquels lui ont assigné des dénominations qui en rappellent la cause d'une manière plus ou moins précise ; telles sont celles de *jaunisse par obstruction, par endurcissement, par engorgement du foie*. C'est cette espèce que M. Alibert nomme *ictéritie apyrexique, icteritia apyrexica*. N'est-ce pas à cette affection que quelques auteurs ont donné le nom d'*ictère froid*, attendu que le mal se manifeste avec lenteur, surtout chez les individus lymphatiques ? Ce n'est point ici le lieu de rapporter ce que l'anatomie pathologique nous apprend sur les diverses affections organiques du foie, qui toutes sont plus ou moins susceptibles d'être accompagnées de jaunisse. Il nous suffira de dire que ces affections désignées sous les noms de duretés, d'indurations, d'engorgemens, de squirres, etc., peuvent être la cause d'un ictère plus ou moins intense.

L'altération du foie peut être reconnue avant ou après la jaunisse. Le foie n'est pas toujours augmenté de volume. On le trouve aussi quelquefois plus petit ; ce qui prouve combien est peu fondée l'opinion de quelques médecins qui, dans la pratique, nient souvent l'existence d'une affection du foie, lorsqu'ils ne peuvent, par le tact, en acquérir la preuve matérielle.

L'ictère qui est l'effet d'un engorgement squirreux d'une plus ou moins grande partie du foie, est précédé de dérangemens dans les digestions, de douleurs obscures, et même d'une espèce de poids dans la région épigastrique, de malaise lorsque le malade veut se coucher à gauche, de vomissemens plus ou moins fréquens, de constipation d'abord opiniâtre, puis de diarrhée colliquative ; enfin surviennent la fièvre lente, le marasme, ou l'œdème des extrémités, la bouffissure du visage, quelquefois du côté droit seulement, lorsque la maladie est commençante ; les urines de plus en plus rares et bourbeuses ; le gonflement du ventre bientôt suivi de signes non équivoques de l'ascite, quelquefois même de l'hydrothorax.

La jaunisse qui survient dans les affections organiques du foie, peut provenir soit d'une modification de la sécrétion biliaire, soit de la rétention de la bile causée par l'action mécanique que les parties affectées exercent sur les canaux biliaires.

Quoi qu'il en soit, que ces causes agissent isolément ou si

multanément pour la production du phénomène qui nous occupe, l'observation anatomique fait connaître que les cas où l'ictère est survenu dans les affections organiques du foie, sont principalement ceux où l'altération avait son siège à la face concave de l'organe.

L'altération du foie est souvent accompagnée de celle d'un ou de plusieurs organes voisins.

L'observation suivante fera parfaitement connaître la marche du genre d'altération du foie auquel tient l'espèce de jaunisse dont nous venons de parler.

Un ecclésiastique, âgé d'environ quarante-cinq ans, après avoir mené une vie très-active, éprouve quelques chagrins, et devient sédentaire. Il survient des hémorroïdes qui fluent de temps en temps; corpulence, surtout à l'abdomen, tristesse, digestions pénibles avec sentiment de pesanteur à l'épigastre et dans l'hypocondre droit. Les hémorroïdes cessent de paraître; gêne dans la respiration. Sangsues à l'anus; boisson apéritive et rafraîchissante; digestions plus faciles; mieux être, cependant de temps en temps coliques venteuses; selles plus rares de matières plus colorées et consistantes; tout à coup perte d'appétit; langue limoneuse; épigastre tendu et douloureux; yeux jaunes; et bientôt même coloration du visage et de tout le corps; urines rouges, rares et briquetées; pouls dur et fréquent. Sangsues à l'anus; boisson apéritive et diurétique; purgatifs, lavemens; sucs de plantes chicoracées avec terre foliée de tartre. Diminution de la jaunisse, mais respiration plus gênée; enflure des extrémités inférieures; ventre tendu vers l'épigastre et l'hypocondre droit, ballonné dans le reste de son étendue; urines rares et bourbeuses; pouls fréquent, dur, parfois irrégulier. Tisane diurétique coupée avec du vin blanc, sucs de pissenlit, cerfeuil, bourrache et cresson, avec oximel scillitique. Augmentation de l'urine; diminution de l'enflure. Eaux de Seltz; pilules de savon; gomme ammoniaque et aloes; frictions aromatiques sur les parties infiltrées. Vésicatoires aux jambes, pilules de Bacher. Evacuations alvines plus fréquentes; céphalalgie violente; langue gênée dans ses mouvemens; pouls fréquent et plein; trouble des facultés intellectuelles. Une fièvre putride et adynamique se déclare, et le malade succombe au bout de trois jours de cette fièvre.

A l'ouverture du corps, peu de sérosité dans l'abdomen; foie très-petit, grisâtre, très-consistant; canaux et vésicule biliaires rétrécis; environ trois pintes de liquide dans les cavités thoraciques (Cornac).

Ictère par compression des canaux biliaires. Cette espèce de jaunisse que nous établissons, se trouve réunie, par quelques auteurs, avec la jaunisse par pléthore bilieuse ou par pléthore sanguine du foie, dont nous la distinguons, attendu qu'elle en diffère singulièrement, sous le rapport de l'obstacle qui s'oppose à l'écoulement de la bile, sous celui du pronostic, et surtout par les moyens curatifs.

Tout ce qui peut s'opposer au libre écoulement de la bile dans le duodénum, devient une cause d'ictere. C'est ainsi que chez les animaux on détermine un ictère artificiel, en pratiquant la ligature du canal cholédoque.

Divers genres de causes peuvent amener cette espèce de jaunisse ; nous en établirons ici trois variétés.

A. *Ictère des femmes grosses; ictère gravidique* de Baumes. Dans les derniers mois de la grossesse, la matrice acquiert, chez certaines femmes, un volume très-considérable ; surtout chez quelques-unes, relativement à la capacité de leur abdomen ; il se fait un refoulement, une pression des viscères abdominaux vers le diaphragme, d'où résulte une difficulté plus ou moins grande à l'écoulement dans le duodénum de la bile sécrétée par le foie, ou contenue dans la vésicule biliaire, et par suite un état de jaunisse.

Nous admettons aussi, avec Sauvages, M. Portal et autres, que cette sorte de jaunisse tient encore à la pléthore sanguine ou bilieuse du foie, qui peut dépendre elle-même soit de la suppression des menstrues, soit de la difficulté de la circulation du sang dans la veine porte, soit enfin de l'augmentation ou du nouveau mode d'action qui survient dans tous les viscères abdominaux, par suite de l'orgasme où se trouve l'utérus pendant la gestation.

L'observation suivante vient à l'appui de l'opinion qui attribue à la pléthore la jaunisse qui survient dans les premiers mois de la grossesse. Une dame fut atteinte d'un ictère au troisième mois de la conception. On le dissipa par les délayans, les bains, et deux saignées, qui d'ailleurs étaient indiquées par un pouls plein, fréquent, et des bouffées de chaleur au visage, et par de légères douleurs dans les lombes et la région épigastrique.

B. *Ictère par distension de l'estomac ou des intestins.* Plusieurs auteurs parlent de jaunisse survenue mécaniquement à la suite de dilatations excessives de l'estomac, ou de l'accumulation des matières fécales dans les gros intestins, tels que le colon, ainsi que l'a observé Van Swiéten. Nous nous bornerons à indiquer ici cette sorte de jaunisse, dont nous ne saurions citer aucun exemple.

C. *Ictère par altération des organes qui avoisinent l'appareil biliaire.* Les indurations et les tumeurs qui surviennent au pancréas, à l'estomac, à la rate, à l'épiploon, au mésentère, au rein droit, ou dans le tissu cellulaire environnant, peuvent, par la compression qu'elles exercent directement ou indirectement sur les canaux biliaires, être une cause d'ictère. Il faut reconnaître ici, comme dans les cas de grossesse, que la jaunisse peut aussi être le résultat d'un reflux du sang vers le foie ; ce qui a lieu par la difficulté que ce fluide éprouve à pénétrer dans l'organe altéré. On doit évidemment excepter de cette hypothèse les cas où la jaunisse tient à une tumeur formée par le duodénum, et où se trouve comprise l'extrémité inférieure du canal cholédoque.

On reconnaîtra ces divers cas de jaunisse par les symptômes qui caractérisent chacune des affections qui en sont la cause: On peut mentionner ici un cas bien plus difficile à reconnaître et à déterminer ; c'est celui de la jaunisse qui tient à un rétrécissement ou à une oblitération du canal cholédoque, causée par l'épaisseur de ses parois.

Nous terminerons ce qui est relatif à l'histoire de la jaunisse dépendante d'une compression exercée par un organe affecté, en en faisant connaître la marche et l'issue toujours funeste, par les observations suivantes. •

Un homme de soixante-quinze ans, mélancolique, eut, après un violent chagrin, un dévoiement qui disparut et revint successivement. Digestions difficiles, sentiment de gêne dans l'abdomen, vers les côtes asternales droites. Quatre mois après, ictère qui commence par la poitrine, se répand sur tout le corps, est mieux prononcé au visage, mais fort intense aux yeux ; les membres étaient peu colorés. Bouche amère, tumeur à l'hypocondre droit qui dépasse les côtes, et occupe une grande partie de l'épigastre ; compression médiocrement douloureuse. Insomnie, dyspnée, borborygmes, coliques venteuses, augmentation de la tumeur, démangeaison universelle, diarrhée, perte absolue de l'appétit, frisson, marasme, défaillance, mort au bout de sept ou huit mois. Foie volumineux, flasque, assez sain, de couleur verdâtre à sa face inférieure et dans une grande partie de son parenchyme ; vésicule biliaire cinq fois plus grosse que dans l'état ordinaire. Les conduits hépatique et cystique, au lieu de se réunir à angle aigu pour former le canal cholédoque, étaient parallèles, réunis, et affectaient une ligne droite de plus de quinze lignes de diamètre. La bile qui distendait ces parties était filante, d'un vert foncé, et sans concrétion ; le pancréas squirreux, ayant deux fois son volume ordinaire, oblitérait entièrement le canal cholédoque, dans lequel on pouvait à peine faire passer le stylet le plus fin.

Quelque temps après l'extraction d'un testicule, un individu est pris de coliques d'abord légères et fugaces, mais qui deviennent par la suite fréquentes, plus longues et plus vives ; la jaunisse paraît, et devient de plus en plus intense ; nausées, vomissemens fréquens, fièvre lente, diarrhée, mort. Tumeur squirreuse du duodénum qui comprimait le canal cholédoque. Foie sain.

Ictère par suppression d'évacuations, rétropulsion d'exanthèmes, et par métastase. Dans le petit nombre d'auteurs qui ont fait une classe à part des jaunisses produites par les causes que nous indiquons, celui qui a traité son sujet avec le plus de clarté, nous paraît être M. Cornac dans sa thèse que nous avons déjà citée. Il observe fort judicieusement que toutes ces causes peuvent très-bien produire l'une des espèces de jaunisse signalées précédemment, mais que, dans beaucoup de circonstances, il serait impossible de déterminer à quel mode d'altérations on pourrait rapporter l'ictère survenu par l'une de ces causes, et que d'ailleurs cette distinction est des plus utiles, dans beaucoup de cas, pour le traitement. La suppression de la plupart de nos évacuations, soit naturelles, soit accidentelles, peut être cause de la jaunisse, ainsi que nous l'avons déjà dit en parlant de l'ictère par pléthore, et de celui qui tient à l'inflammation du foie. Il est très-fréquent de voir l'ictère produit par la suppression de la transpiration, soit générale, soit partielle; telle est surtout la transpiration ou la sueur des pieds, principalement chez les sujets où cette excrétion est fort abondante. Il est aussi assez fréquent que la jaunisse survienne après des dévoiemens anciens qui se sont ou qui ont été supprimés trop promptement. On l'a également observée chez des femmes ayant des flueurs blanches, et chez des hommes atteints de gonorrhée, lorsqu'on a voulu arrêter mal à propos ces écoulemens par des injections astringentes. Cette affection a encore été produite par des rétentions d'urines, par la suppression de toute espèce d'exutoires, par la guérison de certains ulcères, et surtout de ceux qui étaient plus ou moins anciens.

Toutes les éruptions qui doivent se faire par la peau peuvent, si elles n'ont pas lieu, ou si elles surviennent et qu'elles n'aient pas un libre cours, produire la jaunisse; telles sont la rougeole, la variole, la fièvre miliaire, etc. La répercussion des dartres, de la gale, de la teigne produisent encore bien souvent le même accident.

Les douleurs rhumatismales qui se sont dissipées trop promptement, les accès de goutte qui n'ont pas eu un cours régulier, ont encore déterminé l'ictère.

Il y a lieu de penser que, dans toutes ces circonstances, il existe une sorte d'altération du côté des organes biliaires, dont nous ignorons la nature; et malgré que, le plus ordinairement, l'ictère disparaisse, lorsque l'évacuation supprimée, l'exanthème rentré, etc., ont repris leur marche naturelle, il est cependant des cas où cette affection persiste, ce qui doit alors faire craindre une affection organique du foie.

Le fait suivant, rapporté par le professeur Portal, mérite d'être cité ici.

Une dame qui était sujette depuis longtemps à une transpiration copieuse et très-fétide au creux des aisselles, la supprima avec de l'alun; mais elle devint jaune très-promptement, et ne guérit que lorsque cette excrétion fut rétablie.

Ictère par des calculs biliaires; jaunisse calculeuse, aurigo calculosa (Sauvages). La jaunisse calculeuse est une de celles qui sont généralement admises, et presque tous les auteurs en font une espèce distincte; quelques-uns seulement la réunissent, sous le titre de jaunisse par obstacle à l'écoulement de la bile, avec l'espèce qui reconnaît pour cause une tumeur comprimant les conduits biliaires.

L'observation apprend que quelquefois des calculs biliaires existent dans la vésicule, qu'ils traversent les canaux cystique et cholédoque, franchissent l'orifice duodénal de ce dernier, et sont rendus avec les matières alvines, sans qu'il survienne le moindre accident, et sans que l'individu en éprouve même la plus petite douleur. Mais, le plus souvent, les personnes affectées de concrétions biliaires ressentent une sorte de pesanteur, surtout lorsqu'elles sont couchées sur le côté gauche. A ce symptome se joint un sentiment de pression sur l'épigastre; ce qui varie suivant le volume, la situation et la forme de la concrétion, et selon que l'estomac est dans un état de vacuité ou de plénitude. En changeant de place, la concrétion ou les concrétions (car souvent il en existe plusieurs) produisent une douleur semblable à celle de la colique, mais bien plus vive. Alors, et à la suite de quelques phénomènes, tels que le vomissement, un sentiment de chaleur à l'estomac, etc., survient un état d'ictère. Stack a observé que, chez des malades affectés de calculs biliaires, il régnait dans la région épigastrique une espèce de tuméfaction et de tympanite partielle; dans quelques cas, il se fait une telle accumulation de la bile dans la vésicule, que cet organe est plus ou moins distendu, et forme une tumeur sensible à l'extérieur.

Lorsque les douleurs sont très-violentes, il survient des accidens consécutifs, tels que des vertiges, des spasmes et des convulsions. Tous ces symptômes, tous ces accidens, et la jaunisse qui en faisait partie, ne tardent pas à cesser, lorsque la concrétion biliaire a franchi le canal cholédoque, et est parvenue dans le duodénum. Le malade ne tarde pas à rendre, par les selles, cette concrétion avec une certaine quantité de bile.

Les calculs biliaires étant rarement seuls, une nouvelle jaunisse et de nouveaux accidens surviennent, lorsque d'autres de
ces concrétions s'engagent dans les canaux excréteurs de la
bile.

Ce n'est point ici le lieu de traiter de la nature, de la forme,
du nombre de ces calculs, etc. On peut voir dans le grand
ouvrage de Morgagni, tout ce qui est relatif à l'histoire de ces
corps étrangers. D'après les observations de cet auteur, ces
concrétions peuvent encore causer la jaunisse, quoiqu'elles n'apportent aucun obstacle au cours de la bile. Elles agissent alors
soit par leur volume, soit par leurs aspérités, et déterminent
des douleurs qui, en se communiquant à tous les conduits biliaires, les crispent, et interceptent ainsi le passage de la bile.

Boerhaave rapporte l'histoire d'un de ses malades, qui,
durant toute sa vie, fut sujet à un ictère qui revenait tous les
ans, à peu près à la même époque, et ne cessait qu'après l'expulsion, par les selles, d'un plus ou moins grand nombre de
calculs. Il est commun, lorsque ces crises sont fréquentes et
de longue durée, qu'il survienne des convulsions ou une véritable inflammation qui peut être promptement mortelle, ou
se terminer par suppuration.

Lorsque les attaques ont lieu fréquemment, et qu'elles sont
violentes, il n'est pas rare de voir la jaunisse permanente.
Van Swiéten a observé des accès si intenses, qu'ils étaient
suivis d'une véritable inflammation du foie.

Voici à peu près comment les auteurs conçoivent la formation de cette espèce d'ictère. Si des calculs biliaires, formés
dans la vésicule du fiel, sont expulsés par le conduit cystique
dans le canal cholédoque, et qu'ils s'y arrêtent, la bile, qui
continue à être sécrétée par le foie, ne pouvant couler dans le
duodénum, reflue dans la vésicule du fiel, s'il n'y a point
d'obstacle dans le conduit cystique, distend plus ou moins
cette vésicule; les conduits cystique, hépatique, acquièrent
un plus grand diamètre; une pléthore bilieuse survient dans
le foie, et l'ictère se manifeste.

Selon quelques auteurs, l'ictère peut encore être produit par
des vers développés dans les intestins qui s'introduiraient dans
le canal cholédoque, et en le fermant mécaniquement s'opposeraient au passage de la bile.

*Jaunisse avant, pendant et après les fièvres; jaunisse fé-
brile de Sydenham.* L'espèce de jaunisse que nous désignons,
et dont l'histoire se rattache nécessairement à celle des fièvres
essentielles, est admise par la plupart de ceux qui ont écrit
sur cette affection. Elle a reçu des auteurs différentes dénominations, suivant l'espèce de fièvre avec laquelle ils l'ont étudiée.
Les uns l'appellent jaunisse par fièvre de mauvais caractère,

jaunisse typhoïde, jaunisse tenant à une lièvre intermittente ; d'autres seulement la nomment jaunisse febrile ; quelques-uns la désignent sous le nom de *jaunisse critique.*

Les lièvres gastriques ou bilieuses, soit continues, soit intermittentes ; les fièvres putrides et les lièvres ataxiques, sont quelquefois précédées, accompagnées ou suivies d'ictere ; d'où résultent des modifications ou des variations dans leur marce, leur durée, leur terminaison et leur traitement. Il est même, comme chacun le sait, une espèce de lièvre, à laquelle l'état d'ictère est tellement inhérent, qu'elle a reçu le nom de *fièvre jaune.*

L'ictère accompagne quelquefois la fièvre bilieuse continue ; dans ce cas, le ventre n'est pas resserré ; il y a même quelquefois diarrhée ; les matières fécales ne sont point décolorées ; les canaux biliaires ne paraissent pas être affectés de spasmes, ni obstrués par des calculs. Cette complication semble due à la trop grande activité du foie dans la sécrétion de la bile ; cette liqueur existant en trop grande abondance dans les intestins, est pompée par les absorbans, et ensuite disséminée dans toute l'économie au moyen de la circulation. Cette espèce de lièvre laisse souvent, après elle, des jaunisses universelles ou partielles qui se forment tout d'un coup, ou qui s'établissent graduellement, et dans un intervalle de temps plus ou moins long.

La jaunisse survient souvent avec les fièvres intermittentes d'automne ; et paraît dépendre, selon Van Swiéten (*Maladies des armées*), d'un trop long usage du quinquina. Ramazzini attribue à la même cause les jaunisses qui surviennent après les fièvres supprimées à l'aide de ce médicament.

L'*ictère périodique*, établi par Frédéric Hoffmann, est celui qui est lié aux accès d'une fièvre intermittente. En voici une observation rapportée par Sauvages : Une femme quadragénaire fut attaquée, pendant un an, de cette jaunisse, laquelle revenait avec le paroxysme de la fièvre, savoir avec froid et tremblement. A ces symptômes succédaient la chaleur et le vomissement ; cette jaunisse durait pendant deux jours, et revenait chaque semaine.

Junker a souvent observé l'existence de la jaunisse avec la fièvre quarte ; et il a remarqué que c'était l'espèce de fièvre où ce phénomène se rencontrait le plus fréquemment.

M. Portal rapporte qu'il a vu, dans plusieurs cas de fièvre maligne, un état de jaunisse qui donnait à l'ensemble de l'affection, le caractère ou l'aspect de la fièvre jaune.

On a vu la jaunisse survenir dans quelques fièvres intermittentes pernicieuses (appelées pour cette raison *ictériques*), constituer pendant l'accès le symptôme principal, et masquer les phénomènes les plus redoutables.

M. Bally (*Du typhus* d'*Amérique*) ne regarde point la jaunisse comme un symptôme essentiel de la fièvre jaune ; il ne
la considère, ainsi que les vomissemens noirs, que-comme un
symptôme accidentel, consécutif, et le résultat d'un travail
particulier qui est la source de ces épiphénomènes. On voit,
dit-il, des sujets parcourir toutes les périodes de la fièvre, sans
offrir ni ictère, ni vomissement. Il y a des individus qui meurent en vingt-quatre, quarante-huit et soixante-douze heures,
sans avoir présenté non plus ce changement de couleur de la
peau. M. Valentin partage cette opinion. Quoi qu'il en soit,
on peut regarder la jaunisse comme un symptôme presque
constant de cette affection, et qui survient en général vers la
seconde période de la maladie. A cette époque, une légère
teinte jaune se fait apercevoir sur le menton et sur les yeux ;
de là elle s'étend sur la poitrine, et par suite sur tout le corps,
en augmentant d'intensité. On a remarqué, dans certaines épidémies de fièvre jaune, des différences pour la fréquence dans
la manifestation de l'ictère ; M. Gonzalès a observé à Cadix,
qu'en 1804, l'ictère n'a pas été aussi fréquent qu'en 1800.

Les pyrexies ne sont pas les seules affections dans lesquelles
se manifestent les jaunisses critiques. Forestus a vu survenir
l'ictère comme phénomène critique, le septième jour d'une
pleurésie bilieuse. Swédiaur a vu le même phénomène se manifester dans les affections syphilitiques. Bianchi affirme avoir vu
des affections chroniques, dissipées entièrement par la présence
de l'ictère. *Strenui vini potæ frequenter ventriculi languori-
bus, aut colicis, aut articularibus affectibus corripiuntur ;
quos tamen his omnibus non raro solutos vidimus per subi-
tum salutarem icterum.*

Ictère par cachexie. Les affections scorbutiques, cancéreuses, scrofuleuses, syphilitiques, etc., portées à un très-haut
degré d'intensité, sont souvent accompagnées, surtout chez
certains sujets, d'une couleur jaune, terne de la peau, qui
tient sans doute à une dégénérescence du sang, que n'a pu
encore déterminer l'analyse chimique.

La jaunisse qui tient à ces causes, se termine fréquemment
par l'hydropisie. Pour tout ce qui est relatif à son histoire,
nous renvoyons aux affections dont elle n'est que le symptôme.

Ictère noir, icteritia nigra (Forestus). Nous placerons ici,
en quelque sorte comme appendix aux diverses espèces que
nous venons de décrire, le genre d'ictère que plusieurs auteurs,
tels que Sauvages, Sagar, Vogel, ont établi sous le nom d'ictère noir, *melas icterus, melanchlorus* (Fernel). Cet ictère
se trouve décrit de la manière suivante, par Arétée : *Cæterùm
ii, quos icterus invasit niger, colore inficiuntur ex atro viridi-
que permixto ; horroribus corripiuntur ; imbecilles sunt ;*

ignaviæ cedunt, animo demissi, fædos odores sentiunt, et amarum habent gustum; spiritum ægrè trahunt; venter iis quasi mordetur; dejectiones porraceæ, subnigræ, siccæ, vix expulsæ: urinâ nigricante quodam colore saturatâ; cibum non concoquunt, et fastidiunt; vigiliis premuntur; mente dejecti sunt, et melancholici.

Les causes auxquelles Sauvages attribue cette espèce d'affection, sont les piqûres de certains scorpions, un état scorbutique, une affection de la rate, un vice du foie. Les espèces admises par cet auteur, chez lequel on les trouve le plus multipliées, sont 1°. l'ictère noir de diverses couleurs; 2°. l'ictère noir, causé par un poison; 3°. l'ictère noir périodique; 4°. la dartre noire; 5°. l'ictère noir scorbutique; 6°. l'ictère noir splénique; 7°. l'ictère noir hépatique; 8°. l'ictère noir des Indes.

La plupart des auteurs modernes considèrent cette affection comme le dernier degré de la jaunisse proprement dite. Etmuller dit même un peu trop généralement que l'ictère qui dure très-longtemps, dégénère toujours en ictère noir. Une observation rapportée par Souyer du Lac, et consignée dans l'ouvrage de M. Portal, vient à l'appui de cette assertion, que nous regardons, avons-nous dit, comme trop générale. Quoi qu'il en soit, il est des cas où une coloration noirâtre se manifeste avec une telle promptitude, que l'on serait porté à se rapprocher de l'opinion des anciens, sur l'existence primitive de l'ictère noir. Nous citerons à ce sujet, le fait suivant, qui nous a été transmis par une personne aussi distinguée par son jugement et son savoir, que par son rang.

Madame la duchesse d'Aiguillon, dame du palais de la reine Marie Lecsinska, fut prise, au troisième mois de sa grossesse, d'une sorte d'ictère noir qui se manifesta sur le visage et sur la poitrine. Elle resta dans cet état jusqu'après son accouchement, époque à laquelle cette couleur parut se dissiper par les sueurs. L'enfant dont cette dame accoucha était parfaitement blanc. Dans une seconde grossesse, le corps seul devint noir, la figure resta blanche. Ce phénomène se dissipa de la même manière que la première fois.

Ictère traumatique. Les blessures du foie, celles surtout qui intéressent sa partie concave, les blessures ou les déchirures de la vésicule ou des conduits biliaires qui peuvent arriver dans les violentes commotions, sont encore des causes qui amènent la jaunisse.

Si l'ictère était causé par la blessure des conduits biliaires, entre autres symptômes locaux, il exciterait une douleur vive dans le trajet de ces mêmes conduits, et la bile venant à s'épancher dans la cavité péritonéale, donnerait lieu à une péritonite plus grave que dans les simples plaies du foie.

Complication. L'ictère est un état pathologique qui, sous le rapport des complications, doit être considéré plutôt comme compliquant d'autres affections, que comme compliqué lui-même. D'après ce qui a été dit dans le cours de cet article, on a pu voir dans quelles affections il survient, soit comme phénomène, soit comme complication. Il nous reste seulement à dire, ici que c'est le scorbut et l'hydropisie qui sont les affections dont se complique le plus communément l'ictère, ce qui n'arrive même que dans le cas où cette affection tient à quelque lésion organique des viscères abdominaux.

On voit souvent le mélæna et l'ictère exister conjointement chez le même sujet.

Diagnostic. La jaunisse est en général une affection tellement facile à reconnaître, qu'après en avoir tracé les symptômes, et indiqué la marche, nous ne nous arrêterons point à en établir le diagnostic. La coloration en jaune de la peau, la teinte safranée des urines, la décoloration des excrémens, seront toujours les signes de ce genre d'affection, dont les espèces ne sont pas également faciles à distinguer.

On distinguera aisément l'ictère de l'embarras gastrique bilieux, accompagné d'une forte coloration de la peau en jaune à l'état des excrétions urinaires et alvines, lesquelles ont, ainsi que nous l'avons dit, un caractère particulier que l'on ne rencontre que dans la surcharge bilieuse. A l'aide de la moindre attention, on évitera également de confondre l'ictère avec le commencement d'une fièvre gastrique ou bilieuse. La fièvre jaune se distinguera aussi fort bien de la jaunisse proprement dite, par les symptômes de pyrexie et les autres phénomènes auxquels donne lieu l'action des miasmes contagieux.

Les symptômes inflammatoires qui, avec la jaunisse, accompagnent l'hépatite, feront distinguer par dessus tout l'inflammation du foie, qui est alors visiblement l'affection essentielle.

Un ictère léger se distinguera encore d'une chlorose intense, parce que, dans ce dernier cas, les urines et les matières alvines ne diffèrent pas de ce qu'elles sont dans l'état ordinaire. L'ictère le plus intense, celui qui, à cause de la coloration des tégumens, a reçu le nom d'ictère noir, est accompagné de circonstances et de symptômes qui ne permettront sans doute jamais de la confondre avec aucune coloration semblable, mais naturelle de la peau.

Il sera toujours fort facile de distinguer l'état d'ictère, des vastes ecchymoses.

Enfin c'est ici le lieu de faire remarquer qu'il est beaucoup d'individus dont la couleur de la peau est telle, qu'on les croirait atteints d'ictère et dans un état maladif, si on n'apprenait que la coloration en jaune leur est habituelle et se concilie parfaitememenct avec l'intégrité de leurs fonctions.

Jaunisses simulées. On a vu des individus qui, pour se soustraire plus ou moins longtemps au service militaire, ont simulé la jaunisse avec certaines drogues.

Dans une note insérée par M. Hubert, dans le treizième volume du Journal de la Société de médecine de Paris, il est aussi fait mention d'une femme qui, pour obtenir sa sortie d'une prison où elle était détenue, se donna une jaunisse factice en se frottant le corps avec du suc de grande chélidoine. Cet artifice réussit au point qu'un officier de santé lui fit obtenir une mise en liberté pendant deux mois; au bout desquels il certifia encore que la maladie serait de longue durée.

On reconnaîtra facilement ces sortes de ruses au défaut de coloration de la sclérotique, à l'état des évacuations, etc.

Pronostic. Le pronostic de la jaunisse varie selon l'âge, le sexe, le tempérament et l'idiosyncrasie du sujet affecté. Il varie aussi suivant les causes, les symptômes et la durée de la maladie, et selon ses complications.

En général, l'ictère est moins fâcheux chez les jeunes sujets que chez ceux qui sont avancés en âge. Lorsque le malade joint la vigueur à la jeunesse, les forces de la nature suffisent presque toujours pour opérer la guérison de sa maladie. Selon Vitet, les hommes doués de beaucoup d'embonpoint et les vieillards guérissent difficilement de l'ictère.

L'ictère qui arrive chez les filles et chez les femmes par suite d'une pléthore déterminée par une suppression de règles, se guérit ordinairement avec facilité par le retour de cette évacuation sanguine.

La jaunisse intense qui a quelquefois lieu chez des femmes qui ont cessé d'être réglées, annonce souvent des engorgemens dans les viscères abdominaux. Forestus regardait l'ictère comme constamment mortel chez les femmes âgées.

Les individus dont le tempérament et l'idiosyncrasie ne favorisent pas la prolongation de la maladie, guérissent plus promptement que dans le cas contraire.

L'ictère qui survient à la suite de l'abus des liqueurs spiritueuses est en général d'un mauvais présage. Il en est de même de celui qui tient à une lésion organique.

Lorsqu'il n'existe ni gonflement, ni douleur, ni dureté, ni tumeur dans l'abdomen, qu'il n'y a ni grande difficulté de respirer, ni prostration considérable des forces, que la jaunisse n'a été précédée d'aucune maladie aigue ou chronique, le pronostic est favorable.

La diminution de l'amertume de la bouche, de la démangeaison, des coliques et des vents, la moiteur de la peau sont également favorables.

Rosen a remarqué que la maladie est moins opiniâtre, lorsque la sueur et la salive sont épaisses et amères.

On doit espérer une prompte guérison de la jaunisse lorsque la matière des selles, qui était grisâtre, prend une couleur jaune, que la couleur noire ou rouge des urines diminue, et que celles-ci reprennent leur couleur naturelle.

L'ictère qui passe à la couleur verdâtre, et qui devient ensuite d'un jaune clair, est sur le point de se dissiper entièrement.

L'ictère qui a servi de crise à une maladie aiguë, devient quelquefois chronique, et né se dissipe qu'à la longue et spontanément, après avoir résisté aux plus puissans secours de l'art (Double).

La jaunisse qui s'empare tout à la fois et en peu de temps de tous les tégumens, et avec passage rapide de la couleur jaune au verdâtre foncé, est toujours plus fâcheuse que celle dont la couleur devient foncée par degrés insensibles, à moins qu'il n'y ait en même temps affections du foie.

Quoique l'ictère paraisse dissipé lorsque la peau reprend sa couleur naturelle, il ne faut pas croire à une parfaite guérison, si les excrémens ont une couleur cendrée, ou s'il y a oppression au creux de l'estomac.

La jaunisse qui varie fréquemment de nuance, qui, par exemple, passe brusquement du vert au jaune, ou du jaune au vert, est d'un très-mauvais augure.

Les urines blanches, limpides, en petite quantité, et celles qui sont noires, troubles, épaisses; annoncent un avenir fâcheux, et font présager l'hydropisie.

La douleur et le gonflement de l'hypocondre droit, le hoquet, les défaillances, sont des symptômes extrêmement graves.

La diarrhée qui paraît pendant l'accroissement de la maladie, n'est point critique; elle abat les forces, augmente la jaunisse; elle n'est critique que vers le décroissement de l'ictère.

La tympanite, la diarrhée colliquative, les déjections et les vomissemens qui surviennent dans l'ictère, sont des accidens des plus funestes.

Si l'ictère est ancien et s'il est réuni à des obstructions, l'hydropisie est fort à craindre. Lorsque cette complication survient, la terminaison est ordinairement funeste.

Le délire, les mouvemens convulsifs, la manie, sont de mauvais augure dans la jaunisse.

Les hémorroïdes fluantes sont souvent salutaires aux ictèriques ; mais il faut que cette évacuation arrive de bonne heure et lorsque les malades conservent encore leurs forces.

On a vu des hémorragies qui survenaient dans la jaunisse, devenir funestes.

La jaunisse qui arrive dans certaines convalescences mérite peu d'attention, et se dissipe naturellement.

L'ictère spasmodique est, en général, un des moins fâcheux.

Le degré de curabilité de l'ictère, causé par les affections de l'ame, est proportionnel à l'intensité et à la durée de ces mêmes affections.

L'ictère causé par une affection subite de l'ame, telle que la colère, est le moins fâcheux de tous, à moins qu'il ne soit accompagné de délire et de convulsions. Celui qui tient à une affection lente, telle que le chagrin, n'est jamais sans danger, surtout si la cause persiste pendant un certain temps.

Lorsque l'ictère tient à une douleur physique, à une convulsion, etc., il ne tarde pas à disparaître avec la cessation de la cause qui l'a produit.

La jaunisse par irritation du canal intestinal, tenant à une indigestion, à un vomitif, se dissipe assez promptement lorsque l'estomac et les intestins sont rentrés dans leur état naturel. Celle qui ne survient que peu après un empoisonnement doit faire craindre une inflammation ou affection chronique de quelque viscère.

Lorsque la jaunisse tient à une morsure de vipère, elle se dissipe en peu de jours, avec les autres accidens dont elle est accompagnée.

L'ictère par pléthore bilieuse est ordinairement de facile guérison ; mais il est sujet à récidiver avec l'espèce de pléthore qui l'a produit.

Nous porterons le même pronostic de l'ictère par pléthore sanguine du foie ; nous ajouterons cependant une remarque fort importante, c'est que, si on ne s'empresse de remédier à la pléthore sanguine, on s'expose à ce qu'elle détermine l'inflammation de l'organe qui en est le siége.

Dans les inflammations aiguës ou chroniques du foie ; la couleur ictérique de la peau n'a d'autre signification que celle qui se rapporte à la gravité de l'hépatite, gravité assez ordinairement proportionnée à l'intensité de l'ictère (Double).

Il faudrait craindre le ramollissement des hypocondres, qui succéderait à leur gonflement avec rénitence, surtout si la jaunisse avait été l'effet de quelque inflammation ; et il ne faut pas méconnaître, s'il est possible, celle qui s'est faite sourdement ; car alors il peut s'être formé un abcès dans le foie, dans la rate ou dans les parties voisines, sans qu'il y ait eu de vives douleurs, ni même d'autres symptômes violens (Portäl). Dans tous les cas, la jaunisse par abcès du foie est presque toujours mortelle.

Tout ictère par affection organique du foie est au moins fâcieux, s'il n'est mortel. Même pronostic pour les cas de lésion de la vésicule et des conduits biliaires. *In ictericis hepar durum fieri, malum est* (Hipp. , ap1. 42, sect. vi).

La jaunisse des femmes grosses disparaît par l'accouchement ; celle qui tient à un état de distension de l'estomac, ou des intestins , cesse avec cette même distension.

Tout ictère qui a pour cause une compression exercée sur les conduits biliaires par un organe affecté, ou par une tumeur quelconque, est toujours fort dangereux, excepté dans le cas où cette tumeur serait indolente, et où elle viendrait à se déplacer.

L'ictère par suppression de cette évacuation , par rétropulsion d'exanthème ou par une métastase quelconque, cède souvent , lorsqu'il est récent, au retour de l'évacuation, de l'exanthème ou de l'affection qui avait disparu ; mais ce retour n'est pas toujours facile à obtenir.

- Lorsque l'ictère est causé par des calculs biliaires, il y a, en général, peu d'espoir de guérison : *hi icteri recidivant ; incurabiles sunt, et mortem tandem inferunt*, a dit Baglivi.

Relativement au pronostic à porter de l'ictère qui survient dans les fièvres , nous ne citerons que les ap1orismes suivans : *Quibus in febre morbus regius supervenit ante septimum diem, malum est ; nisi confluxus humorum per alvum fiat* (Hipp. ; sect. iv, ap1. 62).

Quibus in febre septimâ , aut nonâ, aut undecimâ , aut quarta-decimâ, morbus regius supervenit , bonum est , nisi dextrum hypocondrium durum sit ; alioquin non bonum (*Id.* ap1. 64).

La jaunisse qui tient à une cachexie quelconque a pour pronostic celui même de cette cachexie. On a vu la jaunisse qui tenait à un principe vénérien, céder promptement à l'emploi des mercuriaux. Celle qui se manifeste par suite d'affection cancéreuse annonce que l'art n'a plus de ressources pour la guérison de celui qui en est atteint.

L'ictère noir est ordinairement long et rebelle.

Quant à l'ictère traumatique, son pronostic est relatif à la léthalité de la blessure qui y a donné lieu, et à l'épanchement de bile qui peut exister dans l'abdomen.

Relativement aux complications, le pronostic de l'ictère est encore variable ; ainsi, dans l'hydropisie où l'ictère annonce une affection du foie, le cas est mortel ; avec le scorbut , le cas est dangereux ; avec le mélœna, il est fâcheux.

Autopsie, ou résultats de l'ouverture du corps des personnes mortes ayant la jaunisse. L'ictère étant rarement une maladie essentiellement mortelle, et ne se terminant, en général, d'une manière funeste, que par sa réunion avec une affection organique plus ou moins fâcheuse; nous disons à dessein, avec M. Portal : ouverture des personnes mortes ayant la jaunisse, et non des personnes mortes de la jaunisse, ce qui est fort essentiel à observer, afin d'éviter de fausses inductions.

Les cadavres des personnes mortes ictériques conservent ordinairement la coloration morbide qui existait pendant la vie; c'est ainsi qu'on retrouve chez ces sortes de sujets une teinte jaune ou verdâtre, ou noirâtre, selon la couleur particulière qu'offrait l'individu. Cependant l'intensité de la couleur diminue quelquefois après la mort, ainsi que l'a observé M. Portal, qui ajoute avoir vu la peau de quelques sujets, morts sans avoir eu la jaunisse, être d'une couleur très-foncée. Au rapport du même observateur, les membres du cadavre sont très-flexibles. L'habitude extérieure du corps est ordinairement dans un état d'anasarque, ou du moins il y a infiltration au visage, aux mains et aux pieds; d'autres fois il existe un état d'amaigrissement et de marasme très-considérables. Lorsqu'on pratique des incisions dans l'épaisseur des parties ainsi infiltrées, il s'en écoule un liquide séreux plus ou moins jaunâtre. La sérosité qui existe quelquefois, soit dans les ventricules cérébraux, soit dans la poitrine ou dans l'abdomen, présente aussi la même coloration; seulement dans quelques cas, elle est rougeâtre et chargée de concrétions muqueuses.

Tous les tissus, même les plus compacts, sont en général plus ou moins imprégnés d'une couleur jaune; tels sont, le tissu cellulaire graisseux, les muscles (qui entre autres sont ramollis), les membranes, et surtout les membranes séreuses, l'intérieur du système artériel, les tendons, les cartilages, le périoste et les os eux-mêmes. Kerkringius rapporte (observation anatomique 57) qu'une femme ictérique accoucha d'un enfant ictérique comme elle, et dont les os étaient très-jaunes.

La substance du cerveau, selon Morgagni, des poumons, du cœur, du foie, de la rate, des reins, est ramollie, et contient une sérosité jaunâtre ou rougeâtre. La plupart des fluides, et surtout la graisse, participent de cette coloration; la couleur du sang est aussi plus ou moins altérée. Théod. Zwingerus dit avoir vu le sang de quelques ictériques semblable, pour la couleur, à l'urine des chevaux. Selon M. Portal, l'humeur aqueuse des yeux prend quelquefois une couleur jaune, et cependant, dit-il, elle conserve sa transparence naturelle dans des sujets atteints de la jaunisse, qui croient voir les objets

teints en jaune; mais la plupart de ces sujets, ajoute-t-il, ont
la conjonctive, et même la portion de cette membrane qui
couvre la cornée transparente, de couleur plus ou moins
jaune. Morgagni et Stoll n'ont jamais trouvé de changement de
couleur dans les tumeurs de l'œil.

Le foie est de tous les organes celui qui se trouve le plus
fréquemment altéré dans les cas de jaunisse. Dans les cadavres
d'ictériques, on a trouvé cet organe atteint de tous les modes
d'affections dont l'anatomie pathologique nous aprend qu'il
est susceptible. Ainsi, on a vu ce viscère offrant des traces d'un
engorgement inflammatoire, augmenter ou diminuer de volume, passer à l'état graisseux, stéatomateux; engorgé, endurci, squirreux, présentant çà et là des bosselures, surtout
à sa partie inférieure. On l'a trouvé aussi contenant des abcès
ou une vomique plus ou moins étendue, offrant des ulcérations, sphacelé, renfermant des concrétions dans ses canaux
biliaires; enfin, ayant des adhérences nombreuses et intimes
avec les organes voisins.

L'état de la vésicule biliaire est aussi fort variable; très-
souvent elle renferme des concrétions dont le nombre varie à
l'infini; quelquefois il n'y a qu'un seul calcul, plus ou moins
volumineux, et d'autres fois on en rencontre plusieurs cen-
taines, bien entendu d'un plus petit volume. Avec ces calculs
biliaires, on a vu la vésicule être absolument vide, et dans
d'autres circonstances, on l'a trouvée énormément distendue
par la bile. Van Swiéten parle d'une vésicule qui, du bord
inférieur des côtes, descendait jusqu'à la crête de l'os des îles,
et contenait plus d'une livre de bile. Ce liquide, sans égard à
sa quantité, a été trouvé visqueux, noirâtre, uni à une
matière granuleuse, semblable à du tuf. Dans certains cas, il
s'est offert épais, ou très-séreux. Les parois de la vésicule ont
présenté diverses altérations; on y a reconnu des traces d'inflammation. On a vu ses parois épaissies, endurcies, recon-
vertes de végétations fongueuses. Bonnet a remarqué dans son
intérieur des excroissances charnues (observation 13); on l'a
trouvée adhérente aux organes voisins. Chez un sujet mort ictérique, la vésicule et son canal manquaient entièrement
(Bourgeoise, thèse citée).

Les canaux hépatique, cystique et cholédoque ont été trouvés contenant, dans divers points de leur étendue, des calculs
plus ou moins volumineux. Lorsque ces concrétions étaient
arrêtées dans les canaux hépatique ou cholédoque, ils bou-
chaient entièrement ces conduits; on a trouvé ceux-ci dilatés
au-dessus de l'obstacle, et contenant une plus ou moins grande
quantité de bile, ce qui n'a pas lieu quand le corps étranger
existe dans le canal cystique. On a vu ces divers canaux rétré-

ais, au point de ne pouvoir y introduire le stylet le plus fin. Stoll a trouvé le canal cholédoque dans un état cartilagineux. Cabrole rapporte l'observation d'une jaunisse occasionée par la mauvaise conformation du canal cholédoque, conformation qui était telle, que son extrémité qui est du côté du foie était fort évasée, tandis que son ouverture dans les intestins était capillaire; enfin, on a vu ces divers conduits comprimés et oblitérés plus ou moins complétement par des tumeurs de diverses natures, formées dans leur voisinage.

C'est ici le lieu de faire mention de deux questions qui ne peuvent être éclaircies qu'à l'aide des recherches d'anatomie pathologique. On a demandé si dans le cas où un calcul engagé dans le canal cholédoque s'oppose entièrement à l'écoulement de la bile dans l'intestin, sans que pour cela il existe de jaunisse; on a demandé, dis-je, s'il n'y avait pas lieu d'admettre la possibilité d'un second canal cholédoque, ou une bifurcation existante au dessus de l'obstacle, et donnant passage à l'humeur biliaire. Morgagni et M. Portal, d'après plusieurs faits observés, admettent la possibilité du phénomène.

La seconde question est de savoir si l'obstruction du conduit cystique suffit pour produire la jaunisse? Il y a lieu de penser dans cette circonstance, ainsi que l'observe M. Corps, cité par Bosquillon, dans sa traduction de Cullen, que cette obstruction ne suffit pas, au moins, pour produire une jaunisse de longue durée, et que, dans les cas où l'on attribue la maladie à cette cause, il faut admettre une absorption de la bile qui remplit la vésicule du fiel, parce que, quand la cause de l'obstruction n'est pas assez près de l'extrémité du conduit cystique pour boucher l'orifice du conduit hépatique, ni assez considérable pour comprimer le conduit commun, et en diminuer la capacité, la bile doit facilement passer du foie dans les intestins; ainsi la jaunisse peut se dissiper, quoique le conduit cystique reste obstrué, et ne point reparaître, parce qu'il ne peut pas entrer dans la vésicule du fiel de nouvelle bile, capable d'être absorbée et de se répandre dans le reste du corps.

L'observation faite par Pauw d'une vésicule à deux conduits, dont l'un s'ouvrait dans le jéjunum, et l'autre dans le colon, peut se rattacher jusqu'à un certain point à la question dont il s'agit.

Stoll (*Rat. med.*, pars tert.) a trouvé le pylore rétréci et une portion considérable du ventricule dure et presque cartilagineuse chez des personnes mortes de jaunisse par abus des liqueurs spiritueuses.

Le duodénum a été trouvé squirreux, ulcéré dans la partie où vient s'ouvrir le canal cholédoque.

On a vu le pancréas tuméfié et dans un état squirreux, comprimer les canaux biliaires.

La rate a été trouvée gonflée, tuméfiée et même désorganisée. Zacutus Lusitanus fait mention d'un ictère noir survenu à une personne qui n'avait point de rate (*Prax. admirand.*, lib. III, ob. 137).

L'épiploon et le mésentère se sont offerts dans divers états d'altérations, tels que tuméfaction graisseuse, squirrosités, etc.

Le rein droit a été trouvé très-volumineux, changé de forme et de nature.

La veine-porte s'est offerte dans un état de dilatation fort considérable, non-seulement dans son tronc, mais encore dans ses rameaux. La circulation du sang interceptée dans ce vaisseau par une tumeur quelconque, a donné ieu à une jaunisse d'autant plus difficile à guérir, qu'elle était l'effet d'une cause peu facile à soupçonner et à atteindre.

Des tumeurs de toute nature développées aux dépens des différens organes que nous venons de nommer, ou dans le tissu cellulaire qui les unit entre eux, ont aussi été rencontrées dans des cas d'ictère.

Enfin on peut citer comme phénomène et comme accident dépendans de la cause de l'ictère, une transsudation bilieuse, foit abondante sur tous les organes voisins de la vésicule, des épanchemens puriformes dans l'abdomen, suite de la rupture d'abcès au foie et des collections aqueuses plus ou moins abondantes dans la même cavité.

Les altérations organiques concomitantes observées le plus fréquemment, sont des affections organiques du poumon et du cœur.

Les diverses altérations organiques que nous venons d'indiquer se rencontrent rarement seules dans les divers cas de jaunisse. Le plus souvent elles sont réunies en assez grand nombre, et dans tous les cas extrêmement difficiles à déterminer du vivant de l'individu. Voici quelques faits qui donnent une idée de la multiplicité de ces lésions chez le même sujet.

A l'ouverture du corps d'un ictérique, indépendamment de la sérosité qui était épanchée dans la cavité abdominale, on trouva le foie d'un très-grand volume, et intérieurement plein de substances stéatomateuses avec divers tubercules. Les parois de la vésicule du fiel étaient dures et sèches, et il y avait dans sa cavité plusieurs calculs biliaires. Le conduit cystique se trouvait bouché par un calcul. Le poumon était entièrement squirreux (Lieutaud, obs. 810).

En ouvrant le corps d'une femme morte atteinte de la jaunisse, on reconnut que l'épiploon ressemblait à une masse de chair; que le foie était ulcéré, que la vésicule du fiel contenait quinze calculs, dont quatre étaient plus gros qu'une noisette, et que les plus petits avaient une forme cubique; l'un d'eux était prolongé dans le canal cystique et le bouchait (Haller, *Disput. ad morb. hist.*, t. III, p. 561).

A l'ouverture du corps d'un autre ictérique, on trouva le canal cholédoque tellement dilaté par la bile, qu'il était plus ample que la veine-porte. La vésicule du fiel était vide; cependant sa cavité avait conservé sa capacité naturelle; mais son col était si resserré, que la bile n'avait pu y pénétrer. La partie droite du pancréas était tuméfiée, dure, squirreuse; elle comprimait l'orifice du conduit cholédoque; l'extrémité gauche était en putréfaction, ainsi que l'intestin duodénum dans lequel on remarqua des callosités (Lieutaud, *obs.* 1012).

Après avoir fait connaître les lésions organiques qui ont été rencontrées dans les cas d'ictère, il nous reste à faire deux remarques fort importantes.

La première, c'est que les diverses lésions dont il vient d'être fait mention ont été trouvées isolément ou réunies en plus ou moins grand nombre, sans que pendant l'existence du sujet il se soit manifesté la moindre trace de jaunisse, ce qui est fort difficile à expliquer, surtout dans les cas d'oblitération du canal cholédoque, excepté dans la supposition de sa bifurcation, dont il a été parlé plus haut. Morgagni voulant encore expliquer le phénomène de la non-manifestation de l'ictère dans les cas d'obstruction des canaux biliaires, supposait que chez les individus où le phénomène avait lieu, il existait une telle quantité de sang, que la bile qui s'y trouvait mêlée ne suffisait point pour en changer la couleur.

Notre seconde remarque, c'est que chez des sujets morts ictériques, ou n'a rencontré aucune sorte de lésion organique, aucun dérangement quelconque. Il arrive quelquefois alors que l'on trouve dans les grandes cavités une sérosité plus ou moins jaunâtre. Dans ces cas, Hoffmann et Morgagni attribuent l'issue funeste de la maladie à un violent spasme qui a cessé après la mort.

Si l'on désire connaître un plus grand nombre de faits d'anatomie pathologique relatifs à la jaunisse, on devra remonter à la source de toutes nos connaissances en anatomie pathologique, à Morgagni, à Bonnet et aux ouvrages du professeur Portal, dans lesquels nous avons puisé la plupart des résultats que nous venons d'exposer.

Traitement. Les indications générales à remplir dans le traitement de l'ictère sont : 1°. de calmer le spasme ou la douleur, et de procurer une détente convenable; 2°. d'évacuer au dehors les matières saburrales des premières voies; 3°. d'attaquer directement la cause immédiate de l'affection ; 4°. de placèr le système 1épatique et toute l'économie dans les conditions convenables pour prévenir le retour de l'affection. D'ailleuis, dans le traitement de l'ictère, comme dans celui de toute autre affection, il faut avoir égard à l'âge, au sexe, au tempérament, aux causes de la maladie, à sa nature, à la variété des symptômes et aux complications.

Ce n'est point dans les auteurs anciens qu'il faut aller c1erc1er les bases d'un traitement rationnel de l'ictère, affection contre laquelle ils employaient le vin comme excipient de la plupart de leurs remèdes. Cependant on trouve dans Hippocrate (liv. 11, *Des maladies*) quelques conseils qui se1ont toujours suivis, tels sont ceux relatifs à l'emploi des bains, des diurétiques, des purgatifs, etc.

Quant aux sternutatoi1es qu'il recommande dans divers passages du liv1e que nous avons cité, et dont les modeमें ne font aucune mention, son but était peut-être semblable à celui que se proposait Stoll en prescrivant l'émétique dans les cas de calculs biliaires. Ce n'est point non plus dans la plupart des ouvrages écrits avant not1e siècle qu'il faut aller puiser les préceptes de traitement de cette maladie; on n'y trouve qu'une confusion de formules qui n'annoncent pour la plupa1t aucune intention t1érapeutique bien déterminée. Ce n'est donc que dans les ouvrages publiés de nos jours que l'on peut recueillir des préceptes rationnels pour le traitement de l'affection qui nous occupe; c'est aussi là où nous avons pris les données du traitement que nous allons établir.

Nous exposerons d'abord les moyens généraux qui sont employés contre l'ictère considéré d'une manière générale; ensuite nous déterminerons le mode particulier de traitement qui convient à c1acune des espèces dont nous avons fait mention.

Les émissions sanguines doivent être employées c1ez les sujets jeunes, robustes et plét1oriques; su1tout lorsque le pouls est plein, développé, et qu'il existe une c1aleur plus ou moins intense. On peut, selon les indications pa1ticulières, tirer le sang du bras ou des veines 1émorroïdales; Hoffmann recommande la saignée du bra§, c1ez les femmes ictériques qui ont passé cinquante ans, et chez lesquelles les règles se sont supprimées promptement. Stoll a vu dans cette affection, la saignée être utile pendant tout un hive1 où régnait une constitution inflammatoire. Il est même quelquefois fo1t utile de réitérer ce moyen, pourvu qu'on soit sur cela lort circonspect, à cause de la tendance de cette affection à s'accompagner d'hydropisie.

Pour contribuer ou concourir à remplir la même indication,

on met en usage les boissons et le régime antiphlogistiques. Les boissons dans ce cas, seront le petit-lait, le bouillon de veau, celui de poulet, l'eau d'orge, les émulsions, le bouillon d'herbes ; les légers acidules, tels que la limonade légère, l'eau de groseilles, de cerises, etc. On emploie aussi, pour concourir au même but, les bains généraux longtemps prolongés, les lavemens émolliens, les fomentations émollientes, etc.

Les antispasmodiques et les narcotiques qu'il convient de mettre en usage, dans les cas où un état nerveux et des douleurs trop vives exigent ces moyens, seront les infusions de fleurs de tilleul, de feuilles d'oranger, avec addition de sirop de violettes. On prescrira aussi en potions, les eaux distillées de fleurs d'oranger, de tilleul, avec un sirop approprié, et quelques gouttes de liqueur d'Hoffmann. Les narcotiques pourront être associés, soit aux boissons, soit aux potions, ou donnés le soir comme somnifères. Le sirop diacode, à la dose de demi-once à une once, convient parfaitement.

Lorsque les premiers accidens sont calmés, ou que leur existence n'a pas eu lieu, que la fièvre est totalement abattue, les émétiques sont fort utiles, et ont été recommandés par presque tous les auteurs. Une remarque essentielle à faire, c'est qu'il ne faut pas se déterminer à les administrer d'après le seul état de saburre de la langue.

Aussi Stoll, qui a employé ce moyen avec beaucoup de succès, a reconnu qu'ils ne conviennent pas toujours, qu'ils exaspèrent la maladie, et peuvent occasioner la fièvre. Aussi a-t-il recommandé de ne s'en servir que dans l'ictère non fébrile.

Les purgatifs ont été employés, dans la vue de remédier à la constipation qui a presque toujours lieu dans la maladie dont nous traitons. Il faut, comme pour les vomitifs, avoir soin de ne pas les employer trop tôt, et quand il y a encore de l'irritation. Quelques médecins les ont jugés utiles, sous le rapport de l'excitation qu'ils déterminent dans les intestins ; excitation qui se prolonge jusqu'aux canaux biliaires Les purgatifs qui conviennent dans ce cas, sont les sels neutres, la rhubarbe, la pulpe de tamarin, les eaux de Sedlitz, l'huile de ricin. Sydenham faisait un grand usage des purgatifs ; dans certaines jaunisses, il les réitérait tous les quatre jours, et donnait dans les intervalles un électuaire tonique et purgatif.

Dans la vue de produire une excitation plus considérable sur les intestins, quelques médecins ont proposé l'emploi des drastiques, dont l'action brusque et prolongée a, dans quelques cas, été suivie de succès. Néanmoins, il faut être fort réservé dans leur emploi, surtout lorsqu'on a à craindre un état nerveux ou inflammatoire.

Les diurétiques seront particulièrement employés dans les

cas de bouffissure au visage, d'infiltration aux extrémités, d'ascite. Le suc de feuilles d'artichaut a été conseillé à la dose de trois cuillerées par jour. Dans tous les cas, les légers diurétiques conviennent assez, à cause de la nature des urines.

Les diaphorétiques seront utiles, en raison de l'état de sécheresse de la peau, et surtout dans les cas de suppression brusque de la transpiration, d'une éruption, etc. Lorsqu'il y aura irritation, les bains chauds devront être mis en usage.

Quand les premières voies sont débarrassées, qu'il y a engouement des viscères abdominaux, il est utile de recourir aux incisifs, aux apéritifs, aux remèdes dits désobstruans. Tels sont les sucs dépurés des plantes amères et chicoracées; l'extrait de ces mêmes plantes; le savon et les savonneux; la terre foliée (acétate de potasse); les sels neutres et les alcalis à dose fractionnée, les eaux minérales de Seltzer, de Spa, de Vichy, de Baréges, de Bath.

L'eau ou la décoction de carottes, est une boisson qui jouit dans le monde d'une grande faveur contre la jaunisse. Peirylhe pensait que la vertu anti-ictérique, attribuée à cette racine, était seulement fondée sur le rapport de couleur qui existe., si l'on peut s'exprimer ainsi, entre le mal et le remède.

Les toniques et les amers devront être employés chez les individus débiles, dans les cas d'engorgement passif de l'organe hépatique, et dans les ictères avec fièvres intermittentes. Bianchi avait une sorte de prédilection pour le petit-lait distillé avec des plantes amères, telles que le marrube, la petite centaurée, etc.

Les préparations mercurielles ont été conseillées dans quelques cas de jaunisse, tenant à une affection du foie. Ainsi, dans le cas d'engorgement de ce viscère, on a employé les frictions mercurielles sur l'hypocondre droit. Saunder a donné le mercure doux, à la dose de cinq à six grains et même plus, et de manière à affecter la bouche, surtout dans les inflammations chroniques du foie. Gibbons, dans les cas de calculs, a employé les mercuriaux jusqu'à salivation.

Voici quelques autres remèdes conseillés encore contre l'ictère, et que nous placerons parmi les moyens généraux, attendu qu'à notre connaissance, les auteurs n'ont pas spécifié les cas particuliers où ils conviennent. Un médecin allemand, Greding, dit avoir employé avec succès, l'extrait et la poudre de belladone chez plusieurs sujets affectés d'ictère. *Voyez* la Dissertation qu'il a publiée à ce sujet, intitulée: *De belladonæ viribus et efficaciâ in icteri curatione tentamen.*

Chrestien recommande l'usage, pendant quinze jours, de deux jaunes d'œuf dissous dans une tasse d'eau sucrée, pris une ou deux fois par jour. Lanzoni conseille seulement un blanc d'œuf. Boerhaave préconise le miel.

Dans un ouvrage intitulé : Traité complet sur les abeilles, etc., par l'abbé Della Rocca (tom. 1, chap. 12), il est fait mention d'un remède *souverain* à Syra, île de l'archipel, mais que nous indiquons ici, sans y attacher d'autres vertus que celle d'agir sur l'imagination des malades. On met une pièce d'or dans un verre d'eau ou de vin blanc, on l'expose au serein, et l'on a soin de l'en retirer avant le lever du soleil. On prend la liqueur à jeun, et trois ou quatre jours suffisent, dit-on, pour emporter la maladie. Dans la Transylvanie, on emploie le même moyen pour guérir la jaunisse, excepté que le vase qui contient le liquide doit être enduit de cire jaune. A Alep on guérit aussi cette maladie, en exposant au serein une mûre saupoudrée de sucre, que l'on mange à jeun pendant quelques jours.

A la suite de ces moyens, on peut en indiquer quelques autres réputés aussi infaillibles, mais qui sont encore plus merveilleux. Ces remèdes sont d'appliquer un brochet sur la *fossette du cœur*, d'avaler sept poux vivans, de rendre ses urines sur un tas de fourmis, etc. Mais occupons-nous du traitement rationnel qui convient à chaque espèce d'ictère.

Tous les auteurs, d'accord avec l'expérience, regardent la jaunisse par affection vive de l'ame, comme une maladie qui n'exige presque aucun moyen thérapeutique. Aussi leurs conseils, à ce sujet, ont-ils principalement pour objet d'indiquer, en quelque sorte, plutôt ce qu'il faut éviter que ce qu'il faut faire. Ils recommandent donc, dans ce cas, de n'employer ni vomitif, ni purgatif (surtout les drastiques), ni aucun tonique excitant. Quelques boissons délayantes et légèrement antispasmodiques, des bains, des lavemens, une nourriture composée principalement de végétaux herbacés, un exercice modéré, et une douce gaîté, forment la base du traitement que le médecin prudent doit prescrire. Dans les cas où il y aurait un état convulsif, il faudrait employer les remèdes appropriés à ce dernier cas.

L'ictère causé par de longues affections morales exige d'abord, pour premier moyen de traitement, le calme de l'esprit, la paix de l'ame, la tranquillité du cœur. Vainement prescrirait-on les remèdes pharmaceutiques les mieux indiqués, si les causes du mal duraient encore, surtout avec la même intensité. Le premier devoir du médecin sera donc d'employer tous les moyens qui sont à sa disposition pour consoler ou tranquilliser son malade. Il tâchera de lui faire observer, autant que cela se pourra, les règles gymniques qui font l'objet de la prophylactique de la jeunesse. S'il existe un état de spasme, on prescrira de légers antispasmodiques ; on aura recours ensuite à une tisane chicoracée, que l'on aiguisera de temps en temps avec quelque sel neutre. On donnera même de légers laxatifs, tels que la casse ou le tamarin. On administrera, suivant la saison, les sucs ou les extraits de plantes légèrement apéritives. On fera faire des frictions sèches sur la peau. Les lavemens et les bains seront aussi employés. Le malade se livrera, s'il le peut, à l'équitation. Enfin, dans quelques cas, il faut absolument avoir recours aux voyages, et comme objet d'exercice, et comme sujet de distraction.

L'ictère causé par la douleur cède ordinairement avec la cause qui l'a produit. C'est ainsi que l'ictère qui se manifeste pendant l'accouchement, ou durant une opération chirurgicale, cesse peu de temps après les douleurs qui l'ont produit. Lorsque la piqûre d'un nerf cause une douleur continuelle qui a occasioné et qui entretient la jaunisse, il faut pratiquer la section de ce nerf, ou extraire le corps étranger dont la présence causerait l'accident. On fera aussi en sorte de réduire la luxation qui, par la douleur qu'elle occasione, a déterminé la jaunisse. Il sera utile d'employer ensuite les antispasmodiques, les bains, etc.

Si une irritation du canal intestinal qui produit un ictère, est due à quelque substance vénéneuse, telle que des champignons, des moules, encore contenus dans l'estomac, il faudra en procurer promptement l'évacuation par un vomitif doux. Si ces substances délétères sont passées dans les intestins, on donnera pour boisson des infusions chaudes et un peu aromatiques, telles que du thé avec quelques gouttes d'éther. Si l'affection était causée par de trop grands efforts de vomissemens, il faudrait administrer l'anti-émétique de Rivière, puis les boissons antispasmodiques. Dans les cas de superpurgation, il faudra employer les boissons adoucissantes et calmantes. S'il y a cardialgie, on devra employer les embrocations sur l'abdomen avec le baume tranquille et le laudanum. Si des poisons proprement dits étaient la cause de cette affection, il faudrait avoir recours aux moyens qui sont indiqués selon l'espèce particulière de substance vénéneuse. Dans les cas où la jaunisse qui nous occupe prendrait un caractère inflammatoire, il faudrait avoir recours aux moyens que nous indiquerons à l'article où sera exposé le traitement de la jaunisse inflammatoire, ou par inflammation du foie.

Dans le cas de jaunisse produite par la morsure de la vipère, on mettra en usage les toniques, les cordiaux ; l'eau de Luce à la dose de quelques gouttes dans un véhicule approprié. Galien préconise la thériaque. Clarke, dans une lettre au docteur Simons, observe que le poivre de Cayenne est connu depuis longtemps comme préservatif des effets que produisent les animaux venimeux.

La jaunisse par pléthore bilieuse se combat par les moyens capables de diminuer la quantité de bile qui est la source de cette affection. Ainsi, après avoir employé pendant quelques jours les boissons délayantes et acidules, on administre un vomitif. On doit donner, dans ce cas, la préférence à l'émétique, et doser ce médicament de manière à ce que son action s'exerce principalement sur le duodénum, afin de solliciter le plus possible l'écoulement de la bile. On administrera ensuite, mais à quelques jours d'intervalle, de légers purgatifs salins ou acidules, tels que les eaux de Sedlitz, la crème de tartre dans du bouillon d'herbes, le tamarin dans du petit-lait ; et dans le cas d'un prurit trop incommode à la peau, on prescrit les bains pour les jours où le malade ne prend pas de purgations. Si l'ictère tenait à un mauvais régime, à des alimens de mauvaise qualité, il faudrait, après l'emploi des évacuans, recourir aux amers, tels que la décoction de chicorée sauvage, l'infusion aqueuse de rhubarbe, etc. , et prescrire d'ailleurs un régime approprié.

Lorsqu'une pléthore sanguine des vaisseaux du foie est la cause de l'ictère, il faut avoir recours aux évacuations sanguines. Les sangsues à l'anus sont, en général, le meilleur moyen à employer. On en réitère l'application, selon l'âge et les forces du sujet. Les boissons délayantes acidules nitrées seront données en abondance. On prescrira les lavemens. Vitet conseille dans ce cas, comme saignée révulsive, des applications répétées de huit à dix sangsues aux bras. Il faut en outre bannir tout ce qui peut être échauffant, prescrire la diète végétale, et insister longtemps sur ce régime, surtout dans le cas où le sujet a abusé des liqueurs spiritueuses.

Lorsque la jaunisse tient à un état inflammatoire du foie, il faut, si cette affection est aiguë, recourir aux mêmes moyens que dans le cas précédent, mais se hâter de les employer, afin de prévenir, autant que possible, toute fâcheuse terminaison. Outre les sangsues à l'anus, on en appliquera sur l'hypocondre droit, surtout dans le cas de contusion sur cette par , que l'on recouvrira d'ailleurs de cataplasmes émolliens. On baignera le malade. On lui donnera des lavemens émolliens souvent répétés; on le tiendra à la diète la plus sévère. S'il reste, après l'emploi de ces moyens, quelques douleurs sourdes, ce qui est ordinairement l'indice d'un état chronique, M. Portal conseille l'application d'un vésicatoire sur le lieu douloureux.

Dans le cas d'inflammation chronique bien manifeste, soit primitive, soit consécutive, il faut, selon l'état du sujet, employer de petites saignées, soit locales, soit même générales ; réitérer les applications de vésicatoires sur le lieu douloureux;

prescrire, après la cessation ou la diminution de la douleur; l'eau de Vichy coupée avec du petit-lait ou avec une décoction de chicorée sauvage. Le malade usera des bains tièdes, après lesquels on lui fera des frictions sèches sur tout le corps. On le tiendra au régime végétal le plus sévère. Quelques praticiens conseillent, dans ce cas, l'usage du lait d'ânesse.

Souvent cette affection est le prélude d'une altération organique du foie; et dans ce cas, qui est annoncé par la continuation de l'ictère, etc., il faut avoir recours aux moyens qui seront indiqués plus bas.

Un abcès au foie est-il l'affection qui a déterminé la jaunisse, ou que celle-ci accompagne; il faut qu'une main habile sache donner issue à la collection purulente, s'il ne s'établit une communication entre le foyer et les voies qui communiquent à l'extérieur, telles que l'intestin dans les cas d'abcès à la face concave du foie, et les poumons quand l'abcès existe à la partie supérieure de l'organe. Lorsque la matière formée dans le foie s'écoule par une issue quelconque, il faut soutenir les forces du malade par de légers amers et par un régime qui ne devra pas être purement végétal.

La jaunisse qui tient, selon le langage des praticiens, à l'empâtement, à l'engorgement, aux obstructions, et enfin au squirre du foie, n'exige pas d'autres moyens que ceux qui sont conseillés contre ces sortes d'affections que nous avons rangées, à ce que nous pensons, dans l'ordre successif où elles se manifestent. Toutes ces altérations n'étant en quelque sorte que les divers degrés de la même maladie, voici les moyens qu'il faut successivement mettre en usage.

Dans le cas d'empâtement du foie, ou lorsqu'avec un état de jaunisse existe de la langueur dans les digestions, une sorte de plénitude dans l'hypocondre droit, on prescrit les eaux de Vichy, de Spa, de Forges; les boissons chicoracées, l'infusion aqueuse de rhubarbe, le petit-lait coupé avec le suc des plantes apéritives, parmi lesquelles on ajoute du cresson. On donne un peu d'extrait de chicorée, de genièvre, etc. On prescrit l'exercice, surtout celui du cheval; les frictions sèches sur toute la peau; les applications de sachets de plantes aromatiques sur l'hypocondre où siège l'affection. M. Portal conseille, en pareil cas, la poudre suivante : prenez safran de mars apéritif, un gros; magnésie blanche, rhubarbe en poudre, de chaque, demi-gros ; mêlez et divisez en douze parties. Le malade prendra une de ces prises avant son déjeûner, et l'autre avant son dîner.

Lorsque l'affection persiste, qu'un engorgement hépatique existe manifestement, il faut ajouter ou faire succéder aux moyens précédens l'émétique à doses fractionnées, les légers et doux purgatifs ; puis administrer les eaux sulfureuses de Barèges, de Cauterets. On peut aussi prescrire les pilules suivantes : prenez savon médicinal, extrait de patience, un gros de chaque ; safran de maïs apéritif, gomme ammoniac, fiel de bœuf épaissi, demi-gros de chaque ; aloès succotrin, dix grains ; sirop d'absinthe, quantité suffisante pour incorporer et former des pilules argentées de quatre grains chacune. Le malade prendra quatre ou cinq de ces pilules, le matin à jeun, pendant une quinzaine de jours. Quand on a à craindre les obstructions, qui sont ordinairement accompagnées de douleurs, il faut d'abord combattre celles-ci, soit par de petites saignées, des sangsues et des délayans, soit seulement par des délayans et de légers narcotiques ; après quoi on administrera l'extrait de ciguë, dont on peut porter la dose jusqu'à un gros et même plus. On joindra à ce remède les boissons apéritives aiguisées avec l'acétate de potasse. Russel, *De usu aquæ marinæ*, recommande avec confiance l'usage de l'eau de mer pour la guérison des jaunisses qui tiennent à l'obstruction du foie.

On appliquera sur l'hypocondre droit un emplâtre de ciguë de Vigo, *cum mercurio*. On y fera des frictions avec de la pommade mercurielle.

Si l'affection du foie est à l'état de squirre, l'ictère est alors le moindre des maux. L'art ne peut plus offrir au malade que quelques calmans palliatifs, au nombre desquels l'opium, s'il y a de la douleur, tient le premier rang.

La jaunisse qui tient à un état de grossesse avancée, ne se dissipe ordinairement qu'avec l'accouchement. Cependant dans quelques cas, si la femme est pléthorique, on peut pratiquer la saignée dont on a retiré de bons effets.

Lorsque l'ictère se manifeste dans le premier mois de la grossesse, on a aussi quelquefois employé le même moyen avec succès, surtout si l'état du pouls le requiert.

La jaunisse causée par l'état de plénitude de l'estomac et des intestins ne demande que l'évacuation des matières contenues dans ces viscères. Après l'évacuation des matières, on donnera des carminatifs, s'il existe des vents ou un défaut de ressort, surtout à l'estomac.

Lorsque la jaunisse tient à une tumeur qui comprime les canaux biliaires, il faut d'abord s'attacher à reconnaître quel est l'organe affecté, quelle est la nature de l'affection, et employer les moyens qui sont prescrits selon le cas particulier. Dans la plupart de ces cas, les moyens proposés contre les affections organiques du foie pourront être mis en usage.

L'indication à remplir dans les cas de jaunisse par suppression d'évacuation, par rétropulsion d'un exanthème, ou par une métastase quelconque, est de rétablir l'évacuation, de

rappeler à la peau l'exanthème, de déterminer également le
retour de toute autre affection aux parties qui en étaient le
siége. Ainsi, dans le cas de suppression d'un flux hémorroïdal
ou menstruel, on applique des sangsues à l'anus ou à la vulve.
Lorsque la transpiration a été supprimée, on donne de légers
diaphorétiques, on prescrit des bains et des frictions sur tout le
corps. Si c'est une dartre, ou toute autre affection cutanée locale, on applique des vésicatoires sur la partie primitivement
affectée. Dans les cas de métastases goutteuses ou rhumatismales, on prescrit les pédiluves sinapisés. Si la jaunisse était
déjà ancienne et qu'il existât une altération du foie, il faudrait recourir, en outre, aux moyens dont il a été fait mention pour le traitement des affections organiques de ce viscère.

Lorsque l'ictère tient à des calculs biliaires qui s'opposent
à l'écoulement de la bile, il existe deux indications à remplir :
la première est de calmer la violence des douleurs qui peuvent exister, et de procurer la sortie des concrétions ; la seconde est de dissoudre les calculs qui peuvent exister, ou de
prévenir la formation de nouvelles concrétions.

On combat les douleurs occasionées par la présence des
calculs dans les canaux biliaires, par des bains tièdes, où l'on
tient le malade presque continuellement. Lorsqu'il en est dehors, on fait des fomentations sur l'abdomen, on administre
des boissons délayantes et même quelques légères doses d'o-
pium quand les douleurs trop vives ne sont point accompa-
guées d'un état pléthorique ou de menaces d'inflammations.
Dans ces deux cas, il faudrait avant tout désemplir les vaisseaux par de larges saignées.

On a conseillé, pour faciliter l'expulsion des calculs biliaires des canaux où leur présence cause de si graves accidens, de déterminer des secousses de vomissemens à l'aide d'un
émétique. On a observé que les efforts du vomissement, même
pendant les accès, n'aggravaient point la douleur. Stoll a réitéré successivement jusqu'à six fois ce même moyen. On connaît la possibilité d'obtenir, à l'aide de ce moyen, l'expulsion
des concrétions biliaires qui sont d'un petit volume ; mais dans
le cas où elles sont d'une grosseur trop considérable, on ne peut
en rien obtenir.

La poudre de Dover ou d'ipécacuanha composée a été aussi
préconisée, en la donnant à doses capables d'exciter les nausées.

Quelques auteurs conseillent aussi de légers purgatifs pour
obvier à la constipation qui manque rarement d'avoir lieu.
Ces remèdes agissent aussi en déterminant une douce excitation
qui se transmet jusqu'aux canaux biliaires.

M. Alibert recommande, comme une sorte de laxatif adoucissant, l'huile d'amandes douces pure, à la dose de trois à quatre
onces.

Il est un remède fort célèbre contre les calculs biliaires, et en même temps contre la jaunisse qu'ils peuvent occasioner; c'est celui de Durande. Ce remède consiste en un mélange de trois gros d'éther et de deux gros d'huile essentielle de térébenthine. Le malade prend chaque matin un cinquième de ce mélange, et quelquefois un quart. Avant d'employer un remède aussi échauffant, il faut user des moyens propres à opérer une détente ; tels sont les saignées, les bains, les boissons délayantes. Après une prise du mélange, on donne quelques verres d'une boisson délayante. Fourcroy regarde ce remède comme dangereux, à cause de ses qualités échauffantes qui tiennent à l'essence de térébenthine. Aussi propose-t-il de substituer le jaune d'œuf à cette liqueur. Quelques-uns n'emploient ce remède qu'appliqué extérieurement sur l'hypocondre et l'épigastre.

L'éther seul, dont on arrose un emplâtre de thériaque, a été aussi proposé comme moyen topique. On l'a aussi conseillé à l'intérieur, d'après sa propriété de dissoudre les concrétions biliaires qu'on y plonge. On a supposé que la vapeur éthérée, dégagée dans l'estomac et le duodénum, pouvait pénétrer jusque dans la vésicule par le canal cholédoque, et aller ainsi fondre les concrétions que cette vésicule peut contenir. Néanmoins il paraît que, dans tous les cas, l'éther n'agit que comme antispasmodique, et en calmant les douleurs.

Thomas Gibbons a publié des remarques sur les bons effets de la salivation dans la jaunisse causée par des calculs.

L'électricité paraît offrir quelques avantages dans les cas de concrétions biliaires. Le docteur Hall rapporte dans les Transactions du collége de Philadelphie, qu'il avait provoqué, à l'aide de l'électricité, la sortie d'une pierre biliaire dont la présence était douloureuse.

Darwin rapporte un exemple de guérison opérée par ce moyen, tandis que les émétiques, les purgatifs, les mercuriaux, le remède de Durande, etc., avaient échoué.

On a traité avec succès certaines jaunisses fébriles avec le quinquina, ou avec ses succédanés. Camerarins, dans une dissertation sur l'usage du quinquina dans les jaunisses, rapporte plusieurs exemples de guérisons opérées par ce remède. Il en faisait précéder l'usage, par des poudres digestives et des purgatifs légèrement toniques; il unissait le quinquina dans la proportion de cinq parties à une partie de cascarille, et donnait de ce mélange un scrupule, matin et soir. Le quinquina convient encore dans les jaunisses que laisse après elle la fièvre gastrique, attendu l'état de faiblesse qui existe dans les organes digestifs.

Dans ses Élémens de matière médicale, M. Alibert rapporte

l'observation d'un   homme atteint d'une fièvre tierce et d'un
ictère symptomatique, et chez lequel, après l'emploi d'un
émétique et de deux purgatifs, on employa aussi avec succès
la poudre d'angusture donnée à petites doses.

Les empâtemens du foie qui subsistent dans quelques cas de
jaunisse fébrile, comme cela arrive après toute autre pyrexie,
seront combattus par les moyens appropriés, et que nous avons
sommairement indiqués plus haut.

Dans les cas de jaunisses critiques, on conçoit qu'il faut
s'abstenir de tout moyen capable d'enrayer le travail de la
nature.

Lorsqu'une affection cancéreuse, scorbutique, scrofuleuse,
est arrivée au point d'être accompagnée d'ictère, il y a peu d'espoir d'employer un traitement profitable pour le malade. Il
ne reste qu'à soutenir ses forces à l'aide des toniques.

L'ictère noir n'exige point un traitement particulier. Il faut,
dans tous les cas, remonter à la cause et employer, selon cette
même cause, les moyens indiqués précédemment. Les auteurs
qui ont traité de cette affection, recommandent surtout les apéritifs joints aux amers.

Dans le cas d'ictère traumatique, on emploie les saignées répétées, le repos, la diète, les pansemens appropriés, etc.

Lorsque l'ictère est compliqué de scorbut, c'est aux moyens
usités contre cette affection qu'il faut avoir recours. S'il y a
complication d'hydropisie, ce sera aussi aux remèdes usités
dans ce cas qu'il faudra recourir.

Prophylactique. Les moyens généraux de prévenir cette affection, sont de placer l'individu qui en est menacé ou qui en
a déjà été atteint, au milieu d'un air pur et d'une température
douce et modérée, de lui faire porter des vêtemens légers en
été, chauds en hiver.

Les alimens devront être de facile digestion; les viandes seront
bouillies ou rôties. Les végétaux herbacés seront ceux que
l'on préférera. On prescrira les fruits bien mûrs pendant toute
la saison; la boisson ne sera que de l'eau rougie. On évitera
les viandes grasses, salées, fumées; le laitage, les farineux,
et surtout les liqueurs spiritueuses.

On aura soin d'entretenir la liberté du ventre.

L'individu aura soin de prendre un exercice modéré, principalement celui du cheval. Il se livrera, autant que possible,
à des occupations agréables et à une douce gaîté.

Ictère chez les animaux. Les animaux domestiques, tels
que le bœuf, le mouton, le cheval, l'âne, le bouc et le porc,
sont plus ou moins sujets à la jaunisse; maladie qu'ils contractent dans des circonstances physiques analogues à celles
où elle se manifeste chez l'homme. La couleur jaune se voit

chez les animaux à la langue, aux lèvres, à l'intérieur du nez et aux yeux. Vitet, dans sa Médecine vétérinaire, en distingue trois espèces : 1°. la jaunisse avec chaleur; 2°. la jaunisse froide ; 3°. la jaunisse causée par les vers. Le traitement de ces trois espèces de jaunisses est basé sur leurs caractères dis.tinctifs. (VILLENEUVE)

ARETŒUS, *Morb. chronic.* ; lib. 1, cap. 15.

GALENUS, *De locis affectis* ; lib. v, cap. 7.

ALEXANDER TRALLIANUS, *Libri medicinales duodecim* ; lib. III, cap. 33.

PFEIFFER, *Dissertatio de icteritia* ; in-4°. *Lipsiæ*, 1569.

THIBAULT, *Ergò ut ab inflammato jecore icterus, sic à refrigerato hydrops* ; in-4°. *Parisiis*, 1597.

MOEGLING, *Dissertatio de ictero, seu aurigine* ; in-4° *Tubingæ*, 1598.

SENNERT (Daniel), *Dissertatio de ictero*, in-4°. *Vittenbergæ*, 1617.

BYLER, *Dissertatio de ictero flavo* ; in-4°. *Basileæ*, 1618.

— Voy. *Dissert. Basil.* ; dec. II.

HARTUNG, *Dissertatio de ictero flavo* ; in-4°. *Lugduni Batavorum*, 1622.

BRENDEL, *Dissertatio de ictero* ; in-4°. *Ienæ*, 1629.

FABRICIUS, *Dissertatio de ictero flavo* ; in-4°. *Rostochii*, 1632.

ROLLFINK (Guerner), *Dissertatio de ictero*, in-4°. *Ienæ*, 1635.

— *Dissertatio de ictero flavo*, in-4°. *Ienæ*, 1650.

SCHELHAMMER (Guoth. Christ.), *Dissertatio de ictero* ; in-4°. *Basileæ*, 1653.

SEBIZ (Melchior), *Dissertatio de ictero flavo* ; in-4°. *Argentorati*, 1659.

— *Dissertatio de ictero* ; in-4°. *Argentorati*, 1663.

COURTOIS, *Ergò morbi insolentes, et qui naturæ modum superare videntur, ab ictero* ; in-4°. *Parisiis*, 1662.

COPPENELL, *Dissertatio de motu bilis, ejusque læsione in ictero* ; in-4°. *Lugduni Batavorum*, 1667.

SYLVIUS DE LE BOE (Francisc.), *Dissertatio de ictero flavo* ; in-4°. *Lugduni Batavorum*, 1669.

HORSTIUS, *Dissertatio exhibens casum de fœtu abortivo icterico* ; in-4°. *Giessæ*, 1673.

WEDEL (Georg. Wolfg), *Dissertatio, Juvenis ictero flavo laborans* ; in-4°. *Ienæ*, 1675.

— *Dissertatio de ictero* ; in-4°. *Ienæ*, 1685.

— *Dissertatio , Æger ictero calido laborans* ; in-4°. *Ienæ*, 1716

CAMERARIUS, *Dissertatio de ictero*, in-4°. *Tubingæ*, 1679.

AMMANN (Paulus), *Dissertatio de ictero*, in-4°. *Lipsiæ*, 1681.

BORRICHIUS (Olaus), *Dissertatio de ictero* ; in-4°. *Havniæ*, 1682.

PETERMANN, *Dissertatio, Scrutinium icteri ex calculis vesiculæ felleæ* ; in-4°. *Lipsiæ*, 1696.

Réimprimée dans la collection de Haller ; t. III, n 105.

VESTI (Justus), *Dissertatio de ictero albo* ; in-4°. *Erfordæ*, 1699.

— *Dissertatio de ictero* ; in-4°. *Erfordæ*, 1707.

ETSELIUS, *Dissertatio de morbo regio* ; in-4° *Erfordæ*, 1707.

PFLAUM, *Dissertatio sistens ægram ictero flavo laborantem*, in-4°. *Giessæ*, 1708.

SALZMANN, *Dissertatio de morbo regio, seu ictero* ; in-4°. *Argentorati*, 1710.

BUGELLA, *Theses de morbo regio, aliàs ictero nigro* ; in-4°. *Pragæ*, 1715.

FRANCKENAU, *Dissertatio de ictero* ; in-4°. *Havniæ*, 1723.

SCHULZE (Joann. Henricus), *Dissertatio de ictero* ; in-4°. *Halæ*, 1723.

SCHACHT, *Exercitatio exhibens ægrum memorabilem icteritium phthisi laborantem* ; in-4°. *Herbipoli (Virceburgi)*, 1724.

FICKIUS, *Programma de ictero Hippocratis* ; in-4°. *Ienæ*, 1725.

LUDOLFF, *Dissertatio, Pathologia et therapia icteri ;* in-4°. *Erfordæ*, 1727.

VAN PUTTEN, *Dissertatio de ictero ex inflammatione hepatis oriundo ;* in-4°. *Lugduni Batavorum*, 1727.

LUTHER, *Dissertatio de indole ac curatione icteri ;* in-4°. *Erfordæ*, 1731.

LEEMANNS, *Dissertatio de ictero flavo;* in-4°. *Lugduni Batavorum*, 1731.

STAYL (JOS.), *Dissertatio de morbo regio;* in-4°. *Erfordia*, 1732.

VATER (Abraham), *Dissertatio de ictero ex contusione dextri hypochon_dru moxiorto, ac per diarrhœam criticam brevi soluto ;* in-4°. *Vittenbergæ*, 1733.

BAKER, *Dissertatio de ictero flavo ;* in-4°. *Lugduni Batavorum*, 1737.

HENNEKE, *Dissertatio de cachexia icterica;* in-4°. *Duisburgi*, 1745.

RICHTER, *Dissertatio de cachexia icterica ;* in-4°. *Goettingæ*, 1745.

REINHART, *Dissertatio de ictero ;* in-4°. *Argentorati*, 1747.

ABISS, *Dissertatio, Theoria icteri nigri ;* in-4°. *Basileæ*, 1747.

MORGAGNI (JOANN.), *De causis et sedibus morborum ;* epist. XXXVII, art. 4, 6 et seq.

GILL, *Dissertatio de ictero ;* in-8°. *Edinburgi*, 1748.

DRUMMOND, *Dissertatio de ictero ;* in-8°. *Edinburgi*, 1750.

VOGLMANN, *Dissertatio de ictero ;* in-4°. *Virceburgi*, 1751.

VAETERL, *Dissertatio de ictero, illoque speciatim quo recens nati laborant;* in-4°. *Gottingæ*, 1753.

AINSLIE, *Dissertatio de ictero ;* in-8°. *Edinburgi*, 1754.

SNASHALL, *Dissertatio de morbo arquato, seu ictero ;* in-4°. *Lugduni Batavorum*, 1756.

SONNENKALB, *Dissertatio de ictero;* in-4°. *Ienæ*, 1758.

KOREFF, *Dissertatio sistens theoreticam considerationem icteri, novis quibusdam causis superstructam;* in-4° *Halæ*, 1759.

BOEHMER (phil. Ad.), *Dissertatio de ictero nigro, febribus acutis exanthematicis superveniente, ut plurimùm funesto;* in-4°. *Halæ*, 1762.

— *Dissertatio de difficili sæpe causarum scrutinio in morbis, exemplo icteri in puero verminoso observati;* in-4°. *Halæ*, 1775.

HOLDSWORTH, *Dissertatio de ictero ;* in-8°. *Edinburgi*, 1764.

PETROGALTI, *Dissertatio de morbo regio;* in-4°. *Vindobonæ*, 1767.

GAMBLE, *Dissertatio de ictero;* in-4°. *Lipsiæ*, 1768.

BRUHNING (G. F. M.), *Tractatus de ictero spasmodico infantum epidemico;* in-8°. *Veselæ*, 1773.

DANIEL, *Dissertatio de ictero;* in-8°. *Edinburgi*, 1776.

WILLIS, *Dissertatio de ictero;* in-8°. *Edinburgi*, 1778.

HELFELD, *Dissertatio de origine icteri;* in-4°. *Ienæ*, 1779.

KEMME, *Dissertatio de ictero;* in-4°. *Halæ*, 1780. Réimprimée dans la collection de Baldinger, t. VI.

SCHLEMMER, *Dissertatio de ictero;* in-4°. *Viennæ*, 1780.

HEIBRUNN, *Dissertatio de ictero ;* in-4°. *Argentorati*, 1782.

KEAGH, *Dissertatio de ictero;* in-8°. *Edinburgi*, 1783.

MURPHEY, *Dissertatio de ictero;* in-8°. *Edinburgi*, 1783.

VAN ROSSUM, *Dissertatio de ictero;* in-4°. *Lovanii*, 1783.

CORP (william), *An essay on the jaundice;* c'est-à-dire, Essai sur la jaunisse; in-8°. Bath, 1785.

KRUEGER, *Dissertatio de ictero;* in-4°. *Lipsiæ*, 1785.

BUSCH, *Dissertatio de ictero;* in-4°. *Marburgi*, 1786.

MICHELL, *Dissertatio de ictero;* in-4° *Lugduni Batavorum*, 1786.

LEMSKI, *Dissertatio de icteri origine;* in-4°. *Erlangæ*, 1787.

JAMES, *Dissertatio de ictero;* in-8°. *Edinburgi*, 1787.

STOSCH, *Dissertatio de ictero;* in-4°. *Halæ*, 1787.

BENDOW, *Dissertatio de ictero;* in-8°. *Edinburgi*, 1788.

MUELLER, *Dissertatio de origine icteri, maximè ejus qui infantes recens natos occupat;* in-4°. *Ienæ*, 1788.

QUILLIN, *Dissertatio de ictero;* in-8°. *Edinburgi*, 1788.

HAYLEY, *Dissertatio de ictero,* in-4°. *Lugduni Batavorum*, 1789

LEATHEM, *Dissertatio de ictero;* in-8°. *Lugduni Batavorum*, 1789.

MAXWELL, *Dissertatio de ictero,* in-8°. *Edinburgi*, 1789.

COX, *Dissertatio de ictero,* in-8° *Edinburgi*, 1789

VOGLER (J. phil.), *Von der Gelbsucht und ihrer Heilart,* c'est-à-dire: De l'ictère, et du traitement qui lui convient; in-8°. *Wetzlar*, 1791.

BRIGGS, *Dissertatio de ictero;* in-8° *Edinburgi*, 1791.

ROTH, *Dissertatio de ictero;* in-4°. *Argentorati*, 1791.

RIEMANN, *Dissertatio de ictero;* in 4°. *Goettingæ*, 1793.

TITIUS, *Dissertatio de signis icteri pathognomonicis;* in-4°. *Vittenbergæ*, 1793.

LUDWIG, *Dissertatio de ictero;* in-4°. *Lipsiæ*, 1794.

LEMBKE, *Dissertatio, Analecta ad icteri ætiologiam spectantia;* in-4°. *Goettingæ*, 1795.

DARLING, *Dissertatio de ictero;* in-8°. *Edinburgi*, 1795.

OTTO, *Dissertatio, Variæ theoriæ de proximâ icteri causâ;* in-8°. *Francofurti ad Viadrum*, 1795.

BRANDT, *Dissertatio de ictero,* in-4°. *Ienæ*, 1796.

ITZEN, *Dissertatio, Meletemata de causâ icteri;* in-4°. *Halæ*, 1798.

BERNHARDI, *Dissertatio de icteri naturâ,* in-4°. *Erfordæ*, 1799.

KÜHLMANN, *Dissertatio de ictero;* in-4°. *Virceburgi*, 1801.

MALE, *Dissertatio de ictero;* in 8°. *Edinburgi*, 1802.

O'REARDON, *Dissertatio de ictero;* in-8°. *Edinburgi*, 1802.

READE, *Dissertatio de ictero,* in-8°. *Edinburgi*, 1802.

SCHNEIDER, *Dissertatio, Meletemata circa icterum;* in-4°. *Ienæ*, 1802.

MANOURY (P. Anselme), *Essai sur la jaunisse,* in-8°. *Paris*, an X.

VERPINET (J. B.), *Dissertation sur l'ictère;* in-8°. *Paris*, 1803.

BIDAULT (François), *Essai sur l'ictère des nouveau-nés,* in-4°. *Paris*, 1804.

DEYEUX (N), *Considérations chimiques et médicales sur le sang des ictériques;* in-4°. *Paris*, 1804.

BAUMES, *Traité de l'ictère, ou jaunisse des enfans naissans;* 2e édition, in-8°. *Paris*, 1806.

CORNAC (M.), *Essai sur la jaunisse ou l'ictère;* in-4°. *Paris*, 1809

ORFILA (M. P.), *Nouvelles recherches sur l'urine des ictériques;* in-4°. *Paris*, 1811.

BOURGEOISE (F. T. M), *De l'ictère;* in-4°. *Paris*, 1814.

LAURENT (N. H. Auguste), *Dissertation sur l'ictère,* in-4°. *Paris*, 1815.

BRÉON (Auguste), *Dissertation sur l'ictère,* in-4°. *Paris*, 1816.

BOREL (J. Ludovicus), *Tentamen medicum sistens præcipuas icteri flavi species;* in-4°. *Parisiis*, 1816. (VAIDY)

ICTÈRE (des nouveau-nés). Toutes les questions générales relatives à l'ictère ont déjà été traitées dans le cours de cet article; mais il en est une qui se rattache si essentiellement à la partie qui m'a été confiée, que je ne puis omettre sa discussion. Elle consiste à examiner si ce changement dans la couleur de la peau, auquel presque tous les enfans sont sujets dans les premiers jours de leur naissance, peut être rangé, comme l'a fait M. Pinel, parmi les lésions organiques qui constituent sa cinquième classe. Un accident si fréquent que quelques auteurs ont prétendu, il est vrai sans fondement, qu'il est naturel à l'espèce humaine, et dont la guérison est si prompte et si facile, dans le plus grand nombre des cas, que les secours de l'art sont inutiles, peut-il être rapporté à une lésion organique du foie? L'histoire de l'ictère des nouveau-nés, la nature du traitement employé presque toujours avec succès, me paraissent prouver clairement qu'il n'est pas, pour l'ordinaire, accompagné d'un changement dans la structure intime de cet organe. Le plus souvent il n'existe pas de phlegmasie, ou s'il en survient, elle n'en change pas le tissu. Les propriétés vitales du foie ne sont affectées que d'une manière passagère dans cette maladie : au bout de quelques jours il ne reste aucune trace.

En général les affections organiques succèdent à d'autres indispositions : elles n'ont lieu, quel que soit le siége, que lorsque les parties ont été longtemps affectées, et qu'elles ont reçu une atteinte profonde et un dérangement notable dans leur organisation intérieure. Or, ce changement dans le tissu intime et dans la structure du foie, inséparable de toute lésion organique, ne se rencontre presque jamais dans l'ictère des nouveau-nés.

L'ictère de naissance ne me paraît devoir être rangé parmi les affections organiques, que dans les circonstances suivantes : 1°. lorsqu'il depend de l'obstruction ou du squirre du foie ; 2°. lorsqu'il est produit par une inflammation qui s'est terminée par un abcès au foie ; 3°. lorsqu'il est occasioné par des concrétions biliaires. L'existence de cette troisième variété n'a pas encore été, que je sache, constatée chez les enfans au moment de la naissance. Les deux autres sont assez rares, mais elles ont été observées quelquefois. M. Baumes rapporte l'exemple d'un nouveau-né ictérique qui succomba vers la quatrième semaine ; à l'ouverture du corps on trouva un abcès au foie ; la mère, durant sa grossesse, était tombée dans un état de langueur à la suite d'une longue dysenterie. On voit dans la dixième observation communiquée par le même auteur, qu'un enfant, dont la peau et la conjonctive étaient sensiblement jaunes, vint au monde avec l'hypocondre droit proéminent et dur, Il succomba à la fin de la quatrième semaine. A l'ouverture du corps on trouva que le foie s'étendait dans l'hypocondre gauche, et qu'il avait contracté des adhérences avec les viscères voisins par son lobe gauche, dont le volume était considérablement augmenté : le lobe droit était presque tout obstrué et dur. J'ai observé un fait qui a beaucoup de ressemblance avec celui-ci sous le rapport de l'induration comme squirreuse qu'a présentée le foie.

J'admets cependant que les phénomènes physiologiques et pathologiques qui s'opèrent dans le foie au moment de la naissance, mais sans produire de changement dans son tissu et sa structure, sont la cause prédisposante de l'ictère que l'on observe si fréquemment dans cet instant. En effet, Morgagni observe que quinze enfans, dont il a été le père, ont tous été attaqués d'une jaunisse plus ou moins considérable dans les premiers jours de leur vie. Pour s'en convaincre, il suffit de se rappeler que, tant que l'enfant est renfermé dans le sein de sa mère, le foie est le plus important des viscères abdominaux, et qu'il exerce une influence prédominante sur toute son économie. Chez le fœtus cet organe reçoit la majeure partie du sang artériel de la mère, qui lui est apporté par la veine ombilicale : aussi est-il incomparablement plus gros dans l'enfant que dans l'adulte : il remplit, chez l'enfant qui vient de naître, la plus grande partie de la cavité abdominale. Ces dispositions ont porté quelques physiologistes à penser que le foie remplissait les fonctions dont les poumons seront chargés après la naissance ; qu'il se faisait dans cet organe une sorte de dépuration, c'est-à-dire que le sang s'y dépouillait, avant d'être transmis au fœtus, de quelques principes, comme l'hydrogène et le carbone, dont il s'était chargé en traversant les vaisseaux de la mère et les cellules du placenta.

Le foie étant chez le fœtus le foyer principal de l'action vitale, on conçoit qu'au moment où les fonctions importantes qui lui étaient dévolues viennent à cesser, il doit être bien plus susceptible d'éprouver des impressions fâcheuses de la part des agens extérieurs. L'irritation qu'éprouvent la peau et les poumons, lorsque l'air vient à agir sur eux, se fait sentir sympathiquement à cet organe, et y produit une crispation des pores biliaires. Son volume l'expose en outre à une pression plus ou moins forte lors de l'agrandissement de la poitrine. La peau rougit peu de temps après la naissance, et devient le siège d'une très-grande sensibilité. Cet état particulier de l'organe cutané, lors même qu'il ne s'irradierait pas vers le foie, suffirait seul pour s'opposer à l'évaporation des sucs bilieux mêlés à l'humeur perspirable, et pour les retenir à sa surface. On ne peut se rendre raison des jaunisses partielles, et de la coloration plus intense dans un point que dans un autre, qu'en admettant cet état nerveux de la peau.

Suivant M. Baumes, professeur de Montpellier, diverses causes accidentelles peuvent favoriser la prédisposition à l'ictère dans les premiers jours de la naissance, qui se tire de l'organisation propre au fœtus, et des changemens qui arrivent dans sa circulation au moment où il respire. Quoique plusieurs auteurs, avant lui, eussent parlé de cette maladie, ils ne l'avaient fait que d'une manière vague, et avec trop peu de développemens pour éclairer les praticiens. Sa description est omise dans la plupart des ouvrages des accoucıeurs. On doit le travail de M. Baumes au zèle de la Faculté de médecine qui, jalouse de remplir la lacune qu'elle avait aperçue dans la science médicale sur une maladie si fréquente, demanda aux praticiens, par son programme du 29 décembre 1785, « une description claire de l'ictère des nouveau-nés, et une distinction entre les circonstances où ce pıénomène exige les secours de l'art, et celles où il faut tout attendre de la nature. »

L'ictère attaque aussi bien les enfans robustes que ceux qui sont faibles. Il m'a paru que celui qui se déclarait peu de temps après la naissance, était plus grave et plus opiniâtre. Cependant la seconde observation rapportée dans le mémoire de M. Baumes, qui fut couronné par l'ancienne Faculté de médecine de Paris, prouve que, même dans cette circonstance, il peut être léger et durer peu de temps. On voit que la peau était revenue presque dans son état naturel, vingt-quatre ıeures après l'invasion, dans un cas où il s'était annonce peu après la ligature du cordon ombilical, dans le temps même que la sage-femme arrangeait les langes.

Il résulte des faits que M. Baumes a recueillis pour servir de base au diagnostic et au traitement de cette maladie; que le méconium retenu dans le conduit intestinal est une des causes les plus ordinaires de sa formation. On conçoit que la distension du duodénum par le méconium peut comprimer le canal cıolédoque qui rampe entre les tuniques de cet intestin avant de s'y ouvrir, et fermer ainsi le passage de la bile. Une fois qu'il existe un obstacle qui arrête le cours de la bile, la plus légère cause peut donner lieu à son absorption, et produire la jaunisse. C'est ce qu'on observe cıez la plupaıt des adultes, lorsqu'il se forme des calculs biliaires qui gênent le cours de la bile.

Le lait d'une nourrice accouchée depuis longtemps, l'embarras des premières voies par des saburres laiteuses, sónt ensuite les causes les plus communes de cet accident. Plus le lait de la nourrice est ancien, plus l'enfant y est sujet. Malheureusement un préjugé assez répandu parmi le peuple, dans certaines contrées, leur fait regarder le premier laît qui monte au sein de l'accouchée, comme meurtrier pour le nourrisson. La couleur jaunâtre de ce lait, ses qualités séreuses et laxatives qui en font la vertu principale, et le meilleur remède pour l'enfant qui voit le jour, est précisément ce qui porte le peuple à le proscrire, et à le remplacer par un lait plus vieux dans les premiers jours. Il est cependant facile de concevoir qu'un lait trop consistant est disproportıonné aux foıces digestives du nouveau-né, et peut ainsı donner lieu à la surcıarge des premières voies. Pour éviter l'ictere, il est donc très-important que la mère nourrisse elle-même, et qu'elle présente le sein dès les premières heures de la naissance de l'enfant. Je conviens cependant que le rapport admis par un auteur moderne qui prétend que sur vingt enfans allaités par une nourrice étrangère, quinze sont atteints d'ictère, tandis que dix-sept en sont exempts sur le même nombre de vingt nourris par la mère, est un peu exagéré. L'expérience journalière prouve que l'allaitement maternel, quoique préférable à tout autre, ne présente pas, pour garantir l'enfant de cette maladie, des chances de succès aussi multipliés.

L'abus des huileux, des spiritueux, l'impression subite d'un air froid, un état de spasme, l'inflammation et les lésions organiques du foie, sont encore des causes que la pratique porte M. Baumes à regarder comme propres à produire cette affection. Ce qui explique pourquoi les enfans trouvés en sont plus fréquemment affectés, et d'une manière plus grave : transportés souvent de plusieurs lieues dans une saison rigoureuse, ils sont exposés à un air froid, ou ils n'ont pas reçu les soins convenables pour faciliter l'évacuation du méconium. Par l'usage des huileux, on débilite les viscères qui, dans le plus grand nombre des cas, auraient besoin d'un surcroît d'énergie.

Quelques auteurs rangent encore parmi les causes de l'ictère, au moment de la naissance, l'immersion des nouveau-nés dans l'eau froide, l'exposition trop prolongée de la tête à l'air froid, une forte pression sur la tête, l'usage de la bouillie. Cette dernière cause est admise assez gratuitement. Il est assez rare qu'on donne de la bouillie aux enfans dans les premiers jours. Un aliment si peu convenable serait très-propre à rendre la jaunisse plus intense. Si la pression de la tête pouvait y donner lieu, sa formation rentrerait dans la théorie des abcès au foie à la suite des coups à la tête. On ne peut pas admettre, avec Levret, que l'ictère puisse être la suite de la putréfaction du sang dans le cordon ombilical : si cette opinion était fondée, l'enfant ne deviendrait jamais ictérique quand on aurait eu l'attention de bien laver le cordon et de le blanchir avant de le lier ; ce qui est démenti par l'observation.

Il est des symptômes qu'on rencontre chez tous les enfans ictériques indistinctement, et qu'on peut appeler communs ; il en est d'autres qui sont propres à chaque espèce d'ictère, et qui varient comme les causes qui les produisent.

Les symptômes qui appartiennent à toutes les espèces d'ictère en général, sont la couleur jaune verdâtre de la peau et de la conjonctive qui en est le signe pathognomonique ; il est rare que cette teinte jaune précède la naissance : la langue, la bouche, le tissu cellulaire, et même les viscères abdominaux, participent en partie de la teinte jaunâtre du reste du corps.

30.

M. Baumes ayant fait ouvrir le cadavre d'un enfant mort ictérique, remarqua que le tissu cellulaire était teint en jaune, et
que tous les viscères du bas-ventre offraient la même couleur
jaune ou de feuille-morte. La superficie du corps est plus chaude,
plus rude qu'à l'ordinaire : dans la plupart des cas d'ictère,
l'appétit est moins vif, et les enfans tètent moins longtemps et
avec moins d'ardeur. Quelquefois l'ictère est accompagné d'un
prurit assez violent pour les priver du sommeil. Lorsque l'ictère est critique, la matière bilieuse ne tarde pas à s'échapper
avec les urines, la matière de la transpiration, qui donnent aux
langes une teinte jaunâtre analogue à celle de la peau. Dans les
commencemens, il y a quelquefois constipation ; mais au bout
de quelques jours il survient, pour l'ordinaire, une diarrhée
bilieuse qui en est la crise naturelle. Si les déjections restent
grisâtres, on doit regarder cette couleur comme un indice du
mauvais état du foie. L'abdomen et les hypocondres sont alors,
pour l'ordinaire, tendus et rénitens, et l'ictère exige les secours
de l'art. Lorsque l'enfant n'a pas rendu le méconium, les déjections sont noirâtres, et il est tourmenté parfois de coliques
qui lui font pousser des cris aigus.

Il ne faut pas confondre avec l'ictère un état érysipélateux
qui survient quelquefois peu de jours après la naissance, et
qui d'autres fois la précède. Cette couleur de rouge obscur est
assez fréquente chez les enfans, dans les premiers temps. Elle
survient, parce que la peau est irritée par le contact de l'air.
Elle peut aussi se développer si on lave l'enfant dans un liquide
trop chaud ou trop irritant, ou si on l'essuie avec des linges
trop rudes. Dans ce cas la conjonctive ne présente pas la couleur jaunâtre qui est propre à l'ictère. Si on comprime la peau,
elle blanchit dans le lieu comprimé ; tandis que la couleur ictérique ne disparaît pas sous la pression du doigt. Des lotions
tièdes suffisent pour guérir cette légère inflammation, à la suite
de laquelle l'épiderme devient furfuracé et s'enlève par écailles.

Outre les symptômes communs, les différentes espèces d'ictère présentent des signes particuliers qui varient comme les
causes qui les produisent. C'est d'après l'examen seul des diverses circonstances qui compliquent la maladie, des accidens
qui en sont la suite, que l'on peut porter un pronostic, déterminer le traitement, et reconnaître si la nature se suffira à elle-
même pour expulser, par différens couloirs, la matière bilieuse ; ou bien si les secours de l'art seront nécessaires.

Les symptômes portent à juger que la maladie sera facile à
guérir lorsque l'enfant qui en est atteint est bien constitué ; la
cause qui la produit étant la même, on conçoit que l'état dans
lequel se trouve le sujet au moment de la naissance, doit faire
varier le pronostic. Si les fonctions continuent de s'exécuter

avec régularité, s'il tète comme de coutume, que le sommeil n'en soit pas dérangé, que l'abdomen soit souple, on doit rester tranquille spectateur, et attendre la crise des efforts de la nature. Tout indique que cette altération dans la couleur de la peau n'est pas un indice que le foie est gravement affecté. On voit bientôt cette teinte de la peau s'affaiblir, parce que la matière bilieuse sort avec la transpiration et les urines, et se dépose sur les langes qui en sont colorés. On doit insister sur les lavages tièdes pour rendre la peau plus perméable, s'occuper d'y entretenir la chaleur et d'y appeler les forces de la vie, en pratiquant des frictions sèches sur le corps avec un morceau de flanelle. Par ces pratiques on se propose d'augmenter la transpiration qui paraît être, dans ce cas, la voie principale qu'adopte la nature pour évacuer la matière bilieuse.

L'ictère est encore aisé à guérir s'il est produit par un trop long séjour du méconium dans les voies alimentaires. Si l'enfant doit être allaité par sa mère, le premier lait, connu sous le nom de colostrum, suffit pour remédier à cet état ; mais s'il doit être confié à une nourrice étrangère, les secours de l'art deviennent nécessaires pour évacuer le méconium. Les évacuans que l'on donnera seront plus ou moins actifs, selon l'état dans lequel se trouve le nouveau-né. Dans les cas ordinaires les sirops de chicorée à la rhubarbe, de fleurs de pêcher, de roses pâles, que l'on délaie à la dose d'une once, dans quelques onces d'eau d'orge, de gruau, et que l'on fait prendre par cuillerées à café, plus ou moins rapprochées suivant l'effet que l'on désire produire, suffisent pour opérer la guérison. Mais si le défaut d'évacuation de cette matière dépend de l'atonie des intestins, ou bien s'il existe assoupissement, on doit recourir à des sirops plus actifs. Si l'enfant est faible, on doit administrer les évacuans dans un véhicule tonique, tel que l'eau de canelle orgée, de mélisse simple. Dans l'intervalle on fortifie l'enfant avec du bouillon ou du vin étendu avec moitié d'eau. S'il est nerveux, on délaie les purgatifs dans une eau de tilleul à laquelle on ajoute un peu d'eau de fleurs d'oranger. Lorsque le lait de la nourrice est trop ancien, on doit lui faire prendre quelques délayans, tels que l'eau d'orge ou de chicorée sauvage, afin d'en diminuer la consistance. Ce traitement est encore celui que l'on emploie avec le plus de succès, si l'ictère est produit par la bile qui s'amasse dans le duodénum, à moins que l'obstacle qui s'oppose à son issue, et donne ainsi lieu à son absorption, ne soit un état de spasme. Il convient aussi toutes les fois que l'ictère est accompagné de constipation, si on n'a pas lieu de craindre qu'elle soit entretenue par une irritation, soit inflammatoire, soit spasmodique du canal intestinal.

Si l'enfant a teté le lait d'une nourrice anciennement accou-chée, on peut soupçonner que l'ictère est produit par une saburre laiteuse. Dans ce cas, en faisant vomir on accélérerait souvent la guérison. Les évacuans sont indispensables pour expulser ces saburres laiteuses. Quand l'enfant prend le lait d'une nourrice accouciée depuis un grand nombre de mois, on doit s'occuper d'en diminuer la consistance en lui administrant des boissons abondantes. Pour qu'il se rapproche autant que possible du lait de la mère, qui est séreux et laxatif, on peut délayer du miel dans ses boissons, ou y faire infuser des fleurs de pêcier ou de roses pâles. Il est aussi utile, dans ce cas, pour prévenir la jaunisse, de faire prendre au nouveau-né de légers purgatifs, comme s'il s'agissait d'évacuer le méconium.

L'ictère de nature spasmodique se déclare, pour l'ordinaire, d'une manière subite. Cette constriction des pores biliaires peut être occasionée par l'impression d'un air trop froid et par toute autre cause, qui peut produire par une action, soit directe, soit sympathique, une augmentation vicieuse de leurs forces toniques. Cette espèce est accompagnée de cardialgies, de coliques qui font pousser à l'enfant des cris aigus. Le ventre est tendu, resserré; s'il survient des déjections, elles sont verdâtres; les urines sont rares. Si l'état de spasme se propage jusqu'à la région épigastrique, il survient des nausées, des vomissemens, quelquefois des convulsions. Cette variété, quoique très-douloureuse, est encore aisée à guérir; si on ne méconnaît pas sa nature et qu'on ne laisse pas faire trop de progrès à la maladie. Les bains tièdes, les fomentations émollientes, les embrocations sur le bas-ventre avec l'huile d'amandes douces, les lavemens antispasmodiques, tels que ceux faits avec une décoction de têtes de pavot, ou dans lesquels on fait entrer le camphre ou l'assa-fœtida, conviennent pour apaiser les coliques et la tension du ventre. On peut aussi donner avec avantage, pour calmer les coliques dans l'ictère spasmodique, deux ou trois gouttes d'éther sulfurique. Si les selles sont vertes, il existe des acides dans les premières voies; on sait que ce genre d'âcre peut irriter assez puissamment pour occasioner de l'agitation et des convulsions. On doit d'abord chercher à neutraliser cette substance, en administrant la magnésie ou le muriate calcaire. Quelques grains de poudre de Guttète sont un antispasmodique assez efficace dans cette complication. On ne pourrait pas employer les purgatifs sans danger, avant d'avoir produit un relâciement.

L'ictère dans lequel le foie est affecté, est plus fâcieux. Le pronostic doit surtout varier, selon qu'il dépend seulement d'une irritation violente de cet organe ou de sa phlegmasie, ou qu'il est occasioné par une obstruction. Quoique l'enfant

souffie beaucoup plus lorsque la jaunisse est accompagnée
d'hépatite ; elle est cependant plus aisée à guérir que lorsqu'elle est produite par l'engouement ou l'obstruction de ce
viscère. Lorsqu'il existe inflammation du foie, l'hypocondre
droit est tendu, rénitent; si on presse avec la main cette région, l'enfant s'agite et fait connaître par ses cris qu'elle est
douloureuse. Il y a de la fièvre, et le ventre est resserré. On
doit appliquer des sangsues à l'anus ou sur la région du foie,
et fomenter l'hypocondre droit avec des décoctions émollientes. On doit préférer cette saignée locale à la saignée générale qui serait d'ailleurs difficile à pratiquer.

L'engouement, l'obstruction du foie, se reconnaissent à la
proéminence et à la dureté de l'hypocondre droit; si la désorganisation a fait des progrès, il survient défaut d'appétit, langueur des digestions, lividité du visage et maigreur des extrémités. On doit conserver peu d'espoir de guérison toutes les
fois que l'ictère est produit par une affection organique du
foie. Le plus souvent l'enfant atteint de cette espèce d'ictère
succombe, parce que la maladie dont il est la conséquence est
incurable. S'il existe un simple engouement du foie, on peut
tenter les moyens qui ont été employés avec succès chez les
adultes dans des cas analogues. Parmi les préparations dont
l'expérience a constaté l'efficacité, les plus adaptées à la délicatesse de l'enfant, sont les préparations de rhubarbe, celles de
fer, comme l'oxide noir, le savon, l'éther sulfurique, les jaunes
d'œuf. Les boissons apéritives, telles que celles qui seraient
composées avec la chicorée sauvage ou la décoction de racine
fraiche de patience sauvage, à la dose d'une once par pinte,
sont assez bien indiquées, parce qu'elles ont en même temps la
propriété de calmer l'irritation vive que la bile produit par
son reflux dans toutes les parties. Ce cas est peut-être un de
ceux où la décoction de pois chiches, préconisée par M. Chrestien, pourrait convenir pour boisson ordinaire. M. Baumes
recommande dans l'engorgement du foie d'appliquer des cataplasmes avec la pulpe de bryone sur l'hypocondre droit.
Mais si la lésion organique dont est affecté le foie est portée
à un degré très-intense, on ne peut plus retirer aucun avantage de ces médicamens. Le pronostic que l'on portera sur cet
ictère et sur la maladie primitive qui le produit, ne doit laisser aux parens aucun espoir de guérison.

L'ictère qui serait produit par l'abus des huileux, des spiritueux ou de la bouillie, ne présenterait rien de fâcheux : il
suffirait, pour le faire cesser, d'adopter un régime plus analogue à la susceptibilité et à la délicatesse de l'enfant.

Le pronostic devrait être fâcheux si l'on avait lieu de craindre que l'ictère succède à une pression exercée sur la tête. Le

danger serait proportionné à la force qui aurait été employée pour la réduire. Cette pression a lieu toutes les fois que le bassin est resserré, ou que l'on est forcé d'appliquer le forceps pour diminuer le volume du casque osseux : elle pourrait aussi dépendre de manœuvres exercées par des personnes ignorantes, dans la vue de rendre à la tête sa forme naturelle, lorsqu'elle a été alongée et aplatie, ce qui arrive presque toujours dans un premier accouchement; ou bien dans l'intention de lui en donner une arbitraire, comme cela se pratique chez quelques peuples sauvages. La saignée par le cordon ombilical serait le moyen le plus propre à opérer le dégorgement du cerveau, et à prévenir l'ictère que l'on croit en être la suite. Si le sang ne coule pas en suffisante quantité, à la suite de la section du cordon, on ne doit pas hésiter à appliquer les sangsues derrière les oreilles, une de chaque côté. Les fomentations résolutives avec le vin chaud, l'eau-de-vie camphrée, etc., que l'on a conseillé de faire sur le sommet de la tête, ne peuvent être utiles que pour dissiper les ecchymoses du cuir chevelu.

Quelques auteurs ont pensé que la pression exercée sur la tête ne se borne pas à produire l'ictère, mais qu'elle peut encore déterminer sympathiquement un abcès au foie. Ils font dépendre la théorie de sa formation de la même cause qui donne lieu aux dépôts qui surviennent au foie, à la suite de coups à la tête. Cette assertion ne me paraît pas très-vraisemblable : un abcès dans un organe suppose une inflammation qui a précédé. Or, il est difficile de concevoir comment une compression de la tête, opérée pendant le travail, pourrait devenir la cause occasionelle de cette phlegmasie; car elle ne peut occasioner aucun ébranlement, aucune déchirure dans la substance du foie, ni dans ses ligamens. Quelque lourd que soit ce viscère chez l'enfant, quelque mal appuyé et mal soutenu qu'il soit, il ne peut éprouver ni déplacement, ni tiraillement. Le tronc reste immobile. Dans cette hypothèse, la compression de la tête ne pourrait disposer le foie à un état inflammatoire, lequel serait suivi d'abcès, que d'une manière sympathique. Cet effet serait analogue à celui qui survient vers l'estomac à la suite de chutes, d'un grand nombre de blessures, de certaines affections morbifiques. Ces circonstances font naître une manière d'être particulière, un resserrement spasmodique, à la suite duquel l'estomac rejette ce qu'il contient.

Je me borne à ces réflexions, parce que cette question, considérée d'une manière générale, a été discutée dans un autre article. On s'est occupé de prononcer entre l'opinion des médecins qui admettent qu'il survient des dépôts au foie à la suite de coups à la tête, et celle de M. Richerand et de quelques

autres praticiens qui soutiennent que les abcès ne se forment
dans le foie, à la suite des plaies de tête, que lorsqu'après
le coup porté sur cette partie, le malade tombe de sa hauteur sur des corps durs; ou que, dans l'instant même du
coup, cet organe qui est très-lourd et mal soutenu, participe
à la commotion générale. On cite des faits à l'appui de ces
deux opinions en apparence contradictoires. Ceux recueillis
par M. Gauthier de Claubry, dans les hôpitaux d'Espagne et
d'Italie, semblent indiquer qu'il ne survient d'inflammation
au foie, et qu'on ne trouve, après la mort, de traces de suppuration que lorsque, à l'instant du coup reçu à la tête, les
malades ont éprouvé en même temps une secousse violente.
Il paraît, au contraire, résulter de ceux communiqués par
M. Briot, également observés dans la pratique militaire, qu'à
la suite de coups qui ont été portés à la tête, et qui n'ont pas
été suivis de chutes, il se forme des dépôts au foie. Il pense
qu'il ne survient pas plus souvent des dépôts au foie, à la
suite des plaies de tête qu'à la suite des plaies à toute autre
partie, et que la théorie de leur formation doit être rapportée
à une impression sympathique.   (GARDIEN)

ICTÉRICIE , ou ICTÉRITIE , nom générique donné par
quelques nosologistes à tous les changemens de couleur de la
peau, et employé par d'autres comme synonymie d'*ictère*.
Voyez ce mot.   (VILLENEUVE)

ICTÉRIQUE , adj. des deux genres ; se dit de celui ou de
celle qui a la jaunisse.   (VILLENEUVE)

ICTÉRITIE *Voyez* ICTÉRICIE.   (VILLENEUVE)

IDÉOLOGIE (application de l'idéologie à la médecine).
Quoique M. Destut-Tracy ait avancé avec raison que ce mot,
dans sa plus grande acception, pouvait comprendre trois branches des connaissances humaines , savoir : l'entendement humain, la grammaire générale, et la logique ; il a cependant,
lui-même , spécialement consacré le terme d'idéologie à la
première de ces trois branches de la métaphysique : c'est également sous ce point de vue que nous l'envisageons ici.

Il n'est pas nécessaire sans doute que le médecin fasse une
étude approfondie de l'idéologie , quoiqu'il n'en doive point
ignorer les principes fondamentaux; après avoir , dans cette
vue , pris une connaissance suffisante de cette matière dans les
ouvrages qui en traitent (*Voyez* FACULTÉ) , il s'occupera de la
manière la plus convenable d'employer ses facultés intellectuelles dans l'etude et dans l'exercice de son art. C'est sur cet objet que nous allons présenter quelques remarques très-succinctes.

Les métaphysiciens ne sont point d'accord sur le nombre
de nos facultés, depuis Condillac, le véritable fondateur de
la science idéologique , jusqu'à M. Laromiguière , qui a tout

récemment écrit sur la philosophie psycologique, tous ont varié de sentiment sur ce point. Sans adopter aucune de leurs opinions, nous nous bornerons à traiter, sous le point de vue déjà énoncé, des différens actes de l'entendement qui sont d'un usage très-fréquent dans l'étude et l'exercice de notre art; ce sont, 1°. la sensation ; 2°. l'attention ; 3°. la mémoire ; 4°. le jugement ; 5°. l'imagination. Chacune de ces opérations intellectuelles sera très-succinctement envisagée sous le double rapport de son éducation médicale, et de son application à la théorie et à l'exercice de l'art de guérir.

I. *La sensation* est un acte de l'entendement humain, par le moyen duquel on reçoit les impressions diverses des corps avec lesquels on se met en rapport ; cet acte de notre intelligence peut être considéré comme la base et le fondement de toutes nos opérations intellectuelles, qui, selon l'estimable idéologiste Destut-Tracy, ne sont en effet que des sensations variées et modifiées à l'infini. Bien avant lui, Condillac avait dit que les facultés de l'ame n'étaient toujours que la sensation transformée, et en cela Condillac lui-même n'avait fait que traduire et remettre en vigueur cette ancienne maxime fondamentale : *Nihil est in intellectu nisi quod priùs fuerit in sensu.* Si donc les sensations sont la source et l'aliment de presque toutes les combinaisons de notre esprit, il doit être bien important d'en perfectionner les instrumens et d'en diriger avec méthode l'exercice primitif dans toutes les sciences qui nécessitent une application suivie des facultés de l'entendement : par conséquent, les jeunes gens qui commencent à étudier l'art de guérir s'accoutumeront à recevoir de bonnes impressions, quels que soient les organes sur lesquels elles s'effectuent. S'ils sont bien dirigés dans leurs travaux, ils rechercheront les professeurs dont l'esprit juste et la raison éclairée, ne donnant rien à de vaines hypothèses, les fixera uniquement sur l'objet qui les occupe, et leur montrera, dans les faits sagement interprétés, la source unique de toute bonne théorie médicale ; ils fuiront, comme une contagion dangereuse, ces esprits exclusifs qui, dans la vue spécieuse de simplifier l'art qu'ils enseignent, le rétrécissent au point de n'y plus voir que l'idée préconçue qui domine dans leur tête mal organisée.

Il ne leur sera pas moins utile d'être dirigés avec méthode, lorsque, conduits au lit du malade, ils y exerceront les différens sens dont la nature les a pourvus ; le toucher, dans la percussion thoracique ou abdominale, dans l'exploration du pouls, etc. ; la vue, pour apprécier les changemens de forme des organes, l'aspect de la face, etc. ; l'ouïe et l'odorat, pour se rendre compte des effets de la percussion, des cris, des gémissemens que poussent les malades, des odeurs qu'ils exialent ; enfin d'une multitude d'autres particularités de peu d'importance au premier abord, mais qui, dans le fond, sont des objets de détail d'un grand intérêt.

Combien n'avons-nous pas vu d'élèves induits en erreur par de fausses opinions, porter ensuite dans leurs travaux les tristes résultats des sensations primitives mal perçues, tant est forte la puissance des premières impressions ! D'un autre côté, il est facile d'apprécier les avantages immenses provenans d'une éducation médicale mieux dirigée, et d'estimer la supériorité que peut avoir sur ses condisciples l'élève qui, dans le principe, a fait un judicieux emploi de ses facultés intellectuelles. C'est souvent à la justesse des premières impressions qu'on doit ce coup d'œil, ce tact médical, qui consiste à porter un jugement aussi prompt que sûr dans une maladie quelconque. Cette heureuse sagacité n'est pas toujours sans doute le résultat de l'éducation; mais elle peut être perfectionnée par de justes impressions, comme elle est susceptible d'être influencée d'une manière fâcheuse par un exercice mal dirigé de la faculté de sentir. Non-seulement il faut choisir les impressions, mais encore il est nécessaire de les limiter à un petit nombre ; car c'est une erreur bien grande de croire que, pour acquérir une instruction solide, il faille beaucoup multiplier les sensations ; cette erreur n'est malheureusement que trop accréditée; et la jeunesse laborieuse donne très-souvent dans cet excès lorsqu'elle a évité l'excès contraire : elle accumule sans discernement un grand nombre d'impressions qui, n'étant qu'incomplétement perçues, deviennent la source première d'une mémoire infidèle et d'un jugement faux.....

11. *L'attention* est un acte de l'entendement humain, par le moyen duquel on tient longtemps son esprit fixé sur le même objet, afin d'en connaître la nature ou d'en faire un examen suffisant sous d'autres rapports qu'il nous importe de connaître. Cette fonction de l'intelligence doit être considérée comme une des plus importantes, puisque nous lui devons les chefs-d'œuvre des arts, des lettres et des sciences ; on ne conçoit en effet aucune production du génie ayant un certain degré de perfection, qui n'ait exigé un travail longtemps soutenu, inséparable d'une attention suivie. C'est là force de l'attention, dit un écrivain célèbre, qui distingue la plupart du temps le sage, le grand homme, du commun des hommes; ceux-ci n'ont ni règle, ni but dans leur marche incertaine ; chaque chose nage séparée sans soutien sur la superficie de leurs ames, semblables à des feuilles que le vent fait voler çà et là, et disperse sur la surface de l'eau (Blair,

Lectures sur les belles-lettres) : quiconque veut exercer avec
succès l'attention sur l'objet de ses études, doit s'éloigner
du fracas du monde, des plaisirs bruyans, du mouvement
et des scènes variées qui sont une source de sensations diverses et continuellement renouvelées ; la successibilité des
impressions jette l'esprit dans le vague et lui imprime cette
légèreté, dont le propre est d'effleurer tout sans se fixer sur
rien. Ce n'est que loin du monde et de ses amorces trompeuses, dans le calme de la solitude, que le savant et l'homme
de lettres peut concevoir et exécuter un ouvrage utile d'une
certaine étendue. Le plus incontestable des avantages de la
solitude pour l'esprit, dit l'illustre Zimmermann, est de nous
accoutumer à penser. L'imagination devient plus vive et la
mémoire plus fidèle quand rien ne distrait nos sens, et qu'aucun objet extérieur n'inquiète notre ame. Eloigné du tumulte fatigant du monde, où mille images étrangères, mille
idées incohérentes voltigent sans cesse à nos yeux, on ne
cherche plus qu'une seule chose dans la solitude, on se dérobe à tout ce qui n'est pas ce qu'on aime et ce qu'on cherche.
La solitude. Le défaut d'attention est aussi funeste aux
hommes qui se livrent aux travaux scientifiques, que
cette fonction, bien dirigée, leur est utile, et l'inaptitude
à un travail suivi est un défaut essentiel qui conduit à une
sorte d'incapacité intellectuelle. Helvétius a bien démontré
que ce n'est point de la perfection plus ou moins grande des
organes des sens que dépend la grande inégalité des esprits. Il
a fait voir qu'on peut en trouver la cause dans l'inégale capacité
d'attention. *De l'éducation.* Destiné à exercer un art difficile,
rempli d'obscurités et de contradictions apparentes, le médecin a plus besoin que qui que ce soit d'une attention suivie pour décider une foule de questions, et lever le grand
nombre de difficultés qu'il rencontre à chaque pas.

Si, pour retirer le fruit d'un travail quelconque, il convient de
tenir son attention fixée sur la matière qui en fait l'objet, il n'en
faut pas prolonger trop longtemps l'exercice et détériorer la
santé par cet excès nuisible. On sait en effet que si, d'une part, le
défaut d'exercice de cette fonction de notre intellect peut nous
conduire à l'incapacité totale ; de l'autre, l'exercice d'un travail qui exige une attention trop prolongée sur un même point,
porte quelquefois le trouble dans l'économie en épuisant le
principe intelligent. Des jeunes gens abusent quelquefois manifestement de l'attention, en continuant leur travail pendant
plusieurs jours et plusieurs nuits de suite, sans d'autres inter-
ruptions que celles qu'exigent quelques heures de sommeil.
Ils font par-là un mauvais emploi de leurs facultés, s'exposent
à contracter des maladies sans retirer aucun fruit d'un travail

opiniâtre et mal dirigé. Il y a un art tout particulier dont il serait difficile de donner les règles, et qui consiste à varier ses occupations en interrompant l'attention pour la remettre ensuite en exercice, à se préparer au travail par des moyens momentanés de diversion, etc., etc. Cette variété, qu'on doit apporter dans les opérations intellectuelles, ne peut d'ailleurs être réglée que sur le caractère et les habitudes de chacun ; car, telle manière d'être qui convient à l'un ne convient point à l'autre.

III. La *mémoire* est une faculté en vertu de laquelle le principe intelligent peut se rappeler un ou plusieurs objets sur lesquels se sont déjà exercées nos sensations. L'enfance est l'époque de la vie où la mémoire jouit d'une activité et d'une facilité plus grandes. Aussi est-ce celle que l'on consacre à l'étude des langues, et à orner l'esprit d'un grand nombre de morceaux de nos chefs-d'œuvre littéraires. Cette faculté semble dominer toutes les autres jusqu'à l'âge de la puberté ; alors l'attention et le jugement rivalisent avec la mémoire, et forcent de donner une direction différente aux facultés intellectuelles chez les jeunes gens qui commencent à réfléchir sur le sens des mots. Vers la vingt-cinquième année, la mémoire perd de sa force et de son énergie, et devient moins facile et moins fidèle.

A dater de cette époque jusqu'à cinquante ou soixante ans, cette faculté ne fait plus que décroître. Souvent alors, et plus tard, elle est tellement affaiblie, qu'on manque totalement de mémoire. Plusieurs maladies peuvent porter une forte atteinte à cette faculté ; telles sont l'onanisme, l'apoplexie, l'épilepsie, la manie, et certaines fièvres de mauvais caractère, qui en suspendent entièrement l'exercice. Nous avons vu un jeune homme, convalescent d'une fièvre ataxique, qui avait oublié le nom des choses qui lui étaient les plus familières, et jusqu'au sien même. L'abus du travail altère difficilement la mémoire, qui, comme le jugement, se perfectionne par l'effet de l'habitude ; aussi voyons-nous souvent des hommes de lettres, épuisés par des travaux intellectuels, conserver une mémoire facile et fidèle, alors que les autres facultés ont perdu presque toute leur énergie.

On peut poser en principe que la mémoire est beaucoup plus fidèle quand on a vu les objets dont il importe de conserver le souvenir ; et qu'il n'est point de science à laquelle ce principe soit plus applicable qu'à la médecine. En effet, malgré la lecture la plus attentive des meilleurs ouvrages descriptifs, on ne conserve point l'impression fidèle des maladies, telle qu'on peut la recevoir dans les hôpitaux au lit des malades ; en vain on lirait, on apprendrait même par cœur les

descriptions les plus exactes du croup, de l'hydrocéphale interne, qu'on reconnaîtrait difficilement ces maladies, qui pourtant sont faciles à saisir quand on les a vues, ne fût-ce qu'une
seule fois.

L'exercice de la mémoire dans l'observation des malades
doit avoir surtout pour objet de retenir les signes les plus importans, soit sous le rapport du diagnostic, soit sous celui du
pronostic. Ceux qui se tirent de la parole, par exemple, méritent beaucoup d'attention ; quand elle est libre, facile et naturelle dans une maladie, c'est en général un bon signe. Si,
au contraire, elle est embarrassée, affaiblie ou nulle, on doit
craindre un danger plus ou moins grand. L'aphonie, en
particulier, est un signe presque toujours mortel dans les maladies aiguës : on remarque, en lisant les Epidémies d'Hippocrate, que tous les malades qui perdirent la parole succombèrent. Non-seulement la mémoire doit retenir les signes
caractéristiques des genres, mais encore ceux des espèces et des
variétés ; dans ces cas, au souvenir des symptômes observés
isolément, succède leur comparaison, opération qui est du
ressort du jugement. L'exercice du jugement fortifie beaucoup
la mémoire, parce que, pour juger avec certitude d'un objet,
il faut se le rappeler plusieurs fois, le retourner, et le considérer sous tous les rapports qu'il présente. C'est surtout dans les
cas de médecine difficiles et douteux, qu'il importe de réitérer cette opération de l'entendement, pour parvenir à des résultats exacts ; de ce nombre sont certaines fièvres graves,
s'annonçant par le délire, des affections soporeuses, des maladies sans caractère précis, qui débutent par une stupeur profonde, etc.

Il est bon de fortifier la mémoire ou le souvenir des symptômes par la lecture des ouvrages originaux, écrits sur les maladies qu'on a observées ; il résulte de cette lecture une comparaison utile entre les perceptions acquises au lit des malades, et celles qu'on a puisées dans ses lectures. Par ce double
moyen, l'objet se grave profondément dans l'esprit, et y reste
toute la vie.

Plusieurs conditions sont nécessaires pour conserver et fortifier la mémoire ; en voici quelques-unes :

Première. Apporter une grande attention aux sensations et
aux perceptions sur lesquelles s'exerce la mémoire.

Seconde. Répéter fréquemment les mêmes impressions, si
l'on ne veut pas oublier ce qu'on a lu ou ce qu'on a observé
au lit des malades.

Troisième. Suivre une distribution nosologique quelconque,
qui mette de l'ordre dans les idées, diminue le travail de la
mémoire en généralisant les objets qu'elle embrasse : par

exemple, la distribution des phlegmasies, admise dans la No-sographie philosophique, nous semble fort bien remplir cette intention. Les groupes que forment les phlegmasies muqueuses, séreuses, cutanées, etc., constituent des ordres particuliers, dont tous les genres ont de fortes analogies et de nombrex points de contact; les symptômes de ces maladies, considérés sous ce point de vue, sont faciles à retenir; il faut, au contraire, des efforts multipliés de mémoire pour conserver l'impression de maladies *assemblées* au hasard.

Quatrième. Réciter de temps en temps, avec exactitude et fidélité, des morceaux appris par cœur.

IV. *Le jugement*. Porter un jugement, c'est comparer plu-sieurs idées dont on veut tirer une conclusion quelconque. C'est la plus importante des facultés de l'entendement, le ré-gulateur des pensées, la mesure du talent, et le directeur su-prême du bon goût. Ainsi un bon jugement est l'apanage de ceux qui ont l'esprit juste, la pensée nette, et, comme on dit, la tête bien faite. On conçoit que l'exercice d'une semblable faculté n'est pas exempt de difficultés : Hippocrate les avait bien sen-ties lorsqu'il écrivait, dans le premier de ses Aphorismes, que le jugement était difficile ($\varkappa\rho\iota\sigma\iota\varsigma\ \varkappa\alpha\lambda\epsilon\pi\eta$); il est pourtant des circonstances où cette opération de l'esprit est simple et d'une prompte exécution, comme lorsqu'il s'agit, par exemple, de porter un jugement sur une pleurésie, une péripneumonie, exemptes de toute complication. Mais la tâche devient plus difficile à remplir quand il est question de caractériser des ma-ladies obscures en elles-mêmes, se compliquant les unes avec les autres, et ayant de nombreux points de contact ; telles sont l'hydrothorax, l'hydropéricarde, la péricardite, etc. Dans ces cas et autres analogues, un bon esprit doit procéder par ex-clusion, c'est-à-dire en éloignant successivement les différens symptômes, qui n'ont qu'un rapport éloigné avec l'affection présumée. De cette manière, on isole ce qui appartient à cha-que maladie, et on reconnaît par abstraction l'affection do-minante, le danger qu'elle offre, etc.

On ne doit jamais se presser de porter son jugement sur une maladie, parce que, dans cette matière, la précipitation peut avoir des suites fâcheuses. C'est dans une telle circonstance qu'il convient de se servir de l'excellente méthode du doute philosophique. Le meilleur moyen d'éviter une erreur préjn-diciable au malade et humiliante pour le médecin, est de ne prononcer sur la nature d'une affection quelconque qu'avec beaucoup de réserve, et d'après des documens certains. N'a-t-on point de données suffisantes pour arriver à ce résultat, on doit alors rester dans le doute, à l'exemple d'Hippocrate et des grands médecins qui ont marché sur ses traces. Il ne faut juger d'une maladie que sur son ensemble, et non d'après quelques symptômes isolés; c'est aussi sur l'examen de cet ensemble qu'a été fondée, en grande partie, la division de maladies en plusieurs périodes, la science du pronostic, et les règles de la véritable thérapeutique, etc. Un symptôme nouveau, qui se manifeste pendant le cours d'une maladie, ne doit être jugé que dans ses rapports avec les autres symptômes déjà existans, et non pas séparément, parce que ce symptôme seul a rarement quelque valeur. On observe quelquefois néanmoins le contraire; et, dans ces cas d'exception, il convient d'abandonner la route ordinaire. Mais on ne peut juger ainsi que d'après un examen attentif.

Une chose très-importante pour le praticien, est de juger, en arrivant auprès d'un malade, dans quelle période se trouve l'affection qu'il va traiter; on ne peut guère acquérir cette connaissance qu'en recherchant l'époque précise de l'invasion, qu'en se faisant rendre compte de ce qui s'est passé depuis; privé de ces détails, le médecin ne peut qu'errer à l'aventure, et tracer des histoires de maladies inexactes, incomplettes et plus dangereuses qu'utiles.

L'expérience en médecine n'est que le résultat immédiat de l'exercice du jugement : cette expérience est vraie ou fausse, suivant que l'esprit est lui-même juste ou faux. Il y a une autre expérience qui s'effectue sans le concours du jugement, c'est l'expérience empirique. L'expérience peut encore être distinguée en celle qu'on acquiert par la lecture des livres de médecine, et en celle qu'on puise dans la pratique de l'art de guérir. Cette importante opération de l'entendement est un véritable jugement qui, répété avec justesse un grand nombre de fois, donne beaucoup de poids aux décisions de l'homme de l'art doué d'un esprit juste, mais n'est d'aucune utilité pour celui qui a l'esprit faux; et, à cet égard, cinquante ans d'expérience n'ont pas plus de droits à notre estime que cinquante ans d'oisiveté. Zimmermann et Baglivi méritent d'être consultés sur cette matière utile. Les expériences faites sur les animaux vivans, sur les médicamens, les poisons, etc., sont également une suite immédiate de l'exercice du jugement (*Voyez* EXPÉRIENCE). Les comparaisons ou les rapprochemens qu'on fait dans l'intention de faire ressortir les différentes qualités d'un objet, d'en connaître la nature et l'essence, rentrent encore dans le domaine du jugement : les comparaisons peuvent être utiles quand elles sont justes, mais deviennent une source d'erreurs et de faux jugemens, lorsqu'elles sont inexactes ou hasardées. Baglivi a bien fait connaître les inconvéniens qui résultent de l'abus de semblables comparaisons. Voici comment il s'exprime, à cet égard, dans l'article trois de son sixième chapitre : *Longum est et recensere tot falsas ac penè populares similitudines, quibus hodiè medici in curandis morbis utuntur. Quanti detrimento fuit similitudo quàm primus excogitavit Helmontius ut sanguinis missionem apud vulgus dissuaderet, nempè : sicuti aqua in lebete ebulliens refrigerari non potest per substractionem aquæ ebullientis, sed per substractionem ignis suppositi, ità ebulliente in febribus sanguine, vacuatio ejusdem per phlebotomiam calorem non minuet, minuet verò sola causæ morbosæ evacuatio per sudores aliasque hujusmodi vias, etc., etc.* Plus loin Baglivi cite comme une source d'erreurs funestes la comparaison suivante du même auteur : *Sicut febris à spinâ digito hærente excitata extingui non potest nisi spinâ avulsâ, ità et reliquæ febres curari non poterunt, nisi spina humoris peccantis, archeum irritantis, statim multâque expectatâ coctione auferatur per diaphoretica, purgantia, etc.*

L'appréciation des ouvrages écrits sur la science des maladies, est encore un des attributs du jugement. Pour procéder avec succès dans cette partie de ses études, le médecin doit avoir déjà des connaissances assez étendues. Il commencera par faire une distinction fondamentale entre les livres qui sont le fruit d'une expérience nourrie par les faits, et ceux qu'a dictés un empirisme aveugle et une imagination déréglée : parmi les premiers, il choisira ceux où brillent la méthode, l'excellence du jugement et la pureté du goût; de ceux-là même il n'en lira que peu, pour apprécier avec justesse les vérités qu'ils renferment. Baglivi, que nous venons de citer, a écrit deux chapitres fort intéressans sur la matière dont il s'agit. Ces deux chapitres (VII et VIII) sont intitulés, l'un · *Præpostera librorum lectio*, et l'autre : *Præpostera librorum interpretatio*. Il y compare ingénieusement le lecteur avide, accumulant ses lectures sans goût et sans choix, à un gourmand qui se gorge d'alimens succulens, plutôt nuisibles qu'utiles à sa santé. Nous ne pouvons qu'engager ceux qui commencent à étudier la médecine, à méditer les excellentes réflexions de Baglivi.

V. L'*imagination* n'est, à proprement parler, que la faculté de retracer à notre esprit l'image ou le tableau des impressions qu'il a reçues; mais souvent, à l'aide de l'invention, elle compose les tableaux autrement qu'ils ne sont, leur ajoute des couleurs étrangères; quelquefois même elle remplace des sensations réelles par des fictions plus ou moins analogues à la vérité. L'exercice de cette faculté, qu'on ne peut guère séparer de l'invention, préside à toutes les créations de l'esprit; par conséquent c'est une erreur de regarder les mathématiciens, et en général tous ceux qui cultivent les sciences exactes, comme dépourvus d'imagination : il faut convenir cependant que l'exercice de cette faculté prédomine singulièrement chez les poetes, les peintres et les littérateurs, dont le grand talent consiste à peindre la nature, dans quelque genre que ce soit.

L'imagination est simplement passive, quand elle nous représente fidèlement les impressions reçues ; elle est active au contraire, lorsqu'elle compose autrement qu'ils ne sont les tableaux en dépôt dans la mémoire, ou qu'elle en crée de fictifs. Dans l'étude de la médecine et de toutes les sciences de faits, on doit, en général, restreindre son esprit à l'exercice de l'imagination passive ; et c'est seulement dans les branches accessoires à son art que le médecin peut, jusqu'à un certain point, se permettre les créations intellectuelles qu'enfante l'imagination active, presque toujours nuisible dans la partie positive des sciences, en ce qu'elle n'est jamais exacte ni rigoureuse. Il est bien utile surtout que la jeunesse ardente et laborieuse se pénètre de l'importance de ces vérités, afin qu'elle soit en garde contre les raisonnemens spécieux et le faux brillant dont abondent certains livres ; qu'elle résiste en même temps à la conviction dangereuse que porte parfois dans les esprits faibles des doctrines plutôt le fruit d'une imagination ardente que d'un jugement sain ; qu'enfin, plus tard, elle apporte la même defiance dans l'examen des malades qui, souvent dupes d'une imagination exaltée, se créent des maux imaginaires, ou du moins exagèrent singulièrement ceux dont ils sont affectés. L'imagination active égare presque toujours les esprits qui se laissent séduire par ses illusions trompeuses ; et comme plus cette faculté s'exerce, moins le jugement a de force et de justesse, il en résulte une série progressive d'erreurs, de faux jugemens et de stériles hypothèses prises pour des réalités, qu'on retrouve dans la plus grande partie des systèmes qui ont tour à tour brillé avec plus ou moins d'éclat, suivant que leurs auteurs les ont revêtus de formes plus ou moins séduisantes. Personne, à notre avis, n'a mieux fait sentir que Baglivi la fâcieuse influence d'une imagination déréglée, source féconde de théories hypothétiques. Laissons parler ce médecin philosophe, l'un des restaurateurs de notre art : *Ab ardenti et flagranti illo in novas hypotheses studio, quot et quanta in medicina irruperunt mala. Primùm quidem quòd præclarissima quæque ingenia doctis et ingeniosis illis fabulis quasi detinita, ad rudiorem et crassiorem, ut aiunt, Minervam, hoc est ad observandas morborum qualitates, et medicamentorum vires ac proprietates periclitandas, descendere plerumquè non solùm pigeat, sed etiam pudeat. Alterumque verò, quod studiosorum animi, quibus semel imbuti sunt fictis ac commentitiis sententiis, assiduitate ac usu eò usquè assuescant, ut eas postmodùm in medicinâ faciendâ, non probabilium loco duntaxat ut primum habeant, sed tanquàm certas adhibere nequaquàm dubitent, etc.*, (cap. 1). Ces diverses considérations doivent nous convaincre, de plus en plus, qu'on ne parvient, dans les sciences, à donner le jour à des productions véritablement utiles et durables, qu'en opposant sans cesse le jugement comme une barrière insurmontable aux progrès de l'imagination active. Hippocrate, notre éternel modèle, et l'une des plus fortes têtes de l'antiquité, ne doit la grande célébrité dont il jouit depuis plus de vingt siècles, qu'à cette sévérité de jugement en opposition avec l'imagination active, qu'à cette logique rigoureuse, résultat profond autant qu'admirable d'impressions perçues et comparées avec sagesse et discernement.   (PINEL et BRICHETEAU)

IDIOCRASE, s. f., *idiocrasis*, de ιδιος, propre, et de κρασις, tempérament ; dérivé de κεραννυμι, je mêle ; désigne, dit M. Nysten, la disposition ou le tempérament propre d'un corps. On dit encore idiocrasie. Ce mot est inusité.   (N.)

IDIOPATHIQUE, *idiopathia*, du grec ιδιος, propre, παθος, affection : nom donné aux maladies primitives ou essentielles.

La seule définition de ce mot indique combien il est difficile d'en assigner le véritable sens, et de déterminer quelles maladies méritent d'être comprises sous cette dénomination. En effet, les affections regardées comme idiopathiques ont dû varier en raison des doctrines en faveur, ou suivant les bases que les nosologistes assignaient à leurs classifications. Essayons donc, s'il se peut, de diminuer l'incertitude qui a jusqu'ici pesé sur ce sujet, et d'imposer à l'idiopathie ses véritables caractères ; et puisque les dogmes des écoles et les classifications plus ou moins arbitraires se montrent plutôt comme des sources d'erreurs que comme des guides vers la vérité, faisons abstraction des uns et des autres, et ne consultons que la nature. Pour cela, j'ai besoin de reprendre les choses d'un peu haut.

L'homme vivant, pour offrir le complément de son existence, doit être étudié dans l'état de santé : cet état est le prototype de l'être. La maladie, qui est l'altération plus ou moins profonde de l'une ou de plusieurs des fonctions d'où résulte la vie, modifie l'individu, mais ne le change pas, ne lui substitue pas un autre être. L'homme malade n'est donc pas un nouvel être ; c'est l'homme sain, altéré, modifié. Cette altération ou maladie, n'existe donc pas d'une manière absolue, mais seulement par rapport à l'état sain dont il est une déviation. Il n'existe donc pas *per se, propriâ naturâ*, et comme indépendant, un état que l'on puisse appeler pathologique, puisque c'est toujours l'homme sain qu'il faut voir, en tenant compte seulement des modifications que son mode d'intégrité a subies.

Ç'a donc été une erreur des plus graves de séparer l'étude de l'homme malade de celle de l'homme sain, de prétendre lui donner des bases différentes, lui tracer une autre marche, et lui imprimer un autre langage. Cette première erreur, en isolant les diverses branches de la médecine, ou plutôt, en créant dans le tout homogène de la science, des branches séparées, a rompu le fil d'union, et a fait perdre de vue la marche identique de la nature. Dès-lors on a eu une pathologie, des nosologies, une thérapeutique, une hygiène, une séméiologie, et pas de physiologie, bien que ce fût d'abord et même seulement une physiologie qu'il importât de créer. J'entends ici par physiologie, on le conçoit, non plus les rêveries plus ou moins ingénieuses dans lesquelles la faisaient consister nos pères; mais cette exposition simple de la structure, des lois et des actes de nos parties.

Si donc il sort naturellement des principes que je viens de poser, que les causes qui modifient et altèrent l'homme en santé ne créent pas des êtres que l'on doive appeler *maladies,* mais impriment seulement aux fonctions une nouvelle manière d'être; dès-lors ces nouvelles formes de la vie, ou si l'on veut, ces maladies, ne devront point être séparées des fonctions prises dans l'état sain, ne pourront plus être distribuées dans d'autres cadres que ceux mêmes des fonctions, et n'admettront pour philosophie que celle qui se fonde sur les phénomènes de la vie.

Je poursuis. Le corps vivant est composé de parties solides qui, douées de propriétés vitales, exercent sur les fluides une action. Ce balancement est la vie; la coordination entre toutes ces actions est l'organisme; leur harmonie est la santé; leur trouble est la maladie; leur retour à l'état sain, la guérison, et leur cessation et la mort.

Toute fonction présente donc trois élémens, les propriétés vitales, les tissus et les fluides. Chacun d'eux, d'après des lois déterminées, est mis en jeu dans l'accomplissement de l'acte physiologique; chacun d'eux aussi va s'offrir comme altéré dans la fonction à l'état morbide.

Cependant, comme les propriétés vitales n'ont pour siége et pour moyen de manifestation que les tissus ou parties solides; comme aussi, de ces solides dépend toujours l'état des liquides, il nous est permis de réduire les siéges des maladies à un chef, les solides. Car il est évident, d'après cela, qu'attribuer des lésions essentielles aux propriétés vitales ou aux fluides, ce serait, ou s'attacher à des choses idéales et non susceptibles de manifestation apparente, ou mettre en première ligne des altérations purement secondaires.

J'ai dit plus haut que la coordination entre toutes les actions partielles constituait l'organisme. Rien, en effet, n'est isolé dans le corps vivant, soit à l'état sain, soit pendant la durée des maladies. Cet équilibre entre toutes les fonctions, cet état de corrélation ou de sympathie est tel, qu'une fonction ne doit jamais se juger seulement par rapport à elle-même, mais encore par rapport à ses connexions. De là, dans l'état physiologique comme dans l'état pathologique, deux ordres d'actions, celles qui appartiennent à la fonction lésée ou altérée, et celles qui résultent de l'accord qu'ont entre elles toutes les parties.

Ce sont ces actions premières, locales en quelque sorte, qui constituent essentiellement l'idiopathie dans les maladies.

Toutefois ce caractère principal, puisé dans la nature de l'organe d'abord affecté et dans l'espèce de trouble apporté à ses fonctions, ne se perd pas en se disséminant; et nous verrons bientôt que ces grands phénomènes d'épanouissement conservent l'empreinte de leur première origine.

Si l'état de santé ou de maladie d'un organe se communique à toute l'économie et le lui rend commun, pourra-t-il se rencontrer des circonstances où une affection commencerait d'abord par être générale et procéderait ainsi de l'ensemble aux organes particuliers? Pour supposer ce cas, il faudrait admettre, ou que l'action se passe sur les propriétés vitales qui, prises isolément des parties, ne tombent pas sous nos sens, ou que tous les tissus à la fois peuvent être affectés. Supposition non moins gratuite, même dans ce dernier cas, puisque tous les tissus sont doués d'une organisation différente, et manifestent en santé comme en maladie des propriétés également différentes. Ce serait admettre une lésion partout identique, bien qu'elle affectât des parties profondément diversifiées.

Il découle encore de ces principes, 1°. qu'il n'y a point de maladies des propriétés vitales, puisque dans l'état sain comme dans l'état morbide, ces propriétés ne se manifestent que par les solides qu'elles animent; 2°. que toute maladie, universelle d'abord, et sans point de départ primordial, est une chimère; car autant vaudrait chercher à concevoir une économie sans fonctions distinctes, une vie sans organes élémentaires, et une santé sans corps.

Si nous continuons l'investigation de ces dogmes dans toutes leurs conséquences, nous verrons qu'il n'y a de maladies primitives qu'en proportion des tissus élémentaires ou fondamentaux de nos parties, et nous aurons enfin trouvé des caractères positifs à l'idiopathie; ainsi nous appellerons idiopathique, toute affection propre à l'organe ou à la partie qui en est le siége.

Et cependant, comme les tissus ou parties du corps ne sont pas isolés, comme loin de là, un consensus mutuel, en les liant en un même tout, les intéresse l'un à l'autre en santé et

en maladie, nous ne devrons pas séparer comme essentiellement distinctes de la maladie primitive, les appellations sympathiques qui n'en sont que des conséquences nécessaires. ·

Ces corrélations sympatiiques qui rendent universelle une affection d'abord locale, sont de deux ordres assez distincts en
général, et admettent aussi, en sous-ordre, des nuances non
moins manifestes. Expliquons-les par des faits.

Qu'une excitation soit portée sur une partie, bientôt elle y
exaspère les propriétés vitales; et par suite de l'accord organique, l'économie ne tarde pas à réagir. Cette réaction générale
est appelée *pyrexie*, quand le lieu affecté est douloureux et
très-sensible; *fièvre*, lorsque ce siége premier avertit à peine de
sa présence, ou même peut rester inconnu. Que la muqueuse
gastro-intestinale soit le siége d'une excitation augmentée, à
peine y aura-t-il dans le ventre une sensation obtuse de dou-
leur·, et l'état général sera une *fièvre muqueuse*; si, au contraire, cette membrane est frappée d'une inflammation vive
avec douleurs aiguës, tension et sensibilité au toucier, il y
aura *dysenterie*, et avec cela *pyrexie muqueuse*. D'où vient
cette différence? c'est là le point de la difficulté dans les discussions actuellement ouvertes sur ce sujet.

' Cette observation semblerait nous ramener aux vues, d'abord
jugées singulières, peut-être même bizarres, de M. Caffin. Cet
auteur (*Traité des fièvres essentielles*; Paris, 1811) donnait
pour caractère à la fièvre, de frapper exclusivement les organes sécréteurs; et il prenait pour type primitif, la *fièvre de
lait*, qui était l'affection des glandes mammaires. Pour corro-
borer son opinion, il disait que toute fièvre avait pour résultat
une sécrétion plus abondante de l'organe malade; et par conséquent pour cause, l'excitation accrue d'un organe glanduleux.

Si l'on pouvait admettre ce système, il jetterait un grand
jour sur un des points jusqu'ici les plus obscurs de la science.
Alors, il y aurait réellement un mode morbide que l'on devrait
appeler *fébrile*, ayant des symptômes propres, soit quand il
serait concentré dans l'organe qui en serait le siége, soit lorsqu'il aurait pris de l'extension sympatiique et serait devenu
général.

Le mode fébrile une fois admis comme idiopathique, il faudrait lui voir revêtir des nuances, suivant l'organe sécrétoire
sur lequel il porterait. Ainsi, l'état fébrile serait différent lorsque le mal aurait son point de départ dans l'appareil gastro-
hépatique (fièvie bilieuse), dans l'appareil muqueux intestinal
(fièvre muqueuse), dans le glanduleux mammaire (fièvre de
lait), dans le glanduleux rénal (fièvre diabétique ou diabètes),
dans le glanduleux salivaire (ptyalisme), etc.

Mais si, laissant de côté ces assertions encore rangées parmi les hypothèses, nous nous éclairons des faits manifestés par l'observation des maladies, et expliqués par la physiologie, nous verrons, ainsi que je l'ai annoncé, que l'affection idiopathique de chaque tissu primordial ou de chaque appareil, s'entoure bientôt d'une pyrexie, ou état général qui conserve pour chacun une forme particulière.

Plaçons l'épine de Van Helmont dans le tissu cellulaire, et bientôt, aux symptômes locaux, succéderont des sympathies générales d'un ordre bien distinct de celles que j'ai assignées au muqueux. Frissons longs, profonds, puis chaleur vive, âcre, brûlante, sèche, avec rougeur de la peau, accélération du pouls et augmentation de son calibre, et enfin, sueur générale et retours quotidiens de cette exacerbation : voilà les caractères de la pyrexie inflammatoire cellulaire, faussement prise pour la pyrexie inflammatoire de tous les appareils.

Que cet agent irritant ou seulement stimulant, soit porté sur un point quelconque de l'appareil vasculaire à sang rouge ; aussitôt, il se manifestera un état local appelé *pléthore*, caractérisé par la chaleur de la peau, sa *spongiosité*, un sentiment d'inquiétude et de fourmillement dans la partie ; à cet état succédera une *pléthore* générale, que nous devrons regarder comme la pyrexie dont est susceptible le système circulatoire.

Allons plus loin : je veux que le stimulus atteigne une branche assez notable de nerfs, ou un ensemble de ramifications nerveuses ; qu'arrivera-t-il alors ? ou bien une douleur nerveuse (névralgie), ou une lésion dans la fonction nerveuse (névrose) ; mais l'une et l'autre locale. La persistance de cet état amènera une susceptibilité nerveuse générale, qui en est à mes yeux la pyrexie. Cela se voit, surtout, dans certaines lésions profondes des distributions nerveuses à des viscères importans, telles que dans l'hystérie et l'hypocondrie.

Ce serait le cas ici, de chercher à répandre quelque lumière sur cet état que le monde appelle *fièvre nerveuse*, et auquel il faudrait, pour plus de méthode, donner le nom de *pyrexie nerveuse*. Frissonnemens, malaise général, mouvemens peu prononcés, mais involontaires ; sensibilité exquise, décoloration particulière, sans changement de température de la peau ; éructations ; puis urines aqueuses et abondantes, ou larmoiement involontaire : tels seraient les phénomènes de la pyrexie nerveuse. C'est dans ce sens qu'il faudrait entendre cette expression de *fièvre nerveuse*, si souvent employée par les gens du monde, et à laquelle les médecins n'attachent presque aucune valeur. Cet état étudié alors d'une manière plus philosophique, pourrait trouver place dans les cadres d'une nosologie naturelle.

En resumé, nous devrons donc appeler idiopathiques, **les** affections propres à ciaque tissu composant ; et nous leur conserverons ce nom, alors même que l'admirable consensus organique les aura rendu communes à toute l'économie, puisqu'il leur aura laissé leur caractère primitif.

Mais il arrive souvent qu'une affection, soit pendant qu'elle est encore locale, soit lorsqu'elle est devenue générale, frappe, atteint d'autres organes, et détermine en eux des lésions consécutives. Ainsi, dans l'embarras gastrique ou dans la fièvre bilieuse, rien n'est plus fréquent que de voir la plèvre affectée, et par suite, se développer une douleur, ou vraiment pleurétique, ou plus ordinairement de pleurodynie. On voit plus souvent encore, peut-être, la pleurésie ou d'autres affections idiopathiques du poumon, amener des fièvres bilieuses, ou au moins un état gastrique. Ce sont là alors des maladies ou secondaires ou concomitantes, que l'on doit ranger parmi les complications.

Au lieu de disserter froidement sur la nature et l'espèce des maladies que nos nosologistes appellent *idiopathiques*, j'ai préféré m'élever à des considérations plus générales. J'ai voulu démontrer, par une seule application, combien l'étude des maladies gagnerait en simplicité et en clarté, si ces mêmes maladies, au lieu d'être érigées en des êtres réels, n'étaient plus regardées que comme des déviations de la santé, et si la classification des maladies, loin de s'établir sur des caractères indécis et presque arbitraires, se tirait tout naturellement de la physiologie.   (NACQUART)

IDIOSYNCRASIE ou idiosyncrase, s. f., *idiosyncrasia*, de ἴδιος, propre, συν, avec, et de κρᾶσις, mélange, tempérament ; disposition spéciale qui résulte du tempérament ou de la manière d'être individuelle, et qui détermine des répugnances ou des inclinations particulières. Le mot *idiocrase* se rencontre parfois dans les auteurs comme synonyme d'idiosyncrasie.

Considérations générales sur la sensibilité. Nos organes sont doués d'une propriété vitale appelée sensibilité, et qui consiste en la faculté de sentir ou de recevoir l'impression des agens sans nombre au milieu desquels notre existence débute, continue et se termine. Cette sensibilité toutefois, loin d'être absolument la même dans les diverses parties qui composent notre économie, a non-seulement, dans ciaque système général d'organes, mais encore dans ciaque organe qui fait partie de ce système, et son mode et son degré particuliers. D'où résulte dans ciacun des instrumens de la vie une *spécificité* d'actions et d'effets, que l'on a aussi désignée par *vitalité propre* des organes.

Nous disons bien que cette vitalité propre dépend de la
texture particulière, de la constitution chimique et de l'etat
dynamique, en un mot de l'*idiosyncrase* de l'organe; mais
l'imperfection de nos connaissances ne nous permet pas de définir les conditions exactes qui déterminent chaque mode de
sensibilité, de sorte que nous sommes obligés de borner notre
étude à l'observation d'effets dont jusqu'à ce jour nous ne pouvons saisir, et dont probablement nous ne saisirons jamais les
véritables causes.

C'est en observant ces effets que l'on est parvenu à distinguer deux modifications principales de la sensibilité, dont
l'une est la *sensibilité de perception*, ou *sensibilité perce-*
vante, et l'autre la *sensibilité nutritive*, nommée aussi *sensi-*
bilité organique ou *latente*.

La première, pour me servir à peu près des expressions du
professeur Richerand (*Nouveaux élém. de physiol.*, p. 50 de
la quatrième édition), *a lieu avec conscience des impressions*
ou perceptibilité. Elle constitue, à proprement dire, ce que
Cabanis appelle nos sensations. *L'autre est sans conscience*
des impressions; c'est la sensibilité générale et commune à
tout ce qui a vie. Elle n'a point d'organe spécial, et se trouve
universellement répandue dans toutes les parties vivantes,
végétales et animales. Aussi quelques physiologistes allemands l'ont-ils désignée par *Gemeinsinn*, sens universel, *sen-*
sus vagus, en opposition de celle dont les effets se produisent
par l'intermédiaire de nos sens.

Les impressions qui agissent sur la sensibilité percevante,
produisent des sensations instantanément appréciables par nos
sens, et presque toujours tellement distinctes, que chaque
langue a ses termes pour exprimer au moins les plus générales
d'entre elles. Ainsi, nous avons des mots pour désigner les impressions habituelles que nous transmettent nos sens; par exemple, nous disons que tel corps a telle couleur, que la surface
de tel autre est lisse ou inégale, raboteuse; que tel son est
aigu ou grave; que telle substance a une saveur douce, amère;
que telle autre exhale une odeur suave, fétide, nauséabonde,
piquante, etc.

Il n'en est pas ainsi des impressions que les agens ordinaires
produisent sur la sensibilité nutritive ou latente. Ici, bien que
ces impressions soient réelles, elles ne sont pas perçues, c'est-
à-dire qu'elles ne sont pas, ainsi que les impressions produites
sur la sensibilité percevante, rapportées à un centre des perceptions où, après avoir fait l'impression, elles sont jugées et comparées. Peut-être cette différence entre les deux modifications
de la sensibilité dépend-elle moins d'une structure diverse des
instrumens nerveux de l'une et de l'autre, que d'une circons-

tance que le professeur Richerand découvre très-judicieuse-
ment dans l'habitude que les siéges de la sensibilité latente ont
contractée d'être continuellement impressionnés par un même
mode de sensations auquel ils finissent par s'accoutumer, ainsi
que cela a à peu près lieu dans les organes où résident les sens de
la vue, de l'ouïe, de l'odorat, du goût et du toucher, qui ne
peuvent plus être excités par des stimulans auxquels ils ont été
longtemps soumis.

Aussi les impressions produites sur les organes de la sensibilité latente peuvent-elles déterminer des perceptions, lorsque
ces impressions sont insolites relativement à celles qui affectent
habituellement ces organes, ou lorsque la sensibilité latente est
modifiée par l'effet d'un état pathologique. Ainsi, par exemple, dans l'état de santé, le trajet de la pâte alimentaire par le
tube digestif, le séjour de l'urine dans la vessie, ne font éprouver aucune sensation appréciable. Mais que l'on introduise une
substance vénéneuse et irritante dans le canal intestinal, que
l'on fasse pénétrer dans la vessie un liquide autre que l'urine,
ou bien que ces parties, se trouvant dans un état inflammatoire,
soient exposées aux impressions même qui leur sont habituelles, et l'on verra s'y produire, dans ces divers cas, des
impressions accompagnées de perceptions très-distinctes, c'est-
à-dire de douleurs plus ou moins vives et d'un caractère particulier.

Applications de ces considérations aux idiosyncrasies. Il
était indispensable de faire précéder ces considérations som-
maires sur la sensibilité, puisque c'est sur elles que nous comptons fonder principalement la métiode selon laquelle nous
procéderons à l'examen de notre sujet. Les sens établissent un
rapport très-déterminé entre le règne animal et les agens qui,
en agissant sur lui, produisent des sensations, des inclinations
ou des répugnances. Ce rapport est tel, que les agens externes
occasionent, en général, les mêmes effets sur la plupart des
individus d'une même espèce. Cependant, et pour ne parler
que de l'espèce iumaine, il est des individus entre lesquels et
les agens externes, il s'établit des rapports tout à fait particuliers, et qui, par l'effet de ces agens, éprouvent des sensations
ou des perceptions, des appétences, des répugnances insolites,
ou enfin, dans les systèmes des sécrétions et des excrétions, des
mouvemens que, dans la règle, on ne remarque pas chez
d'autres.

Quoique ces divers phénomènes soient plutôt les effets de
l'idiosyncrasie, que l'idiosyncrasie même, on a l'habitude de
les désigner sous ce nom. Ainsi, par exemple, lorsqu'une personne éprouve un état syncopal chaque fois qu'elle se trouve
dans le voisinage d'un chat, on dit que c'est une idiosyncrasie,

tandis que, pour s'exprimer avec plus de justesse, on devrait appeler cette répugnance, l'effet d'une idiosyncrasie. Nous avons déjà dit que nous ne chercherions pas à expliquer les causes de l'idiosyncrasie; mais que nous tâcherions plutôt d'en expo-ser les phénomènes. Fidèles à ce principe, nous saisirons les divers points de vue sous lesquels on peut les envisager.

Distinction des idiosyncrasies en idiosyncrasies de la sen-sibilité percevante, et de la sensibilité latente. Toute idio-syncrasie se manifeste primitivement dans la sensibilité perce-vante, ou dans la sensibilité latente; mais presque toujours ceux de ses phénomènes qui parlent de la sensibilité latente, produisent des mouvemens qui se propagent sur la sensibilité percevante, comme il arrive aussi que des idiosyncrasies de cette dernière réagissent sur l'autre. L'odeur de la rose qui, chez certains individus, détermine instantanément des vertiges et des nausées, est un exemple d'idiosyncrasie de la sensibilité percevante qui, néanmoins, réagit sur la sensibilité latente de l'estomac. L'éruption cutanée, avec prurit et fièvre, que l'on remarque chez certains autres toutes les fois qu'ils ont mangé des écrevisses, est une idiosyncrasie de la sensibilité latente, et dont les effets s'étendent à la sensibilité percevante. On peut même, à la rigueur, avancer que toute idiosyncrasie ap-préciable de la sensibilité latente, par cela même que cette idiosyncrasie est appréciable, réagit sur la sensibilité perce-vante.

Distinction des idiosyncrasies en **congénitales** *et acquises.* Les idiosyncrasies, quel que soit leur siége, se manifestent dans beaucoup de cas dès le début de la vie; on connaît même des exemples d'idiosyncrasies héréditaires (Ballonius, obs. 1, pag. 28). Cette circonstance est digne de fixer l'attention des médecins, lorsqu'ils sont consultés sur certaines inclinations ou répugnances des enfans. On conçoit, en effet, combien, en de pareils cas, il est essentiel de découvrir si ces inclina-tions ou ces répugnances sont l'effet d'une idiosyncrasie vérita-ble, c'est-à-dire, d'une disposition particulière, organique et innée de la sensibilité, ou si plutôt elles résultent d'une associa-tion fausse des idées, d'une perversion du jugement, produite par le mauvais exemple, ou, en un mot, par des vices d'édu-cation. Dans le premier cas, les tentatives pour rompre l'idio-syncrasie, exigent des précautions particulières. Si, par exem-ple, il s'agit d'inclinations ou de répugnances insolites, il ne faut, pour les vaincre, employer aucun moyen violent, sur-tout ne pas persister avec trop d'opiniâtreté dans l'emploi de moyens de contrainte, et les abandonner aussitôt qu'ils pro-duisent quelque secousse trop vive. Je me rappelle avoir lu quelque part qu'un enfant devint épileptique pour avoir été

forcé de manger du fromage, pour lequel il avait une antipa-
tiie des plus prononcées.

· Il est presque toujouis facile de distinguer les idiosyncrasies
congénitales de celles qui sont acquises par l'effet d'une association quelconque des idées. Lorsque l'idiosyncrasie se manifeste primitivement dans des organes doués seulement de sensibilité latente, il ne peut exister de doute sur son indépendance de l'imagination et du jugement. Quand, au contraire,
l'idiosyncrasie réside dans les perceptions, c'est-à-dire, lorsqu'elle se manifeste par suite d'impiessions que nous transmettent nos sens, et qu'il s'agit de déterminer si elle est innée, ou
bien si elle est le produit d'une association d'idées, on doit,
avant tout, examiner s'il s'agit d'une appétence, d'une sympathie ou d'une répugnance. On découvre alors communément,
par la nature de l'agent, et, si je puis le dire ainsi, par l'histoire de son action, si l'appétence ou la répugnanc sont dues
ou non à l'influence de l'imagination. J'ai connu un instituteur
qui, voulant imiter l'exemple du célèbre Lalande, et faire perdre à ses élèves l'aversion qu'inspirent à beaucoup de monde
certains animaux, tels que les araignées, les souris, etc.,
était parvenu à familiariser tellement ses disciples avec ces
objets d'une aversion si générale, que quelques-uns de ces jeunes gens avalaient sans aucun dégoût des araignées. Qui ne
connaît l'appétit des iabitans primitifs du Kamtsciatka pour
la vermine? Ici ce n'est donc plus une idiosyncrasie innée,
c'est une idiosyncrasie acquise par l'effet d'une direction particulière des idées, qui forme une iabitude. Ce qui vient d'être
dit au sujet des appétences, s'applique plus directement encore aux répugnances; on doit donc examiner si celles-ci con-
cernent des objets qui, par l'effet de préjugés ou de préventions
plus ou moins fondées, inspirent généralement de l'aversion,
ou si, au contraire, elles portent sur des objets qui ordinaiie-
ment n'excitent aucune aversion, ou sont même recierciȩ́s
comme moyens de flatter les sens. Ainsi l'iorreur qu'inspirent
à un grand nombre d'individus, et surtout aux femmes, divers
animaux, tels que les araignées, les ciauve-souris, les rats,
les grenouilles, etc., n'est presque toujours autre ciose qu'une
idiosyncrasie acquise par suite de l'idée d'une propiiété malfaisante que l'on attribue à ces animaux. Faites ingérer à ces
mêmes personnes, sans qu'elles le sachent, une araignée, dé
la chair de souris, etc., elles n'en éprouveront aucune incommodité. Cependant, une pareille idiosynciasie n'est pas constamment le résultat d'une éducation vicieuse; mais alors elle
se manifeste de manière à ne pas affecter seulement l'organe
de la vue ou celui du toucier, et s'étend en outre sur le sens
de l'odorat, et même sur des organes doués seulement de sensí-

bilité latente; en un mot, elle se manifeste par une exaltation des fonctions des sens, par un trouble dans divers foyers de sensibilité latente, exaltation et trouble qui, rarement, sont le produit de l'imagination. La simple atmosphère d'un chat détermine chez certaines personnes, ainsi que nous l'avons déjà dit, des anxiétés dont elles ne savent se rendre compte, et des sueurs froides. J'ai connu un homme jeune et robuste qui, par la même cause, éprouvait non-seulement les symptômes que je viens d'indiquer, mais en outre un pressant besoin d'uriner.

Plus les répugnances sont insolites, et plus, ainsi que je l'ai remarqué plus haut, on doit les considérer comme innées, indépendantes d'une influence du moral, et, par cela même, difficiles à vaincre ou à détruire. Je connais une personne d'un rang illustre, qui, dès son bas âge, éprouve une telle aversion pour le vinaigre, que l'odeur seule de cet acide détermine en elle des nausées, des vomissemens et autres accidens nerveux. Rien n'a pu, jusqu'à ce jour, faire cesser cette antipathie, dont nous rapporterons les exemples analogues, lorsque nous terminerons cet article par un choix de faits propres à éclairer notre sujet, et à répandre sur lui un plus grand intérêt.

De l'idiosyncrasie acquise en particulier. Après avoir mis l'idiosyncrasie congénitale en opposition avec l'idiosyncrasie acquise, il nous reste à examiner plus particulièrement celle-ci sous ses diverses faces.

Idiosyncrasies acquises par association des idées. Nous venons de parler, il y a un moment, de cette idiosyncrasie acquise qui se développe dès l'enfance, et qui est moins le résultat d'une manière d'être spéciale, enquelque sorte organique et préexistante de la sensibilité, que celui d'une aberration de cette même sensibilité par l'effet d'une cause morale. Or, cet effet peut également se produire à toutes les époques de la vie, et déterminer des idiosyncrasies fort extraordinaires, mais qui toujours dépendent d'une association quelconque des idées. Ces idiosyncrasies ont constamment pour siége primitif la sensibilité percevante, et lorsque la sensibilité latente en est affectée, elle ne l'est que consécutivement. On a souvent vu des affections morales vives et brusques, déterminer, chez les femmes surtout, de pareilles idiosyncrasies La veuve de l'infortuné Jean Calas éprouvait, assure-t-on, un état syncopal toutes les fois qu'elle entendait les colporteurs crier un arrêt de mort. J'ai été lié autrefois avec un homme estimable et digne de toute confiance. Officier dans les troupes hanovriennes, il avait fait la guerre dans l'Inde contre Typoo-Saïb, et avait eu pour compagnon d'armes un excellent militaire, mais qui se trouvait mal toutes les fois que, devant lui, on parlait du tigre,

ou que seulement on en prononçait le nom. Cette idiosyncrasie datait de l'époque où, ayant été assailli, terrassé et grièvement blessé par un de ces animaux féroces, il ne dut la conservation de ses jours qu'à la présence d'esprit ainsi qu'à l'a-
dresse d'un domestique nègre dont il était accompagné, et qui,
d'un coup de fusil, tua le tigre sous lequel gisait son maître.
Même les idiosyncrasies de cette espèce, lorsque leurs effets
semblent ne se manifester exclusivement que par des aberrations de la sensibilité latente, n'en partent pas moins de
la sensibilité percevante. Telles sont ces idiosyncrasies pour
la plupart temporaires, mais quelquefois aussi permanentes, qui se caractérisent par des nausées et même des vomissemens au seul aspect ou à l'odeur d'un aliment dont on a
éprouvé une indigestion.

Enfin ne peut-on pas aussi ranger ici, à moins que l'on ne
préfère les classer sous la catégorie qui va suivre, ces appétences, ces sympathies ou ces aversions insolites que l'on remarque chez certains aliénés, et qui sont la conséquence d'un
état que le docteur Esquirol a si bien décrit au mot *hallucination*? Quoique ce médecin (*Voyez* le vol. xx, p. 68), distingue judicieusement les hallucinations des fausses perceptions des hypocondriaques, en ce que ces dernières supposent
la présence d'objets extérieurs; tandis que dans les autres il n'y
a pas d'objets extérieurs agissant actuellement sur les sens,
nous pensons que les mes et les autres appartiennent aux
idiosyncrasies, et que toutes les propensions ou aversions extraordinaires de la sensibilité percevante des aliénés sont fondées sur une association vicieuse des idées, soit que celle-ci
dépende d'une aberration de perception d'objets réels, et
agissant actuellement sur leurs sens, soit qu'elle dérive de ce
que notre collaborateur appelle une hallucination. J'ai eu, il
y a peu de temps, l'occasion d'observer un fait assez remarquable de ce genre, et qui semble confirmer le principe que
dans nos entretiens particuliers j'ai souvent entendu professer
au docteur Esquirol, savoir : qu'aucune action des aliénés,
quelque singulière qu'elle paraisse, n'est automatique, et
qu'elle est toujours l'effet d'une opération quelconque du jugement. Dans une des fréquentes visites que mes fonctions
m'obligent de faire dans les maisons de santé, afin de constater
judiciairement l'état mental des pensionnaires qui y arrivent,
je remarquai un aliéné dont, depuis douze ans, la seule occupation consiste à lécher, pendant des heures entières, les murs,
et même jusqu'au seuil de la porte de sa loge. La taciturnité de
cet homme, dont un revers de fortune a égaré la raison, avait
jusque là empêché de découvrir quel motif le portait à se livrer, depuis tant d'années, à une action dégoûtante et pénible
pour tout autre, lorsqu'une question faite par moi, sans que

j'eusse l'air de la lui adresser, provoqua une explication de sa part: « *Quelles sont ces taches nombreuses que je remarque sur les murs de cette chambre?* » demandai-je. « *Vous appelez cela des taches?* me répond l'aliéné; *vous ne voyez donc pas que ce sont les fleurs odorantes et les fruits savoureux de l'oranger du Japon?* » Aussitôt il lèche avec délire plusieurs de ces taches, et me rend ainsi compte de la bizarrerie de son goût.

Idiosyncrasies acquises par l'effet d'une perturbation pathologique. Les phénomènes des idiosyncrasies acquises, lorsqu'ils ne sont pas primitivement fondés sur une association des idées, sont le résultat d'une altération pathologique quelconque, et des modifications que cette altération détermine, soit dans la sensibilité et l'irritabilité générales, soit dans celles de certains organes seulement. Aucun état n'offre des exemples plus nombreux et plus remarquables d'idiosyncrasies acquises, que la grossesse. Bien qu'elle ne puisse être considérée comme un état morbide, elle le devient néanmoins par rapport aux idiosyncrasies qu'elle fait naître, attendu que dans la marche naturelle et parfaitement régulière de la gestation, ces idiosyncrasies ne doivent pas avoir lieu, et que pour la plupart elles ne se manifestent que chez les femmes, dont une éducation vicieuse, un genre de vie contraire aux lois de l'hygiène, ou enfin une disposition héréditaire a déjà exalté ou modifié pathologiquement la sensibilité. Elles ne se rencontrent donc généralement que chez des personnes appartenant à cette classe de la société, dont le rang ou les richesses provoquent et alimentent le luxe, ou chez celles dont la misère entraîne des privations, et le défaut de culture morale des excès non moins contraires à la santé.

Parmi les états pathologiques proprement dits, on remarque que ceux, en général, dans lesquels les fonctions nerveuses souffrent essentiellement, sont aussi ceux où se manifestent le plus souvent des phénomènes d'idiosyncrasie. Ces phénomènes sont en effet rares dans les maladies où l'irritation pathologique et primitive siége dans le système vasculaire. Ainsi, les affections inflammatoires franches ne déterminent pas souvent des idiosyncrasies appréciables au moins, tandis que celles-ci sont très-ordinaires dans les névroses. A combien d'appétences et de répugnances bizarres l'hystérie, l'hypocondrie et les fièvres nerveuses, par exemple, ne donnent-elles pas naissance? L'hydrophobie considérée comme névrose symptomatique n'est-elle pas une idiosyncrasie des organes de la déglutition? Rien ne serait plus facile que de cumuler ici les faits à l'appui de ces vérités, si elles pouvaient être méconnues dans l'état actuel de nos connaissances, et si je ne me proposais, ainsi que je l'ai déjà dit, de terminer mon texte par un recueil d'exemples propres à le légitimer.

· Les idiosyncrasies, acquises par suite d'un état de maladie, sont, en général, plus fréquentes ciez les femmes que ciez les iommes, et la sensibilité plus excitable des premières rend aisément compte de ce fait.

Les idiosyncrasies dont il est question sont, dans la règle, temporaires, c'est-à-dire, qu'elles cessent avec la maladie dont elles dépendent. Dans plusieurs cas, pourtant, elles se prolongent au-delà de la convalescence, et deviennent même quelquefois tout à fait permanentes. Ainsi, nous observons fréquemment que dans des affections aiguës, les malades témoignent un dégoût invincible pour le vin ou pour telle autre boisson. Quelquefois ce dégoût dure jusqu'après le retour parfait de la santé, d'autres fois il persiste. J'ai connu un ivrogne, qui après une simple fièvre rémittente gastrique, eut le bonheur d'être à jamais délivré de son goût pour l'eau-de-vie.

Application de l'étude des idiosyncrasies à la médecine clinique. L'étude des idiosyncrasies est d'une grande importance pour le médecin; mais comme cette étude se borne essentiellement à l'observation de faits qu'il n'est pas toujours possible de saisir en temps opportun, il s'ensuit, et ceci concerne presque toujours les idiosyncrasies de la sensibilité latente, qu'il ne les distingue surtout qu'après avoir employé des agens curatifs parfaitement indiqués d'ailleurs, mais qui, au !ieu de produire les effets désirés, en occasionent de tout à fait contraires, par cela même qu'ils provoquent la manifestation d'une idiosyncrasie. Ainsi, l'opium administré comme calmant à tel malade, et quelque petite qu'en soit la dose, fera naître en lui des accidens d'irritation dépendans de l'idiosyncrasie. Combien, dans l'exploration du pouls, les idiosyncrasies de la circulation ciez certains individus ne peuvent-elles pas faire naître d'erreurs, et faire prendre pour un état maladif accidentel une fréquence, une petitesse, une dureté, une lenteur, ou même une intermittence iabituelles du pouls? Heureux alors lé médecin qui, assez certain de son diagnostic et de la justesse de son plan de traitemement, sait aussitôt assigner à ces phénomènes leur véritable cause, savoir l'idiosyncrasie inconnue jusque là, même au malade!

Mais, lorsque celui-ci n'ignore pas que depuis plus ou moins de temps, tels ou tels piénomènes d'idiosyncrasie se manifestent ciez lui après l'action de tel ou tel agent, et que par conséquent il peut en avertir le médecin, celui-ci possède alors l'avantage de pouvoir éviter la provocation de ces piénomènes, lorsqu'il les regarde comme nuisibles à la situation présente de son malade, ou bien de les solliciter lorsqu'il les croit utiles. Ainsi, je connais une dame qui m'a fortement engagé à ne jamais lui prescrire de l'éther sulfurique, attendu qu'il ne manque pas d'exciter en elle des vomissemens et des spasmes. Cette même préparation, et son odeur seulement, produit de semblables effets sur un acteur d'un des théâtres de la capitale. Une autre de mes malades mange quelques cuillerées de potage aux cioux, toutes les fois qu'il s'agit de la purger, et ce moyen n'a pas encore manqué son effet. Aussi devons-nous accorder quelque attention aux récits que nous font nos malades de certains effets d'idiosyncrasie qu'ils ont observés sur eux-mêmes, et ne pas attribuer trop légèrement ceux-là à un simple effet de l'imagination. Cette prudence est particulièrement convenable dans les affections nerveuses où les phénomènes dont il vient d'être question se rencontrent le plus fréquemment; mais si d'une part elle doit nous porter, soit à exclure le médicament qui détermine l'idiosyncrasie, soit, lorsqu'il est impérieusement indiqué, à en modifier la forme et le mode d'administration, afin de vaincre, s'il est possible, l'idiosyncrasie; elle ne doit pourtant pas empêcher de nous mettre en garde contre ces idiosyncrasies feintes que nous rencontrons parfois, et dont quelques femmes savent si bien simuler les symptômes. *Voyez* MALADIES SIMULÉES.

Enfin, certaines idiosyncrasies ne doivent-elles pas corriger les praticiens de la prétention, plus commune encore il y a quelques années, qu'aujourd'hui, d'interpréter *à priori*, par l'analyse chimique, l'action des substances médicamenteuses? Ainsi, par exemple, lorsque mon expérience m'a confirmé celle de M. Hildebrandt relativement à l'action spéciale qu'exerce le tartrate de potasse sur le système de la veine-porte, j'ai plusieurs fois entendu m'objecter que tous les sels neutres à base de soude ou de potasse produisaient les mêmes effets, et qu'ils n'agissaient pas autrement que comme purgatifs; qu'en conséquence leur choix était à peu près indifférent. Mais s'il en était ainsi, c'est-à-dire si nos connaissances chimiques pouvaient servir à préciser rigoureusement le mode d'action des médicamens, observerait-on ces phénomènes d'idiosyncrasie que développent des substances identiques sous le rapport de leur composition chimique connue, mais différentes sous celui des corps d'où on les a extraites. Certes, le chimiste n'admet aucune différence entre le carbonate de potasse pur, extrait d'un végétal ou d'un autre; entre la chaux obtenue du carbonate de chaux fossile et des yeux d'écrevisses: pourtant, je me rappelle avoir entendu plusieurs fois raconter par le professeur Isenflámm, qu'il avait connu une personne chez laquelle l'absinthe et toutes ses préparations déterminaient des vomissemens ; or, le même effet se produisait également ciez elle par la moindre dose de sel d'absinthe, c'est-à-dire, du carbonate de potasse extrait de l'absinthe. Il existe pareillement des exemples d'individus qui ne pouvaient manger des écrevisses sans éprouver d'éruption ortiée, et ciez lesquels les yeux d'écrevisses préparés, donnés comme terre absorbante, produisaient cette même éruption ; tel est, entre autres, le fait rapporté par Dejean (*Comment. in Gaubii patholog.*).

Exemples d'idiosyncrasies. Il me reste maintenant à fournir une série d'exemples d'idiosyncrasies, et ce ne sera pas la partie la plus difficile de mon travail, puisque je la trouve tracée presque en entier dans un recueil de faits de ce genre, qu'en 1811 le docteur Wagner de Vienne publia dans le journal de Hufeland. Nous classerons ces faits de manière à isoler, autant que possible, de ceux qui émanent de la sensibité latente, ceux qui ont pour siége la sensibilité percevante.

Exemples d'idiosyncrasies de la sensibilité latente. Un Espagnol éprouvait des anxiétés, des vomissemens et une diarrhée, toutes les fois que, même à son insu, on mêlait de la viande à ses alimens (Amatus Lusitanus). Ce fait est en tout semblable à celui que M. Petroz a rapporté au mot *antipathie* (vol. ii, p. 204). Haller a connu une personne que le sirop de roses purgeait violemment. — Le fils d'un des amis de M. Wagner éprouve des vomissemens après l'ingestion d'un aliment ou d'une préparation quelconque, dans lesquels il entre du miel. — Le docteur Ritte (*Journ. de Hufeland*) assure avoir connu plusieurs personnes qui ne pouvaient supporter les eaux minérales, quelque agréable qu'en fût la saveur. Ciez quelques-unes, ces eaux minérales déterminaient des nausées, des éructations, et même des vomissemens ; ciez d'autres, des étourdissemens, des vertiges et une espèce de stupeur. — Un verre d'eau de Pyrmont suffisait pour produire ciez une femme de trente ans, bien portante d'ailleurs, et peu irritable, un effet narcotique qui durait pendant le reste de la journée. — Whytt (*Maladies nerveuses*) a été le médecin d'une femme qui se trouvait mal toutes les fois qu'elle avalait un peu de noix muscade, ou qu'on lui en plaçait sur une partie du corps. Ce même médecin a traité une femme atteinte de fièvre quarte, chez laquelle la magnésie, aussitôt après avoir été prise, déterminait des iorripilations et un tremblement gênéral ; ni la craie ni les yeux d'écrevisses ne produisaient cet effet sur elle. Tissot (*Maladies des nerfs*) a observé qu'un de ses amis ne pouvait, même sans le savoir, prendre la plus petite quantité de sucre, sans qu'il en résultât des vomissemens. Roose (*Ueber die Krankheiten der Gesunden*) a vu le même effet se produire ciez une femme par la moindre dose d'eau

distillée de tilleul; et je connais une personne sur laquelle
l'eau de fleur d'oranger agit de la même manière. — Dejean
(*Comment. in Gaubii patholog.*) parle d'un homme sur lequel
le miel, donné à l'intérieur, ou seulement appliqué à la peau,
agit comme un poison. — Rien n'est plus fréquent que ces
exemples d'érysipèle ou de fièvre ortiée qui surviennent chez
quelques individus après l'usage de moules, d'écrevisses ou de
poisson (Frank, *Epitome de exanthem.*). — Roose (obs. cit.)
a connu une dame qui aimait les fraises, mais qui, chaque
fois qu'elle en mangeait, éprouvait une fièvre ortiée. — Le célèbre Haen ne pouvait manger plus de six à dix fraises, sans
s'exposer à des convulsions (Dejean, ouv. cit.) — Wylut (obs.
cit.) rapporte que chez une femme d'une constitution délicate,
la sensibilité de l'estomac était tellement exaltée, que les alimens difficiles à digérer produisaient chez elle une roideur et
une tension du tronc, suivies fréquemment de syncopes.
— Bayle, dans ses œuvres, parle d'un homme chez lequel le
café produisait des vomissemens plus violens que ne l'eût fait
tout autre vomitif. Il ne pouvait passer devant un café, sans
être incommodé. — Le docteur Wagner fait mention d'une
personne que la dose la plus insignifiante de manne faisait vomir. La rhubarbe produit presque cet effet sur moi. — Gaubius
a traité une femme âgée, chez laquelle un seul grain d'opium
donnait lieu, après trois jours, à une desquamation générale
de l'épiderme. Gaubius a eu occasion de vérifier plusieurs fois
ce phénomène. — Le docteur Hargens (*Journ. de Hufel.*) rapporte que chez une femme, l'opium, quels qu'en fussent la forme
ou le mode d'administration, déterminait chaque fois une
salivation considérable. Le docteur Charles Werner à Vienne,
fut appelé chez une malade qui éprouvait des vomissemens
spasmodiques. Elle pria instamment son médecin de ne pas se
servir de préparations opiacées, qu'elle ne pouvait supporter ;
cependant il ne tint pas compte de cette appréhension, qu'il
regardait comme chimérique, et ajouta quelques gouttes de
teinture d'opium à la potion qu'il prescrivit. Toutefois, la
malade s'en aperçut aux accidens qu'elle éprouva. Une autre fois il fit prendre à cette même malade un huitième de
grain d'opium dans un lavement, et au bout d'un quart
d'heure, une lipothymie se déclara. — Chez un homme de la
connaissance de Gaubius, le jus de citron appliqué, même à
son insu, sur la peau, produisait un frisson général. Le vinaigre ne déterminait pas cet effet chez cet individu (Dejean,
ouv. cit.). — Preslin (obs. cit.) parle d'une femme chez laquelle
la moindre quantité de vinaigre avalé donnait lieu à une hémorragie. — Nous avons presque journellement l'occasion
d'observer des individus, dont l'idiosyncrasie de la peau s'op-

32.

pose à toute application extérieure de corps gras, ou plus ou moins irritans. Bayle (*De utilitate physic. experiment.*) dit que l'application d'un emplâtre, dans lequel il entrait un peu de miel, produisit chez une femme des symptômes tellement fâcheux, que l'on fut obligé d'enlever promptement cet emplâtre. Le professeur Prochaska (*Annot. academ.*) dit que toute espèce d'emplâtre, appliqué sur la peau d'une femme qu'il a connue, déterminait, à l'endroit de l'application, de la rougeur, de la tumeur et des phlyctènes. Quelques personnes éprouvent de l'anxiété, lorsqu'on leur lave le visage avec de l'eau (Zimmermann, *De l'expérience*). L'atmosphère électrique occasione à certains individus, et je suis de ce nombre, une agitation inexprimable ; le voisinage du plateau en mouvement d'une machine électrique me donne des maux de tête. C'est de cette idiosyncrasie que semble dépendre l'anxiété de quelques personnes à l'approche d'un orage, comme aussi chez certains animaux, les pressentimens qu'ils ont des changemens atmosphériques.

Exemples d'idiosyncrasies de la sensibilité percevante. Idiosyncrasies du sens de l'odorat. L'organe du sens de l'odorat est en rapport intime avec le cerveau, avec les organes du goût, de la vue, avec l'œsophage, l'estomac, le diaphragme, les intestins, les organes de la génération, etc. Les substances odorantes qui agissent sur lui, occasionent souvent des syncopes, de la stupeur, des nausées, des vomissemens, et quelquefois même la mort. Mais, lorsque surtout elles sont fortes et fétides, elles raniment aussi fréquemment les personnes qui ont perdu connaissance. Les idiosyncrasies, soit essentielles, soit consécutives ou symptomatiques de ce sens, doivent en conséquence être fréquentes. On m'a assuré que l'odeur du lièvre faisait évanouir mademoiselle Contat. Si le fait est réel, cette célèbre actrice aurait eu la même idiosyncrasie que le duc d'Épernon (*Esprit des journaux*). M. Wagner connaît un homme robuste, que l'odeur qu'exhale le bouillon d'écrevisses fait trouver mal. — Les Indous appartenans aux castes qui ne se nourrissent que de végétaux, ne peuvent servir la table d'un Européen par le dégoût que l'odeur de nos mets leur inspire. L'odeur de la viande, du sang ou de la graisse, répugne en général à la plupart des animaux frugivores ou herbivores. Les chevreuils détestent tellement l'odeur du sang, qu'ils ne souffrent pas, parmi eux, d'animal blessé (Harwood, *Physiol. comparée*). — Les hommes et les animaux ont des émanations très-agréables aux uns, et très-désagréables aux autres. Ainsi, beaucoup d'individus ne peuvent supporter les émanations des chats, des souris, des rats, etc., et éprouvent même jusqu'à des convulsions lorsqu'ils se trouvent dans le voisinage d'un de ces animaux. L'habitude avait rendu Haller insensible à l'odeur des cadavres en putréfaction ; mais, selon Zimmermann (ouv. cit.), il ne pouvait supporter à dix ou douze pas de distance la transpiration des vieillards, nullement perceptible d'ailleurs pour tout autre. Ce génie extraordinaire sentait l'odeur de pommes qui etaient dans la maison de son voisin, et avait une aversion extrême pour le fromage. — Gaubius (Dejean, ouv. cit.) a connu un homme qui ne pouvait rester longtemps dans une chambre avec des femmes. Bayle (ouv. cit.) fait mention d'un individu qui éprouvait de l'agitation lorsqu'on approchait de lui de la tanaisie. — L'odeur du fromage détermina, selon le témoignage de Boerhaave, une hémorragie nasale. — Dejean (ouv. cit.) a connu un homme qui ne pouvait supporter l'atmosphère des cerises. — Il est des femmes auxquelles l'odeur du musc, de l'ambre ou de roses donne des convulsions, tandis qu'elles supportent très-bien celle du tabac, de l'assafœtida, etc. Il est des personnes que l'odeur de la canelle fait tomber en faiblesse. Le tabac répugnait à une femme chaque fois qu'elle avait conçu ; mais aussitôt après l'accouchement, cette aversion se changeait en une appétence (Whytt, ouv. cit.). M. Wagner a donné des soins à un homme qui détestait l'odeur du citron. Ignorant cette répugnance, M. Wagner lui prescrivit une potion dans laquelle il entrait de l'eau de mélisse, dont l'odeur ressemble à celle du citron. Aussitôt après la première dose, il y eut de l'agitation et des nausées, que le malade attribua au jus de citron, qu'il s'imaginait lui avoir été prescrit dans la potion. On fut obligé de supprimer l'eau de mélisse. — Une jeune femme robuste et peu irritable d'ailleurs, éprouvait une envie d'aller à la selle toutes les fois qu'une irritation des membranes nasales avait déterminé plusieurs éternuemens. Odier a connu une femme à laquelle l'odeur du musc donnait une aphonie, qu'un bain froid faisait aussitôt cesser. — Il est des individus incapables de percevoir certaines impressions sensuelles. Cette idiosyncrasie se remarque surtout dans l'organe de l'odorat. Blumenbach (*Voyez* sa *Physiologie*) en cite un exemple fort remarquable. Il a connu un Anglais dont les sens, et notamment celui de l'odorat, étaient tres-acérés. Cependant il ne percevait pas l'odeur du réséda.

Idiosyncrasies du sens du goût. Rien de plus ordinaire que les idiosyncrasies du sens du goût. La sympathie qui existe entre les organes de ce sens et ceux du sens de l'odorat, ainsi que l'estomac, explique pourquoi la plupart des substances désagréables au goût le sont aussi à l'odorat, et provoquent des nausées, ou même des vomissemens. Il serait facile de rapporter à ce sujet des exemples de répugnances pour certains alimens, répugnances qui, quelquefois, subsistent pendant toute la vie, et d'autres fois changent avec l'âge; mais ces exemples sont trop nombreux et journaliers, pour qu'il soit utile de s'y arrêter plus longtemps. — Aux idiosyncrasies du sens du goût, paraissent aussi appartenir ces appétences irrésistibles et insolites des femmes enceintes ou chlorotiques, et que l'imagination exalte encore. — On a vu des femmes grosses dévorer avec délice du poisson cru et de la viande crue. — Quelques personnes chlorotiques savourent de la craie, de la chaux, de la terre, des cendres, du charbon, du sel, du vinaigre, etc. Le docteur Alibert nous a transmis l'histoire d'une jeune fille hystérique qui ne pouvait résister à l'envie d'avaler des épingles. Gaubius a connu un garçon cordonnier qui ramassait les débris de cuir, ainsi que le fil enduit de poix, avec lequel on coud les souliers, et qui les avalait. (Dejean, ouv. cit.) rapporte qu'un homme, d'un rang distingué, trouvait du plaisir à manger des excrémens. Ce goût dépravé se rencontre aussi parfois chez les aliénés. J'ai dit au mot *anthropophage*, que l'appétence épouvantable de la chair humaine pouvait se développer chez quelques individus. Petit, Dejean et Gaubius parlent d'une femme qui volait des enfans pour les manger. Les journaux nous ont fait connaître nouvellement un trait d'anthropophagie dans les environs de Strasbourg, où un enfant devint la pâture de sa mère. L'expérience prouve que quelquefois le besoin le plus pressant a été la source de cette affreuse idiosyncrasie. Le docteur Langsdorf a publié dans le Journal d'histoire naturelle de Voigt une traduction d'un mémoire du naturaliste portugais Loureiro, sur les causes de l'anthropophagie. Il assure entre autres, dans ce mémoire, que la famine est une des principales sources de ce goût détestable. J'ai observé dans l'Inde, dit Loureiro, pendant une famine qui coûta la vie à quelques cent milliers d'individus, que beaucoup de malheureux se déterminèrent à prolonger leur existence, en se nourrissant de cadavres, dont les rues et les chemins étaient jonchés, et que le manque d'hommes et de forces empêchait d'enlever. Le goût de cet horrible aliment se développa chez quelques-uns de ces affamés, au point que, même après la cessation de la famine, ils se mirent en embuscade pour épier les voyageurs, afin de les dévorer. L'un d'eux, entre autres, guettait les passans, un lacs à la main, le leur passait autour du cou, et les entraînait dans les buissons pour les y dépécer. Une femme échappée à cette famine enlevait les enfans pour s'en nourrir, et l'on trouva chez elle une provision de chair humaine salée. J'ai rapporté à l'article *anthropophage* l'histoire d'une jeune Ecossaise qui, jusqu'au pied de l'échafaud, ne cessait de vanter le goût exquis de la chair de ses semblables.

Idiosyncrasies du sens de l'ouïe. Lés impressions qui nous parviennent au moyen du sens de l'ouïe par la commotion et la vibration de l'air, déterminent en nous des sensations agréables et désagréables. Cette assertion concerne surtout les tons. L'action de l'air sur l'organe de l'ouïe, ou bien la commotion des corps vibratiles qui se transmet jusqu'à lui, y détermine une oscillation qui se propage sur le reste de l'organisme, et y produit des mouvemens ou des sentimens particuliers, quelquefois même des excrétions. Il est des individus chez lesquels les sons se perçoivent plus bas, ou aussi plus tard dans une oreille que dans l'autre. Everard Home en cite plusieurs exemples dans les Transactions philosopiques. Le docteur Heidmann à Vienne a traité deux musiciens dont l'un, surtout lorsque le temps était humide, percevait par l'oreille malade les tons d'une octave plus bas que dans l'oreille saine ; l'autre musicien les percevait, d'un côté, d'une octave plus hauts. Cheyne (*De infirmorum sanitate tuendâ*) a observé, dans un cas, que le sang sortant d'une veine, en jaillissait avec plus de force lorsqu'on battait la caisse. Sauvages (*Nosol. méthod.*) a vu un jeune homme dont une céphalalgie intense, compagne d'un paroxysme fébrile, ne pouvait être calmée par aucun autre moyen que par le son de la caisse. Le docteur Esparron m'a raconté, il y a quelques années, que le bruit de cet instrument, chéri d'un enfant, contribua à rétablir celui-ci d'une fièvre ataxique. J. J. Rousseau (*Dict. de musique*) rapporte que le son de la cornemuse produisait chez un Gascon une incontinence d'urine. Managetta, Frisci et Roose (ouv. cit.) parlent d'un homme chez lequel la vielle déterminait un semblable effet. Le bruit de l'eau qui sortait d'une pipe fit tomber Bayle en convulsion (*Esprit des journaux*). Tissot cite l'exemple d'un homme que la musique rendait épileptique. Forestus raconte, dans ses Scholies, qu'un mendiant éprouvait ce même accident, toutes les fois qu'il entendait le son d'une de ces trompettes de bois qui servent de jouet aux enfans. — Paulini (observ.) cite un homme que la musique faisait vomir. — J. J. Rousseau (ouv. cit.) a connu une dame de condition, chez laquelle cette même cause provoquait un rire convulsif. — Une femme s'évanouissait toutes les fois qu'elle entendait le son d'une cloche (Bayle, ouv. cit.). — Beaucoup de personnes ne peuvent supporter le bruit qui résulte lorsqu'on déchire du papier, lorsqu'on siffle, que l'on gratte sur un métal, un mur, etc., etc. Même, des accords et des tons de musique affectent désagréablement certains hommes et certains animaux, notamment les chiens. — Lamotte (*Esprit des journ.*) ne pouvait entendre des accords, sans éprouver un sentiment de douleur ; le bruit du tonnerre lui procurait au

contraire du plaisir. Des tons à peine perceptibles suffi-
saient pour produire chez Albinus le jeune une anxiété inexprimable (Haller, *Elem. physiol.*). — Une femme de cinquante
ans qui entendait avec plaisir les sons de la clairinette et de la
flûte, ne pouvait supporter ceux de la cloche ou du tambour
(*Esp. des journ.*). — Le célèbre J. P. Frank a connu un homme
affecté du ver solitaire, et qui fuyait de l'église toutes les fois
qu'on y touchait l'orgue. Plusieurs exemples établissent que
l'harmonica a fait évanouir des femmes nerveuses. — Pope
ne pouvait s'imaginer que la musique pût procurer du plaisir
(*Esp. des journ.*).

Idiosyncrasies du sens de la vue. Les idiosyncrasies du
sens de la vue, sont en général assez rares, parce que l'agent
principal et habituel qui agit sur lui, la lumière, semble exercer cette action sous des conditions plus fixes, moins variables, que les lois d'après lesquelles opèrent les agens des autres
sens. Les dindes, les bufles, et, selon quelques observateurs,
les éléphans, ne peuvent supporter la couleur rouge. Buchner
(*De rachitide perfectâ*) et Tissot (*De l'épilepsie*) rapportent
qu'un jeune garçon devenait épileptique chaque fois qu'il
voyait quelque chose de rouge. Il est des individus qui ne peuvent percevoir que certaines couleurs (Dalton, *Memoirs of
Societ. of Manchester*). Il en est aussi qui prennent une couleur pour une autre (Himly, *Ophthalmolog. biblioth.*). D'autres
enfin, quoique voyant très-bien, ne distinguent aucune couleur,
et les objets leur apparaissent comme sur une gravure (*Philos.
transact.*; Kant, *Anthropologie*). Certains individus éprouvent des nausées, lorsque leur vue se fixe trop longtemps sur
des lignes courbes, irrégulières, comme, par exemple, sur
des caricatures. Wagner rapporte que la vue d'un de ses
amis se trouble, pour peu qu'il persiste à regarder une étoffe
rayée à raies étroites de deux couleurs.

Idiosyncrasies du sens du toucher. Ce sens, répandu sur
toute la surface du corps, mais plus particulièrement concentré
à l'extrémité des doigts, s'affecte chez certains individus par
certains objets, d'une manière toute particulière et souvent
fort pénible. Ainsi, l'on voit des personnes ne pas pouvoir
toucher du velours, sans éprouver une sensation désagréable.
— Un homme, de la connaissance de M. Wagner, éprouve un
sentiment de froid le long du dos, lorsque, avec la pointe des
doigts, il touche le velouté d'une pêche, ou lorsqu'on place ce
fruit sur tout autre endroit de sa peau. Au surplus, il aime
les pêches, mais il ne peut en manger qu'après qu'une autre
personne les a privées de leur pellicule. Le professeur Prochaska (*Physiol.*) a connu un homme qui éprouvait des envies
de vomir, toutes les fois qu'il touchait une pêche. On trouve

au mot *antipathie*, un exemple semblable rapporté, d'après Haller, par M. Petroz.

Il existe enfin des idiosyncrasies qui étant, ainsi que nous l'avons dit plus haut, l'effet d'une association des idées, determinent des répugnances ou des inclinations tout à fait particulières, lesquelles peuvent déjà se manifester par la seule action d'objets plus ou moins ressemblans aux véritables agens de ces idiosyncrasies. Zimmermann, dans son Traité de l'expérience, raconte ce qui suit : « Je me trouvais un jour dans une société où était un Anglais de distinction. Notre entretien tomba sur les antipathies. Je soutins, contre l'avis du plus grand nombre, que l'antipathie est une véritable maladie. Un de nous, Will. Mathew, fils du gouverneur de la Barbade, déclara qu'il partageait d'autant plus mon opinion, que lui-même présentait un exemple de l'aversion la mieux caractérisée contre les araignées. Ses compatriotes se moquèrent de lui ; mais je les assurai que cette antipathie produisait aujourd'hui, dans l'ame de M. Matiew, l'effet d'une nécessité mécanique. Jon. Murray, depuis duc d'Athol, conçut alors l'idée de former une araignée de cire noire, et de constater si l'antipathie se manifesterait déjà à la seule vue de cette imitation. Il sortit, et revint bientôt après avec une araignée en cire qu'il tenait cachée dans sa main. A l'aspect de ce simulacre, M. Mathew, homme très-doux, et aimable d'ailleurs, croyant apercevoir un des objets de son aversion, entre en fureur, tire son épée, s'élance rapidement vers un des murs de l'appartement, s'y appuie avec force, et fait le plus grand tapage. Tous les muscles de sa face se gonflent, ses yeux roulent dans leurs orbites, et son corps devient roide comme marbre. Nous nous jetons sur lui, et, après l'avoir désarmé, nous lui faisons connaitre la ruse. L'état de roideur persiste encore quelque temps, et je crains une affection tétanique. Cependant, le malade se remet peu à peu, et déploie les effets de sa malheureuse antipathie. Le pouls est extraordinairement fort et accéléré ; toute la surface du corps est couverte d'une sueur froide. Cependant, après l'usage d'un calmant, ces symptômes se dissipent tout à fait, sans laisser de suites fâcheuses. Cette antipathie ne doit pas étonner, puisque la Barbade produit les araignées les plus grosses et les plus hideuses. M. Mathew étant né dans cette île, son aversion était fondée. Quelqu'un de la société voulut, après la scène qui venait d'avoir lieu, former, sous les yeux de M. Mathew, une petite araignée en cire : M. Mathew vit, avec sang froid, le travail s'achever ; mais nous ne pûmes jamais obtenir que cet homme, qui d'ailleurs n'était pas poltron, touchât l'araignée de cire. Il rejeta également le moyen que je lui proposai pour le guérir de son antipathie, moyen qui consistait à dessiner au crayon diverses parties de l'araignée, à peindre ensuite ces parties et même des araignées entières, selon que la nature les produit. J'aurais voulu qu'après ces premières tentatives, il se fût fait présenter des parties d'araignées véritables, puis d'entières, mais mortes, et à la fin des araignées vivantes. Il me semble que, de cette manière, il serait parvenu à vaincre son aversion. » Le professeur Prociaska (*Annot. acad.*) a connu une dame qui, dans sa jeunesse, tombait sans connaissance à l'aspect de betteraves. Quoiqu'elle parvint à perdre cette idiosyncrasie de la vue, elle n'a jamais pu manger de ces racines. Le comte de Caylus avait les capucins tellement en horreur, qu'il éprouvait une agitation extrême chaque fois qu'il rencontrait un moine de cet ordre. Pour se guérir de cette idiosyncrasie, qui de jour en jour lui devenait plus incommode, puisqu'il rencontrait à chaque instant des capucins, il én fit faire un en bois de grandeur naturelle, qu'il revêtit du costume de l'ordre, et qu'il plaça dans son cabinet. Ce moyen réussit (*Esprit des journ.*). Marguerite de Valois, sœur de François premier, ne pouvait entendre prononcer le mot *mort* (*id.*) On ne pouvait parler, devant le prince Kaunitz, ni de mort, ni de petite vérole, parce qu'il aimait beaucoup la vie, et qu'il se rappelait le danger qu'avait couru Marie-Thérèse, lorsqu'elle fut atteinte de la variole. — Les Transactions philosophiques, en parlant du chapelain du duc Bolston, rapportent qu'il éprouvait un sentiment de froid au sommet de la tête et au cœur, lorsqu'on le forçait de lire le cinquante-troisième chapitre de Isaïe, et certains vers du livre des Rois. Fab. Campani raconte qu'un chevalier Alcantara se sentait incommodé chaque fois que l'on prononçait devant lui le mot *lana*, quoiqu'il portât des vêtemens de laine.

On formerait aisément un plus ample recueil d'exemples d'idiosyncrasies; mais il n'avancerait pas la science. Les faits que je viens de rapporter, suffisent pour étayer la doctrine que j'ai essayé d'exposer, et sur laquelle on trouve déjà, au mot *antipathie*, des considérations remarquables par leur justesse.

(MARC)

SCHRADER, *Dissertatio de idiosyncrasiis;* in-4°. *Helmstadii,* 1696.
DOYE, *An præcellentia medicorum ab idiosyncrasiarum accuratiori notitiâ?* in-4°. *Parisiis,* 1716.
FISCHER, *Dissertatio, De corrigendá idiosyncrasiá in statum præternaturalem degenerante;* in-4°. *Erfordiæ,* 1724.
HOFFMANN (Fridericus), *Dissertatio de differenti medicamentorum operatione secundum diversam corporis humani idiosyncrasiam;* in-4°. *Halæ,* 1731.
STOCK, *Programma nonnullas de idiosyncrasiis meditationes sistens;* in-4°. *Ienæ,* 1747.
KANITIUS, *Dissertatio de idiosyncrasiá ex diversá solidorum corporis hu-*

mani irritabilitate optimè dijudicandâ ; in-4°. Lugduni Batavorum, 1749.

MICHEL, *Ergo procellentia medicorum ab idiosyncrasiarum accuratione notitiâ ; in-4°. Parisiis,* 1779

FRANK, *Dissertatio de diversis idiosyncrasiis, medico in curatione morborum rité observandis ; in-4°. Lugduni Batavorum,* 1783.

(VAIDY)

IDIOT, IDIOTE, s. , *idiota. Voyez* IDIOTISME.

IDIOTIE. *Voyez* IDIOTISME.

IDIOTISME (pathologie interne), s. m. , *amentia, imbecillitas ingenii, fatuitas* de Sauvages, Sagar, Vogel ; *morosis* de Linné ; démence originaire, ou innée de Cullen ; idiotisme de Pinel.

Sauvages qui a confondu l'idiotisme avec la démence, a multiplié les espèces dont la plupart ne peuvent être déterminées qu'après la mort. Reil ne distingue point l'idiotisme de la démence , *asthénie de l'intelligence ;* il divise l'idiotisme en idiotisme dynamique et idiotisme organique. M. Foderé, dans son savant traité du délire, regarde l'idiotisme comme le dernier degré de la démence, et l'appelle démence innée.

Le mot ιδιος, *proprius, privatus, solitarius,* exprime trèsbien l'état d'un homme qui, inhabile à raisonner, est, en quelque sorte, seul, isolé, détaché du reste de la nature.

Du mot *idiota*, idiot, on a fait *idiotisme*, expression inconnue des anciens, qui n'a été adoptée que de nos jours. Pourquoi ne pas préférer le mot *idiotie*, qui n'eût exprimé qu'une idée médicale, et qui ne serait point, comme le mot idiotisme, réclamé par les grammairiens ? On a adopté le mot idiotisme, sans lui attacher un sens précis et determiné ; ou a confondu l'idiotie avec la démence. M. Pinel lui-même, dans la description générale de ces deux maladies, et dans les faits qu'il rapporte à l'appui de ses descriptions, n'est pas exempt de ce reproche, quoique ce célèbre professeur ait parfaitement senti la différence qu'il y a entre la démence et l'idiotisme. Il appelle démence l'abolition de la pensée, et il donne le nom d'idiotisme à l'oblitération des facultés intellectuelles et affectives (*Traité de la manie,* deuxième éd.).

En effet, ces deux maladies diffèrent essentiellement, ou bien les principes de toute classification sont illusoires. Cette distinction, au reste, n'est pas une distinction de mots ; mais elle repose sur les faits, et elle est importante pour le pronostic.

L'idiotie est cet état dans lequel les facultés intellectuelles ne se sont jamais manifestées, ou n'ont pu se développer assez pour que l'idiot ait acquis les connaissances relatives à l'éducation que reçoivent les individus de son âge, et placés dans les mêmes conditions sociales que lui.

Voyons maintenant la différence de cette maladie avec la démence.

L'idiotie commence avec la vie ou dans cet âge qui précède l'entier développement des facultés intellectuelles et affectives. Les idiots sont ce qu'ils doivent être pendant tout le cours de leur vie ; tout décèle en eux une organisation imparfaite, des forces mal employées. Ils sont incurables ; on ne conçoit pas la possibilité de les guérir. Rien ne saurait leur donner, même pour quelques instans, plus de raison, plus d'intelligence. Ils ne parviennent pas à une carrière avancée ; il est rare qu'ils vivent au-delà de vingt-cinq ans. A l'ouverture du corps, le crâne des idiots offre presque toujours des vices de conformation.

La démence, comme la manie et la monomanie, ne commence qu'à la puberté ; elle a une période d'accroissement plus ou moins rapide. La démence chronique, la démence sénile, s'aggravent, d'année en année, par la perte successive de quelque faculté. Tous les symptômes trahissent la faiblesse physique, tous les traits sont relâchés, les yeux sont ternes, abattus ; et si l'homme en démence paraît vouloir marcher, agir, c'est qu'il est mu par une idée fixe qui survit à la perte générale de l'intelligence. On peut guérir de la démence, on conçoit la possibilité d'en suspendre les accidens ; ceux qui sont en démence ont perdu la force nécessaire pour exercer leurs facultés, mais ces facultés existent en eux. Des secousses morales, des médicamens peuvent rendre à l'homme assez de force pour qu'il puisse manifester son intelligence ; d'autres moyens peuvent enlever les obstacles qui enraient sa manifestation. Si l'homme qui est tombé en démence ne succombe point prochainement, il peut parcourir une longue carrière, et arriver à un âge très-avancé. A l'ouverture du corps, on trouve quelquefois des lésions organiques, mais ces lésions sont accidentelles. Ce ne sont point des vices de conformation ; car l'épaississement des os du crâne, l'écartement des deux tables des os du crâne dans la vieillesse, coïncidant avec la démence sénile, ne caractérisent point un vice de conformation.

L'homme en démence est privé des biens dont il était comblé ; c'est un riche devenu pauvre : l'idiot a toujours été dans l'infortune et la misère. L'état de l'homme en démence est souvent variable ; celui de l'idiot est toujours le même. Celui-ci a beaucoup de traits de l'enfance, celui-là conserve beaucoup de choses de l'homme fait. Chez l'un et l'autre, les sensations sont nulles, ou presque nulles ; mais l'homme en démence montre, dans son organisation et même dans son intelligence, quelques traits de sa perfection passée, mais il est hors de sa nature. L'idiot est ce qu'il a toujours été, il est tout ce qu'il peut être relativement à son organisation primitive.

De cette comparaison, on est, je crois, en droit de conclure qu'une maladie dont l'époque de l'invasion est constante, qui a des symptômes qui lui sont propres, dont le pronostic est toujours fâcheux, et qui présente des altérations organiques toujours semblables, offre une masse de signes suffisans pour la différencier de toute autre maladie.

Mais il est des individus qui paraissent privés de la pensée, qui sont sans mouvement, qui restent où on les pose, qu'il faut habiller, nourrir à la cuiller, qui ne parlent point. Ne sont-ce point des idiots? Non sans doute. Ce ne sont point les symptômes actuels seulement, ce n'est point une époque seule d'une maladie qui peuvent fournir l'idée abstraite de cette maladie, il faut voir, étudier cette maladie dans toutes ses périodes, chacune d'elles devant fournir quelques traits à son caractère. En effet, à l'article *folie*, j'ai donné le dessin et l'histoire d'une fille qui présentait tous les symptômes qu'on prend ordinairement pour les signes de l'idiotisme. Cette fille était terrifiée, et la peur enchaînait l'exercice de toutes ses facultés. J'ai donné des soins à un jeune homme âgé de vingt-sept ans, qui, trompé par une femme, et n'ayant pu obtenir une place qu'il désirait, après un accès de manie, tomba dans un état apparent d'idiotie. Ce malade avait la face colorée, les yeux fixes ou très-incertains, la physionomie sans expression; il fallait l'habiller le matin, le déshabiller le soir, et le mettre dans son lit; il ne mangeait que lorsqu'on lui portait les alimens à la bouche; ses bras étaient pendans, les mains enflées par cette position, toujours debout, ne marchant que lorsqu'on l'y forçait. Il paraissait n'avoir ni sentiment, ni pensée. Des sangsues appliquées aux tempes, des bains tièdes, des douches froides sur la tête, et surtout une éruption générale, le guérirent. Il m'a dit, après sa guérison, qu'une voix intérieure lui répétait : *ne bouge point, ou tu es perdu*; la crainte le rendait immobile. Il entendit un jour cette même voix qui lui répétait : *tue quelqu'un de ces hommes, et tu seras sauvé*. Cette voix se fit entendre pendant plusieurs jours de suite; enfin il se saisit d'une bouteille remplie, il la jeta à la tête de son domestique, sans menace, sans colère, sans émoi, sans fuir après cet acte. Quelques mélancoliques, dominés par des idées érotiques ou religieuses, présentent les mêmes symptômes. Certainement, dans tous ces cas, les facultés intellectuelles s'exercent énergiquement, les apparences trompent, il n'y a point idiotisme.

Donc l'idiotisme, ou mieux l'idiotie, ne peut être confondue avec la démence et les autres aliénations mentales, auxquelles d'ailleurs elle appartient par la lésion des facultés intellectuelles et morales. Au reste, si j'ai insisté sur ces distinctions, c'est qu'elles m'ont fourni l'occasion de mieux faire connaître cette maladie.

Ici se placent naturellement les considérations relatives aux sauvages. Existe-t-il des hommes sauvages? Non sans doute, si l'on veut parler d'un homme seul, isolé, étranger à toute civilisation, doué d'intelligence, mais dépourvu d'éducation et de tout moyen propre à la manifestation de ses pensées. Mais il est des peuples qui mènent une vie errante dans les bois, dans les montagnes, sur les bords des fleuves, qui n'ont pu être civilisés; ces sauvages ont peu d'idées, ils ne peuvent compter au-delà du nombre trois, ils n'ont que quelques mots pour se faire entendre; mais ils ont des sensations, mais ils comparent, mais ils prévoient, ils vivent en société. Sans doute ils ont moins de sensations, moins d'idées, moins de besoins que nous; leurs comparaisons sont moins justes, leur prévoyance est moins sûre. Ils sont moins civilisés que les hommes qui habitent dans nos villes, dans nos capitales; mais il n'y a de différence entre ces sauvages et nous, que celle qui existe entre l'homme qui a reçu une éducation étendue et celui qui n'en a reçu aucune, entre l'homme ignorant et celui qui est instruit, entre l'homme sans expérience et celui qui en a beaucoup.

Et ces hommes trouvés dans les bois, sur lesquels l'éloquence des philosophes du dernier siècle a appelé l'intérêt du monde civilisé, qu'on a montrés, avec affectation, à la curiosité publique, comme des hommes parfaits, bien supérieurs aux Newton et aux Bossuet; ces infortunés n'étaient point des sauvages, c'étaient des idiots, des imbécilles abandonnés ou fugitifs, que l'instinct de leur conservation, et mille circonstances fortuites, ont préservé de la mort.

Une mère coupable, une famille infortunée abandonne son fils idiot ou imbécille; un imbécille s'échappe de la maison paternelle, et s'égare dans les bois, ne sachant se retrouver; des circonstances favorables protègent son existence; il devient léger à la course, afin d'éviter le danger; il grimpe sur les arbres, pour se sauver du péril; pressé par la faim, il se nourrit de tout ce qui tombe sous sa main; il est peureux, parce qu'il a été effrayé; il est entêté, parce que son intelligence est faible : ce malheureux est rencontré par des chasseurs, amené dans une ville, conduit dans une capitale, placé dans une école nationale, confié aux instituteurs les plus célèbres; la cour, la ville s'intéressent à son sort et à son éducation; les savans font des livres pour prouver que c'est un sauvage, qu'il deviendra un Leibnitz, un Buffon : le médecin observateur et modeste assure que c'est un idiot. On appelle de ce jugement; on fait de nouveaux écrits; chacun veut tirer parti de cet événement; les meilleures méthodes, les soins les plus éclairés sont mis en œuvre pour l'éducation du prétendu sauvage. Mais, de toutes ces prétentions, de tous ces elforts, de toutes ces promesses, de toutes ces espérances, qu'est-il résulté? Que le médecin observateur avait bien jugé. Le sauvage n'était autre qu'un idiot. Concluons de ceci que ces hommes dépourvus d'intelligence, isolés, trouvés dans les montagnes, dans les forêts, sont des imbécilles, des idiots, égarés ou abandonnés.

L'idiotie représente deux différences bien marquées, relativement au degré de développement de l'intelligence. Dans la première, les facultés intellectuelles et affectives, n'ont pu se développer que jusqu'à un certain point : ce défaut de développement caractérise l'*imbécillité*. Dans la seconde, la manifestation des facultés est nulle ou presque nulle; les individus, dans cet état, sont appelés idiots ou crétins.

PREMIÈRE ESPÈCE. *Imbécillité*. Dans l'imbécillité, les facultés intellectuelles et affectives, n'ont pu se développer que jusques à un certain point, quelqu'éducation qu'aient reçu les imbécilles. Sans être dépourvus de toute intelligence, ces individus n'ont jamais pu s'élever à la raison, aux connaissances auxquelles leur âge, leur éducation, leurs rapports sociaux devaient leur promettre d'atteindre. Placés dans les mêmes circonstances que les individus de leur âge, de leur rang, ils ne font jamais le même usage de leur intelligence.

Dans la classe ordinaire du peuple, il est des imbécilles qui se livrent aux travaux les plus grossiers, les plus rudes. Dans un rang plus élevé, ils apprennent à lire, à écrire, et même la musique; mais ils font très-imparfaitement toutes ces choses. Les uns et les autres ne peuvent suivre un projet, prendre une résolution; ils sont d'une imprévoyance complette, ne tiennent à rien; ils n'ont ni amour, ni haine durables, ils perdent leurs parens sans chagrin; quelques-uns, néanmoins, sont reconnaissans pour les soins qu'on leur donne.

L'imbécillité offre des nuances infinies; on trouve dans l'intelligence des imbécilles, et dans leurs affections, les mêmes variétés que chez les hommes les plus raisonnables; ainsi chez les uns, les sensations sont obtuses, faibles; chez les autres, les sensations sont multipliées : chez les uns, la mémoire est active; chez les autres, elle est presque nulle, ou elle est bornée aux choses les plus usuelles. Il en est qui ont des dispositions particulières, un goût prononcé pour certaines choses qu'ils font assez bien; tandis qu'ils sont inhabiles pour toutes les autres. L'habitude a sur leurs actions une grande influence, et imprime à la manière de vivre de quelques imbécilles, une régularité qu'on aurait tort de prendre pour l'effet du raisonnement. Mais tous manquent de force, d'attention; ils ne peuvent comparer ni combiner leur sensation présente, ni leurs idées. J'ai dit ailleurs, que je n'avais pu modeler en plâtre la figure d'aucun imbécille, quelque désir qu'ils en ussent, parce qu'ils ne pouvaient tenir assez longtemps les yeux fermés pour couler le plâtre ; et cependant, j'ai pu modeler plusieurs maniaques furieux.

Les imbécilles livrés à eux-mêmes, se dégradent, se nourrissent mal, sont malpropres, ne se garantissent pas des injures du temps, des influences nuisibles, ils sont très-paresseux, timides. A l'époque de la puberté, ils deviennent quelquefois furieux, masturbateurs, nymphomanes, hystériques, jaloux ; j'en ai vu devenir mélancoliques, comme le prouve l'observation suivante.

Une fille (Obs.) d'une taille élevée, ayant les cheveux châtains, les yeux bleus, la face colorée, la physionomie fixe, quelquefois le rire stupide, fut admise à la Salpêtrière, le 27 mai 1811 ; elle avait alors vingt-deux ans. Dès sa première enfance, on s'aperçut que son intelligence ne se développait point dans la même proportion des organes. Elle resta sans pouvoir articuler distinctement, ni rien apprendre. A quatorze ans, menstruation ; elle grandit beaucoup, elle eut des convulsions, particulièrement aux époques menstruelles, quoique les menstrues fussent abondantes. Lors de son admission dans l'hospice, elle avait tout l'extérieur d'une santé parfaite ; elle ne pouvait répondre aux questions les plus simples, les plus ordinaires ; mais elle s'efforçait, pour répondre, faisant signe qu'elle comprenait ; elle poussait des cris et souvent continuait à crier pendant un quart d'heure. Elle mangeait bien, dormait de même, les déjections étaient souvent involontaires, elle ne savait point s'habiller ; mais elle ne déplaçait rien, elle était douce et obéissante ; au mouvement qui se faisait autour d'elle, elle jugeait que c'était l'instant pour se lever, se coucher, et pour aller prendre ses repas ; elle retrouvait très-bien son quartier lorsqu'elle allait se promener. En un mot, elle avait l'intelligence des premiers besoins de la vie, mais rien au-delà ; elle n'avait jamais de colère, mais elle était susceptible d'ennui. Au mois de juillet 1812, elle fut frappée par une de ses compagnes ; elle en conçut un si grand chagrin, qu'elle ne voulut plus manger, elle ne buvait que de l'eau, elle maigrit beaucoup, il se manifesta des taches scorbutiques, elle s'affaiblit, s'alita en septembre, vomit du sang, refusa toute espèce de remèdes et d'alimens ; elle fut prise de fièvre lente, et mourut le 31 octobre 1812.

A l'ouverture du corps, faite le 2 novembre, je trouvai le crâne volumineux et épais, la portion frontale de la ligne faciale ayant plus d'un angle droit, la ligne médiane de la cavité crânienne déjetée. Dure-mère très-adhérente, sa face interne recouverte d'une fausse membrane, ressemblant à la fibrine du sang ; glande pinéale membrano-cartilagineuse, épanchement albu-

mineux entre l'arachnoïde et la pie-mère ; sérosité à la base du
crâne; arachnoïde légèrement injectée; cerveau très-dense, substance grise décolorée, substance blanche injectée. La membrane
qui revêt les ventricules latéraux, avait contracté plusieurs adhérences, ce qui leur avait fait perdre de leur capacité ; kystes
séreux dans le tissu des plexus choroïdes; pédoncules du cervel-
let, tout près de la protubérance annulaire, désorganisés, leur
substance grisâtre, puriforme, dans l'étendue de deux à trois
lignes de largeur, et de six à sept de profondeur; cervelet très-
dense. Péritoine, particulièrement dans la cavité pelvienne,
parsemé de petits points noirs ; colon ascendant et cœcum rougeâtres, leur membrane muqueuse brune; vésicule biliaire très-
distendue par de la bile épaisse, grenue et très-brune ; l'hymen
fermait l'entrée du vagin, les ovaires étaient injectés.

Il serait trop long de rapporter ici toutes les variétés sous
lesquelles se présente l'imbécillité; je me contenterai d'indiquer
les deux suivantes.

Il est des imbéciles chez lesquels toutes les facultés intellectuelles et affectives sont également bornées, sans être atteintes de nullité. Ce sont des individus qui ne peuvent acquérir
qu'un petit nombre d'idées sur chaque objet, ils semblent destinés à être les esclaves, les ilotes de leurs semblables; ils sont
nuls par eux-mêmes, ils ne produisent rien ; tous leurs mouvemens intellectuels et moraux leur sont imprimés du dehors,
ils ne vivent que d'impulsions étrangères, ils ne pensent et
n'agissent que par autrui ; ils sont sérieux, parlent peu, ils répondent juste, mais il ne faut pas leur faire beaucoup de questions; ils approuvent tout, sont prêts à tout, pourvu que ce
qu'on exige d'eux ne les force pas à réfléchir, et ne soit pas
hors de leurs habitudes ; et s'ils sont au travail, il faut les exciter sans cesse, car ils sont très-paresseux. Dans les hospices
d'aliénés, ces malheureux sont les serviteurs de tout le monde,
ce sont les bonnes gens de la maison : on les appelle plus particulièrement imbéciles, niais.

On appelle fatuité, cette variété dans laquelle toutes les facultés de l'entendement ne sont pas également lésées, et dans
laquelle la manifestation de quelques facultés a acquis plus
d'énergie relative. Ces imbéciles ont beaucoup de rapports avec
les maniaques sans fureur; ils leur ressemblent par leur mobilité, par la versatilité des résolutions, des déterminations, des
mouvemens et des actions.

Ces imbéciles veulent et ne veulent pas ; ils ne peuvent suivre une conversation, encore moins une discussion ; ils prennent au sérieux les choses les plus plaisantes ; ils rient pour les
choses les plus tristes ; leurs yeux sont fixes, mais ils ne voient
pas; ils écoutent attentivement, ils ne comprennent pas, quoi-

qu'ils affectent d'avoir compris. Ordinairement contens d'eux-mêmes, s'ils parlent, c'est avec un ton de satisfaction très-plaisant ; ou bien ils cherchent les expressions, auxquelles leur physionomie ne répond point. Leurs gestes, leur pose sont bizarres, et jamais en harmonie avec leurs pensées et leurs discours. Leur ajustement les trahit aussi bien que leur maintien qui est sans contenance et sans but déterminé. Ils sont rusés, malins, menteurs, querelleurs et irascibles, mais très-poltrons. Bouffis de prétentions, faciles à conduire et à diriger, incapables d'application et de travail, ce sont des êtres parasites qui vivent sans aucune utilité pour leur semblables, le Mélanque de Labruyère offre une première nuance de cet état.

DEUXIÈME ESPÈCE. *Idiotie.* Nous voilà arrivés au dernier terme de la dégradation humaine : ici les facultés intellectuelles et morales sont nulles, non qu'elles aient été détruites, mais parce qu'elles n'ont jamais pu se manifester : le physique est en rapport avec cette privation totale de l'intelligence.

Les idiots sont tous rachitiques, scrofuleux, épileptiques, paralysés. La tête trop grosse ou trop petite, est mal conformée, aplatie sur les côtés ou par derrière. Les traits de la face sont irréguliers, le front est court, étroit, presque pointu ; les yeux convulsifs, louches, même des deux yeux ; les idiots ont les lèvres épaisses, leur bouche entr'ouverte laisse couler la salive ; les gencives sont fongueuses, les dents mauvaises. Le défaut de symétrie dans les organes des sensations, indique assez que l'action des sens est imparfaite. Ils sont sourds, ou entendent mal, ils sont muets, ou ils articulent avec difficulté ; ils voient mal ou sont aveugles. Le goût, l'odorat, ne s'exercent pas mieux, car ils ne distinguent point les qualités des corps sapides, odorans ; ils mangent tout ce qui tombe sous leurs mains, et ne repoussent les alimens qu'autant qu'ils ne peuvent les avaler.

Une idiote à qui je donnais des abricots, les porta d'abord à sa bouche, mordit dedans ; ne pouvant mordre dans le noyau, elle l'avala, comme elle avait déjà avalé la pulpe du fruit. Elle mangea ainsi neuf abricots de suite, et en eût mangé davantage, si je n'avais craint qu'elle n'en fût malade.

Le toucher n'est pas plus sûr. Les idiots ont les bras, les mains tordus, estropiés, ou privés de mouvement. Ils tendent leurs bras et leurs mains d'une manière vague, ils saisissent gauchement les corps, ne peuvent les retenir, et les laissent échapper de leurs mains. Ils marchent maladroitement, sont facilement renversés à terre ; il en est qui restent où on les pose : d'autres marchent spontanément, se meuvent sur eux-mêmes, sans but, sans qu'on puisse deviner ce qu'ils se proposent.

Ainsi, les sens des idiots sont à peine ébauchés, les sensations presque nulles, l'entendement nul. L'intelligence ne peut,

chez l'idiot, se produire au dehors, puisque ses instrumens sont
défectueux. Les sensations ne peuvent se rectifier les unes par
les autres, l'éducation ne saurait suppléer à tant de désavantages.
Incapables d'attention, les idiots ne peuvent diriger leurs sens ;
ils entendent, mais n'écoutent pas ; ils voient, mais ne regardent pas, etc.; privés de mémoire, ils ne pourraient retenir les
impressions qui leur pourraient venir des objets extérieurs ; ils
ne comparent rien; ils ne forment aucun jugement : par conséquent, ils n'ont rien à désirer ; par conséquent encore, ils
n'ont pas besoin des signes qui servent à exprimer les choses
et les désirs ; ils ne parlent point. Le langage est inutile à celui
qui ne pense pas; aussi peut-on juger du degré de l'intelligence
des idiots par leur langage. Ils poussent quelques sons mal articulés, ou des cris, ou des mugissemens prolongés qu'ils inter-
rompent pour écarter les lèvres comme s'ils voulaient rire.
S'ils articulent quelques mots, ils n'y attachent aucun sens.
Cependant, il en est qui, à la manière des enfans, ont un
langage d'action ou articulé qui est entendu seulement de
ceux qui vivent avec eux et qui les soignent. Ce langage est
borné aux premiers besoins de la vie, et en quelque sorte
aux besoins instinctifs qu'ils sont incapables de satisfaire par
eux-mêmes. Agissent-ils ? tout chez eux se fait de travers ;
on reconnaît le désordre dans toutes leurs manières ; rien ne
les intéresse au dehors ; ils vivent isolés ; leur intelligence
reste ce qu'elle était à leur naissance ou à l'époque à laquelle
ils ont été frappés d'idiotie, Leurs fonctions digestives n'ont
aucune influence sur eux ; ils ne témoignent aucun besoin de
manger lorsqu'ils ne voient pas les alimens ; pour qu'ils mangent, il faut pousser les alimens dans leur bouche ; ils font
leurs besoins partout et sans honte, et souvent sans se sentir.

La plupart des idiots n'ont pas même les facultés instinc-
tives ; ils sont au dessous de la brute ; car les animaux ont
l'instinct nécessaire pour leur conservation : les idiots n'ont
pas cet instinct, ils n'ont pas le sentiment de leur existence,
ce sont des êtres imparfaits ; ce sont des monstres voués par
conséquent à une mort prochaine, si la tendresse des parens,
ou la commisération publique, ne protégeaient leur existence.

Quelques idiots ont des tics très-singuliers, ils semblent
être des machines montées pour produire toujours les mêmes
mouvemens ; pour eux, l'habitude tient lieu d'intelligence.
Un idiot, âgé de vingt-trois ans lorsque je l'observais,
ayant la taille ordinaire, l'habitude du corps maigre, le front
aplati, le teint pâle, les yeux louches, l'articulation des sons
à peu près impossible, les déjections involontaires, marchait
toujours à une même place, quelquefois il animait sa marche
en agitant un de ses bras et riant beaucoup. Si l'on plaçait

quelque obstacle dans l'espace qu'il affectionnait, il se fâchait, s'irritait jusqu'à ce qu'on l'eût retiré, jamais il ne le retirait lui-même. Nous avons à la Salpêtrière une idiote incapable de se vêtir, de se nourrir; ses déjections sont involontaires; elle est habituellement en chemise et reste indifférente à la pluie, au froid, à l'ardeur du soleil; elle est bien réglée et a beaucoup d'embonpoint. Aussitôt après qu'elle est levée, elle va s'asseoir sur le bout du même banc et s'y balance d'avant en arrière en frappant violemment ses épaules contre le mur; ce balancement est régulier, quelquefois il est précipité, plus fort, alors elle pousse un cri étouffé; elle passe ainsi toute la journée. J'ai trouvé dans un hospice, étendus sur la paille, dans une même cellule, deux petits idiots dont l'un riait toujours, et l'autre pleurait continuellement. Les idiots sont sujets quelquefois à la masturbation la plus effrénée, mais tous ne se livrent pas à cet excès. J'ai vu un jeune homme âgé de treize ans, qui, dès l'âge de sept ans, avait tous les signes de la virilité, le pénis très-volumineux et couvert de poils; il ne paraissait vivre que pour se livrer à la masturbation. Le docteur Haindorf, qui a fait en allemand un bon Traité sur l'aliénation mentale, rapporte l'exemple suivant: l'idiot dont parle ce professeur fut pris dans les montagnes de Râun, privé de l'usage de la parole; on le conduisit à l'hospice de Saint Julien, à Wurtzbourg. On le laissa errer dans les jardins de cet établissement où on le voyait couvert seulement d'une robe de toile. Il se plaisait surtout à tourner dans un cercle au milieu duquel il arrachait l'herbe et amassait des pierres qu'il rejetait aussitôt; il s'occupait ainsi sans but et sans dessein; pendant cette agitation, tous ses muscles se contractaient convulsivement. Si on l'empêchait de tourner, d'entasser les pierres, il se mettait à tirailler les diverses parties de son corps, à creuser la terre avec ses pieds nus et couverts de durillons; si on le gênait encore, il entrait en fureur et tâchait de se mettre en liberté; dès qu'il était libre, il recommençait son mouvement circulaire et son entassement de pierres. Il mangeait et buvait tout ce qu'on lui présentait; il revenait toujours aux mêmes endroits prendre ses repas et son sommeil. Souvent il rongeait un morceau de bois et en avalait les rognures; dès qu'on lui adressait la parole en le regardant fixement, il fuyait et se cachait; le plus léger bruit le jetait dans la terreur, mais bientôt il revenait pour reprendre son exercice habituel. Il n'y avait en lui aucune apparence d'onanisme. Tous ces actes se répétaient à des époques déterminées.

Les traits de la face étaient égarés; les lèvres saillantes, les dents d'un blanc mat, l'œil animé, sans expression, à moitié relevé, ne laissant point apercevoir la pupille; sa bouche se contournait dans la direction des yeux. La tête, très-petite, offrait un aplatissement vertical.

M. Pinel a vu une idiote, âgée de onze ans, qui avait quelque chose de la brebis, et pour ses goûts, et pour sa manière de vivre, et pour la forme de sa tête. Elle marquait une répugnance particulière pour la viande, et mangeait avec avidité des fruits et des légumes. Ses démonstrations de sensibilité se bornaient aux mots : *bé*, *ma tante* ; elle exerçait des mouvemens alternatifs d'extension et de flexion de la tête, en appuyant sa tête contre le ventre de la fille qui la servait ; si elle voulait se venger, elle cherchait à frapper avec le sommet de la tête ; elle était très-colère ; le dos, les lombes, les épaules étaient couverts de poils flexibles et noirâtres ; on n'a jamais pu la faire asseoir sur une chaise ; elle dormait par terre, le corps roulé. M. Pinel, dans la deuxième édition du Traité de la manie, a publié le dessin du crâne de cette idiote ; ce crâne est aussi remarquable par ses dimensions que par sa forme.

L'état de dégradation des idiots est tel, qu'il en est quelques-uns qui sont privés absolument de plusieurs sens. Nous avons eu à la Salpêtrière, en 1812, une idiote aveugle, muette et sourde, qui fut trouvée couchée à côté du cadavre de sa mère qu'on jugea morte depuis trois jours. Envoyée à l'hospice, le 20 juin, par ordre de la police, cette idiote était âgée de vingt-sept ans, très-maigre, très-pâle, rachitique, ne poussant que des cris aigus et étouffés ; elle ne pouvait marcher, ses jambes étaient contractées sous ses cuisses ; il fallait lui pousser les alimens dans la bouche, et elle ne savait ni les mâcher ni les avaler lorsqu'ils étaient solides : elle fut nourrie de potage et de vin ; elle mourut au bout d'un mois. Le cadavre ne pesait que quarante-trois livres ; sa tête était très-petite, les os du crâne diploïques et très-légers ; je n'ai pu conserver le squelette, les os s'étant détruits par la macération.

Il est mort, en 1817, dans le même hospice, une idiote âgée de vingt-cinq ans qui était muette, aveugle et rachitique ; elle ne pouvait rester couchée que sur l'un ou l'autre côté ; on avait soin de la retourner de temps en temps ; de lui porter les alimens dans la bouche : toujours blotie dans son lit, elle aimait à être couverte, quoique en été. Si on retirait les couvertures, elle poussait des cris rauques, tâchait avec sa main de les ramener sur elle ; mais ne les trouvant pas à sa portée, elle se calmait, cessait ses recherches, et restait pelotonnée sur son lit. Elle disait très-imparfaitement *ma*, *ma* : si on la touchait, si elle sentait qu'on approchait d'elle, elle poussait des cris semblables à ceux d'un chien hargneux, même lorsqu'on commençait à lui porter les alimens à la bouche. Elle est morte après quatre mois. Son squelette, que je conserve, est remarquable par l'inégale proportion des os longs, par la quantité de fractures que présentent ces mêmes os, particulièrement les côtes ; le corps des côtes aplati, arqué derrière le corps des vertèbres ; les poumons étaient logés derrière les vertèbres, sous le scapulum. Le crâne est petit, aplati postérieurement, n'est point symétrique ; le bassin a une configuration très-singulière.

Les idiots, les crétins, et même les imbéciles, offrent quelquefois la plus grande insensibilité, quoique jouissant de tous leurs sens. On a vu ces malheureux se mordre, se déchirer, s'épiler. J'ai vu une imbécile qui, avec ses doigts et ses ongles, avait percé sa joue, et s'était déchiré jusqu'à la commissure des lèvres, sans paraître souffrir ; on en voit les pieds gelés, et ne pas y faire attention. J'ai vu une imbécile qui est devenue enceinte, qui a accouché sans qu'elle parût se douter de ce qui lui était arrivé, et qui, le jour de ses couches, voulait quitter son lit, disant qu'elle n'était pas malade. Tout cela n'a pas lieu sans douleur ; mais ces infortunés sont dans un tel état d'abrutissement, qu'ils ignorent si leurs actions sont la cause de leur douleur ; ils ont si peu le sentiment du moi, qu'ils ne savent pas si la partie affectée leur appartient ; aussi en est-il plusieurs qui se mutilent ; aussi, lorsqu'ils sont malades, ils ne se plaignent point, ils restent couchés, roulés sur eux-mêmes sans témoigner la moindre souffrance, sans qu'on puisse deviner les causes de leur mal ; et ils succombent sans qu'on ait pu les secourir.

Leur abrutissement moral est en rapport avec la privation de toute sensibilité physique. Un idiot, dit le docteur Haindorf, retenu dans l'hospice de Saltzburg, ne paraissait susceptible d'aucune frayeur ; on voulut essayer s'il n'en ressentirait pas à l'aspect d'un mort qui semblerait ressusciter. Dans cette intention, un infirmier se coucha sur un banc, enveloppé dans un linceul ; on ordonna à l'idiot de veiller le mort. S'apercevant que le mort faisait quelques mouvemens, l'idiot l'avertit de rester tranquille ; malgré cet avis, le prétendu mort se soulève : l'idiot va prendre une hache, lui coupe d'abord un pied, et, sans être arrêté par les cris de cet infortuné, il lui tranche la tête d'un second coup ; après quoi il resta calme auprès du cadavre. Lorsqu'on lui fit des reproches, il répondit froidement : si le mort était resté tranquille, je ne lui aurais rien fait.

On trouve encore, dans les auteurs allemands, plusieurs faits analogues. Une mélancolique voulait mourir, cependant elle ne voulait pas se tuer, parce que c'est un crime, mais elle voulait s'exposer à mériter la mort par quelque acte criminel. Un jour qu'on la laisse auprès d'une idiote, elle décide celle-ci à se laisser couper le cou, ce qui fut exécuté. On conçoit que les moyens qu'employa cette insensée étaient assez bornés pour faire repentir tout autre individu qu'une idiote, dès les premiers efforts pour accomplir cet affreux dessein

Le crétinisme est une variété bien remarquable d'idiotie. Les crétins sont les idiots des montagnes ; quoiqu'on en rencontre quelquefois dans les plaines, ils ne diffèrent pas essentiellement de nos idiots, si l'on n'a égard qu'à l'état des facultés intellectuelles ; mais ils offrent des différences importantes. Le crétinisme est endémique dans les gorges des montagnes et dans quelques plats pays ; il est éminemment héréditaire. Les crétins ont l'extérieur plus lymphatique, ils sont plus scrofuleux, plus pâles, plus blafards, plus enclins à l'onanisme. *Voyez* CRÉTIN.

Les crétins sont si nombreux dans les pays où le crétinisme est endémique, que, dans le seul département des Alpes, on comptait trois milles crétins en 1812, tandis que l'idiotie est un phénomène rare. En effet, dans les hospices d'aliénés, on en compte un trentième tout au plus.

Dans la table générale des aliénées admises à la Salpêtrière pendant quatre ans moins trois mois, publiée par M. Pinel (*Traité de la manie*, deuxième édition), on trouve que, sur mille deux aliénées admises, il n'y avait que trente-six idiotes.

Les relevés du même hospice, faits depuis l'année 1804 jusqu'à 1814, sur deux mille huit cent quatre, présentent quatre-vingt-dix-huit idiotes.

Il en est de même à Bicêtre : d'après un mémoire inédit de feu M. Pussin, et surtout d'après les relevés faits par le docteur Hebréard, médecin de cet hospice, relevés publiés dans le beau rapport fait au conseil général des hospices de Paris par M. le comte Pastoret (1816), sur deux mille cent cinquante-quatre aliénés hommes admis à Bicêtre pendant dix ans, soixante-neuf étaient idiots de naissance.

Le rapprochement de ces relevés justifie ce que je disais plus haut en annonçant que l'idiotie est un phénomène rare, puisque sur sept mille neuf cent cinquante aliénés des deux sexes, on ne compte que deux cent trois idiots.

M. Pinel, page 186, dit qu'il y a un quart d'idiots dans les hospices de Bicêtre et de la Salpêtrière. On voit évidemment qu'il y a eu ici erreur de rédaction ; les tables du même auteur, dans le même ouvrage le prouvent.

Reil et les écrivains qui ont écrit après le professeur français, ont répété la même chose. L'acception plus précise du mot idiotisme explique d'ailleurs cette apparente contradiction dans les résultats d'observations faites dans les mêmes lieux et dans le même principe.

Pourquoi l'homme seul est-il sujet à devenir imbécile ? N'est-ce pas, dit J.-J. Rousseau, parce qu'il revient à son état primitif. On s'extasie parce que la brute ne devient pas imbécile : pourquoi n'être pas surpris de ce que les quadrupèdes ne perdent pas la faculté de voler ? Nous ne chercherons point les causes de l'idiotie dans de pareils paradoxes, nous les trouverons dans l'organisation même. Les causes de l'imbécillité et de l'idiotie sont toutes idiopathiques.

Parmi les causes éloignées, il faut tenir compte des dispositions locales dépendantes du sol, de l'eau, de l'air, de la manière de vivre, de la disposition héréditaire; il n'est pas rare qu'il y ait plusieurs idiots dans une même famille. J'ai connu deux jeunes gens, seuls héritiers d'une grande famille, qui étaient idiots. Nous avons à la Salpêtrière une idiote dont la mère n'a eu que trois enfans, dont deux filles idiotes et un garçon idiot. Quelquefois aussi, dans une famille, il y a un idiot et d'autres individus maniaques ou en démence. J'ai vu des idiotes devenir mères : je n'ai pu savoir ce que sont devenus les enfans. Les crétins multiplient beaucoup.

Les causes excitantes sont nombreuses : les affections morales vives de la mère pendant la gestation ont influé sur l'organisation de l'enfant qu'elle portait dans son sein; les fausses manœuvres dans l'accouchement, l'usage anciennement signalé par Hippocrate, où sont certaines matrones de pétrir en quelque sorte la tête des enfans nouveau-nés, en blessant le cerveau, peuvent causer l'idiotie; les coups sur la tête, soit que l'enfant ait été frappé, soit qu'il ait fait une chute : les convulsions, quelle qu'en soit la cause, l'épilepsie, produisent aussi cette maladie; quelquefois il suffit d'une convulsion, d'un accès épileptique, pour arrêter les progrès ultérieurs de l'intelligence d'un enfant qui jusque là avait paru très-spirituel; l'hydrocéphale aiguë et chronique ont quelquefois des effets aussi funestes; on a vu l'idiotie produite par une fièvre grave qui a éclaté dans l'enfance ou peu avant la puberté.

Parmi ces causes, il en est qui se font sentir dès que l'enfant est venu au monde, c'est l'idiotie innée. Ces enfans ont la tête volumineuse, les traits de la face délicats, ils ont de la peine à prendre le sein, ils tètent mal, ne se fortifient pas, leurs yeux sont longtemps avant de suivre la lumière, et sont ordinairement louches. Ces enfans sont maigres, décolorés, ils ne profitent pas, ne marchent point avant l'âge de cinq à sept ans, et même avant la puberté; ils ne peuvent apprendre à parler, ou s'ils apprennent quelques mots, ce n'est qu'après sept à huit ans.

Quelquefois les enfans naissent très-sains, ils grandissent en même temps que leur intelligence se développe, ils sont même d'une très-grande susceptibilité, ils sont vifs, irritables, colères; leur esprit est très-développé, très-actif. Cette activité n'étant plus en rapport avec les forces physiques, ces êtres prématurés s'usent, s'épuisent trop vite, leur intelligence reste stationnaire, n'acquiert plus rien, et les espérances qu'ils donnaient s'évanouissent. C'est l'idiotie accidentelle ou acquise.

IDIOTISME.

EXPLICATION DE LA PLANCHE.

Cette planche offre le dessin de deux femmes en démence ; numéros 1 et 6 ; de six idiotes, et d'une imbécile numéro 9. Celle-ci est remarquable par la régularité des traits de la face et les proportions de la tête. Les six idiotes, prises au 1asard dans ma collection, ont le crâne petit comparativement à la face. Celle du numéro 5 a le crâne pointu, en sorte que le diamètre, pris du sommet de la tête au menton, est d'une étendue disproportionnée. Le front de ces six idiotes est généralement bien ; celui du numéro 2 est 1aut ; celui du numéro 3 fuit en arrière. Le front du numéro 7 a les bosses frontales très-développées : cette saillie du front est énorme c1ez l'idiote dont j'ai donné le dessin à l'article *folie*. Ces mêmes idiotes, vues de face, offrent des irrégularités de traits et de p1ysionomie plus remarquables que vues de profil.

Je me contenterai de rapporter en abrégé l'1istoire de quelques-unes de ces idiotes, à laquelle j'aurais donné plus d'étendue dans le texte, si j'avais pu avoir les gravures avant l'impression de l'article.

N°. 3. A., âgée de dix-1uit ans, est idiote de naissance. Sa taille est moyenne, ses c1eveux sont noirs, abondans, les yeux sont noirs, louc1es, cac1és sous l'orbite ; la lèvre inféiieure est très-épaisse, les dents sont très-belles, la peau est t1ès-brune.

Cette fille ne distingue rien, ne comprend rien, elle ne reconnaît personne, rien autour d'elle ne la distrait ; elle ne parle point ; elle répète le mot *brou, brou*, lorsqu'elle désire quelque c1ose, ou lorsqu'elle est contente ou en colère : elle est souvent occupée de ses mains qu'elle porte sur ses yeux. Elle reste couc1ée sur son lit ; si on la lève, elle se blotit par terre et y resterait, par tous les temps, si on ne la retirait ; ou elle est assise, et alors elle se meut convulsivement, ordinaire-

les causes de l'idiotie dıs de pareils paradoxes , **nous** les trouverons dans l'organisation même. Les causes de l'**imbécil**-lité et de l'idiotie sont totes idiopatıques.

Parmi les causes éloigres , il faut tenir compte des **dispo**-sitions locales dépendans du sol , de l'eau , de l'air , de la manière de vivre , de la isposition ıéréditaire ; il n'est pas ıare qu'il y ait plusieursdiots dans une même famille. **J'ai** connu deux jeunes gens, euls héritiers d'une grande famille , qui étaient idiots. Nous ıous à la Salpêtrière une idiote dont la mère n'a eu que trois ıfans , dont deux filles idiotes et un garçon idiot. Quelquefoiaussi , dans une famille , il y a **un** idiot et d'autres individumaniaques ou en démence. J'ai **vu** des idıotes devenir mère: je n'ai pu savoir ce que sont devenus les enfans. Les cııns multiplient beaucoup.

Les causes excitantes ınt nombreuses : les affections mo-rales vives de la mère endant la gestation ont influé sur l'organisation de l'enfan qu'elle poıtait dans son sein ; les fausses manœuvres dans l ccouchement, l'usage anciennement signalé par Hippócrate , o sont certaines matrones de pétrir en quelque sorte la tête des eıans nouveau-nés, en blessant le cer-veau, peuvent causer l'idiœ ; les coups sur la tête, soit que l'en-fant ait été frappé , soit qı l ait fait une cıute : les convulsions, quelle qu'en soıt la cau l'épilepsie, produisent aussi cette maladie ; quelquefois il ıffit d'une convulsion, d'un accès épileptique , pour arrêtc les progrès ultérieurs de l'intelli-gençe d'un enfant qui jusıe là avait paru très-spirituel ; l'hy-drocéphale aigue et chro que ont quelquefois des effets aussi funestes ; on a **vu** l'idiotieroduite par une fièvre grave qui a éclaté dans l'enfance ou ı ı avant la puberté.

Parmi ces causes, il en ıst qui se font sentir dès que l'en-fant est venu au monde, œst l'idiotie innée. Ces enfans ont la tête volumineuse, les tras de la face délicats, ils ont de la peine à prendre le sein , ı tètent mal, ne se **fortifient** pas; leurs yeux sont longtempsavant de suivre la **lumière**, et sont ordinairement loucıcs. Ceenfans sont maigres, **décolorés**, ils ne profitent pas , ne marcınt point avant **l'âge** de cinq à sep ans, et même avant la puerté; **ils ne peuvent** apprendre parler, ou s'ils apprennıı quelques **mots**, ce n'est qu'aprı sept à ıuit ans.

Quelquefois les enfans rıssent **très-sains**, ils ç ıissent c même temps que leur inteıgencc d'une très-grande susceptıı lères, leur esprit est très- n'étant plus en rapport, maturés s'usent, s'éı stationnaire, n'aı donnaient s'éı

IDIOTIS E.

EXPLICATION DE LA PLANCHE.

Cette planche offre le dessin de de femmes en
numéros 1 et 6 ; de six idiotes, et d e mbécile
Celle-ci est remarquable par la régul té des traits
et les proportions de la tête. Les six iotes , prises
dans ma collection , ont le crâne pet comparative
face. Celle du numéro 5 a le crâne pntu, en son
diamètre , pris du sommet de la tê   nton ,
étendue disproportionnée. Le front
râlement bien ; celui du numéro 2 es aut ; celui q
3 fûit en arrière. Le front du numéi 7 a les bou
très-développées : cette saillie du fr t est énorm
diòte dont j'ai donné le dessin à l' icle *folie*. C
idiotes , vues de face, offrent des irr larités de t
physionomie plus remarquables que es de profil.

Je me contenterai de rapporter n régé l'histoi
ques-unes de ces idiotes , à laqu le j urais donn
tendue dans le texte , si j'avais p oir les gra
l'impression de l'article.

Nº. 3. A. , âgée de dix-huit ans diòte
taille est moyenne, ses cheveux son
sont noirs , louches , cachés sous l
est très-épaisse, les dents son b
Cette fille ne distingue
       rsonne
point ; ell

ment d'avant en arrière. Lorsqu'on apporte sa nourriture, elle est contente, répète le mot *brou* avec vivacité et plusieurs fois de suite ; elle flaire ses alimens avant de les mettre dans la bouche qu'elle remplit si fort que la mastication en est gênée. Elle mange d'ailleurs beaucoup, et ramasse tout ce qu'elle rencontre pour le manger. Ses déjections sont involontaires, elle fait ses besoins partout où elle se rencontre, sans honte, sans pudeur ; souvent elle joue avec ses seins ; elle se livre à la masturbation ; la vue des hommes ne paraît point l'exciter. Elle est menstruée et très-abondamment. Elle est incapable de se vêtir, d'aller prendre sa nourriture ; elle ne comprend rien de ce qu'on lui dit ; mais aux signes qu'on lui fait, elle comprend si l'on est fâché ou colère contre elle ; mais elle ne s'en affecte point.

N°. 5. Gr., âgée de dix-neuf ans : sa mère la nourrissant, fut effrayée par une folle qui voulut arracher de ses bras cette enfant qui avait alors deux mois. Ses facultés intellectuelles ne se manifestèrent pas proportionnellement au développement du corps. A dix-huit mois, elle eut la petite vérole confluente.

A deux ans, elle commença à marcher.

A trois ans, maladie grave qui a laissé Gr. dans l'idiotie la plus complette ; les fonctions de la vie organique se faisaient mal, les déjections étaient involontaires.

A quatre ans, son physique se fortifia.

A quatorze ans, menstrues spontanées ; mais Gr. devint méchante, surtout aux époques menstruelles. Jamais cette idiote n'a pu articuler que des monosyllabes que les enfans avec qui elle jouait comprenaient mieux que sa mère elle-même. Elle n'a pu rien apprendre ; mais elle comprend les choses les plus ordinaires de la vie. Elle reconnaît sa mère, la personne qui la sert ; elle aime beaucoup les enfans, et a toujours une poupée dans ses mains et ne veut pas s'en séparer. Depuis qu'elle est dans l'hospice, elle n'a pas de poupée, mais elle ramasse des chiffons ; elle est devenue plus méchante, elle déchire. Elle se lève la nuit, court dans sa chambre sans motifs quoique avec l'air préoccupé : si on l'arrête, elle ne paraît pas contrariée ni impatiente, il en est de même le jour. Elle est souvent assise, elle sourit quand elle voit des hommes, une poupée ou des choses qui brillent ; il faut l'habiller, lui apporter ses alimens : elle les dévore avec vivacité.

A son arrivée à l'hospice, elle n'a témoigné ni regret ni inquiétude ; elle revoit sa mère avec indifférence ; elle a engraissé beaucoup. Elle est bien menstruée.

N°. 9. Cette fille est imbécile, elle est âgée de dix-sept ans. Sa mère, étant grosse, a eu beaucoup de chagrins et de frayeurs. Elle a les cheveux blonds, les yeux noirs, la peau blanche, les traits de la face réguliers ; elle articule avec difficulté.

Dès l'enfance, on s'aperçut qu'elle avait peu d'intelligence ; elle était méchante, entêtée. A l'âge de cinq ans, elle fut effrayée pendant la nuit et fit une maladie grave. Elle n'a jamais pu rien apprendre, elle n'a point de mémoire, elle n'a point d'affection pour ses parens, elle veut marcher, s'agiter et jouer. A onze ans, sa taille étant élevée, son intelligence était celle d'un enfant de cinq ans.

Elle aime d'être bien vêtue et paraît très-contente lorsqu'elle a un vêtement neuf. Elle pleure quand on la contrarie, ou elle se fâche ; elle est paresseuse, indolente. A treize ans, les menstrues ont paru, son caractère est devenu plus difficile, elle s'échappe de chez ses parens courant après les petits garçons dont elle est le jouet. Depuis l'âge de quinze ans, ses traits ont grossi ; elle est souvent rouge, et la vue des hommes l'excite, elle les recherche. Elle est méchante, colère, mais incapable de rien faire. Elle comprend quand on lui parle des choses relatives aux premiers besoins de la vie : hors de là, elle ne comprend presque rien.

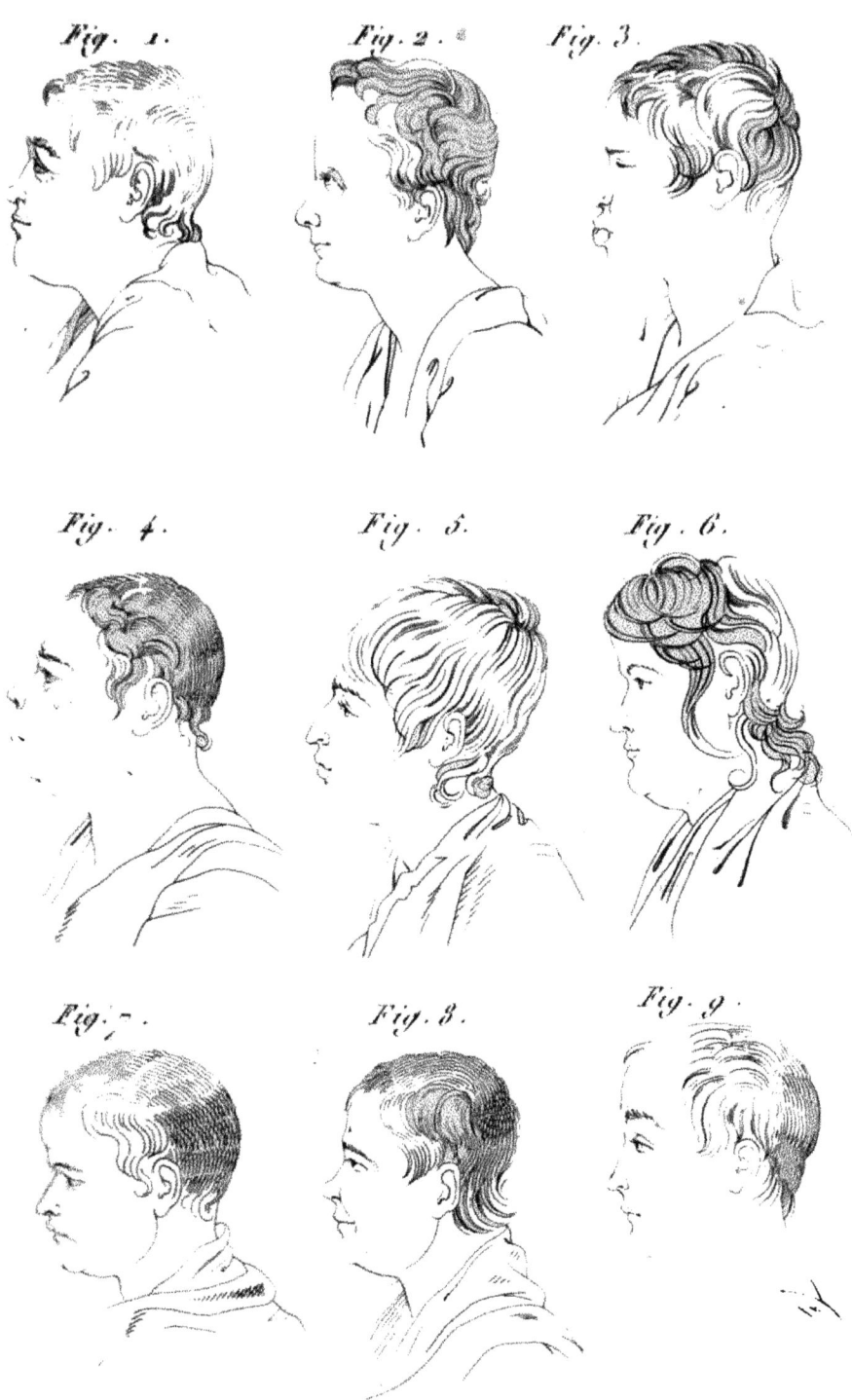

Fig. 1. Fig. 2. Fig. 3.

Fig. 4. Fig. 5. Fig. 6.

Fig. 7. Fig. 8. Fig. 9.

Tous les idiots et la plupart des imbécilles sont rachitiques, scrofuleux, épileptiques, hydrocéphales, paralytiques; parmi les épileptiques, il y en a un tiers d'idiots: aussi parmi les albinos, qui sont de véritables scrofuleux, M. Paw dans ses Recherches philosophiques sur les Américains, dit qu'il y a beaucoup d'idiots; il y a un albinos très-singulier à l'hospice de Bicêtre; mais on ne peut conclure que tous les albinos sont idiots : j'en connais un qui est marié, qui a des enfans, et qui dirige ses affaires. *Voyez* ALBINOS.

J'ai dit au commencement de cet article que l'on trouvait ordinairement des vices de conformation dans le crâne des idiots. On a fait beaucoup de recherches sur les crânes de ces individus. Leurs formes varient autant que les formes extérieures de l'espèce humaine; mais il n'y a pas de forme propre pour l'idiotie. Une tête trop petite, proportionnellement à la hauteur du corps, une tête trop grosse, peuvent être la tête d'un imbécille ou d'un idiot; une face très-régulière et une figure deformée peuvent appartenir à un idiot, à un imbécile.

Les recherches sur les vices de conformation de la tête ont eu pour objet les formes du crâne et les traits de la face.

Hippocrate avait signalé la tête trop petite, qu'il appelle microcéphale, comme une des causes d'idiotie. Willis a décrit un cerveau d'idiot qui n'avait pas la moitié du volume qu'il aurait dû avoir; M. Bown, à Amsterdam, en possède un semblable; M. Pinel en a un autre; M. Gall en a deux.

Vésale prétend que les Allemands ont la tête aplatie postérieurement, parce qu'ils ont l'habitude de coucher les enfans sur le dos, et il donne le dessin d'un crâne d'idiot dont l'occiput est très-aplati.

Prochaska, Malacarne, Ackerman ont donné des descriptions de crânes et de cerveaux d'idiots qui diffèrent beaucoup les uns des autres.

M. Pinel a appliqué les calculs de la géométrie à l'appréciation de la capacité des crânes (*Traité de la manie*, 2.ᵉ éd.). Ce savant professeur a trouvé le crâne aplati, le défaut de symétrie entre les parties droite et gauche du crâne; chez un idiot, la tête n'avait de hauteur que la dixième partie de la structure de l'individu; enfin M. Pinel parle d'une idiote âgée de 11 ans, dont la tête n'etait pas plus volumineuse que celle d'un enfant de sept ans. Ces vices de conformation, ce defaut de développement du crâne, ne peuvent-ils pas être attribués au rachitisme, si fréquent chez les idiots!

Le volume excessif du crâne des hydrocéphales indique assez une lésion du cerveau, et par conséquent explique assez l'état d'imbécillité ou d'idiotie du plus grand nombre des hydrocéphales.

Je possède un grand nombre de crânes d'idiots; quelques-uns ont les parties supérieures du crâne très-developpées ; les formes les plus générales sont la petitesse du crâne, l'étendue disproportionnée du diamètre fronto-occipital, l'aplatissement des pariétaux vers la suture temporale, ce qui rend le front de quelques idiots presque pointu, l'aplatissement de l'occipital, celui du coronal. L'inégalité des deux portions droite et gauche de la cavité crânienne, est le phénomène le plus constant et peut-être le plus digne d'attention de la part de ceux qui veulent des explications.

On a conduit à la Salpêtrière, le 15 décembre dernier, une imbécile de naissance qui offre des particularités bien remarquables. Sa taille moyenne paraît petite, à cause de la courbure du rachis, dont la gibbosité fait saillie sur la hanche gauche. La tête est volumineuse, la face est haute, large et comme aplatie, le front droit est surmonté par les pariétaux. repoussés en avant par l'aplatissement de l'occipital. Les cheveux sont abondans, châtains ; les yeux châtains, louches parfois ; la bouche grande, semble carrée quand elle s'ouvre ; les dents sont cariées, les gencives fongueuses ; la voûte palatine forme un angle rentrant à la réunion des os maxillaires, le voile du palais est bifurqué.

La tête mesurée en divers sens, m'a donné les proportions suivantes. La circonférence de la tête mesurée de la tubérosité occipitale au milieu du front, est de 19 pouces 6 lignes.

La circonférence, mesurée du vertex à l'extrémité du menton, est de 2 pieds 3 lignes.

La distance d'un trou oriculaire à l'autre passant sur la tubérosité occipitale, est de 11 pouces 1 ligne.

La distance d'un trou oriculaire à l'autre, passant sur le sommet de la tête, est de 15 pouces.

La distance d'un trou oriculaire à l'autre, passant sur la racine du nez, est de 9 pouces 11 lignes.

La distance d'un trou oriculaire à l'autre, passant sur l'extrémité du menton, est de 11 pouces 8 lignes.

La hauteur de la face est de 5 pouces 10 lignes.

La hauteur du front est de 2 pouces 9 lignes.

Les mains de cette imbécile offrent aussi bien que les pieds, une conformation extraordinaire. Les doigts rapprochés par leurs extrémités, sont réunis par la peau, les ongles se touchent quoique distincts ; il y en a cinq à la main droite, et six à la gauche : les doigts ainsi rapprochés, ne peuvent se fléchir ni s'écarter l'un de l'autre. Les pieds présentent le même vice de conformation ; malgré cette vicieuse disposition, cette imbécile peut filer, manier l'aiguille, attacher une épingle, nouer un cordon.

Quoique d'une intelligence très-bornée, elle connaît les personnes qui la servent, elle satifait très-bien aux premiers be-

soins de la vie, elle mange beaucoup, elle dort, sa menstruation est régulière ; elle a quitté son père avec indifférence, et
n'en parle point. Elle voit les hommes avec plaisir, elle n'a
point de pudeur, elle est très-intéressée : en lui montrant
quelques pièces de monnaie, on lui fait faire tout ce que l'on
veut, elle demande souvent des bijoux, des pendans d'oreilles pour se marier toujours le lendemain. Elle articule avec
difficulté, mais avec vivacité, elle est colère, mais craintive,
elle rit et pleure pour la moindre chose.

Morgagni a trouvé le cerveau très-dense; Meckel dit que la
substance cérébrale des idiots est plus sèche, plus légère, plus
friable que celle des individus sains d'esprit.

Malacarne assure que les circonvolutions du cerveau sont
d'autant plus nombreuses que l'intelligence est plus grande,
et que les feuillets ou lamelles du cervelet sont moins nombreuses chez ceux qui sont privés d'intelligence.

Peut-être a-t-on négligé la capacité des sinus latéraux du cerveau. J'ai trouvé chez presque tous les idiots dont j'ai ouvert
le cadavre, les ventricules latéraux, très-resserrés et d'une
très-petite capacité.

Les imbéciles et les idiots ont une physionomie toute particulière qui les fait reconnaître dès qu'on les aperçoit; Lava-
ter dit que le front rejeté en arrière, et dont la courbure est
sphéroïde; que de grandes lèvres proéminentes et ouvertes, dont
les commissures sont très-relevées; que le menton en forme
d'anse ou qui se recule en arrière, signalent l'idiotisme.

Camper fixe à quatre-vingt-dix degrés le terme extrême de
la ligne faciale. Il est des idiots dont la ligne faciale a plus
de quatre-vingt-dix degrés, et des individus très-raisonnables
dont la ligne faciale n'en a pas quatre-vingts.

Les dessins qui sont ajoutés à cet article sont ceux de plusieurs idiotes. Je n'ai pas cherché à exagérer les traits, je n'ai
pas choisi les dessins les plus hideux ; pourquoi charger des
traits, qui par eux-mêmes ont quelque chose de si affligeant?
On remarquera une tête qui offre toutes les proportions et
presque tous les caractères d'une tête antique, quoiqu'elle
appartienne à une idiote de naissance. Nul doute qu'il n'y a pas
de forme propre à l'idiotie; de là viennent les descriptions différentes données par divers auteurs; ces descriptions différeront
encore de celles que les observateurs pourront publier à l'avenir.

On s'attend bien que je n'ai rien à dire sur le traitement d'une
maladie essentiellement incurable; on peut jusqu'à un certain
point améliorer le sort des imbéciles, en les accoutumant de
bonne heure à quelque travail qui tourne au profit de l'imbécille
pauvre, ou serve de distraction à l'imbécille riche. Les idiots ne
demandent que des soins domestiques très-attentifs et très-assi-
dus.

Sans imiter l'espèce de culte qu'on rend aux idiots et aux crétins dans quelques contrées, dans lesquelles on regarde comme une faveur du ciel d'avoir un idiot ou un crétin dans sa famille, on entourera de soins assidus et très-actifs ces infortunés qui, abandonnés à eux-mêmes, sont exposés à toutes les causes de destruction; par l'habitude, on peut les accoutumer à un régime convenable; mais leur paresse, leur apathie, leur résistance à tout mouvement, leur saleté, leurs infirmités, qui augmentent cette malpropreté, leur disposition à l'onanisme réclament en leur faveur plus de soins et plus de surveillance. Rien ne saurait prévenir l'imbécillité et l'idiotie; mais les auteurs qui ont écrit sur le crétinisme, particulièrement M. Fodéré, dans son excellent Traité du crétinisme, donnent des conseils précieux pour prévenir la propagation de cette infirmité. *Voyez* CRÉTIN.

De tout ce qui précède, nous concluons :

1°. Que l'idiotie a des caractères propres, qui la différencient des autres vésanies, particulièrement de la démence.

2°. Que l'idiotie offre deux espèces, l'une dans laquelle l'intelligence ne peut se développer que jusqu'à un certain point, c'est l'imbécillité; l'autre, dans laquelle l'intelligence ne peut se manifester, c'est l'idiotie. Dans les deux cas, l'intelligence est mal servie par les organes, soit parce qu'ils sont mal conformés, soit parce qu'ils sont constitutionnellement faibles.

3°. Que l'imbécillité et l'idiotie admettent des nuances infinies, parmi lesquelles on peut distinguer quatre principales variétés, savoir: l'imbécillité, la fatuité, l'idiotie et le crétinisme.

4°. Que les causes de l'idiotie sont toutes idiopathiques.

5°. Qu'il n'y a pas de formes de crâne propres à l'idiotie; quoique presque toujours le crâne et le cerveau des idiots offrent des vices de conformation plus ou moins remarquables.

6°. Qu'enfin on ne guérit point l'idiotie : les idiots parfaits ne vivent guère au-delà de vingt-cinq ans.   (ESQUIROL)

IF, s. m., *taxus baccata*, Linn.; arbre de la dioécie monadelphie, Linn.; et de la famille des conifères, Juss. Sa tige, droite, cylindrique, haute de trente à cinquante pieds, donne naissance à des branches nombreuses, presque verticillées, dont les dernières ramifications sont garnies de feuilles linéaires, d'un vert foncé, très-rapprochées les unes des autres, déjetées de deux côtés opposés, comme si elles étaient distiques. Les fleurs sont axillaires, sessiles, monoïques ou dioïques; les mâles sont composées de plusieurs écailles et de huit à dix étamines, ayant leurs filamens réunis en cylindre; les femelles ont un calice écailleux comme les mâles, mais plus petit, et un ovaire porté sur un disque ou réceptacle particulier, qui s'accroît et s'agrandit après la fécondation, prend la forme d'une cupule, devient pulpeux, d'un rouge vif, et enveloppe, aux trois quarts et plus, le fruit, qui est une petite noix ovoïde, à une seule loge, contenant une seule graine. Cet arbre croît dans les lieux secs et ombragés des montagnes de l'Europe ; il habite aussi dans le nord de l'Asie et de l'Amérique septentrionale.

On trouve dans les auteurs beaucoup de contradictions au sujet de cet arbre. Les uns disent que ses feuilles et son suc sont vénéneux, et que son ombre même est dangereuse ; d'autres, au contraire, le regardent comme ne pouvant être nuisible, et même comme ayant des qualités utiles.

Théophraste, le premier qui ait parlé de l'if, dit que ses feuilles sont un poison pour les chevaux ; mais que les ruminans peuvent en manger impunément, et que ses fruits, qui ont une saveur assez agréable, ne font point de mal aux hommes.

Strabon rapporte que les Gaulois empoisonnaient leurs flèches avec du suc d'if, et l'on trouve dans les Commentaires de César (*De bello gallico*, lib. VI) que Cativulcus, roi des Eburoniens, s'empoisonna avec du suc d'if.

Selon Plutarque, c'est surtout pendant qu'il est en fleur, que cet arbre est dangereux, et c'est sans doute pour cette raison que Virgile ne veut pas qu'on le plante près des habitations où l'on a des abeilles.

Neu propiùs tectis taxum sine.......

Georg., lib. IV, v. 47.

Sic tua Cyrneas fugiant examina taxos.

Ecloga IX, v. 30.

C'est de l'if que Lucrèce veut parler dans les deux vers suivans :

Est etiam magnis Heliconis montibus arbor,
Floris odore hominem tetro consueta necare.

Dioscoride ne parle de l'if que comme d'un arbre dangereux dont il faut connaître les mauvaises propriétés, afin qu'on ne soit pas exposé à en être la victime. Selon lui, les petits oiseaux qui mangent ses fruits deviennent noirs, et ces mêmes fruits donnent des flux de ventre aux hommes ; mais, dans la Gaule narbonaise surtout, cet arbre est un poison si actif, qu'il suffit de dormir sous son ombrage pour devenir malade, et que même cela a causé la mort de plusieurs personnes.

Pline regarde l'if comme un arbre triste et de mauvais augure, et il confirme presque tout ce qu'en dit Dioscoride ; il assure même plus positivement la mauvaise qualité des baies, puisqu'il dit qu'elles sont vénéneuses et mortelles, surtout en Espagne, et qu'il y a des exemples de personnes qui sont mortes pour avoir bu du vin qui avait été enfermé dans des barils faits avec du bois d'if. Le même, en citant Sextins, dit, d'après lui, que, dans l'Arcadie, cet arbre donne la mort à ceux qui

dorment ou mangent sous son ombrage ; enfin il termine par
dire que quelques-uns prétendent que les poisons qu'on a nommés depuis *toxica* en latin, et dont on empoisonne les flèc1es,
s'appelaient auparavant *taxica*, du mot *taxus*, qui est le nom
latin de l'if. Mais cette dernière assertion du naturaliste romain
a été réfutée par les commentateurs qui se sont fondés sur ce
que Dioscoride (*In Alexiph.*, cap. xx) emploie le mot τοξι-
κὸν, et que, loin de faire dériver ce nom des Latins, il dit qu'il
est grec, et qu'il signifie venin ou poison, parce qu'il est emprunté des barbares qui ont coutume d'empoisonner leuis traits,
nommés *toxa*.

Parmi les modernes, Jean Bau1in affirme que des animaux
domestiques ont péri après avoir mangé des feuilles d'if. On
trouve dans les Affic1es de 1754, que, vers la fin de 1753,
plusieu1s c1evaux étant entrés dans un verger voisin de Bois-
le-Duc, en Hollande, y mangèrent des rameaux d'if c1ar-
gés de feuilles, et que, quatre 1eures après, sans autres symptômes que des convulsions qui du1èrent une ou deux minutes,
ils tombèrent l'un après l'autre. Matt1iole, commentateur de
Dioscoride', dit avoir t1aité des bucherons et des bergers attaqués de fièvres ardentes pour avoir mangé des fruits d'if. Le
père Sc1ott, jésuite, assure que si l'on jette des feuilles d'if
dans de l'eau do1mante où il y a des poissons, ceux-ci en
deviennent tout étou1dis, de so1te qu'on peut les prend1e avec
la main. Enfin le témoignage de Rai semble encore confi1mer
tout ce qui a été 'dit jusqu'à présent sur les qualités malfai-
santes de l'if. Selon cet auteur, les jardin1e1s qui avaient soin
de tond1e un a1bre fo1t touffu de cette espèce, qu'on cultivait,
de son temps, dans le jardin de P1sc, ne pouvaient 1ésister plus
d'une demi-1eure à faire ce travail, sans ressentir une violente
douleur de tête qui les empêc1ait de continuer leur ouvrage.

Jusqu'ic1 presque tout ce qui a été dit de l'if tend à faire croire
que cet a1b1e doit être rega1dé comme un poison ; d'un autre
côté, cependant l'empe1eur Claude fit publier, selon Suétone,
que le suc de ses fruits était l'antidote du venin de la vipère.
Gleditsc1 dit en avoir vu de bons effets étant employé contre
la morsure des c1iens enragés. Lobel 1apporte qu'en Angle-
te11e les enfans mangent souvent des fruits de l'if, sans qu'il
en arrive aucun accident, et que ces mêmes fruits servent de
nou11iture aux coc1ons. Peua et Dalechamp ont assu1é que
l'ombre de cet a1bre n'était pas nuisible, ce qui se trouve con-
fi1mé par la prop1e expé1ience de Gérard, illustre botaniste
anglais, qui dit s'être souvent endormi à l'omb1e de l'if sans
1essentir de mal de tête, ni aucune aut1e incommodité, et en
avoir mangé plusieu1s fois des fruits sans qu'il lui soit arrivé
le moind1e dé1angement dans ses fonctions ordinaires. Le conti-
nuateur de la Matière médicale de Geoffroi dit aussi avoir vu

plusieurs fois des enfans manger des baies d'if au jardin du Roi, à Paris, sans aucun mauvais retour.

De ce qui a été dit en dernier lieu, on pourrait déjà douter que les fruits de l'if fussent aussi dangereux que l'avaient annoncé plusieurs auteurs; mais les observations que nous allons extraire du mémoire que M. Percy publia en 1790, prouvent évidemment leur innocuité. M. Percy, étant avant la révolution chirurgien-major dans un régiment en garnison à Compiègne, eut occasion d'observer un jour plusieurs enfans qui avaient mangé une grande quantité de baies d'if, et qui n'en éprouvèrent aucune incommodité, si ce n'est une légère diarrhée qui, pendant quatre heures, interrompit à peine leurs jeux, et qui ne leur causa que des évacuations semblables à celles que produisent les raisins mangés abondamment. M. Percy, qui jusqu'alors n'avait jamais mangé de baies d'if, en goûta, et il les trouva assez agréables, quoiqu'un peu fades et extrêmement visqueuses. N'en ayant rien ressenti, il en mangea le lendemain, à jeun, une plus grande quantité, ainsi qu'un enfant de onze ans, son neveu, qu'il avait avec lui. N'en ayant encore rien éprouvé, il permit à son neveu d'en manger à discrétion, et celui-ci eut alors une très-légère diarrhée, sans coliques.

Frappé de la saveur onctueuse de ces fruits, de leur viscosité lorsqu'on les touche, du mucilage doux et sucré dont ils surabondent, M. Percy pensa qu'on pourrait en tirer parti, tant pour la médecine que pour les usages domestiques; en conséquence, il en fit cueillir quinze ou dix-huit livres, dont il fit composer du sirop, et dont il fit faire aussi de la gelée. Ces deux préparations parurent excellentes à tous ceux qui en goûtèrent. La couleur de clair de la gelée, sa belle transparence, son fondant et sa fraîcheur, faisaient surtout envie. Ayant goûté le premier de son sirop en en prenant d'abord une cuillerée, et ensuite deux cuillerées étendues dans un verre d'eau, M. Percy n'éprouva pas autre chose que s'il avait bu du sirop de guimauve ou de capillaire, si ce n'est cependant que sa bouche, au lieu de rester pâteuse comme il arrive quelquefois après ces derniers, lui semblait être plus veloutée, et conserver une humidité plus agréable.

Après ces premiers essais sur lui-même, M. Percy en administra à plusieurs enfans attaqués de toux férine, qui s'en trouvèrent très-bien. Le sirop avec de l'eau tiède leur lâchait le ventre, et une petite cuillerée de gelée, donnée le soir en les couchant, leur procurait aussi une nuit plus tranquille. Trois malades convalescens de péripneumonies catarrhales, et toussant encore avec effort, en reçurent le même soulagement. Une femme hydropique, ayant une toux sèche que rien n'avait pu calmer, n'en fut presque pas tourmentée, tant qu'elle put prendre du sirop, et elle fut en même temps délivrée de coliques aiguës que lui avaient laissées les purgatifs hydragogues dont elle avait fait un long usage. Une autre femme, souffrant beaucoup de tranchées au dixième jour de ses couches, but du sirop et fut guérie. Une troisième, tourmentée de douleurs hémorroïdales, et habituellement constipée, recouvrait la liberté du ventre, chaque fois qu'en se mettant au lit elle avalait une cuillerée de gelée pure. Un officier, sujet à la gravelle et souffrant beaucoup, rendit copieusement des urines glaireuses, et fut promptement rétabli après avoir pris trois ou quatre onces de sirop. Enfin, deux particuliers, affectés de catarrhe à la vessie, dès les premiers verres de gelée fondue dans de l'eau tiède, urinèrent avec plus de facilité, et se crurent quittes de leur maladie, après avoir continué cette boisson pendant une quinzaine.

De ces observations, M. Percy croit devoir conclure que les baies d'if sont adoucissantes, béchiques et laxatives, et qu'elles ont en outre une qualité apéritive qui les rend spécialement propres à lever les embarras des reins, et à calmer les affections douloureuses de la vessie. Elles doivent d'ailleurs être regardées comme n'ayant aucune qualité malfaisante ; tout ce qu'elles pourraient faire, si elles étaient prises en très-grande quantité, ce serait de produire une diarrhée plus ou moins abondante, mais qui, comme nous l'avons vu plus haut, ne serait suivie d'aucun accident.

L'amande contenue dans la petite noix qui est le véritable fruit, car la cupule bacciforme qui l'environne n'est, comme nous l'avons dit, que le réceptacle qui a pris de l'accroissement après la floraison et la fécondation ; l'amande, disons-nous, a un goût agréable, comme de noisette ; elle est bonne à manger et nourrissante. On peut en retirer, par expression, une huile qui rancit et devient âcre en vieillissant.

Les observations faites sur les autres parties de l'if, comme les feuilles, l'écorce et le bois, ne sont pas aussi satisfaisantes que celles sur les fruits. Ainsi, un peu avant la publication du Mémoire de M. Percy, M. Gatereau, médecin de Montpellier, avait retiré, par contusion, expression et évaporation des jeunes rameaux d'if, un extrait qu'il a pris lui-même, et qu'il a donné à quelques malades, à la dose de deux à sept grains, sans remarquer une altération bien sensible dans ses fonctions, ou dans celles de ses malades, si ce n'est que, chez un d'eux, qui continua cet extrait pendant quarante jours, il parut exciter une sécrétion de salive plus abondante que de coutume, et que, vers la fin, il fut doucement purgé pendant quelques jours. M. Gatereau croit d'ailleurs, chez ce malade, pouvoir attribuer à l'extrait d'if la guérison d'une douleur rhumatismale dont il était tourmenté depuis deux ans, et contre laquelle il avait employé inutilement plusieurs autres remèdes; mais nous pensons que la chose doit rester au moins douteuse, jusqu'à ce que de nouvelles observations soient venues confirmer ce premier aperçu.

Les expériences et les faits que M. Harmand de Montgarny a fait connaître en 1790, sont encore moins en faveur de l'if; car il en résulte que l'extrait ou la poudre de l'écorce et des feuilles ne paraissent pas avoir des effets sensibles, quand on les donne en petite quantité, mais, à plus forte dose, ils ont produit les effets suivans : 1°. des nausées suivies quelquefois de vomissemens; 2°. une diarrhée ordinairement copieuse, mais accompagnée de ténesme; 3°. des vertiges momentanés; 4°. un assoupissement de quelques heures; 5°. la difficulté d'uriner; 6°. une salive épaisse, salée et quelquefois âcre; 7°. des sueurs gluantes, fétides, avec de vives démangeaisons; 8°. un engourdissement avec une sorte d'immobilité dans les extrémités, etc. M. Harmand, dans l'administration générale de ses préparations d'if, commençait d'abord par une très-petite dose, et il l'augmentait graduellement jusqu'à ce que les malades eussent ressenti quelques-uns des effets généraux rapportés ci-dessus. La plus forte dose à laquelle il a porté la poudre d'écorce et des feuilles d'if, a été de deux gros par jour, en une ou plusieurs prises, et il en a donné l'extrait aqueux ou vineux jusqu'à douze grains par jour, de même en une ou plusieurs fois. M. Harmand rapporte d'ailleurs, dans le courant de son mémoire, trois faits que nous croyons utile de relater ici. Les deux premiers tendent à prouver que les émanations de l'if peuvent produire réellement des effets qui, s'ils ne sont pas aussi dangereux que les anciens l'avaient dit, paraissent cependant confirmer en partie qu'il n'est pas sans inconvénient de s'exposer à l'ombre de cet arbre.

Un chien, qui était sujet à un tremblement convulsif dans les extrémités, lorsqu'il avait couru à la chasse, avait coutume, dirigé par son seul instinct, d'aller se coucher sous un if planté dans les jardins du château de Montgarny. A peine était-il arrêté sous cet arbre, qu'il était délivré de son mal comme par enchantement, et il tombait dans une sorte d'assoupissement léthargique qui durait plusieurs heures.

Une jeune fille de vingt-six ans, d'une forte constitution, s'étant endormie, un soir, sous le même if, y passa toute la nuit; le lendemain, à son réveil, son corps était couvert d'une éruption miliaire très-abondante, et, pendant les deux jours qui suivirent, elle demeura dans une sorte d'ivresse.

Le troisième fait est celui-ci : M. Harmand ayant fait arracher son if, on en jeta, par hasard, les racines dans un canal où il y avait du poisson; dès la nuit même, il en périt un grand nombre, et les domestiques de Montgarny ayant osé en manger, ils payèrent aussitôt leur gourmandise par un dévoiement copieux, avec des coliques dont ils souffrirent pendant plusieurs jours. Les chats, qui aiment le poisson, n'avaient pas voulu toucher à celui-là.

En résumant les observations des auteurs modernes sur l'if, il en résulte que la partie de ses fruits, nommée vulgairement baie, n'est nullement nuisible ; qu'elle est au contraire adoucissante, relàchante ; qu'elle ne peut devenir purgative qu'en en prenant une grande quantité ; et que l'amande contenue dans ce même fruit est oléagineuse et bonne à manger. Quant aux autres parties de l'if, comme l'écorce, le bois et les feuilles, il paraît que si l'on doit rabattre une partie de ce que les anciens avaient dit touchant leurs propriétés dangereuses, il faut au moins se tenir en garde contre leur manière d'agir, qui, dans plusieurs cas, ne paraît pas avoir été sans inconvénient ; et comme les médecins qui en ont fait le sujet de leurs observations n'ont pas encore pu préciser les cas dans lesquels il serait utile de s'en servir, on doit toujours les mettre au nombre des substances à expérimenter avec prudence. Peut-être faut-il aussi tenir compte aux anciens de la chaleur du climat, plus élevée dans la Grèce et dans l'Italie, qu'en Angleterre et dans le nord de l'Europe ? et admettre qu'il a pu arriver que des personnes, pour s'être exposées pendant longtemps, et s'être endormies sous des ifs très-touffus, sont tombées dans un sommeil léthargique qui les a fait croire mortes, d'où on a dit ensuite que l'ombre de ces arbres donnait la mort.

Le bois d'if est d'un rouge brun, plus ou moins veiné, très-dur, presque incorruptible, et le plus pesant des bois de l'Europe après le buis. Il a le grain fin, serré, et susceptible de prendre un beau poli ; aussi les menuisiers, les ébénistes, les luthiers et les tourneurs l'emploient et le recherchent pour leurs ouvrages. Il est aussi très-bon pour faire des essieux de voitures, et des dents d'engrénage pour les roues de moulins. Les anciens s'en servaient pour faire des arcs très-estimés ; ce qui a fait dire à Virgile

.... *Ityræos taxi torquentur in arcus.*
Georg., lib. II, v. 448.

Les Romains mettaient des couronnes de rameaux d'if dans les jours de deuil, et Statius (*In epid. Vernæ*) fait ainsi allusion à cet usage :

.... *En taxea marcet*
Sylva comis ; hilaresque hederas plorata cupressus,
Excludit ramis.

Nos ancêtres avaient coutume de planter des ifs dans les cimetières, regardant leur verdure comme un symbole de

l'immortalité, et cet usage existe encore dans quelques lieux
de la Suisse, de l'Angleterre, et particulierement en Ecosse.

L'if etait jadis très-multiplié pour la décoration des parcs
et des grands jardins d'agrement ; docile à la taille, il prenait,
sous les ciseaux du jardinier, les formes les plus bizarres et les
plus fantastiques ; on lui faisait représenter là les dieux et les
héros de la fable, ailleurs des saints et des anges, quelquefois
des animaux, souvent des vases, des portiques. et plus communément des pyramides et des obélisques, que l'on disposait
avec symétrie dans les grandes allées des parcs et des parterres.
Aujourd'hui les ifs ne sont plus de mode, on les a presque généralement bannis ; à peine si on en voit quelques-uns encore dans
les jardins paysagers, qui sont maintenant le goût dominant.

ESSAI de médecine sur la nature de l'if, dans lequel on démontre que cette
plante, considérée jusqu'ici comme un poison, peut devenir utile dans certaines
maladies, par M. Gatera, docteur-médecin de Montpellier, etc , imprimé
dans le Journal de médecine, chirurgie, pharmacie, etc., année 1789, vol.
81. pag. 77 et suiv.

OBSERVATIONS sur l'if; par J. P Harmand, seigneur de Montgarny, docteur
en médecine en l'université de Montpellier, etc., imprimées dans le même Journal, année 1790 , vol 83, pag 210 et suiv

PREUVES ultérieures de l'innocuité des baies d'if mangées crues ; et aperçu sur
les propriétés médicales et économiques du sirop et de la gelée que l'on peut
en faire, etc , par M. Percy, docteur en médecine, chirurgien-major, etc.
dans le même Journal, année 1790, vol. 83, pag. 216 et suiv.

(LOISELEUR–DESLONGCHAMPS)

IGNIVORE, s. m., *pyrophagus*, *ignivorus*, mangeur de
feu ; de πῦρ, feu, et de φαγω, je dévore. Ce mot semble, au
premier abord, ne point se rattacher aux sciences médicales, et
ne se trouve dans aucun de nos lexiques ; cependant, ce n'est
que par la connaissance des lois physiologiques et des procédes
de la chimie, qu'on a pu détruire le merveilleux des jongleurs
de tous les temps, qui, pour se rendre extraordinaires, et
quelquefois passer pour saints, ou innocens des crimes dont on
les accusait, avalaient des substances en ignition, ou touchaient
et marchaient impunément sur des barreaux de fer ardens.

Peut-on recevoir ou se donner la mort sur-le-champ, en
avalant du plomb fondu ou des charbons ardens? Il semble
que le premier chef de la question doive se résoudre par l'affirmative, et qu'il est impossible de croire que cette substance
en contact avec la bouche et l'œsophage, n'y détermine pas
des accidens sur-le-champ mortels ; tandis qu'il est probable
que les charbons ardens seront éteints avant d'avoir fait une
empreinte profonde dans la bouche, par l'abondante sécrétion
de salive et de mucosités que leur présence aura excitée. Comment concevoir la mort de Porcie, qui, ne pouvant se la donner par le fer, y réussit en avalant des charbons ardens, si on
en croit Martial (*lib.* 1, *epig.* xcii), qui raconte ainsi le fait :

34.

l'immortalité, et cet usage existe encore dans quelques lieux de la Suisse, de l'Angleterre, et particulièrement en Ecosse.

Conjugis audisset fatum, cum Porcia Bruti
Et substracta sibi quæreret arma dolor :
Nondùm scitis ait, mortem non posse negari
Crediderant satis hoc vos docuisse putrem
Dixit, et ardentes avido bibit ore favillas ;
I, nunc, et ferrum turba molesta nega!

Nous voyons au contraire, que le plomb fondu n'a pas causé toujours des accidens sur-le-champ mortels.

Un vieillard très-robuste, ayant voulu éteindre un incendie à Eddy Stom, en 1755, ne se retira pas assez tôt; et la flamme ayant gagné le toit où pendait une espèce de plare en plomb, le métal liquéfié l'accabla tout à coup; il lui en coula dans la bouche, qu'il avala, ou qui parvint à l'estomac; son visage, ses mains et ses habits en furent brûlés. Cependant, il survécut plusieurs jours : à l'ouverture du cadavre, on trouva dans l'estomac, une masse de plomb du poids de sept onces, cinq gros, et dix-huit grains.

M. Edouard Spry, auteur de l'observation, ayant fait des expériences sur les animaux, avec du plomb fondu qu'il leur faisait avaler, s'est convaincu qu'ils n'en périssent point, et dans le temps, il se servit de ces résultats pour imposer silence à quelques personnes qui avaient publié que le vieillard n'avait pu vivre si longtemps.

On lit dans le Journal des savans, du 15 février 1677, le programme suivant des expériences du fameux Richardson, surnommé l'incombustible et le mangeur de feu,

1°. Il mâche des charbons, que l'on voit longtemps ardens dans sa bouche.

2°. Il fond du soufre, le fait brûler dans sa main, et ensuite le porte tout en feu sur le bout de sa langue, où il achève de le consumer.

3°. Il met un charbon ardent sur sa langue, sur lequel il fait cuire un morceau de chair crue, ou une huître, et souffre sans sourciller, qu'on l'allume avec un soufflet, pendant l'espace d'un demi-quart d'heure.

4°. Il tient un fer rouge dans ses mains, pendant un long temps, sans qu'il y reste aucune impression ; il le porte sur un fer à repasser, et là, le prend dans sa bouche, et avec ses dents le lance contre la cheminée (auprès de laquelle il fait son expérience), avec autant de force qu'un autre pourrait jeter une pierre.

5°. Enfin, il avale du verre fondu et de la poix ; du soufre et de la cire mêlés ensemble tout enflammés, de telle manière que la flamme en soit de sa bouche; et cette composition fait autant de bruit dans sa gorge, qu'un fer chaud qu'on trempe dans l'eau.

Quand la saison sera un peu moins rude, il promet de marcher nu-pieds sur des plaques de fer ardentes, et de faire plusieurs autres épreuves semblables, qui ne seront pas moins surprenantes.

Ces expériences du chimiste anglais, qui paraissaient alors tenir du merveilleux, faisaient le plus grand bruit en Europe, lorsque M. Dodart, de l'Académie des sciences de Paris, résolut de les expliquer, et publia à ce sujet une lettre consignée dans le Journal des savans de 1677, dont nous allons donner un extrait.

« Ce que le sieur Richardson a fait en public, est assurément surprenant; mais quand on aura fait réflexion sur les propriétés des matières dont il se sert, sur l'adresse avec laquelle il les manie, je crois qu'on jugera qu'il peut n'y avoir d'autre secret, que quelque disposition naturelle fortifiée par l'habitude. On voit tous les jours des personnes très-délicates, qui avalent si chaud, qu'on ne peut manger avec elles sans se brûler. Deux personnes connues dans Paris par de meilleurs talens, ont mâché plusieurs fois, en présence de leurs amis, des charbons ardens sans se brûler. La salive éteint ces charbons en partie, et l'agitation sauve une partie de l'impression que cette sorte de feu pourrait faire.

» Le soufre ne rend pas les charbons plus ardens ; il les nourrit, et sa flamme brûle beaucoup moins que la flamme d'une chandelle, qui est beaucoup moins chaude que la surface d'un charbon bien embrasé. Or, on voit tous les jours des gens qui avalent des oublies tout en feu, et qui tiennent dans leur bouche, assez longtemps, des bougies allumées. Le seul toucher suffit pour reconnaître que la flamme du soufre et de l'esprit-de-vin, est moins chaude que celle d'une chandelle, et que celle-ci est moins chaude qu'un charbon ardent.

» Le charbon sur lequel le sieur Richardson fait cuire de la viande, était à plus de deux pouces de sa langue, et enveloppé avec de la chair; et le soufflet avec lequel il faisait allumer le charbon, soufflait beaucoup plus sur la langue, que sur le dessus du charbon.

» Ce mélange de poix noire, de poix résine et de soufre allumé, est beaucoup moins chaud qu'on ne pense. Les résines ne sont que fondues, le soufre ne brûle qu'à la surface, et cette surface n'est qu'une croûte de la nature du charbon. J'ai tenu le doigt sans incommodité considérable, durant plus de deux secondes, sur ce mélange fondu, versé sur une pelle médiocrement échauffée ; quoique j'aie la main très-sensible. Cependant, ce mélange flambait depuis plus de quatre minutes.

» Outre que ce mélange n'est pas extrêmement chaud, il est gras, et ne peut toucher immédiatement la langue qui est abreuvée de salive. Les dents sont couvertes d'un émail si dur, qu'elles peuvent bien souffrir un moment l'application d'un fer rouge. Il ne faut quelquefois qu'une application pour cantériser le nerf, et le rendre insensible. Cette application répétée, peut user les dents, et j'ai remarqué que celles du sieur Richardson sont extrêmement usées. M. Thoisnard m'a assuré avoir vu une dame d'Orléans, faire dégoutter sur sa langue, de la cire d'Espagne allumée, sans qu'il y parût aucune impression sensible ; et lécher plusieurs fois, sans se brûler, une barre de fer rouge. Busbeque rapporte qu'il a vu un religieux turc, tourner et retourner plusieurs fois dans sa bouche, une bille de fer rouge, et qu'il entendait la salive frémir pendant cette opération, comme l'eau dans laquelle les forgerons éteignent leur fer.

» Les artisans qui manient le feu, font tous les jours des choses incomparablement plus considérables. Les forgerons prennent avec la main du métal fondu, et appliquent plusieurs fois la plante du pied nue sur un lingot de fer rouge ; et en Pologne, un forgeron passait d'un bout à l'autre de cette barre, en sautillant à deux pieds nus.

» C'est une chose ordinaire aux cuisiniers, de tirer avec la main une pièce de chair d'une marmite bouillante, des poissons de la friture, etc.

» Les plombiers font quelque chose de plus difficile, que de se laver les mains avec du plomb fondu, qui ne fait que glisser promptement sur les mains; car ils vont souvent chercher au fond de ce métal fondu, les pièces de monnaie qu'on y jette.

» M. Dodart trouve plus difficile l'explication de la déglutition du verre fondu. Il pense qu'on peut tenter cette expérience, en employant adroitement une grande quantité de salive, ou en s'habituant à supporter graduellement un haut degré de chaleur. Il paraît que les anciens, loin de craindre ces sortes d'épreuves, y étaient au contraire très-familiarisés, puisque Dioscoride ordonnait à ses malades attaqués de l'asthme, jusqu'à une once et demie de résine liquéfiée, et qu'il prescrivait autant de naphte en fusion contre les douleurs d'entrailles. Il est probable que la plupart des matières enflammées, portées dans la bouche, s'éteignent aussitôt qu'elle est fermée, et c'est le mouvement que nous faisons involontairement, lorsqu'il nous arrive d'y introduire des alimens trop chauds, ou qui conservent un degré de chaleur très élevé. La nature du gaz qui s'exhale du poumon, ne pourrait-elle pas contribuer aussi à en hâter l'extinction? Le valet du sieur Richardson a révélé que le secret de son maître consistait à se laver les mains, et les parties qui devaient toucher le feu, avec le pur esprit de soufre ; et pour éviter l'effet qu'aurait pu produire sur l'estomac les charbons, la cire, le soufre, et les autres matières qu'il avalait, il se hâtait de se faire vomir par le secours de l'eau tiède et de l'huile d'olive. »

L'Espagne a eu des Saludadores, Santiguadores, qui n'étaient que des charlatans, qui prétendaient descendre de sainte Catherine. Pour prouver leur illustre origine, ils montraient sur leur corps l'empreinte d'une roue, se disaient incombustibles, et maniaient le feu avec beaucoup d'adresse. Léonard Vair rapporte, qu'un d'entre eux ayant été fort sérieusement enfermé dans un four trop chaud, on le trouva calciné quand on rouvrit le four.

Hyeronimus (*Apolog.* II, *adversus Rufinum*), parle d'un imposteur se disant le Messie, qui tenait dans sa bouche de la paille embrasée, et vomissait des flammes. Il parvint à exciter les Juifs à la révolte contre les Romains, sous l'empereur Adrien, et à rassembler deux cent mille Juifs, de qui il exigea qu'ils se coupassent chacun un doigt, pour preuve de courage, et pour se reconnaître. *Ut ille Barcokebas auctor seditionis judaïca, stipulam in ore succensam anhelitu ventilabat, ut flammas evomere videretur.* Il fut puni de mort après la prise de Bitter.

L'antiquité a eu ses incombustibles, et Virgile nous dit que les prêtres d'Apollon qui desservaient le temple du mont Soracte, avaient le don de marcher nu-pieds sur des brasiers ardens, sans en éprouver le moindre mal, et Varron, moins crédule, affirme qu'ils ne se rendaient inaccessibles à l'action du feu que par le moyen d'une composition. Les prêtres du temple de la déesse Féronie n'étaient pas moins habiles, et Strabon nous raconte, lib. V, que cette jonglerie attirait chaque année un grand nombre de curieux qui venaient visiter et enrichir le temple. La ville de Thyane avait un temple dédié à Diane Persique, dont les prêtresses pouvaient aussi fouler aux pieds impunément le brasier le plus ardent.

Du temps de la fameuse et ridicule querelle des franciscains et des dominicains, un de ceux-ci, Jérôme Savonarola, tourna la tête à la multitude de Florence, et un de ses compagnons, pour prouver sa sainteté, proposa de se jeter dans un bûcher ardent qui devait le respecter; un cordelier, pour prouver le contraire, fit le même défi. On les prit au mot, et, à la vue des flammes, ils se sauvèrent tous deux.

Dans le onzième siècle, un Aldobrandini, moine de Florence, surnommé *Petrus Igneus*, avait passé et repassé sur des charbons ardens, au milieu de deux bûchers, pour prouver la vérité de l'accusation portée contre son évêque, dont il était mécontent, et qu'il appelait un simoniaque et un scélérat.

Pendant longtemps notre jurisprudence criminelle consistait à soumettre l'accusé à l'épreuve du feu. Cela s'appelait le ju-

gement de Dieu. Agissait-il ? le prévenu était impitoyablement
mis à mort; et, dans le cas contraire, il était renvoyé absous.
Les gens riches en sortaient presque toujours victorieux, ce
qui prouve qu'il est avec le ciel des accommodemens. La plus
célèbre épreuve de l'antiquité est celle de Thuitberge, femme
de Lothaire, prévenue de liaisons plus que fraternelles avec
le jeune prince son frère. Le champion qu'elle avait acheté,
et qui subit l'épreuve pour elle, plongea son bras dans un
vase d'eau bouillante, et le retira intact. Le roi ne put renvoyer sa chaste épouse après une épreuve aussi convain-
cante.

L'impératrice Marie d'Arragon, femme d'Othon III, ne fut
pas si heureuse. Indignée d'avoir fait d'inutiles avances à un
jeune comte italien, qui l'avait refusée par vertu, elle l'accusa
près l'empereur de l'avoir voulu séduire, et le malheureux fut
puni de mort. La veuve du comte, la tête de son mari à la
main, demanda, pour prouver son innocence, à être admise à
l'épreuve du fer ardent. Elle tint tant qu'on voulut une barre
de fer toute rouge sans se brûler, et ce prodige servant de
preuve juridique, l'impératrice fut condamnée à être brûlée
vive.

De nos jours, les mangeurs de feu, les incombustibles, réduits à leur juste valeur par les progrès de la physique et
de la chimie, ne sont plus pour les hommes instruits que des
charlatans et des jongleurs : ils servent cependant à amuser le
public, ami du merveilleux, et lèvent un tribut considérable
sur la tourbe crédule, toujours habituée à admirer ce qu'elle
ne peut expliquer. M. Sementini, célèbre professeur de chimie
à Naples, a eu occasion d'observer très-attentivement le fameux
Espagnol incombustible qui, après avoir fait payer le tribut
de curiosité aux Parisiens, est allé en lever un non moins sûr
et aussi considérable sur les habitans de l'ancienne Parthé-
nope. Voici le résultat de ses recherches. Ce jongleur commençait par promener sur sa tête une plaque de fer rouge qui,
en apparence, n'altérait pas sa chevelure; il la faisait ensuite
passer sur ses bras et sur ses jambes; il frappait plusieurs fois
de suite, tantôt de la pointe du pied, tantôt du talon, un
autre fer chauffé à blanc; il mettait entre ses dents un fer qui,
sans être rouge, avait cependant un degré de chaleur considérable; il buvait de l'huile bouillante, trempait les doigts dans
du plomb fondu, et en faisait tomber des gouttes sur sa langue;
il y passait aussi une baguette de fer rouge, sans donner le
moindre signe de souffrance; il exposait sa face à la flamme
de l'huile, et versait sur des charbons allumés de l'acide sulfurique, nitrique, muriatique, approchait sa figure des vapeurs qui s'en élevaient, et restait quelque temps dans cette

situation ; enfin, il s'enfonçait dans le bras gauche une grande épingle d'or, sans paraître en ressentir la moindre douleur.

M. Sementini remarqua qu'au moment où l'incombustible promenait sur sa tête une plaque de fer rouge, il se dégageait de ses cheveux une quantité considérable de vapeurs blanchâtres et denses ; que le même phénomène se répétait quand il frappait la barre rouge de sa plante du pied. Au lieu d'avaler un verre d'huile bouillante, comme il l'avait promis, il se contentait d'en introduire dans sa bouche à peu près le quart d'une cuillerée ; il ne versait sur sa langue que quelques gouttes de plomb ; elle était couverte d'un léger enduit semblable à la saburre dont elle se charge dans les diverses affections gastriques, et quand il prenait le fer chaud dans ses dents, toute sa figure portait l'expression de la peine et d'une souffrance étouffée. La surface des dents était noire.

M. Sementini conclut de ces observations que le charlatan se servait de quelques préparations pour préserver l'épiderme contre les atteintes du feu ; que la peau endurcie par de longues épreuves, était capable de soutenir l'action du feu à un degré très-élevé ; il chercha dès-lors dans les agens chimiques les moyens les plus propres à opérer les mêmes effets. Ses premiers essais furent infructueux. Il conçut que ce ne serait que par l'action longtemps continuée des mêmes agens, qu'il donnerait à ses chairs le degré d'insensibilité nécessaire pour obtenir les mêmes résultats que son jongleur. Il se fit sur le corps des frictions avec l'acide sulfureux, et il les continua jusqu'à ce qu'il pût y promener impunément une lame de fer rouge.

Le succès fut encore plus complet avec une dissolution d'alun ; mais lorsqu'il lavait la partie avec de l'eau commune, elle perdait dès-lors sa qualité incombustible. En multipliant ses expériences, il passa sur la partie d'abord frottée avec l'alun, un morceau de savon dur, et s'aperçut, en y appliquant un fer rouge, qu'elle avait acquis un plus grand degré d'insensibilité. Il soumit sa langue à la même épreuve, qui fut couronnée d'un égal succès ; il en obtint même un plus complet, en répandant sur sa langue une légère couche de sucre en poudre, et la frottant ensuite avec du savon.

Il fallait, pour completter l'expérience, que le célèbre chimiste parvînt à avaler l'huile bouillante. Il avait remarqué que son jongleur retirait du feu l'huile enflammée, et que pour éblouir les spectateurs, il y jetait du plomb qui fondait aussitôt. Il est évident que cette liquéfaction ne s'opérait qu'aux dépens du calorique, et qu'elle abaissait la température de l'huile. M. Sementini, en continuant ses expériences avec courage et persévérance, parvint à avaler de l'huile bouillante, et à se laver les mains avec du plomb fondu. Il n'est pas encore parvenu à s'exposer là figure aux vapeurs des acides jetés sur le feu, ou à la flamme de l'huile allumée. Il pense qu'il pourrait obtenir le même succès que sur les autres parties du corps, en fermant soigneusement les yeux et la bouche.

C'est ainsi que la physique et la chimie sont parvenus à déchirer le voile dont s'enveloppaient les jongleurs de tous les temps, et que les ignivores et incombustibles modernes appréciés à leur juste valeur, n'auront plus de prestiges que pour la multitude, sur laquelle ils pourront toujours spéculer, et de laquelle ils tireront un tribut d'autant plus assuré, qu'elle sera plus ignorante. *Voyez* INCOMBUSTIBLE.

(PERCY et LAURENT)

ILÉO-COECAL, adj., *ileo-cœcalis ;* qui appartient à l'iléon et au cœcùm.

C'est l'épithète qu'on donne aujourd'hui, soit à la valvule toute entière qui se remarque dans l'endroit où le cœcum reçoit l'iléon et se continue avec le colon, soit seulement à sa lèvre inférieure. Cette importante valvule porte, dans la plupart des anciens manuels, le nom de Bauhin, et, dans quelques-uns aussi, celui de Fallope, parce qu'on en a, pendant longtemps, attribué la découverte à l'un de ces deux anatomistes, et surtout au premier. Mais des recherches historiques exactes ont enfin appris qu'elle fut vue bien avant eux, et de fort bonne heure même, dans le cours du seizième siecle. Alexandre Achillini l'indique en effet déjà (*Annotationes in Mundini anatomiá*, p. 19), quoique d'une manière vague et peu précise. André Laguna en parla plus clairement ensuite (*Anatomia methodica*, p. 16), et Fallope l'aperçut en disséquant des singes. Varole aspira plus tard à l'honneur de l'avoir découverte (*Anatomia*, liv. 2, c. 3, p. 70). Jean Posthius nous apprend que le célèbre naturaliste Rondelet, son maître, la démontrait déjà dans les leçons publiques qu'il donnait à Montpellier (*Observationes in Columb.*, pag. 504). Enfin, Salomon Alberti la figura en 1563 (*Historia partium corporis humani*, pag. 49. 174). C'est après tous ces écrivains que parut, en 1679 seulement, Gaspard Bauhin, qui n'eut d'autre mérite réel que celui de donner (*Theatrum anatomicum*, lib. 1, c. 17, p. 63) une description beaucoup plus exacte et plus détaillée que celles qu'on possédait avant lui, d'une partie dont la découverte ne lui fut attribuée que sur le témoignage équivoque et peu clair d'André Dulaurens (*Hist. anatom.*, liv. VI, c. 14, pag. 429).

On a proposé d'appeler aussi la valvule iléo-cœcale, valvule iléo-colique, de l'iléon, du cœcum ou du colon. C'est sous ce dernier nom qu'elle est le plus communément désiguée. Celui de valvule de l'iléon semble toutefois lui convenir mieux, parce qu'elle appartient davantage à cet intestin qu'aux deux autres : mais, comme elle est réellement constituée par tous les trois à la fois, la seule dénomination qui lui conviendrait véritablement, serait celle d'iléo-coli-cœcale.

Quoi qu'il en soit, la meilleure manière de la bien démontrer consiste à enlever une portion du tube intestinal comprenant le cœcum, le commencement du colon, et la fin de l'iléon. Alors, ou bi n on ouvre cette portion dans toute sa longueur, du côté opposé à la valvule, et on la fait flotter dans de l'eau bien claire, comme Winslow le voulait ; ou bien, suivant le procédé de Ruysch, Heister, Haller et Desault, on lie le colon, et on pousse de l'air par l'iléon, afin de faire gonfler toute la partie, ensuite on ligature aussi ce dernier intestin, et quand la pièce bien distendue est à demi desséchée, on ouvre le cœcum du côté opposé à l'embouchure de l'iléon. Alors on aperçoit, à l'endroit de cette embouchure, un large repli semi-lunaire ou elliptique, large, épais, aplati de haut en bas, dirigé transversalement, et qui semble formé par l'intestin grêle, s'enfonçant et se prolongeant à travers une ouverture du gros intestin, de manière à faire une saillie prononcée dans l'intérieur de ce dernier. De cette disposition, il résulte deux plicatures ou lèvres ; dont l'inférieure est plus large que la supérieure, et qui se correspondent mutuellement par une de leurs faces, tandis que par l'autre face elles répondent, la première au cœcum, la seconde au colon. Entre elles deux règne une fente longitudinale qui conduit dans l'iléon. Leurs extrémités se réunissent de chaque côté ; elles se continuent avec deux rides fort élevées, qui s'effacent d'une manière insensible, et qui se terminent en pointe du côté du cœcum opposé à la valvule. Ces rides sont produites par des trousseaux longitudinaux de fibres blanchâtres, ligamenteuses, et comme tendineuses. Elles ont pour usage d'empêcher la valvule de se renverser du côté de l'iléon. De là vient que Morgagni, qui les a aperçues le premier, leur a donné le nom de *retinacula valvulæ Bauhini*.

Les deux lèvres de la valvule sont produites par un prolongement de la membrane interne de l'iléon, qui, après s'être enfoncée dans la cavité commune du colon et du cœcum, se replie sur elle-même, et se continue ensuite avec celle qui revêt intérieurement les deux intestins. La plupart des anatomistes n'admettent point de fibres musculaires dans leur composition : ils disent que les longitudinales de l'intestin grêle, au lieu de s'engager dans la valvule, passent de suite sur le cœcum et le colon, et qu'elles doivent même être considérées comme une des principales causes qui donnent naissance à la valvule, parce qu'à raison de leur état de tension extrême, elles obligent la tunique interne de s'enfoncer et de faire saillie dans le gros intestin, ce en quoi elles sont encore aidées par l'action des fibres circulaires, qui, étant moins longues, ou se contractant plus fortement en cet endroit, y rétrécissent et étranglent en quelque sorte l'iléon : aussi prétendent-ils que si on enlève les tuniques externe et musculeuse à l'endroit de la valvule, on peut retirer l'intestin grêle de l'ouverture cœco-iliaque, et faire disparaître les deux replis, de sorte que l'iléon s'ouvre dans le cœcum par une large ouverture et à angle droit. Cependant il paraît certain, d'après des observations modernes, que, entre les deux tuniques adossées et confondues, il y a réellement des fibres musculaires. Ces fibres, de couleur blanchâtre, et très-rapprochées les unes des autres, semblent être une continuation des transversales de l'iléon. Elles sont plus apparentes dans la lèvre inférieure que dans la supérieure, où on a souvent beaucoup de peine à les apercevoir.

La valvule iléo-cœcale sert à empêcher les matières contenues dans les gros intestins, de refluer dans l'iléon, et, dans le même temps, elle est disposée de manière à n'opposer aucun obstacle au cours des matières qui passent de celui-ci dans le cœcum. Elle remplit d'autant mieux son office, que l'intestin grêle est plus distendu, parce qu'alors les commissures des lèvres s'écartent bien davantage, que ces lèvres se rapprochent par leurs bords, et que l'inférieure se renverse même vers la supérieure. Cependant il arrive quelquefois que la valvule est franchie, et que les matières stercorales remontent dans les intestins grêles, même jusque dans l'estomac, d'où elles sont rejetées par le vomissement.

LIEBERKUHN (Jean-Natanaël), *De valvulâ coli et usu processûs vermicularis;* in-4°. *Lugduni Batavorum,* 1739.
HEISTER (Laurent), *De valvulâ coli;* in-4°. *Altorfii,* 1718.
HALLER (Albert de), *De valvulâ coli observationes;* in-4°. *Gottingæ,* 1742.   (JOURDAN)

ILÉO-COLIQUE, adj., *ileo-colicus;* qui appartient à l'iléon et au colon.

L'*artère iléo-colique,* ou *colique droite inférieure* (cœcale, Ch.), est la plus inférieure des branches qui se détachent du côté droit du tronc de la mésentérique supérieure. Elle doit son nom aux parties à l'alimentation desquelles elle est destinée, les intestins iléon et colon. Elle se porte vers le cœcum, et se partage en deux rameaux : l'un, ascendant, s'anastomose avec l'artère colique droite supérieure ; l'autre, descendant, forme aussi une arcade avec l'extrémité de la mésentérique supérieure. De l'une et de l'autre de ces deux arcades se détachent des artérioles (cœcales, Ch.) qui s'engagent dans le repli du péritoine destiné à unir ensemble le cœcum et son appendice ; elles se consument entièrement dans cette partie.

On donne aussi le nom d'*iléo-colique* à la lèvre supérieure de la valvule de Bauhin, et même à cette valvule toute entière.

(JOURDAN)

ILÉON. *Voyez* ILION.

ILÉON (intestin), portion du système intestinal, qui s'étend du jéjunum au cœcum. Ses circonvolutions qui sont nombreuses, occupent l'hypogastre, les régions iliaques et l'excavation du bassin. Il est difficile d'établir une séparation bien exacte, entre cet intestin et le jéjunum ; aussi les anatomistes modernes les décrivent-ils ensemble. *Voyez* INTESTIN. (F. M. V.)

ILES, s. m. pl., *ilia* des Latins, λαγονες, κενεωνες des Grecs. On donne ce nom, synonyme de celui de flancs, aux enfoncemens des parties latérales inférieures du bas-ventre, bornés par la saillie des hanches. On appelle aussi *os des îles* la portion de l'os innominé ou coxal, qui renferme cette excavation, c'est-à-dire, la fosse iliaque, dans laquelle se trouve logé, en grande partie, l'intestin iléon. Enfin l'os coxal tout entier a été lui-même nommé *os des îles*, par extension, dans quelques traités d'anatomie. *Voyez* COXAL, ILIAQUE, ILION.

(JOURDAN)

ILÉUS, s. m., colique extrêmement violente, avec constipation opiniâtre et vomissement des matières contenues dans le canal digestif. Le mot *ileus* est dérivé du nom de l'intestin grêle, qui est le siége ordinaire de cette maladie.

Hippocrate la définit ainsi : *Resiccatur enim simul intestinum et constipatur ex inflammatione ; ita ut neque flatus, neque alimenta pertranseant, sed venter durus sit, et vomat interdùm.* Suivant Galien, l'iléus est une phlegmasie des intestins dont le caractère est une constipation invincible. Selon lui, le vomissement n'est pas constant, et il n'a lieu que lorsque la maladie est fort grave. Elle est appelée par le père de la médecine, ειλεος ; le mot grec ειλσεν signifie resserrer, presser, fermer. Mais Arétée l'écrivait ainsi, ειλεον, et il signifie alors, entortiller, ou plutôt insinuer, rouler. Cette expression répond au *volvere* des Latins, d'où a été formé le mot *volvulus*. L'iléus a été nommé par Galien χωροδαψος, de χορδη, *chorda*, et απτω, *necto*. Dioclès de Caryste emploie cette expression, lorsque la maladie a son siége dans l'intestin grêle, qui alors paraît tendu comme une corde ; et il appelle celle qui attaque les gros intestins, ειλεος. Ainsi les Grecs avaient deux expressions principales pour désigner l'iléus ; l'une qui répond aux mots latins *coarcto*, *concludo*, je resserre ; l'autre qui signifie *convolvo*, j'entoure, je roule ; et ces expressions désignaient deux états forts differens qu'il importe de ne pas confondre. Ceux qui se servirent du mot *volvulus*, eurent égard à la nature spasmodique de la maladie; peut-être ont-ils voulu exprimer qu'elle a son siége dans un intestin très-flottant ; ou peindre les mouvemens des malheureux qu'elle tourmente, et dont le corps se plie alors en tous sens. L'iléus est appelé par Cœlius Aurelianus, *acutum tormentum* ; par Celse, *morbus tenui intestini* ; ceux-là l'ont nommé *iliaca passio , miserere;* ceux-ci, *dolor ileus spasmodicus , chordapsus.* Cette dernière expression peint l'état de l'intestin, qui paraît dur et tendu comme une corde. L'iléus spasmodique ou nerveux a reçu de Sydenham le nom d'*ileus verus* ; c'est l'*ileus spasmodicus* de Sauvages; et la maladie qu'avant ces médecins Sennert appelait *ileus ab humorum anarrhopiâ.* Elle est décrite par les auteurs français sous les noms de passion iliaque, d'iléosie, d'iléose, d'ilée. Barthez l'appelle colique iliaque essentiellement nerveuse ; et lui donne pour caractères l'état de constipation et les vomissemens fréquens qui indiquent que le mouvement péristaltique se dirige, non pas vers l'anus, mais vers l'estomac. M. Alibert a donné à l'iléus nerveux le nom d'entéralgie spasmodique.

Ainsi les écrivains anciens et modernes ont eu égard, pour nommer la maladie que nous appelons *ileus*, à un grand nombre de considérations variées. L'aspect extérieur de l'intestin, son état à l'intérieur, les souffrances extrêmes éprouvées par le malade, la nature de la douleur, les périodes de la maladie, ont fourni des expressions différentes pour la désigner.

. Les pathologistes n'ont pas moins varié pour classer cette névrose, que pour la nommer. Quelques-uns ont eu égard au symptôme dominant ; d'autres à la nature même de la maladie. Il en est qui l'ont mutilée en rapportant ses divers degrés à des genres différens. Elle est classée ainsi : Sagar, classe v, flux ; ordre III, de ventre, non sanglans, genre IV. Linné, classe IX, évacuatoires ; ordre III, de l'abdomen ; genre CLXXXVI. Sauvages, classe IX, flux ; ordre II, de ventre; section II, non sanguinolens, genre XIV. Vogel, classe IV, douleurs; genre CLXII. Cullen, genre LV (*colica*), troisième ordre (*spasmi*); de la deuxième classe (*nevroses*). Baumes, genre 38, algie; espèce IX, entéralgie; sous-espèce II. M. Pinel a placé l'iléus parmi les névroses. M. Alibert le rapporte, dans sa Nosologie naturelle, à la famille des entéroses, genre entéralgie; mais il fait un genre à part de la variété, ou plutôt du degré d'iléus dans lequel existe l'inversion du mouvement péristaltique des intestins, sous le nom d'entérélésie. J'espère démontrer que l'entérélésie de M. Alibert, ou *volvulus* des auteurs, n'est jamais une maladie essentielle, mais toujours un effet ou le dernier degré de l'iléus et même de quelques autres espèces de coliques.

Il est peu de maladies, il n'en est point, peut-être, qui soit aussi mal décrite par les auteurs que l'iléus ; tous, excepté ceux qui, à l'exemple de Bartiez, n'ont étudié qu'une variété, ont confondu les espèces, et exposé vaguement les caractères de cette névrose. Ceux-là, sous le nom d'iléus, font l'histoire d'une variété d'étranglement interne, ceux-ci changent en genres différens les périodes de la maladie. Galien ne voyait dans l'iléus qu'une inflammation : *phlegmone intestinorum quo malo nec flatus infrà nec dejectiones transmittuntur; tormina sequuntur vehementia cruciatusque intolerabiles.* Nicolas Pison n'avait égard qu'à l'obstruction du canal digestif, et Mercurialis qu'à la constipation et aux vives douleurs. Les pathologistes ne sont pas même convenus de la signification du mot *volvulus;* tandis que les uns l'emploient pour désigner l'entortillement de l'intestin, et tel est le phénomène qu'il peint d'après son étymologie; d'autres s'en servent pour exprimer l'entrée de l'intestin dans lui-même, ou son intussusception. L'auteur du Traité des maladies goutteuses a décrit l'iléus nerveux avec sa supériorité accoutumée; mais il ne s'est occupé que de cette variété. De cette confusion extrême dans les pathologistes, est résultée la longue synonymie qui commence cet article. Je chercherai à faire une histoire complette de l'iléus ; je décrirai l'état de l'intestin dans les différentes périodes de cette névrose, et les variétés seront étudiées en particulier, et comparées avec les maladies qui ont quelqu'analogie avec elles. Les étranglemens intestinaux internes, sujet absolument neuf, appartiennent à l'iléus, dont ils sont un effet très-ordinaire. J'indiquerai leurs différentes espèces, et un certain nombre d'observations choisies établiront leurs divisions. Il importe d'autant plus d'en parler ici, que le savant auteur de l'article *étranglement* de ce Dictionaire n'a pas cru que c'était à lui d'en faire le tableau.

·I. *Questions relatives à l'iléus.* 1°. *Le volvulus et l'iléus sont-ils deux maladies différentes, et essentielles l'une et l'autre?* L'iléus peut ne pas être une maladie essentielle; Sydeniam le met au nombre des symptômes qui surviennent aux fièvres. Suivant ce médecin, le sang étant en tumulte au commencement de la fièvre, il se dépose, dans l'estomac et les intestins les plus proches, des humeurs âcres qui, irritant l'organe principal de la digestion, renversent son mouvement péristaltique, et l'obligent à rejeter par la bouche la matière qui l'incommode. Les intestins grêles suivent ce mouvement déréglé. Cette théorie n'est pas très-bonne, mais il est très-vrai que l'iléus est quelquefois symptomatique; il peut être le résultat d'un étranglement externe, d'une inflammation, de l'oblitération par une cause quelconque du tube digestif, et accompaguer différentes altérations organiques des intestins. Alors leur mouvement péristaltique se dirige vers l'estomac, qui rejette

et les matières qu'il contient, et celles que les intestins lui envoient. La douleur est atroce et la constipation opiniâtre. Les
étranglemens internes ne sont pas constamment l'effet de, la
passion iliaque, et peuvent la causer. Alors l'iléus n'est pas la
maladie primitive.

Mais le volvulus, qu'on le fasse consister dans l'entortillement, l'étranglement spasmodique de l'intestin, ou dans son
intus-susception, n'est jamais une maladie primitive ; on le
voit toujours être l'effet d'une irritation fixée sur les intestins.
Ce désordre mécanique est le résultat accidentel du mouvement convulsif qui agite toute la masse intestinale ; le volvulus se forme et se dégage à chaque instant. Il n'appartient pas
exclusivement à l'iléus, mais il a été observé encore dans plusieurs autres coliques violentes, et particulièrement dans la colique vermineuse. Faire une maladie essentielle du volvulus,
c'est multiplier inutilement et confondre les genres ; il doit
être considéré, non pas comme une période, mais comme un
effet très-ordinaire de l'iléus. L'iléus peut exister sans lui,
mais il ne saurait exister sans cette névrose. Lors même que le
malade est déchiré par une douleur abdominale atroce, qu'il
rejette et les médicamens, et même les matières fécales, lors,
même que la constipation est extrême, le volvulus peut ne
point exister encore, et l'iléus consister uniquement dans l'irritation vive et l'inversion du mouvement péristaltique des intestins ; mais lorsqu'on trouve, à l'ouverture du cadavre, un
ou plusieurs volvulus, il est certain que le malade a éprouvé.
tous les symptômes de la passion iliaque, et que cette maladie
a précédé l'entortillement accidentel, ou l'invagination du,
tube digestif. Quelques observations que je rapporterai en
m'occupant particulièrement du volvulus, prouveront jusqu'à,
l'évidence la vérité de ces remarques. Je n'insisterais pas autant,
sur ce point de doctrine, si un grand médecin, si M. Alibert,
dans son admirable ouvrage sur la nosologie naturelle, n'avait
consacré la théorie que je me hasarde à combattre, en faisant
de l'entortillement des intestins un genre particulier sous le
nom d'*entérélésie*, et en rangeant l'iléus nerveux sous le nom
d'*entéralgie spasmodique*, parmi les espèces du genre *entéralgie* (colique), de sa famille des *entéroses*.

2°. *Quelle est la nature de l'iléus ?* Sennert paraît l'avoir
connue. *Observavi adhùc aliud ilei et motus intestinorum
inversi genus, neque inflammatione, neque ulli causarum
enumeratarum, sed simpliciter ex anarrhopiâ humorum ;
in quodam viro hypochondriaco ; in eo enim ità humores
sursùm ex hypochondriis vergebant, ut non solùm epilep-
ticus et cœcus fieret, sed ut etiam clysterem vomitu reji-
ceret, et abundavit ille vir multis crudis humoribus.* Cette
mauvaise théorie des humeurs ne lui a point caché l'un des

des caractères essentiels de la maladie, l'inversion du mouvement péristaltique des intestins. Sauvages la définit : *Morbus acutus dolore abdominis, borborygmis, alvi constipatione et vomitione sub finem stercoracea, stipatus.* Van Swiéten ne voit dans l'iléus, comme le medecin de Marc-Aurèle, qu'une entérite qui ne permet pas le passage des matières.

Une expérience de Peyer jette un grand jour sur la nature du volvulus; il a vu le volvulus se produire d'une manière bien caractérisée sur des grenouilles dont il irritait les intestins. Ainsi cette irritation, cause première du mouvement convulsif qui frappait toute la masse intestinale, déterminait la formation d'un étranglement interne. Toutes les observations exactes d'iléus prouvent que le même phénomène a lieu dans l'homme. Si une irritation, de cause interne, se jette sur le canal intestinal, aussitôt ce long canal entre dans des convulsions violentes ; l'intestin grêle, libre et flottant dans l'abdomen, se meut en mille sens divers ; des volvulus se forment et se dégagent à chaque instant. Mais si une cause quelconque ne permet pas ce dégagement, l'étranglement interne persiste, et devient le point d'irradiation de plusieurs symptômes très-graves qui changent complétement le caractère de la maladie primitive. Avant et après la formation de ce desordre accidentel (car il n'est jamais une suite nécessaire de l'iléus, quelque intense qu'on puisse supposer celui-ci), le mouvement péristaltique des intestins interverti, cause et la constipation et les vomissemens. Ces convulsions violentes doivent nécessairement exciter d'affreuses douleurs, mais le malade jouit de quelques momens de relâche, parce qu'elles ne sont pas continues, et que le même mouvement spasmodique qui a produit les volvulus, les dégage pour les former et les dégager de nouveau.

Ainsi l'iléus, qui est une espèce du genre *colique*, appartient à la classe si nombreuse des maladies par irritation ; lorsqu'il s'est compliqué d'étranglement interne, son caractère change, et il n'est plus la maladie principale. L'irritation s'est-elle fixée sur les nerfs des intestins, ou sur leurs parois elles-mêmes ? Question oiseuse, et qu'il importe peu de résoudre.

3°. *De l'inversion du mouvement péristaltique des intestins dans l'iléus.* Un homme, habitant de Carcassonne, éprouva, à la suite d'une inflammation lente du pharynx, une affection très-vive de l'estomac et des intestins. Le malade ressentit alors des douleurs qui devinrent de jour en jour plus fortes, qui ne cédèrent point à l'usage des médicamens les plus doux, qui s'aggravèrent même par les bains d'eau tiède, et qui montèrent à un tel degré de violence, qu'elles firent perdre le sommeil et le repos. A cette époque de la maladie, cet individu, quatre heures après son dîner, composé habituellement des alimens

les plus sains, sentait à la région épigastrique un spasme douloureux, que suivait bientot un vomissement accompagné
d'efforts convulsifs. Ces vomissemens consistèrent dans l'expulsion d'abord d'alimens mal digérés, puis de matières abondantes liquides, sans goût amer, de couleur verte foncée, et
absolument analogues à un lavement de feuilles et de fleurs de
mauve, qui avait été pris demi-heure auparavant. Deux ou
trois autres lavemens furent rejetés par la même voie. Les antispasmodiques, les délayans, les sangsues, un vésicatoire
camphré sur l'épigastre, et des bols composés de camphre,
d'assa-fœtida et de nitre, guérirent cet iléus dont Bartiez nous
a conservé l'histoire. L'observation suivante, qui appartient à
Mathieu de Gradibus, présente des effets bien plus extraordinaires de l'inversion du mouvement péristaltique des intestins. Une jeune fille, âgée de douze ans, fut attaquée de l'iléus;
la constipation fut opiniâtre, et elle rejeta par le vomissement
les matières fécales et des lavemens entiers. Les piénomènes
duraient depuis trois jours, lorsqu'on plaça un long suppositoire dans l'anus; aussitôt il remonta dans les intestins, arriva
à l'estomac, et fut rejeté par le vomissement. Deux autres suppositoires parcoururent le même ciemin. Ce fait, surciargé de
détails merveilleux, ne mérite aucune confiance.

Bartiez observe que dans la passion iliaque le mouvement
antipéristaltique domine sur le péristaltique, et il rappelle
que Sciwartz a prouvé, par des expériences directes, que
cette inversion peut avoir lieu et produire le vomissement,
lorsqu'on pique divers endroits du cerveau et du cervelet, ou
les nerfs dits de la cinquième paire près de leur origine, où
les plexus mésentériques; et que Brunner, en irritant les intestins, même dans divers animaux, y a excité des convulsions
qui ont fait remonter les matières excrémentitielles dans l'estomac, d'où elles ont été ciassées par le vomissement. On
trouve plusieurs exemples de ce piénomène dans Van Swiéten, De Haën, Morgagni, et les auteurs qui ont écrit sur l'iléus;
le rejet des lavemens et des matières fécales ne peut être nié;
mais comment admettre celui des suppositoires?

Cependant les matières, même les liquides, ne devraient
pas pouvoir traverser la valvule de Bauiin; comment donc
forcent-elles ce passage? Deux explications de ce piénomène
ont été données, l'une par De Haën, l'autre par Bartiez. Suivant le premier, le mouvement antipéristaltique est si violent,
il presse avec tant de force les matières renfermées dans le tube
digestif, contre la valvule de l'iléon, que celle-ci est entièrement alongée, distendue, et que son anneau disparaît. L'explication de Bartiez est beaucoup plus vraisemblable; il pense
que dans le cas où le mouvement antipéristaltique ciasse du

colon dans l'iléon le liquide qui avait été reçu en lavement, l'anneau de la valvule de l'iléon se relâche spontanément, par un effet de l'affection contre nature qu'éprouve alors le principe vital. Barthez fait, comme Tulpius, une partie animée de la valvule de Bauhin.

Que cette théorie soit juste ou non, le rejet des lavemens et des matières fécales par l'inversion du mouvement péristaltique des intestins, et le vomissement, n'en sont pas moins un fait, et l'un des caractères essentiels de l'iléus.

11. *Causes de l'iléus.* Je ne m'occuperai point des causes prochaines de l'iléus; que pourrais-je dire d'utile sur un tel sujet? Quelques auteurs ont admis la présence d'un liquide agissant sur la sensibilité des intestins; et M. Guérin Desbrosses suppose que l'humeur muqueuse sécrétée par les cryptes intestinaux est altérée dans ses propriétés. Un iléus *à colo pituitâ infarcto* a été établi par Salius Diversus, Fernel et Sauvages. Parmi les causes qu'on appelle éloignées, quelques-unes sont individuelles; d'autres sont hygiéniques. L'iléus est une maladie de tous les âges, mais cependant plus particulière à l'enfance, suivant la remarque d'Arétée, qui rend raison de ce fait, par la plus grande fréquence de la crudité des humeurs, à cette époque de la vie. Cette explication n'est pas très-satisfaisante. Les deux sexes peuvent être frappés également par la passion iliaque; il en est de même de tous les tempéramens; cependant le tempérament nerveux prédispose davantage à cette névrose que les autres, et on le remarque dans un grand nombre des malades atteints d'iléus. Certaines idiosyncrasies sont, à quelques égards, des prédispositions à l'iléus; telle est une motilité extrême du système nerveux, mais surtout un état habituel de constipation. Beaucoup des individus chez lesquels les intestins sont agités par des mouvemens convulsifs, et forment des volvulus, éprouvaient depuis fort longtemps une constipation opiniâtre et des flatuosités.

Hippocrate dit que l'iléus est plus fréquent en automne que dans les autres saisons; suivant Arétée, on l'observe plus souvent en été qu'au printemps; et dans les autres saisons, plus souvent en automne qu'en hiver. Une cause fort commune d'iléus est le refroidissement subit du corps lorsqu'il est en sueur. S'il faut croire Hoffmann, cette névrose peut être déterminée par l'usage de pain mal cuit, de substances amilacées, de fruits peu mûrs; par la privation des boissons pendant le repas. L'iléus a suivi plusieurs fois l'ingestion imprudente de boissons froides dans l'estomac, pendant que le corps était en sueur. Arétée a fait cette remarque. L'abus des liqueurs spiritueuses peut irriter violemment le tube digestif; il est entré souvent en convulsions, et son mouvement péristaltique a été interverti à la suite de l'administration intérieure de plusieurs substances vénéneuses. Bonnet rapporte, d'après Fernel, une observation d'iléus qui succèda à l'ingestion d'astringens énergiques. Suivant M. Raisin, l'iléus doit être compté parmi les accidens si multipliés qui peuvent suivre les indigestions. La suppression des évacuations habituelles, mais surtout de la sueur, a causé souvent cette maladie; des exercices pénibles, de grands mouvemens, de foites secousses, des sauts lorsque l'estomac est rempli d'alimens; des marches forcées pendant un temps très-ciaud, l'ont déterminée quelquefois. Elle peut être le résultat funeste d'un affection morale vive; la colère, la frayeur, des chagrins violens.

Je rangerai parmi les causes qui viennent du dehors, les coups, les chutes sur l'abdomen pendant le travail de la digestion. Les causes qui viennent du dedans sont fort multipliées. De ce nombre sont, la suppression, la répercussion de quelques maladies cutanées et du vice artiritique; une lésion sympatiique des intestins; l'oblitération du canal intestinal par une adhérence contre nature de l'appendice cœcale, ou d'une appendice intestinale; par l'entortillement accidentel de l'une de ces appendices d'intestin, cas rare d'étranglement interne, qu'il ne faut pas prendre pour le volvulus; par la coarctation spasmodique d'une portion du tube digestif; par le développement d'une tumeur dans les parois de l'intestin lui-même; par la formation et l'adhérence d'une bride épiploïque; par l'accumulation et la rétention des matières fécales; par la présence des vers : ici il y a irritation et obstacle au cours des matières fécales; par l'entérite, un étranglement externe, une collection extraordinaire de gaz dans l'intestin. L'iléus peut être l'effet consécutif d'une tumeur de l'anus (Tulpius), d'une tumeur squirreuse du pancréas (Kerckringius), ou du mésentère (Fabrice de Hilden). L'imperforation de l'anus s'est accompagnée souvent de tous les symptômes de la passion iliaque. Je ne compte pas, avec quelques auteurs, parmi ses causes, l'invagination des intestins; car je nie formellement que cette intus-susception puisse jamais être une maladie primitive, et exister sans avoir eté précédée par l'iléus.

III. *Mutations et conversions de l'iléus.* L'iléus nerveux est le véritable type de cette maladie; il n'y a point de lésion idiopathique, sympatiique, ou organique des intestins; les paities voisines ne sont pas malades; l'irritation fixée sur le tube digestif, et la constipation opiniâtre qui, ainsi que le vomissement, succède à l'inveision du mouvement péristaltique, constituent uniquement cette névrose. Mais elle ne conseive pas toujours ce caractère. Lorsque l'intestin, agité par des convulsions violentes, s'est invaginé ou étranglé d'une manière quelconque, l'inflammation le frappe bientôt, une péritonite très-grave se déclare, l'épiploon suppure, l'intestin se gangrène, et le malade succombe sans tant d'accidens, dont un seul peut le faire périr. Alors l'iléus n'est pas la maladie essentielle, il n'existe plus. L'entérite, la péritonite peuvent changer le caractère de cette névrose, sans la coïncidence d'un étranglement interne; et les vomissemens des matières contenues dans le tube digestif, avec constipation opiniâtre, ont lieu lors même qu'il n'y a pas oblitération du canal intestinal, désordre dont ils sont, au reste, les symptômes inévitables. Si nous possédons si peu de bonnes observations sur l'iléus, c'est que la plupart des auteurs ont décrit, sous ce nom, l'une de ses complications, ou une variété quelconque d'étranglement interne. Tandis que celui-ci appelle iléus une colique légère, cet autre donne au volvulus la même dénomination. De toutes les conversions de l'iléus, l'inflammation est la plus ordinaire, et sa nature le rapproche beaucoup de ce caractère. Les intestins, que le scalpel de Peyer irritait au point de les faire invaginer, n'étaient point enflammés encore; ceux que la présence des vers fait entrer, pour quelques instans et à des reprises fréquentes, en convulsions, ne le sont pas non plus; il y a donc une différence réelle entre l'irritation et la phlegmasie. Mais l'irritation, dans l'iléus, devient souvent une inflammation. Les mutations de cette inflammation peuvent être une induration, un rétrécissement, mais beaucoup plus souvent la gangrène d'une portion d'intestin plus ou moins considérable.

IV. *Caractère.* L'iléus est ordinairement idiopathique; tel est celui qui succède à l'ingestion des poisons, des boissons froides, pendant que le corps est en sueur, à un refroidissement subit, à un étranglement accidentel. Il peut être sympathique. Il est symptomatique, lorsqu'il se déclare pendant le cours des fièvres, ou par suite d'un étranglement interne. Enfin, il est métastatique, puisqu'on l'a vu résulter de la rétropulsion de la goutte et des maladies cutanées.

V. *Mode de propagation.* Cette névrose paraît n'être que sporadique. Cependant Sydenham, dont l'autorité est puissante, dit qu'elle marchait épidémiquement au début des fièvres, dans les années 1661, 62, 63, et 64. Il ne la regarde toutefois que comme un épiphénomène déterminé le plus souvent par une extension, au tube intestinal, des contractions spasmodiques de l'organe principal de la digestion. Avicenne et Schenkius ont eu tort de le croire contagieux. Casimir Médicus cite un exemple d'iléus périodique. Un homme de vingt-neuf ans, dont la vie avait été fort déréglée, était pris, depuis quinze ans, aux fêtes de Noël, d'un vomissement qui entraînait les matières restantes des digestions, et il ne rendait

par l'anus qu'un liquide qui sortait comme par goutte. Cet
état durait jusqu'au printemps, et cessait spontanément alors.
Est-ce bien là un iléus ? Olaus Bornicrius a cru l'iléus contagieux. *Relatum mihi nuper*, dit-il, *à medico è Jamaïcà re-
verso, iliacam passionem malum illic endemicum, crudeli-
ter regnare. Seque in aliquot subjectis quæ ista lues con-
fecerat, à morte cultro observasse, intestina in se invicem
spiræ modo contracta arctiori; cæterum duplicata in se
involvi; haud aliter ac gladius vaginæ inseritur, aut vitrum
angustius capaciori solet includi.* On a décrit une variété d'iléus
sous le nom d'iléus indien.

  VI. *Marche, durée.* La marche de l'iléus est rapide, et sa
durée courte; l'aigu dure de un à trente jours; le chronique,
si toutefois il y a un iléus chronique, question que nous agi-
terons ailleurs, peut se prolonger très-longtemps.

  On trouve des détails d'un grand intérêt dans l'histoire des
maladies qui régnèrent à Breslaw en 1702. *Per trimestre hoc
spatium, volvuli exemplum in fœminâ, quæ per totam
vitam quantùm meminerat, alvo fuerat tardiori, conspeximus,
de vago sed exquisitissimo dolore, circà umbilicum conque-
rebatur; et ob cruciatus acerbitatem, mortem crebro expec-
tabat; quod de aliis iliosis jam notavit Aretæus. Prætereà
fixum, eumque acutissimum dolorem, in inguine dextro
sensit; de quo acerbissimè etiam olim notavit juvenis; qui
post lac et vinum copiosè haustum ac lactucam exæstuante
corpore, eodem die ingestam in passionem iliacam inciderat.
Hæcce verò doloris sedes, confirmare videtur, eorum sen-
tentiam, qui partem affectam statuunt esse ileon, aut potiùs finem ilei; et certè ileon ità confirmatum est, ut in ejus
anfractibus excrementa crassa immorari queant; meatus
quoque in fine angustior, quàm in aliis locis; et si Hildanum
audiamus in facilem consensum trahit valvulam coli, eam-
que constringit; quo ipso transitus excrementorum omninò
prohibetur. Itaque in eâ sumus sententiâ, quotiescumquè à
fœcibus induratis ab assumptis aut deglutis, chordapsus
oritur ileon, aut potiùs ilei finis, maximè omnium afficiatur,
ac si hujus mali causa.* Après avoir disserté sur les causes variées de l'iléus, ou plutôt de l'oblitération des intestins, les
médecins de Breslaw reviennent à leur malade. *Admodùm
inquieta erat, et crebro sese jactabat; quod etiam aliis iliacis
familiare adeò, ut Cœlius Aurelianus hoc malum arbitretur
dici volvulum, quòd quos istud exagitat, præ doloris ve-
hementiâ convolvantur, nec quiescere possint. Manifestâ
quartâ morbi sic, inflammatoriæ febris aderant indicia.*
Nul effet des lavemens, des fomentations, des cataplasmes et
de la saignée. *Sed ad illam planè, sese persuadere non pa-*

tiebatur, ad inflammationem itaquè tollendam ; et dolores leniendos conversi sumus, sed frustrà laboravimus. Cùm per biduum artis præsidia nullum ei levamen attulissent, ab iis abstinere decrevit. Circa vesperam diei sexti, vomitus enormes superveniebant, ac negato per tot dies, per inferiora fæcibus exitu, per os stercora ejiciebantur motu peristaltico intestinorum inverso. Inter mille tormina, ferè deficienti, ac per tres varios vomitus fatigatæ, singultus accedens, cùm incredibili æstu ventriculi spem faciebat brevi adfuturam mortem tot votis desideratam, quàm imperterrito animo expectavit.

VII. *Type.* Le type de l'iléus nerveux, dans son état de simplicité, est rémittent ou intermittent. Les douleurs atroces que cette maladie fait éprouver ne sont pas continuelles ; elles cessent complétement, et reviennent à des intervalles plus ou moins rapprochés. Quelques auteurs ont cru avoir fort bien expliqué leur intermittence, en disant qu'elles disparaissent lorsque le volvulus se dégage, et se font sentir de nouveau, quand l'intestin s'invagine ou s'entortille. Mais ces douleurs sont indépendantes du volvulus, et existent dans l'iléus, qui ne présente pas cette complication comme dans celui qui l'a déterminée. M. Alibert a donné ses soins à un malade qui passait plusieurs heures dans un calme parfait ; on croyait alors à un commencement de guérison, mais cette espérance était bientôt déçue, et on voyait reparaître tous les symptômes de la passion iliaque. Lorsque l'iléus s'est compliqué de volvulus, d'inflammation, ou d'une espèce quelconque d'étranglement interne, son type est continu, mais ce n'est plus l'iléus. Les rémittences de celui qui est simple, sont quelquefois très-courtes.

VIII. *Symptômes.* L'invasion presque toujours subite a lieu trois ou quatre heures après le repas ; elle est lente quelquefois, alors elle est annoncée par plusieurs symptômes précurseurs ; pesanteur dans un point de l'abdomen, dégoût, difficulté des digestions, coliques, nausées, vomissemens plusieurs heures après le repas. Lorsque la maladie est déclarée, le malade ressent une douleur déchirante autour de l'ombilic et dans le trajet du colon ; elle est si forte, que les malades, en proie à des souffrances horribles, appellent la mort à grands cris, se courbent en avant, se replient sur eux-mêmes, et, dans l'anxiété extrême qu'ils éprouvent, se roulent, se tordent de cent manières différentes. Leur attitude et les douleurs qui les déchirent, ont fait nommer leur maladie *miserere*. La soif est dévorante ; quelquefois ils éprouvent une vive sensation de froid ; la salivation est un phénomène qu'a remarqué Cœlius Aurélianus. Dès le début de cette névrose, pendant que le malade ne ressent encore qu'une douleur errante dans l'abdomen, déjà les préludes du désordre de l'appareil digestif se déclarent : les flatuosités, les éructations fréquentes, mais sans soulagement, des borborygmes, annoncent les nausées. Bientôt les vomissemens commencent ; ils ne consistent d'abord que dans l'expulsion de matières muqueuses, alimentaires, bilieuses ; bientôt ils rejettent et les lavemens et les matières stercorales elles-mêmes. Ces vomissemens sont souvent continuels, et soulagent peu le malade. L'abdomen est dur, gonflé, douloureux ; l'intestin donne au tact la sensation d'une corde tendue. D'autres fois il semble au malade que ce conduit musculeux est agité par les convulsions les plus violentes. Enfin la constipation est très-forte, et presque toujours opiniâtre. Tels sont les effets locaux de l'inversion du mouvement péristaltique des intestins.

Une irritation si violente allume rapidement une fièvre générale, et tous les organes de l'économie animale sont malades du désordre des intestins. Le pouls est plus ou moins altéré, petit, intermittent, irrégulier, fréquent ; la respiration est laborieuse ; la nullité de la digestion imprime, en peu de jours, un caractère de prostration extrême à tout le corps ; l'urine est enflammée, rougeâtre ; la peau sèche, et couverte quelquefois, dans plusieurs points de son étendue, d'une sueur froide. L'insomnie, les veilles opiniâtres, les convulsions, le délire, des lipothymies, le hoquet, s'unissent à cette série de symptômes, et le malade succombe, en peu de temps, à la violence de ses souffrances.

Je renvoie ailleurs l'indication des symptômes de l'iléus qui s'est compliqué de volvulus, ou d'une variété quelconque d'étranglement interne, et je ne parle ici que de la maladie dans son état de simplicité. Ses symptômes n'ont pas toujours tant de violence, et souvent les paroxysmes affectent une sorte d'intermittence dans leur retour. Tantôt l'iléus suit une marche graduelle avant d'arriver à son plus haut degré de violence ; tantôt il y parvient dans un espace de temps extrêmement court. Pendant sa durée, le visage des malades est pâle, triste, grippé ; les yeux sont ternes, les regards sombres, abattus ; la physionomie est enfin celle qui est propre aux maladies abdominales.

IX. *Diagnostic.* Il est plusieurs maladies qui ont des traits de ressemblance avec l'iléus ; et le médecin ne peut se promettre toujours de ne les pas confondre.

1°. *L'entérite.* Dans l'entérite, la douleur est fixe, elle occupe tout l'abdomen, et elle est continue, ou fort rarement rémittente ; dans l'iléus, elle est atroce, et bornée ordinairement aux environs de l'ombilic et dans le trajet du colon. Le vomissement peut exister dans l'une et l'autre maladie ; mais il est un épiphénomène de la première, et un caractère essentiel de la seconde. Celui de la passion iliaque est continuel, et remarquable autant par sa violence que par la nature des matières expulsées. L'inversion du mouvement péristaltique des intestins, n'est pas un symptôme de leur inflammation. Il y a ordinairement diarrhée rebelle dans l'entérite, et constipation dans l'iléus. Leurs causes ne diffèrent pas moins que leurs signes.

2°. *La rétention des matières fécales dans les intestins.* Si leur cavité est oblitérée entièrement, tous les symptômes de la passion iliaque, constipation opiniâtre, vomissemens, se succèdent. Mais, dans ce cas, ils ont été précédés par une longue constipation, ou un repas fort abondant ; le malade éprouve une tension avec pesanteur dans l'abdomen, et un poids vers le périnée ; on sent, en palpant le ventre, les intestins durs, tendus, et, quelquefois loit distinctement, l'amas de matières fécales dans la direction du colon, ou d'un autre intestin. Les lavemens, si puissans dans les cas ordinaires de constipation, ne produisent, presque toujours, aucun soulagement dans l'iléus.

3°. *Une hernie étranglée.* Quelle que soit la cause de l'oblitération du canal intestinal, la constipation et l'inversion de son mouvement péristaltique, en sont les effets infaillibles. Mais, dans l'iléus, les viscères abdominaux ne sont ni déplacés, ni étrangles. Les signes généraux de la constriction des intestins par cause externe, sont les suivans : impossibilité de faire rentrer la hernie, très - réductible auparavant; douleur permanente qu'augmentent tout contact extérieur, la toux, le vomissement, et qui, locale d'abord, envahit peu à peu tout l'abdomen. Dans l'iléus, elle est déchirante, atroce ; l'attitude du malade est particulière ; son corps est replié sur lui-même. L'examen du déplacement des intestins par l'une des ouvertures de l'abdomen, suffit pour faire distinguer l'iléus d'une hernie étranglée. Une hernie et l'iléus peuvent exister ensemble.

4°. *Un étranglement interne de l'intestin.* Lorsque ce désordre funeste succède à l'iléus, son diagnostic consiste dans la permanence et la violence plus grande de la constipation et des vomissemens ; dans le développement et l'énergie des symptômes inflammatoires, et peut-être encore dans la fixité de la douleur. Au reste, je crois à peu près impossible de pouvoir décider si, dans un iléus fort intense, il y a ou il n'y a pas étranglement interne. La continuation de ses symptômes au même degré d'énergie, et le dépérissement rapide du malade, sont de grandes probabilités, mais non la certitude. Malheureusement, il importe peu de savoir si l'intestin est entortillé, invaginé, ou simplement violemment agité par des mouvemens convulsifs, comme j'espère le démontrer ailleurs. Lorsque l'étranglement interne résulte d'un désordre accidentel, par exemple, du passage de l'intestin à travers une déchirure de l'épiploon, les auteurs donnent pour signes de cette maladie, un claquement entendu par le malade; une douleur vive qu'il ressent au moment même, et qui précède tous les symptômes inflammatoires; la fixité de cette douleur dans un point de l'abdomen. J'examinerai ailleurs quel degré de confiance méritent les symptômes attribués aux étranglemens internes, et quelles inductions thérapeutiques un homme sage doit en tirer. En général, il y a, dans ces étranglemens, moins de phénomènes nerveux, et plus de phénomènes inflammatoires que dans l'iléus.

5°. *L'imperforation de l'anus.* L'examen du nouveau-né fait connaître aussitôt la cause des vomissemens et de l'inflammation du ventre.

6°. *Les coliques.* N'y a-t-il entre une colique nerveuse et l'iléus d'autre différence que le degré ? Dans les coliques, le vomissement est rare, il n'est pas continuel, il ne consiste jamais dans l'expulsion des matières fécales; si la constipation est quelquefois si forte, que l'anus est rétréci et comme enfoncé en dedans, d'autres fois, et plus souvent, le ventre est libre, ou il y a diarrhée : la douleur, dans la colique, peut prendre pour siége chacun des intestins, et envahir tout l'abdomen; dans l'iléus, elle est bornée ordinairement à l'iléon, et offre d'ailleurs un caractère particulier. Il y a donc entre ces deux états une autre différence que celle du plus au moins. L'inversion du mouvement péristaltique des intestins est le caractère spécial de l'iléus, et manque aux coliques nerveuses. S'il est une colique, comme je n'en doute pas, il est une espèce particulière, et ne doit pas être confondu avec les coliques nerveuses.

Quelquefois, les mouvemens convulsifs excités par les vers dans les intestins, sont si violens, qu'il se forme des volvulns; ainsi, la colique vermineuse peut s'accompagner du même désordre accidentel que l'iléus, nouveau motif pour rayer le volvulus (*entérélésie* de M. Alibert) de la liste des maladies essentielles. On a trop multiplié les genres en médecine.

La colique minérale ou de plomb, et la colique végétale ou de Poitou, ont des signes particuliers qui les distinguent de l'iléus. Cependant, une grande analogie dans leurs symptômes réclame toute l'attention du médecin.

X. *Variétés.* On peut les établir sur différentes bases. Quelques auteurs, ayant égard aux causes, ont excessivement multiplié les espèces d'iléus; ainsi, ils ont fait un iléus her-

nieux, iléique, pancréatique, météorique, physode, indien,
spasmodique, calleux, calculeux, inflammatoire, vénénique,
volvuleux, atrétique, etc. Il est inutile de faire sentir combien cette division, basée sur les causes, est vicieuse ; il n'y
a aucune différence dans les symptômes de la maladie ; son
caractère ne varie pas, pourquoi donc établir tant d'espèces?

D'autres ont eu égard à l'état des propriétés vitales ; quelques-uns à l'évidence ou à l'obscurité des symptômes. Bartiez
n'établit que deux variétés : l'iléus aigu et le chronique. Un
ecclésiastique de vingt-deux ans, dit Bonnet, est atteint de
frisson et de fièvre ; la nuit suivante est fort agitée ; le vomissement se déclare, persévère sans relâce, et rejette du
tube digestif des matières de différentes couleurs, cendrées,
noirâtres ; une douleur atroce se fait sentir dans tout le ventre ;
les hypocondres sont elevés et tendus ; le décubitus est impossible ; la fièvre continuelle, la constipation opiniâtre,
l'agitation extrême ; les saignées ne procurent aucun soulagement, et le malade meurt le cinquième jour. Voilà un
iléus aigu, et il l'est quelquefois davantage encore. J'em-
prunterai de Bartiez un exemple de l'iléus chronique. Une
femme d'une constitution délicate et très-sensible, est prise,
à la suite de longs chagrins, d'une diarrhée rebelle, qu'elle
croit guérir par une abstinence excessive, mais elle ruine les
organes digestifs et augmente beaucoup son irritation habituelle. Depuis cette époque, et pendant cinq ans, elle ressent des coliques violentes chaque jour, qui reviennent ordinairement deux ou trois heures après le repas, et se terminent par le vomissement ; un jour, elle reconnaît, dans
les matières rejetées de l'estomac, l'odeur et la saveur d'un
lavement émollient pris depuis quelques heures. L'arc du colon paraît être le siége principal des douleurs qui se dirigent de l'épigastre à l'hypocondre gauche en se prolongeant
vers les reins. La pression de l'abdomen adoucit leur violence. Pendant un été, la malade est soulagée par une abondante transpiration ; mais, peu de temps après, l'état habituel des souffrances augmente d'une manière sensible. Une
grande faiblesse, une maigreur extrême sont le résultat nécessaire d'un si long dérangement de la nutrition, et cet état
de dépérissement est aggravé par la cessation des règles. Divers traitemens ayant été employés sans succès, Bartiez prescrivit l'eau tiède en demi-bains, de grandes doses de narcotiques, et ces moyens produisent peu d'effets ; il fait placer
sur l'épigastre un grand sac et de camphre grossièrement pilé,
et ordonne des onctions sur le ventre avec l'huile camphrée,
et quelques lavemens. A l'intérieur, il fait prendre des tablettes de soufre et des pilules d'assa-fœtida, de camphre

et de nitre. Une enveloppe de flanelle est en contact jour et nuit avec la peau. Au bout de trois mois de ce traitement, la malade est parfaitement guérie.

Je ne regarde pas comme des variétés l'iléus qui existe avec une maladie organique des parties voisines ; une inflammation du tube digestif ; un étranglement interne par adhérence contre nature. Ces maladies sont des complications, et des complications beaucoup plus importantes que la névrose intestinale. De même, je ne ferai pas un iléus volvuleux ; car, quoique l'entortillement de l'intestin ou son intus-susception existent quelquefois dans la première période de l'iléus, ces désordres accidentels ne sont pas une maladie essentielle, et doivent être rangés parmi les terminaisons de la névrose, c'est-à-dire de l'irritation qui les précède constamment.

XI. *Complications.* De toutes les complications de l'iléus, il n'en est point de plus fréquente et de plus dangereuse que l'entérite ; il est même fort difficile de supposer une irritation très-intense et de quelque durée sans admettre un état inflammatoire. Non-seulement, la phlegmasie s'empare des intestins, mais encore elle envahit le péritoine, forme de fausses membranes, organise des kystes purulens, engorge excessivement les glandes du mésentère, produit des ravages épouvantables dans l'abdomen, et frappe souvent de mort les organes qui en sont le siége. L'iléus peut se compliquer avec plusieurs maladies organiques des parties voisines, des tumeurs squirreuses du mésentère ou du pancréas ; il coïncide quelquefois avec la néphrite calculeuse.

XII. L'autopsie cadavérique des individus morts d'iléus fournirait des remarques fort intéressantes ; mais les livres n'apprennent rien de positif sur ce point. Barthez, pour bien caractériser son iléus, exclut toutes les affections organiques des solides, et toutes les altérations des humeurs ou de leurs mouvemens naturels qui peuvent causer les autres sortes de coliques. D'après cette théorie, on ne pourrait trouver sur le cadavre aucune altération dans les intestins ; cependant, il est probable que les médecins qui ouvriront les cadavres d'individus morts d'iléus simple, sans complication, sans volvulus, sans étranglement interne, trouveront souvent des traces considérables d'inflammation. Il n'y a pas loin des névroses aux phlegmasies. Bonet dit qu'une femme âgée de soixante ans, atteinte d'une colique qui dégénéra en passion iliaque, rendit des matières fécales par le vomissement huit jours avant sa mort ; à l'ouverture de son corps, on trouva les anfractuosités du colon remplies de matières fécales comme brûlées et fort dures. Un orphelin mourut de l'iléus ; Hippolite Bosc dit qu'on trouva, auprès du cœcum, une matière durcie, comme pierreuse, qui distendait les intestins et était fort adhérente. De pareilles observations ne prouvent rien aujourd'hui où l'on exige avec raison tant d'attention, tant d'exactitude dans les ouvertures de cadavres. Les auteurs rapportent des détails d'un grand intérêt sur l'autopsie cadavérique de malades qu'un étranglement interne a fait périr, mais aucun ne dit ce qu'on trouve, après la mort, sur les sujets qui ont été victimes de l'iléus. On ne peut pas supposer que l'iléus puisse causer la mort sans produire quelque altération organique; il doit être nécessairement accompagné d'entérite lorsqu'il devient très-intense, et la phlegmasie ne fait pas dans ce cas l'essence de la maladie, mais elle la complique. Ce ne serait donc pas une raison pour ranger l'iléus parmi ces inflammations, ou pour le rayer de la liste des maladies essentielles, que d'avoir trouvé toujours des traces de phlegmasie, ou même les effets de la phlogose la plus forte, dans l'abdomen des individus qui auraient présenté, pendant leur maladie, tous les symptômes de l'iléus.

XII. *Terminaisons.* L'iléus, comme toutes les maladies, peut se terminer par la santé, une autre maladie ou la mort. La terminaison par la santé n'est pas très-rare; les symptômes de l'irritation diminuent de volume, le ventre se lâche, le vomissement cesse, et le calme se rétablit dans l'appareil digestif. Des phénomènes critiques, une sueur abondante, une urine sédimenteuse, une éruption cutanée miliaire peuvent favoriser cette terminaison heureuse.

L'iléus se convertit souvent en une autre maladie. Cette partie de son histoire est fort intéressante; elle comprend l'étude des étranglemens internes, sujet qui est encore entièrement neuf. Toutes les causes qui produisent l'oblitération du canal intestinal, déterminent infailliblement la passion iliaque; je dois donc les examiner successivement. Quelques-uns des cas sur lesquels je vais m'arrêter, n'ont qu'un rapport indirect avec l'iléus; mais les indications thérapeutiques qu'ils présentent sont les mêmes que celles des étranglemens internes qui peuvent accompagner l'iléus, et cette raison me décide à les renfermer dans le même cadre.

De l'oblitération du canal intestinal par une cause interne. Cette oblitération peut être l'effet d'un grand nombre de causes; ces causes fournissent une base très-convenable pour établir les variétés.

PREMIÈRE VARIÉTÉ. *Entortillement de l'intestin, volvulus.* M. Alibert a donné à cette variété le nom d'entérélése; M. Regnault a défini le volvulus : l'interruption du cours des matières propres à la digestion, sans signe extérieur de déplacement. Mais cette interruption se présente, avec le caractère qu'il demande, dans plusieurs maladies fort étrangères au volvulus. Je regarde l'entortillement de l'intestin comme le résultat accidentel des mouvemens convulsifs qui, dans l'iléus, agitent l'intestin grêle. L'irritation forme et défait à chaque instant ces étranglemens; mais si une cause quelconque s'oppose au dégagement des anses intestinales, alors il existe un volvulus, un étranglement interne, l'entérite se déclare, et la névrose a cessé d'exister. Cette théorie, appuyée sur l'observation des faits, et les expériences directes de Peyer, me paraît donner une idée juste du volvulus, que des nosologistes ont placé, fort mal à propos, selon moi, parmi les maladies essentielles.

Henricus ab Heers a disséqué une jeune fille, âgée de quatorze ans, qui, après une attaque d'épilepsie, fut atteinte d'une passion iliaque, et vomit les matières fécales. Il trouva vers la fin de l'iléon cinq volvulus, chacun de la longueur du doigt. Dans les uns, la partie inférieure de l'intestin était introduite dans la supérieure; et, dans les autres, une disposition contraire avait lieu. Voilà une observation qui prouve, comme je l'ai dit ailleurs, que des auteurs ont nommé volvulus l'intus-susception des intestins. Une femme, dit Bonet, fut réduite à un état désespéré par une passion iliaque. Un chirurgien militaire osa ouvrir l'abdomen, tira au dehors beaucoup d'intestins avant de découvrir l'entortillement, et le dénoua, réduisit l'intestin; et un succès complet couronna ses soins. Plusieurs critiques très-fondées rendent cette observation fort suspecte. Elle a été communiquée à Bonet par un homme qui n'était point de l'art, et il pourrait fort bien se faire qu'il n'ait été question que d'une opération ordinaire de hernie. L'entortillement de l'intestin n'est pas rare dans les hernies. Scarpa a trouvé souvent une anse d'intestin tellement entortillée, qu'il ne pouvait distinguer le bout supérieur de l'inférieur; et de nouvelles recherches l'ont convaincu que cet entortillement, en forme de 8, était plus commun qu'on ne le croit communément, soit qu'il ait lieu pendant que l'intestin franchit l'anneau sus-pubien, soit qu'il ne commence à se former que lorsque la hernie a déjà acquis un certain volume.

L'oblitération du canal intestinal produite par un entortillement interne, est une variété d'étranglement qu'on ne peut observer que dans l'intestin grêle, et qui est beaucoup plus rare que l'invagination des intestins. Je pense que ce mot *volvulus* lui convient spécialement, car il est dérivé du verbe *volvere* qui signifie tourner, rouler; il n'y a aucun entortillement dans l'intus-susception. Le mot nouveau proposé par M. Alibert, *entérélésie*, est une expression énergique qui peint admirablement bien l'entortillement, l'étranglement d'une anse intestinale.

DEUXIÈME VARIÉTÉ. *Intus-susception*, ou *invagination de l'intestin*. C'est le volvulus de la plupart des auteurs. Elle se forme, comme la variété précédente, dans les convulsions qui meuvent en tous sens la masse intestinale, et l'invagination s'établit et se dégage plusieurs fois dans plusieurs points du canal digestif, avant de persister et de constituer définitivement un étranglement interne. L'irritation cause les mouvemens convulsifs, et l'intus-susception intestinale est l'effet accidentel et non nécessaire des convulsions. On trouve beaucoup d'exemples de cette variété dans les actes d'Edimbourg, dans Lieutaud, Becker, Helmon, Albinus, Ludwig, Hildan, Le Blanc, Sandifort, et De Haën; Hévin en rapporte plusieurs. L'observation de Robin (*Mémoire d'Hévin*) est curieuse. Le cœcum et la plus grande partie du colon étaient invaginés dans l'extrémité inférieure de ce dernier, et dans la partie supérieure du rectum. L'intus-susception commençait à plus de douze pouces de l'anus, et finissait à cinq ou six pouces au-dessus. Garengeot fut appelé pour voir un malade atteint depuis quelques jours d'une passion iliaque à laquelle on avait opposé les sangsues, l'émétique, les purgatifs et les bains. outre le hoquet, le vomissement et la suppression des selles, le malade se plaignait d'une douleur fixe et violente à la partie latérale droite de la région lombaire, près de la crête de l'os iliaque, accompagnée de difficultés d'uriner. En examinant le siége de cette douleur, Garengeot trouva une tumeur dure située dans le ventre, sans faire aucune saillie au dehors, et qui lui parut adhérente au péritoine et au bord supérieur interne de l'os iliaque. Cette tumeur, qu'il ne pouvait distinguer qu'à travers les tégumens, les muscles et le péritoine, lui parut longue de quatre travers de doigt, du volume du bras, et située obliquement. Garengeot prédit la mort. A l'ouverture du cadavre, on trouva que la tumeur était formée par l'iléon qui était entré dans le cœcum et le colon, au moins de la longueur de quatre travers de doigt.

M. Raisin raconte qu'une fille âgée de cinq ans, jouissant d'une bonne santé, sentit un soir des douleurs dans l'abdomen, et vomit des matières muqueuses. Ces douleurs persistèrent sans être fort vives, il survint des anxiétés précordiales : quelques selles pendant la nuit ne procurèrent aucun soulagement. Appelé le lendemain matin, M. Raisin trouva l'enfant sans connaissance; le pouls était petit et fréquent, le ventre un peu douloureux au toucher, et la respiration très-précipitée. L'anxiété fit des progrès rapides, et la petite malade mourut. M. Raisin vit, à l'ouverture du cadavre, l'iléon comme entortillé en deux endroits, et deux intus-susceptions du même intestin, *sans aucune inflammation*. Le même médecin rapporte un autre fait très-remarquable : un soldat âgé de vingt-sept ans, éprouve pendant la nuit, dans la convalescence d'une fièvre bilieuse, une anxiété inexprimable ; s'agite violemment, pousse quelques cris, se lève sur son lit, et tombe mort à l'instant même. A l'ouverture de son corps, on trouve l'épiploon très-légèrement phlogosé, ainsi que les intestins que des gaz distendent beaucoup; une invagination, sans adhérence, longue de quatre travers de doigt, vers la partie supérieure de l'iléon, et des vers lombrics audessus et audessous de l'étranglement.

MM. Roux et Lavernet ont vu l'*S* du colon reçue dans le rectum; l'invagination avait treize pouces de longueur. Les deux pouces supérieurs de cette portion d'intestin étaient bruns, noirs, entièrement altérés dans leur couleur et leur organisation; le diamètre de ce tube offrait dans ce point un grand rétrécissement, et ses parois avaient quatre lignes d'épaisseur. Les trois pouces qui suivaient et formaient le plus grand tiers de l'étranglement, étaient libres, flottans, peu malades; mais l'intestin, dans les deux tiers inférieurs de l'invagination, avait une couleur brune foncée. Les deux extrémités de l'intus-susception adhéraient fortement aux points correspondans du rectum, et des fausses membranes unissaient les deux surfaces intestinales, manifestement enflammées

Le nombre des intus-susceptions intestinales, sur le même individu, peut être considérable; on en comptait cinq sur le malade d'Henricus ab Heers. Une fièvre muqueuse fut observée par M. Pensens, citée par M. Alibert, sur un jeune militaire qui succomba le septième jour; six volvulus s'étaient formés dans la portion grêle du canal intestinal.

Dans cette variété, c'est ordinairement le rectum qui reçoit le colon, et l'invagination est, quelquefois si considérable, que ce dernier intestin franchit l'anus. Un homme âgé d'environ cinquante ans, maigre, d'une faible complexion, et sujet à une diarrhée dont l'étiologie n'est pas indiquée, fut saisi brusquement d'une colique violente, avec besoin pressant d'aller sur le siége. A peine se fut-il présenté pour satisfaire à ce besoin, qu'il lui sortit par l'anus une tumeur, dont le développement fut rapide et effrayant. Les douleurs déchirantes qui se firent ressentir au même instant dans l'abdomen, et l'impossibilité de se redresser, le forcèrent à se coucher sur la terre, où il resta près d'une heure sans secours. C'était un berger. A la fin, saisi par le froid, il réunit tous ses efforts, et parvint à se traîner jusqu'à sa demeure. M. Lacoste vit le malade, environ vingt-huit heures après l'accident. En arrivant, il le trouva couché comme en double sur son grabat, ne cessant de se plaindre et d'invoquer la mort. Sa figure était décomposée, il avait un pouls petit et très-accéléré, le hoquet ;

il éprouvait une soif ardente et inextinguible, des vomissemens fréquens, des douleurs déchirantes dans tout l'abdomen, et une rétention complette des urines et des matières fécales. La tumeur paraissait avoir deux cent quatre-vingt-dix-huit millimètres (onze pouces) de longueur, et deux cents dix-sept millimètres (huit pouces de circonférence) ; elle était legèrement recourbée sur elle-même, de manière que sa concavité était en avant, et sa convexité en arrière A son sommet, et un peu en avant, était une ouverture ovalaire, dans laquelle on pouvait introduire le bout du petit doigt, et qui ne donnait passage à aucune matière. Sa base était étroitement resserrée par le sphincter de l'anus. Cette tumeur d'un rouge brun, avec quelques nuances plus foncées vers son sommet, était rénitente, boursoufflée, inégale et bosselée. Les bosses étaient séparées par des brides profondes, dont les unes étaient transversales, et les autres longitudinales. Toute sa surface était humectée d'une humeur gluante, visqueuse et fetide. Elle était froide, peu sensible, et semblait frappée d'un commencement de gangrène. Après quelques tentatives inutiles de réduction, M. Lacoste réussit par celle-ci : au lieu de vouloir refouler dans le rectum, ainsi qu'il l'avait fait, l'intestin invaginé ; il pensa, et avec plus de raison, qu'il serait plus méthodique de le faire rentrer en lui-même. En conséquence, il appliqua les pouces sur les bords de l'ouverture qui était au sommet de la tumeur ; et tandisque, par une compression soutenue, il s'efforçait de repousser en haut et en dedans ces parties, il cherchait en même temps à ramener par dessus, celles qui les avoisinaient, à l'aide de ses autres doigts disposés circulairement autour du corps de la tumeur. Bientôt la réduction fut complette, la détente du ventre considérable, et le malade guéri.

L'une des observations les plus extraordinaires d'invagination intestinde a été publiée par M. Baud, médecin de Brest. L'histoire de la maladie est celle d'un iléus compliqué d'entérite. Je ne la rapporterai point. Le malade, qui était un jeune homme de vingt-quatre ans, mourut le septième jour au matin, et l'ouverture de son corps présenta les particularités suivantes : amaigrissement général, saillie à travers l'anus, de dix à treize centimètres (quatre à cinq pouces) d'intestin boursouflé, ayant dix-huit à vingt-un centimètres de circonférence, noir, comme charbonné ; autour de l'anus, deux tubercules hémorroïdaux : la cavité du crâne et celle de la poitrine n'offrirent rien de remarquable ; l'abdomen ballonné faisait entendre un gargouillement par la percussion. Ses parois incisées, on vit le grand épiploon d'une teinte brune, comme repoussé à gauche ; tout le côté droit de l'abdomen ne presentait que

des circonvolutions d'intestin grêle très-enflammées, distendues
par des gaz, adhérentes inférieurement entre elles et au péritoine
de la fosse iliaque. A gauche, le colon descendant, et le rectum formaient une espèce de colonne ferme, ridée, et vraiment
comparable à une andouille de quarante centimètres de longueur, sur vingt-sept de circonférence, étendue de bas en haut
et de droite à gauche, du fond du bassin à l'ombilic. On trouva
le méso-colon et le méso-rectum nullement enflammés ; l'estomac sain et légèrement distendu par un liquide grisâtre ; la
partie droite du duodénum adhérente à la vésicule biliaire ; la
partie gauche invaginée avec le pancréas ; le commencement
du jéjunum, le méso-colon transverse et la partie droite du
grand épiploon dans le colon descendant, lequel, ainsi que le
rectum, contenait en outre la fin de l'iléon, le cœcum, le co-
-lon ascendant et le transverse, de manière qu'il n'y avait d'intestin libre que les circonvolutions dont il a été parlé plus
haut, et qui avaient cinq mètres de longueur. Après avoir
fendu la colonne ferme et ridée formée par le colon descendant et le rectum, M. Baud trouva, en procédant de dehors
en dedans : 1°. les deux intestins que je viens de nommer ;
2°. le colon transverse et l'ascendant retournés de manière qu'ils
correspondaient aux précédens par leur surface muqueuse ;
point d'adhérence ; 3°. l'iléon adhérant au colon transverse et
à l'ascendant par la surface séreuse ; à l'extrémité inférieure
de la colonne un rétrécissement formé par l'anus, à travers
lequel passait le cœcum retourné, reconnaissable à l'orifice de
l'appendice vermiculaire ; à côté la valvule de Bauhin, et en
dedans l'orifice de la cavité du colon ; à l'extrémité supérieure,
on voyait le duodénum et l'iléon se plonger dans le colon descendant, et au milieu le pancréas dans une situation perpen-
diculaire ; le commencement du jéjunum et diverses portions
membraneuses appartenantes au mésentère et au méso-colon
transverse, confondues et adhérentes entre elles.

La violence atroce des douleurs, l'opiniâtreté de la constipation, les vomissemens continuels, la douleur fixe dans un
point de l'abdomen, et qui persévère avec la même énergie
depuis l'invasion de l'iléus, enfin le dépérissement rapide du
malade sont des symptômes qui font soupçonner avec beaucoup de probabilités l'existence d'une invagination, mais n'en
donnent pas la certitude. Hévin a prouvé par des faits extraordinaires combien les efforts de la nature sont puissans dans
cette terrible maladie. Ce n'est pas sans étonnement qu'on la
voit frapper de mort et expulser par l'anus vingt-trois pouces
du colon, avec la partie du méso-colon à laquelle il est attaché (*Observations de Sobaux*) ; vingt-huit pouces d'intestin
grêle gangrené (*Observations de Salguer*) ; et l'intestin cœcum

avec six pouces du colon et autant de l'iléon (*Observation de Fauchon*). Les malades guérirent parfaitement.

Troisième variété. Etranglement interne et consécutivement iléus, causés par l'adhérence d'une appendice intestinale. Quelques anatomistes ont observé et décrit des appendices intestinales chez l'homme; ces appendices peuvent devenir une cause d'étranglement. M. Martin jeune, médecin de Lyon, en rapporte un exemple. Un homme de trente ans entra à l'Hôtel-Dieu de Lyon, pour se faire traiter d'une tension douloureuse de l'abdomen, survenue à la suite d'un effort qu'il avait fait la veille en soulevant un fardeau très-pesant. Au moment de l'accident, il ressentit dans l'abdomen une espèce de craquement suivi d'une douleur qui augmenta sans cesse, et avec laquelle coïncidèrent bientôt tous les symptômes d'un iléus, mortel le sixième jour. A l'ouverture de l'abdomen, M. Martin vit les intestins très-distendus par des gaz; et, en écartant leurs circonvolutions, il trouva la plus grande partie de l'iléon évidemment gangrenée, offrant une couleur livide, noirâtre. En la soulevant, il reconnut bientôt la cause de cette gangrène; une appendice vermiforme, assez semblable à celle du cœcum, partant à peu près du tiers inférieur de l'iléon, et allant se fixer à la portion voisine du mésentère, formait une arcade dans laquelle trois anses d'intestin s'étaient engagées; elles étaient tellement resserrées, que le conduit du canal intestinal se trouvait presque oblitéré dans les points comprimés par cette espèce d'anneau qu'il fallut couper pour dégager l'intestin.

M. Regnault a publié une observation fort curieuse de cette variété d'étranglement interne. Un palfrenier éprouva, après avoir resté longtemps debout derrière un cabriolet, de légères douleurs d'entrailles qui s'aggravèrent pendant la nuit, et précédèrent les symptômes caractéristiques de la passion iliaque, mortelle deux jours après son invasion. M. Regnault remarqua à l'ouverture du cadavre, 1º. le bas-ventre extrêmement météorisé, dont l'ouverture laissa dégager un gaz très-fétide; 2º. un épanchement de sérosité noirâtre dans la cavité de l'abdomen; 3º. plusieurs points grangréneux sur différentes portions du péritoine, et principalement à l'épiploon gastrocolique; 4º. les intestins grêles presque totalement enflammés et en partie gangrenés; 5º. un étranglement formé par une appendice d'intestin grêle, de près de sept pouces de long, qui se contournait autour d'une anse du mésentère, pour faire un nœud, eu s'engageant entre son origine et l'intestin lui-même.

C'est à cette variété qu'il faut rapporter le fait communiqué à l'Académie de chirurgie, par Moscati. Un homme meurt après avoir éprouvé tous les symptômes d'un étranglement.

interne ; on l'ouvre et on trouve presque tous les intestins enflammés ; l'iléon en particulier fort noir et d'une épaisseur
considérable aux environs des parties étranglées. On aperçoit,
à deux pieds et demi de son extrémité inférieure, deux branches,
dont la plus considérable est vraiment la continuation du canal
intestinal ; elle se replie et forme une anse double qui va se
terminer dans le cœcum. La petite branche, qui a environ
cinq pouces de longueur, est faite à son origine en entonnoir,
et forme ensuite une espèce de lac ou cordon ligamenteux qui
entortille deux fois les anses désignées de l'intestin, et se termine
à une portion du mésentère.

QUATRIÈME VARIÉTÉ. *Etranglement interne, et consécutive-*
ment iléus, causés par l'adhérence de l'appendice cœcale.
MM. Marteau et Bourgeois ont trouvé, à l'ouverture d'une
femme qui mourut d'une passion iliaque, une hernie interne
formée par une portion de l'iléon, longue de huit pouces, qui
s'était engagée et étranglée dans une anse formée par une forte
adhérence qu'avait contractée l'extrémité de l'appendice vermiculaire du cœcum avec la partie voisine du mésentère ; quelquefois un entortillement de l'appendice cœcale cause l'étranglement. L'ouverture du cadavre d'un soldat que M. Joyand
ne put guérir de la passion iliaque, présenta une espèce de
hernie interne formée par une portion de l'iléon, d'environ
vingt-deux pouces de long, qui s'était glissée sous l'appendice du cœcum, à travers son mésentère, et qui était serrée
très-étroitement dans ce passage. Scarpa faisant l'ouverture
d'un jeune homme mort de l'iléus, trouva l'appendice vermiforme très-alongée, adhérant par son sommet au cœcum, et
formant une sorte d'anneau qui embrassait et étranglait l'intes-
tin-grêle.

CINQUIÈME VARIÉTÉ. *Etranglement interne causé par la*
courctation de l'intestin. La Faye a observé cette variété : il
trouva à l'ouverture du corps d'un militaire, qui fut emporté
par une colique très-forte, les intestins phlogosés et distendus
par des gaz. A l'endroit où le colon s'unit au rectum, vers
l'angle obtus que forme la dernière vertèbre des lombes avec
l'os sacrum, le rétrécissement était si considérable, qu'on put
à peine introduire l'extrémité du petit doigt dans la cavité de
l'intestin. En l'examinant à l'extérieur, il semblait avoir été
étranglé par une ligature avec un fil, si ce n'est qu'il n'y avait
ni pli, ni froncement. Cette coarctation avait souffert le passage
d'un lavement, mais n'en avait pas permis l'expulsion. Charve
rapporte un exemple à peu près analogue ; Bonnet en a publié
un autre. La coarctation de l'intestin est commune dans la colique des peintres ; il est très-rétréci dans quelques endroits, et
fort dilaté dans d'autres. L'abus des liqueurs alcooliques, d'au-

tres fois une longue abstinence, ont produit ce resserrement extrême du canal intestinal.

SIXIÈME VARIÉTÉ. *Étranglement par une portion enkystée de l'intestin.* M. Fages, chirurgien en chef de l'hôpital sédentaire des vénériens de Montpellier, a publié une observation fort curieuse d'étranglement interne. Un militaire, âgé de vingt-six ans, était en proie depuis quelques jours à des coliques violentes, avec vomissement, suppression de selles, et une douleur fixe et très-vive vers la région iliaque droite; le reste du bas-ventre était un peu météorisé, et sans douleur. Interrogé sur ce qui avait pu donner lieu à sa maladie, le malade apprit à M. Fages que, s'étant courbé avec précipitation pour ramasser quelque chose, il avait senti dans le bas-ventre, et vers la région iliaque droite, une espèce de craquement, qui fut suivi quelque temps après d'une douleur vive dans la même partie, et que l'intensité de cette douleur s'était maintenue au même degré jusqu'au moment où il le voyait. L'exploration que le médecin fit de toute la circonférence du bas-ventre et du bassin, ne lui apprit autre chose, sinon que le malade n'avait qu'un testicule dans le scrotum. Il examina très-attentivement l'anneau inguinal vide, il fit prendre différentes situations au malade, il le fit tourner, il le secoua un peu, sans rien sentir du côté de l'anneau qui pût lui faire soupçonner aucune espèce de hernie ni la rétention du testicule du côté intérieur de cette ouverture. D'ailleurs, le malade lui dit qu'il n'avait jamais eu de hernie, et qu'il avait toujours été monorchide. Tous les secours de l'art lui furent prodigués en vain; le vomissement et la constipation persistèrent sans augmentation dans les autres symptômes; le sixième jour, le ventre se météorisa, et devint très-douloureux. Le malade mourut le neuvième jour, et le lendemain l'ouverture de son corps fut faite. M. Fages trouva les viscères abdominaux *sans aucune marque d'inflammation ni de gangrène.* En parcourant le tube intestinal, il rencontra une anse de l'iléon, audessous de laquelle se trouva tout le mercure qu'on avait fait avaler. Cette anse était logée dans un sac particulier formé par le péritome, situé sur la partie antérieure et moyenne du psoas, et sur la partie supérieure latérale droite du rectum. En disséquant le tissu cellulaire qui unissait le sac aux parties ci-dessus mentionnées, il trouva le corps du testicule nu, et une portion de l'épididyme à la partie postérieure inférieure du sac, et comme s'ils avaient été chassés de l'intérieur de la tunique vaginale, par l'intestin qui avait pris leur place, tandis que la partie antérieure de l'épididyme était dans l'intérieur du sac avec l'intestin. Cette partie du sac, par où la portion de l'épiploon passait pour communiquer dans la cavité où est logé l'intestin, présentait une espèce de rupture qui pouvait avoir livré passage au testicule. M. Fages pense qu'il est à présumer qu'au moment où le malade s'est courbé précipitamment, l'intestin s'est engagé dans la portion du péritoine; destinée à former la tunique vaginale, et en a cassé le testicule, ou qu'une partie de l'intestin y étant déjà, l'effort que le malade a fait y en a poussé une plus grande portion, ce qui a dû décider l'étranglement.

SEPTIÈME VARIÉTÉ. *Étranglement interne causé par une tumeur squirreuse développée dans les parois d'un intestin.* Castanet en rapporte un exemple. Ce chirurgien trouva à l'arc du colon d'une femme qui mourut d'une violente colique dont elle fut tourmentée pendant plusieurs mois, une tumeur presque du volume des deux poings, dans laquelle les tuniques de l'intestin étaient comprises. La coarctation du canal avait retenu, audessus de la tumeur, beaucoup de matières fécales qui distendaient considérablement le colon. Des cartilages, des fongus, des polypes ont été trouvés dans les intestins. M. Portal a ouvert un individu qui avait, dans le colon, une tumeur dont le volume oblitérait presque entièrement cet intestin; elle était couverte de vaisseaux variqueux, et ulcérée en plusieurs endroits. Le même médecin a trouvé une autre fois, à la fin du colon et au commencement du rectum, une tumeur de la grosseur du poing, qui, dure comme un cartilage, oblitérait entièrement la cavité du rectum.

HUITIÈME VARIÉTÉ. *Étranglement interne de l'intestin, causé par une bride épiploique, ou l'adhérence de l'épiploon.* Cette variété pourrait être subdivisée en plusieurs variétés secondaires; mais, pour éviter le reproche d'établir des distinctions trop légères, je renfermerai, dans un seul article, toutes les causes d'étranglement fournies par l'adhérence ou l'entortillement de l'épiploon. Les brides, placées derrière l'anneau sus-pubien, existent quelquefois à une grande profondeur, et rendent parfaitement inutile l'opération du bubonocèle. Leur disposition dans les hernies, me fournirait des remarques importantes; mais ce n'est pas ici le lieu de m'en occuper. M. Raisin trouva, à l'ouverture du cadavre d'une jeune fille morte d'un iléus qui suivit la suppression d'une fièvre tierce, le tube intestinal considérablement distendu par des gaz, ne contenant aucune matière, et légèrement phlogosé dans quelques points. Le cœcum, et la portion du colon qui l'avoisine, adhéraient au péritoine par un tissu cellulaire très-serré; une constriction très-remarquable se rencontrait à l'extrémité gauche de l'arc du colon, et elle était causée par une bride ligamenteuse très-forte, qui, partant du méso-colon, passait sur l'intestin, allait se rendre à un point du péritoine, correspondant à la partie moyenne de l'avant-dernière côte asternale, et formait une anse dans laquelle le colon éprouvait une constriction telle, que son diamètre était réduit à la grosseur environ d'un tuyau de plume à écrire. Cette bride coupée, l'intestin revint spontanément à son diamètre naturel. Duvignau trouva, à l'ouverture du cadavre d'un jeune iomme, mort après tous les symptômes d'un étranglement interne, un paquet d'intestin lié et étranglé par une corde membraneuse de deux lignes d'épaisseur. Lafaye remarqua, dans un cas analogue, à un ponce de l'embouciure de l'intestin iléon dans le cœcum, une bride du volume d'un gros fil, et de trois travers de doigt de longueur, attaciée d'un côté à l'appendice du cœcum, et de l'autre à la partie du mésentère la plus voisine de cet intestin. L'iléon s'était engagé sous cette bride, dans l'étendue d'un pied : cette portion étranglée, était affaissée et enflammée. Depuis l'estomac jusqu'à l'étranglement, le canal intestinal était fort gonflé, et tout ce qui était audessous était dans l'état ordinaire : la bride était déjà gangrenée, mais non rompue encore. Je rapporterai, en traitant des signes des étranglemens internes, une observation d'oblitération de l'intestin, causée par l'adhérence contre nature d'un large feuillet d'épiploon. Cette observation est fort curieuse.

NEUVIÈME VARIÉTÉ. *Etranglement interne, causé par le passage d'une portion intestinale à travers une déchirure de l'épiploon.* Saucerotte a publié les détails de l'ouverture d'un iomme mort d'une passion iliaque, ciez lequel il a trouvé une portion de l'iléon, le cœcum et une partie du colon, étranglés par une ouverture annulaire et de consistance ligamenteuse du mésentère, à travers laquelle les intestins avaient passé. On trouve, dans les auteurs, plusieurs exemples de déchirures de l'épiploon. Dans l'entéro-épiplocèle, l'intestin est placé ordinairement derrière l'épiploon, et quelquefois même cette membrane adière aux côtés et au fond du sac herniaire, et forme une sorte de bourse qui renferme une anse intestinale. Alors, surtout lorsque le volume de la iernie est peu considérable, si l'intestin vient à être poussé avec assez de force contre l'épiploon, il peut le déciirer, le traverser, et être étranglé par cet anneau membraneux. Baudelocque a vu cet accident, causé par les douleurs de l'enfantement, ciez une femme qui portait une iernie ombilicale entéro-épiploïque ; et Scarpa a vu l'épiploon traversé par une anse d'intestin dans une iernie inguinale du côté gaucie, ciez un homme de moyen âge qui n'avait éprouvé aucun symptôme d'étranglement, quoique la dureté et l'épaisseur des bords de l'ouverture de l'épiploon indiquassent manifestement que la déchirure était ancienne.

DIXIÈME VARIÉTÉ. *Etranglement interne, causé par le passage d'une anse intestinale de l'abdomen dans le thorax.* Une plaie, la rupture du diaphragme, la dilatation de l'une de ses ouvertures naturelles, une solution de continuité congéniale de ce muscle, peuvent permettre le passage, de l'abdomen dans la poitrine, d'une anse intestinale qui peut s'étrangler. De plus longs détails sur cette variété appartiennent à l'histoire des hernies diaphragmatiques, et je ne crois pas devoir m'en occuper.

ONZIÈME VARIÉTÉ. *Oblitération de l'intestin, causée par un corps étranger.* Ce corps étranger peut être un os, des matières fécales desséchées. Un jeune seigneur, dit Lamartinière, âgé de dix-huit à vingt ans, voulant faire cesser un dévoiement opiniâtre, mangea indiscrétement une grande quantité d'œufs durs. La constipation qui en fut la suite, ne put être vaincue par aucun secours, et les vomissemens continuels durèrent jusqu'à la mort qui arriva quelques jours après. Les intestins étaient prodigieusement dilatés entre l'estomac et une colonne d'intestins fort durs.

DOUZIÈME VARIÉTÉ. *Oblitération de l'intestin, causée par le développement d'une tumeur située dans son voisinage.* Des tumeurs du mésentère, du méso-rectum, du pancréas, de la vessie, de l'épiploon, peuvent oblitérer complétement le canal intestinal.

Je pourrais faire de nouvelles variétés de quelques cas insolites d'etranglemens internes rapportés par les auteurs; mais, en les examinant attentivement, on se convaincra qu'ils peuvent être rapportés à l'une ou l'autre des variétés que j'ai établies. Je ne dois pas faire mention d'autres causes d'oblitération de l'intestin qui appartiennent à l'histoire des étranglemens externes. Dans toutes les variétés dont j'ai parlé, on voit se déclarer les symptômes caractéristiques de l'iléus, douleur déchirante plus ou moins fixe dans un point de l'abdomen, constipation opiniâtre, et vomissemens continuels des alimens et des matières fécales. Plusieurs sont constamment précédées de l'iléus, mais il en est au contraire qui produisent cette maladie, et n'en sont jamais la terminaison. Malgré cette différence essentielle, les indications thérapeutiques qu'elles réclament sont les mêmes.

Signes de l'oblitération par cause interne du canal intestinal. Tension douloureuse de l'abdomen, constipation opiniâtre, sur laquelle les lavemens irritans n'ont aucune prise; hoquets, nausées, vomissemens, d'abord d'alimens à demi digérés, et enfin, de matières stercorales; malaise extrême et général, pouls petit et serré, sueurs froides gluantes, partielles, froid du visage et des extrémités, décomposition des

traits de la face, excavation des yeux, tuméfaction et météorisation de l'abdomen, douleur atroce, quelquefois peu violente dans un point déterminé de la cavité de l'abdomen.
Avant et pendant la durée de ces symptômes, respiration faible, somnolence, quelquefois amélioration momentanée dans
l'état du malade, mort. La douleur fixée invariablement dans
un point de la cavité abdominale, indique, disent beaucoup
d'auteurs, le lieu de l'étranglement; mais il faut qu'elle se
manifeste tout à coup, il faut qu'elle précède la péritonite : si
elle passe d'un lieu à un autre, si elle s'est développée insensiblement, si le médecin ne peut se rendre raison de son origine, il ne peut être certain de la nature de sa cause. En général, l'existence d'un étranglement interne est facile à constater; mais il est fort rare, peut-être est-il impossible, qu'on
puisse reconnaître son espèce, et surtout assigner le lieu précis
qu'il occupe. Saviard nous a conservé l'histoire d'un volvulus
de l'intestin jéjunum, qu'on ne reconnut qu'après la mort du
sujet. L'étranglement peut être inaccessible aux mains du chirurgien, tandis que la douleur offre tous les caractères qui
ont été indiqués; et il n'y a rien dans ce symptôme qui puisse
autoriser un chirurgien prudent à tenter une opération aussi
dangereuse que celle qu'on appelle, assez improprement,
gastrotomie.

Lorsqu'un iléus très-intense cause l'invagination de l'intestin, souvent il produit le même désordre accidentel dans
cinq ou six endroits différens du tube digestif, et alors il n'y a
aucun signe qui avertisse de la multiplicité des étranglemens
internes, et du siége qu'ils occupent. Une multitude de causes
déterminent l'oblitération du canal intestinal, et toutes les variétés ont absolument les mêmes symptômes. Cependant elles
ne présentent pas les mêmes indications thérapeutiques Velse,
Moehsen, et le petit nombre d'auteurs qui ont, comme eux,
bien connu le volvulus, avouent l'impossibilité de pouvoir déterminer, pendant la vie des malades, le siége de l'étranglement interne.

L'observation importante que je vais rapporter en est une
triste preuve. Ce n'est pas la première fois que des opérateurs
ont osé fendre l'abdomen, dans l'espoir de rencontrer un
étranglement interne présumé; mais la plupart des praticiens,
fidèles à leur règle de ne parler que des succes, ont eu grand
soin de nous taire leurs tentatives malheureuses; cependant
l'histoire de ces accidens funestes ne serait pas moins instructive que celle de la réussite des opérations les plus brillantes.

Un homme, âgé de cinquante sept ans, jouissant d'une
bonne santé, sans hernie, se sentit incommodé à la suite d'un
repas, dans lequel, cependant, il n'avait fait aucun excès, et

quelques jours après une indigestion légère, causée par une grande quantité de cerises qu'il mangea, et dont il avala les noyaux. Tuméfaction douloureuse et progressive de l'abdomen, douleur plus ou moins vive à la région iliaque droite, suppression des évacuations alvines, froid déjà sensible aux mains et à la face, commencement d'altération de la physionomie, tel est l'état de ce malheureux, pendant les deux jours qui précédèrent son entrée à l'Hôtel-Dieu de Paris. Le jour où il y fut admis (30 juillet 1817), on remarqua les symptômes suivans : face pâle, grippée, exprimant la douleur; tristes pressentimens, froid général de la peau, plus intense à la face et aux mains; ventre tendu, ballonné, surtout dans la région du colon transverse; vive sensibilité de l'abdomen, surtout dans la région iliaque droite, un peu audessous du cœcum; bouche sèche, soif très-grande, langue légèrement pâteuse, constipation opiniâtre, peu d'altération dans le pouls (*une saignée de trois poëlettes, dix sangsues à l'anus, sangsues sur le colon tranverse, sur le colon gauche et sur le foie, fomentations émollientes, lin, pariétaire*). 30 juillet: Aucun changement bien sensible; à peu près le même traitement que la veille. Le lendemain, augmentation de la prostration générale, permanence de la constipation, malgré l'emploi des lavemens; sensibilité abdominale plus vive, plus générale; un peu de faiblesse et de concentration du pouls, froid glacial des mains et de la face (*lin, pariétaire, lavemens et cataplasmes émolliens, dix-huit sangsues sur l'abdomen*). Le jour suivant, vomissemens répétés de matière jaune dorée, d'une odeur fétide insupportable, précédés et suivis de rapports, de nausées, de roquets; pâleur de la face, anxiétés, angoisses; diversion momentanée du siége de la douleur, qui passe de la *région iliaque droite à la région iliaque gauche;* coïncidence de ces symptômes avec le froid glacial de la face et des extrémités; petitesse, concentration du pouls plus marquées (*pariétaire, lavement avec l'huile de ricin, fomentations émollientes sur le ventre*).

· 3 août: La continuité des vomissemens, le défaut d'évacuations alvines, les rapports, roquets et nausées continuels, et en même temps la tuméfaction rénitente et douloureuse de l'abdomen, le froid glacial des extrémités, l'état du pouls, l'inutilité de tous les moyens employés, font proposer et décider la gastrotomie; cependant elle n'est pas pratiquée. Dans la matinée du jour suivant, un nouvel examen de l'abdomen est fait avec une attention scrupuleuse; malgré la perte d'un jour, l'état du malade ne paraît pas avoir empiré; la douleur qui avait passé pendant deux jours dans la région iliaque gauche, quoique avec moins d'intensité, s'est fixée dans la région iliaque droite ; le tact fait découvrir, sur le point douloureux, une espèce d'empâtement et de fluctuation profonde, déjà remarquée depuis l'entrée du malade à l'hôpital. L'un des premiers chirurgiens de l'Europe procède à l'opération.

Il commence l'incision à l'ombilic, sur la ligne blanche, et la prolonge à environ trois pouces et demi audessous ; le péritoine est mis à découvert, et incisé avec toutes les précautions dictées par la prudence. L'opérateur ne voyant point les intestins se présenter au devant de la plaie, présume des adhérences, glisse l'index droit enduit de cérat sur la face postérieure de l'abdomen jusqu'au cœcum, dans la région iliaque droite ; rencontre là une espèce de poche formée par des adhérenees, les déchire, et plusieurs cuillerées d'un pus floconneux, semblable à celui qu'exhalent les séreuses, s'écoulent par la plaie. Le côté droit de l'abdomen s'affaisse un peu. Une nouvelle exploration fait découvrir une seconde poche qui se vide comme la première ; mais de longues recherches ne conduisent pas le chirurgien à trouver le siége de l'étranglement interne ; il ne peut même amener une anse intestinale au dehors, et après avoir employé tous les secrets de l'art, et porté la prudence jusqu'à réclamer les conseils de plusieurs médecins habiles qui assistaient à l'opération, dans l'incertitude de ce qu'il avait à faire, et peut-être contrarié, quoique je ne le pense pas, par les cris du malade et son inquiétude, il remet au soir des recherches plus heureuses. Ainsi, il trouva ce qu'il ne cherchait pas, et ne trouva pas ce qu'il cherchait. Le pansement consista dans la réunion partielle de la plaie qui fut recouverte d'une compresse fenêtrée, enduite de cérat. Pendant les deux premières heures qui suivirent l'opération, le malade cessa de vomir, mais le hoquet persista. Bientôt après, les nausées et le vomissement reparurent, les forces s'affaiblirent encore, le pouls devint presque imperceptible, et le malade mourut pendant la nuit.

Ouverture du cadavre. Des fausses membranes faisaient adhérer les intestins aux parois abdominales ; des foyers purulens, circonscrits par des fausses membranes, étaient dispersés çà et là entre les intestins, le foie et le diaphragme ; un pus séreux remplissait le bassin presque en entier, baignait le rectum, et l'avait décollé dans la plus grande partie de son étendue. La surface des intestins grêles etait rouge, et leur calibre avait considérablement augmenté ; mais les gros intestins présentaient un rétrécissement remarquable. Parti de la courbure du colon transverse et très-large supérieurement, l'épiploon se roulait en s'approchant du détroit supérieur du bassin, et venait adhérer dans l'étendue de quatre à cinq pouces, à la fin de l'iléon jusqu'à sa terminaison dans le cœcum, auquel il

adıérait aussi en formant une patte d'oië. Cette adhérence imi-
tait deux éventails ouverts adossés par leur sommet. Une portion d'intestin grêle passait derrière l'épiploon, entre ce repli
membraneux et le cœcum sous la bride, et descendait jusque
dans le petit bassin. Toute la portion qui était audessous de
l'épiploon était extrêmement distendue par des gaz et des matières fécales; celle qui était immédiatement audessus s'était
retrécie au point de n'avoir conservé que le volume du petit
doigt. Là, les parois intestinales, gonflées et épaissies, laissaient apercevoir un bourrelet oblique qui correspondait à la
direction de l'épiploon. Ainsi une anse intestinale avait été
étranglée dans l'angle rentrant formé par l'épiploon et l'iu-
testin grêle. A en juger par leur résistance, les adıérences devaient être fort anciennes.

Pendant l'opération, le cıirurgien a glissé son doigt entre
les parois abdominales et la bride; mais lors même qu'il eût pu
reconnaître celle-ci, et l'inciser, le malade eût-il été sauvé?
C'est ce que je suis fort éloigné de penser. Loin d'être utile, la
gastrotomie ne pouvait que rendre plus dangereuse encore la
pılegmasie épouvantable des viscères abdominaux. Cette entérite, à cause des fausses membranes, et d'une collection de pus
considérable, était une maladie mortelle par elle-même; et les
nombreux abcès qui existaient entre les viscères, attestaient,
avec l'ancienneté des adıérences, que la péritonite avait précédé l'étranglement. Cet étranglement n'a pu même être produit que par des gaz, qui, distendant beaucoup l'intestin
grêle, ont poussé et étranglé les intestins contre la bride
épiploïque. Mais si cette bride eût été coupée plus tôt, les
cıances de succès de l'opération n'auraient-elles pas été très-
nombreuses? J'observerai que quelques jours avant qu'on
pratiquât la gastrotomie, la douleur n'avait pas de siége déterminé; cette douleur passa de la région iliaque droite au
côté opposé; l'état affreux de l'abdomen ne permet pas de
penser que l'opération, tentée deux ou trois jours plus tôt,
n'eût pas eu un résultat funeste. Cependant, dans les règles de
l'art, on peut toujours reprocıer au cıirurgien d'avoir perdu
un jour; on sait ce que fait un jour pour le succès d'une opération de ıernie étranglée. Voilà la première observation bien
circonstanciée d'opération de gastrotomie, pratiquée pour détruire un étranglement interne; j'ai suivi avec soin le malade, depuis le moment de son entrée à l'Hôtel-Dieu, jusqu'à
celui où il a succombé.

XIII. *Pronostic de l'iléus.* Le pronostic de l'iléus, dans son
plus grand état de simplicité, est encore extrêmement grave.
Galien dit n'avoir jamais vu guérir aucun de ceux qui vomis-
sent les matières fécales, et Sydenham appelle l'iléus un mal

horrible. Suivant Arétée, il est moins dangereux chez les enfans que chez les vieillards; le nerveux et l'aigu sont moins redoutables que l'inflammatoire et le chronique. Telle est la violence des douleurs, que le malade périt avec une rapidité effrayante. Boerhaave a vu un malade succomber en moins de huit heures, et j'ai rapporté une observation où il fut mortel presque au moment même de son invasion. Le pronostic est modifié, jusqu'à un certain point, par l'état des propriétés vitales · si la douleur est portée à son plus haut degré de violence, si les vomissemens sont continuels et rejettent toujours les matières fécales, si rien ne peut vaincre la constipation, alors le pronostic est plus fâcheux que celui de l'iléus, dont les symptômes ont beaucoup moins d'énergie. L'impossibilité de reconnaître sur le vivant les étranglemens internes, ajoute encore à la gravité du pronostic; il n'y a aucune réunion de signes capables de faire distinguer une invagination des intestins, ou le véritable volvulus, de toutes les autres maladies du tube digestif, maladies qui peuvent produire la passion iliaque. Cependant, l'iléus n'est pas toujours mortel, et les malades en guérissent quelquefois; les deux observations que Barthez a publiées, sont deux exemples de guérison. Dans l'une, la névrose était chronique.

L'iléus spasmodique récidive fréquemment.

XIV. *Traitement.* Je n'ai rien à dire sur le traitement préservatif de l'iléus, et nulle remarque particulière à faire sur le traitement hygiénique. Les soins de cette nature sont ceux qui conviennent aux maladies par irritation très-intense.

Traitement curatif. A. Iléus nerveux simple. Hippocrate faisait dépendre l'iléus de la chaleur extrême des parties supérieures, et du refroidissement des inférieures; en conséquence de cette théorie, il purgeait promptement le ventre supérieur, ouvrait les veines de la tête et du bras, échauffait par des bains tièdes les parties inférieures, prescrivait des onctions d'huile continuelles, et cherchait enfin à vaincre la constipation, en introduisant dans le rectum un suppositoire, et en donnant des lavemens. Si ce traitement ne réussit pas, il recommande des lavemens délayans, et l'injection de l'air dans le tube digestif. Cœlius Aurélianus rejette le suppositoire, et insiste sur les soins hygiéniques, l'habitation d'un lieu modérément chaud et bien éclairé, le repos, le silence, le régime, peu de boissons, la suppression complette des alimens pendant l'attaque; ce traitement est parfaitement convenable. Home, d'Edimbourg, assure que l'éther sulfurique à l'intérieur, combiné avec les pédiluves d'eau froide, lui a parfaitement réussi; De Haën dit s'être bien trouvé des lavemens excitans avec la fumée de tabac; le médecin du duc de Ferrare guérit ce prince, en le faisant marcher, pieds nuds, sur un pavé arrosé d'eau froide; Vogel a vanté l'eau chaude; plusieurs praticiens ont recommandé les préparations sulfureuses, l'application continuelle sur la peau d'un vêtement de flanelle, la compression de l'abdomen; il en est qui ont beaucoup guéri d'iléus, ou qui le prétendent, avec de simples infusions de menthe et de mélisse : l'expérience n'a pas confirmé les grandes propriétés attribuées à ces divers moyens dans le traitement de l'iléus. Les narcotiques ont une action dont l'effet salutaire n'est pas bien décidé; chez la malade de Barthez, quand leur effet calmant cessait, les douleurs revenaient avec une violence plus grande qu'avant l'usage de ces médicamens.

Sydenham dit qu'il y a trois indications à remplir dans le traitement de l'iléus; 1°. arrêter le mouvement déréglé de l'estomac et des intestins; 2°. fortifier l'appareil digestif; 3°. le débarrasser des humeurs nuisibles qu'il contient. En conséquence, il prescrit le sel d'absinthe, l'eau de menthe distillée, l'application continuelle sur le ventre d'un animal en vie (un petit chien), et, deux ou trois jours après que la douleur et les vomissemens ont cessé, je ne sais quelles pilules dissoutes dans l'eau de menthe. M. Baumes remarque fort judicieusement que la véritable passion iliaque ne cédera pas à un pareil traitement; il conseille, lorsqu'elle est précédée ou accompagnée de fièvre, les saignées répétées et les lavemens laxatifs. Boerhaave dit que plusieurs malades ne seraient point morts, s'ils eussent pris plus de lavemens. M. Baumes prescrit pour boisson une infusion chaude de graine de lin, avec le nitrate de potasse, et un régime rafraîchissant et émollient : ce traitement est méthodique, et peut fort bien réussir, surtout dans la complication inflammatoire.

Barthez a démontré que les bains tièdes et les narcotiques ne sont pas indiqués dans la colique iliaque, essentiellement nerveuse, qui est l'iléus; que les antispasmodiques, parmi lesquels il faut surtout distinguer le camphre et l'assa-fœtida, réussissent beaucoup mieux : observation faite avant lui par Cullen; et qu'enfin l'effet salutaire de ces antispasmodiques est d'autant plus certain, qu'on les donne à petites doses, fréquemment répétées. Son traitement consiste, 1°. dans des évacuations sanguines, par des sangsues appliquées à l'anus; 2°. dans des lavemens avec la décoction de mauve, à laquelle il a ajouté, une fois, une demi-once de sulfate de soude, et vingt-cinq gouttes de laudanum liquide; 3°. dans l'application d'un vésicatoire camphré sur la région épigastrique; 4°. dans des onctions avec l'huile camphrée sur toute la surface de l'abdomen; 5°. dans des bols faits avec six grains d'assa-fœtida, deux grains de camphre, six grains de nitrate de potasse, et quantité suffisante d'extrait de menthe. Il nourrit l'un de ses malades avec de petites prises souvent répétées de bouillons de viande et de gelée de corne de cerf acidulée avec du suc de citron, et fit prendre pour boisson l'eau de poulet aiguisée par l'infusion de feuilles de menthe.

Ce traitement a réussi deux fois à Barthez; mais l'une des observations qu'il rapporte n'est pas très-concluante, sous le rapport de la nature de la maladie guérie. Ce médecin à jamais célèbre a fait connaître, le premier, le véritable traitement des coliques iliaques essentiellement nerveuses, et depuis que l'art de guérir le regrette, ses préceptes ont conservé toute leur force.

Le traitement de l'iléus doit être modifié suivant les causes. Si le vomissement continuel dépendait d'un spasme de l'estomac, les substances qui agissent sur le système nerveux avec énergie conviendraient parfaitement. Les sédatifs sont en général avantageux; je crois qu'on pourrait les employer avec avantage par la méthode iatraleptique. L'opium pourrait réussir alors d'autant mieux, que l'estomac de beaucoup d'individus frappés d'iléus, ne peut le supporter. La rubéfaction et les dérivatifs sont rarement indiqués, et réussissent plus rarement encore. La complication de l'iléus avec l'entérite est si fréquente, que la méthode debilitante convient dans beaucoup de cas. Le médecin, lorsqu'elle sera bien caractérisée, prescrira les sangsues sur l'abdomen, dans la direction de la douleur, et à l'anus; les saignées générales dans certains cas; les bains, les fomentations émollientes, les lavemens laxatifs, et le régime le plus sévère pendant la durée de l'irritation. Les toniques ne paraissent pas être jamais indiqués.

Malgré un traitement si méthodique, l'iléus persiste cependant fort souvent avec toute sa violence; alors on soupçonne, avec beaucoup de probabilité, l'existence d'un étranglement interne. Voyons ce qu'il convient de faire dans cette circonstance.

B. *Traitement curatif de l'iléus compliqué d'étranglement interne.* Première méthode. *Irritation de la membrane muqueuse de l'estomac. Vomitifs.* Praxagore donnait les vomitifs dans l'iléus, et provoquait le vomissement jusqu'à ce que les matières stercorales sortissent par la bouche. A son exemple, Nicolas Pison a beaucoup insisté sur cette méthode, et recommande de répéter les vomitifs plusieurs jours de suite, et de faire prendre, après leur action, un gros de thériaque dissous dans du vin. L'ipécacuanha a bien réussi dans quelques cas d'étranglemens spasmodiques externes; Fielitz, cité dans la Bibliothèque chirurgicale de Richter, en rapporte une observation. Le tartrite antimonié de potasse a réussi dans le même cas à Abraıamson et à Nurnberger. Cette méthode n'a pas d'autre but que de dégager l'intestin étranglé ou invaginé, par une violente secousse imprimée aux organes digestifs ; elle est fort dangereuse et parfaitement inutile, et les observations de succès que j'ai citées sont des faits isolés qui ne prouvent rien, et qui d'ailleurs ne sont point authentiques. Cette métıode a été universellement rejetée.

Deuxième métıode. *Irritation de la membrane muqueuse des intestins. Purgatifs.* Ils ont été recommandés par Rivière, et employés par beaucoup de praticiens. La constipation opiniâtre, qui est l'un des symptômes de l'iléus, a suggéré sans doute l'idée de leur emploi ; mais on ne cite aucune observation de succès paı cette métıode. On les a crus utiles dans les étranglemens externes, lorsqu'une partie de la circonférence du tube intestınal était pincée seulement ; et Monro, Sıarp, Legrand, disent avoir vu résulter d'excellens effets de leur administration. Lorsqu'on songe que l'iléus est une irritation de la plus grande énergie, fixée sur le canal intestinal, comment peut-on employer des médicamens qui ajoutent encore à cette irritation violente ? Les purgatifs sont aujourd'hui généralement proscrits.

Lavemens irritans. Ils ont obtenu les suffrages de beaucoup de praticiens. Ils sont utiles dans des étranglemens, dit Ricıter, de trois manières ; car, l'excitation du mouvement péristaltique des intestins peut, 1°. ıetirer en dedans la portion pincée ; 2°. rendre mobiles les matières endurcies, engouées dans la ıernie ; 3°. favoriser leur progression dans le canal intestinal. Ce que Ricıter dit des étranglemens externes peut s'appliquer aux internes. L'introduction de la fumée de tabac dans l'anus est le moyen irritant que les auteurs ont surtout vanté ; on a imaginé une foule d'instrumens pour bien diriger cette fumée, tels sont une pipe paıticulière ; la seringue de Hélie ; les instrumens de Lammersdorf, de Pia, de Stein, de Feller, de Keilpelug, de Fidèle Carmine, d'Osiander, de Pickel ; la canule de Godard ; le soufflet de Gaubius, etc. On a proposé de substituer à la fumée de tabac une décoction de la même substance ; Quarin veut qu'on leur préfère une dissolution de tartre émétique ; Tıeden, Herz, Nicolaı, disent avoir employé ıeureusement le vinaigre dans des cas d'étranglemens externes ; enfin Wilmer cıoit qu'une infusion de cantharides pouırait être utile. Les lavemeus irritans sont aussi peu indiqués que les purgatifs dans le tıaitement de toutes les variétés d'iléus ; et, aujourd'ıui, on n'en fait pas plus d'usage contre les étranglemens externes que contre les internes.

Troisième méthode. *Réfrigérans.* Alexandre de Tralles

vante l'eau froide contre les coliques ; Louis Septal et Hoffmann disent qu'elle produit de bons effets, lorsqu'elle est donnée en boisson. L'observation suivante, tirée des Essais de médecine d'Edimbourg, fait l'éloge de la méthode réfrigérante :
un homme, âgé de vingt-sept ans, éprouva une légère douleur
de ventre et une constipation à laquelle il n'était pas sujet. Un
lavement purgatif ne guérit pas la colique ; le malade vomissait tout ce qu'il prenant, et fut en vain traité par les bains
tièdes et les saignées. Son état était désespéré ; on le plaça dans
une chambre froide, on lui découvrit la partie inférieure du
corps, et à chaque instant des affusions froides furent faites sur
les pieds, et progressivement sur les jambes et sur les cuisses,
jusqu'au pubis. On le fit alternativement promener sur un
plancher froid et humide, et tremper les pieds dans l'eau à la
glace. Le malade fut soulagé en moins de demi-heure de ce
traitement ; mais bientot le ventre enfla et devint plus volumineux qu'il ne l'avait jamais été ; des évacuations copieuses eurent lieu par l'anus, la fièvre diminua, et le troisième jour la
guérison était complette. On connaît des exemples de succès
des applications réfrigérantes sur les hernies étranglées, mais
ce sont des cas insolites, des exceptions. La méthode réfrigérante, dans le traitement de l'iléus, a été entièrement abandonnée et devait l'être.

Quatrième méthode. *Compression intérieure.* A cette méthode, se rapportent le mercure coulant, et les globes métalliques, que les médecins ont fait avaler, pendant si longtemps
aux malades frappés de volvulus, pour dégager l'intestin entortillé ou invaginé.

Le mercure a été employé depuis très-longtemps dans le
volvulus. Zacutus Lusitanus en faisait prendre trois livres dans
de l'eau tiède ; Lazare Rivière conseille d'en prescrire deux
onces à la fois dans un œuf mollet, et de réitérer si la première dose ne produit aucun effet. Cette pratique est peut-être
suivie encore dans quelques contrées ; cependant, plusieurs
auteurs se sont opposés à l'usage du mercure, et on peut citer
parmi eux Sylvius Deleboe, Sydenham, et Scacherus. Ambroise Paré rapporte que « Marianns Sanctus, homme fort expérimenté en la médecine et la chirurgie, dict avoir vu plusieurs, qui étaient échappés à l'iliaque passion (maladie mortelle) en prenant trois livres d'argent vif, avec de l'eau simplement : ce qui advient d'autant, que par sa pondérosité
détourne l'intestin qui étoit entors, et replié ; et pousse la
matière fécale en bas, et fait mourir les vers qui pourroient
avoir causé ladite contorsion. Maître Jean de Saint-Germain,
apoticaire à Paris, homme bien accompli en son art, m'a affir-
mé avoir pansé un gentilhomme, ayant la colique, accompa-

gnée d'extrêmes douleurs; et pour s'en défaire avoit pris plusieurs clystères, et autres choses ordonnées par doctes médecins : néanmoins tout cela, sa douleur ne cessoit point : il
survint un Allemand son ami, qui lui conseilla, boire trois
onces d'huile d'amandes douces tirées sans feu, mixtionnées
avec du vin blanc et eau de pariétaire, ce qu'il fit, puis
tôt après lui fit avaler une balle de hacquebutte faite de
plomb, et frottée et blanchie de vif argent (afin qu'elle coula
mieux), ou bientôt après les jeta par le siège, et quant et
quant sa douleur fut du tout cessée. »

· Hoffmann avait donné, à une femme attaquée de l'iléus,
une demi-livre de mercure qu'il fit précéder et suivre d'un
bouillon; il prescrivit en outre quelques onces d'huile d'a-
mandes douces, et recommanda à la malade de se promener dans sa chambre. Cinq heures après, le ventre s'ouvrit,
et les premières selles entraînèrent avec elles une once de
mercure. Tous les accidens diminuèrent alors sensiblement ;
mais pendant quatorze jours, et même au-delà, les matières
fécales furent toujours mêlées avec le mercure, et la malade, pendant plus d'un mois, éprouva un tremblement des
membres et pouvait à peine se soutenir. Ces symptômes sont
les mêmes que ceux qui existent souvent chez les individus
dont la profession est de travailler le mercure.

Les balles de plomb à l'intérieur ont été recommandées par
un grand nombre d'auteurs; Sylvius Deleboë conseille de petites balles d'or.

Ces moyens mécaniques sont inutiles, ou plutôt dangereux
dans presque toutes les variétés d'étranglemens internes. Lorsque les intestins sont dilatés audessus de l'obstacle, les balles
ou le mercure s'arrêtent dans cette poche, et n'agissent point
sur l'étranglement; si la partie supérieure de l'intestin est invaginée dans l'inférieure, ces corps étrangers accroîtront le mal
bien loin de le réparer. Aucune indication positive ne réclame
leur emploi, et leur inutilité ordinaire est la plus faible des
raisons qui doivent décider les praticiens à les rejeter.

Cinquième méthode. *Ouverture de l'abdomen.* On attribue
à Praxagore la première idée de cette opération; mais il paraît
qu'il n'a parlé que de l'opération de la hernie étranglée, et
telle est l'opinion de Haller. Mais Barbette s'est exprimé très-
clairement, et il demande si, dans l'iléus, il ne conviendrait
pas d'ouvrir l'abdomen, et de dégager l'intestin plutôt que de
laisser périr le malade. Frédéric Hoffmann, Félix Plater, et
beaucoup de médecins fort recommandables, croient l'opération
très-praticable; Hévin a démontré qu'elle était fort dangereuse
et rarement indiquée. L'incertitude de la cause des accidens, et
l'équivoque des signes, qui sont les mêmes dans toutes les es-

pèecs de causes, lesquelles sont foit variées, empêcheront toujours, dit Hévin, un nomme prudent d'avoir recours à une opération très-dangereuse, et qui serait le plus souvent inutile; puisque le volvulus auquel on se propose de remedier, est la cause la moins fréquente de la passion iliaque.

Les sages raisonnemens de ce chirurgien n'ont pas entraîné tous les esprits, et depuis lui des médecins ont émis souvent le desir de voir tenter la gastrotomie, dans le traitement de l'iléus compliqué d'un étranglement interne. Il est vrai qu'ils ont commencé par établir que le siége et la nature des étranglemens internes étaient faciles à connaître; alors il est évident que l'opération ne devrait plus souffrir aucune difficulté, et ils avaient raison dans ce sens. Mais s'il est démontré qu'aucun signe ne désigne et l'espèce et le siege de l'étranglement, quelle confiance laudra-t-il attacier à leurs discours? Après ce que j'ai dit ailleurs, cette question n'en est plus une.

Quel deshonneur et quels regrets n'éprouverait pas un chirurgien, dit Scacherus, qui, après avoir ouvert le ventre d'un malade, n'y trouverait pas la maladie qu'il cercie!

Les partisans de l'opération n'ont fait que se copier mutuellement; et ce n'est pas des autorités qu'ils auraient dû citer, mais des faits. On ne connaît qu'une seule observation de gastrotomie, faite avec succès dans un cas de volvulus. Elle fut pratiquée par le conseil de Nuck. Velse, qui la rapporte, dit que le chirurgien tomba, par le plus heureux hasard, sur la partie intestinale invaginée, et qu'il n'y avait ni adhérence, ni inflammation. Cet exemple n'est certainement pas suffisant pour autoriser une opération très-dangereuse, dans une maladie qui n'est ordinairement qu'une entérite extrêmement intense. Il n'y a point d'indication positive, et l'opérateur n'est certain ni de l'existence, ni du siege, ni de la cause de l'étranglement. Un chirurgien doit-il ouvrir le ventre d'un malheureux, et fatiguer des intestins phlogosés, sur l'espérance que le hasard conduirait l'étranglement entre ses doigts? On a abusé mille fois du fameux axiome, *melius anceps remedium quàm nullum*. Avec une telle règle, il n'est point d'extravagance qu'un chirurgien téméraire ne puisse se permettre.

En général, les chirurgiens qui tous, sans citer un exemple bien authentique de succès, qui tous, se fondant sur des ouvertures de cadavres fort peu concluantes, out proposé et vanté la gastrotomie dans les étranglemens internes, ne voient qu'un obstacle au cours des matières fécales, très-facile à détruire; et ils ne tiennent aucun compte et de l'état des propriétés vitales, et des dangers de l'opération, et surtout de la phlegmasie si terrible qui happe le péritoine et les intestins. Plusieurs comparent la gastrotomie faite pour détruire un étranglement interne, avec une plaie au bas-ventre, la lithotomie au haut appareil, ou la gastrotomie commandée par une grossesse extra-utérine; mais ce parallèle est faux. Ces dernières opérations ont un but fixe, les indications sont positives, le chirurgien sait ce qu'il va trouver, son procédé opératoire est arrêté; enfin la cause et la nature de la maladie sont parfaitement connues.

Dans l'observation de gastrotomie faite cette année à l'Hôtel-Dieu, rapportée plus haut, on voit que le chirurgien a pratiqué son incision sur la ligne blanche, et non dans la région iliaque droite, siége présumé de l'étranglement. On peut en donner pour raison, qu'en incisant sur la ligne blanche on évite la section en travers des muscles larges de l'abdomen et des rameaux de l'artère épigastrique. Mais, quoiqu'on puisse atteindre de ce point une grande étendue de la capacité abdominale, on ne peut établir en précepte de fendre toujours la ligne blanche; et dans beaucoup de cas, si l'opération était faisable, le chirurgien, en ouvrant l'abdomen sur le lieu même de l'étranglement, se ménagerait plus de facilité, et se mettrait plus à portée de remédier aux accidens qui ont nécessité l'opération.

Je ne pense pas, avec M. Fages, qu'il soit vraisemblable que la gastrotomie, pratiquée dans un temps opportun, eût sauvé la vie au malheureux qui fait le sujet de son observation, ainsi qu'à ceux dont Garengeot, Joyand, Marteau et Bourgeois nous ont conservé l'histoire. Il se fonde sur un parallèle entre la gastrotomie dans les étranglemens internes, et les plaies accidentelles de bas-ventre, la néphrotomie (opération qui n'a jamais été pratiquée), l'hystérotomie, la lithotomie; et il est démontré que ce parallèle est faux de tout point. M. Fages ne combat qu'avec des suppositions les raisons péremptoires par lesquelles Hévin a fait sentir les dangers et l'inutilité de la gastrotomie. Quelques exemples de succès, voilà la meilleure apologie d'une opération nouvelle. Qu'on me permette de remarquer ici combien les membres de l'Académie de chirurgie étaient fidèles aux grands principes de l'art; leurs ouvrages sont le code de la bonne chirurgie, et ils montrent toujours le praticien judicieux à côté de l'érudit. Plusieurs des opérations nouvelles sont de véritables conquêtes dont les chirurgiens modernes peuvent se glorifier; quelques autres, loin de prouver les progrès de leur art, font croire à sa décadence.

De tant de variétés d'étranglemens internes, dont les signes sont parfaitement les mêmes, l'invagination de l'intestin est celle qui pourrait être opérée le plus heureusement, si le chirurgien, par un hasard inouï, la devinait pendant la vie du malade; et, par un second hasard non moins heureux, tom-

bait précisément sur le lieu qu'il occupe, lorsque l'abdomen
est ouvert. Il est vrai qu'il faudrait encore qu'il n'y eût point
d'adhérences; ces adhérences sont très-communes et ordinairement très fortes. Malgré tant de hasards réunis, l'opération
serait encore complétement inutile, s'il existait, ce qui arrive
souvent, plusieurs volvulus sur le même sujet.

Cependant, en combattant un abus, ne tombons pas dans
un autre, et ne proscrivons pas entièrement la gastrotomie.
Peut-être un chirurgien serait-il autorisé à tenter cette opération dangereuse, si l'étranglement interne avait été précédé
d'un craquement senti par le malade, à une époque pendant
laquelle il jouissait d'une santé parfaite; si une douleur violente et fixe, dans un lieu déterminé, avait suivi cet accident;
si l'extrême sensibilité de l'abdomen était partie, par irradiation, de ce point douloureux; si enfin un long espace de temps
ne s'était pas écoulé depuis l'invasion des phénomènes inflammatoires. Mais toutes les fois que l'origine des accidens sera
obscure, ou que la douleur ne présentera pas les caractères indiqués; lorsque l'entérite sera parvenue à un haut degré d'intensité, et qu'il existera froid des extrémités, sueurs froides
partielles, décomposition de la physionomie, petitesse et concentration du pouls, météorisation de l'abdomen; je n'hésite
pas à nommer l'opération, pratiquée dans ces circonstances,
absurde et barbare. Lors même que les circonstances les plus
heureuses sont réunies, le chirurgien, avant de prendre le
fer, doit examiner l'état local et général du malade avec le plus
grand soin. Je ne sais si, sur les plus grandes probabilités de
l'existence d'un étranglement interne, et avec quelques lumières sur le siège qu'il occupe, un homme prudent se déci-
derait à tenter une opération qui offre si peu de chances de
succès.

Mais comment traiter les malheureux qui périssent d'un
étranglement intérieur? J'avoue l'impossibilité où je suis d'indiquer un traitement heureux; mais c'est beaucoup que d'a-
voir prouvé qu'il n'y a rien, dans l'état actuel de la chirurgie,
qui autorise à ouvrir l'abdomen, et je n'hésite pas à mettre les
efforts de la nature fort au-dessus des secours de l'art. Qui peut
croire que ces trois malades qui ont recouvré la santé après
avoir rendu par l'anus vingt à trente pouces d'intestin gangréné, eussent également guéri, si un chirurgien avait pratiqué la gastrotomie pour détruire le volvulus? M. Lacoste a
guéri un iléus, en réduisant le colon qui s'était invaginé dans
le rectum, et faisait saillie au dehors. Ce procédé, dans des
circonstances semblables, devrait être imité. Les sangsues à
l'anus et dans la direction de la douleur, les saignées générales
au besoin, les bains tièdes, les lavemens laxatifs, les fomenta-

tions émollientes , les délayans , un régime sévère , sont des moyens infiniment plus convenables que les lavemens irritans , les vomitifs, les balles de plomb, le mercure et autres moyens de même sorte, avec lesquels des médecins ont mis tant de fois au supplice des infortunés qu'un étranglement interne couduisait au tombeau.

SCHEFFELIUS, *Dissertatio de passione iliacá; Altorfii,* 1607.

BURIUS, *Dissertatio de iliaco affectu cognoscendo et curando; Bas.,* 1611.

PERRAUT, *Ergo ileus lethalis; Parisiis,* 1616.

ZEIDLER, *Dissertatio de ileo, quem miserère mei vocant. Lipsiæ,* 1623.

GOCLENIUS, *Dissertatio de gravissimo intestinorum affectu ileo; Marp.,* 1632.

SLEGEL, *Dissertatio de ileo; Ienæ,* 1642.

FAUSIUS, *Dissertatio de passione iliacá; Heidelb.,* 1657.

SULBERGER, *Dissertatio de iliacá passione; Lipsiæ,* 1667.

SCHÆFFER, *Dissertatio de passione iliacá; Altorf.,* 1667.

FRIDERICI, *Dissertatio. Ordo et methodus cognoscendi et curandi gravissimum intestini tenuioris affectum ileum; Ienæ,* 1668.

COSSON, *Dissertatio de ileo. Lugd. Batav.,* 1669

ROLFINK, *Dissertatio : Ordo et method. cognoscendi et curandi ileum; Ienæ,* 1669.

KUNZLI, *Dissertatio de passione iliacá; Bas.,* 1671.

STRAUS, *Dissertatio de ileo, vel miserere mei; Giess.,* 1677.

EBEL, *Dissertatio de ileo; Ult.,* 1680.

DARNEDDENT, *Dissertatio de ileo; Bas.,* 1681.

DEMING, *Dissertatio de ileo; Bas.,* 1681.

WEDEL, *De passione iliacá; Ienæ,* 1681.

— *Pr. de morte Judæ proditoris; Ienæ,* 1686.

VON HARTENFELS, *Dissertatio de volvulo, seu passione iliacá; Erf.,* 1688.

DAVIS, *Dissertatio de iliacá passione; Ultraj.,* 1692.

DE MURALTO , *Dissertatio de passione iliacá; Bas,* 1693.

HEBEL, *Dissertatio de passione iliacá; Mart.,* 1696.

GABRIELIS, *Dissertatio de ileo; Lugd Batav.,* 1696.

EYSELIUS, *Dissertatio de passione iliacá; Erfurt.,* 1698.

KUHNIUS, *Dissertatio de ileo; Lugd. Batav.,* 1702.

RIVINUS (A. Q.), *De volvulo; in-4º Lipsiæ,* 1710

SCHULZIUS (Dan.), *De passione iliacá; Francof. ad Viad.,* 1714.

WINTHER, *Dissertatio de passione iliacá; Marb.,* 1715.

HOFFMANN (Fied.), *De passione iliacá, §. 27.* 1716

CONRADI, *Dissertatio de passione iliacá; Hal.,* 1716.

KUPFER, *Dissertatio sistens volvulum sanguineum ejusdem curationem; Leydæ,* 1720.

SCACHERUS, *De morb. à sit. intestin. præternat.; e. 1. Lips.,* 1721.

SCHODER, *De intestin. mutuo ingressu; Altorfii,* 1729.

GUNDLICH, *Dissertatio de ileo sive passione iliacá, Lugd. Batav.,* 1738.

ALBERTI, *Dissertatio de colicá hæmorroidali in passionem iliacam inclinante; Hal.,* 1739.

VELSE (cor. Henr.), *De mutuo intestinorum ingressu ; in-4º. Lugd. Batav.,* 1742.

MOEHSEN ; *De passione iliacá caus. et cur. ; Hal. Magd.,* 1742.

LEIDENFROST (J. G.), *De volvulo intestini singulari; Duisb.,* 1750.

INNES (G.), *De ileo; Edinb.,* 1752.

KALTSCHMID (C. F.), *De ileo; Ienæ ,* 1753.

HEBENSTREIT (J. E.), *Prog. Ætii Amideni anecdoton, lib. IX, cap. 28, exhibens tenuioris intestin. morbum, quem ileon et chordapsum dicunt, etc.* Lipsiæ, 1757.

BOOT (J.), *De ileo; Edinb.*, 1761.

GROLL (L.), *De volvulo, Harderovici*, 1765.

DEVEKE (J P.), *De ileo; Argent.*, 1768.

CADOLLA (P. A.), *De vomitu intestinorum, sive volvulo confirm.; Viennæ*, 1771.

VAN DER BELEN, *Dissertatio de iliacâ passione; Lov. Dœt*, 1, p. 127.

SCHROEDER, *Dissertatio de passione iliacâ, Zint.*, 1775.

SEDREN (J.), *De passione iliacâ; Lipsiæ*, 1775.

MEYER, *Dissertatio de strangulationibus intestinorum in cavo abdom. Arg.*, 1776.

SEYSIRIAT (C. F.), *De passione iliacá; Monspell.*, 1776.

BOSC, *De coalit. viscerum ventris historiá, Lipsiæ*, 1776.

SNYDEN, *Dissertatio de morbo iliaco, Giessen*, 1778.

MOSCH, *Dissertatio de iliacá passione; Ultraj.*, 1782.

HEYNE (ch. G L.), *De ileo; Gott.*, 1784.

THIEL, *Dissertatio de ileo inflammato, Col.*, 1790.

ZAHN (D.), *De passionis iliacæ pathologiá; Halæ*, 1791.

ZAHN, *Dissertatio de passionis iliacæ pathol*, Hal. 1791.

Beaucoup d'observations d'iléus et de volvulus sont insérées dans les journaux de médecine, et spécialement dans le Recueil périodique de la Société de médecine de Paris; Barthez a enrichi les Mémoires de la Société médicale d'émulation, d'une dissertation précieuse sur les coliques iliaques, essentiellement nerveuses, deux bonnes dissertations sur l'iléus ont été présentées à la Faculté de médecine de Paris, par MM Lacoste et Raisin.

J'ai emprunté à Ploucquet la plus grande partie de cette notice bibliographique.

(J. B. MONFALCON)

Lightning Source UK Ltd.
Milton Keynes UK
UKHW011449160119
335572UK00010B/610/P